神经科学研究实验方法

Current Laboratory Methods in Neuroscience Research

主编 Huangui Xiong Howard E. Gendelman

主译 杨 静 杨 露

人民卫生出版社

·北 京·

First published in English under the title
Current Laboratory Methods in Neuroscience Research
edited by Huangui Xiong and Howard E. Gendelman

图书在版编目（CIP）数据

神经科学研究实验方法 /（美）熊焕贵（Huangui Xiong）主编；杨静，杨露主译 .—北京：人民卫生出版社，2021.8
ISBN 978-7-117-31567-8

Ⅰ. ①神…　Ⅱ. ①熊…②杨…③杨…　Ⅲ. ①神经科学 - 实验方法　Ⅳ. ①R74-33

中国版本图书馆 CIP 数据核字（2021）第 086117 号

人卫智网	**www.ipmph.com**	**医学教育、学术、考试、健康，购书智慧智能综合服务平台**
人卫官网	**www.pmph.com**	**人卫官方资讯发布平台**

图字：01-2021-1340号

神经科学研究实验方法
Shenjing Kexue Yanjiu Shiyan Fangfa

主　　译：杨　静　杨　露
出版发行：人民卫生出版社（中继线 010-59780011）
地　　址：北京市朝阳区潘家园南里 19 号
邮　　编：100021
E - mail：pmph @ pmph.com
购书热线：010-59787592　010-59787584　010-65264830
印　　刷：廊坊一二〇六印刷厂
经　　销：新华书店
开　　本：787 × 1092　1/16　**印张**：30　**插页**：24
字　　数：929 千字
版　　次：2021 年 8 月第 1 版
印　　次：2021 年 8 月第 1 次印刷
标准书号：ISBN 978-7-117-31567-8
定　　价：198.00 元
打击盗版举报电话：010-59787491　E-mail：WQ @ pmph.com
质量问题联系电话：010-59787234　E-mail：zhiliang @ pmph.com

译者名单

译者（以姓氏汉语拼音为序）

蔡　艳　中南大学湘雅医学院
龚天巡　电子科技大学
黄　河　中南大学湘雅医学院
匡　敏　成都市第二人民医院
李　游　成都先导药物开发股份有限公司
唐　勇　重庆医科大学
王　健　成都市第二人民医院
王　通　暨南大学
王子艳　电子科技大学医学院
魏　鑫　电子科技大学医学院
肖　颖　电子科技大学医学院
杨　静　电子科技大学医学院
杨　露　电子科技大学医学院
姚红红　东南大学医学院
郑　敏　电子科技大学医学院

参译（以姓氏汉语拼音为序）

晁凤蕾　重庆医科大学
陈　骋（秘书）　电子科技大学医学院
陈　欢　电子科技大学医学院
崔毅峙　暨南大学
郭嘉慧　暨南大学
洪　露　电子科技大学医学院
江　帆　电子科技大学医学院
姜佳楠　电子科技大学医学院
廖　玲　电子科技大学医学院
刘志豪　电子科技大学医学院
罗彦彰　暨南大学
曲　飞　电子科技大学医学院

徐昌灵　电子科技大学医学院
徐抒音　中南大学湘雅医学院
徐玉霞　电子科技大学医学院
杨　夏　电子科技大学医学院
张金宁　中南大学湘雅医学院
张婉玲　暨南大学
朱蕴奇　电子科技大学医学院

序

在这样一个全球生命科学加速发展的时代,我国的神经科学研究也正高速发展,且进入了一个充满机遇和挑战的黄金时期。我相信在这样的背景下,大量青年学生和学者的加入将进一步推动我国神经科学整体水平的提高及该领域科研成果的产出。因此,一本系统地以神经科学实验室技术为主题的指导书籍,将会为这些新加入的学者及研究人员提供宝贵的实验知识及技术操作指导。

Current Laboratory Methods in Neuroscience Research 是由美国神经免疫学领域著名的 Huangui Xiong 与 Howard E. Gendelman 教授共同主编的一本系统地介绍现代神经科学实验室常用实验方法的工具书。非常高兴看到杨静教授、杨露副教授及国内从事神经科学研究和教学的专家共同将这本 *Current Laboratory Methods in Neuroscience Research* 翻译为中文版《神经科学研究实验方法》。该书的一大特点是图文并茂地将神经科学所涉及的大量专用技术方法系统地展现出来,读者可以配合书中大量的实验插图,一目了然地通过对照实验相关图片进行实验操作。与此同时,书中所介绍的大部分实验技术都被运用于原著编者的实验室所发表在国际优秀期刊的研究成果中,读者通过阅读本书可以有效地了解到该领域相关的较全面的实验方法及科研成果。

这本书也是一份凝集着多个神经学科相关实验室研究成果的出色工作总结,是一本可以非常好地普及、推广和提高我国神经科学研究学者实验技术水平的高质量教科书和参考书。看到该书的引进和翻译工作的完成,我感到由衷地高兴,故欣以作序。

电子科技大学医学院

2020 年 5 月

译者前言

由美国内布拉斯加大学医学中心药理学与实验神经科学系的 Huangui Xiong 教授和 Howard E. Gendelman 教授主编的 *Current Laboratory Methods in Neuroscience Research* 一书是 Springer 出版社的实验室指导系列丛书之一。该书以神经科学领域研究的实验方法为主线，系统全面地介绍了神经组织和细胞及成分的制备和分离、神经系统相关的形态学及分子生物学技术、神经系统生物成像、神经电生理学研究、神经系统相关生物信息学及神经系统重要疾病模型构建、动物行为学检测及纳米医药在神经科学领域的发展。该书内容注重各学科的交叉融合，涵盖了神经科学乃至当前生物医学领域科学研究的各种实验技术，不仅详尽细致地介绍了各实验的标准流程及优化建议，更重要的是，该书对所涉及技术的基本原理和研究进展进行了深入探讨与追踪。通过阅读此书，读者不仅可以系统全面的了解当前神经科学领域的研究方法，获得指导实验的第一手资料，更能理解各方法背后深刻的科学原理。

一直以来，神经科学被认为是人类了解自然与人类自身的“终极密码”。随着学科间交叉汇聚的激增，神经科学领域研究技术的发展与突破将为我们进一步“解密”神经科学产生巨大的推动作用。21 世纪也被称为神经科学的时代，现代神经科学基础研究涉及众多领域，包括分子、细胞和发育神经生物学、系统和计算神经科学及认知和行为神经科学等，每一领域都有越来越多的科研人员加入，不断地探索和开拓。因此，迫切需要一本能系统、全面地介绍一系列成熟的神经科学实验技术与方法的书籍，以提供广大科研人员尤其是青年学生对神经科学领域探索的技术储备。我们希望将这本 *Current Laboratory Methods in Neuroscience Research* 翻译为中文版，为我国众多从事神经科学研究的科研人员、教师及学生提供一本优秀的参考教材。

本书的翻译、审校、统稿和定稿工作是在电子科技大学医学院的组织协调下，由电子科技大学、中南大学湘雅医学院、东南大学医学院、暨南大学和重庆医科大学等一线科研人员共同承担完成。每章的译者都是从事和熟悉该领域的高级研究人员，他们对本书涉及的实验技术及最新进展都有比较深入的了解。在本书翻译过程中，所有译者都非常认真，默契合作，为译稿的顺利完成付出了辛勤的劳动。我们谨向所有参加译校工作的同事表示崇高的敬意和感谢。此外，本书翻译过程中得到羊惠君教授无私和卓有成效的建议和帮助，在此表示衷心感谢。

全书翻译力求忠实于原著，在保持专业性的同时尽可能通俗易懂。我们希望本书的出版将有助于进一步加速提升我国青年学生和研究人员在神经科学领域的科研及教学水平，同时吸引更多的青年学者加入神经科学的研究队伍中，为这一领域的发展做出贡献。另外，也恳切希望广大读者对本译著中存在的问题和不足之处提出批评指正。

杨静　杨露

电子科技大学医学院

2020 年 5 月

原著序言

神经科学应当说是当下所有科学研究的翘楚。除热衷于“我们是如何感知我们的世界”外，大众对人脑的“软件和硬件”也十分着迷。关于生理情况下或系列神经精神疾病中人脑功能的重要新发现如雨后春笋般涌现。因此，无论是科学家、医生还是他们所帮助的人和患者，所有人都热忱期待一系列新发现来推动我们对于认知、运动、情感及其功能失调的认识。

尽管我们应当为此兴奋并保持乐观，但依旧需要意识到神经科学是最具有挑战性的学科之一。举个例子，神经科学家如果要研究并明确一个单独基因对于人的社会行为的控制，这个挑战就如同去解析数以万计的神经突触网络中单独一个突触的功能。即便是调控单一的神经元回路，参与的每个神经交联的结构与功能却是极其相似又迥然不同。对于神经系统的各级结构，研究者们都面临着巨大的困难和挑战去揭开那一层层神秘面纱——从基因到分子，从分子复合体到神经元，从单一神经元到神经回路和神经网络，再从这每个层面延伸到生物的所思所行。勾勒神经系统所需的工程量犹如汪洋大海，令人望而生畏。研究中的长度尺度从纳米级到米级（跨越了 10^9 数量级），时间尺度从约 10μs 到数年（至少跨越了 10^9 数量级），而神经系统的复杂尺度可以说更为巨大。

研究大脑需要我们“注意尺度”。换句话说，这需要每个层面的研究都小心翼翼，在每个尺度之间穿针引线。所以站在前沿阵地的研究者就应该由各种专家组成，如遗传学家、分子生物学家和细胞生物学家等。而幕后职责则由计算神经学家承担，他们与计算专家一道建立起数学模型，帮助我们剖析每个尺度是如何被相邻尺度所调控的。基于此，例如分子复合体与基因的关系，基因编码蛋白质及其结构以及其执行的细胞功能。因此，展现在我们面前的画卷十分美丽，却也十分复杂。

在 *Current Laboratory Methods in Neuroscience Research* 一书中，Huangui Xiong 和 Howard E. Gendelman 博士以及他们的同事采用了一种非常有效的针对神经科学研究资源的结构与功能编排方式，为跨越不同尺度的研究提供了独到见解。本书既实用又全面，不仅清晰地阐述了研究方法和技术，还给出了很多应用时的经验教训。

本书的 36 个章节尽可能地包罗了所需内容，从基因表达检测到疾病模型行为学评估的思路。实验方法技术部分清晰的介绍让新手也能完成基因表达的研究。此外，新手和相对经验丰富的研究者也能从蛋白质组学和代谢组学的章节中获益。同时,在体外实验技术部分的详尽阐述,有助于对不同细胞系甚至细胞器进行分离。有些特别有意义的章节讨论了参与神经炎症的免疫细胞。通常在神经科学的介绍中很少包含这一内容,编辑们认为这对于相关研究有所裨益。学生更多会关注常规及进一步的细胞与组织的影像学技术,如共聚焦成像和多光子成像技术。本书还涵盖了常规的电生理研究方法以及各种膜片钳记录技术。尤其值得关注的是本书关于行为学分析和运动测试的章节,阐释了模拟人类疾病的啮齿类动物认知功能测试模型。

本书总结了各种神经疾病模型并列举了其优缺点,便于加深读者对各种模型的理解。值得一提的是本书介绍了如何利用数据库来研究神经系统的结构和功能。虽然生物信息学尚处于起步阶段,但其是关联各尺度大脑研究的关键资源。将这部分内容写入书里是很有先见性也是很有必要的。

总之,本书的读者们将享受到一份凝萃智慧、全面翔实的神经系统功能及疾病研究的方法总览。在此诚挚地推荐大家通览全书,而不局限于个别章节。这样不仅可以拓展自己对于实验方法技术的了解,也有助于提升探究复杂的神经系统的眼界。

William Mobley 医学博士 哲学博士
加州 拉霍亚市

(陈 骋 杨 静 译)

原著前言

我们很荣幸为您献上 *Current Laboratory Methods in Neuroscience Research* 一书，为学生和有经验的研究人员提供的实验指南。我们的目标是为基础实验到临床研究提供一个基本“蓝图”。综合考量而言，这本书更多是为了拓展更广领域的神经科学的多学科交叉，并非从技术层面，而是从视野角度。本书各章介绍了无脊椎动物和脊椎动物的实验方法，这是转化科学的主要目标，主要包含现有实验方法的改进。全书所有章节囊括了从分子化学、生物化学到细胞学、计算科学和动物学内容，其中的内容大多数被认为是现代神经科学，包括解剖学、生物化学、细胞学、计算科学、分子化学、影像学、生理学和行为学的相关知识。其目的是寻找更好的方法进行诊断、追踪、治疗神经感染性疾病、神经炎症性疾病和神经退行性疾病。这一切考量都是为将来的临床研究做铺垫。与神经药理学相关的部分着重强调的是神经纳米医学，这有助于使本学科更贴近真实的临床。

为了便于阅读和检索，各部分内容按照逻辑顺序排列，让有经验的研究者能随时找到想要的内容。第一部分帮助研究者制备神经系统组织用于样品回收、体视学、光镜和电镜观察。第二部分聚焦于分离、培养和鉴定多种正常和疾病相关的神经组织和细胞，涵盖脊椎动物和无脊椎动物来源，并用于分子化学、生理学和细胞学研究。然后是关于免疫与神经系统之间的关联，主要介绍了离心淘析技术和流式细胞技术对于外周免疫细胞的分离和鉴定。之后是应用 RNA 和蛋白质技术来进行机制研究，主要用到聚合酶链反应(polymerase chain reaction,PCR)和蛋白质印迹法(Western blotting,WB)，同时也探讨了如何寻求机制研究与未来治疗方法的平衡。动物实验是连接实验室研究和临床之间的桥梁，这在细胞、组织和整体器官的影像学内容中得到再次印证。神经电生理学部分从功能学角度将解剖学和代谢功能学联系起来，并延展到了免疫组织化学和放射自显影术。“组学”水平研究为分子间互相作用关系的研究提供了方法，也为进一步阻止和延缓疾病进程的治疗研究奠定了基础。最后画上句号的是关于神经退行性疾病的动物模型，这些模型将先前的方法与疾病研究整合起来。

内布拉斯加大学医学中心 20 年的专业经历让我们见证了跨学科研究的突飞猛进的发展。这些项目是在公开的合作平台下大家不懈努力的成果，科研环境有助于平衡个人的科研追求和跨学科合作。这为跨学科项目提供了保障，同时也刺激合作向新的领域延伸，为集体平台做出更大的贡献。在这种合作环境所带来的兴奋与机遇下，本书应运而生。

我们诚挚地希望您不仅能享受本书，还能从中受益，让本书中所介绍的众多实验方法与思路为您现在或以后的研究提供新的机遇。为此，我们应当感谢所有的合作者、学生、研究者和管理者。无论过去、现在，还是未来，他们的求知和勇气鼓舞我们，才能完成本书的撰写。

Huangui Xiong 医学博士 哲学博士
Howard E. Gendelman 医学博士
内布拉斯加州 奥马哈

（陈 骋 杨 静 译）

原著致谢

我们衷心感谢所有章节的作者和审稿人，他们的专业知识和奉献精神是本书撰写过程中的无价之宝。特别感谢 Robin Taylor，他一丝不苟、求全责备、孜孜不倦和追求卓越的态度和精神为本书的组织和完成提供了保障。

我们也诚挚感谢资深编辑 Ann H. Avouris 和美国 Springer 数据库的协调员 Michael Koy。正是他们的鼓励促使我们完成本书，并被收录为 Springer 实验室指导（Springer Protocols）和医学交流的部分。他们引导我们完成了包含多学科的神经科学实验内容的“蓝图”。

特别感谢所有人的配偶和家人，感谢他们的大力支持，感谢他们的耐心和理解，感谢他们无条件的爱和信任。

（陈 骋 译）

目录

第一部分
神经组织学实验技术

第一章 脑组织的制备、切片和染色

1

Jingdong Zhang, Huangui Xiong

摘要

本章总结了几种常用的脑组织制备、切片与染色的方法。此外，还将介绍这些常用方法的历史起源、发展以及在神经科学领域中的最新应用，以便学生能够充分理解并掌握脑组织制备、切片和染色的要点。本章介绍的方法包括：①心脏灌流（主要是大鼠和小鼠的心脏灌流），并附有成年大鼠心脏灌流方法的网络参考视频。②脑组织的冷冻保存和冷冻切片（着重强调冷冻保存对于获得理想的组织学染色结果的重要性）（将根据笔者的个人经验举例说明）。③石蜡包埋和切片（主要介绍一种通用的方法）。④组织化学染色电子显微镜（electron microscopy，EM）研究中振动切片及其应用。在本章中，将基于厚度为 50μm 的电镜组化染色切片和平板包埋进行介绍。我们将详细介绍所有免疫电镜实验中关键的两个步骤组织冻融处理和 ABC 试剂盒的操作方法。⑤在进行组织化学染色后，需要进一步在电镜下观察被染色的结构。通常情况下，这些超薄切片长约 1.5mm，宽约 0.5mm。为了保证面积如此小的样本中含有我们需要的标记部分，需要使用一种平板包埋方法。本章也将详细介绍该方法。我们还将详细说明一种用于平板包埋的自制硅胶玻片的制作方法。⑥还将介绍一种传统的、广为人知的神经染色方法——高尔基染色法，并附一些代表性的显微图片。本部分还将着重介绍如何使用高尔基染色试剂盒将这种建立已久的方法应用在现代神经科学研究中，并附代表性图片。⑦另一种常用的神经元染色方法尼氏染色法以及相关图片。本章详细介绍的两种尼氏染色包括甲酚紫和中性红染色。⑧苏木精 - 伊红（hematoxylin and eosin，HE）染色，一种研究中和临床实验室广泛使用的组织学染色方法。⑨最后，本章将介绍一种髓鞘染色方法——髓鞘固蓝染色法。由于髓鞘是倍受关注的研究区域，这种方法非常适合当前的脱髓鞘疾病及相关动物模型研究。

关键词

脑组织制备；脑组织切片；脑组织染色；经典神经元染色；电镜样品制备

J. Zhang (✉)·H. Xiong，医学博士；哲学博士

美国内布拉斯加大学医学中心　药理学和神经实验学系

美国内布拉斯加州奥马哈埃米尔街第四十五号街 DRC I 8034，达勒姆研究广场达勒姆中心

邮编 68198-5880

邮箱：Jingdong.zhang@unmc.edu；hxiong@unmc.edu

1.1 前言

在所有与脑结构和功能相关的研究中，脑（或脊髓）组织的制备是第一步也是最重要的一步。本章侧重于形态学研究。因此，通常情况下脑组织制备包括固定、预包埋和包埋这几个步骤。在进行原位杂交或者对某些高度灵敏的蛋白抗原进行保护时，通常用断头法处死动物，采集动物脑组织，不使用固定剂而是直接将新鲜的动物脑组织用干冰或者液氮冷冻或是直接转移到 -80℃冰箱中（Pinaud et al. 2008；Pinaud and Jeong，2010）。研究目标和预期从组织中观察到的细节水平决定了固定方法和包埋步骤的必要性。例如，在光学显微镜（light microscopy，LM）水平或电子显微镜（electron microscopy，EM；此处仅指透射电子显微镜）水平可能需要不同的固定和 / 或包埋步骤。光学显微镜研究中，甲醛是最常用的固定剂；电子显微镜研究中，甲醛和戊二醛是最基本的固定剂。固定方法可以是原位固定也可以是异位固定。原位固定最常用的方法是固定液灌流，异位固定则是简单地将组织置于固定溶液中。然而，组织的大小和孵育时间将影响固定的质量。组织的固定质量是组织包埋、切片和染色的先决条件。用于光学显微镜观察的组织可以用石蜡或火棉胶和塑料包埋或者冷冻保存。火棉胶能够增强组织韧性，适用于将需要进行重复或长时间化学处理的组织——例如高尔基染色组织。但是由于该方法较为复杂且耗时较长，渐渐不再有人使用。在目前的神经科学研究中，石蜡包埋和甲醛冷冻固定是最广泛使用的制备光学显微镜样品的方法。使用振动切片机制备明胶和琼脂包埋的高尔基染色组织、胚胎或新生组织的方法至今仍被广泛使用。对于电镜观察的样品，通常采用塑料包埋组织，偶尔也使用冷冻组织。冷冻组织超薄切片设备价格昂贵且制作过程复杂，因此这个方法仅仅短暂的流行了一段时间。当前电镜研究的主要目的是揭示免疫染色的超微结构特征或变化，因此，水溶性树脂例如 Durcupan 或 LR white（多羟基取代的双酚 A 二甲基丙烯酸酯树脂和甲基丙烯酸十二酯与二甲基对甲苯胺）包埋被广泛应用于电镜研究中（Hasegawa et al. 2008；Soontornniyomkij et al. 2010）。此时，既可以在包埋前进行免疫染色也可以在包埋后进行。电镜研究中最常见的免疫组化技术包括 ABC 试剂盒免疫组化法、免疫金染色法和免疫金银染色法。

目前最常用的切片方法是石蜡切片、冷冻切片和振动切片。振动切片既可以用于光学显微镜研究，也可以用于电子显微镜研究，但更多地用于电镜研究中的预包埋组化染色或免疫组化染色。组织切片的最终质量取决于包埋的质量和研究员的切片操作技术。目前，程序控制的石蜡包埋系统取代了人工石蜡包埋，广泛应用于所有研究和临床机构；因此，只要组织块的大小和质地相似，在石蜡切片的包埋过程中应该不会出现任何问题。此时，个人切片和固定操作技术就是获得高质量切片的关键。然而在冷冻切片时，你的包埋技术即冷冻步骤是不可能保持恒定不变的。此时，放大观察你的组织，即使你觉得你的切片是完美的，也依然能够看到切片上有许多细小的孔洞（图 1.1）。这是因为多数研究员在固定或后固定之后直接将全脑放入 20% 或 30% 的蔗糖溶液中。对于松散或体积较小的组织，例如肺部或幼鼠大脑组织来说，这是可行的，但对于体积较大的组织，这种操作方法是不合适的。对于较大的脑组织，例如成年大鼠或兔脑组织来说，最好的冷冻保存方法是用模具将大脑切成若干部分，然后放入浓度梯度增加的蔗糖溶液中，

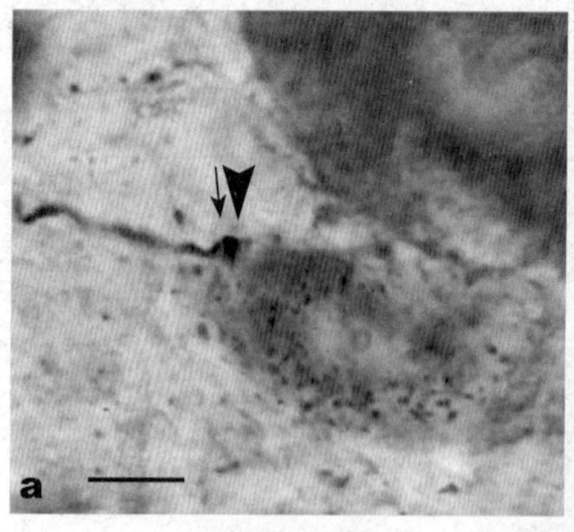

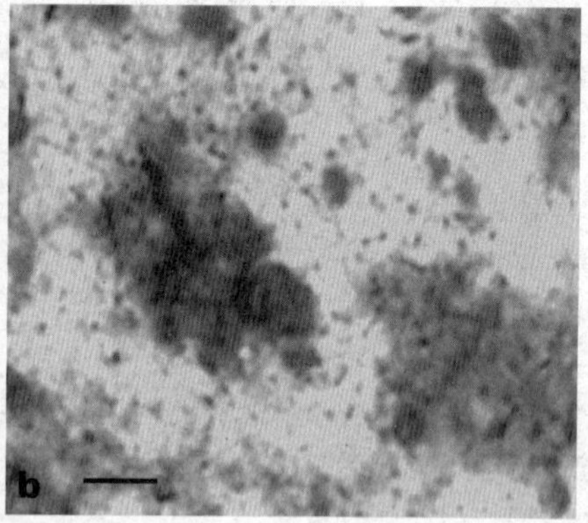

图 1.1　左侧（a）的冷冻保存效果比右侧（b）好（但 a 并非最好）。标尺 10μm

最终与最适温度的包埋剂(optimal cutting temperature compound,OCT)等渗。通常来说,应该在后固定步骤之前去除组织的软脑膜,然而在很多情况下,这个步骤都被忽略了。彻底的去除软脑膜对于最终的等渗状态具有重要作用。然而,完美的冷冻保存是不能够替代专业的切片技术的。对于用于电镜研究的振动切片,除了较好的固定操作之外(通常使用甲醛和戊二醛),是不需要对组织进行任何其他预处理的。振动切片通常用于电镜研究的预包埋免疫组化染色。它们也用于光学显微镜下观察细胞内酶(例如辣根过氧化物酶,horseradish peroxidase,HRP)标记的树突、轴突和末端单一神经元的重构;通常认为蔗糖会减弱酶的组化反应力,导致冷冻切片中形态学细节的丢失(Yabuta et al. 1996;Yoshida et al. 1999)。此外还有另一种切片技术,使用超薄切片机切取用于透射电子显微镜研究的超薄切片。本文中不详细描述使用超薄切片机切片的操作。

近十年来,免疫荧光、免疫细胞化学或免疫组化染色在已发表的研究论文中大量出现。其主要原理是使用一种特异性抗体与相关抗原结合,然后通过荧光染料结合抗体使其显色或通过某些组织化学反应后可以显色的化合物与之结合——组化染色。本书将在第二十七章详细介绍免疫染色的原理和方法。然而由于本章我们仔细介绍了电镜研究样品的制备过程,因此电镜预包埋免疫染色也将在本章介绍,这与酶标记免疫组化和染色相关。本章还将介绍一些广为人知的经典神经组织染色方法,包括详细的操作步骤和深入的讨论。

一个世纪以前,尽管当时银染色已经揭示部分神经元的树突结构,但人们仍然无法看到神经元的具体结构。首个能够使人们观察到完整的神经元轮廓(见参考文献 Jones 2010 中图 1.3、图 1.4 和图 1.6)的染色方法是由一位意大利医生及研究员卡米洛·高尔基发明的,这种方法被命名为高尔基染色,迄今为止,仍然是神经科学研究常用的染色方法之一。高尔基染色包括钾增强银染色,可以选择性的使一部分神经元胞体、树突和轴突着色。因此,高尔基染色使我们可以观察到一个单一的神经元的树突和轴突,不会与被染色的细胞重叠冲突。这种神奇的染色方法的机制至今尚未明确。根据高尔基染色法,一位西班牙解剖学家 Santiago Ramon Cajal 初步提出了神经细胞的形态学分类(见参考文献 Jones 2010 中图 1.5 和图 1.7)。Santiago Ramon Cajal 本人则被称为神经解剖学之父。通过高尔基染色技术观察神经元,高尔基提出假设,认为中枢神经系统是一个巨大的网络,该理论被称为“网状学说”。与之相反,Cajal 则认为神经系统是由无数个单个神经元组成的,该学说被称为是“神经元学说”(Jones 2010;Triarhou and Del Cerro 2012)。Cajal 的假说被下列神经科学研究证实,然后数年后网状学说变得流行起来。这两位假说完全相反的科学家在 1906 年共同获得诺贝尔生理学或医学奖(图 1.2)。继高尔基染色之后,尼氏染色被广泛应用于富含尼氏体(粗面内质网小颗粒)的神经元胞体染色。这种染色方法是由 Franz Nissl 发明的(Rocchietta 1968),他是与 Golgi 和 Cajal 生活在同一时代的德国神经病学家,同时也是 Alois Alzheimer 的好朋友。然而不幸的是,Nissl 的运气并没有 Golgi 和 Cajal 好,他不断地从一个实验室去向另一个实验室,许多富有前景的研究项目都未来得及完成。目前最常用的尼氏染色是甲酚紫染色和中性红染色。在我们熟知的现代免疫荧光染色出现

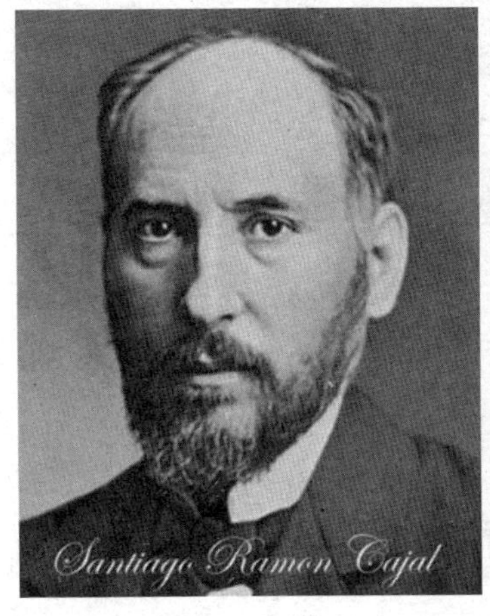

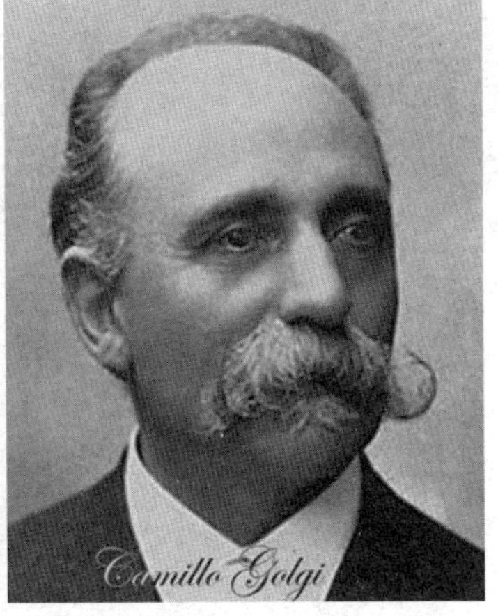

图 1.2　左侧:Santiago Ramon Cajal;右侧:Camillo Golgi

之前，生物胺荧光组化染色就是最早的荧光组织染色(Bjorklund 1983)。免疫荧光染色的飞速发展最终使这些组化染色变得过时。苏木精和伊红(Hematoxylin and eosin，HE)染色是另一种非常经典的染色方法，这不是一种神经元特异性染色方法，但被广泛应用于所有基础和临床实验室(包括神经科学研究)。因此本章也将详细介绍这种染色方法。酶组织化学法是一种当代常用的方法，特别是在神经通路示踪领域。然而酶组化染色如 ABC 结合 HRP 标记可用于神经退行性和脱髓鞘疾病的预包埋电镜免疫染色中(Steencken et al. 2009；Tang et al. 2009)。如果使用水溶性树脂如 Durcupan 或 LR white 包埋组织切片，那么预包埋联合后包埋免疫染色将是任何种类电镜研究的理想工具。因此，本章也将详细介绍这种方法的操作流程。以外，近年来随着脱髓鞘疾病及其机制变得越来越热门，髓鞘染色也变得渐渐常见起来。最广为人知的也是最早的髓鞘染色是 Weigert 染色(Wohlrab and Henoch 1988)和髓鞘固蓝染色法(Luxol fast blue，LFB)(Kluver and Barrera 1953)。前者的主要染色物质是铁(或等效金属)加入苏木精，后者是 Luxol 染料。自这两种染料公布以来，产生了为数众多的配方，但所有配方都是类似的，一种金属加上苏木精或是 Luxol 染料。目前，在脱髓鞘疾病研究领域，原始或改良 LFB 方法或 LDB 联合其他染色方法的使用频率都很高(Pistorio et al. 2006；Carriel et al. 2011)。

本章将介绍如下可行的操作方法：原位心脏灌流固定(第 1.2 节)，冷冻保存和冷冻切片(第 1.3 节)，石蜡切片和固定(第 1.4 节)，振动切片和电镜 HRP 结合 ABC 试剂盒染色(第 1.5 节)，电镜 Epon 812 或 LR white 平板包埋(第 1.6 节)，高尔基染色(第 1.7 节)，尼氏染色(第 1.8 节)，苏木精和伊红染色(第 1.9 节)和 Kluver-Barrera LFB 染色(第 1.10 节)。

本章目的是帮助研究人员根据本章内容开展研究项目的形态学部分的研究。当使用本书中描述的操作方法或其他操作方法时，可能需要对方法进行部分修改，使其能更好地适应您的实验。希望本章内容能帮助您判断实验设计的形态学部分是否正确、有效、可行。

1.2 心脏灌流固定

1.2.1 仪器和手术器械的准备

- 在通风橱中准备一个灌流泵、一个具有双通或三通阀的管路系统和针头(推荐使用钝针例如灌胃针)和一个收集固定剂废液的托盘(图 1.3a)
- 手术器械：手术器械如图 1.3b 所示

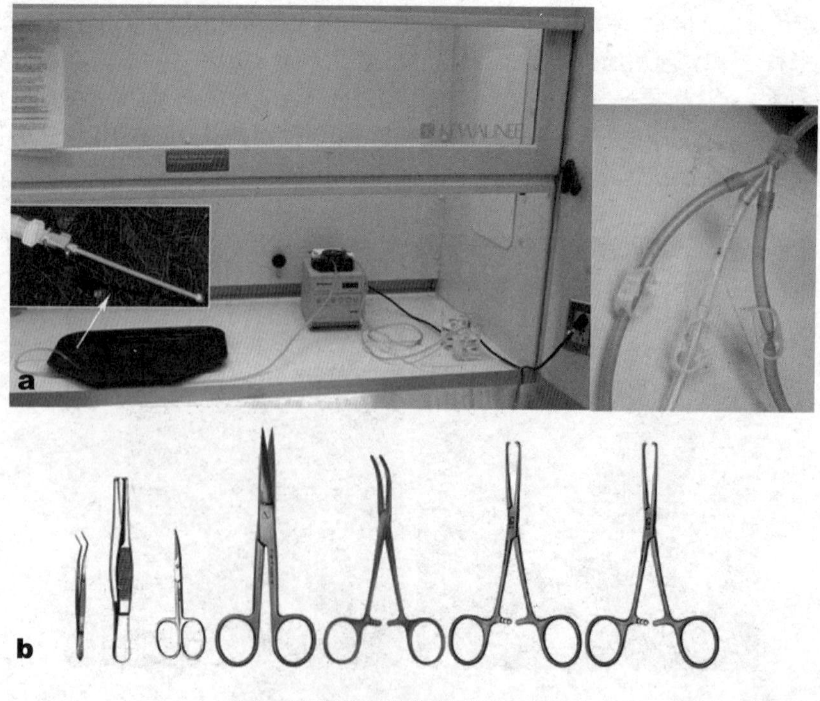

图 1.3 心脏灌流所需的仪器和手术器械

1.2.2　灌流液和固定剂

- 生理盐水（0.9% NaCl）（可新鲜制备，也可以购买市售生理盐水）
- 磷酸盐缓冲液（phosphate buffer，PB；pH 7.4）（0.2mol/L PB 或者市售 10×PBS）
- 多聚甲醛（paraformaldehyde，PFA；粉剂）或甲醛溶液（37%~40% FA；溶液）。4% PFA 相当于 10% 甲醛溶液。4% PFA 的制备：称取适量多聚甲醛粉末，加入蒸馏水中，加热并持续搅拌。由于多聚甲醛呈聚合态，溶液初始浑浊，随着溶液温度升高，多聚甲醛解聚，溶液逐渐澄清。当加热至溶液开始产生蒸汽但尚未沸腾时，向其中加入少量 NaOH，溶液将变得完全澄清透明。由于溶液沸腾时，甲醛分子会迅速蒸发，因此尽量避免沸腾。当多聚甲醛溶液冷却后，用滤纸和滤器过滤溶液。过滤后，加入溶液一半体积的磷酸盐缓冲液（0.2mol/L）（终浓度为 0.1mol/L），或者加入 1/9 体积的市售 10×PBS（终浓度为 1×）。

备注：不要直接使用 PBS 来配置 4% 的多聚甲醛溶液。多聚甲醛解聚时会生成少量甲酸，会形成甲酸钠盐沉淀析出，难以溶解。

- 电镜组织固定剂的制备：

2% 多聚甲醛溶液和 1% 戊二醛溶液；如果该组织样品是用于电镜免疫染色研究，通常使用 4% 多聚甲醛溶液和 0.075%~0.2% 的戊二醛溶液。

1.2.3　心脏灌流

1. 使用任何适用的麻醉剂麻醉动物。心脏灌流时，需要加倍麻醉剂的剂量使动物被深度麻醉。深度麻醉的体征包括深度无规律呼吸，脚垫、耳和尾部发绀（蓝色），光反射迟钝和心跳无规律。在深度麻醉状态下，动物的血管是完全放松的。

备注：良好的麻醉和灌流是不需要使用抗凝剂和血管舒张剂的。但是有一些研究人员会注射肝素或亚硝酸钠（SN）以避免血液凝固和反射性血管收缩。通常使用以下三种方式之一进行药物注射：

（a）在灌流前，向生理盐水（4~8℃）中加入肝素（10U/mL）。

（b）在麻醉前注射（腹腔注射）亚硝酸钠（35mg/kg）。

（c）同时使用以上两种。

2. 快速手术开胸并暴露心脏和升主动脉（Gage et al. 2012）。深度麻醉动物并使其处于仰卧位，用锯齿镊夹住动物上腹部皮肤并从水平方向剪开皮肤，暴露隔膜并剪开隔膜，然后如图 1.4a 和 b（见文末彩图）所示剪断肋骨，暴露出心脏和主动脉（图 1.4b 和 c，可从 Gage 等 2012 年发表的论文中查看心脏灌流参考视频）。

备注：图片和视频中所有手术的具体描述，例如灌流速度和时间等都是基于成年大鼠的。对于较小的动物如小鼠或较大的动物如兔子或猫，在手术器械准备、手术步骤、灌流针（例如，猫使用的是金属或玻璃管）、灌流速度和灌流时间等方面均存在一定差异。

3. 将灌流泵流速调小（1~2mL/min）并将灌流针插入动物左心室直至针尖到达主动脉位置（图 1.4d），用较慢的速度灌流生理盐水。较慢的灌流速度使得动物右心耳充盈易见。剪断心耳（图 1.4e）并将灌流泵流速调至最高（如 40mL/min）。当从心耳中流出的液体变得清澈时，关闭生理盐水阀，同时打开固定剂阀。

备注：将灌胃针插入心脏前，确保针尖端没有气泡。同时检查所有管路，确保管路内没有气泡。如果有气泡，在灌流前尽量赶走气泡。气泡能够进入小血管内阻断灌流，如果气泡进入脑内血管，会使脑组织固定不均匀。

4. 用较快的灌流速度灌流固定液（大约 40mL/min）。快速灌流约 5 分钟后，将灌流泵的流速调为 5mL/min 左右继续灌流 15~20 分钟，然后再次将流速调低至 2mL/min 左右灌流 30~35 分钟，或直到固定液耗尽。

备注：如果灌流针插在动物右心室中，生理盐水会从动物鼻子中流出，表明大脑灌流不理想，但是肺部得到了充分灌流。良好的灌流标准是在快速灌流固定液后，动物前肢高抬，后肢伸展。

5. 需要的生理盐水和固定液的用量：生理盐水应该是动物血液容量的 5~10 倍（均值为 7.5 倍）。例如，大鼠的血量大约是体重的 7%，一只 300g 的大鼠的血量大约为 21g（21mL），对于这只大鼠来说，生理盐水用量 21mL×7.5，即 157.5mL。

备注：某些实验室会使用大量的固定液，例如一只 300g 的大鼠使用 1L 固定液。根据笔者的经验，固定液体积约为生理盐水体积的 3 倍已经足够固定。在上述例子中，固定剂体积约为 470mL 就足够了。

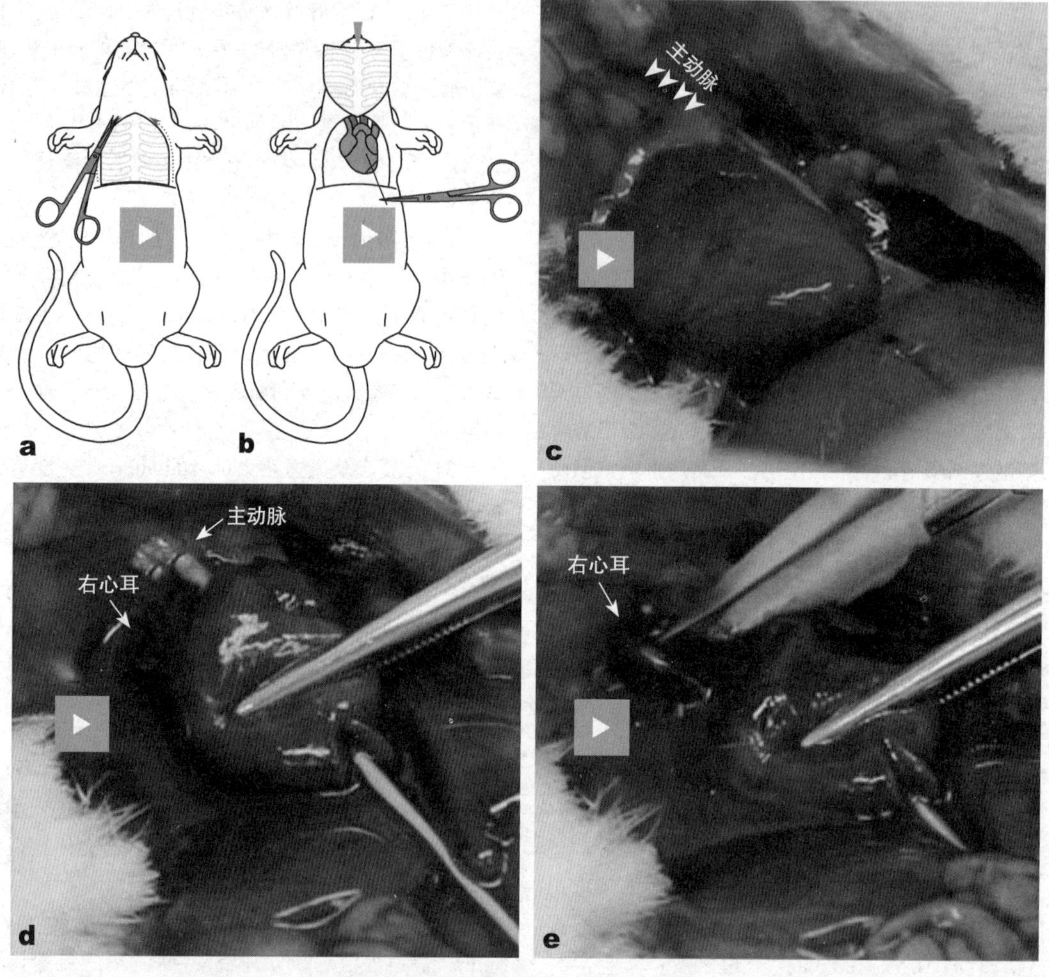

图 1.4　Gage 等 2012 年发布的网络视频图片

1.3　冰冻保存和冷冻切片

1.3.1　冰冻保存步骤

(a) 使用 1×PBS(市售 10×PBS 稀释而来)制备 10%,20% 和 30% 的蔗糖溶液以及 30% 蔗糖溶液和 OCT 混合溶液(1∶1)。

(b) 将固定后的脑(例如大鼠脑)放入“脑模具”中,切成 2mm 厚的切片(冠状或矢状位均可)。或者仔细去除较小的脑组织(例如小鼠)的所有软脑膜。

(c) 将组织切片或组织块放入 10% 的蔗糖溶液中过夜(置于冰箱中),取出后置于 20% 蔗糖溶液中一天,轻微振摇(室温,room temperature,RT),再放入 30% 蔗糖溶液中过夜(置于冰箱中),然后放入 30% 蔗糖溶液和 OCT 混合溶液(1∶1)中 4 至 5 小时,最后在纯 OCT 中放置 1 至 2 小时(室温)。

(d) 将组织固定在冷冻切片机内底座上准备切片。

(e) 如果实验设计要求使用全脑,可以在灌流固定剂后灌流 5% 的蔗糖溶液,然后放入浓度梯度增高的蔗糖溶液中。

备注:蔗糖溶液的体积最好是组织体积的 10 倍或以上,组织脱水的标准是组织完全沉到容器底部。

1.3.2　冷冻切片和固定

(a) 将组织块固定在底座上并用包埋机固定住,放入冷冻切片机冷冻直至组织块彻底冷冻成固体。

(b) 调整冷冻切片机的温度使其适合切片。通常,切片越薄,温度应该越低。例如 -21~-25℃适合于切厚度为 5~10μm 的切片,-18~-20℃适合于切厚度为 15~30μm 的切片。当使用冷冻切片机时,尽可能盖上盖子以保持内部温度的恒定(图 1.5a)。

(c) 当温度达到设定温度时,将装有组织块的底座插入并固定在探头上(图 1.5b)。然后在刀柄上安装一片脱脂刀片(70% 酒精脱脂),调整组织块位置,使其表面与刀片边缘平行。切除组织块表片多余的包埋剂,直到组织块正好暴露出来。最后,调整底座位置,确保组织表面和刀片边缘平行(图 1.5a,b)。

(d) 在切片时,我们希望能够得到一个平整的切片,然而通常情况下,切片会卷起来,可以通过使用防卷板的方法来获得平整的切片(图 1.5c)。或者也可以使用一个小油画刷轻轻的压住切片(图 1.5d)防止其卷曲起来。

(e) 当切完切片后,可以用两种方式收集它们用于进一步实验。第一种方式是直接将切片放在载玻片上并固定。如果切片的厚度薄于 15μm,最好采用这种方法。第二种方式是将切片转移到一个装有 1×PBS 的托盘中。

备注:如果切片易卷曲不平整,可能是由于温度过高;如果切片易碎,可能是由于温度过低。一个好的冷冻切片机在操作室内和探头处均有温度控制器,此时,保持操作室温度恒定,仅调节探头温度即可。如果切片上有明显的划痕,可能是由于刀片边缘不锋利并粘附有微小颗粒物或是防卷板上有污物。定时清理刀片边缘和防卷板是很有必要的。

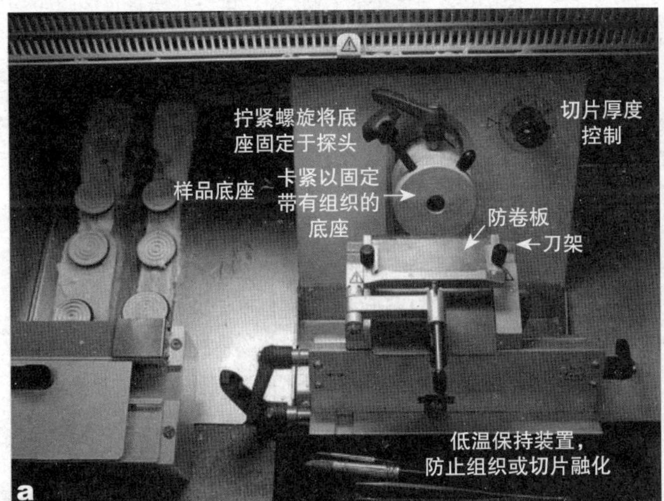

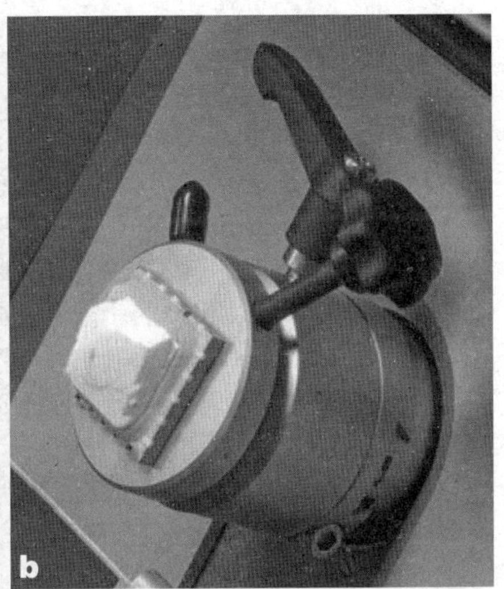

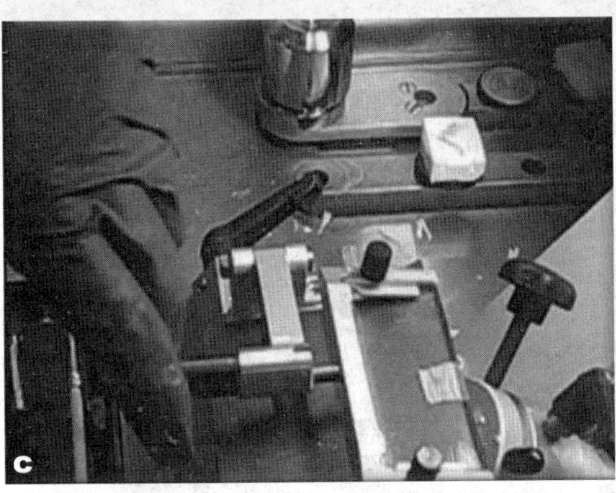

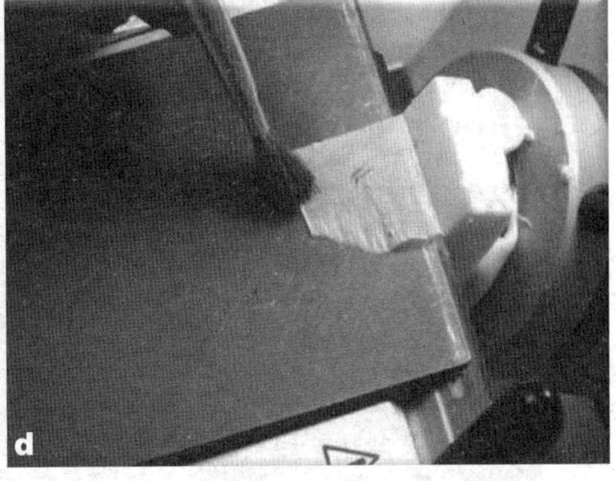

图 1.5　冷冻切片机操作室(a),探头处组织底座(b),防卷板(c),利用油画刷防止切片卷曲(d)。图片由美国伊利诺伊州芝加哥西北大学费因伯格医学院 Robert H. Lurie 综合癌症中心小鼠组织和表型实验室的 Donna J. Emge(美国临床病理学会技师)提供

1.4　石蜡切片和固定

1.4.1　组织和材料的准备

1. 在石蜡包埋盒上进行适当标记，并将组织切片（厚度 <3mm）放入石蜡包埋的包埋盒中（图 1.6a）。

备注：如果组织样品较为独特或者在任意先前步骤中曾使用过特殊的化学品，最好在实验开始前，与进行包埋步骤的个人或实验室沟通协商。他们可能会要求您将组织制备成特殊的形状大小，来适应他们的包埋程序。为了避免组织浪费，节约考虑包埋参数的时间，以下为一个包埋机程序的范例：

(a) 70% 乙醇 1 小时
(b) 95% 乙醇（95% 乙醇 +5% 甲醇）1 小时
(c) 首次无水乙醇 1 小时
(d) 再次无水乙醇 1.5 小时
(e) 第三次无水乙醇 1.5 小时
(f) 第四次无水乙醇 2 小时
(g) 首次透明剂（二甲苯或替代物）1 小时
(h) 再次透明剂（二甲苯或替代物）1 小时
(i) 首次石蜡（paraplast X-tra）1 小时（60℃）
(j) 再次石蜡（paraplast X-tra）1 小时（60℃）

2. 切片和固定的材料
(a) 切片机刀片
(b) 数支小油画笔刷
(c) 手术钳
(d) 细竹片
(e) 平底纸托盘
(f) 纱布包裹的冰块或 10% 氨溶液
(g) 石蜡切片水浴
(h) 载玻片

备注：此处说明的载玻片必须是预包被粘附剂的。推荐使用带负电荷的载玻片例如 Fisher Superfrost® */Plus。

1.4.2　切片和固定的步骤

1. 石蜡切片

(a) 将一个石蜡包埋的组织块固定在切片机上（图 1.7a），将刀片和石蜡块之间的间隙角调整为 1°~5°（图 1.7b，c），调整石蜡块表面使其和刀刃平行（图 1.6b）。设置切片厚度。

(b) 不断修整石蜡块，直到组织暴露（图 1.6b），然后再次调整石蜡块表面，使得组织表面与刀片边缘平行（图 1.6b），而不是石蜡块表面与刀片边缘平行。修整组织表面多余的石蜡，现在可以开始真正的组织切片了。

(c) 向组织块表面涂抹冷却剂，冷却石蜡包埋的组织；这是获得优质切片的关键步骤。可以使用纱布包裹的冰块或者 10% 氨溶液。通常情况下，冷却 10~15 分钟。

(d) 切片。切片应该成带状（图 1.8a），可以使用手术钳或细竹棒挑起带状切片（图 1.8b）。轻柔地将带状切片转移到一个平底纸托盘上（图 1.8c）。

备注：当切片变得越来越易破碎时，需要再次冷却组织表面。如果切片不能形成比较好的带状，说明刀片的边缘和组织块的表面不干净或组织块表面与刀片边缘不平行。为了获得质量较好的切片，定期清洁刀片边缘和组织块表面是很重要的。

2. 石蜡切片的固定

(a) 打开热水浴，如果切片厚度在 7~10μm，则将温度设定在 45℃；如果切片厚度在 3~5μm，则设定温度为 37~40℃。可以将带状石蜡切片分为单个切片

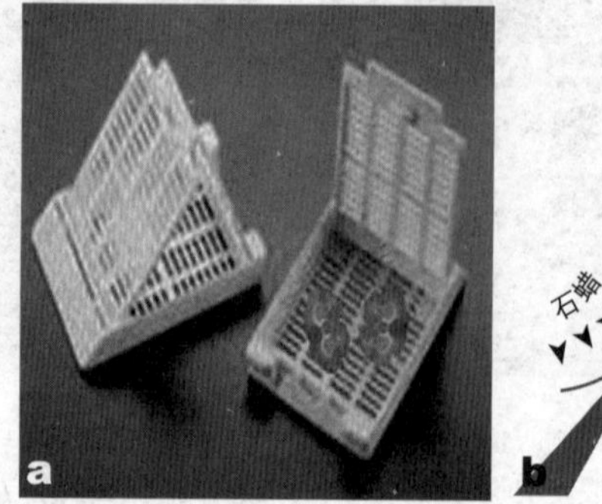

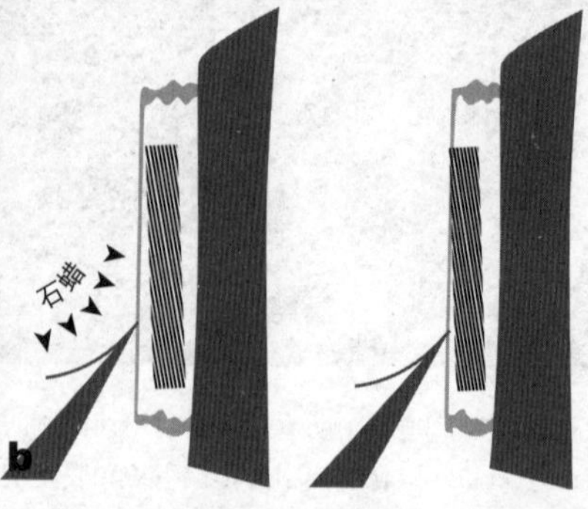

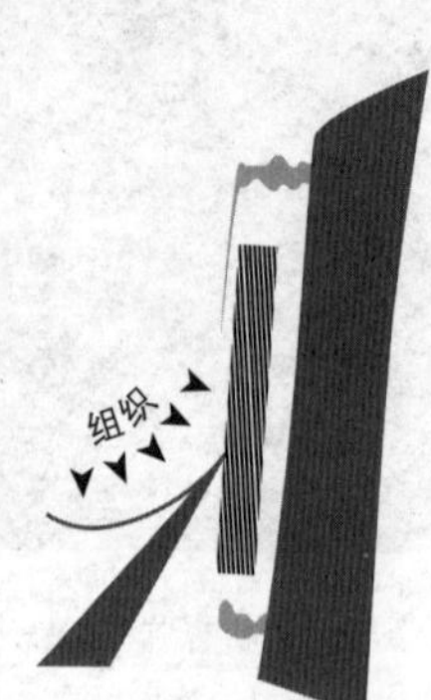

图 1.6　最常见的石蜡包埋盒（a）和修整组织块的步骤（b）

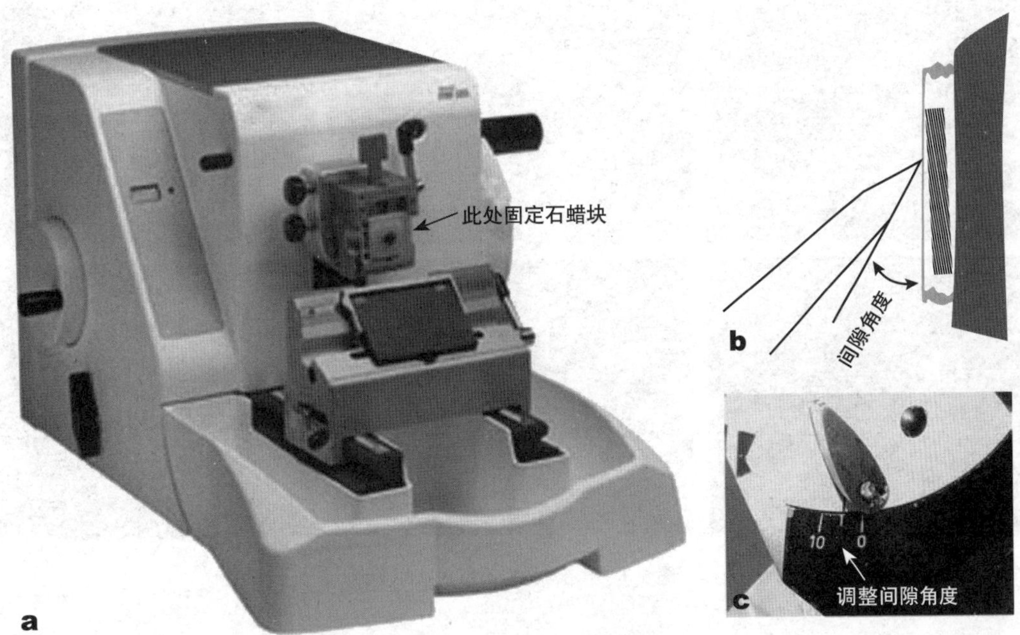

图 1.7　石蜡切片机(a)、间隙角度(b)和如何设置一个间隙角度(c)

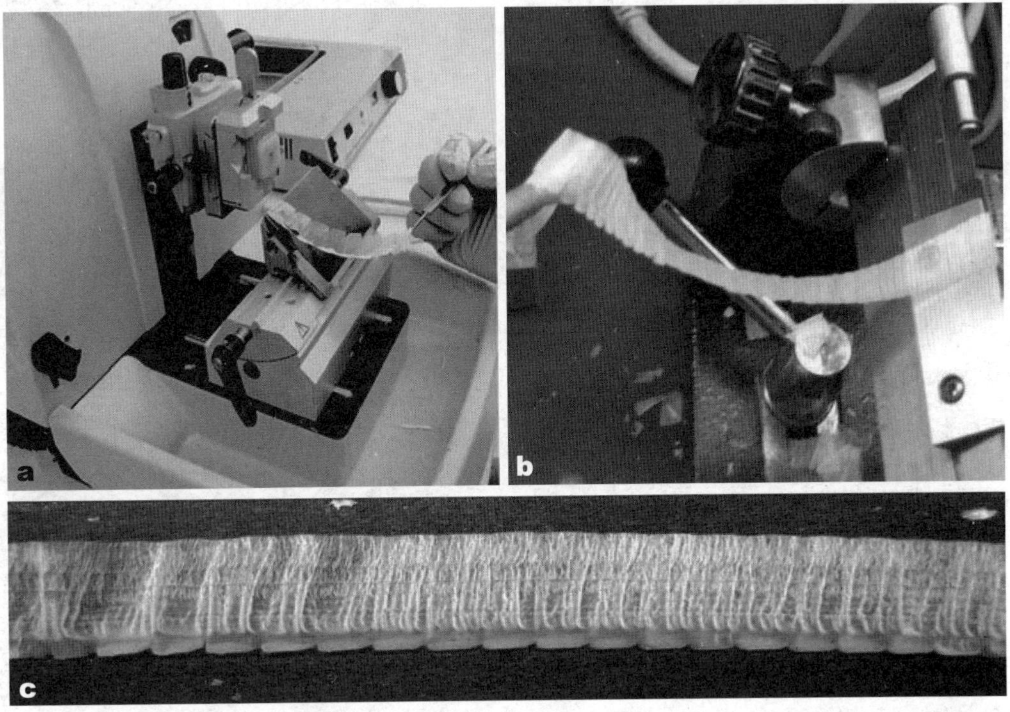

图 1.8　正确的切片应该成带状(a),带状切片的处理方法(b)和将带状切片放在一个托盘内(c)。图片由加州大学伯克利分校综合生物学系的 Jenna Judge 提供

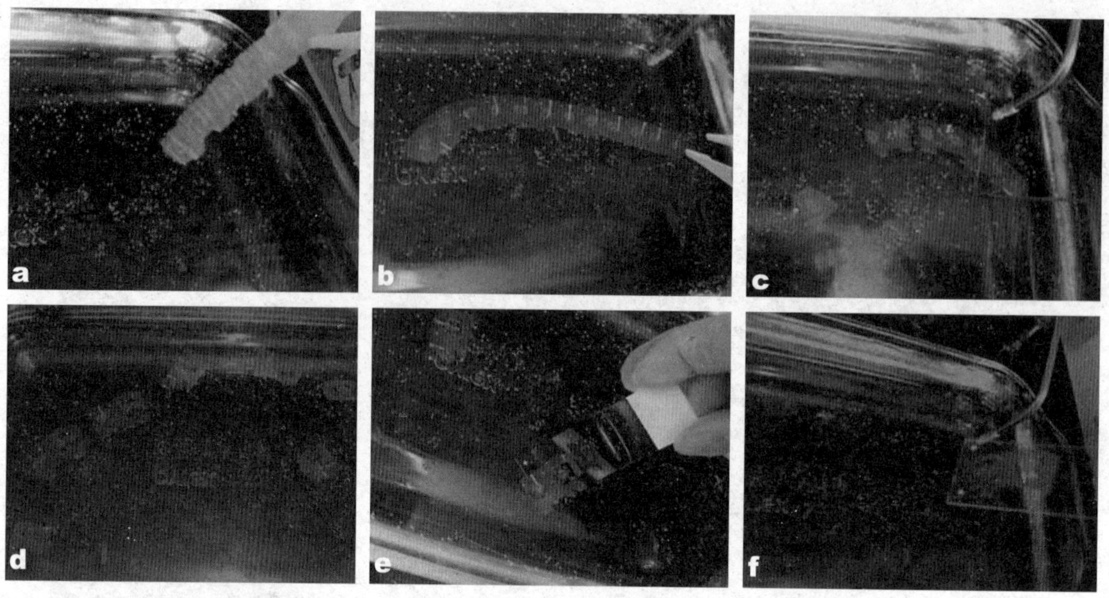
图 1.9 水浴和固定石蜡切片的步骤

或短一些的带状切片。

(b) 将石蜡切片转移到温水中，轻柔地将它们置于水面上(图 1.9a,b)(见文末彩图)。避免带状切片扭曲或与水面之间形成空气间隙。在较短时间内，可以观察到切片从有褶皱的状态慢慢展开，直到完全平整(图 1.9b,c)。如果切片不能完全展开或展开得太快，说明水温过高。

(c) 当切片完全展开时切断带状切片(图 1.9c,d)，仔细将载玻片放在切片下方然后提起(图 1.9e)，然后切片就固定在载玻片上面了(图 1.9f)。可以用竹棒或者用二甲苯润湿的细线分开切片(图 1.9c)。

(d) 固定有石蜡切片的载玻片自然干燥(数小时或过夜)，然后将其放在 60℃的恒温箱中 1~1.5 小时。载玻片冷却后就可以开始染色了。

1.5 振动切片和电镜 ABC 法组织化学染色

1.5.1 振动切片

1. 准备振动切片所需的材料

(a) 振动切片机(图 1.10a)

(b) 组织块底座(图 1.10a)

(c) 70% 酒精脱水的脱脂刀片

(d) 速干胶

(e) 1 × PBS(体积足够填满缓冲液槽)

(f) 用于收集切片的小油画刷(图 1.10b)

(g) 盛有 1 × PBS，用于装切片的平底带格塑料盒(图 1.10b)

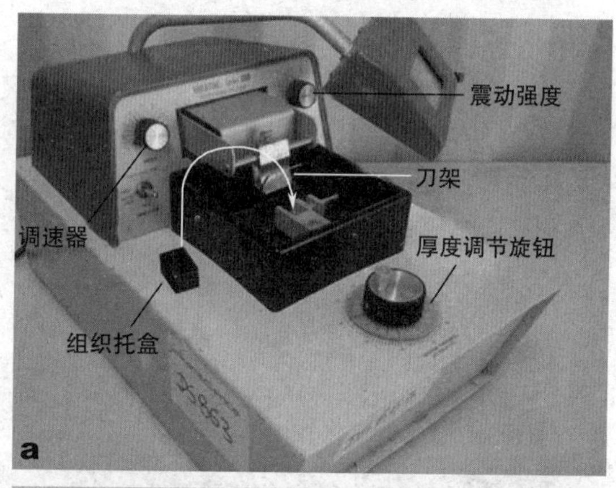

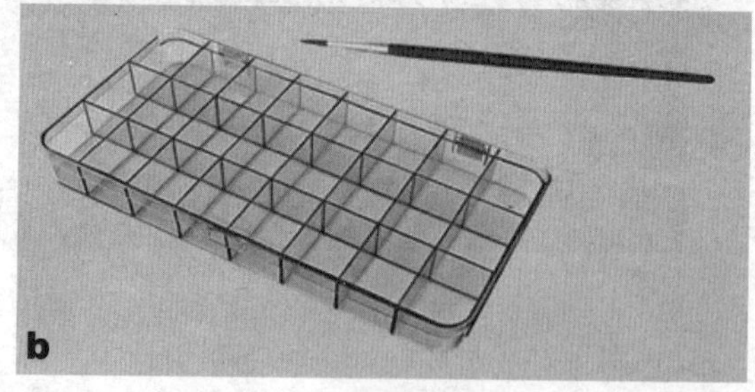

图 1.10 振动切片机(a)和收集切片的油画刷与平底托盒(b)

2. 切片步骤

(a) 用 1×PBS 漂洗组织块表面的固定剂，吸去组织块底部的 PBS 液体，用速干胶将组织块黏在底座上，将底座固定在切片台上（图 1.10a）。向缓冲液槽里倒入 1×PBS 直至没过组织块。

(b) 在刀架上装上脱脂刀片（图 1.10a），对齐并拧紧刀片，然后将间隙角调为 2°~8°（图 1.7）。如果使用吉列剃刀刀片，4° 就足够了。

(c) 将刀片调整到和组织块齐高，然后慢慢开始修整组织块，在此过程中不断调整振动强度和前进速度直到能够获得平整且完整的切片。

(d) 通常情况下，切片厚度越薄，切片难度越大。因此，不要试图切厚度小于 30μm 的切片。对于电镜平板包埋来说，厚度为 50μm 是最合适的（Zhang et al. 2003）。对于细胞内标记或高尔基染色的细胞来说，切片厚度为 80~120μm 是最常见的（Yoshida et al. 1999; Li et al. 2007）。

备注：通常情况来说，振动切片不需要进行任何组织预处理，但是在使用振动切片机切高尔基（或其他金属）染色的组织时，需要使用明胶或琼脂包被组织，增加组织强度（见后续"高尔基染色"的描述）。

(e) 用一个装有 1×PBS 的托盒连续收集切片（图 1.10b）。对于电镜研究来说，可以先用一抗进行免疫染色，再用 ABC 试剂盒显色，最后用 LR white 或 Epon 812 树脂包埋。如果使用 LR white 树脂包埋，第二步的免疫金染色可以在包埋后进行。

1.5.2 电镜研究中免疫化学染色组织的处理

1. 准备组织处理的材料

(a) 液氮（liquid nitrogen，LN）

(b) 制冷剂：推荐使用异戊烷

(c) 带有把手的铝制罐子（把手可以用于提起置于液氮中的罐子）

(d) 有把手的金属网

(e) 小油画刷

(f) 滤纸

2. 准备组织处理的试剂和溶液

(a) 0.05mol/L PB（pH 7.4）

(b) 蔗糖

(c) 甘油

(d) 用 0.05mol/L PB 溶液配制含 25% 蔗糖和 10% 甘油的抗冻剂

3. 组织处理步骤

(a) 将振动切片转移到抗冻剂中，对于厚度为 50μm 的切片来说，通常情况下，1~3 小时内，切片会下沉到容器底部。

(b) 将制冷剂装入铝制罐子中，然后将罐子插入液氮内；很快制冷剂的温度将下降到与液氮相同或相近。

(c) 在所有切片都下沉到容器底部后，用 0.05mol/L PB（pH 7.4）漂洗切片。迅速清洗然后用小油画刷轻柔地将切片转移到金属网上；将金属网放在一片滤纸上晾干。

(d) 迅速将放有切片的金属网插入铝罐的冷却剂中然后提起（铝罐仍在液氮中）。切片经历了一次快速的冻融过程。重复该步骤 3 次。最后，再次用 0.05mol/L PB（pH 7.4）漂洗切片多次。此时，可以开始免疫染色了。

备注：有各种各样的冷却剂，如无水酒精，异戊烷和甲苯等。它们可能会对免疫染色结果造成不利影响也可能不会。如果使用异戊烷结果不理想，可尝试使用其他冷却剂。有一些研究人员会直接将切片插入液氮中，不过这样切片容易断裂，尽可能地将切片修整为小片避免断裂。这样做的风险是，可能在定位目标区域和寻找小组织的标记时会较为困难，对实验结果造成一定影响；否则，直接通过液氮冻融是一种很好的方法。

1.5.3 电镜免疫化学染色

1. 准备免疫化学染色的材料

(a) 摇床

(b) 底部带有塑料格的托盘

(c) 油画刷

(d) 锥形瓶和烧杯

(e) 漏斗和滤纸

2. 准备免疫化学染色的试剂和化学品

(a) 0.05mol/L PB（pH 7.4）

(b) 0.05mol/L Tris-HCl 缓冲液（TB; pH 7.6）

(c) 普通山羊血清（normal goat serum，NGS）或牛血清白蛋白（bovine serum albumin，BSA）

(d) Vector Labs 品牌二抗（也可以使用 Invitrogen，Sigma，Abcam，Millipore 和 Santa Cruz 品牌的）

(e) Vector Labs 品牌 ABC 试剂盒

(f) 二氨基联苯胺盐酸盐（diaminobenzidine

tetrahydrochloride, DAB)

(g) 硫酸镍铵(nickel ammonium sulfate, NAS)

(h) 30% H_2O_2

(i) 根据 Vector Labs ABC 试剂盒的使用说明混合并稀释试剂 A 和试剂 B 的储备液

(j) 在反应前制备DAB-NAS反应溶液:用0.05mol/L THB 制备含 0.05% DAB(例:每 100mL 溶液 0.05g)和 0.02%~0.025% NAS 的溶液

备注:必须先用双蒸水溶解 DAB 过滤后才能和 NAS 混合。基于我们的经验,推荐 Sigma 品牌的 DAB 和 Baker 品牌的 NAS(Luo et al. 2001; Zhang et al. 2003)

3. 免疫化学染色操作方法

(a) 用 0.05mol/L PB 洗去冷却剂,重复数次。

(b) 室温下,将切片放在含有 1% NGS 或 1% BSA 的 0.05mol/L PB(pH 7.4)溶液中封闭 1 小时。

(c) 用 0.05mol/L PB(pH 7.4)漂洗切片 3 次,每次 5 分钟。

(d) 4℃一抗孵育至少 24 小时。

(e) 用 0.05mol/L PB(pH 7.4)漂洗切片 3 次,每次 5 分钟。

(f) 4℃二抗孵育至少过夜。

(g) 用 0.05mol/L PB(pH 7.4)漂洗切片 3 次,每次 5 分钟。

(h) 室温下,用 ABC 溶液浸泡切片至少 5~6 小时。

(i) 用 0.05mol/L PB(pH 7.4)漂洗切片 1 次,然后用 0.05mol/L PB(pH 7.6)漂洗两次。

(j) 将切片转移到含有 0.05% DAB 和 0.02%~0.025% NAS 的 0.05mol/L THB 溶液中(pH 7.6)。

(k) 当开始孵育时,逐步向上述溶液中加入 0.007%~0.015% 的 30% H_2O_2(每 100mL 反应液添加 7~15μL)。一旦加入 H_2O_2,免疫化学反应就开始了。

(l) 20~30 分钟后,移除反应溶液,停止反应,用 0.05mol/L PB(pH 7.6)漂洗。

(m) 用 0.05mol/L PB(pH 7.6)漂洗切片 1 次,然后用 0.05mol/L PB(pH 7.4)漂洗两次。此时,切片可以用于电镜平板包埋了。

备注:在免疫组化反应过程中,当加入 10μL 30% H_2O_2 后(通常是反应开始后的 10 分钟左右),选择一片切片在电镜下观察一下。如果标记很暗,但是足够清晰(如果所有步骤正确,大约是在反应开始后的 15 分钟左右),就可以停止反应了。否则,再加入一点 H_2O_2,稍后再次观察一次。

图 1.11 展示了 ABC 组化染色以及银强化金标记的免疫电镜显微图像(图片来自 Li 发表的文章,已获得作者同意)(Li et al. 2000)。

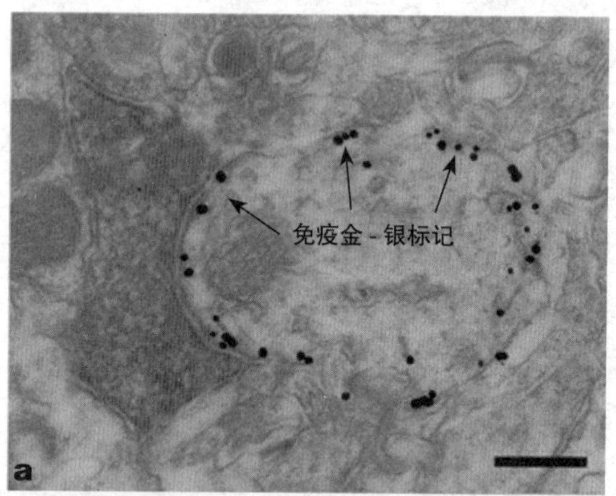

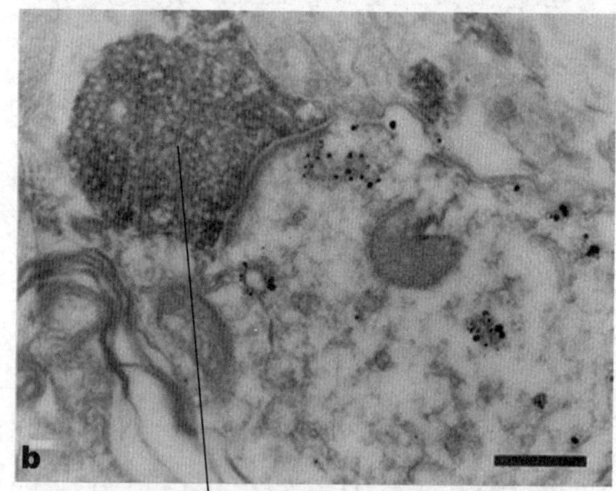

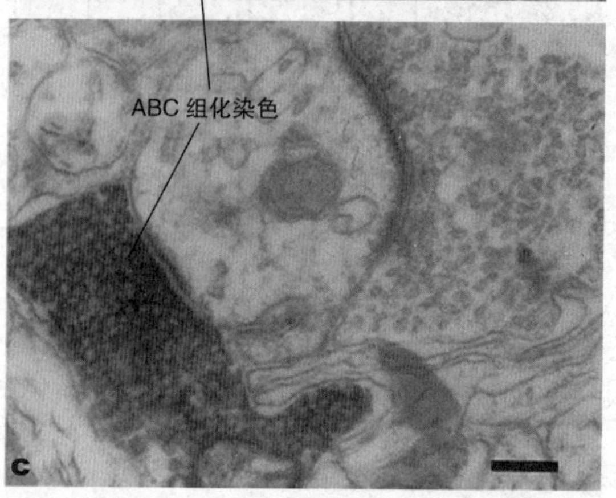

图1.11 金-银双标记ABC组化染色的免疫电镜显微图像。ABC 组化染色标记了 SP 阳性末端,银强化免疫金标记了神经激肽 -1 受体。a~c 的标尺均为 1μm

1.6　电镜研究平板包埋

1.6.1　玻片的准备和硅化处理

1. 为了能够在光学显微镜下看到我们标记的结构并选择合适的标记用于进一步的电镜观察，需要将切片放在硅化的玻片之间。

2. 准备硅化玻片需要的材料和硅

(a) 载玻片(未包被)和盖玻片

(b) 金属或塑料框架

(c) 强效去垢剂

(d) 大托盘

(e) 蒸馏水

(f) 液态硅

3. 载玻片和盖玻片的硅化步骤

(a) 在大托盘中倒入自来水，然后向其中加入一些去垢剂。

(b) 将载玻片和盖玻片用框架框起来放入托盘中，用力振摇。

(c) 静置几小时。

(d) 再次用力振摇托盘。

(e) 倒掉去垢剂，向托盘中加入热水(刚煮沸)，振摇数分钟。

(f) 将玻片转移到另一个装有蒸馏水的托盘中，振摇并漂洗，直到蒸馏水变得澄清透明为止。

(g) 晾干玻片，至少过夜。

(h) 液态硅浴玻片，约 30 分钟。

(i) 晾干玻片，用适合的小盒子收集玻片备用。

1.6.2　Epon 812 平板包埋

1. 准备 Epon 812 平板包埋的材料

(a) 一个装有干燥剂(带指示色)的干燥容器

(b) 密封干燥剂的凡士林

(c) 数字搅拌热板

(d) 烘箱

(e) 小烧杯和搅拌棒

(f) 大小玻璃量筒

(g) 一次性注射器

(h) 盖玻片

(i) 手术钳(弯头)

(j) 硅化载玻片和盖玻片

2. 准备 Epon 812 平板包埋的化学品

(a) 0.1mol/L PB(pH 7.4)

(b) 蔗糖

(c) 四氧化锇(Osmium tetroxide，OsO_4，晶体)

(d) 乙酸铀酰(Uranyl acetate，UA，粉末)

(e) 无水乙醇

(f) 环氧丙烷(Propylene oxide，PO)

(g) Epon 812 试剂盒(包含 Epon 812，DDSA，NMA 和 DMP-30)

(h) 根据 Epon 812 试剂盒的使用说明，混合 Epon 812、DDSA 和 NMA 的储备液并加入 DMP-30(催化剂)——包埋剂

(i) 用 0.1mol/L PB(pH 7.4)制备含有 1% OsO_4 和 7% 蔗糖的溶液

(j) 用 70% 乙醇制备含有 5% UA 的溶液

(k) 制备 50%、80%、90% 和 95% 的乙醇；使用前新鲜制备纯乙醇和 PO 混合溶液(1∶1)；PO 和包埋剂混合溶液(1∶1)；PO 和包埋剂混合溶液(1∶3)

3. 组织处理和包埋的操作方法

(a) 将 Epon 812、DDSA 和 NMA(用一次性注射器转移)倒入大小适合的烧杯中，搅拌直至完全混匀。完全混匀后，加入 DMP-30。加入催化剂后，继续搅拌，直到全部混匀，将烧杯转移到一个干燥容器中(内有带指示色的干燥剂)，用凡士林密封干燥容器。在接下来的几个小时，包埋剂中的小气泡将逐渐消失。

(b) 将上一节(组化染色切片)中提到的切片转移到 1% OsO_4-7% 蔗糖溶液中。

(c) 在 37℃的烘箱中孵育 40~45 分钟。在此过程中，不断观察切片颜色，直到切片变成暗棕色但还没有完全变黑。将容器从烘箱中取出。

(d) 倒掉溶液，轻柔地用 0.1mol/L PB 漂洗切片 3 次。

(e) 4℃下，用 50% 乙醇和含有 5% UA 的 70% 乙醇脱水，约 8 小时。

备注：此处 UA 处理步骤可以跳过直接将切片转移到铜网上。新一代的数字电镜不要求 UA 染色处理，可以设计用于改变原始对比度。

(f) 用 0.1mol/L PB 漂洗 UA3 次，然后接着用 80%、90%、95% 乙醇脱水，再用 100% 乙醇脱水两次，每次 3~5 分钟。

(g) 最后一次乙醇脱水后(第二次 100% 乙醇脱水)，迅速用 PO 和纯乙醇混合溶液(1∶1)处理切片。

(h) 纯 PO 处理切片两次，每次 1~3 分钟。

(i) 接着,将切片放入比例分别为 1∶1 和 1∶3 的 PO:包埋剂混合溶液中,每次 1 小时(整个过程中容器置于干燥容器内)。然后,将切片转移到纯 Epon 812 包埋剂中,2 个小时(整个过程中容器置于干燥容器内)。

(j) 准备一个温度在 45~60℃之间的平板,将硅化载玻片放在平板上,放上 Epon-812 孵育的切片,然后盖上硅化的盖玻片,排掉所有气泡。

(k) 将做好的样品(载玻片 - 切片 - 盖玻片)转移到烘箱内,在盖玻片上放上 30~50g 的砝码,进行树脂聚合,通常这一步骤需要 24 小时(45℃)或 48 小时(60℃)。

4. 观察包埋好的玻片并找到我们标记的结构。图 1.12(见文末彩图)是光学显微镜下观察到的标记好的经过锇处理和平板包埋的神经元(a 和 b 箭头处所示)。

1.6.3 LR White 平板包埋

1. 准备 LR White 平板包埋的材料

(a) 玻片复制模具(图 1.13a)

(b) 透明塑料纸

(c) 手术钳(弯头)

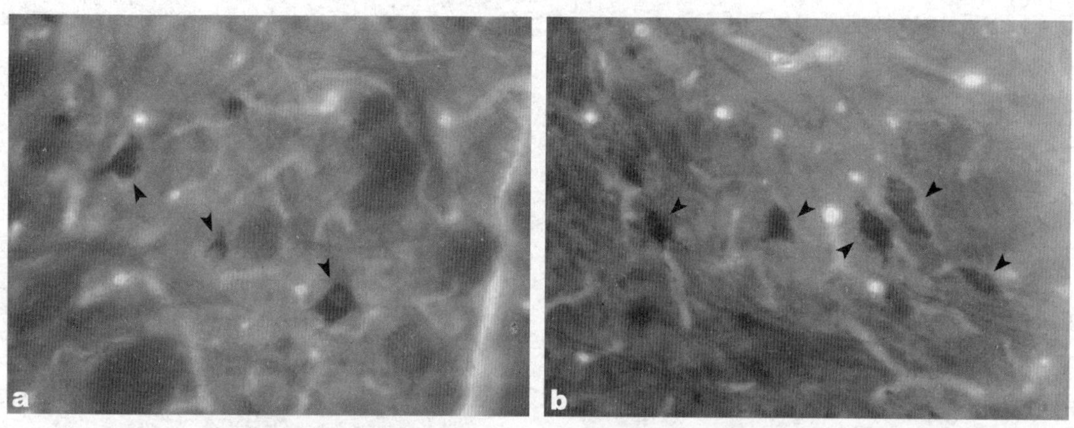

图 1.12 Epon 812 平板包埋和锇处理后,标记好的神经元(a 和 b 箭头处所示)

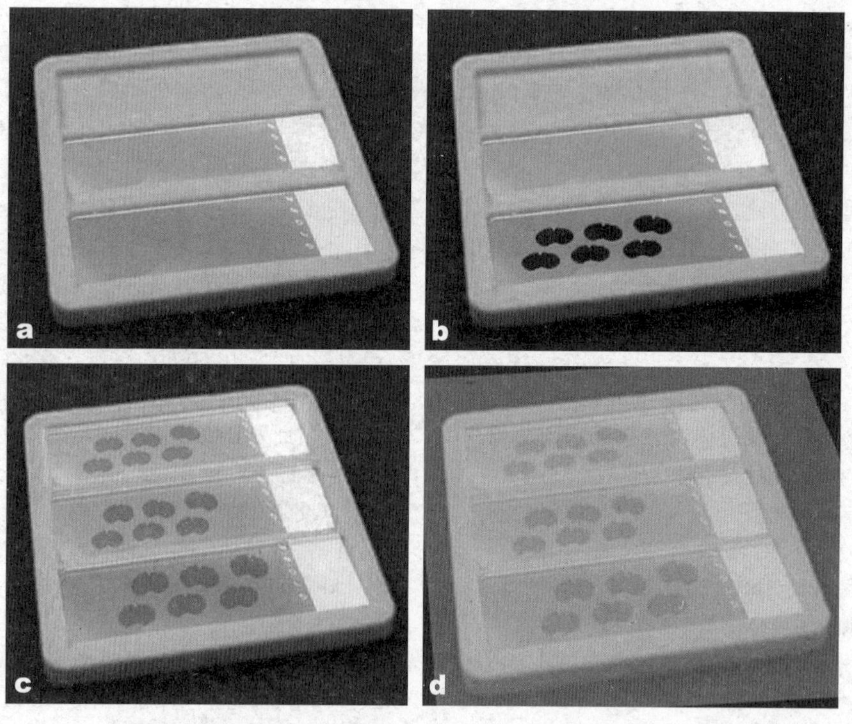

图 1.13 使用载玻片复制模具进行 LR white 平板包埋的操作方法

(d) 试管旋转混合仪

(e) 烘箱

(f) 玻璃烧杯和搅拌棒

(g) 玻璃量筒

(h) 硅化的载玻片和盖玻片

2. 准备 LR white 平板包埋的化学品

(a) 0.1mol/L PB(pH 7.4)

(b) 蔗糖

(c) 四氧化锇,晶体

(d) UA,粉末

(e) 无水乙醇

(f) LR white 试剂盒(包含一大瓶液体白色树脂和一小瓶催化剂粉末)。LR white 中包含的化学品:80% 多羟基取代的双酚 A 二甲基丙烯酸酯树脂,19.6% 甲基丙烯酸十二酯和 0.9% 二甲基对甲苯胺。催化剂:9.9g 过氧化苯甲酰。

(g) 混合白色液体状树脂和催化剂粉末;当粉末完全溶解时,4℃储存,作为包埋剂备用。

(h) 用 0.1mol/L PB(pH 7.4)制备含有 1% OsO_4 和 7% 蔗糖的溶液。

(i) 用 70% 乙醇制备含有 5% UA 的溶液。

(j) 制备 50、80、90 和 95% 的乙醇,使用前新鲜制备 100% 乙醇和包埋剂的混合溶液(1∶1)。

3. 组织处理和包埋的步骤

(a) 取适量冷的包埋剂加热到室温。

(b) 将组化染色切片转移到 1% OsO_4-7% 蔗糖溶液中。

(c) 37℃孵育 40~45 分钟。在此过程中,不断观察切片颜色,直到切片变成暗棕色但还没有完全变黑。将容器从烘箱中取出。

(d) 倒掉溶液,轻柔地用 0.1mol/L PB 漂洗切片 3 次。

(e) 4℃下,用 50% 乙醇和含有 5% UA 的 70% 乙醇脱水,约 8 小时。

备注:此处 UA 处理步骤可以跳过,直接将切片放到铜网上。

(f) 用 0.1mol/L PB 漂洗 UA 3 次,然后接着用 80%,90%,95% 乙醇脱水,再用 100% 乙醇脱水两次,每次 3~5 分钟。

(g) 将切片转移到一个装有 100% 乙醇和 LR white 混合溶液(1∶1)的小瓶子中孵育,室温下置于试管旋转混合仪上过夜。

(h) 室温下,用试管旋转混合仪不断混匀切片和 100% 包埋剂,约 1 小时。1 小时后,更换新的包埋剂再混匀 1 小时。

(i) 在玻片复制模具中放入一片硅化载玻片(图 1.13a),向模具中倒入包埋剂。在硅化载玻片上放一片切片(图 1.13b),再倒入包埋剂没过切片,在切片上面放上另一片硅化的载玻片(图 1.13c),用硬塑料纸密封模具(图 1.13d)。

(j) 小心地将模具转移到烘箱中,在上面放上 300g 的砝码。60℃下树脂聚合时间约为 24 小时。

备注:必须密封模具,不能让空气接触 LR white 包埋剂或是模具内部的切片。

1.7 高尔基染色(传统方法和现代试剂盒法)

1.7.1 传统高尔基染色

1. 准备传统高尔基染色所需的材料

(a) 带密封盖的不透明玻璃罐

(b) 塑料滤器和手术钳(避免使用金属容器和工具)

(c) 恒温炉

2. 准备传统高尔基染色所需的化学品

(a) 重铬酸钾($K_2Cr_2O_7$)

(b) 硝酸银($AgNO_3$)

(c) 1×PBS(用市售 10×PBS 稀释制得)

(d) 明胶(超细粉末)

(e) BSA(超细粉末)

(f) 使用蒸馏水配制 3% $K_2Cr_2O_7$ 溶液

(g) 使用蒸馏水配制 2% $AgNO_3$ 溶液

(h) 使用 1×PBS 配制含有 0.5%、1% 和 4% 明胶以及 25% BSA 的溶液

3. 传统高尔基染色的操作方法

(a) 将组织块放入装有 3% $K_2Cr_2O_7$ 溶液的不透明玻璃罐中,避光。盖紧盖子,放入 37℃的烘箱内。

(b) 每天换一次新的 3% $K_2Cr_2O_7$ 溶液,连续 7 天。在此过程中,保证组织避光且温度保持在 37℃。

(c) 取出组织用滤纸吸干液体,该步骤避光操作。将组织转移到一个新的装有 2% $AgNO_3$ 溶液的不透明玻璃罐中,盖紧盖子放入 37℃烘箱内,避光。

(d) 起初,会出现棕红色沉淀。每隔一段时间更换一次溶液,直到无沉淀物。该步骤大约需要 24 小时。

(e) 当不再出现沉淀时,将组织罐放在 37℃烘箱

内，避光，再放 3 天。

(f) 用明胶包埋组织：将组织块放入 1×PBS 配制的含有 0.5、1 和 4% 明胶以及 25% BSA 的溶液中，置于 37℃烘箱内。各个不同浓度的明胶溶液对应的时间分别是 30 分钟、1 小时、2 小时和 5 小时。具体时间可能会随着组织块体积大小而变化。

备注：如果该组织块是用于冷冻切片的，那么根据第 1.3 节中的描述进行梯度蔗糖脱水处理，冰冻且 OCT 包埋后组织就可以用于切片了。这里描述的明胶包埋适用于振动切片。

(g) 将浸泡在明胶 /BSA 溶液中的组织从 37℃烘箱中取出并转移到一个正方形包埋模具中；向模具中倒入少量包埋剂，用筷子将组织固定在想要的位置上，直到包埋剂变得黏稠，组织可以自行保持这个位置。向模具中倒入包埋剂装满模具，然后将模具放入 4℃冰箱。

(h) 很快冰箱里的组织和包埋剂会彻底凝固。凝固后，脱模，将组织块修整成适合振动切片的大小，放入 4% PFA 中过夜。

(i) 用一片滤纸擦干组织块，将它黏在振动切片机底座上，然后将底座固定在缓冲液槽上，用 1×PBS 装满缓冲液槽。开始切片，切成厚度为 100~120μm 的切片。

(j) 将切片固定在包被有黏附剂的载玻片上，进行常规脱水脱脂操作。

4. 图 1.14（见文末彩图）是嗅球（a，c~e）和额皮

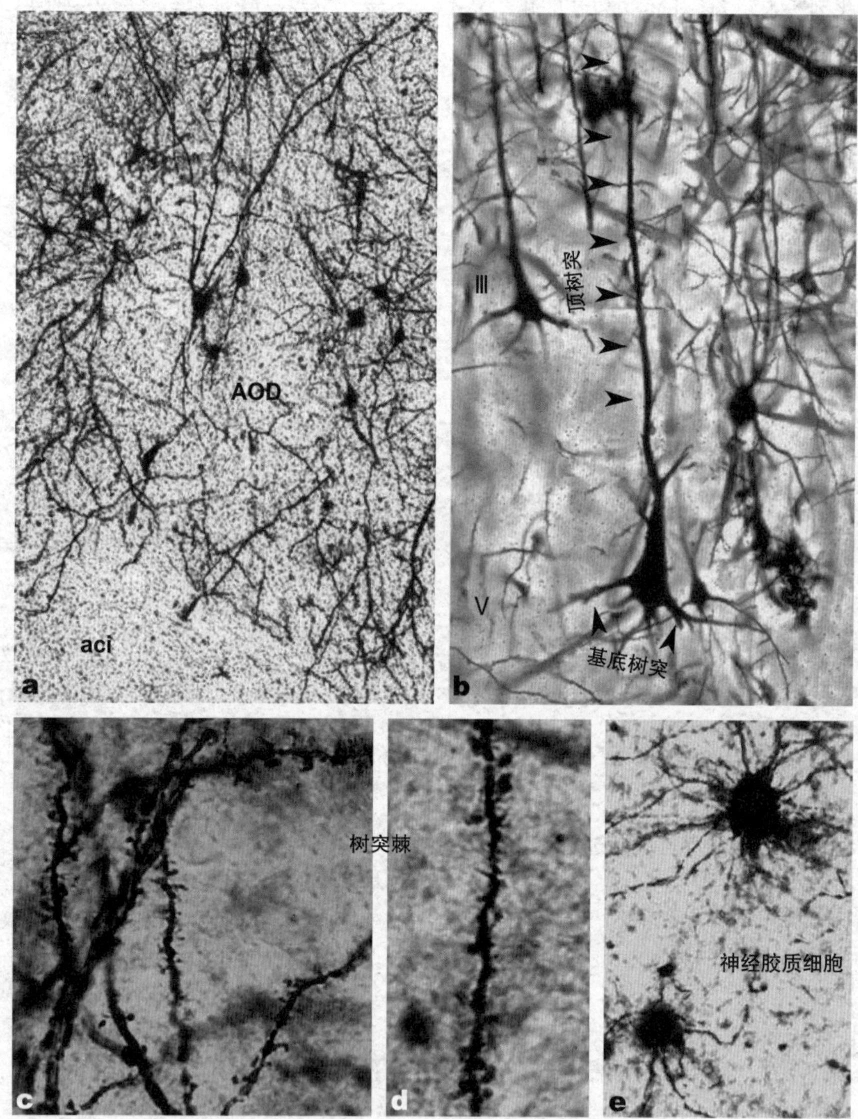

图 1.14 高尔基染色试剂盒染色法（a，c~e）和传统高尔基染色法（b）的显微图片。b 和 c 是同一个切片同一个视野，不同放大倍数的图片

质(b)部位的染色图片。"b"采用的是传统高尔基染色法，"a,c~e"是用商品化试剂盒染色的。高尔基染色染出了神经元(a~d)、神经胶质细胞(e)和树突(c,d)。图 1.14a,c~e 采用的是梯度蔗糖脱水和冷冻切片方法,b 采用的是火棉胶包埋切片法。

1.7.2 FD 快速高尔基染色试剂盒

可以通过试剂盒内使用说明或者 www.fdneurotech.com 网站查阅详细的操作步骤和组织处理方法。图 1.15 是使用 FD 快速高尔基染色试剂盒获得的图片

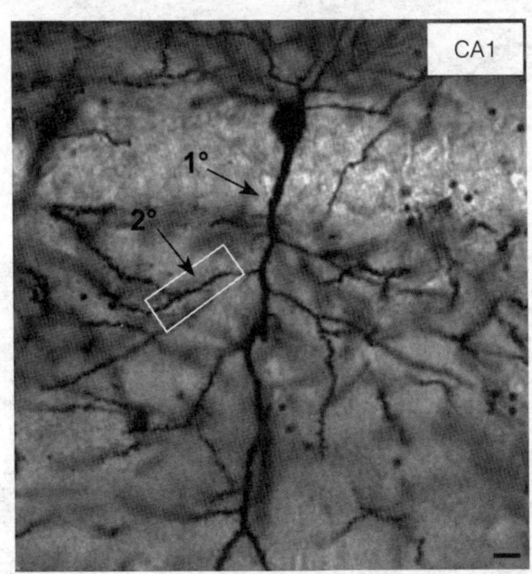

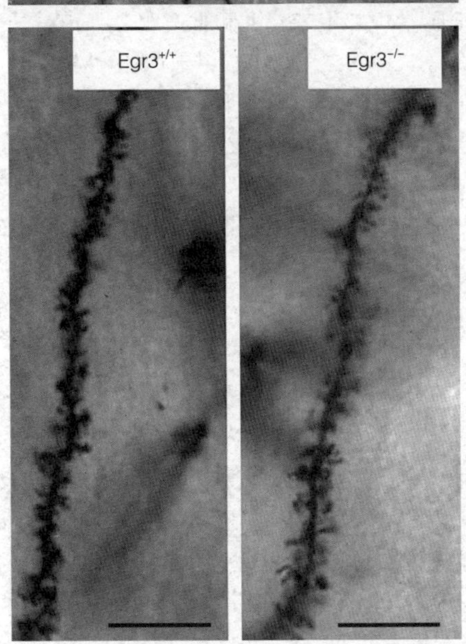

图 1.15 将经典染色(高尔基染色)应用于现代神经科学的范例,图片来自 Li 等的论文(Li et al. 2007)。CA1,海马 CA1 区;Egr3$^{+/+}$,Egr3 基因未敲除;Egr3$^{-/-}$,Egr3 基因敲除。相关图例见原始文献的图 1.2

(图片获得作者同意)(Li et al. 2007)。本论文是将传统方法应用于现代神经科学研究的一个范例。

1.8 尼氏染色

1.8.1 甲酚紫染色

1. 染色剂的制备

(a) 用蒸馏水制备 1% 甲酚紫储备溶液。待甲酚紫彻底溶解,溶液充分混匀,用中孔滤纸过滤。

(b) 配制 pH 为 3.8~4.2 的 0.1mol/L 冰醋酸缓冲液(acetate buffer,AB)。向 95~80mL AB 溶液中加入 5~20mL 甲酚紫储备液,从而制得工作液。

(c) 分色剂:按照 1∶1∶1 的比例混合乙醚、氯仿和无水乙醇。

2. 染色方法

(a) 将冷冻切片置于工作液中染色 5 分钟;如果是石蜡切片则染 20 分钟。

(b) 用蒸馏水漂洗切片数秒,然后放入 70% 酒精中脱水 1~3 分钟,根据切片厚度调整脱水时间。

(c) 将切片放入分色剂中,然后在光学显微镜下观察切片。

(d) 重复上述步骤直到背景紫罗兰色消失,可以观察到尼氏小体。

(e) 停止分色步骤,用 80%、90% 或 95% 乙醇进行常规脱水。

(f) 将切片放入 100% 乙醇中,两次,每次 1~3 分钟。为了保持切片和染色的稳定,推荐向 100% 乙醇中加入几滴氯仿。

(g) 常规二甲苯Ⅰ、Ⅱ和Ⅲ透明,用 DPX(迪士春 80+ 邻苯二甲酸二丁酯 + 二甲苯)或中性树胶封片。

3. 在当代神经科学研究中,甲酚紫染色被用作是 LFB 的复染或示踪方法。图 1.16(见文末彩图)是人展神经核运动神经元(a)和下橄榄核神经元(b)的甲酚紫染色图片。

1.8.2 中性红染色

1. 染色剂的制备

(a) 用蒸馏水制备 2% 中性红储备液:搅拌直到彻底溶解,溶液充分混匀然后用中孔滤纸过滤。

(b) pH 为 4.8 的 0.2mol/L AB 或 pH 为 4.8 的 0.2mol/L

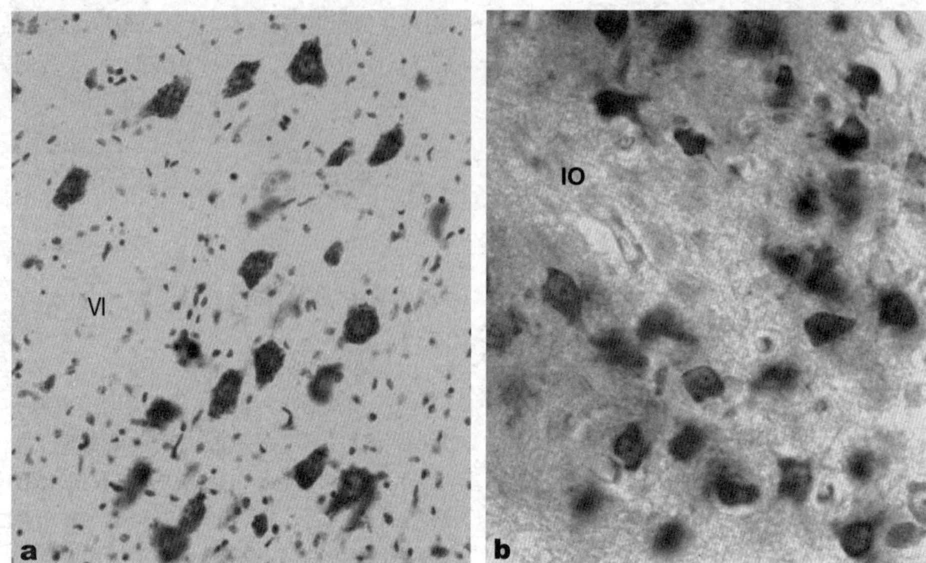

图 1.16　人展神经核运动神经元(a)和下橄榄核神经元(b)的甲酚紫染色图片。Ⅵ,第六对脑神经,即展神经;IO,下橄榄核(Inferior olivary)

磷酸然缓冲液(PB)。

(c) 使用前,将中性红储备液和 pH 为 4.8 的 AB 或 PB 按照 1∶1 的比例混合,制备工作液。

备注:根据我们的经验,常温下,用 PB 制得的工作液稳定性更好,几个月内都能维持稳定;当工作液染色能力变弱时,可以向工作液内添加少量醋酸。

2. 染色步骤

(a) 将切片置于工作液中,冷冻切片需要 3~5 分钟,石蜡切片需要 10~15 分钟。

(b) 用蒸馏水漂洗切片数秒;用 50%、70%、80% 和 90% 的乙醇脱水,每次 1~3 分钟,根据切片厚度调整脱水时间。

备注:中性红染色不需要分色这一步骤,且背景染色不明显,但是每次酒精脱水时,染料会褪色,因此染色时需要过度染色,脱水时过染染料会褪色。

(c) 将切片置于 100% 酒精中,两次,每次 1~3 分钟,根据切片厚度调整时间。

(d) 常规二甲苯Ⅰ、Ⅱ和Ⅲ透明,用 DPX(迪士春 80+ 邻苯二甲酸二丁酯 + 二甲苯)或中性树胶封片。

(e) 在当代神经科学研究中,中性红染色被作为是免疫组化染色的复染或示踪方法。图 1.17(见文末彩图)展示了三叉神经、面神经、舌下神经和疑核处中性红染色的运动神经元(Vmo、Ⅶ、Ⅻ和 Amb)

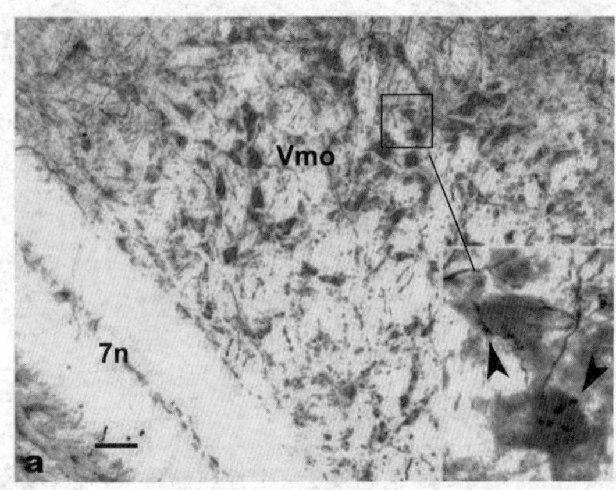

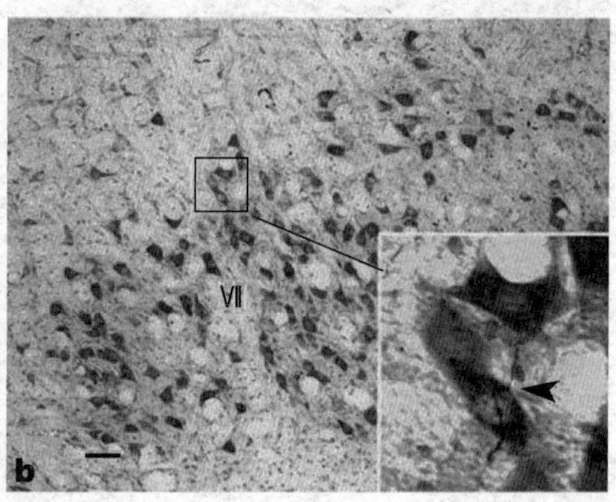

图 1.17　大鼠面神经运动核运动神经元中性红尼氏染色图。7n,面神经根;Amb,疑核;LF,松散结构;SCF,半紧张结构;Ⅶ,面神经核;Vmo,三叉神经运动核;Ⅻ,舌下神经核。a~d 标尺均为 50μm。图片来自 Zhang 等的论文(Zhang et al. 2012)

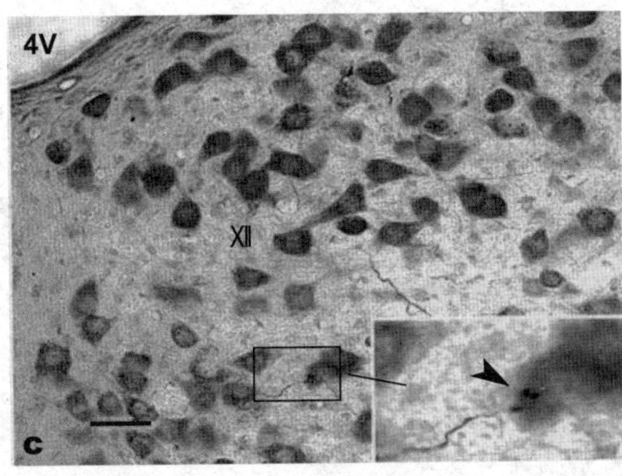

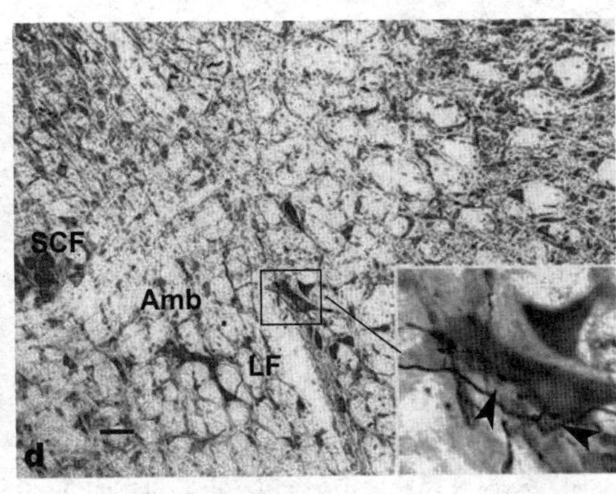

图 1.17 （续）

（Zhang et al. 2012）。

（f）还有许多其他类型的尼氏染色，其中一些至今仍在使用。包括硫堇染色（劳氏紫）——一种甲酚紫染色的替代方法，甲苯胺蓝染色和艾纳逊氏（花青）染色。这些染色的 pH 要求在 1.64~2.5 之间，因此不适合作为免疫组化的复染或示踪方法。

1.9 苏木精和伊红染色

1.9.1 染色剂的制备

- Sigma Mayer 苏木精溶液（苏木精 1.0g/L，碘酸钠 0.2g/L，十二水合硫酸铝铵 50g/L，水合氯醛 50g/L 以及枸橼酸 1g/L）
- Sigma Harris 苏木精溶液（苏木精 7.0g/L，碘酸钠 0.2g/L 以及十二水合硫酸铝铵 50g/L）
- 酸性酒精分化液：向 70% 酒精和 30% 蒸馏水混合溶液中加入 0.3% 浓盐酸（体积比）（pH<3.0）
- Scott 促蓝液：碳酸氢钠（$NaHCO_3$）2g/L，无水硫酸镁（$MgSO_4$）10g/L 或七水合硫酸镁 20g/L（pH 8.3）
- Sigma 伊红 Y（90% 的酸化酒精含有 0.5% 伊红 Y（质量 / 体积））
- 再水化和脱水酒精（50%~100%）以及二甲苯

1.9.2 方法分类

1. HE 染色是所有临床和实验室内最常见的组织染色方法。在做 HE 染色时，首选需要选择一个适合的实验方法。有两种类型的苏木精染色剂，进行性染色剂和退行性染色剂，这两种染色剂使用都很广泛。也有两种类型的伊红染色剂，水溶性和醇溶性，多数人选择醇溶性伊红染色剂。

2. 进行性苏木精染色剂含有的苏木精含量较低，并有一些其他物质来减缓苏木精的氧化速度，刚开始时，染色能力较弱。退行性苏木精染色剂中苏木精的含量较高且不含有抗氧化物质，因此染色能力较强，需要在伊红染色前进行分化处理。

3. 这些染色方法来源于经典的 Gill 苏木精染色，Mayer 苏木精染色和 Harris 苏木精染色；前两种属于进行性染色，后一种属于退行性染色。可以在 Sigma-Aldrich 和 Thermo Fisher Scientific 等公司买到已经配置好的 Gill、Mayer 和 Harris 染色剂。

4. 这里我们将使用 Sigma-Aldrich 公司的苏木精伊红染色溶液作为例子来说明这些染色剂的使用方法。因此，在下面的操作方法说明中，我们使用的是 Sigma-Aldrich 品牌的苏木精伊红染色剂。除了染色剂的来源，其他的操作说明均相同。

5. Sigma-Aldrich 的 Gill Ⅰ染色剂通常是用来染细胞的，且是染色能力最弱的苏木精染色剂。Gill Ⅱ和Ⅲ染色剂和 Mayer 苏木精染色剂染色能力稍强，适用于组织染色，例如进行性染色。Sigma-Aldrich 的 Harris 苏木精是用于退行性苏木精染色的。

6. Sigma-Aldrich 的伊红 Y 和伊红 - 荧光桃红染色剂是水溶液，前者染色力弱，后者染色能力强，因为荧光桃红可以将组织过染成红色。Sigma-Aldrich 的醇溶性伊红 Y 是一种强染色剂，是最常见的伊红染色剂——即标准伊红染色剂，染色能力在上述两者之间。本章我们主要介绍进行性或退行型苏木精染色和醇溶性伊红 Y 染色。

1.9.3 染色操作方法

1. 进行性苏木精染色和醇溶性伊红染色

(a) 石蜡切片脱蜡水化，置于蒸馏水中 30 秒；或将冷冻切片置于蒸馏水 30 秒。

(b) 用 Mayer 染色剂给切片染色，冷冻切片染色 5 分钟，石蜡切片染色 10 分钟。根据染色结果调整染色时间。

(c) 蒸馏水漂洗切片 1~2 分钟。

(d) 漂蓝(强化蓝染色)，将切片转移到 Scott 促蓝液中静置 3~5 分钟。观察切片直到切片变蓝且稳定。

(e) 备注：可以使用饱和碳酸锂溶液或 1% 氨水代替 Scott 促蓝液，但是根据我们的经验，Scott 促蓝液更稳定。

(f) 蒸馏水漂洗切片 1~2 分钟。

(g) 用醇溶性伊红染色剂染色切片 20~30 秒。

(h) 备注：溶液越是陈旧，需要的染色时间越长。对于新鲜溶液，20 秒就足够了。

(i) 将切片在 50% 乙醇中浸 5 次，然后在 70% 乙醇中再浸 5 次。

(j) 95% 乙醇平衡 30 秒。

(k) 100% 乙醇脱水 2 次，每次 1 分钟。

(l) 二甲苯透明组织 2 次，共计 2~3 分钟，然后盖上盖玻片，用 DPX 或中性树脂封片。

2. 退行性苏木精染色和醇溶性伊红染色

(a) 石蜡切片脱蜡水化，置于蒸馏水中 30 秒；或将冷冻切片置于蒸馏水 30 秒。

(b) 用 Harris 染色剂给切片染色，冷冻切片染色 1~2 分钟，石蜡切片染色 5 分钟。根据染色结果调整染色时间。

(c) 蒸馏水漂洗切片 1~2 分钟。

(d) 分化：准备两缸酸化酒精——将切片先在第一个缸里浸一下，然后再在第二个缸里浸一下。

(e) 蒸馏水漂洗切片 1~2 分钟。

(f) “漂蓝”：将切片转移到 Scott 促蓝液中静置 3~5 分钟。观察切片直到切片变蓝且稳定(颜色不再变化)。

(g) 蒸馏水漂洗切片 1~2 分钟。

(h) 用醇溶性伊红染色剂染色切片 20~30 秒。对于新鲜溶液，20 秒就足够了。

(i) 将切片在 50% 和 70% 乙醇中浸几次，共计 20~30 秒。

(j) 95% 乙醇平衡 30 秒。

(k) 100% 乙醇脱水 2 次，每次 1 分钟。

(l) 二甲苯透明组织 2 次，共计 2~3 分钟，然后盖上盖玻片，用 DPX 或中性树脂封片。

1.9.4 技术要点

1. 苏木精(氧化形成血红素)实际上是一种 pH 指示剂，在 pH 小于 5 时，呈红色，可溶，与组织的结合不牢固；在 pH 介于 5~11 之间时，会逐渐变成蓝色，不可溶。当 pH 超过 5 时，苏木精会和组织中的碱性蛋白或细胞分子紧密结合。

2. 使用 pH 在 8.0~8.2 的 Scott 促蓝液进行“漂蓝”是为了帮助苏木精更好地结合在组织上；否则，当切片被转移到 pH 在 4~4.5 之间的伊红染色剂中时，可溶性苏木精会从组织上脱离。如果没有进行“漂蓝”步骤，结果会看起来像是仅进行了伊红染色(图 1.18a)(见文末彩图)。

3. 分化是为了选择性的萃取染色质和胞质中过量的苏木精，这是一个和“漂蓝”完全不同的定量步骤。在 Mayer 染色中，由于不会发生过量苏木精染色

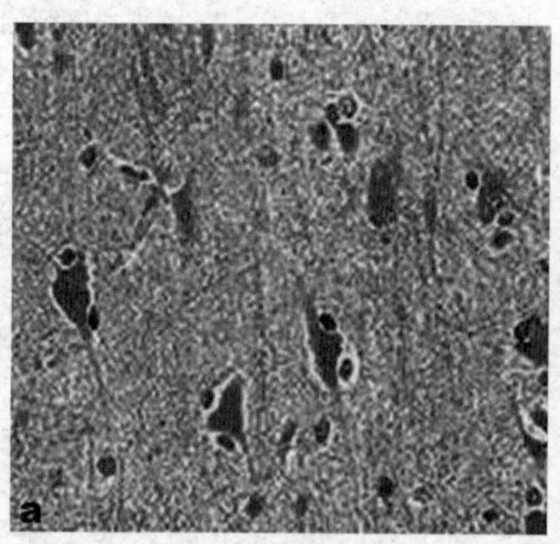

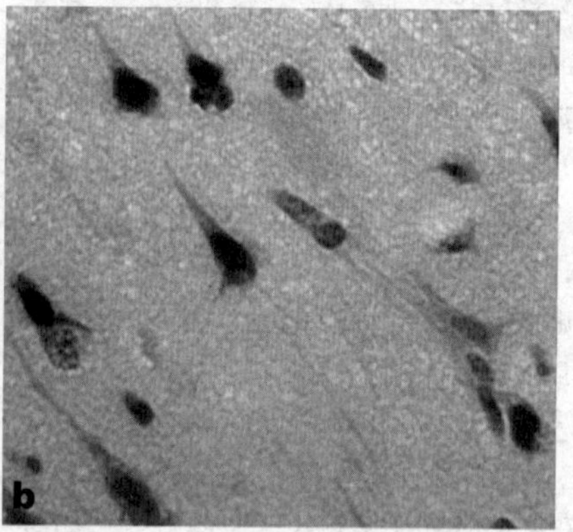

图 1.18 不同质量的 HE 染色图片。图片由西北大学 Robert H.Lurie 综合肿瘤中心的 Herbert Skip Brown, M. Div 提供

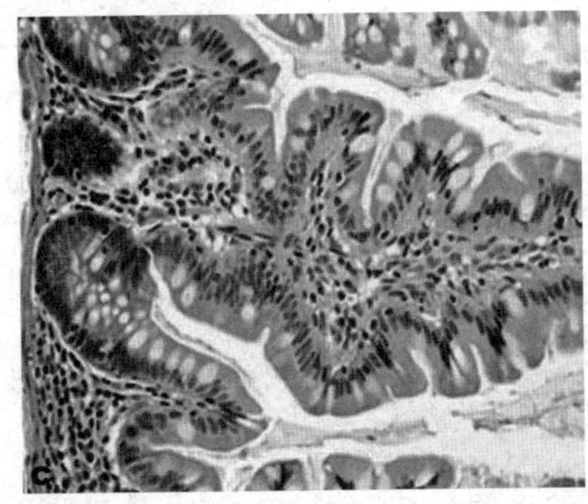

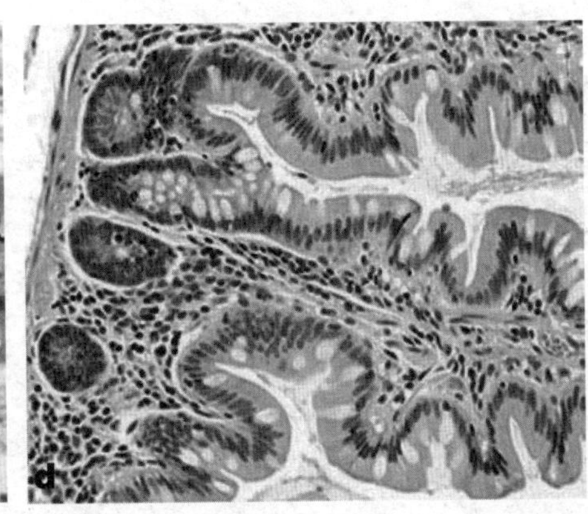

图 1.18 （续）

的情况，因此不需要进行分化步骤，但是漂蓝步骤还是需要的（图 1.18b）。

4. 伊红染色的颜色同样受到 pH 的影响：pH 越低，颜色越红；pH 越高，颜色越偏粉紫。标准伊红溶液的 pH 是 4.0~4.5。图片 1.18c，d 是两幅较好的苏木精染色，蓝色结合紧密。然而，图 1.18d 中的伊红溶液 pH 可能偏高了。

5. 图 1.19（见文末彩图）比较了单独苏木精染色（a）和甲酚紫（b）尼氏染色。b 图为尼氏染色 - 伊红复染。请注意：虽然两图都是染蓝色，但细胞器有着明显的不同。

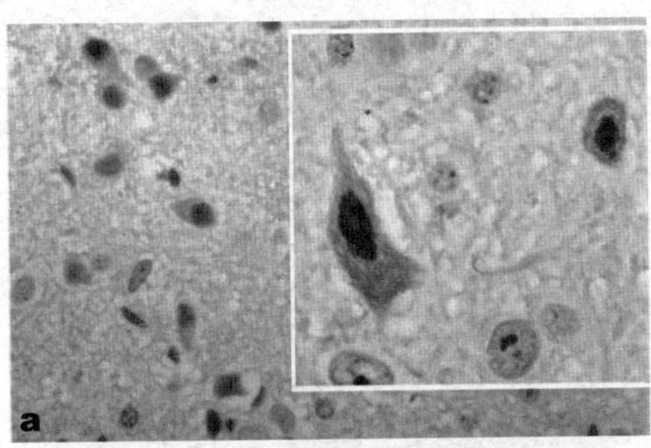

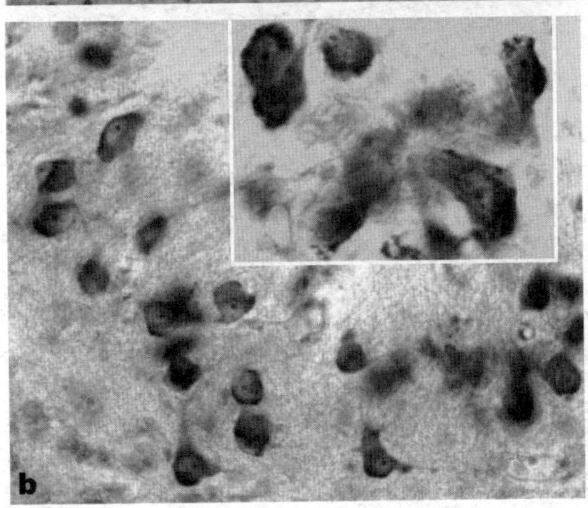

图 1.19 单独苏木精染色（a）和甲酚紫尼氏染色（b）的比较

1.10 髓鞘固蓝染色

1.10.1 染色剂的制备

- 含有 0.1% LFB 和 0.5% 冰醋酸的 95% 乙醇溶液
- 0.05% 碳酸锂溶液（Li_2CO_3）（蒸馏水配制）
- 比例为 1∶1 的无水乙醇和氯仿混合液
- Sigma 伊红 Y 水溶液(0.5% 的伊红 Y 水溶液(质量 / 体积))
- 0.25% 甲酚紫和 10% 醋酸溶液（蒸馏水配制）

1.10.2 髓鞘固蓝染色操作步骤

1. 基础 LFB 染色

（a）室温下将冷冻切片放入比例为 1∶1 的无水乙醇和氯仿混合液中 3~5 小时。对于厚度超过 30μm 的切片，需要的时间可能更长。

（b）用二甲苯给石蜡切片脱蜡，然后放入 100% 乙醇中 2 次，每次 2 分钟。

（c）将切片放入 95% 乙醇中 3~5 分钟，然后转移到 0.1% LFB 中。

（d）将切片放入 0.1% LFB 染色剂中，在温度为 56℃的恒温箱中孵育过夜。如果使用的是 1% 的 LFB 染色剂，则在 37℃孵育或室温孵育过夜或

56~60℃孵育 2~3 小时。

(e) 备注:允许过染;获得满意的染色结果的关键步骤是在 0.05% 碳酸锂溶液中往复分化(见下)。推荐使用带有螺旋盖的塑料 Coplin 缸。

(f) 将染色罐从烘箱中取出,用 95% 乙醇漂洗多余的染色剂。

(g) 迅速用蒸馏水漂洗,将切片浸入 0.05% 碳酸锂溶液中,重复数次,每次 3 秒。

(h) 迅速用蒸馏水漂洗,在光学显微镜下观察组织切片;组织的白质部分应该是蓝色,灰质部分应该是干净的无蓝色;如果不是,重复步骤 f~g,直至颜色正确。

(i) 70% 和 95% 乙醇快速脱水(每次少于 1 分钟)。

(j) 快速浸泡于 100% 乙醇中,重复两次;二甲苯透明 2 次,每次 1 分钟。然后盖上盖玻片,用 DPX 或中性树脂封片。

2. LFB 染色和(伊红)快速紫罗兰复染

(a) 步骤 a~f 与上述基础染色的步骤相同。

(b) 在 0.05% 碳酸锂溶液中分化后,将切片浸入两缸 70% 乙醇中,每次 10 秒,在光学显微镜下观察组织切片;组织的白质部分应该是蓝色,灰质部分应该是无色的。重复该步骤直到灰质部分无色。

(c) 非必要步骤:将切片转移到伊红 Y 溶液中染色 1 分钟。

(d) 蒸馏水漂洗 1 分钟,0.25% 甲酚紫染色 1 分钟。

(e) 蒸馏水迅速漂洗,70% 和 95% 乙醇脱水 2 分钟,100% 乙醇浸泡两次,每次 2~3 分钟。

(f) 二甲苯透明组织两次,每次 1~2 分钟,盖上盖玻片,用 DPX 或中性树脂封片。

备注:如果未进行步骤 c(伊红),就是 LFB 染色 - 甲酚紫复染(图 1.20)(见文末彩图)。如果跳过了步骤 d,则仅用伊红复染。双复染能够染出更多的细胞器;双复染时(图 1.21)(见文末彩图),神经元胞体是紫色的(尼氏体),有髓神经纤维是蓝色的,髓质和其他细胞是粉色的(粉红色的胶质细胞和血管内皮细胞)。在整个染色过程中,避免使用金属容器和工具,例如手术钳等;所有染色过程中使用容器和工具均应该是塑料或玻璃材质。

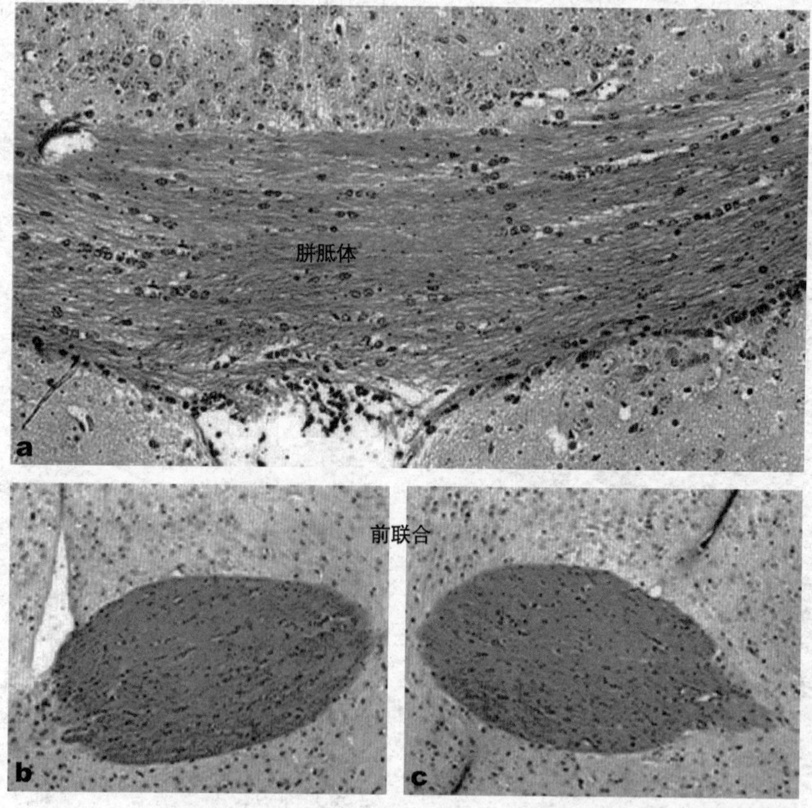

图 1.20　髓鞘固蓝染色和甲酚紫染色切片

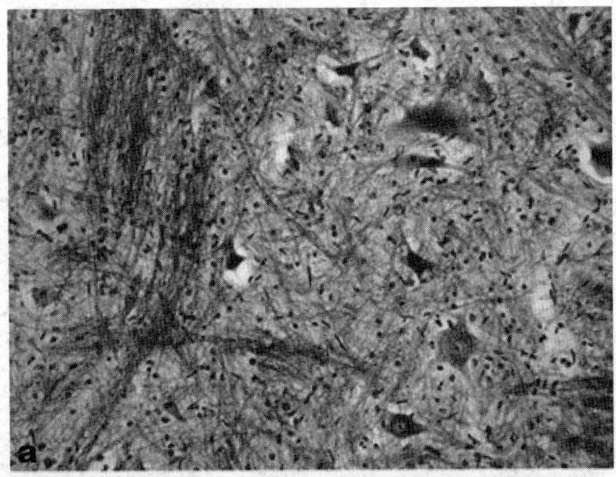

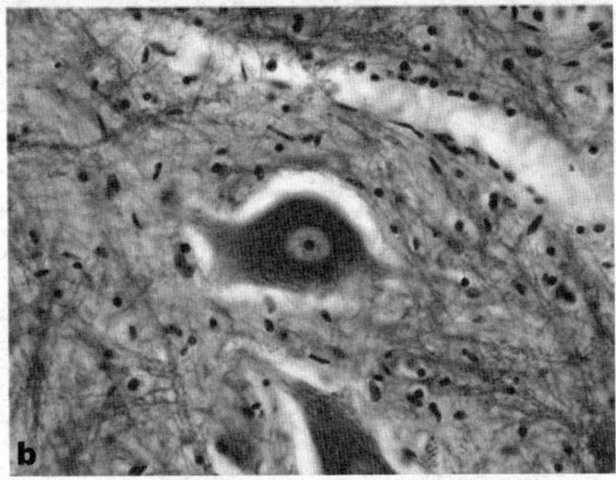

图 1.21 髓鞘固蓝染色、甲酚紫染色和伊红染色切片。图片由英国布里斯托大学兽医学院兽医病理学部提供

（姚红红 译）

参考文献

Bjorklund A (1983) Fluorescence histochemistry of biogenic monoamines. In: Bjoklund A, Hokfelt T (eds) Handbook of neuroanatomy. Elsevier, Amsterdam, pp 50–121

Carriel V, Garzon I, Alaminos M, Campos A (2011) Evaluation of myelin sheath and collagen reorganization pattern in a model of peripheral nerve regeneration using an integrated histochemical approach. Histochem Cell Biol 136:709–717

Gage GJ, Kipke DR, Shain W (2012) Whole animal perfusion fixation for rodents. J Vis Exp (65)pii:3564

Hasegawa R, Takami S, Nishiyama F (2008) Immunoelectron microscopic analysis of the distribution of tyrosine kinase receptor B in olfactory axons. Anat Sci Int 83:186–194

Jones EG (2010) Cajal's debt to Golgi. Brain Res Rev 66:83–91

Kluver H, Barrera E (1953) A method for the combined staining of cells and fibers in the nervous system. J Neuropathol Exp Neurol 12:400–403

Li JL, Wang D, Kaneko T, Shigemoto R, Nomura S, Mizuno N (2000) The relationship between neurokinin-1 receptor and substance P in the medullary dorsal horn: a light and electron microscopic immunohistochemical study in the rat. Neurosci Res 36: 327–334

Li L, Yun SH, Keblesh J, Trommer BL, Xiong H, Radulovic J, Tourtellotte WG (2007) Egr3, a synaptic activity regulated transcription factor that is essential for learning and memory. Mol Cell Neurosci 35: 76–88

Luo P, Haines A, Dessem D (2001) Elucidation of neuronal circuitry: protocol(s) combining intracellular labeling, neuroanatomical tracing and immunocytochemical methodologies. Brain Res Brain Res Protoc 7:222–234

Pinaud R, Jeong JK (2010) Duplex in situ hybridization in the study of gene co-regulation in the vertebrate brain. Methods Mol Biol 611:115–129

Pinaud R, Mello CV, Velho TA, Wynne RD, Tremere LA (2008) Detection of two mRNA species at single-cell resolution by double-fluorescence in situ hybridization. Nat Protoc 3:1370–1379

Pistorio AL, Hendry SH, Wang X (2006) A modified technique for high-resolution staining of myelin. J Neurosci Methods 153:135–146

Rocchietta (1968) Franz Nissl (1860–1919), neuropathologist. JAMA 205:460–461

Soontornniyomkij V, Choi C, Pomakian J, Vinters HV (2010) High-definition characterization of cerebral beta-amyloid angiopathy in Alzheimer's disease. Hum Pathol 41:1601–1608

Steencken AC, Siebert JR, Stelzner DJ (2009) Lack of axonal sprouting of spared propriospinal fibers caudal to spinal contusion injury is attributed to chronic axonopathy. J Neurotrauma 26:2279–2297

Tang ZY, Shu B, Cui XJ, Zhou CJ, Shi Q, Holz J, Wang YJ (2009) Changes of cervical dorsal root ganglia induced by compression injury and decompression procedure: a novel rat model of cervical radiculoneuropathy. J Neurotrauma 26:289–295

Triarhou LC, Del Cerro M (2012) Ramon y Cajal erroneously identified as Camillo Golgi on a souvenir postage stamp. J Hist Neurosci 21:132–138

Wohlrab F, Henoch U (1988) The life and work of Carl Weigert (1845–1904) in Leipzig 1878–1885. Zentralbl Allg Pathol 134:743–751

Yabuta NH, Yasuda K, Nagase Y, Yoshida A, Fukunishi Y, Shigenaga Y (1996) Light microscopic observations of the contacts made between two spindle afferent types and alpha-motoneurons in the cat trigeminal motor nucleus. J Comp Neurol 374:436–450

Yoshida A, Mukai N, Moritani M, Nagase Y, Hirose Y, Honma S, Fukami H, Takagi K, Matsuya T, Shigenaga Y (1999) Physiologic and morphologic properties of motoneurons and spindle afferents innervating the temporal muscle in the cat. J Comp Neurol 406:29–50

Zhang J, Pendlebury WW, Luo P (2003) Synaptic organization of monosynaptic connections from mesencephalic trigeminal nucleus neurons to hypoglossal motoneurons in the rat. Synapse 49:157–169

Zhang J, Luo P, Ro JY, Xiong H (2012) Jaw muscle spindle afferents coordinate multiple orofacial motoneurons via common premotor neurons in rats: an electrophysiological and anatomical study. Brain Res 1489:37–47

第二章　脑立体定位注射　2

Jingdong Zhang, Huangui Xiong

摘要

大脑是一个精密复杂的结构，可以控制绝大多数身体功能。与功能相关的结构的精确识别在神经科学研究中尤为重要。如果不是立体定位输送系统，这个目标是不可能实现的。本章回顾了立体定位仪的历史及系统应用的开发。此外，我们用大鼠脑定位图谱和立体定位仪作为例子来介绍本系统的应用步骤，顺序如下：①如何阅读大鼠脑立体定位图谱和一个特定脑结构坐标的确定。本章将详细介绍一些参考点，例如前囟、人字点和内耳线，并定义图谱中的矢状面、内 - 外侧和前 - 后侧的坐标。此外，为了避免损伤脑中的任一大血管，还将详细说明如何计算倾斜角度。②如何将大鼠正确地固定在脑立体定位仪上，并基于图谱中的坐标或计算获得的坐标，进行电极或导管的定位。在这一过程中，首先必须将大鼠的头部固定在头部固定器上，然后需要获得参考点的实际坐标（前囟、人字点或内耳线）。理论上，参考点的坐标都应该是 0，但是实际操作时，并不是所有的参考点坐标都是 0。参考点的实际坐标是当针尖位于参考点时，仪器上显示的刻度。③注射的方式包括高压注射、离子导入和晶体植入。高压注射的关键是缓慢注射且注射后留针。离子导入的关键也是一样，注射后需要留针。在晶体植入这一节，介绍了一种新型的晶体植入设备。然而目前网络上还没有任何售卖这种设备的公司。

关键词

大鼠脑立体定位图谱；立体定位参考点；立体定位仪；导管的立体定位；高压注射和离子导入

J. Zhang (✉)· H. Xiong，医学博士；哲学博士
美国内布拉斯加大学医学中心　药理学和神经实验学系
美国内布拉斯加州奥马哈埃米尔街第四十五号街 DRC I 8034，达勒姆研究广场达勒姆中心
邮编 68198-5880
邮箱：Jingdong.zhang@unmc.edu；hxiong@unmc.edu

2.1 前言

人类、小鼠和大鼠的脑/身体质量比都是1:40 (Herschel 1972),虽然脑的体积很小,但是脑能够通过一个复杂的神经网络系统控制整个身体的活动。因此,脑内有很多功能中心,这些区域可以和其他区域相互沟通交流,控制和调节不同的躯体功能,例如循环、呼吸、消化和运动等。为了研究这些具有不同功能的神经通路,研究人员发明了一种可以针对性研究某一个脑区(如细胞核或神经纤维束)的方法。这些特定脑区可以被刺激、记录、损伤,并注射示踪剂或化学物质,如激动剂、拮抗剂或神经毒性物质。在这种研究方式中,需要使用一种立体定位输送系统,包括一台立体定位仪(图2.1)和一个有对应三维坐标的大鼠脑立体定位图谱(图2.2)。一台立体定位仪包括一个底座(上有牙齿固定器和耳棒用于固定动物)和一个滑轨(用于移动立体调节器和导管夹)。导管夹可以装电极或汉密尔顿注射器。如果没有立体定位输送系统,是不可能实现特定层次结构中心和具体功能以及结构和相关功能关系的鉴别的。

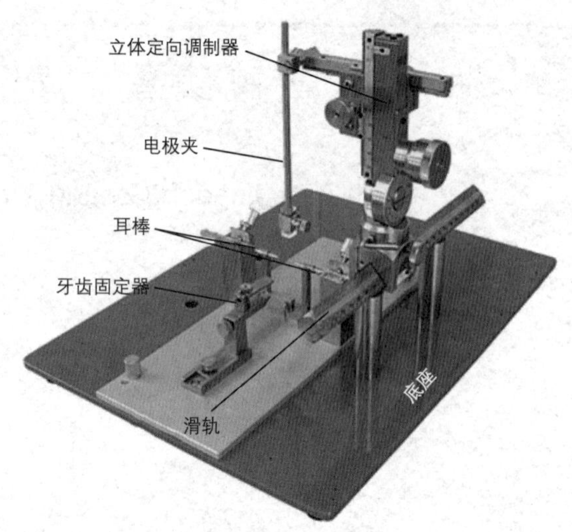

图2.1　大鼠脑立体定位仪

首个立体定位架是由Robert Henry Clarke发明的,由Horsley和Clarke于1908年发表(Horsley and Clarke 1908;Tan and Black 2002)。Horsley是一位英国神经研究领域的天才神经外科医生,同时也是一个富有创造力的科学家。首个立体定位架的发明是用于动物小脑的定位、刺激和电击的。1947年Spiegel

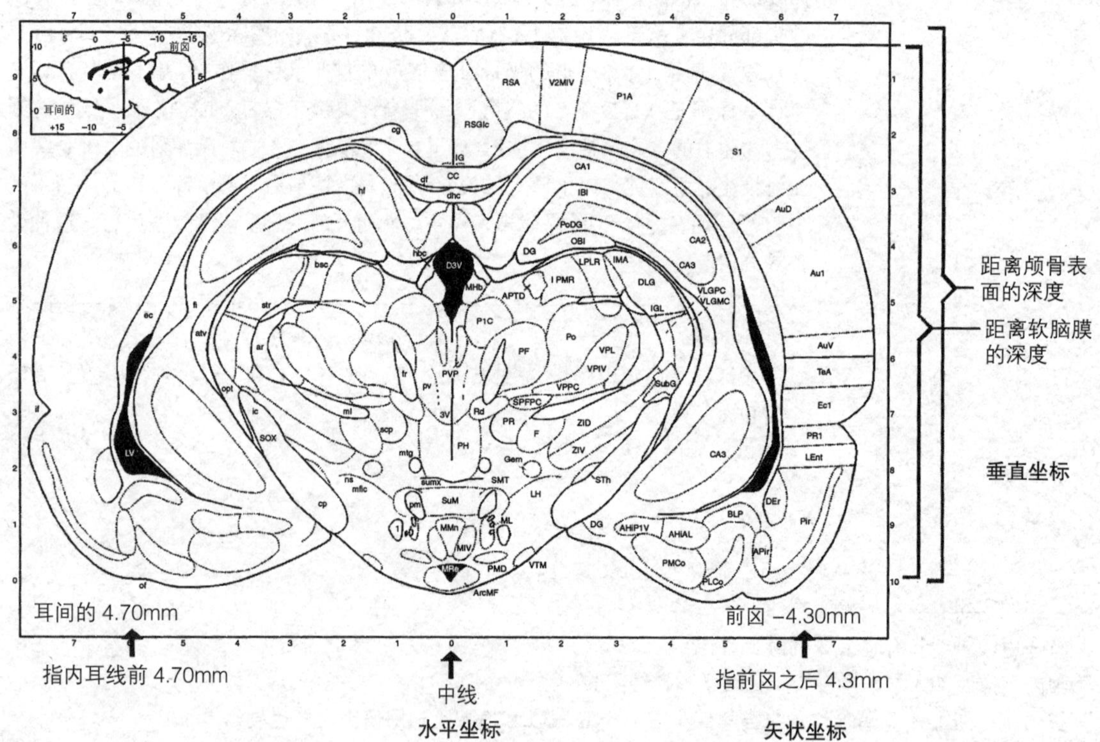

图2.2　Paxinos和Watson 1998年编写的《大鼠脑立体定位坐标》(*Rat Brain Atlas*)中的范例页面

和Wycis首次介绍了人类使用的立体定位仪器(Spiegel et al. 1947)。他们的仪器是平面式的,这激发了Leksell在1949年设计出首个基于圆弧原理的定位仪(Leksell 1949a,b)(相关图片见“神经外科网络博物馆”,其网址为——http://www.neurosurgery.org/cybermuseum/stereotactichall/92exhibit.html)。20世纪后半叶,小型哺乳动物被广泛用于生物医学研究中,所有哺乳动物(如猫、兔子、大鼠和小鼠)的立体定位仪都已成功投入生产应用中。在本节中,我们将使用大鼠立体定位系统为例介绍立体定位输送的原理和技术。

在20世纪,多数研究人员使用立体定位输送技术研究神经通路的解剖学和生理学。20世纪50年代早期,研究人员利用进行性沃勒变性法研究特定的通路(立体定位并电击特定核神经元,然后观察该神经通路的神经轴突和末端退化)(Abercrombie and Johnson 1946;Thomas 1948;Johnson et al. 1950)。与此同时,立体定位诱发动作电位并记录引起的神经元反应,这一方法也被广泛用于神经通路功能的研究中(Bizzi 1966;Adey and Noda 1973)。后来,由于很多神经示踪剂的开发,立体定位注射示踪剂变得越来越常见(Kobbert et al. 2000)。然而,在近年来的神经科学研究中,许多立体定位输送的新应用被开发出来。一个主要的新用途是,向大脑宿主细胞中输送带有致病或治疗基因的质粒载体(Liu et al. 2011;Zlokovic and Apuzzo 1997)。第二个用途是直接向目标脑区注射慢病毒,将致病或治疗基因转染到宿主细胞中(Norgaard Glud et al. 2010;Cetin et al. 2006)。第三个用途是可以向大脑内立体定位注射带有催化剂或抑制剂的质粒,然后质粒被宿主细胞吞噬,用于模拟一些胞内通路的关键酶(Chu and Etgen 1997;Liu et al. 2012)。此外,调节蛋白、肽类、受体激动剂或拮抗剂和神经毒性物质的立体定位输送依然被广泛使用。

2.2 大鼠脑立体定位图谱

2.2.1 立体定位参考点

1. 前囟。冠状缝和矢状缝的交点即前囟(图2.3a,b),也是额骨和两侧顶骨的交界点。

备注:多数情况下,前囟形状规则且位于脑部中线上,但少数大鼠的前囟形状并不规则,看起来像是有多个前囟的样子,如图2.4。这种情况下,参考点依

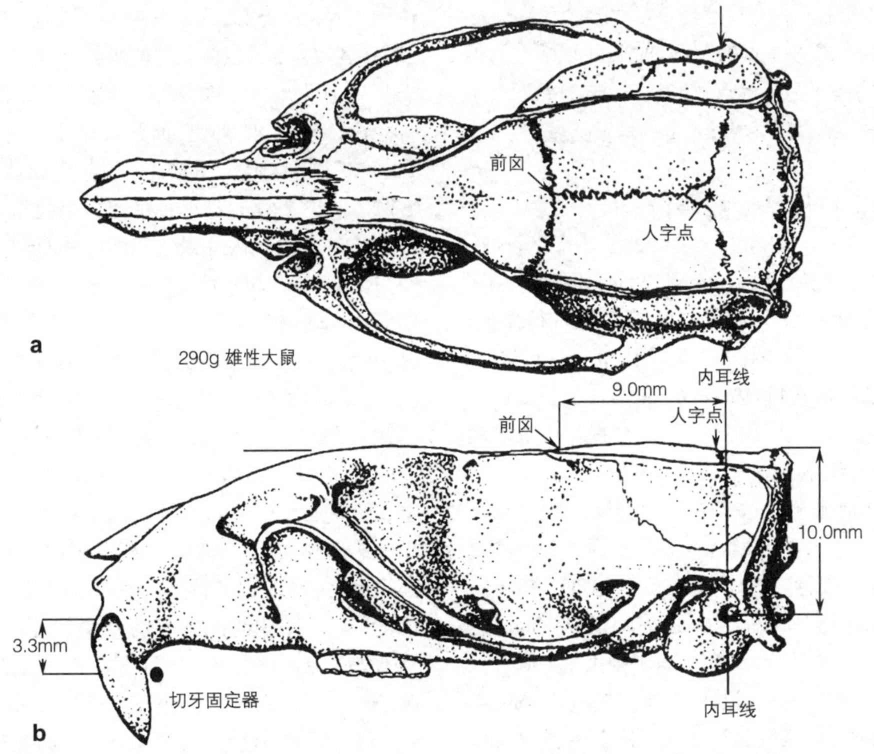

图 2.3 Paxinos and Watson 等(1998年)大鼠脑立体定位图谱参考点的示意图。(a)俯视图;(b)侧视图

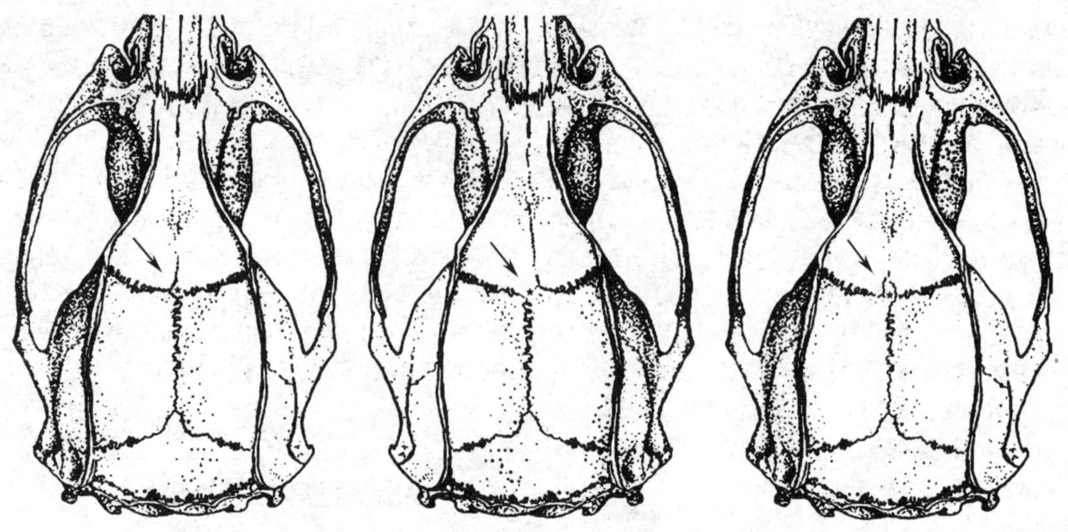

图 2.4 大鼠异形前囟和正确参考点的位置示意图(箭头和星号标记处)

然位于冠状缝和矢状缝交界线的中间位置(图 2.4 中箭头和星号标记处)。

2. 人字点。矢状缝延长线和人字缝的交点即人字点(图 2.3a,b),是双侧顶骨和枕骨连接处的中点(图 2.3a 星号标记处)。

3. 内耳线。双侧耳棒间的水平线。如果将大鼠正确地固定在脑立体定位仪上,内耳线应该是大鼠双耳骨膜间的连线。

4. 选择正确参考点的原则:如果目标结构靠近前囟,选择前囟作为参考点;如果目标结构靠近人字点,选择内耳线作为参考点;人字点是中间点。

2.2.2 确定目标结构的坐标

本节中,我们使用 Paxinos 和 Watson1998 年编写的《大鼠脑立体定位坐标》作为参考书来进行介绍。此外,我们用动眼神经核(Ⅲ,图 2.5a,b 中红色区域)(见文末彩图)和蓝斑(locus coeruleus,LC,图 2.6a,b 中蓝色区域)(见文末彩图)这两个结构作为范例解释说明图谱的使用方法。

1. 矢状面坐标。这个坐标能够反映大鼠从前到后或者从头到尾的结构。如果将前囟作为参考点(=0),则大鼠动眼神经核(图 2.5)位于前囟后 6.04mm(前囟 -6.04mm)到前囟后 7.04mm(前囟 -7.04mm)之间。如果将内耳线作为参考点(=0),则大鼠动眼神经核在内耳线 2.96~1.96 之间(内耳线前 2.96~1.96mm)。

对于大鼠 LC 区域(图 2.6)来说,仅选择内耳线作为参考点,不过如果选择前囟作为参考点,原理也是一样的。LC 位于内耳线 -0.16~ 内耳线 -1.30mm 之间。坐标来自 Paxinos 和 Watson1998 年编写的《大鼠脑立体定位坐标》中的图 44~ 图 48。

2. 冠状面坐标。该坐标表明从中线到大脑双侧边缘的位置。前囟和人字点均位于大脑中线上;因此,大鼠动眼神经核在大脑中线向外两侧 0.1~0.5mm 位置(中线,图 2.5)。大鼠两侧 LC 位于中线两侧 0.9~1.4mm 位置。冠状面处 LC 区域自身宽度约为 0.2~0.3mm,不过 LC 区域自身由内侧向外侧倾斜(图 2.6)。

3. 垂直坐标。这是目标结构和大鼠脑表面的垂直距离,对于大鼠来说,也是从背部向腹部的方向。在大鼠脑立体定位图谱中,垂直坐标从 0~10(mm)(图 2.5 和图 2.6);这些坐标的单位是毫米(mm),表示了从枕外隆凸到内耳线之间的距离(图 2.3b)。对于一只 290g 左右的雄性 Wistar 大鼠来说,这个距离大约是 10mm(图 2.3b)。然而在进行脑立体定位注射时,一般使用脑表面软脑膜到目标结构之间的实际距离,这是因为通常在注射前,颅骨就已经被移除了。因此,大脑表面到鼠动眼神经核中心的垂直距离是 6.0~6.2mm(图 2.5)。冠状面处,LC 中心和脑表面的垂直距离是 5.5~5.7mm(图 2.6)。

然而在实际操作中,你会发现动眼神经核的定位很容易,但是 LC 的定位很难。这是因为在 LC 定位过程中,针或电极需要横穿横窦位置(一个位于颅骨下方的巨大静脉窦),一旦横窦破裂会造成大量出血,进而导致动物死亡。因此,需要从前 - 后方向或后 - 前方向倾斜进针,避免出血。我们推荐从后 - 前方向倾斜 20° 进针,如图 2.6b,因为这样进针距离更

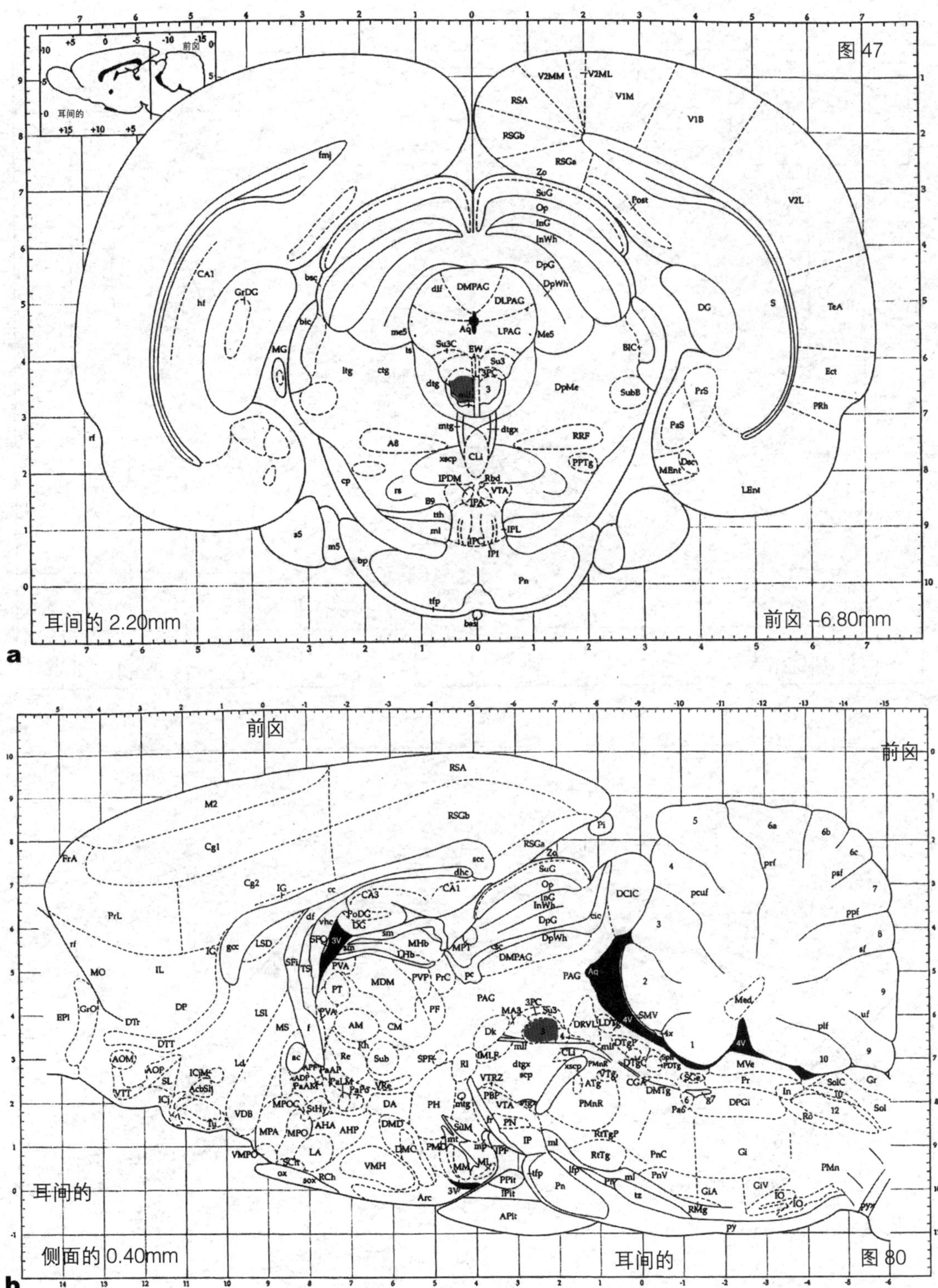

图 2.5　Paxinos 和 Watson1998 年编写的《大鼠脑立体定位坐标》中大鼠动眼神经核的坐标参数，示范如何根据图谱获得坐标。(a)冠状面；(b)矢状面

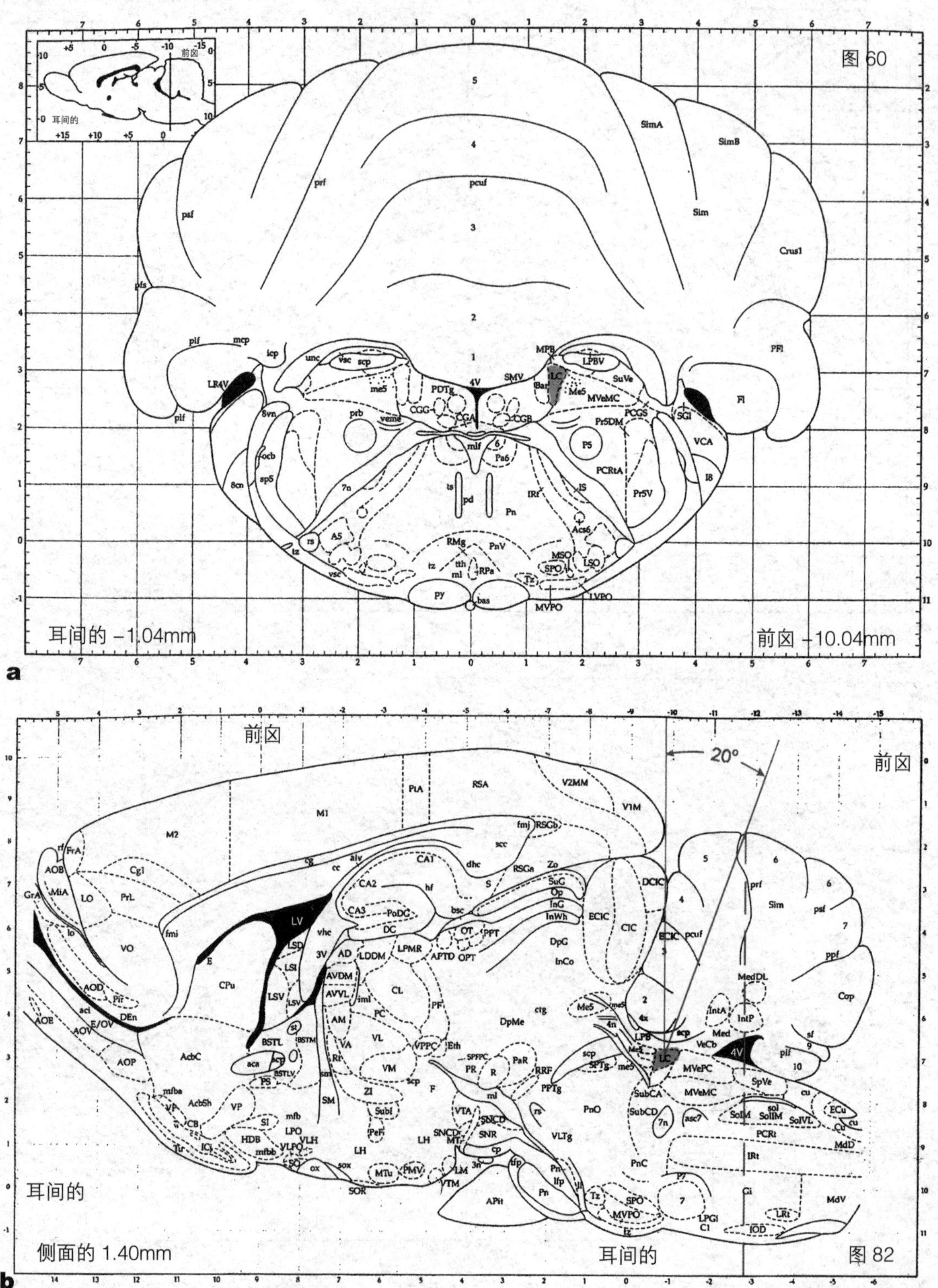

图 2.6　Paxinos 和 Watson 1998 年编写的《大鼠脑立体定位坐标》中调整后蓝斑坐标参数，示范如何计算针或电极的角度坐标，以免损伤脑部大血管。(a)冠状面；(b)矢状面

短，对结构的损伤更小。采用这种方式时，坐标是内耳线向后 2.8mm，中线向外 1.4mm，小脑表面向下 5.8mm，后 - 前倾斜角 20°。

2.3　大鼠固定和导管定位

2.3.1　大鼠脑立体注射仪

1. 大鼠头部固定器包括底座上的牙齿固定器和耳棒（图 2.1）。根据使用的图谱，耳棒上的刻度表示需要调整的高度。刻度为 0 表示和内耳线高度一致（图 2.3b）。根据 Paxinos 和 Watson 的图谱，牙齿固定器的位置应该是 –3.3mm（图 2.3b）。将耳棒对称插入外耳道骨性部分，将大鼠头部固定在正中，也就是说，两侧耳棒的刻度应该相同（图 2.7）。正确固定后，除了下颚部分，整个老鼠的头部都被牢牢固定在金属框上（图 2.7）。

2. 立体定向调节器（图 2.8）被固定在金属底座的一个轨道上，可以前后方向滑动（图 2.1 和图 2.8），调节器上还固定有一根导管夹（图 2.8 中电极夹）。究竟是使用电极还是针是根据立体定位的目的决定的。夹子的方向由调节器控制，有两个方向，由中间向外侧方向和垂直方向。由于调节器能在轨道上前后滑动，还能调节夹子方向，因此电极或针能够指向大脑的任意一个位置。部分调节器还能在一定范围内调节导管夹的角度，避免刺穿上述的脑部大血管（见图 2.8 角度调节器）。

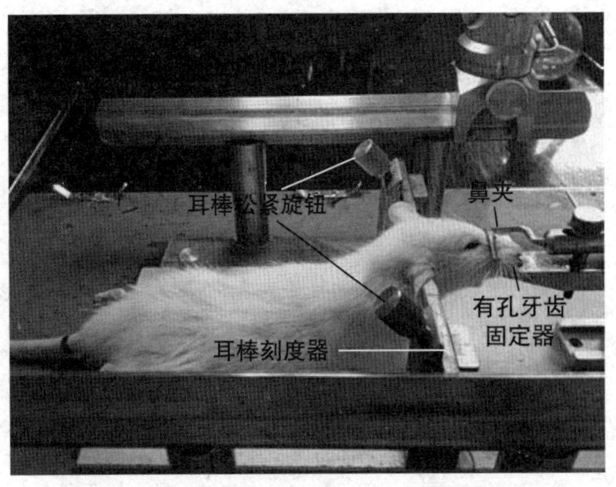

图 2.7　用头部固定器固定大鼠的正确示意图

3. 导管夹。多数导管是玻璃微针或汉密尔顿注射器，且导管夹是框架的配件，有多种类型可选。调节器上还有一个液压驱动的电极夹，移动距离微小精确，能够将玻璃导管或电极移动到一个特定的位置。该装置主要用于电生理记录和细胞内或细胞外示踪剂注射。此外也用于向一个较小的区域输送神经活性物质如激动剂或拮抗剂，并同时检测动物功能变化等。因此，需要精准地调节电极的位置。

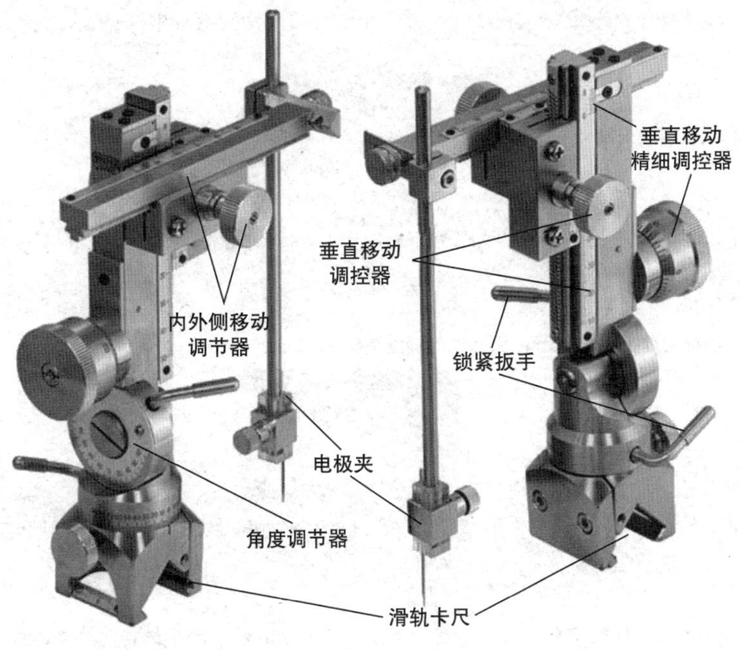

图 2.8　调节器和电极夹

2.3.2 大鼠固定和导管定位

1. 将大鼠头部固定在头部固定器上。第一步，让大鼠的门牙咬住牙齿固定器上的孔，但是不要夹紧鼻夹或拧紧底板上的螺丝。将两侧的耳棒放在大鼠两耳位置，将大鼠置于正中间。轻轻地将耳棒插入耳道中，直到听到一声标志着耳膜破碎的轻响。该步骤应该伴随有大鼠眨眼反应，表明固定良好。调整两侧耳棒位置直至刻度相同，拧紧每一个耳棒上的螺丝，并夹紧牙齿固定器。平拉牙齿固定器确保头部已经固定好，拧紧底座上的牙齿固定器螺丝（图 2.7）。

2. 暴露颅骨后，清除所有黏附组织，彻底暴露前囟和人字点（图 2.9）。水平移动调节器（前 - 后方向和中间 - 两侧方向），将电极尖端对准前囟，记录滑轨和调节器上中间 - 两侧调节器上的刻度。例如：水平位，当导管尖端准确对准前囟时，滑轨上的刻度是 0 点（内耳线）前 9.50mm（图 2.10a），中间 - 两侧调节器上的刻度是 0 点（理论上来说，如果用 0 点校准过电极位置，则应该是 0，但是实际上这种校准较为耗时，且有可能并不值得），两侧 1.27mm（图 2.11a）。如果目标区域是左侧动眼神经核，我们已知其水平坐标是前囟后 6.54mm(6.04 和 7.04 的中点）和中线两侧 0.30mm (0.1 和 0.5 的中点）。将导管夹向后调 6.54mm；滑动轨道上的刻度应该是 9.50–6.54=2.96mm（图 2.10b）；同时，将导管夹向外调 0.30mm；中间 - 两侧调节器上的刻度应该是 1.27+0.30=1.57mm（图 2.11b）。如果目标区域是右侧动眼神经核，将夹子向右移 0.30mm。中间 - 两侧调节器上的刻度应该是 1.27–0.3=0.97mm（图 2.11c）。

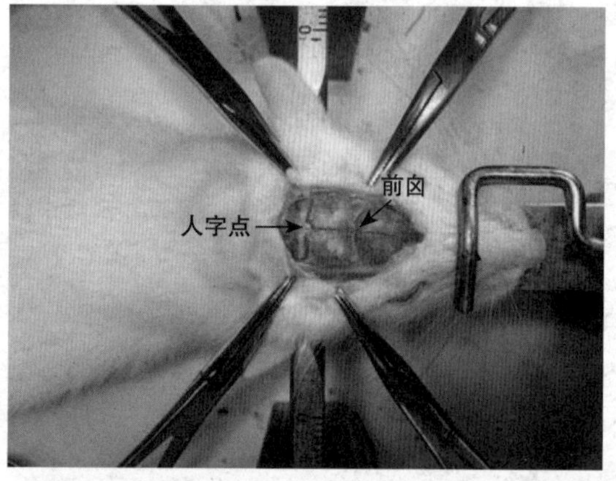

图 2.9 大鼠颅骨处前囟和人字点的真实外观

3. 下调导管的高度直到尖端轻柔地触碰到颅骨表面（如果使用玻璃微针注意尖端不要破碎），用一只记号笔标记该位置。推荐使用牙科钻和平头钻打开颅骨。轻轻钻去骨头，不要过度用力下压钻头。钻一会后，骨洞表面就仅剩一块薄薄的骨片了，轻轻用锋利的手术钳剥离骨片。此时，蛛网膜暴露出来，且不应该出血。精准将前进调节器调节到 0 点（图 2.12a, b），通过前进调节器（图 2.8 和图 2.12b, d）慢慢下降导管夹直到电极尖端触碰到蛛网膜，立即用前进调节器精准地将导管调低 6.1mm（图 2.12c, d），因为我们已知动眼神经核的垂直坐标是 6.1mm。此时，导管插

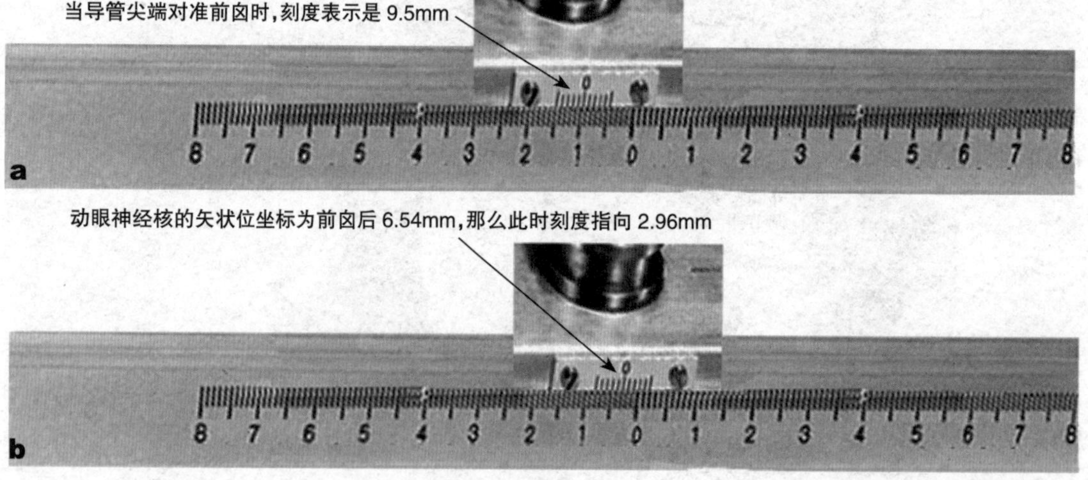

图 2.10 矢状方向上参考点和目标脑区的实际坐标示意图，即前后方向上的坐标。(a) 尖端指向前囟时的矢状位坐标；(b) 尖端指向动眼神经核时的坐标

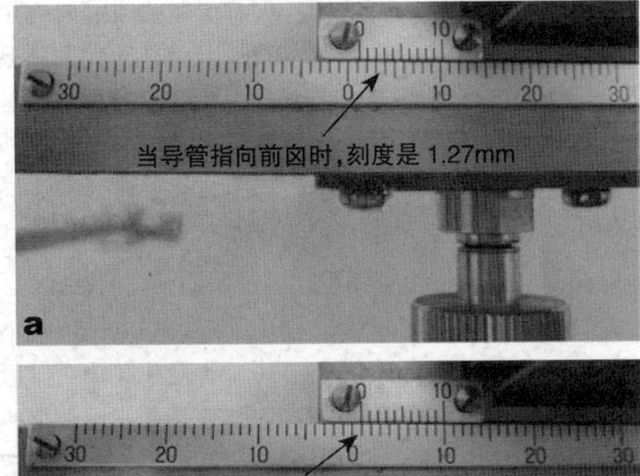

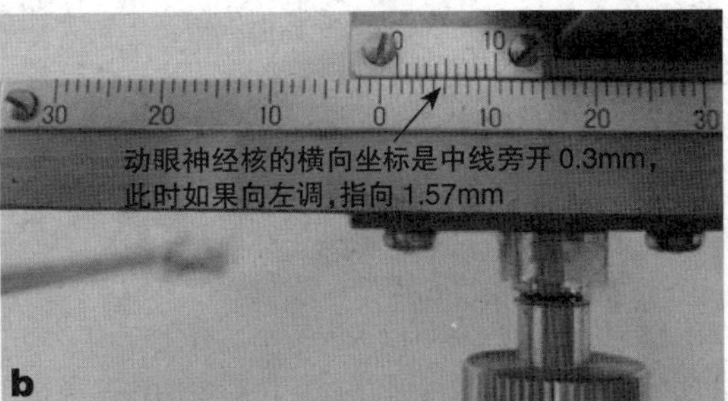

图 2.11　冠状方向上参考点和目标脑区的实际坐标示意图，即中间 - 两侧方向上的坐标。(a) 前囟坐标；(b) 左侧动眼神经核坐标；(c) 右侧动眼神经核坐标

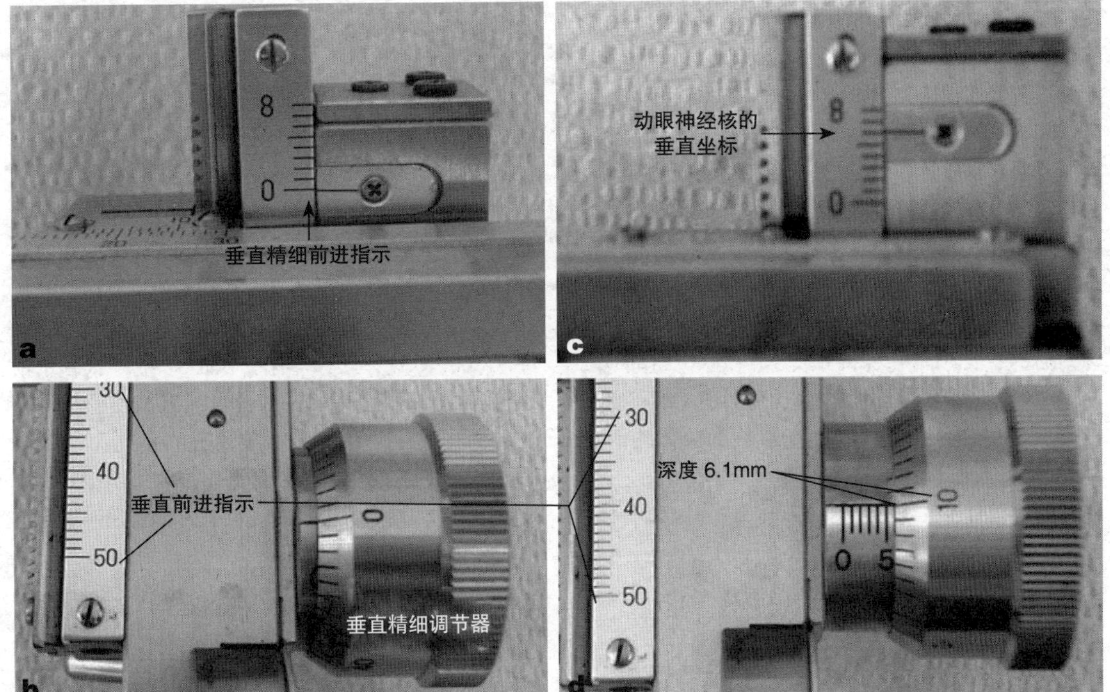

图 2.12　垂直方向上，参考点（这里指大脑表面）和目标脑区的实际坐标示意图，即背 - 腹方向上的坐标。(a) 和 (b) 前囟精准和大略的垂直坐标参数；(c) 和 (d) 动眼神经核精准和大略的垂直坐标参数

入位置应该是大鼠的动眼神经核。

备注：我们使用了 Narishige INC 生产的脑立体定位仪作为范例，但是也有许多其他公司生产脑立体定位仪，例如 Kopf 或 Harvard 仪器等。每一种仪器的基座和调节器都不一样。出于保证仪器精准稳定的目的，其他公司的调节器有可能没有细调和粗调导管夹的功能，然而调节导管夹的原理是一样的。对于用于调整角度的附件来说，每一个公司都有他们自己的产品。为了方便，你可以选择一个带有角度调整功能的调节器。此外，由于牙齿固定器高度的改变会影响基于大鼠头部的位置，不同的图谱有不同的坐标系统。然而靶向特定结构的原理是相同的。

2.4 注射

2.4.1 高压注射

汉密尔顿注射器被广泛用于液体物质的脑立体定位注射。通常使用 1.0μL 的注射器，而液体注入量一般为 0.2~0.5μL。虽然这个体积看似很小，但是对于特定神经组织来说，这个体积其实是比较大的。后来，玻璃微针被广泛用于微量溶液的注射，通常会用硅胶管将玻璃微针和大号注射器或微量泵连接起来。可以通过气压或液压系统注射溶液。多数研究人员更愿意使用液压系统，因为相对于气压来说，液压系统的注射体积更容易控制。无论采用哪种方式注射，都需要注意两个关键步骤：第一是缓慢注射，第二是注射后的一段时间内，保持针或导管在原位停留一段时间。例如，无论使用汉密尔顿注射器还是液压驱动的导管注射，向脑干注射 0.2μL 体积的液体均需要 5~10 分钟。注射后，不要立即移动注射器或导管；最好在原位留针至少 10 分钟。

2.4.2 离子导入

多数材料都可以通过离子导入的方式来输送，相对于高压注射的方式，离子导入更加精准，还能减少疼痛感。当然电流应该足够小，只允许材料通过电泳方式进入组织而不是电解组织。例如在输送细胞内生物素或神经递质时，电流大小应该在 5~100nA。细胞外物质输送时，一般使用 10~100μA 的脉冲电流。基于我们的经验，在输送神经元示踪剂例如辣根过氧化物酶、生物素葡聚糖胺或霍乱毒素时，频率为 1~2Hz、电流强度为 5~50μA、持续时间为 100~500 毫秒的正电流是比较合适的。仅有少量物质需要使用负电流离子导入，例如滂胺天蓝，因为其活性部分是带负电的。相似的，注射后不要立即移动注射器或导管，最好原位留针至少 10 分钟。我们采用向大鼠动眼神经核注射示踪剂来举例说明。离子成功导入的标志是在离子导入开始的同时同侧眼球转动。你可以调整电极的位置直到观察到最明显的动眼活动，且此时电流最小（Zhang et al. 2011），这证明电极位置正好位于你的目标区域正中心——动眼神经核。向运动神经核注射并不都是这样的，然而某些区域和某些功能是间接相关的。仔细检测动物，如果出现任何反应，详细记录下来，例如心跳或呼吸频率的变化等，将这些数据和大脑染色后的注射位点进行比较。成功注射的标志未必一直都是很明显的，这种情况下，唯一调整注射位置的方法是使用相同品系、体重、性别的动物，并经常检查注射部位，为下一次注射做必要的校正。

2.4.3 晶体植入

如果目标脑区易于定位，那么可以使用晶体植入的方式向目标脑区植入晶体染料。近年来最常见的碳菁染料，包括 DiI、DiAsp、Dio 和 Dia。通常情况下，这些染料被作为晶体植入胚胎或新生大鼠的脑内。我们一般将示踪剂配制成溶液后用于成年大鼠的脑立体定位注射，然而现在有一种设备使得我们能够直接向大鼠的脑中任何深部结构植入结晶碳菁（Marin et al. 2001）。这种设备中有一个非常类似于汉密尔顿注射器的针，这个针的针头可以抓取微小的晶体颗粒。在注射过程中，当针头被置于目标区域时，针内一个小小的钢棒会振动并将晶体推入组织中（Marin et al. 2001）。然而我们没有在网上查询到任何生产这种设备的公司。

（姚红红 译）

参考文献

Abercrombie M, Johnson ML (1946) Quantitative histology of Wallerian degeneration; nuclear population in rabbit sciatic nerve. J Anat 80:37–50

Adey WR, Noda H (1973) Influence of eye movements on geniculo-striate excitability in the cat. J Physiol

235:805–821

Bizzi E (1966) Changes in the orthodromic and antidromic response of optic tract during the eye movements of sleep. J Neurophysiol 29:861–870

Cetin A, Komai S, Eliava M, Seeburg PH, Osten P (2006) Stereotaxic gene delivery in the rodent brain. Nat Protoc 1:3166–3173

Chu HP, Etgen AM (1997) A potential role of cyclic GMP in the regulation of lordosis behavior of female rats. Horm Behav 32:125–132

Herschel J (1972) A scaled ratio of body weight to brain weight of a comparative index for relative importance of brain size in mammals of widely varying body mass. Psychol Rep 31:84–86

Horsley VA, Clarke RH (1908) The structure and functions of the cerebellum examined by a new method. Brain 31:45–124

Johnson AC, Mc NA, Rossiter RJ (1950) Chemistry of Wallerian degeneration; a review of recent studies. Arch Neurol Psychiatry 64:105–121

Kobbert C, Apps R, Bechmann I, Lanciego JL, Mey J, Thanos S (2000) Current concepts in neuroanatomical tracing. Prog Neurobiol 62:327–351

Leksell L (1949a) A new technique for craniotomy; the osteodural flap. Acta Chir Scand 98:270–272, 272 pl.

Leksell L (1949b) A surgical procedure for atresia of the aqueduct of Sylvius. Acta Psychiatr Neurol 24:559–568

Liu JS, Wang Q, Zhang JB, Kong LJ, Yao SY, Zheng DY, Xu QY (2011) Construction and functional activity of a recombinant vector expressing rat glutamic acid decarboxylase 65. Neurosci Bull 27:430–435

Liu R, Dang W, Jianting M, Su C, Wang H, Chen Y, Tan Q (2012) Citalopram alleviates chronic stress induced depression-like behaviors in rats by activating GSK3beta signaling in dorsal hippocampus. Brain Res 1467:10–17

Marin G, Henny P, Letelier JC, Sentis E, Karten H, Mrosko B, Mpodozis J (2001) A simple method to microinject solid neural tracers into deep structures of the brain. J Neurosci Methods 106:121–129

Norgaard Glud A, Hedegaard C, Nielsen MS, Sorensen JC, Bendixen C, Jensen PH, Larsen K, Bjarkam CR (2010) Direct gene transfer in the Gottingen minipig CNS using stereotaxic lentiviral microinjections. Acta Neurobiol Exp (Wars) 70:308–315

Paxinos G, Watson C (eds) (1998) The rat brain in stereotaxic coordinates, 4th edn. Academic, San Diego

Spiegel EA, Wycis HT, Marks M, Lee AJ (1947) Stereotaxic apparatus for operations on the human brain. Science 106:349–350

Tan TC, Black PM (2002) Sir Victor Horsley (1857–1916): pioneer of neurological surgery. Neurosurgery 50:607–611, discussion 611–602

Thomas GA (1948) Quantitative histology of Wallerian degeneration; nuclear population in two nerves of different fibre spectrum. J Anat 82:135–145

Zhang J, Liang H, Luo P, Xiong H (2011) Unraveling a masticatory—oculomotor neural pathway in rat: Implications for a pathophysiological neural circuit in human? Int J Physiol Pathophysiol Pharmacol 3:280–287

Zlokovic BV, Apuzzo ML (1997) Cellular and molecular neurosurgery: pathways from concept to reality—part II: vector systems and delivery methodologies for gene therapy of the central nervous system. Neurosurgery 40:805–812, discussion 812–803

第三章 光镜和电镜下神经束路示踪技术

3

Jingdong Zhang, Huangui Xiong

摘要

神经束路示踪技术建立于沃勒变性和轴流理论两个理论基础之上,并通过对一系列神经元敲入增强子或抑制子,来研究具有分子生物学功能的特定通路而得以发展。神经束路示踪包括顺行、逆行和跨神经节示踪,它们是利用神经元对示踪剂的轴浆运输实现的。根据示踪剂的光学特性,可分为荧光和非荧光示踪剂。本章重点介绍了适用于光学显微镜(light microscopy,LM)和电子显微镜(electron microscopy,EM)研究的方法,而荧光染料示踪技术在本章未作讨论。在非荧光示踪剂中,辣根过氧化物酶(horseradish peroxidase,HRP)是一种优异的示踪剂,可用于所有的顺行、逆行和跨神经节示踪;因此,本文重点介绍了 HRP 的组织化学示踪法。霍乱毒素亚基 B(cholera toxin subunit B,CTB)也非常适合于顺行和逆行标记;生物素化的葡聚糖胺(biotinylated dextran amine,BDA)是一种主要的顺行示踪剂,广泛用于与其他示踪剂的联合使用来研究通路连接或神经交互支配;菜豆凝集素(*phaseolus vulgaris* Leucoagglutinin,PHA-L)也是一种超级顺行示踪剂,可以与 BDA 联合应用以研究神经投射或与其他逆行示踪剂联合使用以研究神经交互支配的对象;荧光金(fluoro-gold,FG)是一种逆行示踪剂,可以直接用普通荧光 LM 进行观察或通过抗 FG 抗体修饰后与其他示踪剂联合使用。本章还对 HRP 与 BDA、BDA 与 CTB 或 BDA 与 PHA-L 组合进行双重标记,以及联合使用神经活性物质的免疫染色进行三重标记的方法进行了介绍。技术方案还总结了组织化学和荧光成像观察的方法以及组织处理、包埋和 EM 观察使用的免疫染色方法。介绍了用于 EM 观察的两种双重标记联合示踪:四甲基联苯胺 - 钠钨(tetramethyl benzidine-sodium tungsten,TMB-ST)联合抗生物素蛋白 - 生物素 - 复合物(avidin-biotin-complex,ABC)组织化学显色和 ABC 组织化学染色联合免疫金银预固定法。每个技术方案都有图片补充说明该方法的预期结果。

J. Zhang (✉)·H. Xiong,医学博士;哲学博士

美国内布拉斯加大学医学中心 药理学和神经实验学系

美国内布拉斯加州奥马哈埃米尔街第四十五号街 DRC I 8034,达勒姆研究广场达勒姆中心

邮编 68198-5880

邮箱:Jingdong.zhang@unmc.edu; hxiong@unmc.edu

关键词

基于轴流的神经示踪剂；顺行、逆行和跨神经节束路示踪；示踪剂标记的组织化学可视化；双重或三重标记；免疫电子显微镜

3.1　前言

神经科学研究的一个主要目标是探索特定类型的神经元之间的连接以及这些连接在神经系统中发挥的功能。绝大部分我们今天所知道的神经通路及其交叉通路连接是通过神经示踪技术发现的。神经束路示踪通过立体定位注射示踪剂结合电生理和行为学研究方法，在揭示复杂的神经解剖网络、了解脑功能上作出了重大贡献。同样，免疫组织化学和神经束路示踪的联合应用描绘出了神经解剖化学的脑图谱。由 Van Strien 等提出的“记忆的解剖”（Van Strien et al. 2009），就是通过功能涵义 - “记忆”想象性地重构已知的神经环路很好的例子，功能鉴定后如果没有神经或细胞间束路示踪，海马、海马旁回不同区域和区域神经元环路之间的联系就不能得以阐明（Van Strien et al. 2009）。

由此，我们可以看到神经束路示踪在神经科学研究中的重要作用。在今天，神经科学进入所谓的分子神经科学时代，神经束路示踪仍然有用吗？事实上，对于神经束路示踪已经出现一些新的观点和理解；体内的系统研究永远不可能被体外研究完全取代，如何更好地结合运用它们是一个新的探索领域。

神经束路示踪应用的早期，Wallerian 沃勒变性理论被应用于解剖通路的研究（Abercrombie and Johnson 1946；Thomas 1948；Johnson et al. 1950）。某些核团或功能区域的神经元胞体结构被立体定位电毁损后，其轴突和末端变性溃变，这可以通过银染如 Nauta 或 Fink-Heimer 染色等来显示（Nauta and Gygax 1954；Fink and Heimer 1967）。这个方法还可以显示轴突被电毁损或纤维束被牵拉时胞体的变性。轴流现象的发现引发了束路示踪方法的突破性发展（Weiss and Hiscoe，1948）。20 世纪 70 年代早期，研究人员试图找到一种或多种可以被神经元摄取并通过轴流从胞体到轴突末端相互转运的化合物。1971 至 1972 年间几个小组突破性地发现了一种植物酶，即辣根过氧化物酶（HRP）；它是一种超级示踪剂，可以被胞体和轴突末端摄取并通过轴突双向转运（Kristensson and Olsson 1971；LaVail 1972）。继 HRP 之后，有报道霍乱毒素亚基 B（CTB）在逆行和顺行束路示踪均取得了优异的效果（Ruigrok et al. 1995；Angelucci 1996），而且 HRP 和 CTB 均可用于顺行、逆行和跨神经节示踪（Zhang et al. 1991；Liu et al. 2004），即从胞体和树突到轴突末端、从轴突末端到胞体和树突以及从感觉神经节细胞的周围突到其中枢轴突终末。与此同时，共轭氨基酸氚（H_3）的放射自显影顺行示路追踪技术在许多实验室中开始使用；但是由于放射活性物质的运输、使用和处置的限制，这种方法只应用了很短的时间。此后，多种不同类型的依赖于轴浆运输的示踪剂不断出现。

分子生物学技术通过神经回路的基因分析给神经束路示踪结果提供了更新更深入的理解（Wickersham et al. 2007；Luo et al. 2008）。这些方法尤其是“基因分析”已被系统地用于无脊椎动物例如线虫和果蝇，也被尝试应用于小鼠。在一个神经环路系统中如嗅觉系统中如果所有的细胞类型是已知的，你可以针对任何细胞进行“增强子捕获”或“阻遏物捕获”；从而不仅了解该细胞的形态和功能改变，还了解其突触前和突触后神经元功能的变化。在哺乳动物中，研究人员试图将不同的现代技术应用于束路示踪的研究。例如，将绿色荧光蛋白（green fluorescent protein，GFP）编码在缺失突变的狂犬病毒（rabies virus，RV）中，然后这些 RV 可用作逆行示踪剂对哺乳动物进行活体成像（Wickersham et al. 2007）。糖蛋白引导 RV 转染其他神经元，敲除编码糖蛋白的基因抑制 RV 在神经元之间的转染就可以将单个神经元的逆行追踪结果以 GFP 表达形式呈现出来。这种方法促成了通过双光子显微镜或特定神经元的电生理体内研究与活体动物灌注后解剖的组织学研究的结合。另一方面，在宿主细胞中标记突触蛋白，如 GFP 标记突触素可用作功能顺行追踪，以及监测体外培养中的动态突触重建（Rondorf-Klym and Colling 2003；Luo et al. 2008）。在哺乳动物中，构建表达一组特定基因表型的神经元的转基因动物并非易事。但是，通过基因分析重要的一个策略功能丧失（loss-of-function，LOF）和功能获得（gain-of-function，GOF），研

究人员就可以了解特定基因对功能网络的作用(Luo et al. 2008)。实际上,这种策略可以在不了解一个途径或系统中目标神经元基因的情况下,通过立体定位注射携带增强或抑制基因的载体应用于哺乳动物。在哺乳动物中最具创新的类似于基因分析的束路示踪是将病毒糖蛋白受体基因敲入中枢神经系统的一组特定神经元中,这可以通过转染载体传送或通过使用受体基因的转基因小鼠,和将糖蛋白包被的神经营养性病毒注射到含有该特定神经元的区域来完成(Beier et al. 2013)。当这些病毒入侵并转运到胞体和树突时,它们只依赖其嗜神经性被转运到没有病毒受体的系列神经元。

古老的立体定位电毁损和变性轴突示踪也得到了全新的应用(Schoene Bake et al,2010)。通过对人类白质束进行损伤手术,研究人员可以利用磁共振成像(MRI)的弥散张量成像(diffusion tensor Image,DTI)取代 Nauta 或 Fink-Heimer 银染色来显示受影响的纤维束走向。在难治性抑郁症的治疗中,基于目标白质束可能传导抑郁症相关恶性循环脑信号的观点,医生针对该病特定白质束进行电休克治疗,电刺激强度、频率和持续时间决定神经纤维的损伤程度(Kotowicz 2005)。以前因为没有适当的方法来追踪这些轴突的变化和范围,没有人知道手术后受损轴突的解剖连接的确切范围,但是今天这个目标可以通过活体神经影像学来实现(Schoene-Bake et al,2010)。因此,神经束路示踪的概念、方法和应用正在不断完善和发展。但是在本章中,我们重点介绍通过轴流转运示踪剂进行并在光学和电子显微镜下都可以观察的神经束路示踪。

另一个会提及而不详细介绍的示踪技术是以灭活伪狂犬病毒(pseudorabies virus,PRV)作为示踪剂的逆行跨突触示踪(Martin and Dolivo 1983;Rouiller et al. 1989)。PRV 是嗜神经病毒,因此它们可以进入神经元自我复制,并从细胞体扩散到其突触前的神经末梢。胞内示踪与电生理结合是束路示踪方法的主要部分,胞外记录和示踪剂注射也可以得到神经生理鉴定后的良好示踪(Luo et al. 2006;Zhang et al. 2012)。电生理记录将在另一章中介绍,神经生理功能鉴定后染色程序(通常是通过生物素或神经生物素)与本文所述的生物素化葡聚糖胺(Biotinylated dextran amine,BDA)显示方法相似(Luo et al. 2001)。

3.2 示踪剂分类

3.2.1 非荧光示踪剂

1. 顺行示踪剂

- HRP:辣根过氧化物酶,一种从植物辣根中提取的酶。
- PHA-L:菜豆凝集素,一种从广受欢迎的蔬菜菜豆中提取的植物凝集素。
- BDA:生物素化葡聚糖胺,葡聚糖胺 DA 较早用于顺行和逆行神经示踪;而 BDA 主要作为顺行示踪剂。
- CTB:霍乱弧菌分泌的霍乱毒素蛋白亚基 B。主要用于逆行示踪,也可用作顺行示踪剂。

2. 逆行示踪剂

- HRP
- WGA-HR:小麦胚芽凝集素(Wheat-germ agglutinin,WGA)偶联的 HRP。
- CTB

3. 跨神经节示踪剂

- HRP
- CTB

4. 细胞内(顺行和逆行)示踪剂

- Biocytin:生物胞素,生物素 Biotin +L- 赖氨酸 l-lysine 的结合物(Biotin 是天然维生素 H,也称为维生素 B_7)。
- Neurobiotin:神经生物素,生物素的氨基衍生物,N-(2- 氨基乙基)生物素盐酸盐。

3.2.2 荧光示踪剂

1. 顺行示踪剂

- 罗丹明 - 异硫氰酸(Rhodamine-isothiocyanate,RITC)
- 荧光素 - 异硫氰酸(fluorescein-isothiocyanate,FITC)
- 四甲基罗丹明 - 葡聚糖胺(tetramethylrhodamine-dextran amine),商品名为 Fluoro-Ruby(FR)
- 碳花青染料(carbocyanine dyes),如 Dil、DiAsp、Dio 和 Dia

2. 逆行示踪剂

- 固蓝(fast blue,FB,绿色)

- 碘化丙啶(propidium iodide,PI,橙色)
- 乳胶珠(Latex beads),罗丹明填充(红色)或荧光素填充(绿色)
- 羟芪脒(hydroxystilbamidine),商品名荧光金
- RITC
- FITC
- 碳花青染料,如 Dil、DiAsp、Dio 和 Dia

3. 死后(体外)示踪剂

- 核黄(nuclear yellow,NY)
- 荧光黄(lucifer yellow,LY)
- 碳花青染料,如 Dil、DiAsp、Dio 和 Dia
- 二脒基苯基吲哚(diamidinophenylindole,DAPI)

3.2.3　非荧光示踪剂作为重点

荧光示踪剂的优点是观察组织学标记更简单。它仅涉及示踪剂的注射、动物处死和脑切片,然后在荧光显微镜下观察标记。缺点是荧光标记维持时间很短,并且不能在电子显微镜下观察。荧光示踪剂通常比 Alexa Fluor 或 DyLight 弱得多并且更容易淬灭,这是因为在切片和贴片时示踪剂化合物部分丧失;而 Alexa Fluor 或 DyLight 偶联的抗体具有放大功能,当 Alexa Fluor 或 DyLight 偶联非荧光示踪剂的二抗时,更容易观察到更强的信号。本章将着重讲述有利于光学和电子显微镜研究的方法;因此,除 FG 示踪外,荧光示踪剂的应用将不做介绍。

3.3　HRP 顺行、逆行和跨神经节标记

3.3.1　HRP 的导入和运输

1. 立体定位注射 HRP 导入中枢神经系统(CNS)作为顺行或逆行示踪剂示踪。研究主要以大鼠进行,有两种 HRP 导入方法:(1)使用 1μL 微量注射器(汉密尔顿)(图 3.1a),注射 0.2~0.5μL 20% HRP- 生理盐水;或(2)通过微量管进行 10%~20% HRP 生理盐水离子电渗,使用 7~20μA 的正电流(开 7 秒关 7 秒)持续 10 分钟(Ruigrok et al. 1995;Angelucci et al. 1996),见第 2.4 章。

2. 将 HRP 注射到外周神经干作为逆行或跨神经节示踪剂。以大鼠为例:首先脱毛并消毒,然后切开暴露肌肉,并解剖肌肉以暴露神经干(图 3.1b)。如果神经干较粗,例如坐骨神经,可以使用微量注射器进行注射。或者可以将细玻璃移液器通过硅胶管连接到压力注射器使用(图 3.1b)。HRP 溶于生理盐水最高浓度可达 20%~30%,注射速度必须非常慢,例如约 1μL/ 10 分钟。注射后,针头或玻璃细管留置 10~20 分钟;然后,神经干必须用极细的线缝合,并用镊子外力压碎。

3. 将 HRP 注射到肌肉或器官中作为逆行示踪剂。在这种情况下,被逆行标记的神经元是运动神经元。HRP 注射到肌肉中将逆行标记轴突终末分布在

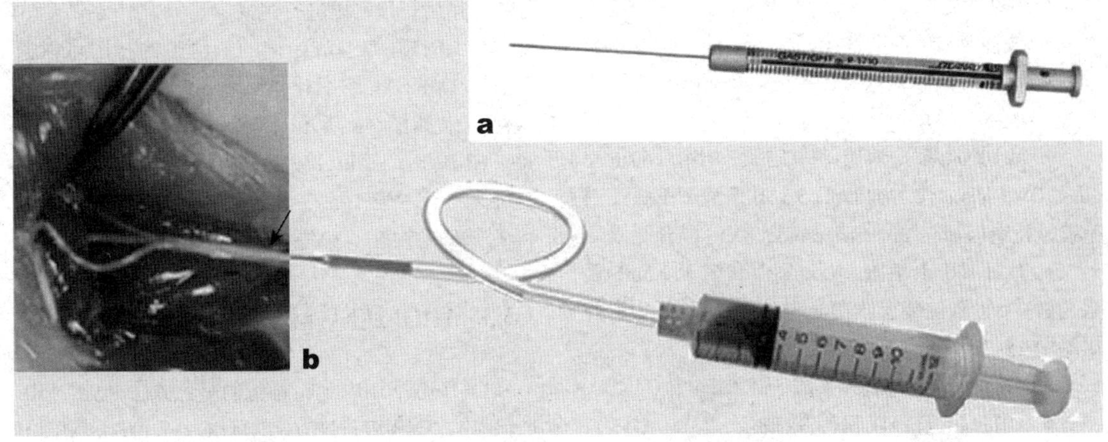

图 3.1　(a)汉密尔顿注射器;(b)通过玻璃微量管将示踪剂推注到神经干

肌肉的运动神经元，但是跨节标记可能太弱而无法观察。因此，跨节标记的最佳途径是进行如前所述的神经干注射和压碎。方法与前类似，用微量注射器将20%~30% HRP生理盐水溶液直接注射到肌肉中；或者在一些器官例如结膜或味蕾上可以直接放置HRP晶体进行标记。

4. 动物存活期包括示踪剂摄取和轴突运输的时间。大多数神经元通过内吞作用捕获示踪剂形成吞噬体或包涵体，然后示踪蛋白、凝集素或多糖将遵循轴浆流动理论被运输。不同的示踪剂具有不同的摄取和运输速率，HRP是摄取和运输速率最快的示踪剂（Kobbert et al. 2000）。在大鼠中除了从皮质到脊髓前角的极端情况之外，HRP可在48小时内在成年大鼠的任何皮质下结构和脊髓之间传送。例如，成年大鼠从主感觉三叉神经核（Vp）到腹外侧丘脑的距离约为8~9mm，注射后大鼠存活48小时就能到达（Zhang and Yang 1999）。

3.3.2 HRP标记终末的组织化学显色

1. 将HRP立体定向注射于中枢神经系统进行顺行追踪或者向神经干注射进行跨神经节标记都可产生终末标记。展示终末标记的最佳方法是进行（TMB-SNF）Mesulam改良的TMB（四甲基联苯胺）组织化学染色（Mesulam 1978），随后用有暗场装置的LM观察其终末端。HRP逆行标记的胞体和树突也可使用该方法观察；但由于其反应pH低而且在大多数情况下，HRP逆行标记将与免疫组织化学染色或BDA顺行追踪相结合，故该方法并不可取。该方法具体介绍见下文。

2. 缓冲液和试剂准备：

- 用乙酸钠和盐酸（HCl）配制0.2mol/L乙酸缓冲液（AB；pH 3.3）。
- 每100mL反应溶液：将92.5mL蒸馏水（distilled water，DW）与5mL 0.2mol/L/pH 3.3AB溶液和100mg硝基铁氰化钠（sodium nitroferricyanide，SNF）混合制成。
- 对每100mL溶液，取5mg TMB溶于2.5mL无水乙醇中，铝箔包装容器避光保存，放入37~40℃的烘箱中15~20分钟。轻轻旋转混匀两次。
- DW稀释30% H_2O_2制成5mL 0.3% H_2O_2。
- 0.01mol/L洗涤液pH 3.3~3.8。

3. TMB-SNF（硝基氰化钠）方法操作步骤：

（a）用洗涤液漂洗切片3~5分钟使其适应pH。

（b）将切片转移至含有SNF的0.01mol/L AB溶液中，并保持摇动。

（c）立即向上述溶液中加入含5mg TMB的2.5mL乙醇。

（d）盖住托盘避光，将切片置于TMB-SNF溶液中孵育10~15分钟，并保持摇动。

（e）将2mL 0.3% H_2O_2溶液滴入100mL反应溶液中，完全混合以开始组织化学反应。

注意：通常将沥栏置于托盘中（图3.2），这一步提起装有切片的沥栏，将0.3% H_2O_2滴加至溶液中，剧烈摇动，使H_2O_2与溶液均匀混合，然后将沥栏放回溶液中。

（f）将溶液加盖置于暗处并保持振荡15~20分钟。

（g）弃去反应溶液并更换A B洗涤缓冲液以终止组织化学反应。

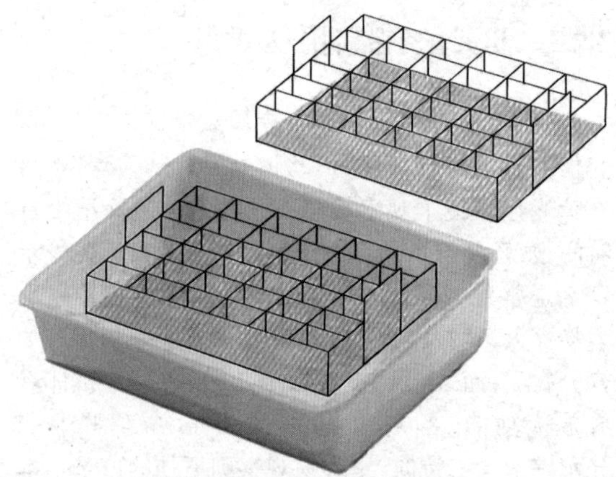

图3.2 用于在组织化学反应中放置切片的沥栏和托盘

（h）0.01mol/L AB（pH 3.3~3.8）洗涤3次，每次5分钟。然后切片可以进行观察。

4. HRP跨神经节标记的最清晰的视图可以通过前述TMB-SNF组织化学染色在暗场下观察获得。示例结果如图3.3所示，作者（Zhang et al. 1991）将30% HRP（Toyobo-IC，RZ 3.3）溶于盐水中并注入大鼠咬肌神经干，大鼠存活2天后用1.5%多聚甲醛（PFA）和1.25%戊二醛（GA）灌注固定。

3.3.3 HRP逆向标记的组织化学染色

1. 有几种HRP逆行标记的呈色方法，包括：TMB加钨酸钠（TMB-ST；pH 5.6~7.4）（Gu et al. 1992）；SNF（pH 4.3~5.0）和联苯胺二盐酸盐（BDHC）（Mesulam 1976；De Olmos and Heimer 1977）；二氨基联苯胺四盐酸盐法（DAB；pH 7.4）（LaVail et al. 1974）。根据我们的经验，

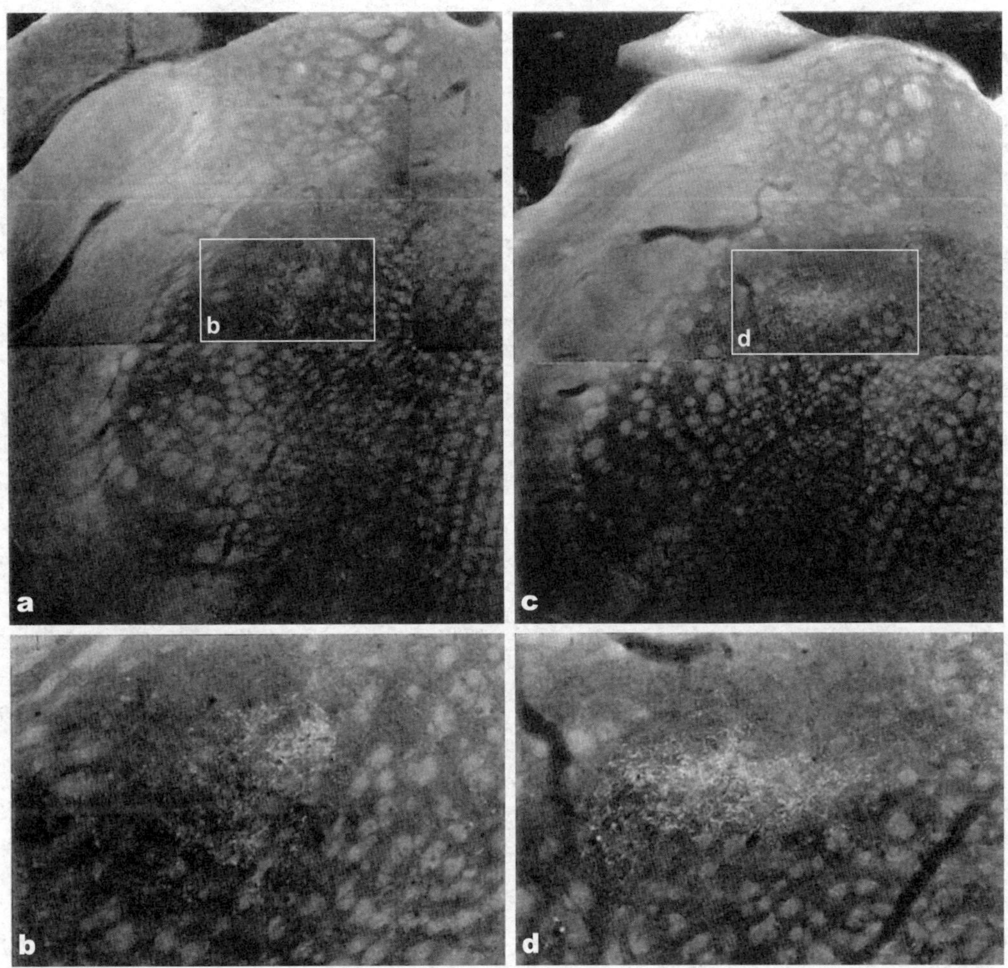

图 3.3　TMB-SNF 组织化学反应显示 HRP 跨神经节标记末端，在暗场下观察并拍照。(a)和(c)，Vodm * 和 PCRt ** 区域中的跨神经节标记的终末。(b)和(d)分别表示(a)和(c)的框图区域放大。* 三叉神经脊束核吻侧亚核背内侧区；** 小细胞网状核

TMB-ST 是 LM 和 EM 观察最好的方法，因为它能在灵敏度和 pH 之间达到更好的平衡，并且在 EM 下容易识别。因此，本文仅介绍逆行 HRP 标记的 TMB-ST HRP 组织化学染色方法，并进一步介绍一种该染色方法与顺行束路示踪联合使用于 LM 和 EM 观察的方法。

2. 缓冲液和试剂准备：

- pH 5.0~5.4 的 1mol/L 的磷酸缓冲液(PB)和 pH 7.4 的 0.2mol/L PB。
- 配制 1% 的钨酸钠(ST)溶液：100mL 0.1mol/L pH 5.0~5.4PB 中加入钨酸钠(ST)1g，避光保存。
- 7mg TBM 溶于 1mL 丙酮 +2mL 无水乙醇，加入 100mL 溶液，混合，铝箔包裹，避光保存。
- 1N HCl 和 1N NaOH。
- 用 DW 稀释 30% H_2O_2 制成 0.3% H_2O_2(5mL)。
- 0.1mol/L PB(pH 5.0~5.4)和 0.1mol/L PB(pH 7.4)洗涤液。
- 对于 EM 观察，100mg 反应溶液(主要为 0.1mol/L PB pH 7.4)中加入 25mg DAB。
- 20mg 氯化钴(CoCl)溶于 100mL 反应溶液中。

3. 用于 LM 和 EM 观察的 TMB-ST(TMB- 钨酸钠)方法步骤。

(a) 用 PB 洗涤溶液(pH 5.4)漂洗切片 3~5 分钟使其适应 pH。

(b) 7mg TMB 溶于 2.5mL 丙酮 + 乙醇，1% ST 的 0.1mol/L PB(pH 5.0~5.4)，临用前混匀。

(c) pH 会立即上升，可用 1N HCl 和 1N NaOH 将 pH 调节至 6.0~6.4。

(d) 将切片置于 TMB-ST 溶液中孵育，盖住托盘，避光，晃动约 5 分钟。

(e) 提起含有切片的沥栏，滴加 1~1.5mL 0.3%

H_2O_2 于 100mL 反应溶液中，完全混合，然后将含切片的沥栏放回托盘中开始组织化学反应。

注意：使用与前述相同的沥栏、托盘（图 3.2），使 0.3% H_2O_2 与反应溶液完全混合；然后将沥栏放回托盘中。

（f）溶液避光并振荡 10~15 分钟。10~15 分钟后再加入 1.5mL 0.3% H_2O_2；在暗处再振荡 15~20 分钟，然后加入最后 2mL 的 0.3% H_2O_2。

（g）15~20 分钟后，倒出反应液以终止组织化学反应，并加入 PB 洗涤缓冲液。

（h）用 0.1mol/L PB（pH 5.0~5.4）洗涤 3 次，每次 5 分钟。切片可用于 LM 观察。

（i）继续用于 EM 观察的组织化学反应：将 20mg CoCl 溶解在 25mL DW 中，搅拌并轻轻加热溶液使其溶解（保持温度 40℃）。

（j）在使用之前，将 25mg DAB 溶解于 25mL DW，搅拌并加热直到溶液澄清。

（k）将 25mL CoCl、25mL DAB 和 50mL 0.2mol/L PB（pH 7.4）混合。使用前，准备 2~3mL 0.3% H_2O_2。

（l）将步骤 h 中提到的切片转移到上述反应溶液并浸泡约 2 分钟。

（m）向反应溶液中加入 2mL 0.3% H_2O_2 开始反应。

（n）反应 3~5 分钟后在 LM 下检查切片，标记应从绿色至深绿色，最后为深蓝色。

（o）当达到需要的颜色时，倾倒溶液以终止反应，并用 0.1mol/L PB 洗涤液（pH 7.4）代替。

（p）冲洗切片 3 次，每次 3 分钟。切片即可进行锇酸染色、EM 包埋。

3.4 BDA 顺行束路示踪与联合应用

3.4.1 BDA 导入和观察

1. BDA 主要是一种顺行示踪剂，与逆行标记或免疫组织化学联合使用也广泛用于通路连接和功能的研究。在大多数情况下，BDA 通过离子电渗法导入到目标 CNS 结构（参见第 2.4.2 节）。将 10% BDA（MW 10 000）生理盐水溶液以 5~10μA 正电流持续 1~2Hz 和 200~250ms 进行离子电渗约 10 分钟即可产生令人满意的结果（Luo et al. 2001；Zhang et al. 2003）。微量移液器的尖端直径为 10~30μm。BDA 通过胞体和轴流吸收和运输比 HRP 慢得多。例如，在成年大鼠中，从中脑三叉神经核（Vme）到舌下核（Ⅻ）的距离约为 4mm，BDA 的完全摄取和运输将需要 8~9 天（Zhang et al. 2003），而对于 HRP，被 Vme 神经元吸收并从 Vme 运送到Ⅻ，48 小时就足够。

2. 组织化学染色显示 BDA 束路示踪。通常在 BDA 注射后约 9 或 10 天，用 4% PFA 对动物（见第 1.2 节）进行灌注固定。冷冻切片厚度为 30~40μm，正常山羊血清（NGS）或牛血清白蛋白（BSA）封片。但是因为生物素化的葡聚糖胺对 ABC 试剂盒中的亲和素具有高亲和力所以不需要使用抗体（ABC 试剂盒中“A”表示亲和素 DH，“B”表示生物素化的 HRP，“C”是复合物的缩写）。因为 HRP 是 ABC 中的色原体，所以组织化学展示 BDA 标记是通过 ABC 试剂盒进行 HRP-DAB 反应。

3. 荧光染料对 BDA 标记的显示。动物的存活时间和灌注以及低温恒温切片与第 3.3.1 节第 4 步方法相同。在 NGS 或 BSA 封闭后，使用绿色荧光或红色荧光桥接的链霉亲和素替代 ABC 试剂盒对 BDA 进行标记。如上所述，这种细菌亲和素将以高亲和力与 BDA 中的生物素化合物结合。

3.4.2 荧光染色和组织化学方法步骤

1. ABC 试剂盒组织化学操作步骤：

（a）Vector Labs Elite 标准 ABC 试剂盒是使用最广泛的 ABC 试剂盒。按照说明书，A 和 B 试剂各滴加两滴至 5mL 缓冲液（如 0.05mol/L PB，pH 7.4）。使用前混合均匀并静置 30 分钟。

（b）用含 1% NGS 或 1% BSA 以及 1% Triton X-100 的 0.05mol/L PB 封闭切片，1 小时。

（c）0.05mol/L PB 冲洗切片三次，每次 5 分钟。

（d）一抗孵育，4℃至少 24 小时。

（e）0.05mol/L PB 冲洗切片三次，每次 5 分钟。

（f）滴加生物素化二抗，4℃孵育至少过夜。

（g）0.05mol/L PB 三次冲洗 5 分钟，每次 5 分钟。

（h）室温下 ABC 溶液浸泡，至少 5~6 小时。

（i）用 0.05mol/L PB（pH 7.4）洗片一次，并用 0.05mol/L Tris-HCl 缓冲液（TB；pH7.6）洗片两次。

（j）将切片移至含 0.05% DAB 和 0.02%~0.025% NAS（硫酸镍铵）的 0.05mol/L TB（pH7.6）中。

（k）孵育开始时，向上述溶液中逐渐加入 0.007%~0.015% 的 30% H_2O_2（每 100mL 反应溶液中加入 7~15μL）。当 H_2O_2 加入溶液中时，组织化学反应开始。

（l）20~30 分钟后停止反应，除去反应溶液，并加入 0.05mol/L THB（pH 7.6）洗涤。

（m）在 0.05mol/L PB（pH 7.4）中洗片一次，0.05mol/L TB（pH 7.4）洗片两次。切片即可进行 EM 包埋。

注意：在组织化学反应中，在 DAB-NAS 溶液中滴加 10μL 的 30% H_2O_2 后约 10 分钟在 LM 下观察切片。如果标记精确和清晰（如果一切正确，反应开始后约 15 分钟），可以终止反应；反之在溶液中再滴加一点 H_2O_2，再次观察切片，直到可以观察到较好的标记。

2. BDA 荧光显示步骤：

（a）用含 1% NGS 或 1% BSA 以及 1% Triton X-100 的 0.05mol/L PB 封闭切片，1 小时。

（b）0.05mol/L PB 冲洗切片三次，每次 5 分钟。

（c）切片在含 1∶200 荧光素或 Alexa Flour 568 桥连链霉亲和素的 0.01mol/L PB 中孵育，室温下过夜。

（d）在暗处用 0.05mol/L PB 冲洗切片三次，每次 5 分钟。

（e）在暗处抗衰减封片剂封片并用荧光 LM 观察。

3.4.3　BDA 顺行和 HRP 逆行联合标记

1. BDA 和 HRP 双重标记已在大鼠中应用。BDA 和 HRP 的摄取和运输的时间是不同的（参见第 3.3.1 节的第 4 步及第 3.4.1 节的步骤 1）。因此，如果在同一只大鼠中进行双重标记以观察其通路连接，HRP 应在 BDA 使用 7 天后注射，并且动物应在 BDA 使用 9 天后和 HRP 注射 2 天后死亡。要建立一个神经通路连接，LM 和 EM 观察都是必不可少的。

2. 双重标记方法步骤：

（a）这种双重标记通过 TMB-ST 法显示的 HRP 逆行标记与 ABC 试剂盒显示的 BDA 标记结合。这种组合 LM 和 EM 观察都可使用，只有两个不同点。首先是使用不同溶液进行固定灌注：LM 观察用 4% PFA 而 EM 观察用 2% PFA 加 1% GA。其次是 LM 观察时封闭液需加入 TX-100，但 EM 不加；相反，在 EM 研究中封闭前需对切片进行冻融。

（b）对于 LM 观察，请按照第 3.3.3 节第 2 步准备材料并按照第 3.3.3 节第 3 步进行染色。在 HRP 和 BDA 双重标记中，HRP 反应必须保持到 EM 观察。TMB-ST HRP 反应后，立即按照第 3.4.2 节第 1 步进行双重标记。图 3.4（见文末彩图）显示了 HRP 逆行标记的胞体和树突（a），BDA 顺行标记的轴突和末端

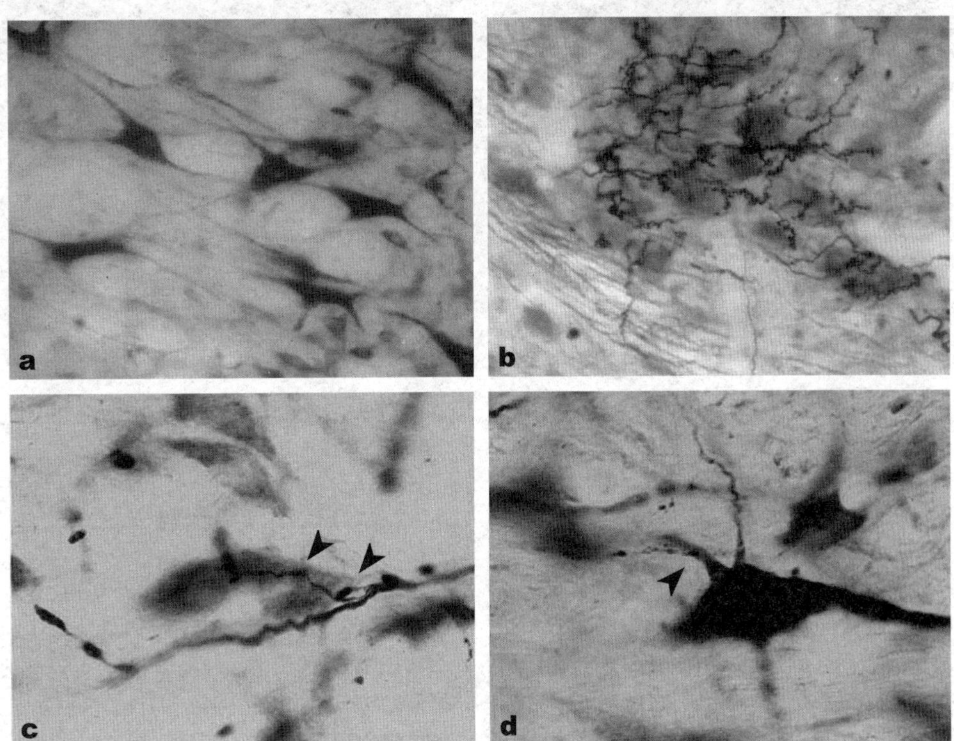

图 3.4　（a）HRP 逆行标记的体细胞和树突用 TMB-ST 法示踪；（b）BDA 顺行标记的轴突和末端通过 DAB+CoCl ABC 组织化学染色示踪；（c）BDA 顺行标记的末端与 HRP 逆行追踪的胞体（箭头）紧密相对应；（d）BDA 阳性末端与 HRP 标记的树突之间的连接（箭头）

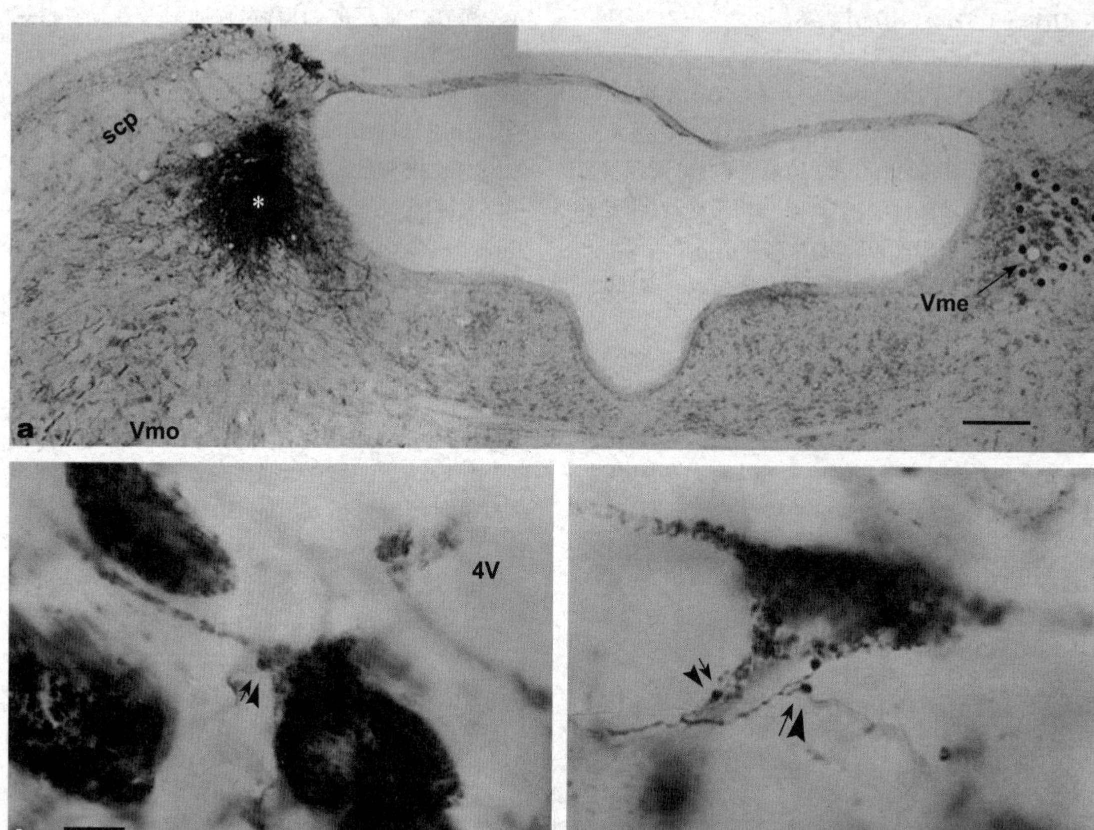

图 3.5 (a)三叉神经中脑核中的 BDA 注射部位(白色星号);(b,c)舌下神经中 HRP 逆行标记的运动神经元与 BDA 标记的突触小结(箭头 / 箭头)紧密相连,反映 Vme 神经元末端支配舌下神经运动神经元。scp,小脑上脚; Vme,三叉神经中脑核; Vmo,三叉神经运动核

(b),以及胞体(c)和树突(d)上紧密相接的轴突扣结。

(c) 对于 EM 研究,请按照第 3.3.3 章节第 2 步准备实验材料,并参照第 3.3.3 章节第 3 步进行实验。之后参照第 1.5.2 章节进行冻融程序,并按照第 3.4.2 章节第 1 步进行双重标记。

3. BDA 和 HRP 双重标记实例:通过离子电渗法将 BDA 导入到大鼠三叉神经中脑核 Vme 中,并在 BDA 给予 7 天后,用微量注射器将 HRP 注射到该大鼠的同侧舌。HRP 注射两天后,将动物安乐死并进行灌注固定。对于 LM 观察,用 4% PFA 对大鼠进行灌注;对于 EM 研究,用 2% PFA 和 1% GA 对大鼠进行灌注。图 3.5a 显示了 10% BDA 盐水通过离子电渗法进行导入。图 3.5b,c 显示了 BDA 标记的 Vme 神经元末端与 HRP 标记的舌下神经运动神经元的胞体和树突紧密相邻。LM 结果提示突触连接的可能。图 3.6EM 证实了标记的扣结与胞体或树突之间的突触连接,这证实了 Vme 神经元通过中枢突对舌下神经运动神经元进行功能性的神经支配。图 3.5 和图 3.6 引用经作者许可(Zhang et al. 2003)。

3.5 CTB 束路示踪与联合应用

3.5.1 CTB 导入与观察

1. CTB 是分子量为 12kDa 小蛋白,具有单唾液酸神经节苷脂结构,类似于破伤风毒素 C(tetanus toxin C,TTC),是一种三碱性神经节苷脂,可以被轴突末端摄取并转运到胞体和树突。TTC 活性更强,能够跨突触追踪,故不能在单个途径中持续存在;因此,CTB 被广泛用作逆行示踪剂(参见 Kobbert et al. 2000)。一些研究者(Angelucci et al.1996;Liu et al. 2004;Pang et al. 2009;Ge et al. 2010)认为 CTB 可用作顺行和跨节束路示踪剂,这将在本章中予以说明。CTB 与 BDA 或免疫组化标记相结合也被广泛应用于通路连接和功能的研究。CTB 主要通过离子电渗法(参见第 2.4.2 节)进行导入,也可以直接注射到 CNS 或周围神经中(Zhang et al. 2005,2012)。将含 2% CTB 盐水或 0.01mol/L PBS 以 2Hz、持续 200ms 的 15μA 正电流维持 10 分钟,通过微量移液管可将其导入迷走神经。用于中枢和外周注射的微量移液管的尖端直径为 10~30μm。CTB 在轴突末端摄取和运输约 5 天,可输送 2~12mm (Zhang et al. 2005,2012)。

2. CTB 束路示踪可以通过组织化学染色(Ruigrok et al. 1995)或荧光免疫染色(Zhang et al. 2005,2012)进行观察。一般来说,在 CTB 注射后 4~6 天,用 4% PFA 对动物进行灌注固定,冷冻切片厚度为 30~40μm,进行免疫染色,切片用 NGS 或 BSA 封闭。两种方法都必须使用抗 CTB 抗体。以下将对切片的组织化学和免疫荧光染色进行介绍;前者是综合了 Ruigrok 等用 CTG 逆行跟踪和 Angelucci 等用 CTB 顺行示踪方法(Ruigrok et al. 1995;Angelucci et al. 1996)的改良。

3. CTB 标记的 ABC 试剂盒组织化学染色方法:

(a) 用 0.01mol/L PB(pH 7.4)洗片数次,每次 3 分钟。

注意:在 Angelucci 等的方案中,将切片在含 0.3% H_2O_2 PBS 中孵育 20 分钟。根据我们的经验,如果心脏灌注好可以省略此步。此外,作者认为洗片后先将切片浸泡在 0.1mol/L 甘氨酸中,30 分钟后进行封闭可能有助于 CTB 顺行标记。

(b) 将切片放在含有 1% TX-100 和 1% BSA 的 0.01mol/L PB 中室温孵育 1 小时。

(c) 0.01mol/L PB 洗片三次,每次 5 分钟。

(d) 抗 CTB 一抗孵育切片,例如,List(List Biological Lab)用山羊抗 CTB(1 : 500~1 : 5 000)加在含有 1% BSA 和 1% TX-100 的 0.01mol/L PB 中,4 ℃孵育过夜或室温孵育 3~5 小时。

(e) 0.01mol/L PB 冲洗切片三次,每次 10 分钟。

(f) 在含有 1% BSA 和 0.2% TX-100 的 0.01mol/L PB 中加入与一抗匹配的生物素化二抗,室温孵育 3 小时。本案例中使用生物素化兔抗羊 1 : 200~1 : 1 000(按供应商的建议)。

(g) 0.01mol/L PB 冲洗切片三次,每次 10 分钟。

(h) 制备 A 和 B 试剂的混合物,如第 3.4.2 节步骤 1 所述。

(i) 将切片置于含 1% BSA 和 0.2% TX-100 的 ABC 溶液室温孵育 3~5 小时。

(j) 用 0.01mol/L PB 洗片两次,0.05M Tris-HCl(TB, pH 7.6)洗片 10 分钟(参见第 1.5.3 节,步骤 2 和 3)。

(k) 将切片移至含 0.05% DAB 和 0.02% CoCl 的 0.05mol/L TB(pH7.6)中。

(l) 几分钟后,每 100mL 反应液加入 5~10μL 饱和 H_2O_2 以开始反应。

(m) 摇动 20 分钟,LM 不断观察切片。

(n) 倒掉反应液以终止反应,并加入 0.05mol/L TB(pH 7.6)洗涤。

(o) 0.05mol/L TB(pH 7.6) 洗片一次 5 分钟, 0.01mol/L PB(pH 7.4)洗片两次。

(p) 切片可观察或继续反应进行其他染色处理。

4. CTB 免疫荧光染色方法。本章介绍 BDA 顺行示踪与 CTB 逆行标记结合的 BDA-CTB 双标记。

3.5.2 CTB 与 BDA 联合的免疫荧光染色

1. 同样使用大鼠来介绍 CTB 逆行和 BDA 顺行示踪的联合应用。首先,将含 10% BDA 的盐水通过离子电渗法导入到 CNS 中(与第 3.4.1 节步骤 3 相同),动物存活 10 天。第二,在 BDA 注射 5 天后,将含 2% CTB 盐水中离子渗入 CNS 的靶向结构或加压注射到外周神经干或器官中。5 天之后,用上述相同的方法对动物进行灌注固定和切片(参见第 3.5.1 节步骤 2)。

2. 荧光双标记的实例和步骤:将 BDA 注射到 Vme 中心,并通过离子电渗法将 CTB 导入到大鼠的面神经核(Ⅶ)或Ⅻ中,然后免疫荧光观察双标记的切片(Zhang et al. 2012)。图 3.7(见文末彩图)显示了双染后共聚焦显微镜观察下三叉神经中脑核 Vme 神经元末端和第Ⅶ(或Ⅻ)脑神经的运动前神经元之间的连接(引用经作者许可)。

3. 本研究采用免疫荧光双染(Zhang et al. 2012):

(a) 切片在含 2% BSA 和 1% TX-100 的 0.01mol/L PB(pH 7.4)中,室温孵育 1 小时。

(b) 0.01mol/L PB 冲洗切片三次,每次 5 分钟。

(c) 切片置于含 List 山羊抗 CTB 抗体(1 : 1 000)和 1% BSA、0.5% TX-100 的 0.01mol/L PB 中,4 ℃孵育过夜或室温孵育 3~5 小时。

(d) 避光将切片置于具有 Alexa Fluor 568 桥连的驴抗山羊(1 : 200)和 Alexa Fluor 488 桥连的链霉亲和素(1 : 200~1 : 300)的混合液中,室温孵育 2~3 小时。

(e) 切片滴加防荧光淬灭剂和封片。

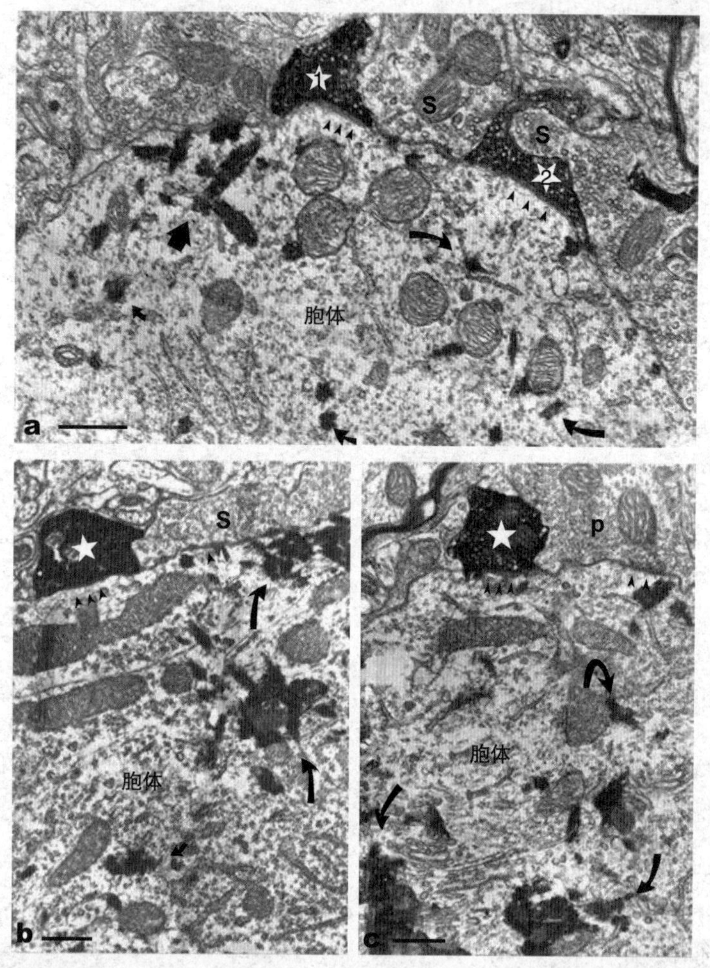

图 3.6 功能性连接的超微结构证据[小箭头所指(a~c)为突触,在 BDA 标记的轴突扣结(a~c)中的星]和 HRP 逆行追踪神经元胞体间[弯箭头表示 HRP 标记(a~c)]

4. 在另一个例子中,BDA 也被注入 Vme;而 CTB 注射到迷走神经干(nerve trunk, n. X)或 n. X的分支喉返神经。在 BDA 注射 5 天后将 CTB 导入神经,再 5 天后,动物灌注固定,并对组织进行处理。方案与上述相同(Zhang et al. 2005)。注意:抗 CTB 抗体有不同种类,如兔抗 CTB 和小鼠抗 CTB 抗体;因此,如果山羊抗 CTB 难以组合使用,可用替代品代替。在上述例子中,因为一抗来源于羊,BSA 用于阻断非特异性结合;反之通常用 NGS 封闭。

3.5.3 CTB 作为顺行束路示踪剂应用

1. 自 Angelucci 等(1996 年)最先发表了使用 CTB 作为顺行示踪剂实验的文章后,研究者将 CTB 应用于顺行示踪剂并不多。可能由于 CTB 的组织化学显色需要结合 PAP 或 ABC 试剂盒进行观察,而在这种情况下如果用 ABC 试剂盒显色直接使用 BDA 作为顺行示踪剂简单得多。近来一些研究者将 CTB 作为顺行追踪剂,通过免疫荧光染色法在 LM 下进行标记观察,他们还通过 EM 观察发现了 CTB 标记末端和 CTB 阳性扣结与突触后树突间突触的形成(Pang et al. 2009;Ge et al. 2010)。在本节中,我们以这些研究为例来介绍 CTB 作为顺行示踪剂的应用。

2. 实验步骤:

通过压力注射将 CTB 注射进入不同的神经区域[Vp(丘脑腹后外侧核),Vsup(三叉上核),RF(脑桥腹侧网状结构),Vsp(三叉神经脊束核)的口侧亚核、极间亚核和尾侧亚核(Vo、Vi 和 Vc)],对其投射进行顺行示踪。作者提出,在研究中将 CTB 作为顺行束路示踪剂的原因是抗 CTB 在大鼠脑干下部不与任何内

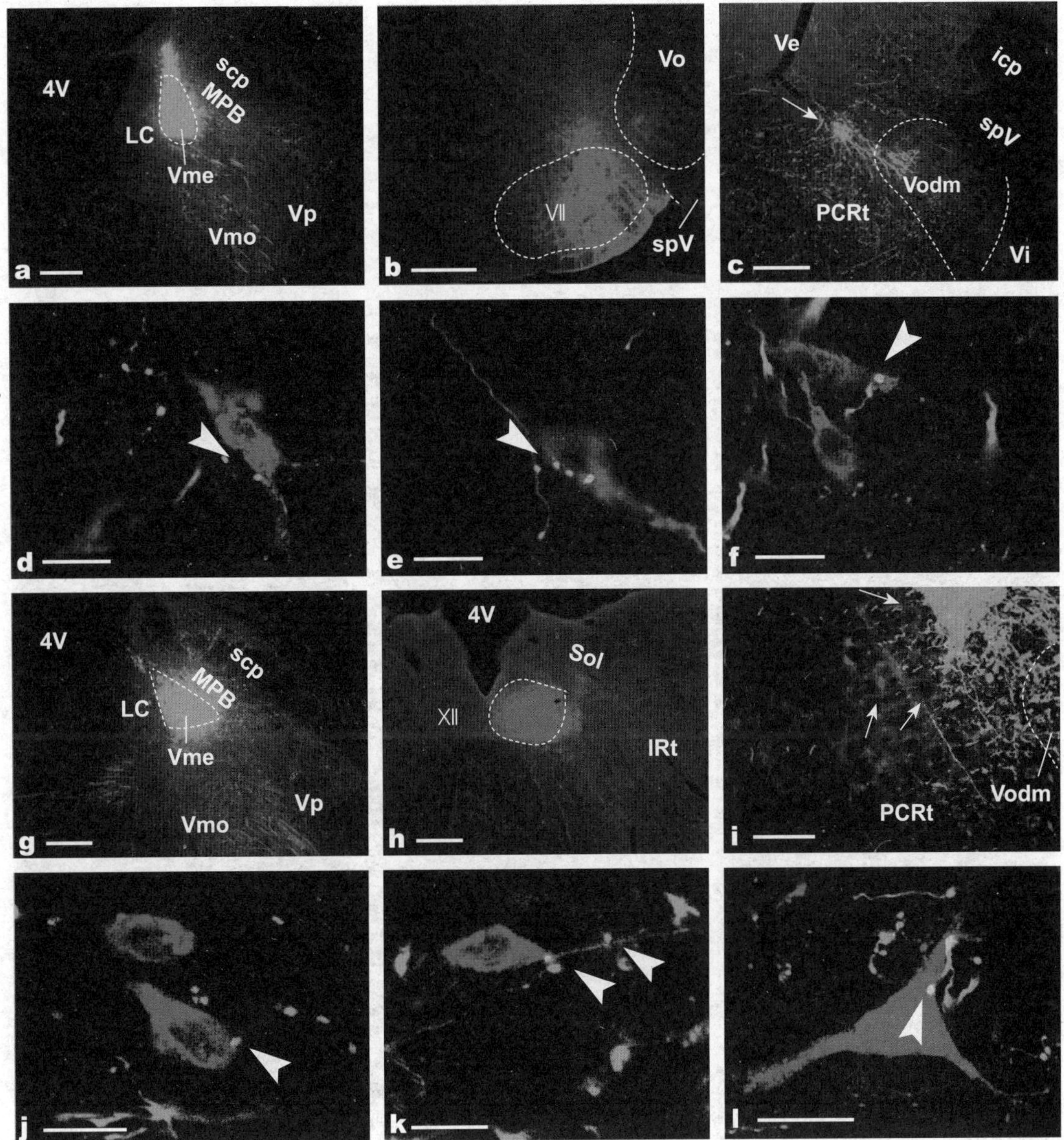

图 3.7　通过共焦显微镜观察面神经Ⅶ(或舌下神经Ⅻ)的前运动神经元与三叉神经中脑核 Vme 神经元末端之间的双标记连接。(a,g)Vme 中的 BDA 注射部位;(b,h)Ⅶ(b)和Ⅻ(h)中的 CTB 注射位点;(c,i)在三叉神经感觉主核背内侧部 Vo(Vodm)和相邻的脑桥小细胞网状核(PCRt)的背内侧部分中的 BDA 标记的轴突和末端;这个区域在共聚焦显微镜下,于高放大倍数下观察到 BDA 标记的小结与 CTB 标记的胞体或树突之间的连接(d~f 和 j~l 中的箭头所示)。scp,小脑上脚;MPB,臂旁内侧核;LC,蓝斑;Vme,三叉神经中脑核;Vmo,三叉神经运动核;Vp,丘脑腹后外侧核;Ve,前庭核;Ⅶ,面神经核;spV,三叉神经脊束;icp,小脑下脚;Vo,Vodm,三叉神经感觉主核背内侧部;PCRt,脑桥小细胞网状结构;Vi,三叉神经脊束核极间亚核;Sol,孤束核;IRt,中间外侧网状结构;Ⅻ,舌下神经

源表位结合。大鼠在 CTB 注射 3 或 6 天后处死(Vp、Vo、Vi 和 Vc 在注射后 6 天,Vsup 和 RF 在注射后 3 天)。作者的目的是通过 CTB,NeuN(神经元核)和抗 VGluT1 或 2 的三重标记来验证上述区域中的 VGluT1 型和 2 型神经元投射到三叉神经运动核的运动神经元或中间神经元(Pang et al. 2009;Ge et al. 2010)。

3. CTB 顺行示踪三重标记方法步骤:

(a) 冷冻切片,厚度为 40μm。快速用 0.01mol/L PB 冲洗,并在含有 0.3% TX-100 和 2% BSA 的 0.01mol/L PB(pH 7.4)中浸泡 1 小时。

(b) 0.01mol/L PB 冲洗切片三次，每次 5 分钟。

(c) 切片置于山羊抗 CTB(1∶1 000；List)，兔抗 VGluT1(1μg/mL)或兔抗 VGluT2(1μg/mL)和小鼠抗 -NeuN(1∶1 000；Chemicon)与 1% BSA 和 0.2% TX-100 混合液中室温孵育过夜。

(d) 0.01mol/L PB 冲洗切片三次，每次 10 分钟。

(e) 切片置于含生物素化驴抗山羊(10μg/mL)的 0.01mol/L PB 中室温下浸泡 3~5 小时。

(f) 0.01mol/L PB 冲洗切片三次，每次 10 分钟。

(g) 切片置于 Alexa Fluor 594 桥接的链霉抗生物素蛋白(1∶200)，Alexa Fluor 488 桥接的驴抗兔(1∶200)和 Alexa Fluor 647 桥接的驴抗小鼠(1∶200)的混合液中 4℃孵育过夜。

(h) 0.01mol/L PB 冲洗切片三次，每次 5 分钟。

(i) 切片滴加防荧光淬灭剂并封片。

4. 图 3.8(见文末彩图)中，在 CTB 不同注射位

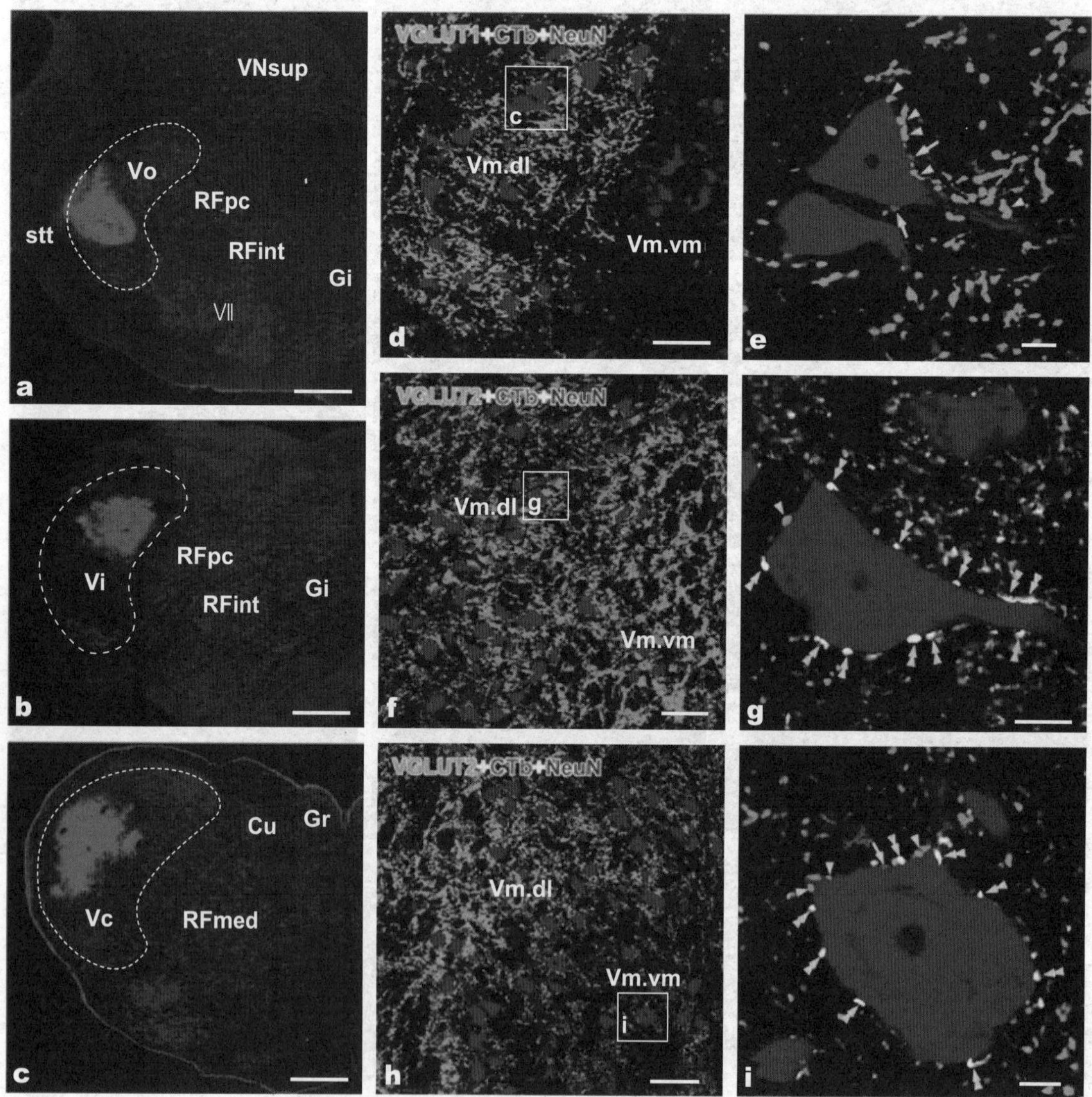

图 3.8 CTB 顺行示踪末端的三重标记，VGluT1(或 VGluT2)阳性末端以及表达 NeuN 的胞体和树突。(a~c)显示了 Vo、Vi 和 Vc 中的 CTB 注射位点；(d)是 VGluT1、CTB 和 NeuN 的三重标记图像；(f，h)Vmo 中 VGluT2、CTB 和 NeuN 的三重标记；(e，g，i)Vo、Vi 和 Vc 三重标记的高倍显示，CTB 示踪 Vo、Vi 和 Vc 的 VGluT1 或 VGluT2- 神经元投射到 Vmo。VNsup，三叉神经上核；RFpc，网状结构；Gi，巨细胞网状核；Ⅶ，面神经核；VGLUT1+CTB+NeuN，VGluT1、CTB 和 NeuN 三重标记；Vm.vm，丘脑腹内侧核；RFint，网状结构中间部；Cu，楔束核；Gr，薄束核；RFmed，网状结构内侧部；Vo，三叉神经脊髓吻侧亚核；Vc，三叉神经脊髓尾侧亚核；Vi，三叉神经脊髓极间亚核

点 Vo、Vi 和 Vc(图 3.8a~c)中进行 CTB、抗 VGluT1 和抗 NeuN 的三重标记(图 3.8d,e),以及 CTB、抗 VGluT2 和抗 NeuN 的三重标记(图 3.8f~i)。结果表明,上述位点的 VGluT1 和 VGluT2 神经元向 Vmo 中的运动神经元或中间神经元投射(图片引用经作者许可)。

5. 上述通路的 EM 研究方法和具体操作将在第 3.8 节介绍。

6. 大约 10 年前 Liu 等报道了 CTB 的跨节示踪(Liu et al. 2004)。作者将 CTB 的跨节标记结果与 WGA-HRP 进行了比较,结果显示标记末端的分布区域不同。作者将结果解释为 CTB 标记的有髓 A 纤维投射到脊髓后角Ⅲ ~ Ⅴ层;而 WGA-HRP 优先标记无髓鞘 C 纤维,并投射到后角层Ⅰ~Ⅱ。详细信息请参阅原始文献(Liu et al. 2004)。

3.6 PHA-L 顺行示踪和三重标记联合

3.6.1 PHA-L 导入和观察

1. PHA-L 是在 BDA 之外最常用的顺行示踪剂,与逆行标记或免疫组织化学结合使用也广泛用于通路连接和功能的研究。类似于 BDA、PHA-L 主要通过离子电渗法导入到目标 CNS 结构(参见第 2.4.2 节)。还是用大鼠来介绍 PHA-L 的应用。将含 2.5% PHA-L 的 0.05M Tris(TBS,pH 7.4)缓冲盐溶液用 5μA 正电流(开 7 秒关 7 秒)持续 15 分钟离子电渗到大鼠体内。微量注射器尖端直径为 10~30μm 效果良好(图 3.9;Zhang 1998)。PHA-L 导入大鼠体内后,动物存活时间为 5~9 天。例如,在上述研究中,PHA-L 从成年大鼠 Vi 和尾部 Vo 被摄取并运输到 Vp 共 7 天,距离大约 3mm。现在可以获得生物素化的 PHA-L,采用与前述 PHA-L 相同的方式将其注射到体内可以通过 ABC 试剂盒直接观察标记。但是,如果 PHA-L 与 BDA 联合使用研究单个目标区域分支传入神经的支配,生物素化的 PHA-L 和 ABC 试剂盒标记并不适用。

2. 组织化学染色显示 PHA-L 或生物素化的 PHA-L 束路示踪结果。用 4% PFA(如用于 EM 则用 PFA+GA;参见第 1.2 节)对动物进行心脏灌注固定,冷冻切片厚度 30~40μm。切片用 NGS 或 BSA 封闭。如果应用生物素化的 PHA-L,则可以直接使用 ABC 试剂盒观察标记(参见第 3.4.2 节,步骤 1)。如果使用 PHA-L,PAP 复合物或 ABC 试剂盒都可用于标记的组织化学显示,这将在下一节中介绍。

3. PHA-L 标记的组织化学染色步骤:

(a) 使用兔抗 PHA-L 作为一抗,山羊抗兔作为二抗;BSA 作为封闭液。在含有 1%~2% BSA 和 1% TX-100 的 0.01mol/L PBS(pH7.4)中浸泡切片 1 小时。

(b) 0.01mol/L PBS 冲洗切片三次,每次 5 分钟。

(c) 切片置于含兔抗 PHA-L 抗体(1∶1 000~1∶5 000;Dako。如果使用其他抗 PHA-L,参见供应商的推荐)、1% BSA 和 0.2% TX-100 的 0.01mol/L PBS 中室温孵育 3~5 小时(或 4℃过夜)。

(d) 0.01mol/L PBS 冲洗切片三次,每次 10 分钟。

(e) 对于 PAP 方法,在含山羊抗兔(1∶100~1∶500;Cappel,如果使用其他抗兔抗体,见供应商的建议)和 0.2% TX-100 的 0.01mol/L PBS 中室温孵育 3~5 小时(或 4℃过夜)。

注意:对于 ABC 染色,在含有生物素化山羊抗兔(1∶200~1∶500;参考供应商推荐)和 0.2% TX-100 的 0.01mol/L PBS 中室温孵育 3~5 小时(或 4℃下过夜)。

(f) 0.01mol/L PBS 冲洗切片三次,每次 10 分钟。

(g) 对于 PAP 方法,将切片置于用含兔 PAP 复合物(1∶200;Cappel)和 0.2% TX-100 的 PBS 中室温孵育 3~5 小时(或 4℃过夜)。

注意:对于 ABC 染色,将切片置于含 ABC 混合物(1∶50;Vector Labs) 和 0.2% TX-100 的 0.01mol/L PBS 中室温孵育 3~5 小时(或在 4℃下过夜)。

(h) 从该步开始,依据第 1.5.3 节步骤 3 的第 i 到 m 步进行操作(包括注释)。

4. 生物素化 PHA-L 组织化学法步骤。

步骤 a 和 b 与上述相同,跳过步骤 c 至 f,切片于含 ABC 混合物(1∶50) 和 0.2% TX-100 的 0.01mol/L PBS 室温孵育 3~5 小时(或 4℃孵育过夜)。然后,按照第 1.5.3 步骤 3 中第 i 到 m(包括注释)所列的步骤进行操作。

5. 通过免疫荧光染色观察 PHA-L 标记。该方法在下一节 PHA-L 和 BDA 的组合使用中介绍。

3.6.2 PHA-L 与 BDA 联合使用研究神经交汇支配

1. 如前所述,用大鼠来介绍该方法。大鼠在 PHA-L 和 BDA 束路示踪中的需要存活时间非常接

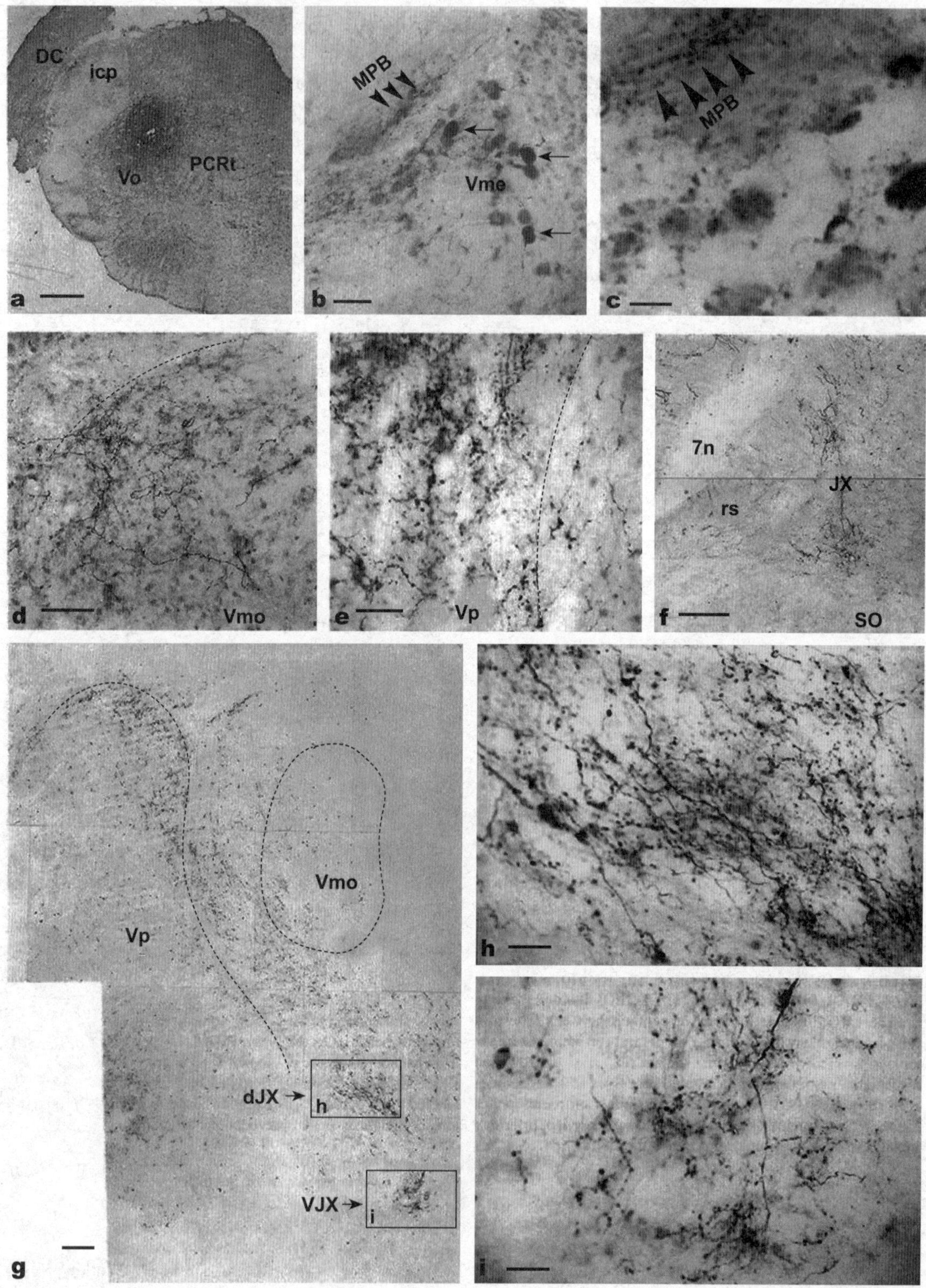

图 3.9 PAP 方法显示 PHA-L 顺行追踪。(a) Vodm 和 PCRt 区域的 PHA-L 注射部位;(b~i) PHA-L 标记的轴突和末端分布在 Vme、Vmo 和 Vp 水平冠状面上的不同区域。DC,蜗背侧核;icp,小脑下脚; PCRt,小细胞网状核;MPB,臂旁内侧核;Vo,三叉神经脊髓吻侧亚核;Vme,三叉神经中脑核;Vmo,三叉神经运动核;Vp,三叉神经脑桥核;rs,红脑脊髓束;JX,旁绳状体;SO,视上核;dJX,背侧旁绳状体;vJX,腹侧旁绳状体

近，所以我们将两个示踪剂分别应用于同一只大鼠。通过离子电渗法将 BDA 导入到 Vme 中，同时以相似的方式将 PHA-L 导入到同一大鼠对侧的内侧前庭核（MVe）。7 天后，对动物进行灌注固定和切片，方法与第 3.5.1 节的第 2 步相同。标记预计位于与 Vme 注射同侧的Ⅲ（动眼神经核）中，并通过与胆碱乙酰转移酶（ChAT）免疫染色组合的免疫荧光染色观察。

2. 三重免疫荧光标记步骤：

（a）冷冻切片，厚度为 30μm，将切片置于含有 0.5% TX-100 和 1% BSA 的 0.01mol/L PBS（pH 7.4）中室温孵育 1 小时。

（b）0.01mol/L PBS 冲洗切片三次，每次 5 分钟。

（c）在含有 1% BSA 和 0.5% TX-100 的 0.01mol/L PBS（pH 7.4）加入兔抗 PHA-L（1∶1 000；Vector Labs 或 Dako 或 TSC Biosci）孵育切片，室温孵育 3~5 小时（或 4℃过夜）。

（d）0.01mol/L PBS 冲洗切片三次，每次 10 分钟。

（e）将切片置于含小鼠抗 ChAT（1∶100；Millipore 或 Abcam）、1% BSA 和 0.5% TX-100 的 0.01mol/L PBS 中孵育过夜。

（f）0.01mol/L PBS 冲洗切片三次，每次 10 分钟。

（g）将切片置于含有 Alexa Fluor 350 桥接的山羊抗小鼠（1∶100；Invitrogen），Alexa Fluor 488 桥接的山羊抗兔（1∶200）和 Alexa Fluor 594 桥接的链霉抗生物素蛋白（1∶200）的 0.01mol/L PBS 中，室温孵育 2~3 小时。

（h）0.01mol/L PBS 冲洗切片三次，每次 10 分钟。

（i）切片滴加防荧光淬灭剂和盖玻片封片。

注意：蓝色标记用 Jackson Labs 的 AMCA 或来自 Molecular Probes 的 Alexa Fluor 350 染色，两者比其他染料淬灭得更快。因此，在共焦显微镜观察时，可用 Alexa Fluor 647、650 或 668 快红代替 AMCA 或 Alexa Fluor 350。

3. 图 3.10（见文末彩图）显示了 BDA（图 3.10a）

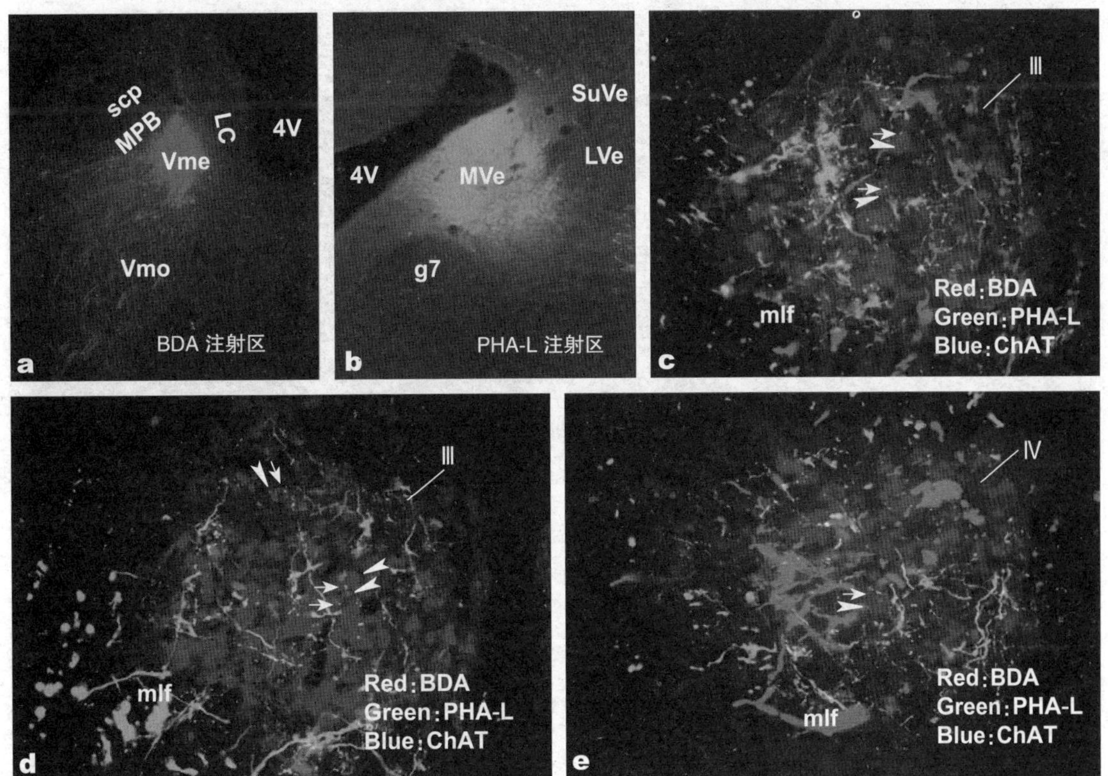

图 3.10　BDA、PHA-L 和 ChAT 在大鼠Ⅲ（动眼神经核）和Ⅳ（滑车神经核）中的三重标记，显示从 Vme 和 MVe 到 ChAT 阳性的动眼神经核或滑车神经核运动神经元的共同投射。(a) VMA 的 BDA 注射部位；(b) MVe 中的 PHA-L 注射部位；(c~e) 动眼神经核（c，d）和滑车神经核（e）中的 BDA 和 PHA-L 分支共同投射到 ChAT 免疫染色的运动神经元上的轴突末端的三重标记。scp，小脑上脚；MPB，臂旁内侧核；Vmo，三叉神经运动核；Vme，三叉神经中脑核；MVe，前庭内侧核；SuVe，前庭上核；LVe，前庭外侧核；Red：BDA，红色表示 BDA 阳性；Green：PHA-L，绿色表示 PHA-L 阳性；Blue：ChAT，蓝色表示 ChAT 阳性；mlf，内侧纵束

和 PHA-L(图 3.10b)的注射部位以及用 BDA、抗 PHA-L 和抗 ChAT 对动眼神经核(图 3.10c,d)和滑车神经核(图 3.10e)进行三重标记的微观图像。结果表明,大鼠动眼神经核和滑车神经核中的 ChAT 阳性运动神经元从同侧 Vme 和对侧 MVe 获得共同投射的神经支配。

3.7 氟金逆行示踪和三重标记示踪

3.7.1 FG 导入和观察

1. 氟金(Fluoro-Gold,FG)是一种逆行示踪剂,其广泛应用于与其他示踪剂或神经活性物质的免疫组织化学联合使用。FG 主要用于靶向 CNS 结构,可以通过离子电渗法或压力注射进行导入。同样,使用大鼠来介绍 FG 的应用。通常,研究人员将其溶于 1%~10% 的生理盐水或 PB(pH 7.4)中进行注射。在近期的一篇论文中,作者用 2% FG 的 0.05mol/L PB(pH 7.4)通过直径 15~25μm 的微量移液管,4μA 正电流(开 7 秒关 7 秒)持续 20 分钟进行离子电渗导入(Dong et al. 2012)。导入 FG 后要求大鼠存活时间为 5~7 天;例如,在上述研究中,FG 被摄取后从Ⅻ(舌下神经核)或Ⅶ(面神经核)传输到 Vp 水平,距离约 3~4mm,共用时 7 天。FG 注射 7 天后,用 4% PFA 和 15%(v/v)苦味酸进行心脏灌注固定。

2. FG 广泛应用于与荧光素或非荧光素示踪剂联合使用,因为 FG 本身可用作荧光示踪剂,无需任何组织化学过程就可通过荧光显微镜观察。应用抗 FG 抗体,可与任意的免疫染色联合使用,观察组织化学过程或其他颜色的免疫荧光标记。通常,在生理条件下即 pH 7.2~7.4 微环境中,FG 的发射波长为 620nm,呈现为橙色至红色。在实验条件下,低 pH(例如 pH3.3)、FG 的发射波长为 440nm 波长,呈现蓝色。因此,FG 是与低 pHTMB-SNF 结合使用进行 HRP 组织化学的最佳备选。两者的联合使用既可用于观察 FG- 标记的胞体和树突与 HRP 跨神经元标记的末端之间的联系,也可用于双重逆行标记胞体。FG 的观察方法很多,我们将在下一节以 Dong 等(Dong et al. 2012)的论文为例对三重标记作具体介绍。

3.7.2 BDA、FG 和免疫染色进行三重标记

1. 应用实例:在 Dong(Dong et al. 2012)的论文中,作者提出了两种三重标记组合:一种是通过谷氨酸脱羧酶(glutamic acid decarboxylase,GAD)免疫荧光染色与 BDA 顺行标记结合进行的逆行 FG 束路示踪(图 3.11)(见文末彩图);另一种是通过 BDA 和抗 VGluT2(囊泡型谷氨酸转运蛋白 2)对轴突末端进行双重标记,发现其与 FG 逆行标记的胞体紧密相连(图 3.12)(见文末彩图)。在这两组大鼠中,FG 和 BDA 分别同时输送到每只大鼠的Ⅶ(或Ⅻ)和 Vc。注射 7 天后,处死大鼠,进行冷冻切片,切片厚度为 40μm,并对组织进行三重标记。在这两个实验中,作者使用抗 FG 抗体来修正 FG 自发荧光。方法总结如下。

2. FG、BDA 和 GAD 免疫荧光三重标记方案:

(a) 0.05mol/L PB(pH 7.4)洗片数次。

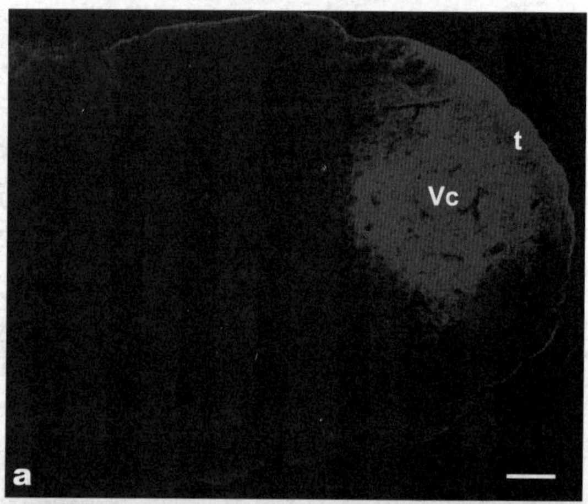

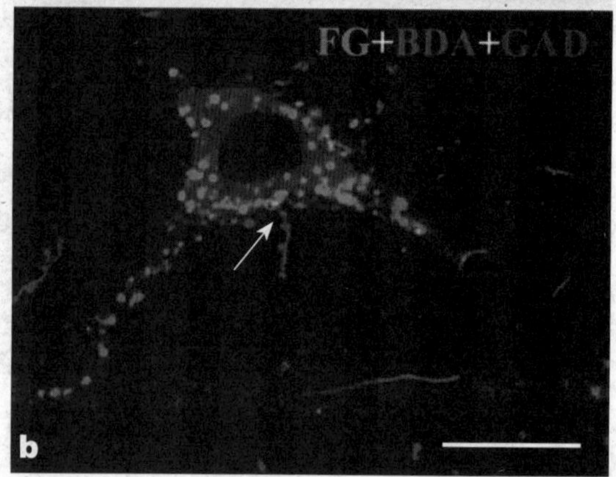

图 3.11 (a) Vc 中的 BDA 注射部位;(b) 顺行示踪的 BDA 轴突末端终止于 FG 逆行标记的并被抗 GAD 免疫染色的面神经核运动前神经元

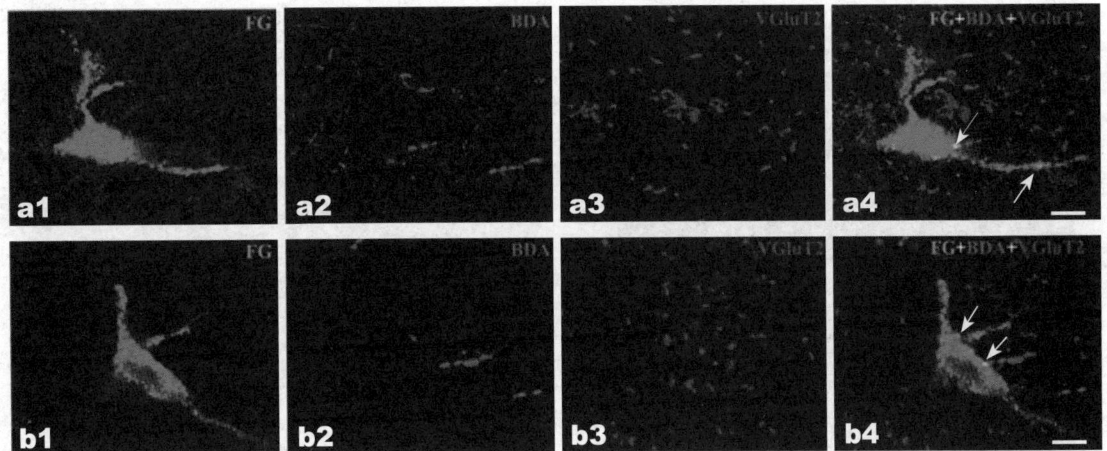

图 3.12　Ⅶ和Ⅻ运动前神经元上 FG（a1，b1）、BDA（a2，b2）和 VGluT2（a3，b3）的三重标记。在这项工作中，将 FG 注射到Ⅶ或Ⅻ中，BDA 被输送到 Vc，结果表明 Vc 中的 VGluT2- 多巴胺能神经元（由 BDA 追踪）终止于Ⅶ（a1~a4）或Ⅻ（b1-b4）运动前神经元（FG 逆行标记）

（b）切片置于含 1% NGS 和 0.5% TX-100 的 0.05mol/L PB 中，室温 1 小时。

（c）0.05mol/L PB 冲洗切片三次，每次 5 分钟。

（d）在含 1% NGS 和 0.5% TX-100 的 0.05mol/L PB 中加入兔抗 FG（1∶5 000；Chemicom，其他供应商参考说明书）室温孵育切片 3~5 小时。

（e）0.05mol/L PB 冲洗切片三次，每次 10 分钟。

（f）在含 1% NGS 和 0.5% TX-100 的 0.05mol/L PB 中加入小鼠抗 GAD（1∶500；Millipore，如果其他供应商，参见稀释说明）室温孵育过夜。

（g）0.05mol/L PB 冲洗切片三次，每次 5 分钟。

（h）切片浸泡于二抗混合液中，二抗混合液包括 Alexa Fluor 488 桥接的驴抗兔（1∶500；Invitrogen，其他供应商参考说明书），Cy5 桥接的驴抗鼠（1∶500；Jackson Labs 或其他供应商）和 Cy3 标记的抗生物素蛋白 D（1∶1 000；Jackson Labs 或其他供应商），滴加在切片上，室温孵育过夜。

（i）0.05mol/L PB 冲洗切片三次，每次 10 分钟。封片进行观察。

3. FG、BDA 和 VGluT2 免疫荧光三重标记方案：

（a）步骤 a~e 与上一节所述相同。

（b）豚鼠抗 VGluT2（0.5μg/mL）加入含有 1% BSA 和 0.5% TX-100 的 0.05mol/L PB 中，室温下孵育切片过夜。

（c）每次用 0.05mol/L PB 洗涤切片三次，每次 10 分钟。

（d）将 Alexa Fluor 488 桥接的驴抗兔、Alexa Fluor 647 桥接的驴抗豚鼠（1∶500；Invitrogen 或其他供应商）和 Cy3 标记的抗生物素蛋白 D（1∶1 000；Jackson Labs 或其他供应商）混合，孵育切片。

（e）0.05mol/L PB 冲洗切片三次，每次 10 分钟。封片进行观察。

注意：Alexa Flour 647 是远红外荧光探针，可以在共聚焦下观察，但不能在常规荧光 LM 中观察。

3.8　双标记免疫电镜观察

3.8.1　银增强免疫金法

1. 免疫金法发展史。免疫金一词来自免疫染色中与免疫球蛋白连接的胶体金。胶体金曾因其不同粒径的金颗粒呈现不同的颜色而被用于制造有色眼镜（图 3.13）（见文末彩图）。与其相关的第一份出版物报道，20 世纪 70 年代初 Faulk 和 Taylor 提出胶体金可以与抗血清共轭结合并用于 EM 研究（1971）。后来大量关于将胶体金与许多不同蛋白质结合以便在 EM 下观察的尝试被报道。然而，最适用的方法是将胶体金与二抗 IgG 连接将其作为常规免疫染色中过氧化物酶缀合的二抗使用。在 20 世纪 80 年代初，免疫金法逐渐成熟并在切片后对超薄切片进行免疫染色即包埋染色（De Mey et al. 1981）。除 EM 之外，胶体金标记中的银加强法也被用于 LM 观察，这就是最早用于 LM 研究的银金法（De Mey et al.1981）。包埋后的免疫金染色现在仍然用于 EM 观察，但在本节中，我们将重点介绍一种更简单更适用于 EM 研究的

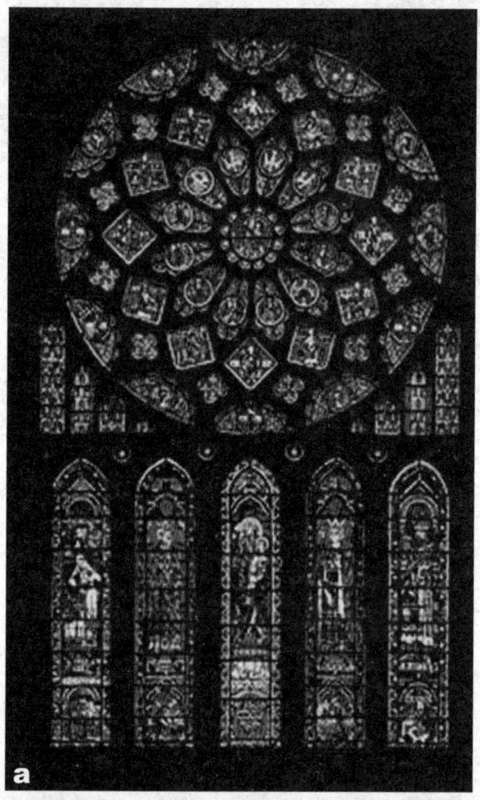

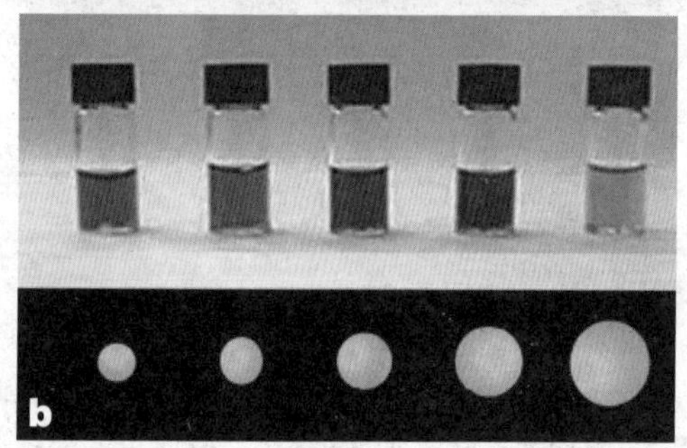

图 3.13 (a)用胶体金染色的广场前门彩色玻璃;(b)不同粒径的金颗粒导致不同的颜色

包埋前的银金染色方法。通过这种方法,一组研究者(Li et al. 2000;Pang et al. 2009;Ge et al. 2010)达到了理想的效果;在此将介绍其具体方法。

2. 嵌入式免疫染色的简单介绍:

组织固定。以大鼠为例。固定剂为含 4% PFA 和 0.2%~0.5% GA 的 0.1mol/L PB(pH 7.2),按常规方法进行灌注固定。如果跟踪内源性抗原的免疫组织化学染色,GA 的浓度为 0.5%,如果对双重内源性抗原进行双重免疫染色,则可以降低GA 至0.075%~0.1%。按照 1.5.1 和 1.6.3 进行常规振动切片和 LR 包埋。切片后染色并封片。

3. 免疫染色步骤。本文将介绍经过众多改良后 Tapia 等(Tapia et al. 1983)的银 - 金色染色:

(a) 用 10% H_2O_2 浸泡载网(面朝下)5 分钟,通过环氧树脂的透化来"蚀刻"切片并有助于抗体渗透,然后用 DDW 冲洗载网。

(b) 室温下用含 20% NGS 的 0.05mol/L TBS(pH 7.2)浸泡载网 10 分钟。

(c) 用 DDW 对载网进行喷射清洗。

(d) 将载网置于含最佳滴度的混合两种抗血清(兔抗和豚鼠抗血清)的 TBS 中室温下浸泡 1 小时。

(e) 随后用 TBS 和 TBS + 0.2% BSA 喷射冲洗载网。

(f) 载网置于 5mm 含有 1% BSA 的 TBS 液滴中室温 5 分钟。

(g) 倾倒后载网置于含两种最佳滴度抗血清(20nm 金标记的山羊抗豚鼠 IgG 和 12 或 40nm 金标记的山羊抗兔 IgG)的混合物中,室温浸泡 1 小时。

(h) TBS-BSA、TBS 和 DDW 喷射冲洗后,将切片置于乙酸双氧铀(DDW 中饱和)和柠檬酸铅复染。

4. 包埋前银 - 金法:前期处理动物灌注、组织加工和免疫染色的整个过程参照 Li 和同事的工作,引用他们已发表的 EM 超微结构也得到作者的许可(Li et al. 2000;Pang et al. 2009;Ge et al. 2010)。用含 15%(v/v)苦味酸、4% PFA 和 0.1% GA 的 0.1mol/L PB(pH7.4)对大鼠进行心脏灌注固定,振动切片,切片厚度 50μM,然后储存在 0.1mol/L PB 中进行组织处理和染色。

组织处理和单次银 - 金法免疫染色方法步骤如下:

(a) 在冷冻保护液中孵育切片,如 1.5.2 的步骤 2 和 3,简而言之,在 0.05mol/L PB(pH 7.4)中加入 25% 蔗糖和 10% 甘油。

(b) 室温下振荡 1 小时并制备 LN(见第 1.5.2 节)。

(c) 将切片安装在金属网上并通过 LN 对其迅速冻融。好的冻结的标志是切片完全变白。冻融后,将切片放回冷冻保护液。

(d) 用 0.05mol/L TBS(pH 7.4)快速洗涤切片,震荡 3~5 分钟。

(e) 将切片转移到含 20% NGS 的 0.05mol/L TBS 中,室温孵育 1 小时。

(f) 0.05mol/L TBS 冲洗切片三次,每次 5 分钟。

(g) 切片加入含一抗的 2% NGS 0.05mol/L TBS 中,室温孵育 12 小时,然后 4℃孵育 12 小时。

(h) 0.05mol/L TBS 冲洗切片三次,每次 10 分钟。

(i) 切片浸于 1.4nm 金颗粒缀合的抗一抗 IgG 的

二抗（1∶100；Nanoprobes）（含 2% NGS 的 0.05mol/L TBS），室温孵育 12 小时。

（j）0.1mol/L PB（pH 7.4）冲洗切片三次，每次 10 分钟。

（k）切片在含 1% GA 的 0.1mol/L PB 中室温下后固定 10 分钟。

（l）0.1mol/L PB 洗片 10 分钟，然后用 DDW 洗片 3 次 10 分钟。

（m）银加强按 HQ 银试剂盒（Nanoprobes）中供应商提供的操作说明进行。简而言之：试剂 A、B 和 C 单独包装；取 1 滴“A”加入 1mL Ep 管中，并滴加一滴“B”，涡旋混匀；然后滴加一滴“C”，涡旋混匀。

（n）避光将切片置于 A-B-C 混合液中 5~7 分钟，然后将其转移到 DDW 中，在 LM 下检查。LM 下观察应呈现为黄色。

（o）如果部分的颜色太白，请重复上述步骤，但使用新配的 A-B-C，直到在 LM 下观察到黄色标记。

（p）DDW 洗涤一次 5 分钟，然后在 0.05mol/L TBS 冲洗切片三次 5 分钟。切片可进行 EM 包埋。

5. 图 3.14 微结构图展示了前包埋免疫金银染色

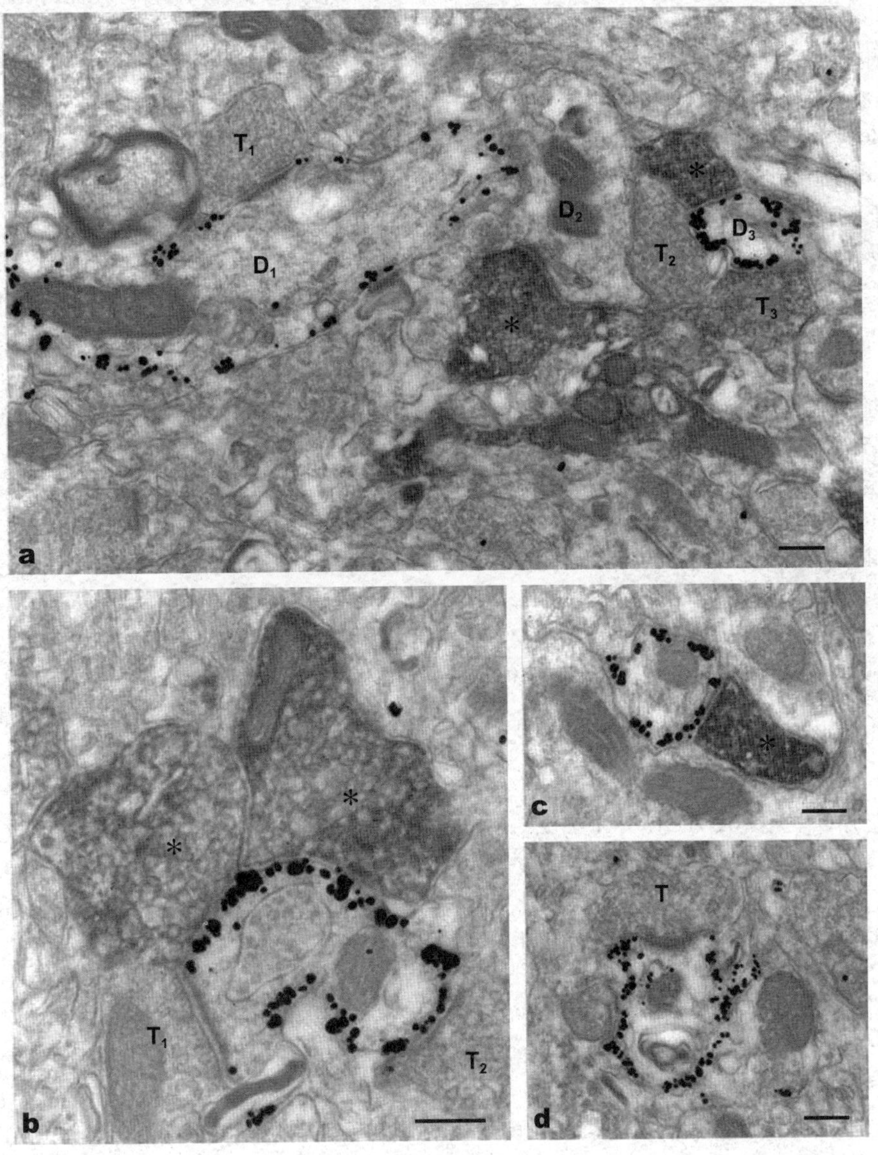

图 3.14　EM 照片显示银 - 金颗粒和过氧化物酶组织化学染色双重标记，代表两种神经活性物质 NK1R（a~d 中的黑点）和 SP（a~c 中的 *）。银 - 金颗粒的分布区域和结构特征使非特异性标记可能最小化，反映了作者高超的技术

超薄切片(Li et al. 2000)。银-金颗粒清楚的标记了结构,组织保存优异。

3.8.2 银-金和ABC染色鉴定双抗原

1. 神经活性物质如神经递质或转运蛋白或受体的超微结构共定位一直是判断目标神经元特定功能的重要理论依据。在本节中,以大鼠神经激肽-1受体(neurokinin-1 receptor,NK1R)和外源性P物质(substance P,SP)的超微结构双重标记(Li et al. 2000)为例来介绍该方法。如前所述,大鼠用PGA+GA+苦味酸按常规方法灌注固定。

2. NK1R和SP双标记免疫电镜观察步骤:

(a) 冷冻保护,冻融以及封闭和洗片的步骤与上一节中的步骤a~f相同。

(b) 继续上述步骤f。洗片后,将兔抗NK1R(1μg/mL;作者赠予)和大鼠抗SP(1∶200;Chemicon)加于含2% NGS的0.05mol/L TBS中,将混合液滴加在切片上,室温孵育12小时,然后在4℃孵育12小时。

(c) 0.05mol/L TBS冲洗切片三次,每次10分钟。

(d) 将切片浸泡于含1.4nm金颗粒附着的山羊抗兔IgG(1∶100;Nanoprobes)和生物素化的驴抗大鼠IgG、含2% NGS的0.05mol/L TBS中孵育12小时。

(e) 洗涤,后固定,银加强和LM切片观察的步骤与上一节中的步骤10~15相同。

(f) 继续上述步骤第15步。DDW洗涤一次5分钟,然后在0.05mol/L TBS冲洗切片三次,每次5分钟。

(g) 切片在含ABC混合物(1∶50)的0.05mol/L TBS中室温孵育3~5小时。

(h) 用0.05mol/L TBS(pH 7.4)洗片一次5分钟,0.05mol/L TB(pH 7.6)中洗片两次。

(i) 切片转移至含0.003% H_2O_2和0.05% DAB的0.05mol/L TB(pH7.6)中,进行组织化学反应,20~30分钟。

(j) 倾倒反应溶液并更换新鲜的0.05mol/L TB(pH 7.6)终止反应。

(k) 0.05mol/L TB(pH 7.6)洗片一次,并用0.1mol/L PB(pH 7.4)洗片两次,每次5分钟。然后锇酸染色,LW包埋。

3. 超微结构图3.14显示了过氧化物酶组织化学染色的富含SP的轴突扣结和银-金标记的表达NK1R的胞体和树突之间明显的关系[经Li et al (2000)许可引用]。照片明确显示NK1R分布在突触后细胞膜中,SP标记的突触前扣结终止于这些胞体和树突上,大多数NK1R标记与突触后致密小体共定位,反映SP是直接配体。

3.8.3 银-金束路示踪组合

1. 本节将用两个大鼠实验实例来介绍这种联合应用。一个是CTB顺行示踪与神经活性物质共标记,另一个是HRP逆行示踪、BDA顺行标记和银-金法显示某一神经活性物质的三重标记。当刺激应用于上级神经元,使之兴奋,传播途径中形态学的突触形成或下一级神经元上形成正常的动作电位能明确证实功能性连接。本文提出的方案主要基于前述同一组研究者的研究,并引用了一些出版物作为原始参考(Pang et al. 2009;Ge et al. 2010; Dong et al. 2012),显微照片使用经作者许可用来阐明这些操作方案的结果。

2. CTB与金银双重标记和免疫染色方案和组织加工方法:作者通过微量注射器压力注射含2% CTB的0.1mol/L PB(pH 7.3)0.25~0.30μL,大鼠在注射后存活6天。心脏灌注固定剂同前述,简单而言4% PFA+ 0.1% GA+15%苦味酸。对于EM研究,进行50μm振动切片并按照以下步骤处理。

组织处理和染色步骤:

(a) 冷冻保护,冻融,封闭和洗片步骤与第3.8.1节第4步中的步骤a~f相同。唯一不同的是用10% BSA替代20%的NGS。

(b) 继续至前述步骤f。在洗片后,将切片置于含1% BSA的0.05mol/L TBS一抗混合物中,包括山羊抗CTB(1∶1 000;List Biology)和豚鼠抗VGluT2(1μg/mL)室温孵育12小时,然后在4℃孵育12小时。

(c) 0.05mol/L TBS冲洗切片三次,每次10分钟。

(d) 在含1.4nm金颗粒结合的兔抗山羊IgG(1∶100;Nanoprobes)和生物素化驴抗豚鼠IgG(1∶100;Jackson Labs)和1% BSA的0.05mol/L TBS中,室温孵育切片12小时。

(e) 洗片,后固定,银加强和LM下切片观察的步骤与第3.8.1节第4步中的步骤j~o相同。

(f) 继续至前述步骤o。用DDW洗片一次5分钟,然后在0.05mol/L TBS冲洗切片三次,每次5分钟。

(g) ABC混合物中孵育,洗涤,DAB反应启动和终止与上一节中的步骤g~j相同。

(h) 用0.05mol/L TB(pH 7.6)洗片一次,并用0.1mol/L PB(pH 7.4)洗片两次,每次5分钟。然后切

片锇酸染色、LW 包埋。

3. 图 3.15 展示了 CTB 和 VGluT1(或 VGluT2)在投射的目标区域树突上的末端和突触在同一轴突扣结中的共定位。这些轴突从 Vp 投射到腹侧后内侧丘脑核(VPM),即 VGluT1(或 VGluT2)阳性神经元由 CTB 从 Vp 示踪到 VPM(Ge et al. 2010)。在另一项工作中,这些突起起源于 Vo 投射到 Vmo,即 VGluT1(VGluT2)神经元由 CTB 从 Vo 示踪到 Vmo(Pang et al. 2009)。同样,在这些操作中非特异性结合的避免以及组织的良好保存相当复杂。照片引用经作者

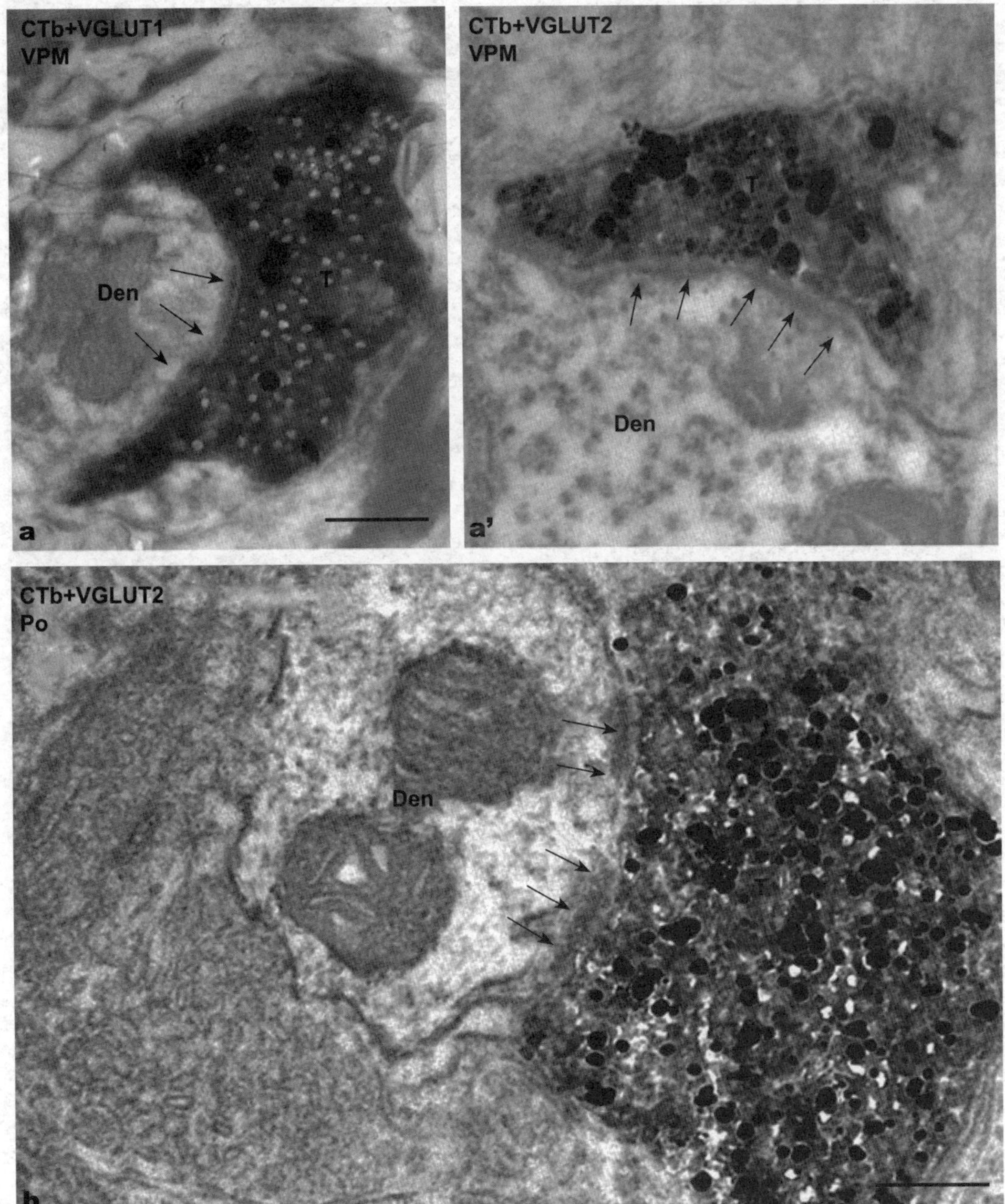

图 3.15 EM 图片显示了通过过氧化物酶组织化学染色(a 和 b)和 CTB 顺行跟踪和银金免疫染色的 VGluT1(a)或 VGluT2(a' 和 b)双标记的共定位,CTB 标记的过氧化物酶组织化学染色(a 和 b)和银金颗粒标记的 VGluT1(或 2)阳性小结(a 和 b)。VPM,丘脑腹后内侧核;Den,树突;T,终末

许可。

4. HRP、BDA 和金银三重标记的组织处理和染色方案：在这项工作中，取 0.2μL 含 10% BDA 的 0.05mol/L PBS 中压力注射到 Vc，动物存活 7 天，然后将 HRP 压力注射到大鼠Ⅶ（或Ⅻ）中；在 2 天后，用含 4% PFA 和 0.1% GA 的冷 0.1mol/L PB(pH7.4；4℃）对大鼠灌注固定。作者检测了 BDA 和 VGluT2 在单个轴突小结中的共定位，以证明 VGluT2 阳性轴突末端投射到 HRP 逆行标记的 Vc 的突触Ⅶ（或Ⅻ）运动前神经元。同样，进行 50μm 的振动切片并按以下步骤操作。

组织处理和染色步骤：

(a) 按照第 3.3.3 节第 3 步中的步骤 a~p 操作。

(b) 按照第 1.5.2 节进行冻融操作，但直接使用 LN 如 3.8.1 第 4 步的步骤 a~c。

(c) 然后按照第 3.8.1 节第 4 步中的步骤 d~f 进行。

(d) 将切片在含豚鼠抗 VGluT2(0.8μg/mL) 的 2% NGS-0.05mol/L TBS 中，室温孵育 12 小时，然后 4℃孵育 12 小时。

(e) 0.05mol/L TBS 冲洗切片三次，每次 10 分钟。

(f) 将切片置于含 1.4nm 金颗粒连接的山羊抗豚鼠 IgG（1∶100；Nanoprobes）(2% NGS 的 0.05mol/L TBS) 中室温孵育 12 小时。

(g) 按照第 3.8.1 节第 4 步步骤 j~p 操作。

(h) DDW 洗涤一次 5 分钟，然后在 0.05mol/L TBS 冲洗切片三次，每次 5 分钟。

(i) 按照第 3.8.2 节第 2 步步骤 g~k 进行。

(j) 然后切片锇酸染色、LW 包埋。

5. 图 3.16 显示了 BDA 和 VGluT2 在同一轴突扣结中的共定位；树突上的终末和突触通过 HRP 逆行标记。这样，作者用 BDA 示踪 Vc 中的 VGluT2- 多巴胺能神经元投射到Ⅶ（或Ⅻ）的运动前神经元；而那些神经元已经通过 HRP 进行了逆行标记［照片引用得到作者许可（Dong et al. 2012)］。

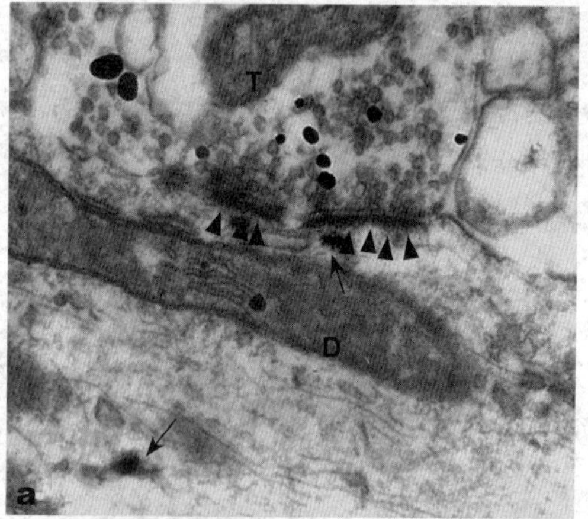

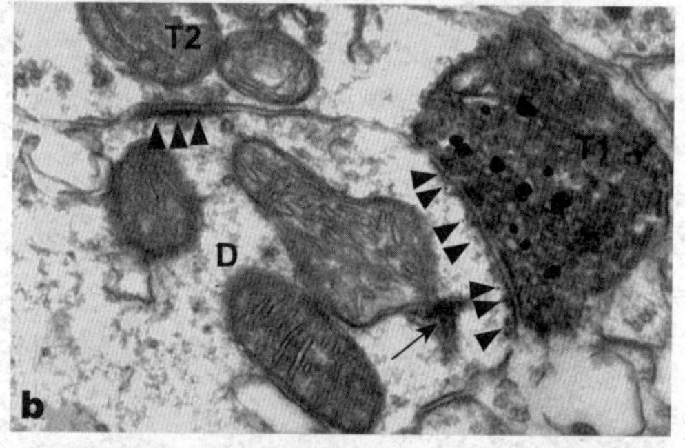

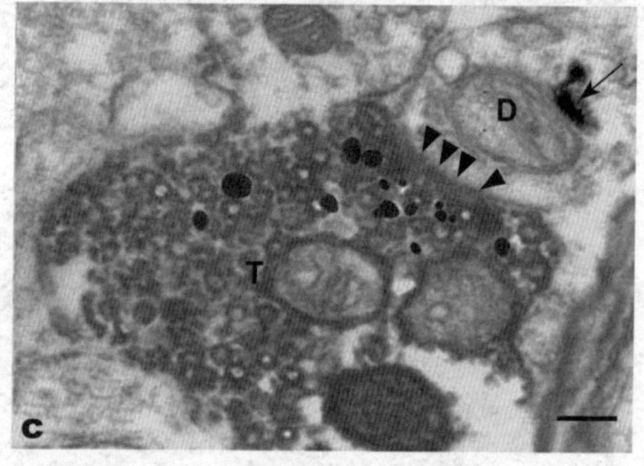

图 3.16 EM 图展示了 HRP（a~c 中的箭头），ABC 过氧化物酶染色（b 和 c 中的暗 Ts）和金银颗粒的三重标记的超微结构。图片显示 BDA 示踪 VGluT2- 能神经元从 Vc 投射到Ⅶ（或Ⅻ）的运动神经元，也被 HRP 逆行标记。这是在超微结构水平上成功应用 HRP、BDA 和抗神经活性物质进行三重标记的例子

（曲飞 姜佳楠 郑敏 译）

参考文献

Abercrombie M, Johnson ML (1946) Quantitative histology of Wallerian degeneration; nuclear population in rabbit sciatic nerve. J Anat 80:37–50

Angelucci A, Clasca F, Sur M (1996) Anterograde axonal tracing with the subunit B of cholera toxin: a highly sensitive immunohistochemical protocol for revealing fine axonal morphology in adult and neonatal brains. J Neurosci Methods 65:101–112

Beier KT, Borghuis BG, El-Danaf RN, Huberman AD, Demb JB, Cepko CL (2013) Transsynaptic tracing with vesicular stomatitis virus reveals novel retinal circuitry. J Neurosci 33:35–51

De Mey J, Moeremans M, Geuens G, Nuydens R, De Brabander M (1981) High resolution light and electron microscopic localization of tubulin with the IGS (immuno gold staining) method. Cell Biol Int Rep 5:889–899

De Olmos J, Heimer L (1977) Mapping of collateral projections with the HRP-method. Neurosci Lett 6:107–114

Dong YL, Wang W, Li H, Li ZH, Zhang FX, Zhang T, Lu YC, Li JL, Wu SX, Li YQ (2012) Neurochemical properties of the synapses in the pathways of orofacial nociceptive reflexes. PLoS One 7:e34435

Faulk WP, Taylor GM (1971) An immunocolloid method for the electron microscope. Immunochemistry 8: 1081–1083

Fink RP, Heimer L (1967) Two methods for selective silver impregnation of degenerating axons and their synaptic endings in the central nervous system. Brain Res 4:369–374

Ge SN, Ma YF, Hioki H, Wei YY, Kaneko T, Mizuno N, Gao GD, Li JL (2010) Coexpression of VGLUT1 and VGLUT2 in trigeminothalamic projection neurons in the principal sensory trigeminal nucleus of the rat. J Comp Neurol 518:3149–3168

Gu Y, Chen Y, Ye L (1992) Electron microscopical demonstration of horseradish peroxidase by use of tetramethylbenzidine as chromogen and sodium tungstate as stabilizer (TMB-ST method): a tracing method with high sensitivity and well preserved ultrastructural tissue. J Neurosci Methods 42:1–10

Johnson AC, Mc NA, Rossiter RJ (1950) Chemistry of Wallerian degeneration; a review of recent studies. Arch Neurol Psychiatry 64:105–121

Kobbert C, Apps R, Bechmann I, Lanciego JL, Mey J, Thanos S (2000) Current concepts in neuroanatomical tracing. Prog Neurobiol 62:327–351

Kotowicz Z (2005) Gottlieb Burckhardt and Egas Moniz—two beginnings of psychosurgery. Gesnerus 62:77–101

Kristensson K, Olsson Y (1971) Retrograde axonal transport of protein. Brain Res 29:363–365

LaVail JH, LaVail MM (1972) Retrograde axonal transport in the central nervous system. Science 176:1416–1417

LaVail MM, Sidman M, Rausin R, Sidman RL (1974) Discrimination of light intensity by rats with inherited retinal degeneration: a behavioral and cytological study. Vision Res 14:693–702

Li JL, Wang D, Kaneko T, Shigemoto R, Nomura S, Mizuno N (2000) The relationship between neurokinin-1 receptor and substance P in the medullary dorsal horn: a light and electron microscopic immunohistochemical study in the rat. Neurosci Res 36:327–334

Liu Y, Broman J, Edvinsson L (2004) Central projections of sensory innervation of the rat superior sagittal sinus. Neuroscience 129:431–437

Luo P, Haines A, Dessem D (2001) Elucidation of neuronal circuitry: protocol(s) combining intracellular labeling, neuroanatomical tracing and immunocytochemical methodologies. Brain Res Brain Res Protoc 7:222–234

Luo P, Zhang J, Yang R, Pendlebury W (2006) Neuronal circuitry and synaptic organization of trigeminal proprioceptive afferents mediating tongue movement and jaw-tongue coordination via hypoglossal premotor neurons. Eur J Neurosci 23:3269–3283

Luo L, Callaway EM, Svoboda K (2008) Genetic dissection of neural circuits. Neuron 57:634–660

Martin X, Dolivo M (1983) Neuronal and transneuronal tracing in the trigeminal system of the rat using the herpes virus suis. Brain Res 273:253–276

Mesulam MM (1976) The blue reaction product in horseradish peroxidase neurohistochemistry: incubation parameters and visibility. J Histochem Cytochem 24: 1273–1280

Mesulam MM (1978) Tetramethyl benzidine for horseradish peroxidase neurohistochemistry: a non-carcinogenic blue reaction product with superior sensitivity for visualizing neural afferents and efferents. J Histochem Cytochem 26:106–117

Nauta WJ, Gygax PA (1954) Silver impregnation of degenerating axons in the central nervous system: a modified technic. Stain Technol 29:91–93

Pang YW, Ge SN, Nakamura KC, Li JL, Xiong KH, Kaneko T, Mizuno N (2009) Axon terminals expressing vesicular glutamate transporter VGLUT1 or VGLUT2 within the trigeminal motor nucleus of the rat: origins and distribution patterns. J Comp Neurol 512:595–612

Rondorf-Klym LM, Colling J (2003) Quality of life after radical prostatectomy. Oncol Nurs Forum 30:E24–E32

Rouiller EM, Capt M, Dolivo M, De Ribaupierre F (1989) Neuronal organization of the stapedius reflex pathways in the rat: a retrograde HRP and viral transneuronal tracing study. Brain Res 476:21–28

Ruigrok TJ, Teune TM, van der Burg J, Sabel-Goedknegt H (1995) A retrograde double-labeling technique for light microscopy. A combination of axonal transport of cholera toxin B-subunit and a gold-lectin conjugate. J Neurosci Methods 61:127–138

Schoene-Bake JC, Parpaley Y, Weber B, Panksepp J, Hurwitz TA, Coenen VA (2010) Tractographic analysis of historical lesion surgery for depression. Neuropsychopharmacology 35:2553–2563

Tapia FJ, Varndell IM, Probert L, De Mey J, Polak JM (1983) Double immunogold staining method for the simultaneous ultrastructural localization of regulatory

peptides. J Histochem Cytochem 31:977–981
Thomas GA (1948) Quantitative histology of Wallerian degeneration; nuclear population in two nerves of different fibre spectrum. J Anat 82:135–145
van Strien NM, Cappaert NL, Witter MP (2009) The anatomy of memory: an interactive overview of the parahippocampal-hippocampal network. Nat Rev Neurosci 10:272–282
Weiss P, Hiscoe HB (1948) Experiments on the mechanism of nerve growth. J Exp Zool 107:315–395
Wickersham IR, Finke S, Conzelmann KK, Callaway EM (2007) Retrograde neuronal tracing with a deletion-mutant rabies virus. Nat Methods 4:47–49
Zhang JD (1998) Projections from dorsomedial part of the subnucleus oralis to the mesencephalic trigeminal neurons innervating the masseter muscle—a PHA-L and HRP double labeling study in the rat. J Hirnforsch 39:55–64
Zhang JD, Yang XL (1999) Projections from subnucleus oralis of the spinal trigeminal nucleus to contralateral thalamus via the relay of juxtatrigeminal nucleus and dorsomedial part of the principal sensory trigeminal nucleus in the rat. J Hirnforsch 39:301–310
Zhang JD, Wang BR, Li HM, Li JS (1991) Projections from neurons innervating the masseter muscle to the subnucleus oralis of the spinal trigeminal nucleus and adjacent lateral reticular formation in the rat. J Hirnforsch 32:641–646
Zhang J, Pendlebury WW, Luo P (2003) Synaptic organization of monosynaptic connections from mesencephalic trigeminal nucleus neurons to hypoglossal motoneurons in the rat. Synapse 49:157–169
Zhang J, Yang R, Pendlebery W, Luo P (2005) Monosynaptic circuitry of trigeminal proprioceptive afferents coordinating jaw movement with visceral and laryngeal activities in rats. Neuroscience 135:497–505
Zhang J, Luo P, Ro JY, Xiong H (2012) Jaw muscle spindle afferents coordinate multiple orofacial motoneurons via common premotor neurons in rats: an electrophysiological and anatomical study. Brain Res 1489:37–47

第四章 体视学分析

4

Kristi M. Anderson, Adam M. Szlachetka, R. Lee Mosley

摘要

在现代实验室中，运用体视学对生物学特征进行定量评价变得越来越普遍。在过去的几十年中，体视学的发展紧随不断变化的神经科学领域的步伐。它已经从早期应用于研究岩石地质构成的方法转变为一种检测复杂中枢神经系统的微小和大体变化的非常有用的方法。体视学技术的最新发展确保了实践高效准确，也为消除造成不准确数值评价的假设和调查偏差提供了策略。本章重点介绍体视学在神经科学中应用，并提供证据以证实通过体视学分析产生的结果是有效的；我们将向读者介绍体视学在实验室中的应用，包括神经元总数定量，树突和轴突长度测量，非对称形状表面积的分析以及大脑的整体连接。本章提供了运用体视学进行研究的系统实例，内容呈现方式适合直接翻译以用作神经研究实验室的指南。

关键词

体视学；基于设计的定量；中枢神经系统神经元；分合法；体视框

4.1 前言

在中枢神经系统（central nervous system，CNS）的限定体积内，从组织学上估计细胞密度和体积通常存在固有误差，导致细胞数量被低估或高估以及关键结果的误判。早期系统性和内源性误差的校正是基于细胞形态学和计数偏倚的假设，这些假设不足以纠正这一问题。相比之下，无偏的、基于设计的体视学方法减轻了神经形态学定量研究的许多问题和错误。体视学分析主要涉及在限定的三维空间内，对平面组织切片进行三维解读，准确地估计细胞参数（例如数量或体积）。基于设计的体视学获得的结果与所研究细胞的大小、形状、空间方向和空间分布无关，那么，基于偏差的系统误差理论上就受到限制。因此，神经科学运用基于设计的体视学方法来分析脑区域的体积、脑区域内的细胞数量（如神经元和神经胶质细胞

K.M. Anderson·A.M. Szlachetka·R.L. Mosley（✉）博士
美国内布拉斯加大学医学中心　药理学系与实验神经科学系；神经退行性疾病研究中心
美国内布拉斯加州奥马哈
邮编 68198-5930
邮箱：kristi.anderson@unmc.edu；amszlachetka@unmc.edu；rlmosley@unmc.edu

数）、细胞分隔体积（核或核周体）、脑区域内生物结构的长度或密度（血管、神经纤维或树突），以及脑区域内的细胞构筑[目标区域（region of interest，ROI）内细胞空间分布或细胞突起的密度]和连通性（神经网络、突触及轴突和树突）。

接下来，本章将向读者介绍体视学的发展简史以及体视学分析在生物学中的重要意义和价值。我们还将讨论体视学如何发展成为一种有效、可靠和无偏的估计细胞数量的方法的过程。我们将介绍如何运用体视学来进行定量研究，并讨论运用体视学时可能出现的潜在错误。最后，本章将介绍体视学软件使用的工具和方法，以及如何正确使用它们，使其功能最大化。通过遵守体视学原则，可以有效地获得能够准确代表被调查群体的定量评价。

4.2　体视学发展简史

体视学是通过解读二维图像来计算三维空间几何量的研究（Sundberg 1984）。地质学家 Achille Ernest Oscar Joseph Delesse 在发现仅使用单平面图像就能够确定岩石的构成成分之后，首次提出了体视学的概念（Baddeley 2001）。Delesse 认为如果岩石在空间上是均匀的（即同质的），那么任何一个平面部分都代表了整个岩石。这一理论在地质学上很有效，但在生物上却不太适用，因为很少有生物结构在空间排列上是“均匀的”。近年来，体视学进一步发展，从数学上弥补了生物结构缺乏同质性的问题。目前，体视学是生物学研究和其他学科常见且有用的工具，例如，体视学是神经科学中用于估计细胞群（如神经元）的标准工具。

基于设计和基于模型的体视学

旧的体视学模型是“基于模型的”，它依赖于利用所研究对象已知或假设的几何属性来制定特定的模型。这种形式的体视学采用对物体的组成和总体随机性的近似值或假设来进行总体估计。在计数感兴趣的对象之后，研究人员将粗略数值数据带入公式计算，以纠正这些假设，并获得被认为是准确的总体估计值。这些公式能够对切片宽度、细胞直径、切片表面到聚焦平面的距离、细胞的最小可检测部分、大小分布系数和形状系数等因素进行校正（Glaser et al. 2007）。而模型的错误或草率构建将导致最终总体估计存在差异。

最终，由于错误的假设或公式而导致的定量误差推动了更好的体视学方法的产生。基于设计的体视学规避了基于模型的体视学的相关问题，不会对组织进行任何假设，并且不需要预知物体或研究对象大小、形状或方向，因此被称为“无假设或无偏差”。基于设计的体视学依赖于系统随机抽样（systematic random sampling，SRS），以确保仅对对象进行一次计数，并以实现对整个组织的无偏评价的方式进行组织抽样。

4.3　为什么要进行体视学分析?

当研究人员需要关联结构和生物学功能时，对生物系统进行体视学分析的必要性就变得显而易见了。体视学能够在减少研究者偏见的同时，允许检测细微的形态改变，并为统计分析和假设检验提供可靠的数据（Sundberg 1984）。在体视学发展之前，组织之间的差异通常使用诸如“大”“小”“许多”“少数”“不存在”或“存在”等术语进行定性描述（Schmitz and Hof 2005）。这些术语可能很有帮助，但不能反映组织成分的细微变化。而且研究人员无法利用这些术语从统计学上对组织样本进行定量分析。测量样品的定量方法的需求对于研究人员获得具有统计学意义的有效数据至关重要。体视学使研究人员能够用定量的数值取代定性的术语，并能够顺利地对不同处理系统获得的数据进行分析和比较。

4.4　五种常用的体视学定量分析类型

体视学中使用了各种各样的探针，为研究人员提供了研究一系列定量问题的自由。

大多数研究者感兴趣的是特定细胞类型或任何其他对象的总数量或数量密度。光学分合法是一种用于测量总数的体视学方法。该方法用于估计结构中细胞的总数，并且根据系统随机抽样（SRS）原则从整个感兴趣区域抽样，然后获得所抽取样本中的代表性细胞数，从而计算出整个感兴趣区中的细胞总数。另一种估计总数的方法称为 $N_V \times V_{REF}$ 法，该种方法是通过计数的细胞数除以计数空间的体积，得到平均细胞密度，然后用感兴趣区的体积乘以平均细胞密度即获得整个感兴趣区的细胞总数。光学分合法不需要进行密度测量，因此被认为是一种更为简便的估计总数的方法（Glaser et al. 2007）。

长度是一个容易理解的参数，但是考虑到物体存在弯曲或旋转的长度时，这一概念就变得复杂了。例如，由于树突不断变化方向以及存在与其他树突交织的可能而使得其长度难以测量。研究人员运用体视学探针空间球可以估计厚组织切片中管状结构的长度。该技术将虚拟球体（或半球体）放置在以不同聚焦点深度间隔获取的图像上，然后计算该球体（或半球体）和管状物体之间的交点数，从而估算长度（Glaser et al. 2007）（有关长度测量的其他方法的详细信息，请访问 www.stereology. Info 或参考 *Stereology for biological researcher with a focus on neuroscience*，*Glaser*）。

在体视学中，表面积涉及一个不平坦形状的面积。相反，测量位于单个平面中的区域的表面积被称为轮廓面积或平面表面积。测定表面积的值需要使用专门的体视学方法，如空间网格探针。这种方法需要通过计数大量准确标记的切面来获得合理且准确的结果（Howard and Sandau 1992）。另一种测量表面积的方法为 fakir 法，需要通过计数准确标记的切面来测量表面积。这种无偏操作直接使用随机的空间网格，而不是具有随机方向的切面（Kubinova and Janacek 1998）。

体积是物体填满空间的程度。我们可以使用核距测量法（Nucleator）、旋转法（Rotator）或光学旋转法（Optical Rotator）等方法进行体积的有效定量。通过上述方法与光学分合法的联合运用，可以同时获得体积和总数的估计值（Glaser et al. 2007）。

连通性是具有评价物体与其他物体的连接方式属性的几何量，例如在神经网络或者轴突和树突的突起发现的几何量。这些可以通过连通性分析（Connectivity Assay）进行定量。连通性分析是利用 Kroustrup 和 Gunderson 所描述的欧拉数（Euler number）和康涅狄格州欧拉计数法（Conn Euler counting method）进行的（Gundersen et al. 1993；Kroustrup and Gundersen 2001）。

4.5 体视学方法出现前的细胞总数计数误差

在体视学方法出现之前，有几种不同的方法用于估计细胞总数。这些方法包括浸渍（组织溶解或软化），生物化学和截面形态测定（Mayhew and Gundersen 1996）。这些方法都存在各自的缺点，因此不被研究者采纳。通过浸渍方法计数肾小球不仅耗时而且会对细胞造成损害。生物化学方法则是通过蛋白质与 DNA 比值来估计细胞大小，但仅对于只有细胞或组织的均匀组织才有效（Mayhew and Gundersen 1996）。基于 DNA 的生物化学估计方法也有不足，因为许多细胞可能具有多个核，特别是对于细胞或合胞体，使 DNA 含量与细胞的比值偏高，造成细胞总数的过高估计。

即使有了基于设计的体视学方法的附加优势，计数误差仍然是与获得准确的总数估计相关的固有问题。如切片过程中细胞在连续切片中都会出现，如果分开计算时将细胞碎片计数为单细胞，将会导致细胞总数估计过高。此外，使用更薄的切片和感兴趣细胞体积较大将会放大过高估计。为了校正过高估计，Abercrombie 设计出了一个新颖的方程，被称为 Abercrombie 校正。他推断，细胞的实际总数应该等于经修正因子校正后的完整细胞与碎片细胞的总和，修正因子等于切片厚度除以切片厚度与细胞平均高度的总和。其校正公式如下：

$$\text{细胞总数} = \text{计数的细胞数} \times \frac{\text{切片厚度}}{\text{切片厚度} + \text{细胞平均高度}}$$

然而，Abercrombie 校正值及其准确性受以下问题的影响（Williams and Rakic 1988）。首先，Abercrombie 校正存在遗漏的偏差，因大小、形状和方向而遗漏细胞时引入了潜在错误。Abercrombie 意识到他的校正有缺陷，并提醒说他的方程可能导致细胞数量被高估 5%~10%。当大小和分布呈偏态或双峰时，这种高估就会变得更严重，更难以预测（Hendry 1976），例如，多巴胺能神经元沿着黑质轴线呈双峰分布。

第二个问题是 Abercrombie 校正很难确定一个合适的细胞高度值。细胞直径通常代替细胞高度。然而，这两个值并不总是相等的，并且可能导致校正比例的实质性改变。对于长椭圆形细胞或组织在处理过程中出现不均匀收缩的组织尤其明显。

第三个问题是该方程式假设刀在其路径上干净利索地切割细胞。然而，如果刀片切的是组织而不是切片，细胞就会被推到一边不被切到，从而导致细胞异常和不均匀分布。这种情况可能会低估群体内的细胞数量。不幸的是，试图确定被切割或分离的细胞百分比并不是一件容易的事情。

第四个问题是 Abercrombie 校正方法对各切片之间厚度变化的敏感性。相邻石蜡切片之间的厚度变化可以达到 50%(Graf 1948;Clarke 1968)。切 30μm 冷冻切片可能由于块体温度不稳定和切片颤动而导致其厚度在 25~35μm 之间变化,即切片上出现厚薄交替的条纹。切片厚度变化越大,计数的变异越大,抽样误差越大。

最后一个问题是 Abercrombie 校正难以在切片的顶部和底部正确地鉴别细胞碎片。误将细胞碎片归为胶质细胞或周细胞可能导致错误的纳入或排除计数。

4.6 无偏计数方法、操作流程和软件

与任何其他科学技术一样,体视学也会产生不准确和偏差或系统误差。在试图获取"真实"数据时,尽量减少这些不必要的因素是至关重要的。先进的体视学软件的开发和随机抽样的简单系统的使用,有助于消除与体视学相关的"抽样偏差"。

准确的代表性样本是均匀和无偏计数的第一步。这就要求对整个器官可用于抽样,使所有细胞被抽到的概率是相等的,从而在估算总体时避免对结果产生影响或偏差(Geuna 2000;Boyce et al. 2010)。

如前所述,基于设计的体视学不会对物体的大小、形状或方向做出假设,因此提供无偏差的总体估计。然而,减少偏差或系统误差需要满足以下条件:①组间的处理条件要完全相同,以减少因组织皱缩造成的差异;②整个感兴趣的区域是可访问、可识别的,并有相同的机会被抽取为体视学样本;③样本估计不应受到组织切片损伤或组织染色的影响;④当使用甲基丙烯酸酯和石蜡作为包埋剂时,应该尽量减少在 z 轴上的组织切片的不均匀压缩;⑤无论包埋剂和切割如何,都应减小切片沿 z 轴的皱缩程度(Schmitz and Hof 2005)。

通过体视学的运用,研究者减少了定量研究感兴趣物体所花费的时间和精力,从而提供了更有效的估计样本总数的手段。体视学还因为不需要使用 Abercrombie 校正而减少了与总数高估与低估的大多数问题。可用于体视学分析的软件包括(按字母顺序):AID Stereology System(Imaging Research,加拿大圣凯瑟琳),CAST(Visiopharm,丹麦霍斯霍姆),Digital Stereology(Kinetic Imaging,英国布朗巴勒),Direct Three-Dimensional Counting (3DC-Direct),StereoInvestigator(MicroBrightField,美国威利斯顿),Stereologer(Systems Planning and Analysis,美国弗吉尼亚州亚历山德里亚),以及 Stereology Toolkit Plug-in for NOVA PRIME(Bioquant Image Analysis Corporation,美国纳什维尔)(Williams and Rakic 1988;Glaser and Glaser 2000;Schmitz and Hof 2005)。

4.6.1 抽样

系统随机抽样的原理也被称为系统均匀随机抽样(systematic uniform random sampling,SURS),是体视学中用于减少与非随机抽样和其他随机抽样相关联的内源性变异和误差的抽样方法。系统随机抽样包括第一组织切片抽样的随机性和从每张抽取的切片上面积抽样的随机性,对整个群体的无偏估计可以更接近真实值。然而,必须确定几个值才能实现无偏估计。第一个值是切片抽样分数(section-sampling fraction,ssf)或者分数(fraction,f)。切片抽样分数等于 $1/p$,p 代表研究者选择的周期或切片间隔。例如,如果研究者选择每 4 张切片抽取一张,则 $p = 4$,ssf =1/4。

所需的第二个值是面积抽样分数(area sampling fraction,asf)。面积抽样分数等于无偏计数框的面积(B)除以一个网格的面积(D,见第 4.6.4 节)。例如,如果计数框的面积为 8 500μm^2,计数框之间在每个方向的距离为 300μm,则计算结果为 asf=B/D = 8 500μm^2/(300μm × 300μm)= 0.094。

要获得的第三个值是厚度抽样分数(thickness sampling fraction,tsf)。用无偏计数框的高度(H)除以组织切片的平均厚度(t),即 H/t 就可以计算厚度抽样分数。例如,如果计数框的高度为 7μm,平均组织厚度为 30μm,则 tsf = 7μm/30μm = 0.23。

ssf × asf × tsf 的倒数就等于抽样概率的值。以上面的例子为例,方程式应该为 $(1/4 \times 0.094 \times 0.23)^{-1}$= 185。将计数的细胞数乘以抽样概率,就可以进行感兴趣区域内总细胞群的估计。

大多数体视学软件包能执行所需计算,以获得尽可能准确的估计。研究人员必须首先定义变量和初始参数,如 ssf、asf 和 tsf(参见第 4.6.10 节),但常规总量估计通常不需要计算。

4.6.2 计数

一旦定义了感兴趣区域,运用体视学技术对组织样本中的细胞进行计数是相对简单的。体视学软

件无偏放置网格和计数框，而研究人员观察计数框内的细胞，单击鼠标来标记满足适当标准的细胞。只有满足计数框纳入标准（稍后讨论）以及研究人员针对特定实验指定的任何附加标准的细胞才会被计数。在考虑体视学程序时，请注意，某些计算机软件程序会记录计数的细胞总数，每个组织切片计数的细胞数，以及每个细胞计数器的位置，而其他程序仅记录计数的原始细胞数。

在开始对细胞群或感兴趣的物体进行研究之前，研究人员必须建立一套确定细胞或物体是否“可数”的标准。包括为每个被计数细胞选择可识别的特征。如果特征不可见，则细胞不能被计数。特征点的例子包括细胞顶部、细胞核顶部、细胞核或核仁（Glaser et al. 2007；MBFBioscience 2011）。

当计数具有突起和分支的细胞（如神经元）时，需要建立另一组规则。这些规则用于确定轴突接触排除线而胞体位于计数框内的神经元是否可被计数；或只有部分轴突触及计数线而胞体本身位于计数框外的神经元是否可被计数。由于难以区分哪些轴突来自哪个神经元胞体，所以在小面积中非常密集的神经元群体增加了准确计数的难度。在整个研究中遵循一套明确的计数规则对于确保结果的一致性和准确性至关重要。

4.6.3 误差系数

误差系数（coefficient of error，CE）等于标准差除以平均值，代表抽样误差的概率或估计的质量。因此，CE 值越低表明抽样误差越小，估计越准确。在分析体视学数据时，必须牢记这一因素。对于体视学定量，抽样误差的范围是未知的，然而，几种不同的方法和公式可用于预测体视学评估的准确性。通常计算 CE 的方法包括 Gunderson 方法（使用等于 0 或 1 的平滑度常数 m）和 Schmitz-Hof 方法。一般来说，接近 0.10 的 CE 值对于估计总数来说其抽样误差是足够可靠的。因此，样本的 CE 值大于 0.10 表明应该增加计数的细胞数以减少抽样误差，而 CE 值小于 0.10 表明可以减少样本中计数的细胞数以提高效率。需要注意的是，如果切片间隔大于 8，则使用 Gunderson 方法计算 CE，其中 $m = 1$ 提示较差的误差估计，而 $m = 0$ 提示较好地估计了“真实”CE（MBF Bioscience 2011）。第 4.6.10 节将会讨论用相同变量将 CE 值调整至所需的值，从而修正计数的细胞总数。

4.6.4 分合法

细胞总数的定量估计是生物学研究者最常用的一种定量评估。分合法或物理分合法是一种用于计数连续组织切片中细胞的体视学方法，并与体视框探针结合使用（参见第 4.6.6 节）。在等距随机抽取的组织切片上，分合法系统地将定义出的感兴趣区划分为一个大小相等的网格（体视框）。行和列上相邻的体视框之间的间隔距离是相等的（Glaser and Glaser 2000）。通过软件随机放置网格可以减少可能的抽样偏差，从而提供更精确的组织抽样。研究者首先用低倍镜来识别感兴趣区，然后绘制电子位图或轮廓以圈出并定义整个感兴趣区（图 4.1a）（见文末彩图）。根据先前研究者定义的参数，软件将体视框或网格图案随机地放置在感兴趣区的轮廓上（图 4.1b），并在网格的每个网格框内放置一个计数框（图 4.1c）。最后，定义的感兴趣区的轮廓、随机放置的网格和计数框将被叠加（图 4.1d）。软件记录每个单独的体视框的维度，并利用 asf 和 ssf 生成最终的体视学方程，以进行总数估计。

4.6.5 光学分合法

光学分合法类似于分合法，用于数量太大而不能大量计数的细胞总数估计（Glaser et al. 2007）。主要区别在于光学分合法不使用网格来分割感兴趣区，而是将厚切片划分成几个等间距的焦平面，通常利用较厚的切片。光学分合法具有不受组织皱缩影响的优点，并且不需要对结构边界的严格限定（Glaser et al. 2007），不过，感兴趣的细胞必须符合每个研究者设定的计数标准。应当注意，如果使用抗体来显示定义计数标准的细胞标志物，组织切片厚度可能受到抗体渗透组织程度的限制。光学分合法主要与光学体视框探针结合使用（参见 4.6.9 节）。

4.6.6 探针

体视学使用几何形状绘制感兴趣区的轮廓，并确保整个感兴趣区的等距随机抽样。探针或网格通常是一组重叠在感兴趣图像上的线、点、线圈或曲线以获得定量信息（Glaser et al. 2007）。根据感兴趣的对象和所需进行的定量使用不同的体视学方法和不同的体视学探针。常见的探针包括计数框、体视框和空间球。

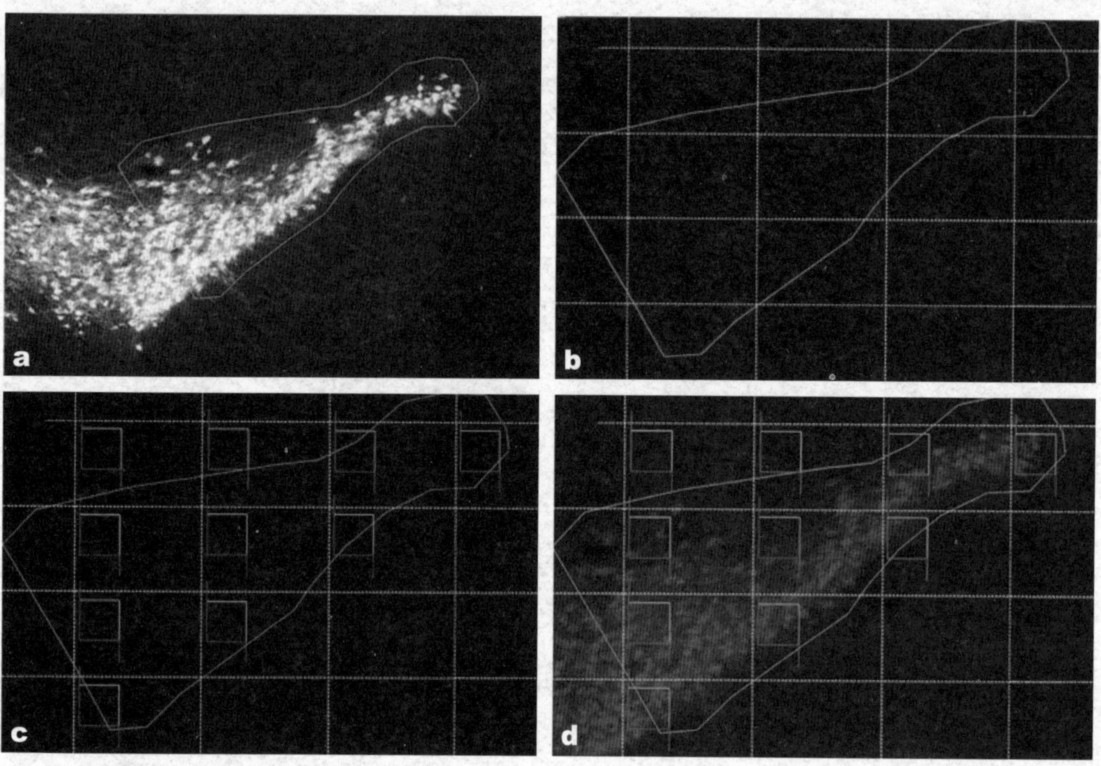

图 4.1 (a)酪氨酸羟化酶(tyrosine hydroxylase,TH)染色标记的小鼠中脑腹侧多巴胺能神经元显微镜图像。蓝色轮廓或位图圈出了感兴趣区,即中脑黑质。(b)将计数网格随机叠加在定义出的感兴趣区上,将感兴趣区划分为等间隔的区间。(c)计数网格的每一个体视框内均放置一个计数框,并叠加在感兴趣区上。(d)显示最后合并的组织切片、感兴趣区、计数网格和计数框

4.6.7 计数框

体视学在感兴趣区上叠加二维计数框,以防止重复计数和高估,确保无偏估计。每个计数框被放置在绘制感兴趣区时随机放置的探针的分割段内。一半计数框是红色线(即排除线),一半计数框是绿色线(即纳入线)(图 4.2a)(见文末彩图)。符合研究者设定的计数标准的细胞或对象,若完全位于计数框内或仅与绿色线相交则被计数,若与红色线相交则不被计数。错误的计数与排除线相交的对象可能导致不正确的总数估计。图 4.1c 显示了每个分隔网格框内单个计数框的位置。这种放置方法为研究者提供了连续抽样的组织,同时限制了偏差并确保了随机性。

先进的基于计算机的体视学使用电动显微镜载物台,有助于减少反复抽样的概率。在勾画感兴趣区并在感兴趣区上随机放置网格或探针之后,计算机控制的电动载物台将自动进行非常小且精确的一次随机移动计数框。这些小而精确的移动对图像采集过程来说是必要的,我们将在 4.7 节详细讲述。软件仅选择与感兴趣区轮廓重合或位于感兴趣区轮廓内的计数框。储存软件获取的图像上网格的方向和位置,可使研究者无需放大即可重新访问所绘感兴趣区的任何特定区域(Glaser and Glaser 2000)。计数所有细胞后,软件将自动计算细胞总数的估计、误差系数和方差。

4.6.8 体视框

体视框也称为物理体视框,是用于对三维物体进行计数的体视学探针。它需要两张平行且相邻的切片,一张作为查找切片,另一张作为参考切片。体视框要求研究者评估相邻两张切片中的对象,以便从计数中选择纳入或排除对象。如果兴趣点在参考切片中可见,但在查找切片中不可见,则被计数,如果兴趣点包含在两张切片中,则不被计数(Sterio 1984; MBF Bioscience 2011)。使用体视框的唯一限制标准是两张切片之间的空间足够小,以保证不会在两张切

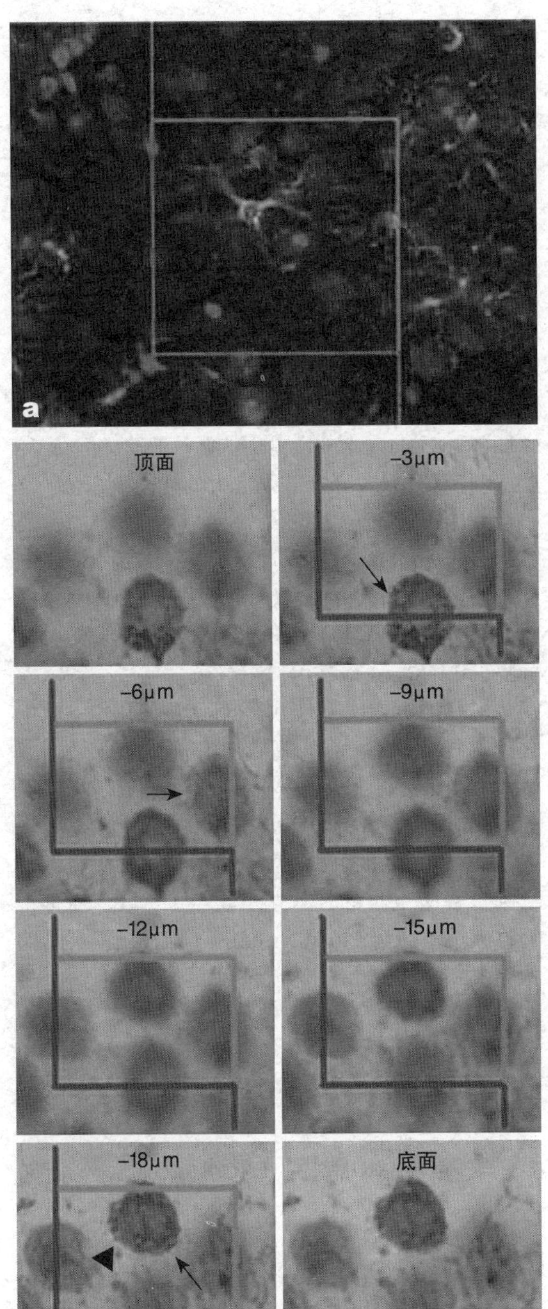

图 4.2 (a)计数框叠加在合并的三色通道共聚焦图像上。计数框用作确定细胞是否被计数或从计数中排除的定位标记。(b)从组织切片的顶面(左上角)到底面(右下角),每 3μm 焦平面进行一次评估,总共 6 个连续的焦平面图像,每一图像上都叠加了一个计数框。用光学分合法在不同的焦平面排除细胞(−3μm,箭头所示;−18μm,三角形所示)或纳入细胞(−6μm 和 −18μm,箭头所示),以确保一个细胞仅被计数一次(源自 MBF Bioscience(2011)www.stereology.info)

片之间隐藏感兴趣的整个结构。

4.6.9　光学体视框

光学体视框不同于体视框探针,因为它使用单个厚组织切片中的一系列焦平面,而不是相邻的组织切片。例如,可以每 3μm 设定一个焦平面,并且仅计数单个焦平面中感兴趣点或细胞成分(如细胞核)聚焦的细胞。结果是,细胞可以在 3μm 处聚焦,并且在 6μm 处可见,但仅在 3μm 图像中进行计数。以核周体为例来显示这个概念(图 4.2b)。焦平面设定为 3μm,其中多个细胞在每个平面都可见,在 −3μm 焦平面上聚焦的细胞(箭头所示)不被计数的原因有二:(a)细胞的顶面在 −6μm 处清晰可见;(b)细胞与计数框的排除线相交(参见 4.6.7 节)。在 −6μm 处,观察到的另一个细胞仅在该焦平面中观察到因而被计数;在 −18μm 处,有两个细胞聚焦,应该考虑被计数,但是与排除线相交的细胞(三角形所示)被从计数中排除,而用箭头表示的细胞因为与且仅与纳入线相交而被包含在计数中。

4.6.10　试点研究

在研究开始之前,研究人员必须确定所有组织中的研究对象必须遵守的参数和纳入标准。此外,无论使用哪种软件,都应进行试点研究,以达到适当的 CE。有了适当的 CE,就可以用最小数量的细胞和切片实现准确的总体估计。试点研究不用花费过多时间和精力进行过多计数,是确保结果准确的最佳方式。试点研究最低限度应该包括一组组织,类似于要进行检测的实验组和进行相同染色但没有经过实验处理组(如阴性对照组),且应尽可能地使感兴趣区域接近实验组要研究的感兴趣区域。值得注意的是,运用神经元来定义感兴趣区域的组织中,与阴性对照相比,评估神经变性的实验组中神经元密度减小可能会影响实验组组织感兴趣区的界定。

研究人员需要在试点研究过程中微调计数参数,包括切片厚度、切片间隔、计数框大小和网格大小,以及为了获得合适 CE 值需要计数的最小细胞数。作为试点研究的总体起点,对于均匀分布的细胞群,从 6~10 张切片抽取 50 个样本区域,其“计数量”达到 100~200 个就被认为足够可以获得一个精确的估计(West et al. 1991; Boyce et al. 2010)。但是,研究者必须知道所要研究的细胞群的分布。例如,黑质中多巴胺能神经元沿着尾侧向头侧的轴线呈双峰分布。另外,近似 0.10 的 CE 目标值作为对总体准确性的估计是可以接受的。因此,对大量的细胞或切片进行试点研究获得了较低的 CEs,可以对计数参数进行调整,以获得后续实验研究的最优值,而不需要过多的过度采样。对于试点研究,计数框应该足够大,平均包含一到六个对象或细胞。值得注意的是,一些研究人员选择依靠合理的过度采样,在每个个体计数 500~1 000 个细胞。

如果试点研究的结果总是产生比目标群体更高或更低的计数,或 CE 不在最佳范围内,则应调整参数以优化研究的评价方案。研究人员可以通过减小网格大小,增加计数框大小或减少切片间隔(即增加切片数)来增加抽样的细胞数量,减小 CE。相反,如果试点研究表明组织已被过度抽样(即 CE 过低),研究人员可以通过增加网格大小、减小计数框大小或增加切片间隔来减少计数的细胞数量,这些情况最终都将增大 CE。一旦样本大小、网格大小和计数框的参数已经根据试点研究结果进行了优化,则后续实验研究中每个部分的参数在每张切片必须保持不变,以获得准确和有效的估计。

4.6.11 试点研究的实例

如上所述,在开始任何新实验之前,试点研究是最重要的。试点研究将用来定义变量(计数间隔、网格大小、计数框大小)的值,这些值在研究期间将保持不变。试点研究和实验研究之间的一个主要区别是,在试点研究中,最好对切片进行过度抽样。可以通过操作前面提到的任何变量来完成过度抽样。在此,我们对试点研究的操作步骤进行了概括:

1. 切片厚度:如果使用的切片与某一细胞大小相近,那么每张切片的厚度将取决于正在研究的细胞的高度。例如,多巴胺能神经元的厚度约为 30μm,那么就限定了适合用于免疫组织化学处理的切片厚度。

2. 切片采集:要开始试点研究,首先要采集可能包含感兴趣细胞的所有连续切片。

3. 确定计数框大小:如果对感兴趣区不熟悉,并且无法在文献中找到任何有关感兴趣区细胞密度的指导,则建议首先对感兴趣区进行过度抽样,这可通过使计数框相对大于网格框来实现。一般来说,计数框应该小到适应单个视野,大到容纳平均 1 至 6 个细胞(MBF Bioscience 2011)。

4. 确定网格框大小:网格的大小取决于想要计数的细胞数量。例如,如果 25 张切片的计数目标是 1 000 个细胞,并且假设每个计数框计数 3 个细胞,那么网格大小则需要使得平均每个感兴趣区具有 13~14 个网格框。500~1 000 的计数目标足以满足对感兴趣区域的过度抽样。

5. 抽样:首先对包含整个感兴趣区的一系列连续切片进行抽样,并评估总体估计的结果和 CE。

(a) 接下来,增大切片间隔进行切片抽样(每 2 张、3 张或 4 张切片),并重新评估总体估计值和 CE(Glaser and Glaser 2000)。如果增大了抽样间隔 CE 仍小于 0.10,那么可以继续增大抽样间隔,直到 CE 接近 0.10。

(b) *StereoInvestigator* 引入了一种名为 Resample Oversample 的替代方法,以图形的方式显示增加或减少抽样间隔后的总体估计值,从而帮助确定最佳抽样间隔(MBF Bioscience 2011)。

6. 一旦确定了最佳抽样间隔,则使用上一节中提到的技术调整 asf(如第 4.6.1 节所述),以增加或减少抽样面积,直到总体估计值可用于研究。例如,开始网格大小为 245μm × 240μm,计数框大小为 120μm × 100μm,总的 asf 为 20% 左右。但是,只抽取一个更小的百分比可能会更有效。通过将网格大小增加到 340μm × 300μm,而计数框大小保持在 120μm × 100μm 不变,总的 asf 将减小到 10% 左右。

4.6.12 体视学,免疫组化和免疫荧光

基于计算机的体视学在识别感兴趣的细胞方面已经取得了许多进展。除了依赖于氧化反应产生颜色变化的组织化学染色和免疫组织化学染色方法,如辣根过氧化物酶(horseradish peroxidase,HRP),用荧光方法检测感兴趣的细胞数量越来越受欢迎。这些不仅包括免疫荧光技术,还包括内源性荧光技术,就是通过基因工程技术将能够编码荧光蛋白的组成基因或条件基因从一个机体转移至另一个机体而使组织呈现内源性荧光,例如,表达来源于水母的绿色荧光蛋白(green fluorescent protein,GFP)编码基因和表达红色珊瑚红色荧光蛋白(red fluorescent protein,RFP)编码基因的转基因动物。免疫荧光通常使用与荧光染料缀合的一抗或针对一抗的与荧光染料缀合的二抗。免疫荧光的优点是可以更容易地将感兴趣

的细胞与组织内的其他细胞区分开来。此外，与免疫组织化学相比，免疫荧光对检测低表达抗原具有更高的灵敏度，并且根据微观结构，可以提供更大的动态范围。利用氧化反应显色的免疫组织化学，由于反应的时间敏感性，不同组织切片之间的颜色变化量可能会不同，如果在不同的时间或分批进行显色，可能会导致染色差异和研究中细胞数量的估计偏差。免疫荧光使用与一抗或二抗缀合的荧光染料，可以提供更一致和更稳定的色彩强度。图 4.3（见文末彩图）从视觉形态方面显示了免疫组化学和免疫荧光染色法的不同之处。在与荧光一抗和二抗反应的组织中观察到细胞之间明显的颜色和强度差异（图 4.3a），以及在通过 HRP 缀合的二抗和随后的氧化反应显色的组织中观察到细胞之间明显的颜色和强度差异（图 4.3b）。

免疫荧光的另一个优点是根据微观结构的容量，可以在每一切片中使用几种荧光染料（图 4.3c）。这种利用不同的一抗 / 二抗与不同荧光染料缀合的多重标记技术，可以同时检测几种感兴趣的抗原。该功能的优点将在后面讨论。因为每一种荧光染料都在不同波长下被激发，所以每种颜色都需要不同的发射和吸收滤光片组合或滤光块，因此需要给显微镜配置附加设备。如果每种颜色需要在各自的通道中进行分析，那么高灵敏度单色相机虽然不是必需的，但可以有益于减少每个组织的曝光时间。光漂白是免疫荧光的固有问题，减少免疫荧光暴露的时间对于防止过度光漂白至关重要。

当使用多个荧光染料进行标记时，显微镜相机拍摄相同组织位置的多个图像，每个图像使用不同的滤光片组合或块，统称为多通道图像采集过程。对由不同的滤光片组合或块获取的每个图像进行分层，得到表示所有颜色的最终图像。成像软件可以帮助调整一个或所有颜色通道的强度，使得最终图像的色彩是平衡的。通过多种颜色（或通道），研究者必须建立按计划顺序执行的方案，以获取每种颜色，并且还必须针对每种组织和免疫荧光组合进行定制。这涉及定义每种颜色的采集顺序和每种颜色的曝光时间。

使用多种荧光染料有利于在每一切片内同时定量不止一种细胞类型。为了在多标记研究中轻易区分每个感兴趣的细胞，必须选择可被广泛吸收的来源自不同宿主的一抗和适当的二抗，以消除与其他物种抗体的交叉反应，并只保留与一抗的亲和力。几家供应商提供专门用于多标记研究的二抗，包括 Jackson

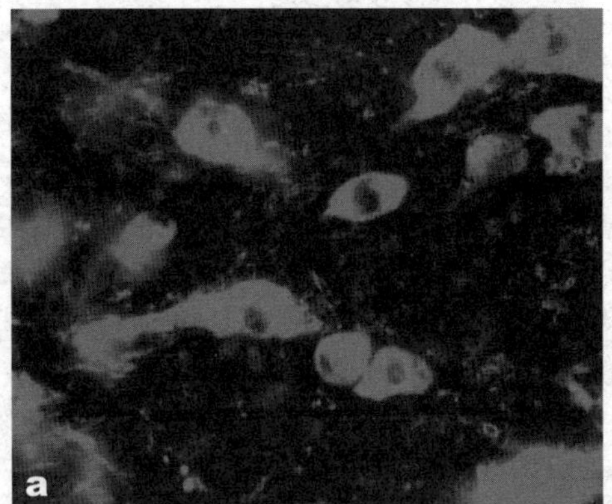

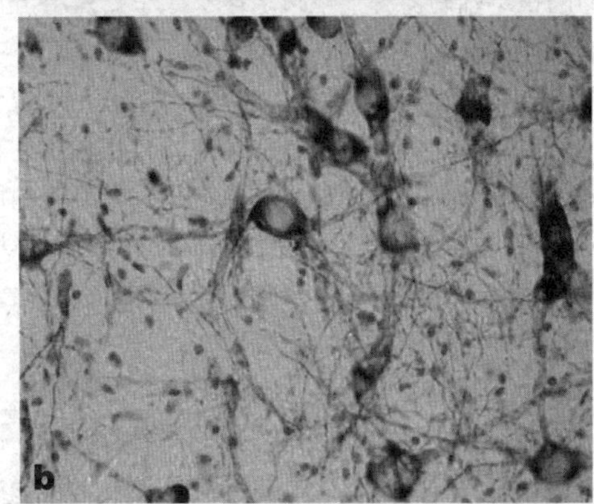

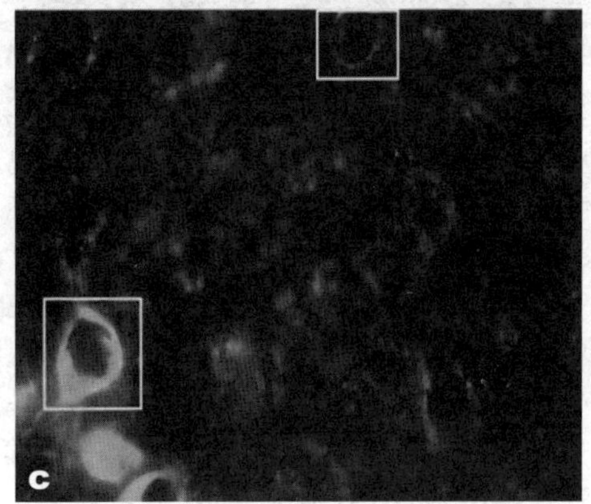

图 4.3　用兔 IgG 抗酪氨酸羟化酶（tyrosine hydroxylase，TH）标记小鼠黑质中的多巴胺能神经元，并用 Texas Red 缀合的驴 IgG 抗兔 IgG（a）或 HRP 缀合的山羊 IgG 抗兔 IgG（b）显色。用 4’，6- 二脒基 -2- 苯基吲哚（DAPI）（a）或硫堇尼氏染色（b）标记细胞核。（c）多重荧光显示在多巴胺能神经元 TH 启动子控制下表达绿色荧光蛋白（GFP）的转基因小鼠腹侧中脑黑质内的多巴胺能神经元和 GABA 能神经元，并用兔 IgG 抗谷氨酸脱羧酶 -67（GAD67）和 Texas Red 缀合的驴 IgG 抗兔 IgG 对 GABA 能神经元进行免疫染色。合并的三色免疫荧光图像显示了黑质内两种不同类型的神经元，具有 DAPI $^{+}$ 细胞核（蓝色）的 TH $^{+}$ 多巴胺能神经元（绿色）和具有 DAPI $^{+}$ 细胞核（蓝色）的 GAD67 $^{+}$ GABA 能神经元（红色，方框内）。（a~c）放大倍数：×400

ImmunoResearch(West Grove, PA)、Invitrogen(Carlsbad, CA) 和 Cell Signaling Technologies (Boston, MA)。例如,可以通过用大鼠IgG抗谷氨酸脱羧酶-67(GAD67)和Texas Red-缀合的驴IgG抗大鼠IgG标记GABA能神经元,以及用兔IgG抗酪氨酸羟化酶(TH)和FITC缀合的山羊IgG抗兔IgG标记多巴胺能神经元。在开始实验之前仔细选择和测试所有抗体将确保最小的交叉反应和非特异性结合。

此外,免疫荧光可以检测细胞抗原的共定位,通过多个荧光标记检测相互表达几种抗原或感兴趣标志物的单个细胞。叠加单色图像会产生最终合并的图像,在抗原共定位处显现新的颜色。例如,上述实例中一个神经元共同表达TH和GAD67,两者共定位后被检测为黄色。在多重标记研究中使用三种不同的荧光染料可以产生多达七种不同颜色的图像,如三种初始荧光染料颜色组合的维恩图所示(图4.4a)(见文末彩图)。值得注意的是,根据抗原、表达程度、抗体的亲和力和荧光染料/抗体的比例,抗原共表达及其相应荧光染料共定位可能不是相同的强度,这可以产生广泛的色调。例如,石灰绿、黄色、橙色和橙红色都可能是由红色和绿色荧光染料共定位产生的黄色色调,而维恩图则会让人认为黄色是唯一可能的结果。

转基因小鼠表达来自水母的GFP基因,该基因经基因工程改造后由TH启动子驱动;TH由多巴胺能神经元表达并限制多巴胺合成的速率(图4.4b)。通过使用兔来源的TH特异性一抗和针对兔IgG的与Texas Red荧光染料缀合的特异性二抗进行免疫荧光,验证多巴胺能神经元相互排斥的GFP表达(图4.4c)。所有细胞的细胞核通过一种膜渗透荧光染色剂4',6-二脒基-2-苯基吲哚(DAPI)显现,该荧光染色剂与DNA中富含AT的区域高度结合,用于在荧光显微镜下使细胞核染色(图4.4d)。计数含有蓝色核的黄色或橙色细胞(红色和绿色荧光的共定位结果),确保只有特定的细胞被包括在最终的多巴胺能神经元群体中(图4.4d)。没有检测到仅表达GFP或仅用Texas Red染色的细胞。

另外,由TH启动子驱动、多巴胺能神经元表达的GFP基因工程小鼠,可用于与抗GAD67抗体缀合,以在一个组织切片中同时鉴定多个神经元亚型。首先使用GAD67特异性兔IgG抗小鼠抗体和与Texas Red荧光染料缀合的兔IgG特异性二抗进行组织染色,GABA能神经元可以被识别为红色细胞,而多巴胺能神经元则为绿色。图4.3c显示了多巴胺能(绿色)和GABA能(红色)神经元。使用转基因动物,其感兴趣的细胞能够自发内源性荧光,与仅用荧光抗体染色相比具有更多优点。抗体进入组织的穿透力通常受到切片厚度的限制,因此较厚的切片通常不利于抗体渗透,因此,较厚切片的免疫组织化学或免疫荧光技术可能无法进行体视学分析。然而,表达一种转基因荧光蛋白的感兴趣细胞能够在不需要抗体的情况下被自动识别出来,因此,可以运用较厚的切片,使用

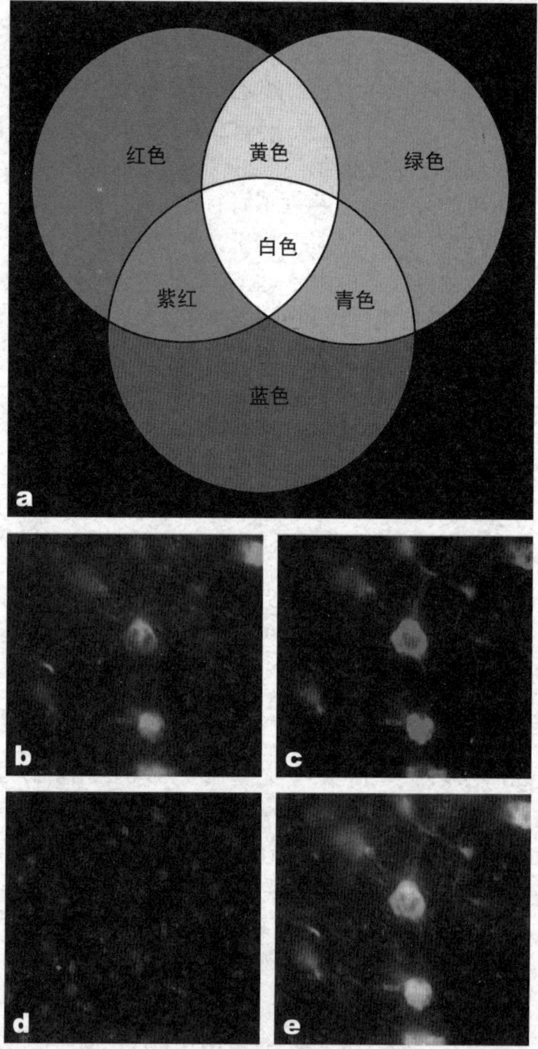

图4.4 (a)在免疫荧光显微镜中使用红色、绿色和蓝色荧光染料可能的颜色组合的维恩图。(b~e)来自转基因小鼠黑质的同一组织切片的单通道彩色图像:(b)在酪氨酸羟化酶(TH)启动子控制下表达GFP,(c)用兔IgG抗TH和与Texas Red缀合的驴IgG抗兔IgG使TH染色,(d)DAPI使细胞核染色,(e)将所有三色图像合并成一幅图像,以验证TH^+多巴胺能神经元的GFP表达。放大倍数:×400

仅适用厚切片分析的光学分合法和光学体视框等体视学探针。

没有自动载物台结合先进的基于计算机的体视学的帮助，免疫荧光将不能作为估计细胞总数的实用手段。基于荧光染料的检测系统，特别是使用高分辨率的显微镜物镜来清晰显示细胞，会存在荧光基团光化学破坏的可能，也称为光漂白；与手动计数时会遇到的情况一样，这可能与长时间曝光有关。如果不借助可快速获取图像的自动化系统，利用免疫荧光技术和体视学方法来获得计数的方法是不现实的，因为染色切片会发生大量的光漂白。因此，高灵敏度单色相机通过减少达到一定程度的激发和荧光发射的曝光时间，使之在不影响光漂白的情况下进行图像采集，从而使光漂白最小化。

4.7 神经元组织的分析

用于光学分合法的组织其制备方法不同于其他体视学研究。分合法和光学分合法需要相对较厚的切片。标准的建议是在染色和封片后，切片厚度不得小于 20μm。使用这种厚度的组织，免疫组织化学或免疫荧光也可能需要专门的染色方法，例如将组织漂浮于抗体溶液中（自由漂浮法），以允许抗体从所有可用侧渗透组织，而不是让抗体主要从开放的非贴片侧进入。在试点实验中确定最佳的染色方法，在同一时间对所有切片进行染色并控制反应物的混合时间，将确保所有的细胞在同等条件下染色并除去潜在的实验变异带来的误差（Glaser el al. 2007）。

对于体视学计数，建议尽可能收集全部的连续切片（不要丢失）。连续切片的必要性是由于分合法和光学分合法以特定的间隔对切片进行计数。在试点实验中，连续切片的间隔是由切片所能够提供的适当的细胞数量决定的，而上述细胞数量是由能精准地估计细胞的总数量的样本 CE 值决定的。选择较小的间隔将导致较多的细胞计数，获得较小的 CE 值，而较大的间隔将导致较少的细胞计数和较大的 CE 值。

清晰划分组织左侧和右侧通常有助于得到准确的无偏体视学计数结果。例如，在需要总细胞数量的脑组织中，一个半脑通常可以做双侧估计，因此来自那些可能被“切出误差”的切片的变异对总的细胞数量几乎没有影响。此外，若有产生影响或病变的单侧组织，计数与病变同侧的组织对于细胞总数的评估至关重要。为了建立组织的“偏手性”，引入基准标记物可能对标记很有帮助。切片前在组织的一侧上标记一个小凹口，针迹或小孔；需注意的是标记物应仅在不需要用作计数的区域中引入组织，绝对不需要计数。在像脑和脊髓这样具有半球或轴对称的感兴趣区域（ROI）组织中，且其中一半可以用于计数，变形组织（例如孔、切片、组织折叠）同侧的切片不能准确地抽样，因此需要对该组织使用另一半相同感兴趣区域进行计数。

因为体视学而出现的统计学和数学原理降低了分析时误差的引入（Boyce et al. 2010）。然而，在组织处理或量化过程中仍然可能发生实验偏差或错误。制订和严格遵守一系列参数和规则，能够最大限度地减少在实验过程中误差的引入（Coggeshall 2001）。这些参数能够确保整个组织都可用于抽样，每个细胞只计数一次，并且目标区域内的细胞具有相等的抽样概率。

4.8 体视学分析软件分析抽样的流程

定量计数的过程应该在组织按照研究者规定的方案切片、染色和处理后才开始。这些也应该尽可能保持一致的原则进行。在开始体视学的工作流程时，第一步就是要确定 ROI 的边界。将显微镜调至低放大倍率使整个组织包含 ROI 可视化。在低放大倍率下，研究人员可以画出包括整个 ROI 的轮廓。软件能够控制轮廓的尺寸、形状和位置，以确保在轮廓区域内的抽样可行性。值得注意的是，所画的最佳轮廓应该比 ROI 面积稍大。

尽管在低放大倍数下整个感兴趣区域清晰可见，但单个细胞在该放大倍数下通常难以充分解析。准确的定量需要使物体或细胞具有更高的分辨率或放大倍率。适当的放大倍数将取决于目标对象的大小，但是总体原则就是使用能够清晰分辨两个完整的感兴趣对象的放大倍数（即分辨率）。

对于每项研究，研究人员将试点实验中确定的网格框和计数框大小输入到软件中。这些参数在同一研究或一系列研究中应保持不变。该软件会自动和随机地将预先设定好的网格框叠加在上述感兴趣区域上。研究者启动图像采集计数软件。自动载物台将自动定位切片，使得每个分开网格框内随机获取一张图像。根据单个或多个荧光染料的使用,将在该网格位置拍摄单个图像或多个图像,分层的多个图像以及来自每个位置的所有图像存储在单个文件中以供将来分析。

为了量化数据,包含所获取的图像的文件最初在软件中打开,并且当网格不再可见时,图像相对于轮廓可见。随着每个图像依次显示,将已经定义好尺寸的计数框放置在图像上。然后根据纳入标准和软件记录的位置对每个物体或细胞进行计数。在计数所有图像后,研究者可以查看结果,其中包括计数物体的总数,每个切片中计数物体的总数,估计的细胞总数量,CE 值以及与感兴趣区域,计数框和网格框相关联的区域。

4.9 总结

虽然体视学最初应用于评估岩石的颗粒组成,但在过去的几十年中该方法在生物科学领域取得了极大进步,并且已经成为评价计数神经组织细胞总数的金标准。关于由体视学分析软件提供的数据有效性和准确性的争论仍然存在;然而,大多数问题都来自研究人员的纳入或排除所带来的误差。自动化系统的利用去除了因不必要的研究人员参与从而降低了潜在的系统误差;然而,在所有实验的系统中,实验偏差和错误还是会存在。为了保持其准确性和无偏计数就必须坚持纳入和排除的原则和标准(Coggeshall 2001)。如果要求是简单、清楚定义的,那么遵守它应该不是一个问题;然而,如果要求含糊或没有统一规范和原则,则会使研究人员不能始终如一的遵守,最终导致偏差和不准确的定量估计。在试点实验中要仔细计划和微调体视学参数及入选标准,并且在试验研究中严格遵守这些原则从而减少偏差和实验误差。最后,体视学已经被证明是一个最强大的和有用的科学工具,不仅提供准确、客观的定量估计,同时也能减少时间和精力,从而能够增加评估的完成效率。

(晁凤蕾 郑敏 唐勇 译)

参考文献

Abercrombie M (1946) Estimation of nuclear population from microtome sections. Anat Rec 94:239–247

Baddeley A (2001) Is stereology 'unbiased'? Trends Neurosci 24:375–376, author reply 378–380

Boyce RW, Dorph-Petersen KA, Lyck L, Gundersen HJ (2010) Design-based stereology: introduction to basic concepts and practical approaches for estimation of cell number. Toxicol Pathol 38:1011–1025

Clarke R (1968) A comparative analysis of methods of estimating the size of cell populations from microtome sections. J R Microsc Soc 88:189–203

Coggeshall RE (2001) Commentary of the paper by Benes and Lange. Trends Neurosci 24:376–377, author reply 378–380

Geuna S (2000) Appreciating the difference between design-based and model-based sampling strategies in quantitative morphology of the nervous system. J Comp Neurol 427:333–339

Glaser JR, Glaser EM (2000) Stereology, morphometry, and mapping: the whole is greater than the sum of its parts. J Chem Neuroanat 20:115–126

Glaser J, Greene G, Hendricks S (2007) Stereology for biological research with a focus on neuroscience. MBF Bioscience, Williston, VT

Graf W (1948) The microtome as an error producing factor in quantitative histological investigations. Acta Anat 6:14–44

Gundersen HJ, Boyce RW, Nyengaard JR, Odgaard A (1993) The conneulor: unbiased estimation of connectivity using physical disectors under projection. Bone 14:217–222

Hendry IA (1976) A method to correct adequately for the change in neuronal size when estimating neuronal numbers after nerve growth factor treatment. J Neurocytol 5:337–349

Howard CV, Sandau K (1992) Measuring the surface area of a cell by the method of the spatial grid with a CSLM—a demonstration. J Microsc 165:183–188

Kroustrup JP, Gundersen HJ (2001) Estimating the number of complex particles using the ConnEulor principle. J Microsc 203:314–320

Kubinova L, Janacek J (1998) Estimating surface area by the isotropic fakir method from thick slices cut in an arbitrary direction. J Microsc 191:201–211

Mayhew TM, Gundersen HJ (1996) If you assume, you can make an ass out of u and me: a decade of the disector for stereological counting of particles in 3D space. J Anat 188(Pt 1):1–15

MBF Bioscience (2011) Stereology information for the biological sciences. http://stereology.info. Accessed 21 Oct 2011

Schmitz C, Hof PR (2005) Design-based stereology in neuroscience. Neuroscience 130:813–831

Sterio DC (1984) The unbiased estimation of number and sizes of arbitrary particles using the disector. J Microsc 134:127–136

Sundberg MD (1984) An Introduction to Stereolocial Analysis: Morphometric Techniques for Beginning Biologists, in Tested studies for laboratory teaching, S.E.A. Goldman CA, Hauta PL and Ketchum R, Editor 1984, Association for Biology Laboratory Education Memorial University of Newfoundland 51–72

West MJ, Slomianka L, Gundersen HJ (1991) Unbiased stereological estimation of the total number of neurons in the subdivisions of the rat hippocampus using the optical fractionator. Anat Rec 231: 482–497

Williams RW, Rakic P (1988) Three-dimensional counting: an accurate and direct method to estimate numbers of cells in sectioned material. J Comp Neurol 278:344–352

第二部分
体外制备

第五章 啮齿类动物海马切片的制备及应用

5

Huangui Xiong, Jianxun Xia

摘要

脑片制作是研究中枢神经系统的一项重要实验技术。在现有的多种脑片中，啮齿类动物海马切片因其明晰的细胞结构及纤维联系，已被广泛应用于电生理学和基础神经科学研究。在制备脑片时将损伤最小化是确保后续实验成功的关键。本章将介绍我们实验室制备啮齿类动物海马脑片的方法。

关键词

脑片；海马；啮齿类动物

5.1 前言

由 McIlwain(McIlwain and Ochs 1952; Li and McIlwain 1957; Yamamoto and McIlwain 1966 a, b)及其同事发展并建立的体外脑片制作方法，是大脑功能跨学科研究的一项常用实验室技术(Dingledine 1984)。随着一系列脑片制作方法在神经生物学研究中使用，啮齿类动物海马切片被神经生物学家广泛应用于特定生理条件下的突触和神经回路研究(Teyler 1980; Schrret al. 1987)。这种体外切片制备方法，以海马切片为例，相比于体内研究具有以下优势(包括但不限于)：

(1) 直观可视的组织结构；以及体内系统不可能实现的放置刺激和记录电极的可视化控制。

(2) 保持结构完整性以研究突触传递及突触可塑性。

(3) 由于缺少心跳和呼吸干扰，有助于保持全细胞膜片钳或细胞内微电极记录的机械稳定性。

(4) 容易操控的细胞外环境，如离子成分、pH、渗透压和温度等。

(5) 不存在血-脑屏障，能容许通过灌注给予的药物、神经递质和其他化合物直接作用于神经细胞。

(6) 维持在细胞培养中丢失的结构性连接，原位呈现神经回路的简单模型。

(7) 易于从啮齿类动物大脑中获取。

(8) 切片在经氧化的人工脑脊液(artificial cerebrospinal fluid, ACSF)中可存活数小时。上述优势使得啮齿类动物海马切片技术在神经生物学研究

H. Xiong (✉)· J. Xia 医学博士；哲学博士
美国内布拉斯加大学医学中心　药理学和实验神经科学系
美国内布拉斯加州奥马哈埃米尔街第四十五号街 DRC I 8013，达勒姆研究广场达勒姆中心
邮编 68198-5880
邮箱：hxiong@unmc.edu; jxia@unmc.edu

中被广泛使用，尤其是在突触传递和可塑性研究中。

除上述优点外，脑片制备同样存在其局限性。最明显的缺点在于其缺少完整大脑中正常的输入和输出连接。此外，大脑取材和断头术导致的缺血缺氧会引发神经损伤。更重要的是，大脑切片制作会在顶部和底部表面造成损伤。再者，与体内脑组织相比，脑切片的寿命是有限的。

由于脑细胞对缺血/缺氧十分敏感，并且在制备过程中容易受到机械损伤，脑切片的制作工艺是制作出健康切片的决定性因素。诚然已有许多实验手册和方法被报道并应用于脑片制备（Teyler 1980; Schurr et al.1988; Deng and Xu 2012），本章概述了我们实验室制备啮齿类动物海马切片的简单步骤。

5.2 目的

本章目的是为学生、实验室技术员及研究人员提供海马脑片制备的基本方法和步骤。

5.3 仪器

- 烧杯（50mL，100mL）
- 培养皿（35mm）
- whatman 滤纸，圆形（直径 90mm）
- 组织钳（Roboz，114nn，RS-8160，无齿）
- 微解剖镊（Roboz，R-5135）
- 小动物解剖台（Stoelting，51330）
- 塑料一次性啮齿类动物约束锥（Stoelting，51361）
- 组织切片机（toelting，型号 51425 或 51415）
- 双刃铂铬合金不锈钢刀片（Walgreens）
- 咬骨钳（Roboz，curve）
- 组织剪（Roboz，RS-6870）
- 微解剖剪（Roboz，直剪，锋利）
- 压舌板
- 带勺压舌板
- 细而柔软的画笔刷
- 解剖刀柄（#4）和刀片（#22）
- 巴斯德吸管（Fisherbrand，直径 7mm）
- 一次性手术刀
- 一次性吸管
- 金属托盘
- 聚苯乙烯细胞培养皿
- 冰及冰桶
- parafilm 封口膜
- 无尘纸
- 乳胶手套
- 75% 乙醇
- 温度计，可追踪，大量程（VWR）
- 光纤（型号 190，非必需）

用于动物断头和大脑解剖的器材见图 5.1a，用于海马解剖和切片的器材见图 5.1b。

5.4 方法

5.4.1 人工脑脊液制备

人工脑脊液（artificial cerebrospinal fluid，ACSF）为脑片提供营养，并除去其代谢废物，这对脑切片在体外的存活是至关重要的。ACSF（单位 mmol/L）的化学成分如下：NaCl 124.0、KCl 3.0、$CaCl_2$ 2.0、$MgCl_2$

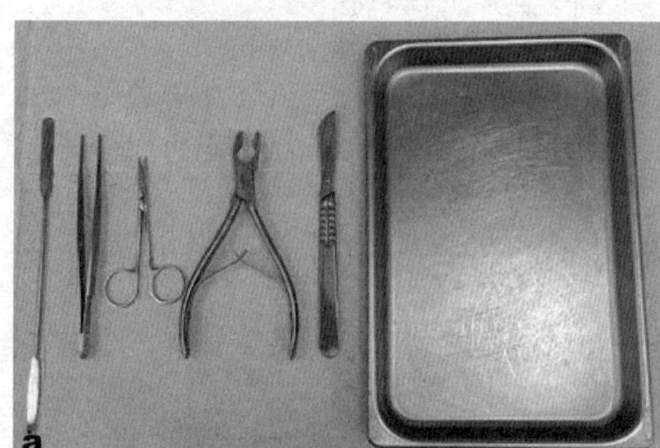

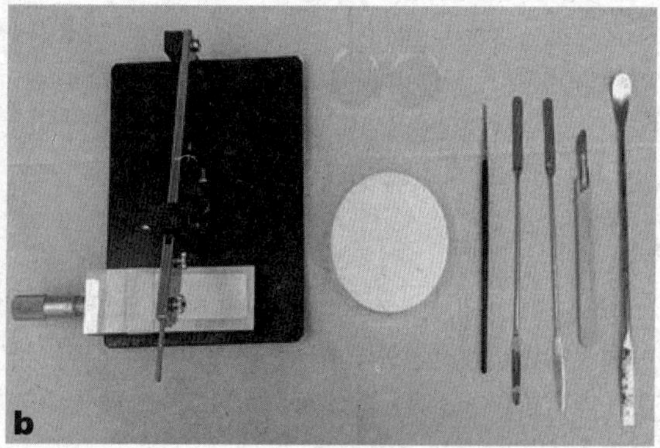

图 5.1 手术处死动物和分离脑的器材（a）及海马分离和切片用器材（b）

2.0、NaH_2PO_4 1.25、$NaHCO_3$ 26.0 和葡萄糖 10.0。

不同实验室人工脑脊液的精确成分有所差别，尤其是 $CaCl_2$、$NaHCO_3$ 和葡萄糖的浓度。在实验中，ACSF 常用于脑切片制作、培养和灌注。为将切片制作过程中的神经损伤降到最小，一些研究人员常用无 Ca^{2+} 的 ACSF 或"cutting"溶液。与人工脑脊液相比，"cutting"溶液的化学成分需要：①用蔗糖代替 50% 的 NaCl 来降低其浓度，或除去 NaCl，加入相同摩尔浓度的蔗糖；②降低 Ca^{2+} 浓度或除去 Ca^{2+}，增加 $MgSO_4$ 或 $MgCl_2$；③添加 NMDA 受体拮抗剂或其他试剂以保护神经细胞免受缺血缺氧的损害。最常用的"cutting"溶液的化学成分包含有蔗糖 230 或相同摩尔浓度的氯化胆碱（Theile et al. 2011）、$NaHCO_3$ 26.0、KCl 3.0、NaH_2PO_4 1.25、$CaCl_2$ 0.5、$MgSO_4$ 10.0 以及葡萄糖 10.0，保持 95% O_2 和 5% CO_2 平衡。

建议实验当天新鲜配制 ACSF。我们推荐实验当天用超纯水（>18MΩ）配制 2L 新鲜的 ACSF。由于 CO_2/HCO_3^- 是细胞间液 pH 缓冲系统，ACSF 溶液 pH 的调整是通过与含 95% O_2 和 5% CO_2 的气瓶相连的起泡器来实现的。通气起泡大约 20 至 30 分钟后，ACSF 溶液的 pH 通常能达到 7.4，否则用 NaOH 调整至 7.4。

其他制备 ACSF 的方法是提前准备 10×ACSF 储液并在试验当天稀释至工作液。为防止细菌滋生，强烈建议在制备 10×ACSF 储液时不加入 $NaHCO_3$ 和葡萄糖，在实验当天稀释完成后加入。制备好的 10×ACSF 溶液需在 4℃储存，一周内使用完毕。

5.4.2　准备组织切片机

1. 将一块蓝色垫单或纸巾平铺于实验操作台（如果可能，使用靠近污水池的操作台），将组织切片机放置于垫单或纸巾上（图 5.1 和图 5.2）。拨动游标千分尺前后移动样品台以确保其正常工作。

2. 将圆形滤纸（Whatman，直径 90mm）剪成 2.5cm×8cm 大小后放置于组织切片机的样品台。用胶带固定滤纸末端，然后用 ACSF 溶液将滤纸浸湿。用细画笔刷的柄来回碾压滤纸以去除滤纸下方的气泡，保持滤纸的平整。

3. 将双面不锈钢刀片装入组织切片机刀架上。装入刀片前，用含 75% 乙醇的湿润纸巾（搓成球形）擦拭刀片一侧（仅单侧）进行表面清洁（除去油污等）。用蒸馏水冲洗刀片后将其装入组织切片机，刀片清洁一面朝向游标千分尺。检查确保切割臂下落时刀刃与滤纸边缘接触均匀，上抬切割臂后按通常切片操作那样任其自然下压，检查确保刀片的上部边缘不超过切割臂顶部，任何移动即表明刀片与刀架间固定不够牢靠，需进一步加固。

5.4.3　海马取材

1. 在装满冰块的冰桶内放入 50mL 和 100mL 烧杯各一只。向 100mL 烧杯中倒入无 Ca^{2+} ACSF 溶液或"cutting"溶液，95% O_2 和 5% CO_2 通气起泡同时用数字温度计观察其温度变化，通常在 20~30 分钟后温度降至 0~4℃。含氧的冷 ACSF 溶液将用于之后的

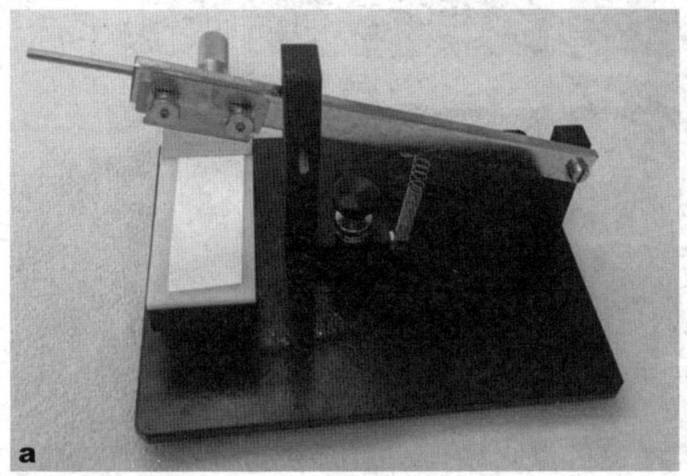

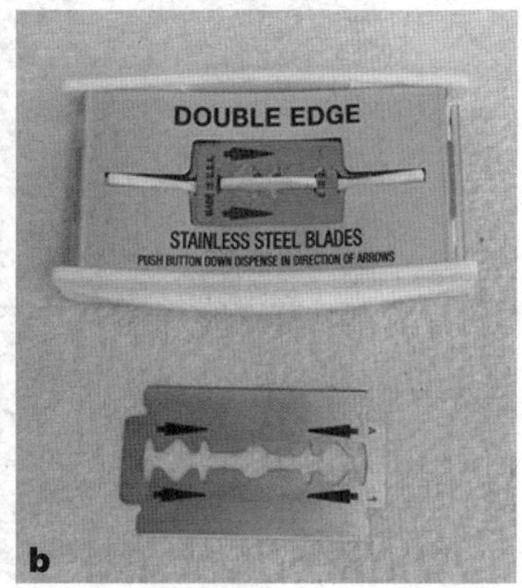

图 5.2　组织切片机的设置（a）和双刃不锈钢刀片的使用（b）

海马解剖及切片制作。在实验动物处死之前将 50mL 含氧的冷 ACSF 溶液倒入 50mL 烧杯中。

2. 动物麻醉及断头处死

(a) 麻醉

通常情况下，实验动物通过无需麻醉的动物处死装置处死，由于不需要麻醉剂，可避免其对大脑功能的潜在影响。然而对于小白鼠和体型较小的大鼠而言，这种方法可能并不是一个好方式，可能造成大脑惊恐及海马损伤。这种情况下推荐深度麻醉下进行外科手术断头术。目前普遍认为，选用麻醉剂中的乙醚或异氟烷由于能被迅速排出体外，对大脑功能影响较小。相对而言，我们推荐使用异氟烷进行处死动物前的麻醉。为避免麻醉剂带来的副作用，CO_2 吸入麻醉也是一个不错的选择（Windhorst and Johansson 1999）。

(b) 断头术及海马分离

• 将深度麻醉的动物紧贴金属托盘，在头颈部连接区域的中线处切口，然后用外科手术刀（#22）或手术剪快速断头（图 5.3a）。

• 用冷 ACSF 溶液冲洗伤口，除去枕骨大孔周围的组织，然后将动物头部放置于金属托盘上。将动物头部紧贴托盘，切开前后方头皮暴露头骨。对于年轻大鼠或小鼠，用微解剖剪沿中线切开头骨，用组织镊取出头骨；对于成年大鼠，需用组织镊和咬骨钳除去颅骨。

• 去除硬脑膜后，用冷 ACSF 冲洗大脑。将压舌板平端置于大脑下轻轻滑动，使大脑从头骨中移入装有冷 ACSF 的 100mL 烧杯中，并放置 1 分钟左右（图 5.3c，d）。

• 为获取海马，将一直径为 9cm 的培养皿倒置于解剖台上，培养皿上放一张浸有冷 ACSF 的同样大小的滤纸，用带勺压舌板将大脑转移至培养皿上。用一次性手术刀切去小脑后，将剩下的大脑沿大脑直沟切成两个半球。将其中一半转移至装有冷 ACSF 的 50mL 烧杯中，另一半置于解剖台上用于分离海马。

• 将大脑半球中间朝上，用两个平端压舌板的末端轻轻将海马分离出来。一只手用压舌板轻轻将半球固定在合适位置，另一只手用压舌板将海马翻转，并将其从大脑半球上切下，转移至装有冷 ACSF 的 35mm 培养皿中（图 5.4e）。用同样的方法取出另

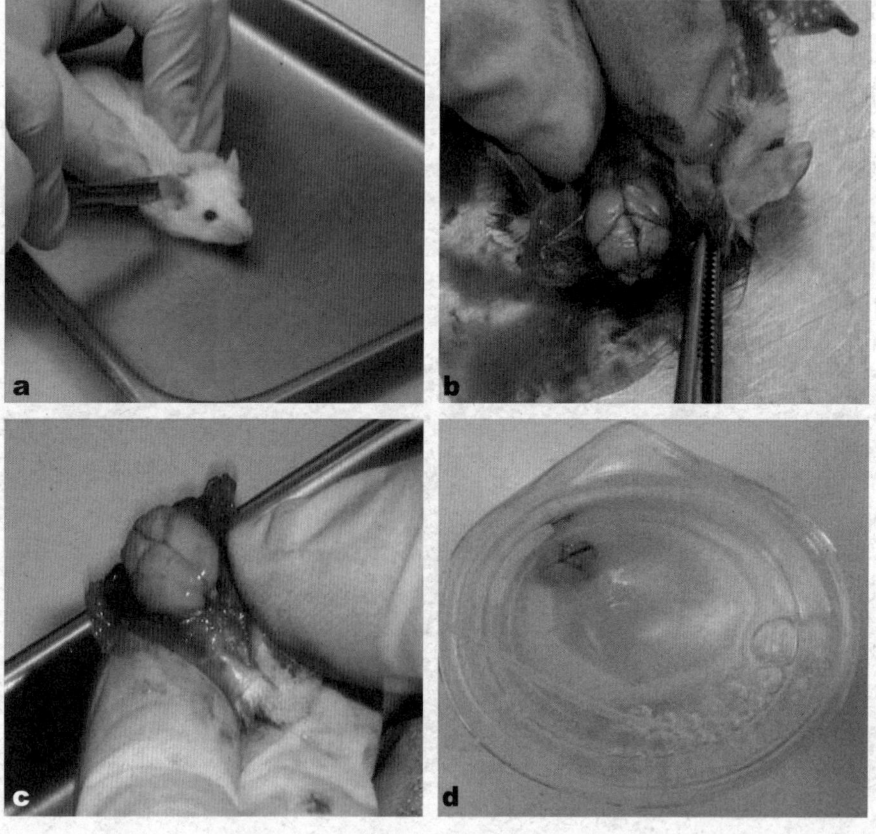

图 5.3　手术断头（a），大脑分离（b，c），以及大脑在含氧的冷 ACSF 中冷却（d）

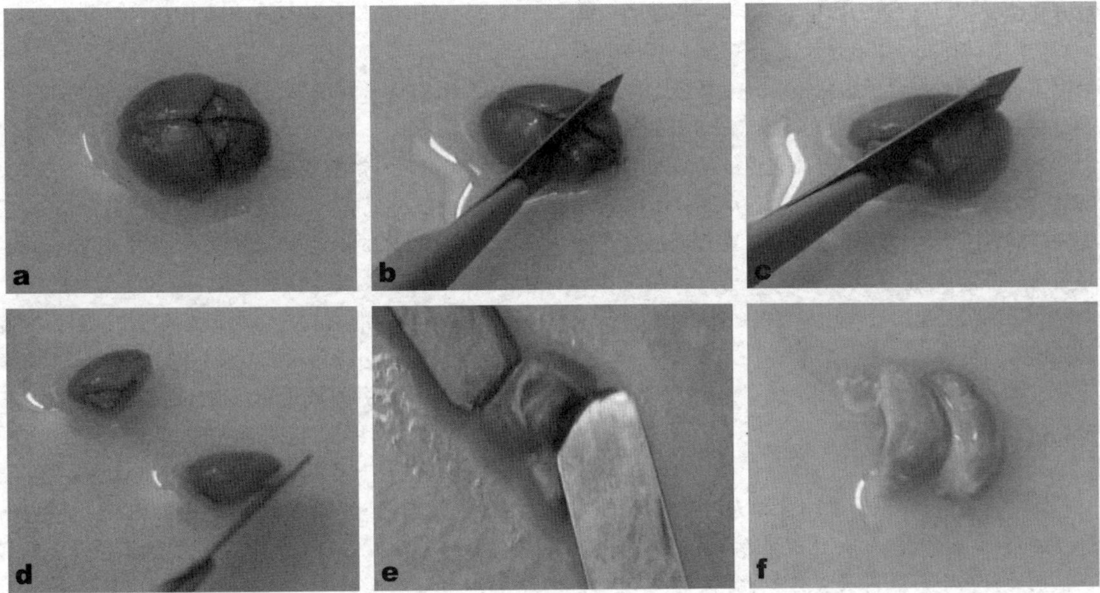

图 5.4　在解剖台上从大脑的两半球中分离出海马[将直径为 9cm 的培养皿倒置，把同样大小的用 ACSF 浸湿的滤纸放于上方(a~e)]。(f)显示一对海马放置于 35mm 培养皿中(放大倍数与本图中其他图片不一致)。为拍摄图片需要，在培养皿中放置了一张圆形滤纸，以降低 ACSF 溶液的影响

一个海马放于同一个培养皿中(图 5.4f)。

5.4.4　海马切片制备

1. 将装有海马体的培养皿放于组织切片机旁，用压舌板或一次性塑料移液管(切去末端以适合海马体的大小)将海马体从培养皿转移至组织切片机载物台的湿润滤纸上。

2. 将两个海马体平行且垂直于刀刃放置。如有需要，可用细软画笔刷调整组织的位置(使用前应用 ACSF 溶液湿润)，将海马体凹面(带有血管)朝下(为避免机械组织损伤，不要用压舌板或镊子移动海马体)。为避免脑组织干燥，用一次性塑料移液管滴 1~2 滴 ACSF 在海马体上。通过拨动游标千分尺来移动载物台(向前，由左向右)，使海马体的一端正好处于刀刃下方(图 5.5a)。

3. 一手上抬已装好刀片的切割臂，另一只手顺时针拨动游标千分尺将载物台向右移动。拨动游标千分尺上的旋钮可设置不同的切片厚度，最大厚度可达到 500μm。一旦设置好切片厚度(如 400μm)，就

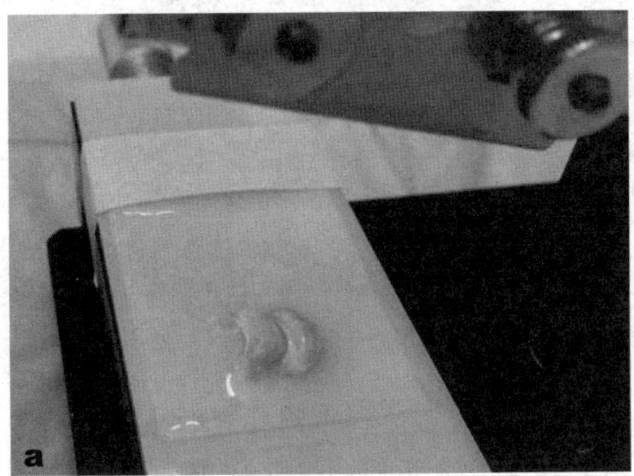

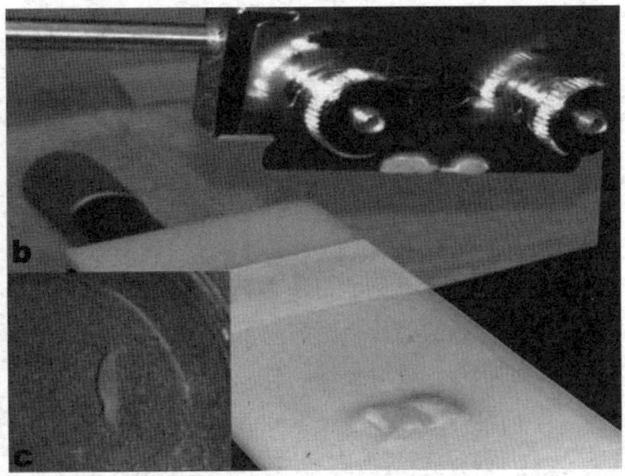

图 5.5　将海马体放置于切割台的方法说明(a)；当切片黏附在刀片表面时抬起切片(b)，然后用细软画笔刷转移切片(图片中未显示)；海马切片放置于装有 ACSF 溶液的培养皿中(c)

放开切割臂，使其依重力作用下降（并在弹簧的辅助下）高速切割组织。如果刀片正确安装，只会切破滤纸而不会切到载物台的塑料板。轻柔缓慢地提起切割臂，保证切片紧贴于刀片的右侧（图 5.5b）；然后用湿润的细软画笔轻轻取下刀片表面的两块切片。将切片放入另一个装有冷 ACSF 的培养皿中（图 5.5c）。用同样的方法切片，直到切完为止。在提起切割臂时需要特别注意：轻柔缓慢，避免将海马组织弄到刀片左侧。如果在提起切割臂时海马组织的位置有移动，会损伤海马切片。

5.4.5 脑切片培养

切片完成后，立刻借助用火抛光过的巴斯德吸管（Fisherbrand，直径 7mm）或切去尖端的一次性吸管将切片转移至装满含氧 ACSF 的孵育室中。孵育室的大小和结构取决于研究人员的需要。我们实验室使用的是底部为精细尼龙网的塑料培养皿。将培养皿固定于装有 ACSF 溶液的烧杯中，并从烧杯底部向液体中通气。为将缺血引起的细胞损伤减到最小，建议将从动物处死、放置切片到孵育培养皿的时间控制在 10 分钟以内。在开始后续记录前，切片通常需要在含氧的 ACSF 中室温（22℃）培养至少 1 个小时。

5.5 潜在问题及预防措施

5.5.1 常见问题

使用上述方法制备海马切片时，最常见的问题出现在切片过程中。一是在切割臂上抬时，切片没有紧贴在刀片表面。另一个是在举起切割臂时导致海马体位置改变，通常都会对切片造成损伤。

1. 切片未紧贴刀片的可能原因：

（a）刀片安装不正确或凹面出现血管造成脑组织没有切割完全。

（b）黏附切片一侧的刀片表面不能用乙醇清洁。

（c）清洁过的刀片表面朝向了错误的一面。

（d）上抬切割臂时太快。

（e）切割台上过多或过少的 ACSF。

2. 上抬切割臂导致海马体位置改变的常见原因：

（a）上抬切割臂时速度太快。

（b）切割台比较干燥（ACSF 过少）。

（c）朝向海马组织的切片表面没有清洁或清洁不彻底。

3. 为避免这些问题，切片前强烈建议做以下准备工作：

（a）铂铬不锈钢双面刀片的一面需要用 75% 乙醇浸湿的拭镜纸清洁，然后用流水冲洗（只清洁刀片的一面）。刀片的清洁面朝向海马组织，未清洁面朝向切片。

（b）刀片要准确装入切割臂的插槽里，确保切割臂下落时，刀片边缘和滤纸接触平整。

（c）将海马并排放置在切割台前，除去其凹面表面的血管及相连组织，将凹面朝下。

（d）切割台上不要倒入过多或过少 ACSF 溶液。

（e）每次都缓慢上抬切割臂，确保刀片一面的海马体不被提起，另一面切片紧贴刀片表面。

5.5.2 快 vs 慢

在制备过程中，海马切片容易出现缺血缺氧和机械损伤。为避免或将潜在损害降到最小，关键在于尽快（减少缺氧缺血损害）和尽可能轻柔（减少机械损伤）。海马体中的 CA1 神经元，普遍认为是大脑中最脆弱的细胞，在缺血缺氧环境中持续 8~10 分钟会造成致命伤害。然而我们的经验表明，在制备健康（少或没有损伤）的海马切片过程中，尽量减少将大脑取出颅腔以及海马体取出半球的解剖过程造成的机械损伤，远远重要于将时间都用于海马切片的制备上。尽管切片制备的时间（10~15 分钟）相对长于通常预期的时间（7~8 分钟），但制作过程的小心谨慎使我们在切片中获得了 CA1 神经元非常完好且稳定的全细胞记录。因此，制作出完好切片的关键是减少脑组织机械损伤，手法要轻。

5.6 应用

由于其简易的解剖、切割步骤及其被熟知的纤维联系和细胞结构的特性，海马切片是基于细胞和突触水平研究基础神经生理学中最广泛使用的大脑组织制作方法。这种方法能用于研究神经的生物物理和电生理特性，以及突触传递和对健康和疾病的可塑性。海马切片制作也被用于研究大脑新陈代谢、中枢神经系统药理学，也可作为研究病理情况的模型。

（杨夏　杨静　译）

参考文献

Alger BE, Dhanjal SS, Dingledine R, Garthwaite J, Henderson G, King GL, Lipton P, North A, Schartzkroin PA, Sears TA, Segal M, Whittingham TS, Williams J (1984) Brain slice methods. In: Dingledine R (ed) Brain slices. Plenum Press, New York, pp 381–437

Deng P, Xu ZC (2012) Whole-cell patch-clamp recordings on spinal cord slices. Methods Mol Biol 851:65–72

Dingledine R (1984) Brain slices. Plenum Press, New York

Li CL, McIlwain H (1957) Maintenance of resting membrane potentials in slices of mammalian cerebral cortex and other tissues in vitro. J Physiol 139:178–190

McIlwain H, Ochs S (1952) Absence of electrical responses of brain slices on in vitro stimulation. Am J Physiol 171:128–133

Schrr A, Teyler TJ, Tseng MT (1987) Brain slices: fundamentals, applications and implications. S. Kaarger, New York

Schurr A, West CA, Rigor BM (1988) Lactate-supported synaptic function in the rat hippocampal slice preparation. Science 240:1326–1328

Teyler TJ (1980) Brain slice preparation: hippocampus. Brain Res Bull 5:391–403

Theile JW, Morikawa H, Gonzales RA, Morrisett RA (2011) GABAergic transmission modulates ethanol excitation of ventral tegmental area dopamine neurons. Neuroscience 172:94–103

Windhorst U, Johansson H (eds) (1999) Modern techniques in neuroscience research Berlin. Springer, New York

Yamamoto C, McIlwain H (1966a) Potentials evoked in vitro in preparations from the mammalian brain. Nature 210:1055–1056

Yamamoto C, McIlwain H (1966b) Electrical activities in thin sections from the mammalian brain maintained in chemically-defined media in vitro. J Neurochem 13:1333–1343

第六章　应用于电生理学研究的单神经细胞分离

6

Yu-Long Li

摘要

膜片钳技术自35年前开始应用以来,已被认为是研究各种包括外周和中枢神经元在内的可兴奋细胞的离子通道电生理特性以及细胞兴奋性的重要方法。影响膜片钳记录的因素有很多,但外周和中枢神经元的生存能力是膜片钳实验成功的决定性因素。本章将介绍:①神经节的外周神经元和大脑中枢神经元的快速分离步骤(如实验设备、材料、组织准备、组织酶学处理、组织碎片的机械搅拌、分离细胞的保存);②神经元快速分离全过程的注释说明;③电生理研究中分离的外周神经元和中枢神经元的优缺点。

关键词

动作电位;细胞培养;细胞分离;中枢神经系统;电生理学;离子通道;膜片钳技术;外周神经系统

6.1　前言

包括大脑、脊髓、外周神经节和感受器在内的中枢(central nervous system,CNS)和周围神经系统(peripheral nervous system,PNS)中的神经元属于可兴奋细胞,信息以电信号的形式在单个神经元(胞体、树突、轴突)中传递,通过突触传递给其他细胞。检测神经元离子通道和动作电位是了解CNS和PNS电生理学和病理生理学功能的重要方法。

从首次报道膜片钳技术可记录离子通道电流开始(Neher and Sakmann 1976),膜片钳技术被认为是研究包括神经元在内的一系列可兴奋细胞的细胞膜电生理特性的重要方法。尽管已建立的神经元细胞系(如人和动物的成神经细胞瘤)能提供一些有价值的信息,这些结果对原代神经细胞的推断依然很重要。但学界一直在争论这种转化的细胞能否反映原代神经元的遗传学、生化和生理特征。因此,从成年动物中分离CNS和PNS神经元的技术有利于研究神经元的生理和生化功能。获得活细胞是膜片钳实验的关键。本章包括:①简述从神经节和大脑分离

Y.-L. Li(✉)医学博士;哲学博士
美国内布拉斯加大学医学中心　急诊医学系
美国内布拉斯加州奥马哈内布拉斯医学中心985850号
邮编68198-5880
邮箱:yulongli@unmc.edu

PNS 和 CNS 神经元的步骤(如设备、材料、组织准备，组织的酶学处理、组织碎片的机械搅拌、分离细胞的保存)；②关于 PNS 和 CNS 神经元电生理学研究的讨论。

6.2　原代神经元分离步骤

6.2.1　PNS 神经元的分离

从成年动物组织标本快速分离 PNS 神经元被用于开展电生理学研究(Akaike et al. 1978；Ishizuka et al.1984；Kostyuk et al. 1979；Lamas et al. 1997；Li et al. 2004b，2008；Oyelese et al. 1995；Tu et al.2010)。尽管对于神经节和感受器的神经元分离存在差异，但机械和酶学分离是最普遍最基本的方法，适用于各种神经节和感受器神经元的分离。以成年大鼠神经节神经元的分离为例介绍(Li et al.2008；Tu et al. 2010)。

1. 仪器和材料

(a) 生物学安全柜

(b) CO_2 培养箱

(c) 显微镜

(d) 离心机

(e) 水浴振荡器

(f) 过滤器(0.2μm)

(g) 组织培养板(96 孔板)或 35mm 培养皿

(h) 离心管

(i) 一次性巴斯德吸管(5.75 英寸，2mL，硼硅酸盐玻璃)

(j) 无菌手术器械如剪刀、牵引器、镊子、外科手术刀、止血钳等

(k) 75% 乙醇

(l) 林格液

(m) Ⅱ型胰蛋白酶和Ⅳ型胶原酶(来自胶原酶梭菌)

(n) DMEM 培养基(Dulbecco's modified Eagle's medium)

(o) F12 培养基(HAM F-12)

(p) 胎牛血清(FBS)

(q) 青 - 链霉素双抗(penicillin-streptomycin liquid)

(r) ITS(isulin-transferrin-selenium-G，胰岛素 - 转铁蛋白 - 硒 复合制剂)

(s) 戊巴比妥钠

2. 溶液制备

(a) 无菌林格液(mmol/L：NaCl 137；$NaHCO_3$ 25；KCl 3；NaH_2PO_4 1.25；$CaCl_2$ 1.2；$MgSO_4$ 1.2；葡萄糖 10；pH 7.2)和无 $Ca^{2+}Mg^{2+}$ 林格液(mmol/L：NaCl 137；$NaHCO_3$ 25；KCl 3；NaH_2PO_4 1.25；glucose 10；pH 7.2)。配好的溶液用过滤器(0.2μm)过滤除菌后，加入青 - 链霉素(终浓度为青霉素 100U/mL 链霉素 100ug/mL)，-80℃冻存备用。

(b) 第一步消化所需的酶溶液 A：无 $Ca^{2+}Mg^{2+}$ 林格液中加入 0.1%Ⅱ型胰蛋白酶和 0.1% Ⅳ型胶原酶。

(c) 第二步消化所需的酶溶液 B：无 $Ca^{2+}Mg^{2+}$ 林格液中加入 0.5% Ⅳ型胶原酶和 0.5% 胎牛血清。

(d) 培养基：225mL DMEM，225mL F-12，50mL 热灭活的胎牛血清。以上混合培养基用滤器灭菌处理后，加入青 - 链霉素和 ITS(终浓度为青霉素 100U/mL，链霉素 100ug/mL，ITS 1mL/100mL)。4℃保存。

3. 大鼠结状神经节摘除

大鼠通过腹腔注射戊巴比妥钠(150mg/kg)处死。采用无菌手术，在大鼠颈部沿腹正中线切口，清晰暴露两侧的结状神经节，并将其取出(图 6.1)。将取出的结状神经节放入冷林格液中，在显微镜下用显微外科手术剪将其剪成 30 片左右的小碎片。

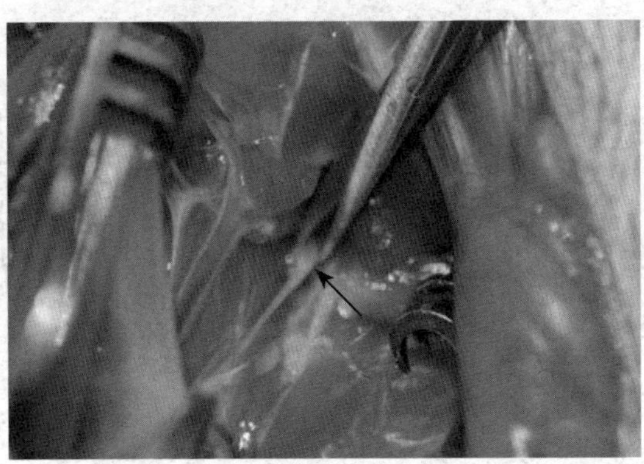

图 6.1　成年大鼠结状神经节手术摘除。黑色箭头指示左侧结状神经节

4. 结状神经节神经元的分离

剪碎的结状神经节将经过两步酶消化。首先，将结状神经节放入酶 A 溶液中，37℃孵育 30 分钟，150×*g* 离心 5 分钟。弃上清液，将沉淀转入酶 B 溶液，37℃孵育 30 分钟。在每个消化步骤中，每十分钟将被消化的组织碎片在生物安全柜中轻柔研磨约 1 分钟。被消化组织 150×*g* 离心 5 分钟后可获得结状神经节神经元。分离出来的神经元重悬于 1mL 培养基

中,并分装至96孔板中培养,每个培养孔中含0.2mL培养基,约800个神经元。最后,在用于膜片钳或其他实验前,将分离出的神经元放入95%空气和5%二氧化碳培养箱中,37℃孵育4~24小时。

5. 结果

图6.2所示为按以上步骤快速分离出的结状神经节神经元,形状大致为直径30~50μm的圆形。图6.3所示为在健康的结状神经节神经元中记录的动作电位和离子通道电流。

6. 解释说明

(a) PNS神经元通过两步酶消化法分离。胰蛋白酶和胶原酶用于分离PNS神经元,为获取健康的神经元,不同类型的PNS神经元所用消化酶浓度有所差异。如上所述,0.1%胰蛋白酶和0.1%胶原酶用于分离结状神经节神经元,而0.2%胰蛋白酶和0.2%胶原酶用于分离颈动脉体的球细胞(Li et al. 2004b; Summers et al. 2002; Tan et al. 2007)。对于其他PNS神经元而言,可选择0.05%~0.4%酶浓度用于预实验以获得最优的组织消化浓度。

(b) 在组织消化过程中,用无菌的巴斯德移液管(2mL)捣碎组织,避免产生气泡。捣碎时太用力或使用的移液管尖端过小或过尖锐会损伤细胞。

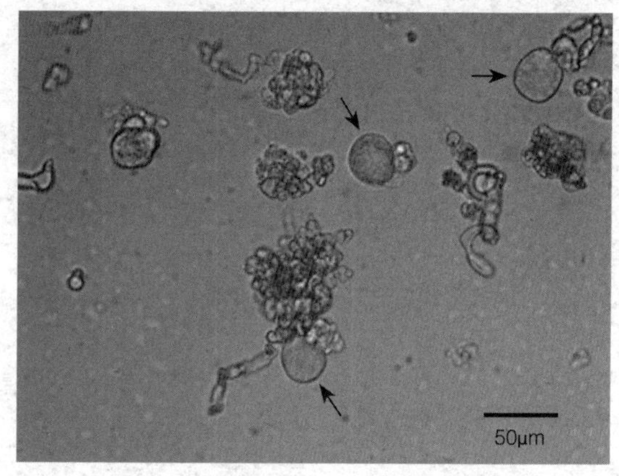

图6.2 快速分离出的大鼠结状神经节原代神经元显微照片。箭头所示为具有清晰边缘和光滑表面的球形神经元

(c) 神经中枢能通过其中的不同亚型神经元分别支配各种组织与器官。因此,可用示踪剂标记神经中枢中的器官特异性神经元。例如一种可转运的荧光染料,DiI(红色),被注入主动脉弓动脉外膜,在此扩散入结状神经节并且标记主动脉弓压力感受器神经元(图6.4)(见文末彩图)。采用这种技术,可将器官特异性神经元选择出来用于膜片钳技术或其他实验。

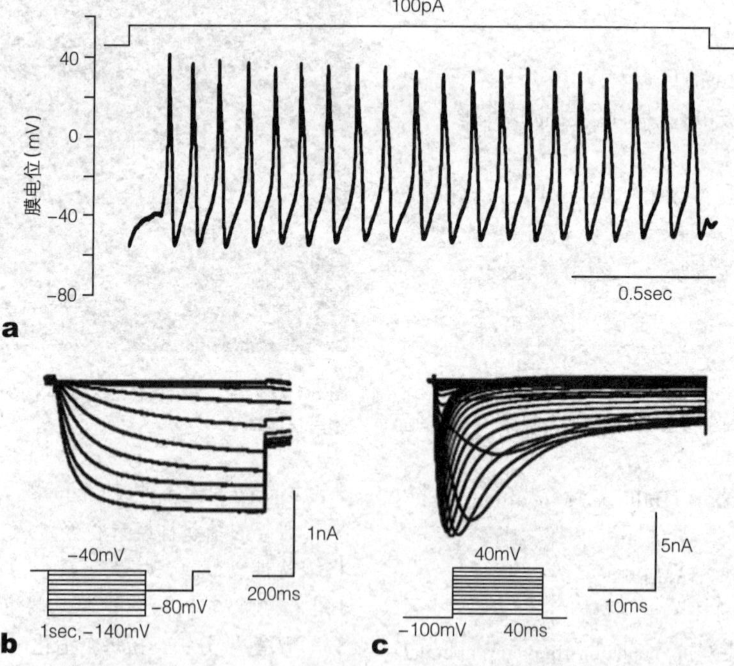

图6.3 分离出的结状神经节原代神经元的动作电位和离子电流的典型记录。(a)电流钳模型中由电流刺激(100pA)引起的动作电位;(b,c)全细胞电压膜片钳模式记录的由步阶电压诱导的超极化激活的环核苷酸门控电流(b)和电压门控性钠电流(c)

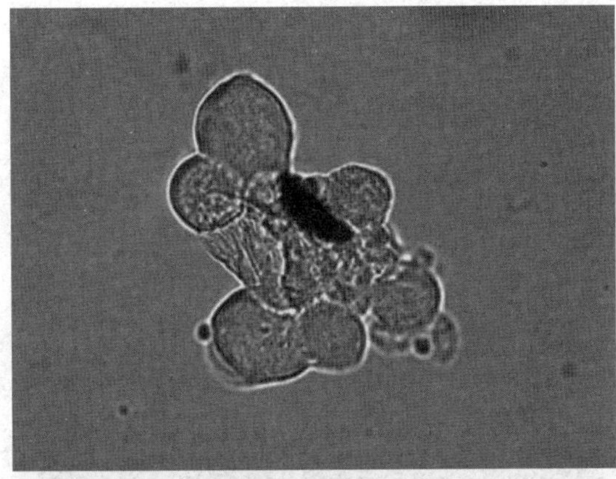

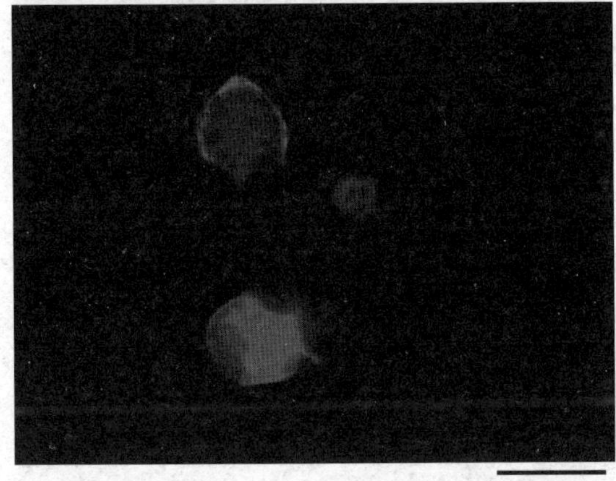

图 6.4 在徕卡荧光显微镜下用适当的激发 / 发射滤波器识别出用红色 DiI 标记的主动脉弓压力感受器神经元。图中所示为同一视野神经元在明场(上)和荧光(下)下的观察。(图片来源于 Tu et al. 2010,第 3 344 页,并获得 John Wiley and Sons 授权许可)

6.2.2 CNS 神经元的分离

胚胎或新生动物大脑神经元往往分离出来用于电生理学研究。一个关键问题在于,这些 CNS 神经元的电生理学特性是否与成年动物所表现的一致?这一点在那些成年阶段发病或诱发的动物模型中尤为如此(如糖尿病、高血压和慢性心力衰竭)。因此,成功将神经元从成年动物大脑中分离出来有助于研究生理或病生理条件下 CNS 神经元的功能。这里将详细介绍成年大鼠下丘脑神经元的分离步骤(Brewer and Torricelli 2007 ;Jiang et al. 2009 ;Kay and Krupa 2001)。

1. 仪器和材料

(a) 组织切块机或组织剪

(b) 盖玻片

(c) 多聚赖氨酸

(d) 哌嗪 -1,4- 二乙磺酸(PIPES)溶液和带消化酶的 Hank 平衡盐溶液

(e) Neurobasal A 培养基和添入 B27 的 Neurobasal A 培养基

(f) 剪刀、咬骨钳、镊子、外科手术刀、微量刮勺和止血钳等手术工具

(g) 异氟醚

(h) 其他工具和材料与分离 PNS 神经元一致

2. 溶液制备

(a) PIPES 溶液(mmol/L):NaCl 120,KCl 5,$CaCl_2$ 1,$MgCl_2$ 1,葡萄糖 25,PIPES 20(pH 7.0 NaOH 调 pH)。

(b) 带消化酶的 Hank 平衡盐溶液(mmol/L):NaCl 137;KCl 5.4;Na_2HPO_4 0.25;KH_2PO_4 0.44;$CaCl_2$ 1.3;$MgSO_4$ 1.0;$NaHCO_3$ 4.2 ,l-cysteine 5;EDTA 100;100U/mL papain。

3. 去除大鼠脑组织

(a) 大鼠在异氟醚深度麻醉下处死。使用无菌技术,从头顶部切开头皮暴露颅骨。用咬骨钳在枕冠(背侧可见的颅骨最尾端)处开孔。将剪刀小心插入椎管沿中线切开颅骨,用咬骨钳去除颅骨及附着物,暴露大脑。

(b) 用无菌微量刮勺切断嗅球和视神经,将大脑从颅盖中转移到装有冷 PIPES 的解剖盘中。

4. 脑切片制备

用组织切块机或切片机制备大脑冠状面切片(~1mm 厚)。将包含有下丘脑组织的大脑冠状切片中的下丘脑完全切除分离,放入冷 PIPES 溶液中保存。

5. 下丘脑神经元分离

(a) 将下丘脑组织切成小碎片,用酶溶液(含木瓜蛋白酶的 HBSS)在 37℃水浴振荡器中培养 30 分钟。

(b) 将组织 / 细胞悬浮液 150 × g 下离心 5 分钟。弃上清液,沉淀物用 2mL 含胰蛋白酶抑制剂、100mmol/L 胎牛血清和 0.16mmol/L 脱氧核糖核酸酶(DNase)的 Neurobasal A 培养液重悬,37 ℃培养 15 分钟。在此期间,将溶液中的组织用经火焰磨光的巴斯德移液管(直径 ~0.9mm,2mL)机械分离成碎片(45 秒 /3 分钟)。150 × g 离心 5 分钟收获下丘脑神经元。分离出来的神经元悬于 Neurobasal A/B27 培养液,取 0.5mL Neurobasal A/B27 培养液(含 1×10^4 个神经元),将其接种到经多聚赖氨酸预处理的无菌盖玻片上。(为制备预处理盖玻片,用多聚赖氨酸(50μg/mL)处理干净的 22mm 盖玻片,孵育 30 分钟,无菌超纯水冲洗三

次，然后干燥 60 分钟）将上述 Neurobasal A/B27 培养液中的下丘脑神经元置 37℃，5% 二氧化碳的培养箱中培养，直至膜片钳试验。

6. 结果

成年大鼠下丘脑神经元呈典型球形外观，边缘清楚，表面光滑，带有光晕；一些下丘脑神经元有小突起（图 6.5）。分离出的下丘脑神经元的有代表性的全内向 / 外向离子电流以及动作电位原始数据如图 6.6 所示。

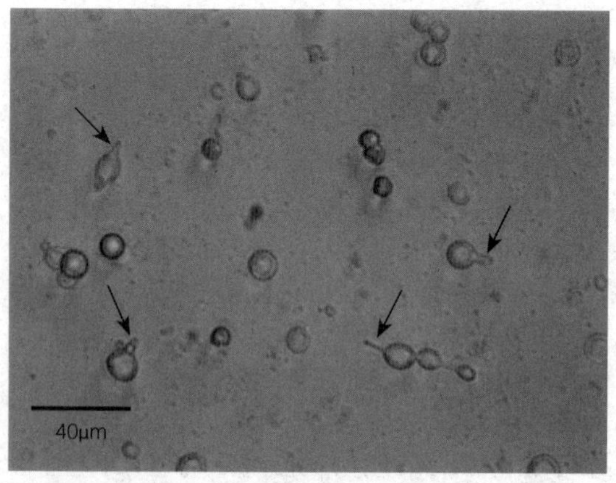

图 6.5 快速分离的大鼠下丘脑神经元培养 3 小时后的显微照片。箭头表示下丘脑神经元的小突起

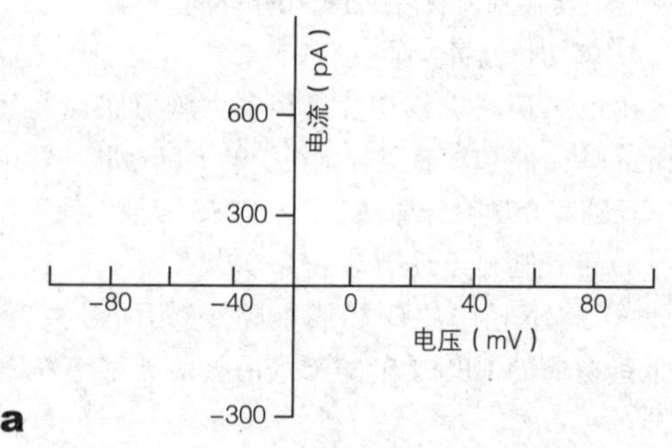

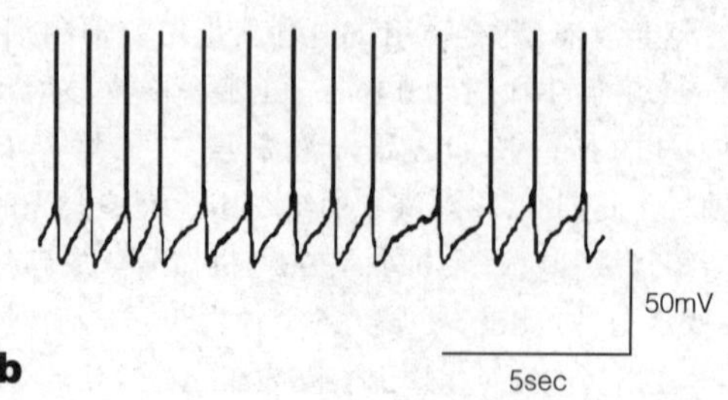

图 6.6 离体下丘脑神经元离子电流和动作电位原始记录。在全细胞电压钳模式中，由慢斜坡电压从 -100 到 +100mV 引起的内向和外向离子电流（a）；电流钳模式记录的自发动作电位（b）

7. 解释说明

（a）此方法适用于分离两个月到两岁成年动物的 CNS 神经元（Brewer 1997；Li et al. 2004a）。分离效果（活神经元数量）与动物年龄无关（Brewer 1997）。因此，这种方法为成年动物 CNS 神经元电生理学特性研究提供了高质量的原代神经元，也可能应用于研究一些成年疾病，如糖尿病、高血压和慢性心力衰竭。

（b）大脑必须尽快从体内分离出来并放置于冰上。小心避免过度施压于大脑以致 CNS 组织损伤。

（c）通常使用脑切片的实验是在含 100% 氧气的溶液中进行（Aitken et al. 1995；Lipton et al. 1995）。有些研究曾报道在氧饱和溶液中从脑切片中快速分离 CNS 神经元（Huettner and Baughman 1986；Kay and Krupa 2001；Kay and Wong 1986；Kuehl- Kovarik et al. 2003）。然而，Brewer 比较了使用含 100% 氧气或含 21% 氧气的溶液，发现两者中存活的 CNS 神经元数量无显著差异（Brewer 1997）。基于以上研究，常规含氧量（21% 氧气）的溶液适用于从成年动物分离 CNS 神经元。

（d）有许多商品化的消化酶可用于 CNS 神经元的快速分离，如胰蛋白酶 / 蛋白酶 k、蛋白酶 XIV、蛋白酶 XXIII、木瓜蛋白酶、胶原酶、分散酶、嗜热菌蛋白酶等（Brewer 1997；Jiang et al. 2009；Kay and Krupa 2001；Kuehl-Kovarik et al. 2003；Li et al. 2004a；Ye et al. 2006）。Brewer 的研究证实了不同酶处理下神经元分离量无显著差异（Brewer 1997）。然而对于长时间培养（如 4 天），经木瓜蛋白酶处理所分离出的神经元活力高于用其他酶。

（e）为开展分子遗传学试验，如基因敲入和基因敲减，CNS 神经元需要更长培养时间来保证分离出的神经元的活力和功能质量。可将神经元用木瓜蛋白酶消化，在 Neurobasal A/B27 培养基中培养（Brewer 1997）。Neurobasal A/B27 培养基不仅能为神经元生存提供营养，同时也能触发细胞分化（Brewer 1997）。此外，避免污染和保持培养温度、湿度及气体浓度的稳定同样是保证分离 CNS 神经元长时程培养的重要因素。一周培养过后，盖玻片上会出现有树突的健康神经元（图 6.7）。

（f）探索细胞死亡进程的细胞学和分子学机制有助于一系列神经退行性疾病的新型治疗策略的探讨。因此，快速而有效的细胞活力测定对于统计细胞死亡至关重要。分离的原代神经元被广泛用于细胞活力测定实验。很多研究团队介绍了详细的细胞活力测定步骤（Aras et al. 2008；Giordano et al. 2011；Stoddart

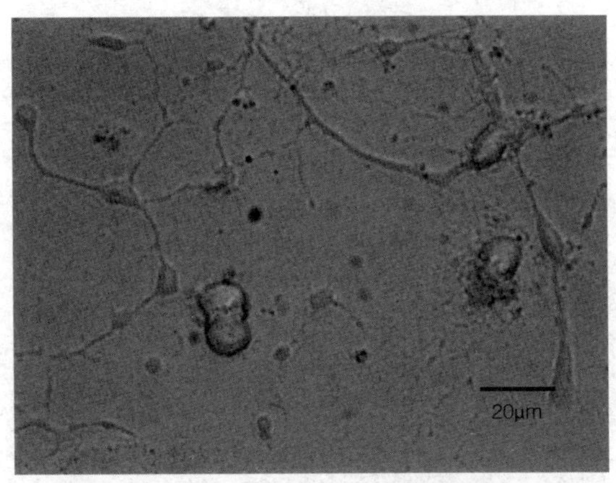

图 6.7 快速分离的大鼠下丘脑神经元培养一周后的显微照片

2011)。不管使用哪种检测方法,制备健康的原代神经元是评估细胞活力的关键步骤。

6.3 利与弊

分离的原代神经元在电生理学和生物化学研究中有以下优点。首先,就体外组织和在体动物而言,区分化合物的确切作用位点是很困难的。分离的原代神经元去除了与邻近细胞的复杂的生物物理和生物化学联系,能检测化合物处理对这些神经元的直接影响,也能避免对于这些化合物细胞作用靶点分析的混淆。其次,分离的原代神经元提供了探索细胞兴奋性及神经递质和调质释放的分子及细胞机制的可能途径。第三,使用原代神经元,能轻松改变影响神经元的实验环境,这对探索其电生理学特性至关重要。第四,在分离的原代神经元的长时程培养中,可连续观察随时间变化的形态学特征的改变,如神经突起生成、连接和毒性(Brewer 1997)。胚胎和新生动物来源的原代神经元比成年动物的原代神经元更适合于长时程研究,因为从胚胎和新生动物分离出的神经元细胞更易于分离,并能培养数周(Goslin and Banker 1989;Mattson et al. 1988)。

然而,这种方法存在的不足同样需要注意。第一,由于细胞被剥夺了其自然生长环境,难以研究这些原代神经元的真实生理学功能。因此推断所得数据时需谨慎。第二,尽管有研究表明快速分离的神经元的电生理学特性与完整组织中所记录的一致(Leal-Cardoso et al. 1993),但原代神经元的分离步骤及后续细胞培养过程可能会通过切断轴突和改变蛋白表达等影响所得结果。

6.4 总结

以上提供了从成年动物体快速分离 PNS 和 CNS 神经元的详细方法。我们认为从胚胎和新生动物中分离原代神经元相对容易,同时这些细胞更适合长时程培养。结合膜片钳、单细胞 RT-PCR、免疫细胞化学和基因转染等技术,成功从成年动物分离原代神经元有助于理解健康与疾病状态下大脑的生理和生化功能。此外,这种方法可帮助研究神经递质素、神经调节剂和药物化合物在生理和病理生理状态下对神经元的影响。从不同神经中枢或不同脑区域分离原代神经元的步骤需要进行适当调整。此外,从分离的原代神经元体外研究结果来推断在体神经元功能和药理作用时需谨慎。

(杨夏 杨静 译)

参考文献

Aitken PG, Breese GR, Dudek FF, Edwards F, Espanol MT, Larkman PM, Lipton P, Newman GC, Nowak TS Jr, Panizzon KL (1995) Preparative methods for brain slices: a discussion. J Neurosci Methods 59:139–149

Akaike N, Lee KS, Brown AM (1978) The calcium current of Helix neuron. J Gen Physiol 71:509–531

Aras MA, Hartnett KA, Aizenman E (2008) Assessment of cell viability in primary neuronal cultures. Curr Protoc Neurosci Chapter 7:Unit 7.18.1–7.18.15

Brewer GJ (1997) Isolation and culture of adult rat hippocampal neurons. J Neurosci Methods 71:143–155

Brewer GJ, Torricelli JR (2007) Isolation and culture of adult neurons and neurospheres. Nat Protoc 2: 1490–1498

Giordano G, Hong S, Faustman EM, Costa LG (2011) Measurements of cell death in neuronal and glial cells. Methods Mol Biol 758:171–178

Goslin K, Banker G (1989) Experimental observations on the development of polarity by hippocampal neurons in culture. J Cell Biol 108:1507–1516

Huettner JE, Baughman RW (1986) Primary culture of identified neurons from the visual cortex of postnatal rats. J Neurosci 6:3044–3060

Ishizuka S, Hattori K, Akaike N (1984) Separation of ionic currents in the somatic membrane of frog sensory neurons. J Membr Biol 78:19–28

Jiang N, Shi P, Li H, Lu S, Braseth L, Cuadra AE, Raizada MK, Sumners C (2009) Phosphate-activated glutaminase-containing neurons in the rat paraventricular nucleus express angiotensin type 1 receptors.

Hypertension 54:845–851

Kay AR, Krupa DJ (2001) Acute isolation of neurons from the mature mammalian central nervous system. Curr Protoc Neurosci Chapter 6:Unit 6.5.1–6.5.7

Kay AR, Wong RK (1986) Isolation of neurons suitable for patch-clamping from adult mammalian central nervous systems. J Neurosci Methods 16:227–238

Kostyuk PG, Krishtal OA, Pidoplichko VI, Shakhovalov Y (1979) Kinetics of calcium inward current activation. J Gen Physiol 73:675–680

Kuehl-Kovarik MC, Partin KM, Magnusson KR (2003) Acute dissociation for analyses of NMDA receptor function in cortical neurons during aging. J Neurosci Methods 129:11–17

Lamas JA, Selyanko AA, Brown DA (1997) Effects of a cognition-enhancer, linopirdine (DuP 996), on M-type potassium currents (IK(M)) and some other voltage- and ligand-gated membrane currents in rat sympathetic neurons. Eur J Neurosci 9: 605–616

Leal-Cardoso H, Koschorke GM, Taylor G, Weinreich D (1993) Electrophysiological properties and chemosensitivity of acutely isolated nodose ganglion neurons of the rabbit. J Auton Nerv Syst 45:29–39

Li XM, Li JG, Yang JM, Hu P, Li XW, Wang Y, Qin LN, Gao TM (2004a) An improved method for acute isolation of neurons from the hippocampus of adult rats suitable for patch-clamping study. Sheng Li Xue Bao 56:112–117

Li YL, Sun SY, Overholt JL, Prabhakar NR, Rozanski GJ, Zucker IH, Schultz HD (2004b) Attenuated outward potassium currents in carotid body glomus cells of heart failure rabbit: involvement of nitric oxide. J Physiol 555:219–229

Li YL, Tran TP, Muelleman R, Schultz HD (2008) Blunted excitability of aortic baroreceptor neurons in diabetic rats: involvement of hyperpolarization-activated channel. Cardiovasc Res 79:715–721

Lipton P, Aitken PG, Dudek FE, Eskessen K, Espanol MT, Ferchmin PA, Kelly JB, Kreisman NR, Landfield PW, Larkman PM et al (1995) Making the best of brain slices: comparing preparative methods. J Neurosci Methods 59:151–156

Mattson MP, Dou P, Kater SB (1988) Outgrowth-regulating actions of glutamate in isolated hippocampal pyramidal neurons. J Neurosci 8:2087–2100

Neher E, Sakmann B (1976) Single-channel currents recorded from membrane of denervated frog muscle fibres. Nature 260:799–802

Oyelese AA, Eng DL, Richerson GB, Kocsis JD (1995) Enhancement of GABAA receptor-mediated conductances induced by nerve injury in a subclass of sensory neurons. J Neurophysiol 74:673–683

Stoddart MJ (2011) Cell viability assays: introduction. Methods Mol Biol 740:1–6

Summers BA, Overholt JL, Prabhakar NR (2002) CO(2) and pH independently modulate L-type Ca(2+) current in rabbit carotid body glomus cells. J Neurophysiol 88:604–612

Tan ZY, Lu Y, Whiteis CA, Benson CJ, Chapleau MW, Abboud FM (2007) Acid-sensing ion channels contribute to transduction of extracellular acidosis in rat carotid body glomus cells. Circ Res 101: 1009–1019

Tu H, Zhang L, Tran TP, Muelleman RL, Li YL (2010) Reduced expression and activation of voltage-gated sodium channels contributes to blunted baroreflex sensitivity in heart failure rats. J Neurosci Res 88:3337–3349

Ye JH, Zhang J, Xiao C, Kong JQ (2006) Patch-clamp studies in the CNS illustrate a simple new method for obtaining viable neurons in rat brain slices: glycerol replacement of NaCl protects CNS neurons. J Neurosci Methods 158:251–259

第七章　人神经元、小胶质细胞和星形胶质细胞的分离及培养

7

Li Wu, Santhi Gorantla

摘要

神经元和神经胶质细胞培养是神经科学实验的重要组成部分。由于人体大脑是难以得到的器官，脑细胞培养的实验研究能提供有价值的信息。在特定条件下，在可控环境中对神经元和胶质细胞进行实验的能力，对理解大脑发育和疾病过程中细胞和分子机制是必不可少的。神经元和神经胶质细胞的分离与培养是棘手的，但对于神经科学家来说是非常重要的技术。这些细胞非常脆弱，脑细胞的原代培养是极具挑战性的。本章介绍了从人脑组织分离和富集不同类型细胞的详细步骤，以及获得活体健康神经元和胶质细胞的最适条件。同时用图解说明脑细胞的免疫细胞化学染色技术。

关键词

人类；胚胎；神经元；星形胶质细胞；小胶质细胞；人类免疫缺陷病毒

7.1　前言

从啮齿类动物大脑分离原代神经元和神经胶质细胞被广泛用于研究可控的体外环境中的大脑功能。然而，一些实验方案需要人体神经元和神经胶质细胞来确证人类疾病和前瞻性治疗的细胞学机制。人体大脑是高度进化的复杂器官，它由超过百亿的神经元以及三倍于该数量的神经胶质细胞组成(Pelvig et al. 2008)。神经元执行大脑功能，神经胶质细胞为神经元的功能和发育提供支持。大脑是最难获得的器官，因此，对神经系统退行性疾病的机制研究相对滞后。从啮齿类动物和无脊椎动物脑细胞研究所获得的信息有助于在一定程度上认知大脑发育和功能的潜在机制。研究人体大脑的主要障碍在于：①可行性；②用于分离常规人体大脑细胞的有效组织来源；③从人类脑组织中分离神经元和神经胶质细胞方法的可靠性。胎儿大脑组织是脑细胞的主要来源。然而出于伦理考虑，使用胎儿组织进行研究是非常受限的。尽管如此，胎儿组织的研究在研制风疹、脊髓灰质炎等疾病疫苗方面做出了重要贡献(Hayflick et al. 1962；

L.Wu·S. Gorantla(✉)哲学博士
美国内布拉斯加大学医学中心　药理学和实验神经科学系
美国内布拉斯加州奥马哈
邮编 68198-5880
邮箱：sgorantla@unmc.edu

Plotkin et al. 1969)。由于胎儿组织使用受限，开发高成功率的胎儿脑细胞分离和长期培养技术尤其重要。

当前对外伤性脑损伤、阿尔茨海默病、帕金森病、亨廷顿舞蹈症和萎缩侧索硬化(ALS)等神经退行性疾病的发生过程知之甚少。在这些神经退行性疾病中，一些脑区的神经元受损严重，出现突触丢失和神经网络受损(Gendelman et al.1994；Petito et al. 1999；Marcello et al. 2012；Picconi et al. 2012；Rumzan et al. 2012)。神经元损伤与神经胶质细胞参与炎性反应相关(Ghorpade et al.2005；Kadiu et al. 2005；Mosley et al. 2006；Agostinho et al. 2010；Amor et al. 2010)。人体神经细胞和胶质细胞的体外研究在理解这些疾病的原因和测试新治疗方法方面起着重要作用。尤为重要的是要开发出能在细胞水平表征疾病的实验条件，以了解单个细胞类型在脑发育和疾病中的功能。胎儿脑细胞包括神经元、星形胶质细胞、少突胶质细胞和小胶质细胞，还包括这些细胞不同分化阶段的前体细胞。胚胎脑组织研究的主要兴趣点在于这些前体干细胞，因其具有在帕金森病及其他神经退行性疾病中用于再生和替换受损细胞的临床应用潜力(Lindvall et al. 1989；Wu et al. 2002；Kallur et al. 2006；Jordan et al.2009；Liu et al. 2009)。本章中，我们将详细介绍人类胚胎脑组织中不同类型细胞的分离和培养。人胚胎脑组织可用于制备神经元、小胶质细胞和星形胶质细胞培养物(Elder and Major 1988；Hassan et al. 1991；Borgmann et al. 2005；Mattson 2005；Jana et al. 2007)。

7.2 材料

7.2.1 组织准备和分离

- 使用生物安全柜在无菌环境下进行细胞分离步骤
- 保存于含钙镁 Hank 平衡盐溶液中的人胚胎脑组织(见注释 2)
- 无 Mg^{2+} 和 Ca^{2+} 的 Hank 盐溶液(见注释 2)
- 100mm × 20mm 规格培养皿
- 5mL 和 10mL 移液管
- 50mL 尖底离心管
- 2.5% 胰蛋白酶(分装成 5mL/ 支，五等分保存于 −20℃，Sigma #T4174)
- 脱氧核糖核酸酶 I (Sigma-Aldrich，St.Louis，MO)
- 胎牛血清(fetal calf serum，FBS) (56℃热灭活 30 分钟)
- 100μm 和 70μm 细胞滤网筛
- 离心机(4℃，1 500 转 /min 或 400 × g)
- 血细胞计数板
- 台盼蓝染料(Sigma，#T6146)

7.2.2 细胞培养

- 人神经细胞(HN)培养基：含 1% 青 - 链霉素的神经基础培养基，1 × B27 无血清添加剂(Invitrogen)，0.5mmol/L L- 谷氨酰胺(Sigma #G7513)
- 人星形胶质细胞(HA)培养基：含 HEPES 的 DMEM/F_{12} 培养基，2mmol/L L- 谷氨酰胺(Invitrogen #11330-032)，10% 胎牛血清(FBS)，1% 青 - 链霉素
- 人小胶质细胞(HM)培养基：含酚红的高糖 DMEM 培养基(Gibco #11965)，10% FBS，2mmol/L L- 谷氨酰胺，1% 青 - 链霉素，1 000U/mL 重组的巨噬细胞集落刺激因子(MCSF) (R&D Systems，Minneapolis，MN)
- 40μm、70μm 和 100μm 细胞滤网
- 3mL 一次性塑料注射器
- 台盼蓝染料
- 血细胞计数器
- T-75 和 T-150 培养瓶(Corning)
- 50mL 尖底离心管(BD Bioscience，BD#352098)
- 0.25% 胰酶(Trypsin-EDTA，Invitrogen)
- 冷星形胶质细胞培养基：70% DMEM 培养基，20% 牛血清蛋白(BSA)，10% 二甲基亚砜(DMSO)
- 程序降温盒(Nalgene C1562)
- 96、24 和 6 孔细胞培养板(Costar)
- 细胞培养箱(37℃，5% 二氧化碳)
- 多聚赖氨酸 D 型(poly-d-lysine，PDL)包被的培养板和盖玻片(可从 neuVitro、El Monte、CA 购买，或按以下步骤制备)

7.2.3 组织培养表面的 PDL 包被

- 50μg/mL PDL 溶液，用组织培养级超纯水配制
- 组织培养级的超纯水
- 显微镜盖玻片(尺寸为 5mm 和 8mm，分别适用于 96 和 24 孔板)
- 无菌 100mL 玻璃烧杯和 100mm 玻璃培养皿
- 70% 乙醇

- 70% 硝酸
- 96、24 和 6 孔细胞培养板(Costar)

注释:所有试剂和塑料器皿需无菌处理,并且只能在生物安全柜里打开。

7.2.4 免疫荧光染色

- 抗体:神经元使用兔抗微管相关蛋白 2(MAP2, Chemicon, Temecula, CA; #AB5622) 和鼠抗 β Ⅲ- 微管蛋白(Sigma #T3952); 小胶质细胞使用兔抗离子钙接头蛋白(Iba-1, 1 : 500; Wako Chemicals); 星形胶质细胞使用兔抗胶质纤维酸性蛋白(DFAP, Dako, Carpentaria, CA; #M0761)。Alexa Fluor488 和 594 染料标记的兔抗 IgG 和鼠抗 IgG 作为二抗(Invitrogen)。
- 4,6- 二脒基 -2- 苯基吲哚染料(DAPI)(Invitrogen)
- pH 7.4 的 PBS 缓冲液
- 含 3% 牛血清蛋白(BSA)的 PBS 缓冲液
- 含 4% 多聚甲醛(PFA)的 PBS 缓冲液
- 吐温 -20 试剂
- 免疫封片剂或 ProLong Gold 液态封固剂(Invitrogen)

注释:免疫荧光染色用的试剂不需要在无菌条件下保存。

7.3 方法

7.3.1 组织准备及分离

人类脑组织是严格依据美国国立卫生研究院(NIH)的指导方针和机构伦理行为准则,从选择性流产胚胎中获得的。严格的指导方针应遵循适当的书面知情同意,不向病人赔偿。实验常使用 12~15 周胎龄的组织,因为从中分离培养的神经元和神经胶质细胞的活力比更早期胚胎组织大得多(见注释 1)。

(a) 将脑组织转移到无菌冷钙镁 HBSS 溶液中(见注释 2)。所有步骤在生物安全柜的无菌条件下进行。按照 NIH(重组 DNA 实验)指南,在制作人体标本时需遵循 BSL-2 实验室规定。在使用人体材料时,全程必须穿着实验室制服和手套,废弃物应用 50% 漂白粉消毒。所有实验材料在丢弃前需热处理。

(b) 分离脑细胞的第一步要清洁和准备分离组织。应注意除去脑膜、血管和碎片,成功分离和培养纯细胞群。分离脑膜和血管失败可能导致神经元和星形胶质细胞的成纤维细胞污染。

1. 组织清洁和准备的步骤 2~9 都适用于神经元、小胶质细胞和星形胶质细胞的准备。不过,细胞不同,组织分离的方法也不同。酶分离法用于神经元和神经小胶质细胞的制备,组织机械分离法用于星形胶质细胞。这个部分介绍了酶消化的步骤,第 3.5 节介绍了机械分离方法的步骤。

2. 转移脑组织至含 50mL $Ca^{2+}Mg^{2+}$ 的 HBSS 溶液的离心管中,置于冰上。在清洁和细胞分离步骤中,使用不含 $Ca^{2+}Mg^{2+}$ 的 HBSS 溶液(见注释 2)。

3. 将组织内容物从 50mL 离心管转移至 100mm 培养皿中,在新鲜 HBSS 溶液中彻底旋转清洗 3~4 次,同时用 10mL 移液管或与真空管配套的抽吸管吸取液体清洗。

4. 将组织片轻轻转移到 10mL 移液管中,然后将组织放入另一个装有 HBSS 溶液的 100mm 培养皿中。注意不要过度分离组织。用移液管除去血凝块、脑膜和一些碎片。

5. 将干净的组织转移到 50mL 离心管中。让组织沉降管底 5 分钟,以 50mL 离心管的刻度为参考,估计组织的体积大小。加入足量的 HBSS 溶液至组织体积的 2.5 倍。加入适量预热的胰蛋白酶和 DNase Ⅰ 酶,使其终浓度分别达到 0.25% 和 0.1mg/mL(见注释 3)。

6. 将组织放入 50mL 离心管中 37℃水浴 30 分钟。每 5 分钟旋转离心管以促进组织完全消化。或将含胰蛋白酶的 HBSS 溶液中的组织转移至 100mm 培养皿中,在 37℃培养箱中培育 30 分钟。

7. 将装有组织的离心管从水浴中移开。用移液管将组织转移到装有冷 FBS 的 50mL 离心管中。FBS 的终浓度为 10%(见注释 3)。

8. 用 5mL 移液管抽吸组织 15~20 次以碎裂组织。

9. 每个离心管中加入 20mL HBSS 溶液,然后用 5mL 移液管再碎裂。这时大多数组织分离,浑浊上清液浮在表面。让没有分离的组织沉淀,将上清液转移至新的 50mL 离心管中。

10. 在 30mL HBSS 溶液中重悬未分离的组织,重复第 9 步来收集更多分离的细胞。

11. 收集所有的上清液,4℃ 1 500 转 /min 离心 10 分钟。

12. 弃上清液,HBSS 重悬细胞。用 70μm 细胞筛过滤细胞悬液来除去结块(见注释 4)。

13. 用台盼蓝染料和血细胞计数器计数。用台盼蓝细胞计数法确定每毫升细胞数量。

14. 重复步骤 11,在合适的培养皿中重悬细胞。

7.3.2 包被细胞培养表面

神经元需要黏附基质,并在培养表面生长。由有机聚合物制成的基质材料被用于包被培养表面。PDL、L 型多聚赖氨酸、层粘连蛋白和纤黏蛋白等都可用做基质。用 PDL 包被表面的方法如下。

1. 培养板用 PDL 处理过夜。包被 6、12、24 和 96 孔培养板所需的 50μm/mL PDL 溶液体积分别为每孔 1 000、700、400 和 200μL。培养板用无菌蒸馏水清洗 3~4 次后放入生物安全柜中晾干。这些培养板可立即使用或用保鲜膜包好,4℃保存。

2. 培养神经元所用盖玻片同样需要包被。把盖玻片放入无菌玻璃烧杯中,在室温下用 100% 乙醇浸泡 2 小时。倒掉乙醇,加入 70% 硝酸,室温放置过夜后用水彻底清洗盖玻片至少 6 次。将盖玻片完全浸入 PDL 溶液,室温下放置 3h 或 4℃过夜。用水清洗 2~3 次后再置层流柜中晾干,6 小时至过夜。处理好的盖玻片置培养皿中保存,可用于培养神经细胞。

7.3.3 神经细胞培养

神经元需要在基质包被表面培养以利生长和形成神经网络。从人胚胎组织中分离出来的神经细胞由不同发育阶段的细胞构成。这些细胞在培养过程中容易形成神经炎及建立突触联系(Kerkovich et al. 1999)。人胚胎神经元轴突相比于啮齿类动物细胞生长更为缓慢,但人神经元培养可长达 1 个月(Mattson 2005)。

1. 将 3.1 节第 14 步骤中的细胞团重悬于 5~7mL HN 培养基。

2. 用 40μm 细胞筛过滤细胞悬液以避免结块而导致 HN 培养基中有小胶质细胞和星形胶质细胞。

3. 用台盼蓝染色法进行细胞计数。

4. 将细胞用 HN 培养基培养在 PDL 处理的表面,接种体积和密度分别为:96 孔板 0.2mL 0.5×10^5 细胞 /mL;24 孔板 1mL 1.5×10^5 细胞 /mL,12 孔板 1.5mL 5×10^5 细胞 /mL。

5. 每 2~3 天更换一次培养基。培养基中低浓度 L-谷氨酰胺能将星形胶质细胞污染最小化(见注释 5)。

6. 神经元在种板 12~14 天后可以使用。

7. 培养神经元的纯度和完整度可用后续的免疫荧光染色法来确定,可选用神经元特异性蛋白的抗体,如 MAP-2(显示树突),NF(显示神经纤维)或 beta Ⅲ微管蛋白(显示轴突)。图 7.1(见文末彩图)显示培养 14 天后的神经元的免疫荧光染色。

7.3.4 小胶质细胞的分离及培养

小胶质细胞是大脑中的巨噬细胞,是清除受损神经元和传染原的吞噬性细胞。小胶质细胞炎症是神经退行性疾病的病生理基础。在 CNS 中,只有 20% 的神经胶质细胞是小胶质细胞,分离及培养小胶质细胞群较为困难(Hassan et al. 1991)。小胶质细胞采用优先黏附的原则进行分离。由于不同种类的细胞对培养皿塑形表面的黏附力不同,分离方法取决于速度和黏附优先权。小胶质细胞是从长期混合培养的胶质细胞的成片单层细胞中分离出来的无黏附力群(Borgmann et al. 2005)。由于人体成年胶质细胞更难分离和培养,人胚胎组织是标准小胶质细胞的主要来源。

1. 将 3.1 中第 14 步得到的细胞重悬浮于 HM 培养基,接种在 T-75 培养瓶中,每 25mL 含 80×10^6 个细胞。

2. 37℃ (5% CO_2)培养细胞。7 天内不要扰动细胞,否则会阻碍其贴壁(见注释 6)。

3. 在第 7 天,轻柔弃去培养基并更换 25mL 新鲜 HM 培养基。

4. 在第 14 天,轻轻取出培养瓶上清液中漂浮的细胞,这就是不含黏附性星形胶质细胞的小胶质细胞。将上清液收集在干净的离心管中(见注释 7)。

5. 1 500 转 /min 室温离心 10 分钟。用 5mL 移液管将上清液尽量移走。离心管静置几分钟,一些培养基会残留在管上并最终聚集在管底,用这部分聚集的培养基重悬细胞。

6. 计数小胶质细胞,其形态特征较大,似变形虫或圆形,一些为基底颗粒细胞(见注释 8)。

7. 将浓缩的细胞液滴以适当浓度(1×10^6/mL)接种。接种密度为 96 孔板 10^5 细胞 / 孔,24 孔板 2×10^5 细胞 / 孔。小胶质细胞培养不需处理表面。

8. 待细胞黏附 2~4h 后向培养孔中加入新鲜小胶质细胞培养基,使 96 孔板液体体积为 200uL/ 孔,24 孔板液体体积为 500uL/ 孔。从孔的边缘而不是中间加入培养基。

9. 每 2~3 天更换一半新鲜的 HM 培养基。细胞

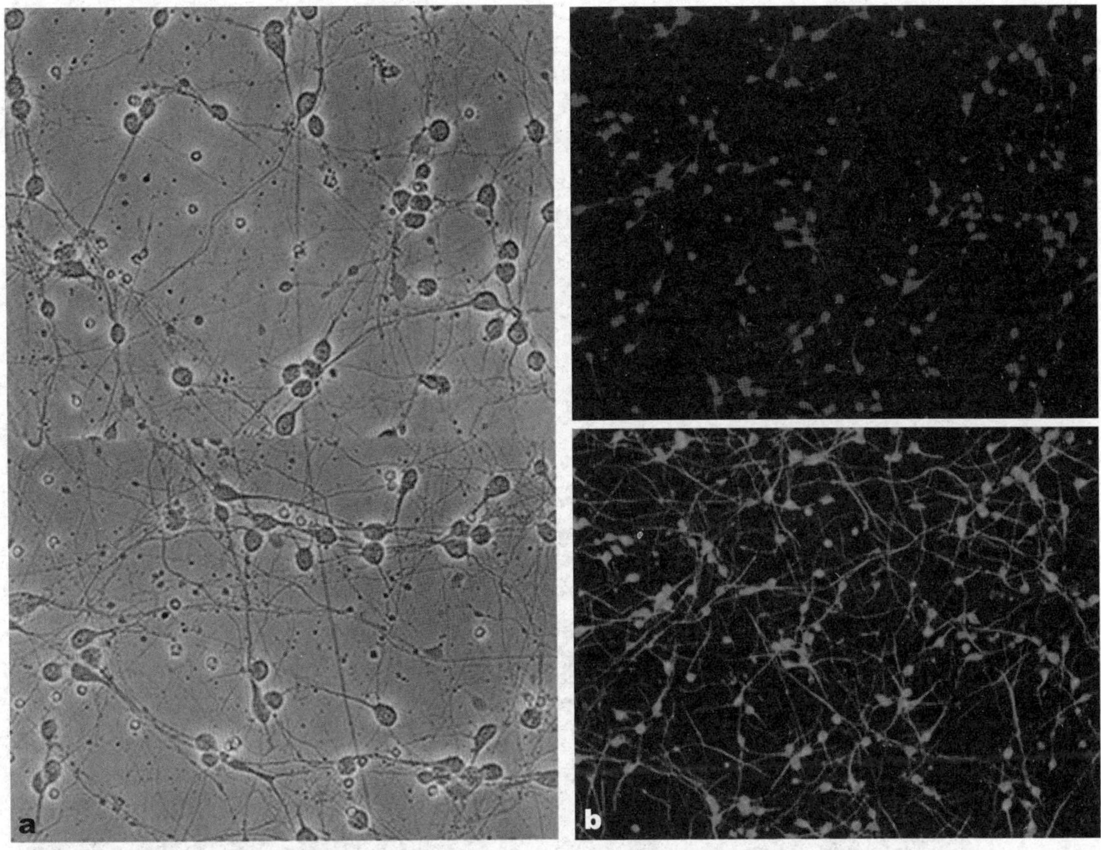

图 7.1 培养中的神经细胞。(a)培养第 14 天神经元的光镜图像。视野中两个区域拼合在一起以展示长突起，星形胶质细胞少见。(b)用兔抗 MAP-2(红色)和鼠抗 β Ⅲ - 微管蛋白(绿色)免疫荧光染色的神经元。MAP-2 只染胞体和树突；神经丝蛋白或 β Ⅲ - 微管蛋白抗体染轴突。放大倍数 20 倍

培养 7 天后可用于实验。

10. 在第 21 和 28 天重复 4~9 步，从 T-75 培养瓶中收集更多小胶质细胞(见注释 7)。

11. 用 Iba-1 抗体免疫染色法检测细胞纯度(图 7.2a，注释 9)(见文末彩图)。

由于小胶质细胞是大脑巨噬细胞，可感染 HIV-1 病毒。单核巨噬细胞(mononuclear phagocytes，MP，血管周围巨噬细胞和小胶质细胞)是大脑内的病毒库。这些免疫活性细胞释放炎性因子造成一些神经退行性疾病的神经细胞损伤，如 HIV-1 相关神经认知障碍(HIV-1 associated neurocognitive disorders，HAND)、阿尔茨海默病、帕金森病和肌萎缩侧索硬化症等。在感染 HIV-1 时，单核吞噬细胞(MP)是大脑的病毒库。当感染或暴露在 HIV-1 后，MP 分泌产物和毒素，引起神经性损伤。这些产物包括 HIV-1 蛋白如 gp120 和破伤风抗毒素、促炎性细胞因子、花生四烯酸及其代谢物、喹啉酸和谷氨酸盐等(Gendelman et al. 1994；Kaul et al. 2005；Rostasy et al. 2005)。在疾病过程中，如果由 MP 引发的炎症反应被调控，HIV-1 相关认知障碍的进展和程度会显著减慢(Dou et al. 2003，2005；Kadiu et al. 2005；Filipovic and Zecevic 2008；Gorantla et al. 2008；Eggert et al. 2009)。为减少 MP 引起的炎症，研究者在体外用被感染的小胶质细胞或单核细胞源性巨噬细胞(monocyte-derived macrophages，MDM)来测试潜在候选的辅助治疗(Dou et al. 2003，2005；Eggert et al. 2009；Huang et al. 2011；Lan et al. 2011，2012；Zhao et al. 2012)。由于人体神经胶质细胞使用受限，在大部分研究中，将 MDM 作为小胶质细胞的模型。

嗜巨噬细胞 HIV-1 病毒易于感染小胶质细胞。用 HIV-1 病毒株在 0.01 MOI(multiplicity of infection，感染复数)下感染 4 小时后，更换新鲜的 HM 培养基。在感染 5 天后，可清晰观察到多核巨细胞(图 7.2a)。HIV-1 脑炎是多核巨细胞性脑炎伴随小胶质细胞结

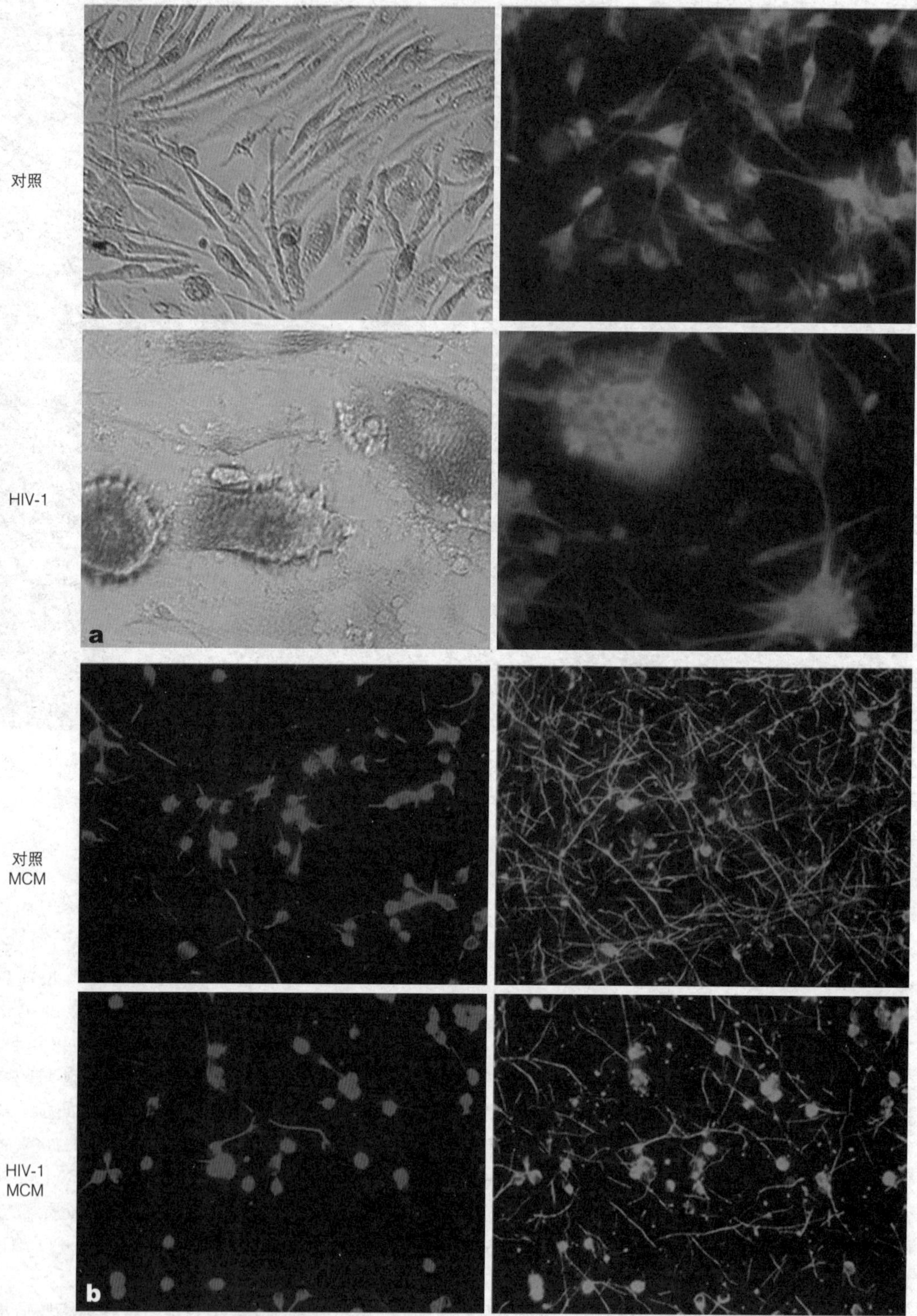

图 7.2 培养中的小胶质细胞及其在研究 HIV-1 诱导的神经病理损伤中的方法。(a)小胶质细胞光镜图显示双极的未感染细胞和 HIV-1 感染后的融合巨细胞。抗 Iba-1 抗体免疫荧光染色清楚显示受 HIV-1 感染形成的多核巨细胞(放大 ×20)。(b)与未受感染细胞的 MCM 相比,感染 HIV-1 的小胶质细胞 MCM 影响神经元存活,阻碍树突形成(MAP-2,红色),并减少轴突网络(β Ⅲ - 微管蛋白,绿色)

节形成。被感染的小胶质细胞的 MCM(Microglial conditioned media,小胶质细胞条件培养基)包含能造成神经损伤的产物。为检测由被感染小胶质细胞释放的因子所造成的神经损伤程度,用 25% MCM(HN 培养基稀释)处理神经元 24 小时后,使用凋亡标记物(TUNEL 法)或神经元标记物,MAP-2 和 beta Ⅲ微管蛋白染色。与 MCM 处理的神经元对照组相比,感染 HIV-1 的小胶质细胞 MCM 引起神经元中明显的树突和轴突减少(图 7.2b)。这样的体外实验环境有助于发现潜在治疗靶点及缓和 MP 炎症反应和减少神经病理性损伤的辅助治疗方法。

7.3.5 星形胶质细胞的分离及培养

在大脑发育及神经可塑性和稳态维持中,星形胶质细胞对于神经元的生存和引导有着重要作用,同时它也参与构成和保护血 - 脑屏障。相对于神经元和小胶质细胞而言,星形胶质细胞更易获得(Elder and Major 1988;Messam and Major 2000;Ghorpade et al. 2003;Deshpande et al. 2005),可从任一大脑区域分离得到。星形胶质细胞可重新进入细胞周期,并传代达到 15 代,并可冻存更长时间。

1. 按照 3.1 中的 2~9 步清洗和制备组织。最后一次清洗使用 HA 培养基。

2. 将组织通过 100mm 细胞筛转移至 50mL 圆锥形离心管中,用 3mL 一次性塑料注射器的无菌活塞轻轻推动组织进行机械分离。

3. 4℃ 1 500 转 /min 离心细胞悬液 10 分钟,然后加入约 30mL HA 培养基重悬。

4. 用 70mm 细胞筛过滤细胞悬液,然后重复步骤 3。

5. 用台盼蓝染色法计数。

6. 以最适密度 50×10^6 个细胞 /15mL HA 培养基,将细胞接种于T-150培养瓶中,5% CO_2 37℃培养。

7. 7 天内不要扰动细胞,扰动细胞会阻碍细胞贴壁。

8. 7 天后,吸出培养基上漂浮的细胞,加入新的 HA 培养基(注释 11)。

9. 用手摇晃培养瓶,分离松散的细胞,然后用 PBS 洗 5 次。

10. 加入 5mL 胰酶 -EDTA 溶液消化细胞,将培养瓶置 37℃孵育 5 分钟以分离星形胶质细胞,加入 10mL HA 培养基终止消化并收获星形胶质细胞。

11. 离心获取细胞,重悬于 HA 培养基,计数后再依据实验所需密度接种,24 孔板细胞密度为 100 000 细胞 / 孔,96 孔板细胞密度为 50 000 细胞 / 孔。星形胶质细胞以接种密度 2×10^7/20mL HA 培养基置于 T150 培养瓶中传代。

12. 星形胶质细胞可连续传代达 15 次而不出现明显细胞死亡,可冷冻并液氮储存以长期使用。冻存细胞时,将其以 2×10^7/mL 的细胞密度悬于冻存液中,置程序降温盒中于 −80℃冰箱,冻存 24 小时后转移至液氮长期保存。

13. 用抗 GFAP 抗体的免疫染色法来检测星形胶质细胞的纯度(图 7.3)(见文末彩图)。

7.3.6 免疫荧光染色

1. 移去培养基,用 PBS 清洗盖玻片或培养皿中的细胞。

2. 用 4% PFA 或乙醇:丙酮(1:1 v/v)溶液在室温下固定细胞 15 分钟。

3. 用 PBS 清洗细胞 2~3 次。

4. 加入封闭液(3% BSA 于 PBS 中),在室温下培养 1 小时。

5. 移去封闭液,加入适量用含 0.05% Tween20 封闭液稀释过的一抗,室温下培养 1 小时。

6. 用缓冲液(PBS+0.05% Tween20)清洗细胞 4 次。

7. 加入用含 0.05% Tween20 封闭液稀释过的二抗,室温下培养 30 分钟。用缓冲液清洗细胞 4 次,最后一次用蒸馏水清洗。在室温下用 DAPI 处理细胞 5 分钟,然后用蒸馏水清洗。除去所有水,用免疫封片剂封片。让免疫封片剂在室温下自然晾干。用荧光显微镜观察细胞并拍照。

7.4 典型结果

通常 $10cm^3$ 的组织中含有超过 5 亿个脑细胞。当所有的细胞种于 HN 培养基上时,在 12~14 天后,会约有 10%~20% 的神经胶质细胞污染。培养基中低谷氨酰胺含量能使胶质细胞污染最小化。或者,加入 5- 氟尿嘧啶(5FU)可用于阻止星形胶质细胞等有丝分裂细胞的生长。胚胎大脑的神经元经培养会长出轴突,形成精细的突触联系。因此,人体神经元培养可长达 1 个月(Mattson 2005)。

星形胶质细胞培养可能有少突细胞污染。在星

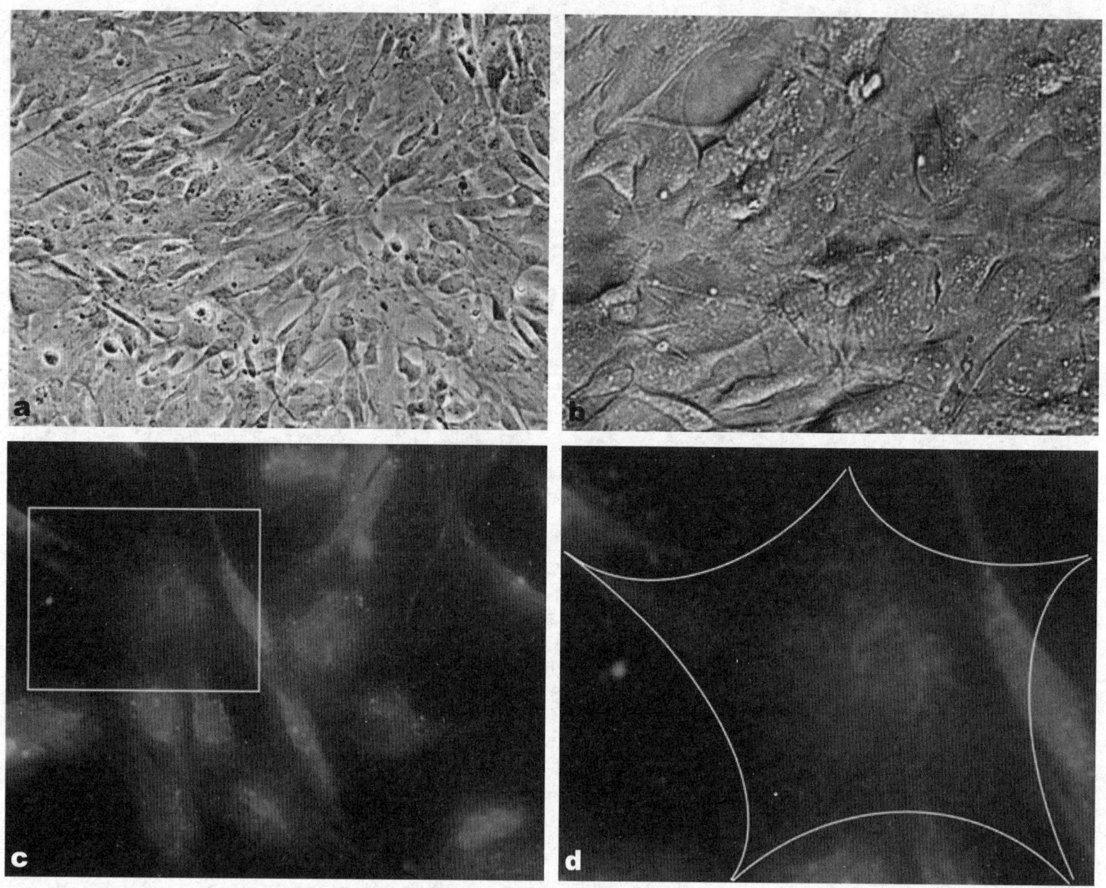

图 7.3 培养的星形胶质细胞。(a,b)分别放大 ×20 和 ×40 后星形胶质细胞在培养过程中融合的光镜图片;(c,d)用 GFAP 抗体染色星形胶质细胞的免疫荧光图像,观察到的星形细胞(轮廓框内)为典型的星形胶质细胞;(c)放大 ×20;(d)放大 ×60

形胶质细胞首次传代后,少突细胞污染会减少,星形胶质细胞纯度可达 98% 以上。首次传代前摇晃培养瓶能除去星形胶质细胞培养皿中松散的神经元和小胶质细胞。HA 培养基中的 FBS 也能抑制神经元的生存,限制成纤维细胞生长。

小胶质细胞数量相比于神经元和星形胶质细胞而言非常少。在 $10cm^3$ 的组织样本中,小胶质细胞的数量约为 2 千万到 3 千万个。小胶质细胞纯度通常大于 99%,在培养的第四天就可感染 HIV-1。培养 2 天后的小胶质细胞即可用 β 淀粉样变处理来研究阿尔茨海默病的机制(Lan et al. 2011)。小胶质细胞 HIV-1 感染与 MDM 感染在敏感性,病毒复制率和炎症程度上有区别(Huang et al. 2011)。小胶质细胞可塑性极强,可根据其活性状态改变形状。在培养过程中,静止的小胶质细胞表现为双极细胞,激活的小胶质细胞转变成扁平的变形虫形状。感染 HIV-1 会诱导合胞体和多核巨细胞形成。

7.5 注释

1. 从头 3 个月妊娠早期或中期获得的胚胎大脑适合神经元培养。从头 3 个月妊娠后期到 4~6 月龄早期的胚胎脑组织适于成功分离胶质细胞。

2. HBSS 是实验室中用于转移组织的等渗溶液。为了保护细胞黏附分子的完整性,通常用含钙镁的 HBSS 溶液转移。细胞黏附分子需要钙镁等辅助因子来维持细胞间的适当连接。因此,用于分离的无钙镁 HBSS 使用酚红标记。在 HBSS 中钙镁缺乏有助于从细胞黏附分子中分开内源性钙镁辅助因子,从而使组织易于分离。

3. 胰蛋白酶溶液易于自降解。因此应进行分装,-20℃冷冻保存,使用前解冻。用胰蛋白酶培养的组织通过水解细胞粘合蛋白来促进细胞分离。长时间或高浓度的胰蛋白酶孵育细胞会破坏细胞膜并导致细胞死亡。由于酶活力是变化的,需确定胰蛋白酶的最适浓度和培养时间。培养完成后,加入血清(如FBS)可抑制胰蛋白酶活性,或加入等浓度胰蛋白酶抑制剂来维持无血清细胞环境。

4. 过滤细胞悬液可除去细胞凝块、残留的脑膜和血管。这样可以减少培养中的细胞污染。

5. 更换50%的培养基,用新鲜的HN培养基代替。这种方法得以推荐,是因为完全移去培养基会导致神经细胞干燥,造成细胞死亡。需要注意的是,在更换培养基时不要扰动细胞。除去或添加培养基时推荐沿着管壁。培养基中低谷氨酰胺能将星形胶质细胞污染最小化。同时,5FU和AraC可抑制星形胶质细胞等有丝分裂细胞的生长。

6. 接种后的前4天不要扰动细胞,甚至也不要用显微镜观察。接种7天后才能更换培养基。

7. 收集星形胶质细胞的时间是可变的。例如,如果培养基开始变黄时(酚红指示酸性环境),需要提前收集,比如在培养12天后收集。预先声明,需要检查培养液以保证小胶质细胞没有消耗培养基,造成环境pH的改变。

8. 只计数形态为变形虫形或圆形的大细胞。在小胶质细胞培养过程中需清洗掉微小细胞。

9. 在小胶质细胞中几乎不可能观察到GFAP阳性星形胶质细胞。通常小胶质细胞纯度可达99%。

10. 组织的机械分离会破坏大多数神经元和小部分未分化的星形胶质细胞的生存(Ritchie et al. 1988;McCarthy et al. 1998)。

11. 7~9天时星形胶质细胞会形成单细胞层。长时间培养会导致星形胶质细胞在单层上成团聚集。这种细胞聚集会诱导污染细胞并降低星形胶质细胞的纯度。

12. 摇晃培养瓶会从单层星形胶质细胞分离出少突细胞。由于星形胶质细胞增殖很快,星形胶质细胞进一步传代会减少剩余的少突胶质细胞。

7.6 讨论

来自人胚胎大脑组织的细胞包含多个细胞种类和不同分化阶段的前体细胞。人胚胎组织的神经元有助于了解神经元的发育过程。研究表明在细胞兴奋性中毒中存在NMDA受体和非NMDA受体的表达模式及敏感性的不同,在人和啮齿类动物中受体表达也不同(Mattson et al. 1991,1993)。这种在高度进化的人类大脑和实验动物模型间的差异显现出用啮齿类动物推断人类大脑发育和相关疾病的隐忧。这充分说明使用人脑细胞研究细胞分子机制和疾病过程的重要性。既往通常用无脊椎动物和啮齿类动物研究大脑发育,而人胚胎皮层区域基因表达的不同模式表明存在引起人类特异性神经特征的进化模式(Lambert et al. 2011)。用人胚胎皮层神经元也发现了人类特有的组蛋白甲基化标记和表观遗传调控,后者可能在大脑中人类特异性基因表达网络的发生中起重要作用(Shulha et al. 2012)。

在一些神经退行性疾病中,神经元丢失和功能不全与胶质细胞的活化相关(Luessi et al. 2012;Mosley et al. 2006;Reynolds et al. 2007;Agostinho et al. 2010)。神经胶质细胞包括星形胶质细胞,小胶质细胞和少突细胞。星形胶质细胞是大脑中的主要胶质细胞,执行如结构支持、离子平衡、调节神经递质和释放神经营养因子等重要功能(Molofsky et al. 2012;Ransom and Ransom 2012)。星形胶质细胞功能在组织缺氧、低血糖和代谢障碍时会改变,出现谷氨酸介导的神经损伤和细胞死亡(Barreto et al. 2011)。小胶质细胞是CNS中的巨噬细胞,也是大脑中主要的免疫细胞(Streit et al. 1988;Gehrmann et al. 1995;Ousman and Kubes 2012)。小胶质细胞对CNS中任何小的病理变化极其敏感并能迅速反应,同时清理CNS环境中的病原体和细胞碎片。小胶质细胞和星形胶质细胞的活化导致促炎性细胞因子的释放,促进CNS病理环境的形成(Gendelman et al. 1994;Mosley et al. 2006;Amor et al. 2010)。

胶质细胞培养中产生的条件性培养液可用于研究大脑不同细胞在发育和疾病间的相互作用,及其对神经病理学的影响。神经元和胶质细胞也能在一定可控的环境中维持共培养,从而追踪不同类型细胞间的交互。为开展共培养,神经元和胶质细胞应来源于同一捐赠者的脑组织。人体神经元、星形胶质细胞、少突细胞和小胶质细胞可以从同一胚胎组织上分离(Jana et al. 2007)。人小胶质细胞易感染HIV-1,在HIV-1相关神经认知障碍的神经性炎症和神经病理学中起重要作用(Conant et al. 1994;Tornatore et al.1994a,b;Brack-Werner 1999)。星形胶质细胞也可被HIV-1感染,通常用作HIV基因组储备库,有利于研究HAND中CNS病理学(Conant et al. 1994;Tornatore et al.1994a,b;Brack-Werner 1999)。研究HAND中胶质细胞的作用,使用人原代神经胶质细胞十分重要(Lee et al. 1993;Tornatore et al. 1994b;Messam and Major 2000;Ghorpade et al. 2003;Deshpande et al. 2005;Dhar et al. 2006)。神经元和胶质细胞被用于研究一些神经退行性疾病的致病机制,如HAND、AD、PD、多发性硬化症、卒中和ALS等。神经元和胶质细胞都可用β成淀粉样肽(amyloid-beta peptide,Aβ)处理,后者在大脑中会形成不可溶性斑块。Aβ加入胚胎神经元会诱导兴奋毒性细胞损伤和死亡(Mattson 2005;Jana et al. 2007)。用Aβ处理的小胶质细胞条件培养基对神经元也有毒性(Lan et al. 2011,2012)。从胚胎组织获取人体大脑细胞的技术在不断发展。为了解基本的病理机制,从死后的患病大脑中分离细胞更为有意义。然而,从成年大脑培养可用细胞过于困难,不得不使用人胚胎脑细胞。脑细胞培养同样用于研究滥用药物对大脑发育及功能的直接影响(Buch et al. 2012;Schultz 2011;Cisneros and Ghorpade 2012)。基于人脑细胞的研究将有助于更好的理解那些在小动物模型上观察到的疾病进程。

(杨夏 杨静 译)

参考文献

Agostinho P, Cunha RA, Oliveira C (2010) Neuroinflammation, oxidative stress and the pathogenesis of Alzheimer's disease. Curr Pharm Des 16: 2766–2778

Amor S, Puentes F, Baker D, van der Valk P (2010) Inflammation in neurodegenerative diseases. Immunology 129:154–169

Barreto GE, Gonzalez J, Torres Y, Morales L (2011) Astrocytic-neuronal crosstalk: implications for neuroprotection from brain injury. Neurosci Res 71: 107–113

Borgmann K, Gendelman HE, Ghorpade A (2005) Isolation and HIV-1 infection of primary human microglia from fetal and adult tissue. Methods Mol Biol 304:49–70

Brack-Werner R (1999) Astrocytes: HIV cellular reservoirs and important participants in neuropathogenesis. AIDS 13:1–22

Buch S, Yao H, Guo M, Mori T, Mathias-Costa B, Singh V, Seth P, Wang J, Su TP (2012) Cocaine and HIV-1 interplay in CNS: cellular and molecular mechanisms. Curr HIV Res 10:425–428

Cisneros IE, Ghorpade A (2012) HIV-1, methamphetamine and astrocyte glutamate regulation: combined excitotoxic implications for neuro-AIDS. Curr HIV Res 10:392–406

Conant K, Tornatore C, Atwood W, Meyers K, Traub R, Major EO (1994) In vivo and in vitro infection of the astrocyte by HIV-1. Adv Neuroimmunol 4:287–289

Deshpande M, Zheng J, Borgmann K, Persidsky R, Wu L, Schellpeper C, Ghorpade A (2005) Role of activated astrocytes in neuronal damage: potential links to HIV-1-associated dementia. Neurotox Res 7:183–192

Dhar A, Gardner J, Borgmann K, Wu L, Ghorpade A (2006) Novel role of TGF-beta in differential astrocyte-TIMP-1 regulation: implications for HIV-1-dementia and neuroinflammation. J Neurosci Res 83: 1271–1280

Dou H, Birusingh K, Faraci J, Gorantla S, Poluektova LY, Maggirwar SB, Dewhurst S, Gelbard HA, Gendelman HE (2003) Neuroprotective activities of sodium valproate in a murine model of human immunodeficiency virus-1 encephalitis. J Neurosci 23:9162–9170

Dou H, Ellison B, Bradley J, Kasiyanov A, Poluektova LY, Xiong H, Maggirwar S, Dewhurst S, Gelbard HA, Gendelman HE (2005) Neuroprotective mechanisms of lithium in murine human immunodeficiency virus-1 encephalitis. J Neurosci 25:8375–8385

Eggert D, Dash PK, Serradji N, Dong CZ, Clayette P, Heymans F, Dou H, Gorantla S, Gelbard HA, Poluektova L, Gendelman HE (2009) Development of a platelet-activating factor antagonist for HIV-1 associated neurocognitive disorders. J Neuroimmunol 213:47–59

Elder GA, Major EO (1988) Early appearance of type II astrocytes in developing human fetal brain. Brain Res 470:146–150

Filipovic R, Zecevic N (2008) Neuroprotective role of minocycline in co-cultures of human fetal neurons and microglia. Exp Neurol 211:41–51

Gehrmann J, Matsumoto Y, Kreutzberg GW (1995) Microglia: intrinsic immuneffector cell of the brain. Brain Res Brain Res Rev 20:269–287

Gendelman HE, Lipton SA, Tardieu M, Bukrinsky MI, Nottet HS (1994) The neuropathogenesis of HIV-1 infection. J Leukoc Biol 56:389–398

Ghorpade A, Holter S, Borgmann K, Persidsky R, Wu L (2003) HIV-1 and IL-1 beta regulate Fas ligand expression in human astrocytes through the NF-kappa B pathway. J Neuroimmunol 141:141–149

Ghorpade A, Persidsky Y, Swindells S, Borgmann K, Persidsky R, Holter S, Cotter R, Gendelman HE (2005) Neuroinflammatory responses from microglia recovered from HIV-1-infected and seronegative subjects. J Neuroimmunol 163:145–156

Gorantla S, Liu J, Wang T, Holguin A, Sneller HM, Dou H, Kipnis J, Poluektova L, Gendelman HE (2008) Modulation of innate immunity by copolymer-1 leads to neuroprotection in murine HIV-1 encephalitis. Glia 56:223–232

Hassan NF, Campbell DE, Rifat S, Douglas SD (1991) Isolation and characterization of human fetal brain-derived microglia in in vitro culture. Neuroscience 41:149–158

Hayflick L, Plotkin SA, Norton TW, Koprowski H (1962) Preparation of poliovirus vaccines in a human fetal diploid cell strain. Am J Hyg 75:240–258

Huang Y, Zhao L, Jia B, Wu L, Li Y, Curthoys N, Zheng JC (2011) Glutaminase dysregulation in HIV-1-infected human microglia mediates neurotoxicity: relevant to HIV-1-associated neurocognitive disorders.

J Neurosci 31:15195–15204

Jana M, Jana A, Pal U, Pahan K (2007) A simplified method for isolating highly purified neurons, oligodendrocytes, astrocytes, and microglia from the same human fetal brain tissue. Neurochem Res 32:2015–2022

Jordan PM, Ojeda LD, Thonhoff JR, Gao J, Boehning D, Yu Y, Wu P (2009) Generation of spinal motor neurons from human fetal brain-derived neural stem cells: role of basic fibroblast growth factor. J Neurosci Res 87:318–332

Kadiu I, Glanzer JG, Kipnis J, Gendelman HE, Thomas MP (2005) Mononuclear phagocytes in the pathogenesis of neurodegenerative diseases. Neurotox Res 8:25–50

Kallur T, Darsalia V, Lindvall O, Kokaia Z (2006) Human fetal cortical and striatal neural stem cells generate region-specific neurons in vitro and differentiate extensively to neurons after intrastriatal transplantation in neonatal rats. J Neurosci Res 84:1630–1644

Kaul M, Zheng J, Okamoto S, Gendelman HE, Lipton SA (2005) HIV-1 infection and AIDS: consequences for the central nervous system. Cell Death Differ 12(Suppl 1):878–892

Kerkovich DM, Sapp D, Weidenheim K, Brosnan CF, Pfeiffer SE, Yeh HH, Busciglio J (1999) Fetal human cortical neurons grown in culture: morphological differentiation, biochemical correlates and development of electrical activity. Int J Dev Neurosci 17:347–356

Lambert N, Lambot MA, Bilheu A, Albert V, Englert Y, Libert F, Noel JC, Sotiriou C, Holloway AK, Pollard KS, Detours V, Vanderhaeghen P (2011) Genes expressed in specific areas of the human fetal cerebral cortex display distinct patterns of evolution. PLoS One 6:e17753

Lan X, Xu J, Kiyota T, Peng H, Zheng JC, Ikezu T (2011) HIV-1 reduces Abeta-degrading enzymatic activities in primary human mononuclear phagocytes. J Immunol 186:6925–6932

Lan X, Kiyota T, Hanamsagar R, Huang Y, Andrews S, Peng H, Zheng JC, Swindells S, Carlson GA, Ikezu T (2012) The effect of HIV protease inhibitors on amyloid-beta peptide degradation and synthesis in human cells and Alzheimer's disease animal model. J Neuroimmune Pharmacol 7:412–423

Lee SC, Hatch WC, Liu W, Brosnan CF, Dickson DW (1993) Productive infection of human fetal microglia in vitro by HIV-1. Ann N Y Acad Sci 693:314–316

Lindvall O, Rehncrona S, Brundin P, Gustavii B, Astedt B, Widner H, Lindholm T, Bjorklund A, Leenders KL, Rothwell JC, Frackowiak R, Marsden D, Johnels B, Steg G, Freedman R, Hoffer BJ, Seiger A, Bygdeman M, Stromberg I, Olson L (1989) Human fetal dopamine neurons grafted into the striatum in two patients with severe Parkinson's disease. A detailed account of methodology and a 6-month follow-up. Arch Neurol 46:615–631

Liu S, Tian Z, Yin F, Zhao Q, Fan M (2009) Generation of dopaminergic neurons from human fetal mesencephalic progenitors after co-culture with striatal-conditioned media and exposure to lowered oxygen. Brain Res Bull 80:62–68

Luessi F, Siffrin V, Zipp F (2012) Neurodegeneration in multiple sclerosis: novel treatment strategies. Expert Rev Neurother 12:1061–1076; quiz 1077

Marcello E, Epis R, Saraceno C, Di Luca M (2012) Synaptic dysfunction in Alzheimer's disease. Adv Exp Med Biol 970:573–601

Mattson MP (2005) Human fetal brain cell culture. Methods Mol Med 107:163–171

Mattson MP, Rychlik B, You JS, Sisken JE (1991) Sensitivity of cultured human embryonic cerebral cortical neurons to excitatory amino acid-induced calcium influx and neurotoxicity. Brain Res 542:97–106

Mattson MP, Kumar KN, Wang H, Cheng B, Michaelis EK (1993) Basic FGF regulates the expression of a functional 71 kDa NMDA receptor protein that mediates calcium influx and neurotoxicity in hippocampal neurons. J Neurosci 13:4575–4588

McCarthy M, Auger D, He J, Wood C (1998) Cytomegalovirus and human herpesvirus-6 trans-activate the HIV-1 long terminal repeat via multiple response regions in human fetal astrocytes. J Neurovirol 4:495–511

Messam CA, Major EO (2000) Stages of restricted HIV-1 infection in astrocyte cultures derived from human fetal brain tissue. J Neurovirol 6(Suppl 1):S90–94

Molofsky AV, Krencik R, Ullian EM, Tsai HH, Deneen B, Richardson WD, Barres BA, Rowitch DH (2012) Astrocytes and disease: a neurodevelopmental perspective. Genes Dev 26:891–907

Mosley RL, Benner EJ, Kadiu I, Thomas M, Boska MD, Hasan K, Laurie C, Gendelman HE (2006) Neuroinflammation, oxidative stress and the pathogenesis of Parkinson's disease. Clin Neurosci Res 6:261–281

Ousman SS, Kubes P (2012) Immune surveillance in the central nervous system. Nat Neurosci 15:1096–1101

Pelvig DP, Pakkenberg H, Stark AK, Pakkenberg B (2008) Neocortical glial cell numbers in human brains. Neurobiol Aging 29:1754–1762

Petito CK, Kerza-Kwiatecki AP, Gendelman HE, McCarthy M, Nath A, Podack ER, Shapshak P, Wiley CA (1999) Review: neuronal injury in HIV infection. J Neurovirol 5:327–341

Picconi B, Piccoli G, Calabresi P (2012) Synaptic dysfunction in Parkinson's disease. Adv Exp Med Biol 970:553–572

Plotkin SA, Farquhar JD, Katz M, Buser F (1969) Attenuation of RA 27–3 rubella virus in WI-38 human diploid cells. Am J Dis Child 118:178–185

Ransom BR, Ransom CB (2012) Astrocytes: multitalented stars of the central nervous system. Methods Mol Biol 814:3–7

Reynolds A, Laurie C, Mosley RL, Gendelman HE (2007) Oxidative stress and the pathogenesis of neurodegenerative disorders. Int Rev Neurobiol 82:297–325

Ritchie T, Kim HS, Cole R, deVellis J, Noble EP (1988) Alcohol-induced alterations in phosphoinositide hydrolysis in astrocytes. Alcohol 5:183–187

Rostasy K, Monti L, Lipton SA, Hedreen JC, Gonzalez RG, Navia BA (2005) HIV leucoencephalopathy and TNFalpha expression in neurones. J Neurol Neurosurg Psychiatry 76:960–964

Rumzan R, Chen X, Li YM (2012) Gray matter involvement in patients with multiple sclerosis as shown by magnetic resonance imaging. Chin Med J 125: 2361–2364

Schultz W (2011) Potential vulnerabilities of neuronal reward, risk, and decision mechanisms to addictive drugs. Neuron 69:603–617

Shulha HP, Crisci JL, Reshetov D, Tushir JS, Cheung I, Bharadwaj R, Chou HJ, Houston IB, Peter CJ, Mitchell AC, Yao WD, Myers RH, Chen JF, Preuss TM, Rogaev EI, Jensen JD, Weng Z, Akbarian S (2012) Human-specific histone methylation signatures at transcription start sites in prefrontal neurons. PLoS Biol 10:e1001427

Streit WJ, Graeber MB, Kreutzberg GW (1988) Functional plasticity of microglia: a review. Glia 1:301–307

Tornatore C, Chandra R, Berger JR, Major EO (1994a) HIV-1 infection of subcortical astrocytes in the pediatric central nervous system. Neurology 44:481–487

Tornatore C, Meyers K, Atwood W, Conant K, Major E (1994b) Temporal patterns of human immunodeficiency virus type 1 transcripts in human fetal astrocytes. J Virol 68:93–102

Wu P, Tarasenko YI, Gu Y, Huang LY, Coggeshall RE, Yu Y (2002) Region-specific generation of cholinergic neurons from fetal human neural stem cells grafted in adult rat. Nat Neurosci 5:1271–1278

Xiong H, Zeng YC, Lewis T, Zheng J, Persidsky Y, Gendelman HE (2000) HIV-1 infected mononuclear phagocyte secretory products affect neuronal physiology leading to cellular demise: relevance for HIV-1-associated dementia. J Neurovirol 6(Suppl 1): S14–23

Zhao L, Huang Y, Tian C, Taylor L, Curthoys N, Wang Y, Vernon H, Zheng J (2012) Interferon-alpha regulates glutaminase 1 promoter through STAT1 phosphorylation: relevance to HIV-1 associated neurocognitive disorders. PLoS One 7:e32995

Zink WE, Zheng J, Persidsky Y, Poluektova L, Gendelman HE (1999) The neuropathogenesis of HIV-1 infection. FEMS Immunol Med Microbiol 26:233–241

第八章 神经干/祖细胞的分离与培养

8

Hui Peng, Qiang Chen, and Jialin Zheng

摘要

神经干细胞存在于发育中的和成年啮齿类动物的中枢神经系统中，具有自我更新能力以及分化为大脑各主要类型细胞的能力。这些细胞可在体外长期生长，同时保留其分化为神经元、星形胶质细胞和少突胶质细胞的能力。在本章中，我们详细描述了从胚胎小鼠的脑组织解剖中分离和扩增以神经球形式存在的神经干细胞的步骤，并提供了神经球长程运输、低温冻存以及其分化方法的步骤。虽然这种方法看起来很简单，但这些步骤需要严格遵守，以获得可靠一致的结果。

关键词

神经干细胞；神经祖细胞；神经球；分化

8.1 前言

神经干细胞(neural stem cells, NSC)具有自我更新以及分化为主要类型脑细胞的能力，存在于所有发育中的和成年的哺乳动物中枢神经系统(central nervous system, CNS)中(Gage 2000)。在发育期间，被称为神经干细胞的神经上皮生发细胞，在脑室区增殖并产生神经元和胶质细胞的祖细胞。在成年期，新的神经元持续在主要两个大脑区域产生。第一个区域是脑室下层(subventricular zone, SVZ)，为一个沿着侧脑室侧壁延伸的层(Doetsch and Scharff 2001)，在这里神经干细胞和祖细胞产生新的神经元(成神经细胞)，并通过吻侧迁移途径迁移到嗅球。第二个区域是海马齿状回颗粒下层(subgranular zone, SGZ)(Limkeand Rao 2002)，为颗粒细胞层和齿状核门之间的一薄细胞层(Seriet al. 2001)。从早期发育到成年期，干细胞起着未分化细胞类型储库的作用，维持细胞的发生。在成年动物，干细胞有着至关重要的稳态维持作用，可以补充由于生理性更替、损伤或疾病导致的组织分化后细胞的损失。

NSC 可以作为贴壁细胞来培养，它们可以形成包含神经元、神经胶质细胞和其他干细胞的大克隆。然而，它们也可以被培养成悬浮的多细胞神经球。从 CNS 中通过神经球形成实验(neurosphere

H. Peng (✉)·Q. Chen·J. Zheng
美国内布拉斯加大学医学中心
美国内布拉斯加州奥马哈内布拉斯加医学中心 985930
邮编 68198-5930
邮箱：hpeng@unmc.edu；qche1@unmc.edu；jzheng@unmc.edu

formation assay，NFA）分离 NSCs 在 1992 年被首次记录（Reynoldsand Weiss 1992）。由于神经球的 3D 结构形成一个干细胞生态位，相对于 2D 培养系统具有更好的生理相关性，神经球成为一种可选方法，也成为 NSC 分离和扩增的一种方案。

8.2　材料

8.2.1　通用设备

- 具有二级生物安全使用认证的层流安全柜
- 常规光学显微镜和用于细胞计数的血细胞计数器
- 平场倒置显微镜
- 有防生物危害容器的低速离心机
- 37℃ CO_2 培养箱，具有气体控制装置能保持湿度 >95% 和 5% CO_2 的环境
- 移液管

8.2.2　解剖器械

- 立体显微镜
- 大剪刀
- 精细手术剪
- 小镊子
- 精细镊
- 超细弯剪
- 刮刀

8.2.3　组织培养耗材

- 培养瓶：25~75cm²，有 0.2μm 的通风过滤器盖
- 15/50mL 无菌聚丙乙烯离心管
- 40μM 细胞筛
- 培养皿：35mm 和 100mm 培养皿

8.2.4　神经干细胞培养基

- NeuroCult NSC 基础培养基（小鼠，Stemcell Technologies，#05700）
- NeuroCult NSC 增殖添加物（小鼠，Stemcell Technologies，#05701）
- 重组人表皮生长因子（EGF，Stemcell Technologies，#02633）
- 重组人 β- 成纤维细胞生长因子（bFGF，Stemcell Technologies，#02634）

8.2.5　神经干细胞分化培养基

- 神经基础培养基（1×）（Life Technologies，#21103049）
- B-27 无血清添加剂（50×）（Life Technologies，#17504-044）
- L- 谷氨酰胺溶液（Sigma，#G7513）
- 青霉素 - 链霉素 100× 溶液（10 000 单位）（Life Technologies，#15140-122）

8.3　方法

8.3.1　初级胚胎性神经球培养体系的构建

在发育中的啮齿类动物脑中 NSC 数量会在胚胎期的第 12~14 天（E12~14）之前出现峰值，之后由于逐渐分化为神经元、星形胶质细胞和少突胶质细胞而逐渐消失。NSCs 在 CNS 中普遍存在，并已从不同发育阶段的啮齿类动物胚胎神经系统，如纹状体、皮质、脊髓（spinal cord，SC）、丘脑和腹侧中脑的许多区域中分离出来（Davisand Temple 1994；Weiss et al.1996；Heldmann et al. 2011）。在此，我们描述了如何分离和扩增胚胎 NSC 以及确保通过生长因子刺激获取持续的干细胞系。

1. 组织分离准备：

a）设置水浴温度为 37℃。

b）用 70% 的乙醇消毒解剖区域。

c）将移除脑组织的器械浸入装有 70% 乙醇纱布的烧杯中消毒，使用前即灭菌即用。

d）加入冷无菌 PBS 到：

i. 两个 100mm 的培养皿用于存放胚胎 / 组织

ii. 几个 100mm 的培养皿用于清洗胚胎 / 组织，以及存放小鼠胎头和大脑

iii. 几个 35mm 的培养皿用于存放切除的组织

2. 胚胎组织的分离：

啮齿类动物常规过夜交配后，次晨分开，并检查阴栓情况。当发现阴栓，则记为胚胎期第零天（embryonic

day zero，E0）。也可以从专门的动物中心购买所需孕龄的怀孕动物。为构建胚胎神经球培养物，依据动物伦理委员会相关规则，通常在 E14~15 处死孕鼠，获得胎鼠，并尽快解剖（处死动物 2 小时内），因为组织会随时间推移变软变粘而难以解剖。将大脑和组织放置于冰上，有助于延长其活性。在层流罩外部进行怀孕动物处死和胚胎移除，应特别注意避免微生物污染。

a）腹腔内（intraperitoneal，i.p.）注射戊巴比妥（120mg/kg）或其他经批准的麻醉剂麻醉孕鼠，断颈法处死。

b）将雌鼠仰放在吸水纸上，用 70% 乙醇冲洗腹部进行灭菌。

c）使用大镊子捏起外生殖器上面的皮肤。用大剪刀剪开皮肤和筋膜，彻底暴露整个腹腔观察子宫。

d）用小剪刀打开子宫角。用小镊子将胚胎转移到含有冷 PBS 的 100mm 皿中。此时检查胎鼠年龄，舍弃那些畸形或胎龄过小的胚胎。

e）用细镊子在颈部脊髓区域正下方切断胎鼠头部，将它们转移到含有冷 PBS 的新 100mm 皿中，小心不要损伤脑。

f）将组织培养皿置于立体显微镜下（放大 ×10）。将小鼠的头背部朝上放置，用弯眼科镊从耳部尾侧移除脑。选用冠状缝作为切入点，沿矢状缝纵向切开颅骨。注意不要损伤大脑，小心切割确保刀片角度尽可能浅。使用湿润的小弯勺，将各个半球的颅骨向外剥离以暴露大脑，使用小勺舀出大脑，并放入含有冷 PBS 的培养皿中。

g）在高放大倍数下（×25）解剖分离出用于建立培养体系所需的脑区域。有关如何解剖特定区域的详细信息，请参考人类或啮齿类动物脑图谱。

h）将来自各个区域的组织分别放入含有冷 PBS 的 35mm 新皿中，用区域特定代码标记每个皿。

3. 脑组织的分离和原代培养：

a）将总体积为 3mL 的培养基加入 50mL 离心管中。使用无菌、火抛光、具棉花塞的玻璃巴斯德移液管将组织块转移到管中。在转移组织前，用新鲜培养基预润湿移液管，以防组织粘在玻璃壁上。

b）吹打组织，直到悬液看起来浑浊，只剩少量组织。通常需要吹打 20~30 次。

c）静置足够时间以使未分离组织沉降到管底。

d）将上层细胞悬液转移到标记过的 15mL 干净塑料离心管中，留下未分离组织。原离心管中再加入适量体积培养基（取决于组织体积），使总体积达到 2~4mL，重复步骤 2。在吹打过程中，注意避免产生气泡。

e）静置足够时间使未分离组织沉降到管底。

f）将除底部 200~300μL 之外的所有细胞悬液转移到放置有第一轮分离的细胞的离心管中。

g）将所得两份悬液混合，1 000rpm 离心 5 分钟。弃上清液，轻轻将细胞重悬于 2mL 完全 NSC 培养基中。

h）将 10μL 细胞悬液与微量离心管中的 90μL 台盼蓝溶液混匀，滴加 10μL 到血细胞计数器，确定细胞悬液中活细胞数量。

i）通常原代培养中，悬于培养基中的细胞在所选的培养器皿中的接种密度为 5×10^4 个 /cm^2，25cm^2 培养瓶液体约 6mL，75cm^2 培养瓶液体约 10mL。注意，直接从胚胎 CNS 收获的原代细胞的接种密度需高于后续传代培养规定的条件。

j）37℃，5% CO_2 加湿环境中培养。

提示：NSC 培养的最重要概念在于它实现了一个选择性系统，其中大多数初级分化的 CNS 细胞将在现有的培养条件下消亡（细胞密度低，无血清，添加了生长因子以及不存在细胞黏附基质）。相反，未分化的干细胞进入活化增殖状态。因此，铺板时大多数细胞会死亡或分化，而只有 0.5%~3% 的细胞最终会形成初级神经球，这取决于所使用的生长因子、原始组织的发育阶段以及细胞起始的面积和种类。

8.3.2　培养繁殖：神经球传代

初次铺板后 3~5 天准备胚胎原代神经球的传代培养，而经传代的神经球培养物应在铺板后 4~7 天准备传代。应每天监测培养物，以确保不让神经球生长太大。通常在大量培养物中会发现各种直径的神经球，为确定神经球是否可以传代，大多数神经球应达到 100~150μm 的直径。如果神经球长得太大，则会变得难以解离并最终在原位分化。

1. 显微镜下观察神经球培养物，确定 NSC 是否已可传代。经培养的神经球平均直径在传代前应达到 ~150μm。如果神经球贴在培养基底上，则用力拍打培养瓶侧面以移动球体（用另一只手固定培养瓶尽量不使其移动）。

2. 吸取含有悬浮细胞的培养基，将其转移到合适大小的无菌离心管中。如仍有细胞贴附在培养基底上，用移液管吸取培养基用液流围绕细胞小心冲洗分离；并用 5mL 温基础培养基晃洗培养瓶（以防止细胞损伤),然后将其加入离心管中。

3. 细胞悬液室温 1 000rpm 离心 5 分钟。

4. 弃上清液,将神经球重悬于 1mL 胰蛋白酶 -EDTA 中,37℃水浴孵育 1~3 分钟。加入 9mL 温基础培养基,轻轻混匀细胞,1 000rpm 离心 5 分钟。

5. 用移液枪尽量去除上清液,将神经球体重悬于 2mL 培养基中。轻轻吹打分离神经球——胚胎啮齿类动物细胞 25~30 次,成年啮齿类动物细胞 40~50 次,人细胞 150 次左右。冲洗离心管管壁以分离未解离的球体,可稍微倾斜移液枪,并将枪头尖端压在离心管底部吹打以产生相当强度的阻力。

6. 用台盼蓝法计数活细胞,以适当密度在含培养基的未特殊处理的培养瓶中接种细胞,一般鼠细胞 1×10^4 个 /cm^2,人细胞 1×10^3 个 /cm^2。

7. 当神经球体开始脱离并漂浮时进行传代培养。一般胚胎鼠细胞需要 3~7 天,成年鼠细胞 5~10 天,人胚胎细胞 7~21 天。

8. 根据培养条件和原始细胞来源区域的不同,每一次传代细胞数总量应增加,胚胎鼠细胞为 2~10 倍,成年鼠细胞为 2~5 倍,人胚胎细胞为 2 倍。

8.3.3 冷冻保存和神经球重建

一旦建立,NSC 可以有效扩增,从而获得大量细胞。冻存早期传代培养中的神经球,能为后期实验建立相同细胞来源的储备库。

1. 确保梯度冻存盒(Criostep,Nalgene,PBI,#5100-0001)在室温下充满异丙醇。

2. 配制冻存培养基(含有 10% 二甲基亚砜的基础培养基)。

3. 在冻存管上标记日期、细胞类型和传代数。

4. 收集神经球,1 000rpm 离心 5 分钟。

5. 弃上清液,将细胞球重悬于 1.5mL 冻存培养基中。

6. 将细胞转移到标记过的 2mL 冻存管中。

7. 让细胞在室温下平衡 15 分钟。

8. 将冻存管转移到充满异丙醇的梯度冻存盒中,-80℃放置 4 小时以上,使温度以 -1℃ /min 速度缓慢下降。

9. 将冻存管转移到液氮罐中长期保存。

10. 复苏重新培养神经球时,从液氮取出冻存管,37℃水浴晃动冻存管复温直至解冻。

11. 将冻存管中的内容物缓慢加入含有 10mL 温培养基的 15mL 离心管中。

12. 1 000rpm 离心 5 分钟,弃上清液。

13. 在合适大小的培养瓶里加入新鲜培养基,将神经球轻轻重悬于其中,37℃、95% 空气和 5% CO_2 条件下孵育。

提示:较小的神经球相比较大的神经球(直径超过 100μm)在冷冻过程中会更容易生存。因此,在冻存收获细胞时,不要让球体长得太大。冻存前球体的机械分离会增加死细胞数量,解冻过程中培养物的活力会非常低,提高冻存时神经球的浓度有助于冷冻后的神经球重建。此外,向冷冻液中加入 20% 胎牛血清也可增加神经球活力。

8.3.4 神经球培养物的分化

当在上述培养条件(EGF 和 / 或 bFGF 存在)生长时,NSC 和祖细胞在未分化状态下生长、扩增并形成神经球。球体内的细胞很少表现出典型的神经元或神经胶质细胞的分化形态或抗原性质,绝大多数细胞呈 nestin 免疫阳性。Nestin 是一种能表征未分化神经上皮细胞的间质神经丝蛋白。然而,当去除生长因子并将干细胞铺在良好黏附基质(如多聚 -D- 赖氨酸,层粘连蛋白或人工基膜)上时,神经球衍生的细胞会被诱导分化为神经元、星形胶质细胞和少突胶质细胞。接下来的步骤将依据从啮齿类动物胚胎大脑建立神经元富集培养物的相似技术,介绍在无血清培养基中诱导细胞分化的基本方法。总的来说,描述了两种神经球分化的方法:作为整个球体以低密度培养(通常用于证明单个球体的多向分化潜能);或游离细胞高密度培养(通常用于确定产生的不同分化类型细胞的相对百分比)。这种方法能为检测特定分子对于干细胞及其神经元或神经胶质后代分化的影响提供实验培养条件。

1. 完整神经球的分化:

a) 将玻璃盖玻片浸入足量体积的多聚 -D- 赖氨酸(PDL,50μg/mL)溶液中,37℃孵育 2 小时。将盖玻片从 PDL 中取出并用无菌 PBS 冲洗 3 次(每次 10 分钟;避免盖玻片或板干燥);待滴加神经球和分化培养基之前将之从 PBS 取出。

b) 一旦初次或传代的神经球达到 150μm 直径(通常体外培养 4~8 天后),将培养瓶中含有悬浮细胞(神经球)的培养基转移到适当大小的无菌离心管中,以 1 000rpm 离心 5 分钟。

c) 尽量去除生长培养基,然后用合适体积的 NSC 分化培养基(Neurobasal 培养基 +2% B-27)轻柔重悬（避免分离任何神经球）。注意：也可以使用等体积的市售 NSC 分化培养基（NeuroCult Differentiation supplement，Stemcell Technologies，#05703）。

d）将神经球悬液转移到 60mm 培养皿（或其他大小的器皿）中，以使用一次性塑料移液管收集单个神经球。

e）用无菌一次性塑料移液管，转移约 10 个神经球到装有 NSC 分化培养基的表面经 PDL 预处理的 24 孔或 96 孔组织培养板的单个孔中。或者，也可以使用市售的预包被腔室载玻片或培养板。

f）体外培养 5~8 天后，单个神经球将贴壁并分散呈扁平的单层细胞。

g）接下来加入 4% 多聚甲醛（溶于 PBS，调 pH 为 7.2），室温固定细胞 20 分钟，然后根据需要对贴壁细胞进行免疫细胞化学操作。

2. 神经球分离细胞的分化

a）将玻璃盖玻片浸入足量体积的 PDL（50μg/mL），37℃孵育 2 小时，将盖玻片从 PDL 中取出并用无菌 PBS 冲洗 3 次（每次 10 分钟；避免盖玻片或板干燥）；待滴加细胞和分化培养基之前除去 PBS。

b）一旦初次或传代的神经球达到 150μm 直径（通常体外培养 4~8 天后），将培养瓶中含有悬浮细胞（神经球）的培养基转移到适当大小的无菌离心管中，1 000rpm 离心 5 分钟。

c）尽量去除上清液，用 1mL 胰蛋白酶 -EDTA 重悬细胞，室温下孵育 1~3 分钟。加入 9mL 温基础培养基，轻轻混匀细胞，1 000rpm 离心 5 分钟。

d）尽量去除上清液，将神经球重悬于 2mL 分化培养基中。轻柔吹打细胞，直到悬液呈乳白色，无法看见球体。

e）用台盼蓝法计数活细胞，以适当密度将细胞接种在 PDL 预处理玻璃盖玻片及未经处理的细胞培养瓶中（用分化培养基调细胞密度）。接种密度：鼠细胞 1×10^4 个 /cm^2，人细胞 1×10^3 个 /cm^2。

f）用完全 NSC 分化培养基制备合适浓度的细胞悬液，将 5×10^4 个细胞接种在用 PDL 预处理玻璃盖玻片覆盖的 24 孔培养板的孔中。或者，也可以使用市售的预包被腔室载玻片，各孔接种密度相同。

g）体外培养 4~6 天后，神经球来源细胞会充分分化。接下来加入 4% 多聚甲醛（溶于 PBS，pH 7.2）室温孵育 20 分钟，然后根据需要对贴壁细胞进行免疫细胞化学操作。

3. 免疫标记以鉴别分化细胞的类型

a）用 4% 多聚甲醛（溶于 PBS，pH 7.2）将细胞在室温（24 孔板 0.5mL/孔，96 孔板 0.1mL/孔）下固定 20 分钟。

b）使用连接真空泵的抽吸系统去除多聚甲醛溶液。

c）将 PBS（pH 7.2）加入细胞并孵育 5 分钟。使用真空泵吸出 PBS，并重复该清洗程序两次，共清洗 3 次。

d）用含有 0.1% Triton 和 10% 普通山羊血清（normal goat serum，NGS）的 PBS 室温孵育 60 分钟封闭非特异性位点。

e）用封闭液稀释的一抗分别孵育细胞，室温 1 小时，或 4℃过夜。一抗具体如下：神经元（微管相关蛋白 -2，microtubule-associated protein-2，MAP-2）；神经元（Ⅲ型 β 微管蛋白和双皮质素）；星形胶质细胞（胶质纤维酸性蛋白，glial fibrillary acidic protein，GFAP 以及 S100-β）；少突胶质细胞（髓磷脂碱性蛋白，myelin basic protein，MBP 或 O4 和 GalC）。

f）重复步骤 c，再清洗细胞 3 次。

g）使用封闭液稀释的二抗（Molecular Probes，Life Technologies，1∶1 000）处理细胞，室温下孵育 60 分钟。

h）用 PBS 清洗细胞 3 次；在第二次清洗中加入 DAPI（1∶1 000）进行核复染。

i）用 Fluoromount 荧光封片剂（Sigma，Cal.No.F4680）封片。

j）荧光显微镜下使用合适的荧光滤镜观察免疫染色结果。

8.4　总结

由于缺乏具体明确的标记，并且缺乏形态特征，NSC 是依据其功能特征而不是外观来确定的。因此，神经干细胞被定义为未分化细胞，其具有：(a) 增殖；(b) 自我更新（自我复制）；(c) 多分化潜能（能分化产生 CNS 的所有主要细胞类型，包括神经元、星形胶质细胞和少突胶质细胞）；(d) 损伤后组织再生（Jagasia et al. 2006）的能力。当满足所有这些特征时，可鉴定为干细胞。然而，由于技术或实验限制，在实践中仅可以满足这些标准中的一部分。使用神经球形成方法分离神经干细胞，可以界定干细胞的两个主要特征：自我更新和多分化潜能。大量 NSC 的扩增可以为许多类型的应用提供组织来源，从发育生物学到药物筛选和细胞治疗。

（徐昌灵　杨静　译）

参考文献

Davis AA, Temple S (1994) A self-renewing multipotential stem cell in embryonic rat cerebral cortex. Nature 372:263–266

Doetsch F, Scharff C (2001) Challenges for brain repair: insights from adult neurogenesis in birds and mammals. Brain Behav Evol 58:306–322

Gage FH (2000) Mammalian neural stem cells. Science 287:1433–1438

Heldmann U, Mine Y, Kokaia Z, Ekdahl CT, Lindvall O (2011) Selective depletion of Mac-1-expressing microglia in rat subventricular zone does not alter neurogenic response early after stroke. Exp Neurol 229:391–398

Jagasia R, Song H, Gage FH, Lie DC (2006) New regulators in adult neurogenesis and their potential role for repair. Trends Mol Med 12:400–405

Limke TL, Rao MS (2002) Neural stem cells in aging and disease. J Cell Mol Med 6:475–96

Reynolds BA, Weiss S (1992) Generation of neurons and astrocytes from isolated cells of the adult mammalian central nervous system. Science 255:1707–1710

Seri B, Garcia-Verdugo JM, McEwen BS, Alvarez-Buylla A (2001) Astrocytes give rise to new neurons in the adult mammalian hippocampus. J Neurosci 21:7153–7160

Weiss S, Reynolds BA, Vescovi AL, Morshead C, Craig CG, van der Kooy D (1996) Is there a neural stem cell in the mammalian forebrain? Trends Neurosci 19: 387–393

第九章 脑组织和细胞中的线粒体分离

9

Changhai Tian and Jialin Zheng

摘要

线粒体是提供细胞能量的主要细胞器之一。越来越多的证据表明线粒体在呼吸链功能、氧化应激、动力学(形状、大小、融合、分布、运动等)、钙处理能力和蛋白质突变等方面的功能障碍是神经退行性疾病(如帕金森病、亨廷顿舞蹈症、肌萎缩性侧索硬化和阿尔茨海默病)中的主要致病因素。毫无疑问,分离具有高纯度和完整性的线粒体的实验方法,非常有助于了解神经退行性疾病的致病机制。

关键词

线粒体;脑组织;分离;活性氧;神经退行性疾病

9.1 前言

真核细胞含有多种称为细胞器的细胞内膜结构,能执行各种功能。线粒体在细胞代谢和凋亡中起重要作用(Robertson et al. 2006),其功能障碍与神经退行性疾病的发病机制相关。越来越多的证据表明,体细胞线粒体 DNA(mitochondrial DNA,mtDNA)的年龄依赖性积累所导致的变化与神经退行性疾病的病程发展有关,包括阿尔茨海默病(Alzheimer's disease,AD)、帕金森病(Parkinson's disease,PD)、肌萎缩性侧索硬化(amyotrophic lateral sclerosis,ALS)和亨廷顿氏病(Huntington's disease,HD)(Lin and Beal 2006),并且在这些退行性疾病中具有神经元特异性(Reddy and Reddy 2011)。近期研究大大扩展了我们对于线粒体在神经退行性疾病发病机制中作用的理解。包括活性氧(reactive oxygen species,ROS)产生水平升高,细胞内高钙,线粒体 ATP 减少,以及突变蛋白等,如 AD 中的 β 淀粉样变、HD 中的突变 Huntingtin、ALS 中的突变 *SOD1*、PD 中的突变 *parkin*、突变 *DJ-1* 和突变 α- 突触核蛋白(α-synuclein),以及弗里德里希共济失调(Friedreich ataxia,FRDA)中位于线粒体膜上的 frataxin(Beal 2005;Reddy 2008),其将最终通过增加自由基产生及降低细胞 ATP 而导致神经元损伤。最近关于 AD、PD 和 HD 脑组织中线粒体结构的研究表明,线粒体的分裂和融合在维持功能性线粒体中起关键作用,线粒体动力学失调可能是线粒体功能障碍

C. Tian(✉)·J. Zheng
美国内布拉斯加大学医学中心 药理学与实验神经科学系;神经免疫学与再生治疗实验室
美国内布拉斯加州奥马哈内布拉斯加医学中心
邮编 68198-5930
邮箱:ctian@unmc.edu;jzheng@unmc.edu

和神经元损伤的主要原因(Reddy 2008;Youle and van der Bliek 2012)。

为了更好地了解这一作用,可将患者组织或细胞中分离的线粒体用作有价值的离体模型。使用该模型,可以分析体外能量代谢,钙稳态和ROS产生,以及通过检测细胞色素c和其他凋亡因子的释放来研究凋亡过程。通过线粒体蛋白质组学的比较,也可能发现患者线粒体蛋白的新突变。最后,分离的线粒体可用于新药物筛选,并阐明其作用机制,这将有助于开发和测试潜在的有效的神经退行性疾病治疗手段。

在本章中,我们主要介绍使用差速离心法从脑组织和细胞中分离线粒体的基本程序,并详细介绍其在神经科学研究中的许多应用。

9.2 材料

9.2.1 通用设备

- Polytron 匀浆器(0.1mL 至 2 000mL 样品体积)
- 具有固定角转子的中速离心机
- 台式冷冻离心机(Sigma 1~15K)
- 全玻璃 Dounce 均质机(Kontes 或 Wheaton),配有松杵和紧杵
- 聚碳酸酯离心管(10~13.5mL;50mL)
- 聚丙烯管、1.5mL 离心管(Eppendorf)
- 中号直刃剪刀(Fine Science Tools 14cm 直尖/钝或锋利手术剪刀)和小直角虹膜剪
- 带钝头的腰椎穿刺针(19~23 号)
- 中号(200mm)不锈钢刮勺
- 带一次性刀片(Swann-Morton 11 号刀片)的解剖刀
- 皮肤移植刀片
- 小动物断头台
- 一次性塑料和玻璃巴斯德移液器
- 可调式移液器:100μL、1mL 和 5mL

9.2.2 试剂

- 本研究中常规使用动物(如 Sprague-Dawley 或 Porton-Wistar 大鼠),由内布拉斯加大学医学中心(UNMC)机构动物使用和照料委员会(IACUC)严格审查涉及动物的所有程序,任何时候均尽最大努力保持动物最低程度的不适。在断头之前,所有组织将从经麻醉的动物体内取出。
- 甘露醇(Sigma,目录号 M4125)
- 蔗糖(Sigma,目录号 S9378)
- 三异丙基乙磺酰(Tris)(Sigma,目录号 T1503)
- 乙二胺四乙酸(Ethylenediaminetetraacetic acid,EDTA)(Sigma,目录号 EDS)
- Percoll 细胞分离液(GE Healthcare,目录号 17089101)
- 牛血清白蛋白(Bovine serum albumin,BSA),基本不含脂肪酸(Sigma,目录号 A6003)

9.2.3 缓冲液

1. 分离缓冲液(MSB)(pH 7.4)(1 000mL):将 38.26g 甘露醇(210mmol/L)、23.96g 蔗糖(70mmol/L)、0.146g EDTA(0.5mmol/L)和 1.21g Tris(10mmol/L)在烧杯中溶解于约 800mL 水中。加入 0.1M HCl,同时用磁力搅拌器搅拌,将 pH 调节至 7.4。加水补充体积至 1 000mL。最后,加入 2g BSA(0.2%)至制备好的 1 000mL 分离缓冲液中,并将该溶液储存在 4℃。通常在线粒体分离当天新鲜配制该溶液。

2. 低密度线粒体缓冲液(MB)(pH 7.2)(100mL):准备 7.19g 蔗糖(210mmol/L)、1.28g 甘露醇(70mmol/L)、0.029g EDTA(1mmol/L)、0.038g EGTA(1mmol/L)(四乙酸)、0.014g $MgCl_2$(1.5mmol/L)和 0.238g HEPES(10mmol/L),在烧杯中溶解于约 90mL 水中。加入 KOH(0.5~1mol/L)同时用磁力搅拌器搅拌,将 pH 调节至 7.2。确保使用 HEPES(酸)并加入蛋白酶抑制剂混合物以防止蛋白质降解。

3. 100% Percoll 溶液:225mmol/L 蔗糖、75mmol/L 甘露醇、1mmol/L EGTA 和 5mmol/L HEPES。用 4℃ HCl 将 pH 调节至 7.4。

9.3 脑组织线粒体的分离和纯化

9.3.1 步骤

1. 所有工具应在 4℃预冷,并用 MSB 缓冲液(见第 9.2.3 节)(4℃)清洗。
2. 用动物断头器斩断小鼠/大鼠,程序应遵守有

关动物实验的相关规定和指导方针，并经内布拉斯加大学医学中心(UNMC)机构动物使用与照护委员会(IACUC)批准。

3. 使用中号剪刀仔细从断头边缘沿中线切开头皮至两眼中间区域，从脑表面剥离头皮，迅速从颅骨中取出大脑。

4. 将全脑放入 MSB 缓冲液(4℃)中，清洗除去血液。

5. 将全脑组织转移到新鲜的 MSB 缓冲液中，用 MSB 清洗组织 2~3 次。

6. 使用自动匀浆器在 4℃进行组织匀浆 3 次(上下，600~700 次/min)。如果没有自动匀浆器，也可使用带有松杵和紧杵的全玻璃 Dounce 均质机(Kontes 或 Wheaton)替代，所有操作都应在冰上进行。

7. 4℃离心(3 000 次/min)10 分钟，用 MSB 缓冲液洗涤沉淀 2~3 次，并收集所有上清液。

8. 离心上清液(10 000 次/min)10 分钟，取沉淀(线粒体部分)。

9. 用 MSB 缓冲液洗涤沉淀 2~3 次，4℃ 10 000 次/min 离心 10 分钟。

10. 根据实验要求将颗粒沉淀重悬于少量 MSB 缓冲液中。

11. 线粒体蛋白质含量可通过使用以 BSA 作为标准的微生物比率法(Itzhaki and Gill 1964)来确定。

12. 分离的线粒体现在可用于研究线粒体介导的凋亡、ROS 产生等，或进一步纯化。

9.3.2 不连续 Percoll 梯度离心法纯化线粒体(图 9.1)(Kristian 2010)

1. Percoll 梯度溶液制备：40% Percoll(1.5mL)，24% Percoll(3.7mL)和 15% Percoll(3.5mL)。用分离缓冲液(MSB)稀释 100% Percoll 溶液制备上述不同浓度的 Percoll 细胞分离溶液。

2. 将 3.7mL 24% Percoll 加入 10mL 聚碳酸酯离心管中，然后用一次性塑料移液管吸取 1.5mL 40% Percoll，并将移液管插入 24% Percoll，使尖端触及管底，缓慢将 40% Percoll 溶液推入管底，从而在 40% Percoll 溶液的顶部产生 24% Percoll 的不连续梯度。每只大鼠的完整前脑需准备两个 Percoll 梯度管(注意：40% Percoll 溶液的添加应足够缓慢，以保证两个

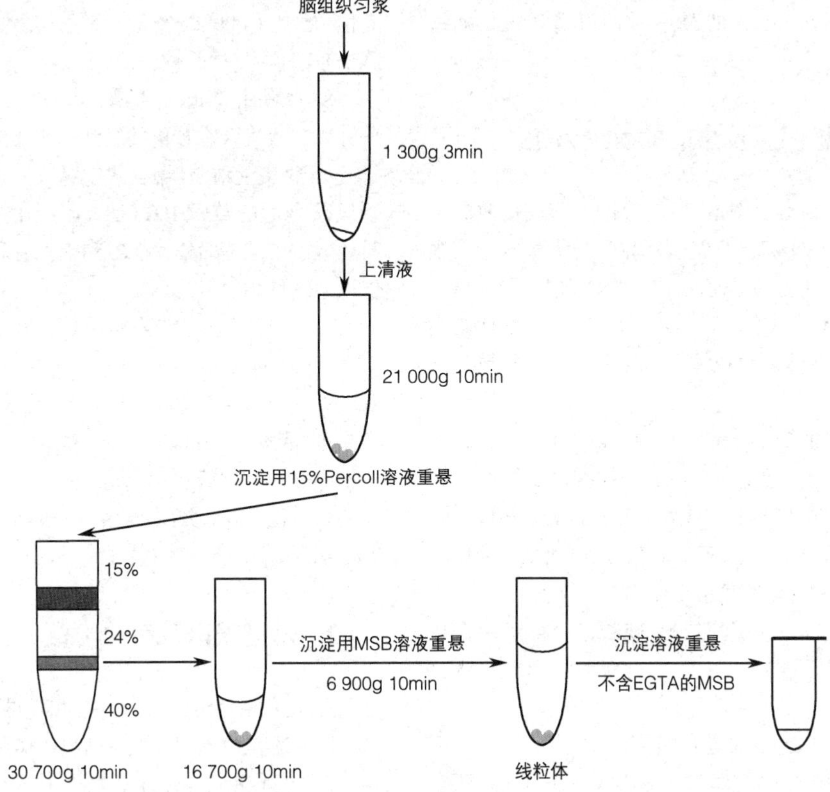

图 9.1 使用不连续 Percoll 梯度离心法从脑组织中纯化线粒体示意图

不同 Percoll 层之间形成清晰界面；一次性移液管尖端应斜靠在离心管底壁，不保持垂直，而是约小于 75 度)。

3. 将沉淀重悬于 3.5mL 15% Percoll 中(第 9.3.1 节，第 9 步)。使用玻棒将管底沉淀分散，并用一次性移液管重悬。

4. 使用一次性移液管将上述物质缓慢覆盖在 24% Percoll 上方(注意：确保在 24% Percoll 与含有重悬组织的 Percoll 之间存在清晰界面。引入重悬物时通过倾斜移液管尖端，在靠近 24% Percoll 表面缓慢将重悬物质添加到该层的上方)。

5. 4℃下 30 700 × *g* 离心 8 分钟，注意缓慢加速(从 0 到 500 次 /min 用时 45 秒，然后以正常加速度加速)和缓慢减速(无制动)，该离心会使组织成分重新分布在 3 个主要条带。

6. 收集线粒体富集的 40% 与 24% Percoll 溶液界面间积聚的 Percoll 溶液，并将该悬液转移到另一个 10mL 聚碳酸酯管中(注意：收集该带内的所有成分以最大化线粒体产量)。

7. 用两份体积的分离缓冲液(MSB)稀释线粒体悬液，4℃，16 700 × *g* 离心 10 分钟，使线粒体沉淀。

8. 用分离缓冲液洗涤沉淀，以除去 Percoll。

9. 用不含 EDTA 的 MSB 缓冲液重悬纯化的线粒体。

9.3.3 常见误区及可能的解决方案

1. 可以倒出上清液，但线粒体上部较松散的部分也会随之脱落。含有健康线粒体的大部分沉淀很稠密，足够留在后面。使用巴斯德移液器去除最后一点液体，擦拭离心管里面上部，除去残留的任何脂类物质。任何液体与线粒体上清液混合都会导致其快速解离。

2. 使用 Teflon 棒将剩余颗粒沉淀搅拌均匀，剩余颗粒应是光滑的棕色糊状物。搅拌时保持管子在冰上。使用 200μL 枪头将线粒体转移到 Eppendorf 管。由于线粒体容易粘附在玻璃表面，建议使用一次性巴斯德移液管。所有准备工作在冰上进行。

3. 当线粒体粗提完成时，线粒体可以悬浮在相同的缓冲液(不含 EGTA 和蛋白酶抑制剂)中，冰上保存。

4. 所有上述步骤应立即执行，不能延搁。如果在准备和使用之间需要等待，则将线粒体以颗粒状态存放在冰上。

9.4 培养细胞中线粒体的分离及纯化

9.4.1 步骤

1. 收获细胞(2×10^6~1×10^7 个细胞)。

2. 用冷 PBS(无 Ca^{2+})清洗细胞。

3. 用低渗线粒体缓冲液(MB)重悬细胞(参见第 9.2.3 节)，在冰上保持 30~60 分钟，并经常轻拍。

4. 用 MB 清洗一次，并用最小体积 MB(含蛋白酶抑制剂)重悬细胞，其体积大约是细胞沉淀体积的 5 倍。

5. 用 Dounce 匀浆器匀浆 20~100 次(台盼蓝染色，> 30%~50% 阳性细胞)。用最少量的缓冲液(MB)清洗匀浆器一次。

6. 转移到冰上预冷的 Eppendorf 管中。

7. 1 000 × *g* 4℃离心 5~10 分钟，以除去细胞核和完整细胞。如果需要，可能需要洗涤沉淀，合并上清液，再次离心以除去未裂解的细胞(确保在高速离心前，通过 1 000 × *g* 离心已除去未裂解的细胞或细胞核)。

8. 收集并离心上清液，10 000 × *g*，4℃，离心 15 分钟。并收集含有较重的膜和线粒体的沉淀物。

9. 收集上清液，用台式超速离心机和特定的 EP 管以及合适的转子 100 000 × *g* 4℃离心 60 分钟，获得较轻的膜(ER 部分，沉淀)和细胞溶质部分(上清液)以供后续使用。

10. 用细胞裂解缓冲液(含 20mmol/L Tris-HCl (pH7.5)、150mmol/L NaCl、1mmol/L Na_2EDTA、1mmol/L EGTA、1% Triton X-100、2.5mmol/L 焦磷酸钠、1mmol/L β- 甘油磷酸钠、1mmol/L Na_3VO_4 和 1μg/mL 亮肽素(leupeptin))裂解膜。

11. 调蛋白质浓度，加入加样缓冲液进行 Western 印迹分析。

9.4.2 常见误区及解决方法

1. 避免使用可能含有过量 Ca^{2+} 的玻璃器皿。确保使用台盼蓝检查细胞裂解情况以监测匀浆。

2. 将所有东西放置于冰上(0~4℃)。尝试使用最少量的缓冲液以避免细胞溶质部分的稀释。

9.5 分离线粒体的常见实验

9.5.1 常用鉴定线粒体的标记物和酶,评估线粒体的形态与功能

从培养的细胞或组织获得线粒体后,可以通过检测线粒体酶的活性,线粒体蛋白质定位或线粒体特异性荧光染料染色,来确定所得部分中线粒体的分布(见表 9.1)。

表 9.1 用于线粒体鉴定的标记物和酶

酶	琥珀酸脱氢酶,细胞色素氧化酶
标记蛋白	细胞色素 C,VDAC1 和 COXⅣ等
染色标记	MitoTracker Greeen™ 和 CMX- rosamine (MitoTracker Red)

注:VDAC1,电压依赖阴离子通道;COX-Ⅳ,细胞色素 c 氧化酶亚基Ⅳ)。

9.5.2 电子显微镜

线粒体样品于 4℃下,用溶于 0.1M 二甲胂酸盐缓冲液(pH 7.4)的 4% 戊二醛固定过夜,然后用溶于 0.1M 二甲胂酸盐缓冲液的 1% 锇酸后固定,脱水,LX-112(Ladd)环氧树脂包埋。用 Jeol JEM-1200EX 透射电子显微镜观察薄片。

9.5.3 测定氧气消耗和呼吸控制比(respiratory control ratio,RCR)

使用 Clark 氧电极,可以使用重组蛋白、毒素和一些线粒体靶向药物来处理分离的线粒体,并于 25℃在 PT-1 缓冲液(含蔗糖 250mmol/L、HEPES 2mmol/L、KH_2PO_4 0.5mmol/L、鱼藤酮 2mol/L、琥珀酸钾 4.2mmol/L)中监测线粒体氧消耗速率。

9.5.4 线粒体膜通透性孔开放,线粒体膜电位(Δψm)和体外 ROS 测定

将分离的线粒体(5mg 蛋白质 / mL)保存在含有 250mmol/L 蔗糖、2mmol/L HEPES、pH 7.4、0.1mmol/L EDTA 和 0.1% 无脂肪酸 BSA 的 MT 缓冲液中。通过使用 Jobin Yvon FluoroMax-2 分光光度计检测在含有 250mmol/L 蔗糖,2mmol/L HEPES,pH 7.4、0.5mmol/L KH_2PO_4,2mmol/L 鱼藤酮和 4.2mmol/L 琥珀酸钾的 PT-1 缓冲液中,25℃条件下,520nm 波长处 90° 光散射的降低,来监测线粒体膜通透性孔的开放(Narita et al.1998;Tian et al.2008)。为了确定线粒体膜电位(Δψm),将 30nM 罗丹明 123(Rh123)加入分离的线粒体悬液中,通过在 25℃条件下,PT-1 缓冲液中使用分光光度计(Jobin Yvon FluoroMax-2)测量 Rh123 的摄取,以评估 Δψm。为了评估 ROS 的产生,将分离的线粒体悬浮在 PT-1 缓冲液中,并与 2',7'- 二氯氟尿嘧啶二乙酸酯(DCFH-DA)共培养。使用 Jobin Yvon FluoroMax-2 分光光度计监测 DCF 形成。

9.5.5 细胞色素 c 释放检测

根据上述方法分离线粒体,使用 BSA 作为标准的微生物比率法(microbiuret)测定分离的线粒体的蛋白质含量。25℃,PT-1 缓冲液中,用不同浓度的药物或蛋白质(如星形孢菌素和重组 Bid 蛋白)处理等量的脑组织分离线粒体组分 60 分钟。然后将样品 4℃,12 000×*g* 离心 15 分钟。上清液中的细胞色素 c 可用抗细胞色素 c 单克隆抗体蛋白质印迹法检测,并通过 ECL SuperSignal 系统(Pierce)显影。等量蛋白质加样通过线粒体颗粒中细胞色素 c 氧化酶亚基 Ⅳ(cytochrome c oxidase subunit-Ⅳ,COX-Ⅳ)或 VDAC1 的免疫检测来确定。用 0.4μM $CaCl_2$ 处理的样品作为阳性对照。

培养细胞分离线粒体后可进行亚细胞分级。在步骤 8(第 9.4.1 节)之后,将 4℃ 10 000×*g* 离心 15 分钟后收集的上清液进行蛋白质浓度定量。用裂解缓冲液裂解含有线粒体的沉淀,测定蛋白质浓度。最后,借助蛋白质印迹分析来确定从线粒体转出的细胞色素 c,其中抗细胞色素 c 抗体和抗 COX-Ⅳ/ VDAC1 抗体可用于表示不同分级。

9.6 总结

分离的线粒体可用于许多实验,包括线粒体膜通透性改变的检测,如细胞色素 c 释放测定、氧消耗测定和 RCR、线粒体膜电位测定、ROS 产生测定和 NAD(P)H 氧化还原状态的测定。总之,分离的线粒体为研究许多神经退行性疾病的病理机制提供了一

个很好的模型。此外，正常组织和患者组织的纯化线粒体之间的蛋白质组学比较，将有助于验证对一些神经退行性疾病发病有促进作用的线粒体蛋白新突变。

（徐昌灵 杨静 译）

参考文献

Beal MF (2005) Mitochondria take center stage in aging and neurodegeneration. Ann Neurol 58:495–505

Itzhaki RF, Gill DM (1964) A Micro-Biuret Method for Estimating Proteins. Anal Biochem 9:401–410

Kristian T (2010) Isolation of mitochondria from the CNS. Curr Protoc Neurosci Chapter 7:Unit 7.22

Lin MT, Beal MF (2006) Mitochondrial dysfunction and oxidative stress in neurodegenerative diseases. Nature 443:787–795

Narita M, Shimizu S, Ito T, Chittenden T, Lutz RJ, Matsuda H, Tsujimoto Y (1998) Bax interacts with the permeability transition pore to induce permeability transition and cytochrome c release in isolated mitochondria. Proc Natl Acad Sci U S A 95:14681–14686

Reddy PH (2008) Mitochondrial medicine for aging and neurodegenerative diseases. Neuromolecular Med 10: 291–315

Reddy PH, Reddy TP (2011) Mitochondria as a therapeutic target for aging and neurodegenerative diseases. Curr Alzheimer Res 8:393–409

Robertson CL, Soane L, Siegel ZT, Fiskum G (2006) The potential role of mitochondria in pediatric traumatic brain injury. Dev Neurosci 28:432–446

Tian C, Gao P, Zheng Y, Yue W, Wang X, Jin H, Chen Q (2008) Redox status of thioredoxin-1 (TRX1) determines the sensitivity of human liver carcinoma cells (HepG2) to arsenic trioxide-induced cell death. Cell Res 18:458–471

Youle RJ, van der Bliek AM (2012) Mitochondrial fission, fusion, and stress. Science 337:1062–1065

第十章　脑组织突触体的分离 10

Gurudutt Pendyala, James L. Buescher, and
Howard S. Fox

摘要

中枢神经系统中的突触作为神经元之间的通信点，是神经传递和突触可塑性的关键调节因子。突触可塑性是指神经元经历大量的塑形和重新关联，呈现突触联系的经验依赖性改变的过程。了解突触水平变化的研究，有助于了解许多出现神经连接错误的神经退行性疾病或神经精神障碍疾病的生物学基础。了解突触变化的一种实验方法是分离突触体。在此，我们描述了使用亚细胞分离法从获取的人类脑组织中分离突触体，当其与高通量组学方法联合使用时，可有助于获得理解神经退行性疾病基础的重要线索。

关键词

中枢神经系统；神经退行性疾病；突触；突触体

10.1　前言

人脑毫无疑问是人体中最复杂的器官，由多种专门的细胞和结构组成。神经元主要与中枢神经系统（CNS）功能相关，而神经胶质细胞数量远超神经元（Williams and Herrup 1988）。CNS 中的神经元形成一个非常复杂的互连网络，将 10^{12} 个神经元通过 10^{15} 个突触连接起来（Pocklington et al. 2006）。这些突触在调节神经传递和神经可塑性方面起关键作用。“突触”一词是英国生理学家 Charles Sherrington 在 1897 年由希腊语“synaptein”（“syn”：一起；“haptein”：紧固或绑定）创造的。突触是两个神经元之间的通信点，一般来说，突触由 3 个主要组成部分构成：突触前成分，突触间隙和突触后成分。通常，与突触后成分不同之处在于突触前成分存在神经递质囊泡。作为对突触前膜去极化的应答，囊泡进行胞吐作用，将其组分释放到突触间隙，并通过内吞作用进一步回收（Sudhof 2004）。

哺乳动物 CNS 中突触联系的组织与调控，需要复杂而协调的分子和细胞过程，这些过程在保持突触的完整性和正确的神经传递方面至关重要。鉴于 CNS 网络复杂，可以明确的是突触改变可以导致神经

G. Pendyala（✉）• J. L. Buescher • H. S.Fox
美国内布拉斯加大学医学中心　药理学与实验神经科学系
美国内布拉斯加州奥马哈内布拉斯加医学中心
邮编 68198-5800
邮箱：gpendyala@unmc.edu；james.buescher@unmc.edu；hfox@unmc.edu

传递变化，从而导致CNS疾病的错乱表现。要了解复杂的神经适应机制与疾病状态的相关变化，需要进一步研究突触的分子表征(Pocklington et al. 2006)。

鉴于大脑的复杂性，系统性方法为理解一系列神经系统疾病的正常生理状况和功能改变开辟了道路。该新兴领域之一包括基于质谱的蛋白质组学，已越来越多地应用于神经科学(Liao et al. 2009; Bayes and Grant 2009)。与CNS有关的疾病，如神经精神病学和神经退行性疾病，通常涉及多种相互作用的蛋白质，因此非常适合于蛋白质组学分析(Kim et al. 2004)。除可以对疾病状态的分子标记物进行全局无偏差的鉴定外，质谱相关的神经蛋白质组学方法有助于更深入地阐明其潜在过程。

蛋白质组学的一个关键策略在于进行定量实验，通过比对生理和扰动状态下的蛋白质水平和/或激活状态，可能解释神经元和突触活动的许多变化。二维凝胶电泳(two-dimensional gel electrophoresis, 2D-GE)已适用于定量技术，并通过质谱(mass spectrometry, MS)鉴定这些实验中得到的差异表达蛋白。此外，随着新的定量蛋白质组学方法的出现，例如通过化学反应对肽或蛋白质上的特定官能团进行同位素标记(如同位素编码亲和标签(isotope-coded affinity tags, ICAT)(Gygi et al.1999)以及相对和绝对定量同位素标记(isobaric tag for relative and absolute quantification, iTRAQ)(Ross et al. 2004)，细胞培养氨基酸稳定同位素标记(stable isotope labeling by amino acids in culture, SILAC)(Ong et al. 2002; Zhu et al. 2002)和哺乳动物稳定同位素标记(stable isotope labeling in mammals, SILAM)(McClatchy et al. 2008)，其串联质谱的分析方法大大增强了蛋白质组学技术的发展。

10.1.1 突触体

鉴于CNS中细胞类型和结构多样，亚细胞分离技术已成为影响评价突触水平改变的关键因素。这些分析至关重要，因为其表达的紊乱可以解开与神经退行性变相关的线索。借助生物化学方法在体外分离突触体就是认识突触并深入探索神经退行性疾病病因的方法之一。

术语“突触体”是由Whittaker团队在1964年创造的(Whittaker et al.1964)。突触体是脑组织破坏过程中形成的亚细胞膜结构。匀浆过程中的剪切力使得神经末梢离断，随后重新包装而获得高疏水性。突触体由包含突触囊泡和线粒体在内的完整的突触前终末以及突触后膜组成(见图10.1电镜

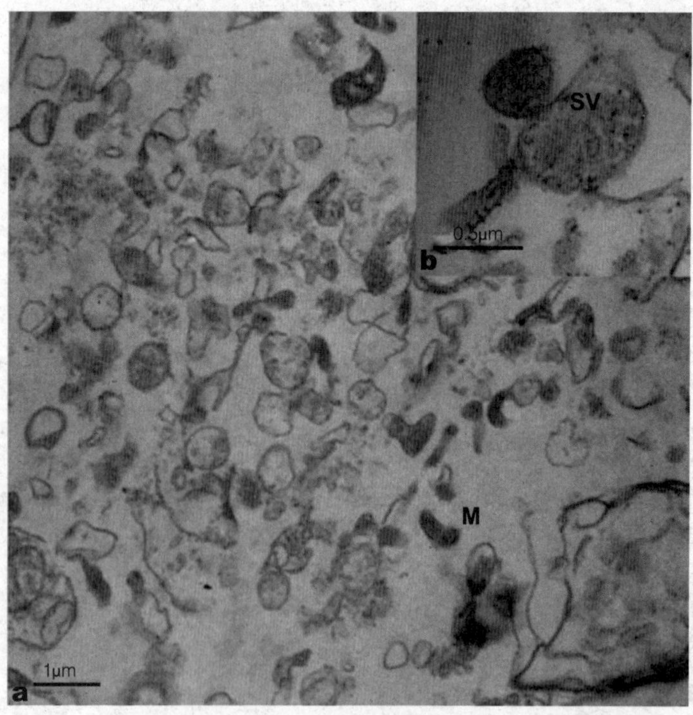

图10.1 借助蔗糖密度梯度离心法从保存的死后人脑组织分离的突触体电镜图像。低放大倍数(a)，高放大倍数(b)。M，线粒体；SV，突触小泡

照片)。鉴于上述分子组分对于神经递质释放、摄取和储存必不可少,突触体是研究神经传递的理想模型。

另一个重要内容是借助亚细胞分离技术来分离纯化突触体,如蔗糖密度梯度离心法(Gray and Whittaker 1962;Whittaker et al.1964),聚蔗糖/蔗糖(Booth and Clark 1978)或Percoll密度梯度离心法(Nagy and Delgado-Escueta 1984)。虽然用于形成梯度的试剂有所不同,但所有共同步骤都包括排除线粒体和微粒体污染而分离纯化突触体部分。

10.1.2 突触的神经蛋白质组学

科技的进步推动了神经蛋白质组学领域的发展,不断优化的工具被用来分析一系列神经性疾病在CNS,尤其是突触水平的改变。如上所述,突触主要组成部分包含前后突触终末,针对发生在这些部分的改变的大量研究,已得出一些重要线索。鉴于章节版面限制,我们在此介绍几个以突触体为研究对象,应用神经蛋白质组学来研究突触的范例。来自大鼠前脑的突触体的蛋白表达谱已借助2D-GE进行了研究(Witzmann et al. 2005),通过2D-GE已检测到超过900个蛋白质点,并鉴别出其中91个特有蛋白,另有155个蛋白通过非标记研究鉴别。在以上共246个蛋白中,61个是已知的突触功能蛋白。在另一项研究中,从小鼠脑组织中分离的突触体的蛋白质组在两个独立实验中进行表征,借助ICAT共鉴定了1 131个蛋白质,包括大多数突触结构和功能蛋白(Schrimpf et al. 2005)。在另一项研究中,使用SILAM分析了在4个不同发育阶段小脑突触中的生物学变化(McClatchy et al. 2007)。在1 138个定量蛋白中,有196个被发现有显著的统计学意义。其他关于突触体蛋白质组学研究包括从阿尔茨海默病啮齿类动物模型中分离的脑突触体分析(Yang et al. 2011;Boyd-Kimball et al. 2005)、抗精神病药物抗性研究(Ji et al. 2009),以及小鼠突触体蛋白质组和磷酸化蛋白质组学分析等(Filiou et al. 2010)。

然而上述研究均采用动物模型来阐述突触,使用人脑组织开展的研究非常有限。近期一项研究报道,从患有HIV脑炎的HIV感染死者的新皮层突触体中分离鉴定到31个候选蛋白,可能与上调的免疫性蛋白小体亚基相关(Gelman and Nguyen 2009)。另一项研究使用来自人大脑皮质的突触体评估了磷酸化蛋白质组(DeGiorgis et al. 2005)。

10.1.3 突触的转录后调节子

尽管在细胞中是蛋白质执行大部分生物学功能,然而包括在突触中,RNA水平的改变可能主导了大量基因调控相关机制。作为突触特化的一部分,突触蛋白质组成的改变可通过突触mRNA局部翻译实现。当然,局部翻译的前提是突触处有mRNA存在(Bramham and Wells 2007)以及翻译装置存在(Steward and Schuman 2001)。突触处转录调控机制的一个相对较新的进展是非编码小RNA,特别是microRNA(miRNA),它们是大脑中基因表达的重要转录后调控因子,因此是神经元翻译调控机制的关键参与者(Konecna et al. 2009;Yelamanchili and Fox 2009)。在大脑中,miRNA正在成为突触可塑性的重要调节因子(Chandrasekar and Dreyer 2009;Junn et al. 2009;Khudayberdiev et al. 2009;Laterza et al. 2009;Papagiannakopoulos and Kosik 2009),特别是在突触处(Siegel et al. 2011;Schratt 2009)。迄今为止,仅有非常有限的研究采用啮齿类动物模型来表征miRNA在突触处的表达(Lugli et al. 2008;Smalheiser 2008;Smalheiser and Lugli 2009)。这一方向的研究刚刚开始被关注,对于以miRNA为基础的突触蛋白质组调控机制的潜在巨大影响力的理解,将会成为破译许多CNS相关疾病的关键机制的钥匙。

如上所述,上述介绍的大多数研究都是采用动物模型,其优点在于,相对于从脑库保存的冷冻人体组织,从动物获取新鲜组织相对容易,并可保证可控的实验条件。然而,尽管动物模型具有预见性,但如果没有在人类进行验证,转化医学是不完整的。此外,人类疾病的很多关键特征可能在实验设计的动物模型中会被忽略。

在此介绍我们实验室使用的实验方案,使用蔗糖密度梯度离心法从保存的人脑组织中分离突触体。最终实验者可酌情分离蛋白质或RNA。为保持RNA的完整性进行的特殊修改用斜体字表示,并用括号标明。

10.2 材料

(注意:对于RNA相关工作,建议在实验开始前对所需玻璃器皿进行高压灭菌。此外,强烈推荐使用无RNA酶的微量离心管。在工作台周围喷洒

RNAseZap 也可显著降低污染的风险。)

10.2.1 组织采集材料

1. 解剖工具:镊子,解剖刀刀片
2. 干冰
3. 磷酸盐缓冲液(自制或 Invitrogen,Carlsbad,CA,USA,目录号 #A12856-01)

10.2.2 分离材料

1. 蔗糖(Sigma,St.Louis,MO,USA 目录号 #S3089)
2. EDTA(Sigma,目录号 ED-100g)
3. HEPES(Sigma,目录号 H3375)
4. 蛋白酶抑制剂混合片(Roche,Indianapolis,IN,USA 目录号 #05 892 791 001)
5. PhosSTOP 磷酸酶抑制剂复合片(Roche,目录号 #04 906 845 001)
6. *RNAsecure*(Ambion/Life Sciences,Grand Island,NY,USA 目录号 #AM7005)
7. *RNAseZap*(Ambion,目录号 #AM9780)
8. *SUPERase In*(Ambion,目录号 #AM2694)
9. Wheaton 玻璃组织研磨机,Potter -ELV(Wheaton,Millville,NJ,USA 目录号 #358044)
10. Wheaton 悬空搅拌器(Fisher Scientific,目录号 #22-244-382)
11. 15mL Falcon 管(BD Biosciences,San Jose,CA,USA,目录号 #352097)
12. 13.2mL 薄壁收集管(Beckman Coulter,Indianapolis,IN,USA 目录号 #331372)
13. 微量离心管
14. SW41 钛转子(Beckman Coulter)
15. 超速离心机(Beckman Coulter)
16. 微量离心机

10.2.3 蛋白定量

1. BCA 蛋白定量试剂盒(Thermo Scientific,Hudson,NH,USA 目录号 #23225)
2. 牛血清白蛋白(BSA),2mg/mL(Thermo Scientific,目录号 #23209)(注:BSA 是储存在安瓿中的 2mg/mL 的储液,建议用户用 PBS 稀释储液。请参阅本书其他章节所述的蛋白定量)
3. 能在 560nm 读值的微孔读板器

10.2.4 RNA

1. Trizol 试剂(Invitrogen,Carlsbad,CA,USA,目录号 #15596018)
2. 三氯甲烷(Acros Organics,目录号 #61030040)
3. 异丙醇(Acros Organics(Thermo Fisher Scientific),目录号 #327270010)
4. RNA 储存液(Ambion,目录号 #AM7000)
5. 分光光度计或 NanoDrop 2000(Thermo Scientific)(注意:检验 RNA 样品完整性的另一个方法是借助 Bioanalyzer(Agilent Technologies)评价 18S 和 28S 条带)

10.3 方法

10.3.1 组织获取

(注意:除非另有规定,否则所有后续步骤均在 4℃进行)

1. 在组织采集之前,将培养皿置于冰上。
2. 定位感兴趣区域,使用干净的镊子和解剖刀刀片小心解剖。
3. 称重组织并进行后续分离。

10.3.2 组织分离

1. 在开始该步骤之前,使用高压灭菌水制备包含 0.6、0.8 和 1.2mol/L 蔗糖浓度的蔗糖梯度溶液(对于 RNA 制备,用 RNAsecure 处理蔗糖溶液并调整至 1× 浓度,然后加入终浓度为 160U/mL 的 SUPERase In)。准备匀浆缓冲液(0.32mol/L 蔗糖、5mmol/L HEPES、0.1mmol/L EDTA、添加蛋白酶和磷酸酶抑制剂,调整至终浓度为 1× 浓度)。(注意:对于 RNA,用 RNAsecure 将匀浆缓冲液调整至 1× 浓度,然后加入终浓度为 160U/mL 的 SUPERase In。)

2. 使用 5mL 塑料移液管,缓慢加入 3.3mL 1.2mol/L 的蔗糖,随后轻轻各加入 3.3mL 的 0.8mol/L 和 0.6mol/L 蔗糖溶液至 13.2mL 多聚超离管中。(注意:1.2mol/L 的蔗糖在底部,0.8mol/L 和 0.6mol/L 的在上面)。小心将超离管转移到 4℃,以备后续使用。(注意:通常建议在实验开始之前准备梯度,而且这种浇铸梯度可在 4℃下放置过夜。)

3. 使用玻璃匀浆器，用10倍体积预冷的匀浆缓冲液进行组织匀浆（所需组织量，蛋白质至少250mg，RNA为1mg），使用Wheaton Overhead Stirrer以250~300转/min转速上下颠倒12次。保存200μL等分匀浆液作为起始材料，借助蛋白质印迹或RNA分离法，确定分离纯化的效率材料。其余部分转移至15mL Falcon管中。

4. 4℃，1 000×*g*离心10分钟并收集上清液。（注意：为便于操作，可以将上清液收集到干净的无DNA酶和RNA酶的微量离心管中。）

5. 4℃，12 000×*g*离心20分钟，弃上清液，所得颗粒为粗突触体颗粒。

6. 轻柔将沉淀物重悬于含有蛋白酶和磷酸酶抑制剂的匀浆缓冲液中，并小心加到蔗糖梯度顶部。（注意：在将它们放入超速离心机之前，使用匀浆缓冲液配平试管。）

7. 使用SW41钛转子，在超速离心机中4℃，145 000×*g*离心90分钟（注意：图10.2所示为离心后分层图）。

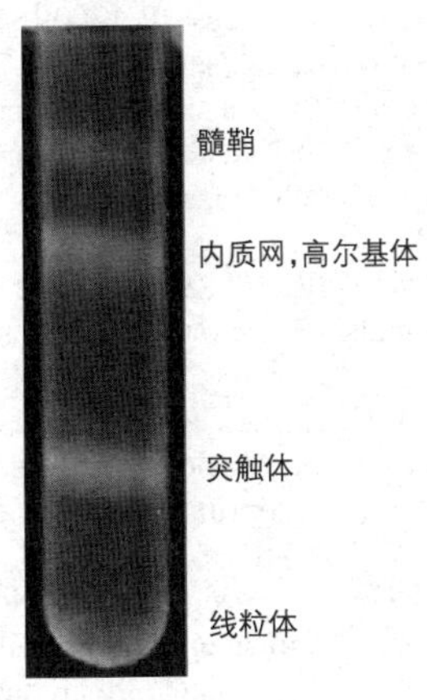

图10.2 蔗糖梯度离心分离突触体后形成的分层图

8. 使用18号针在0.8和1.2mol/L蔗糖交界面收获突触体条带。在突触体条带下轻柔穿刺，并使用注射器慢慢收集。

9. 将所获得的纯化突触体用10倍体积的匀浆缓冲液稀释并转移到新的13.2mL超速离心管中，4℃，145 000×*g*离心30分钟进行清洗。

10. 轻柔弃上清液，将纯化的突触体沉淀物重悬于合适缓冲液（如PBS）中，以备后续使用（见下文RNA）。依据厂家建议，使用BCA法并以BSA作为标准品定量蛋白质浓度（注意：获得的突触体样品可储存在-80℃备用）。

10.3.3 蛋白质印迹

对于蛋白质实验，为了评价分离方案的效率，应使用在操作过程中保存的等分样品进行蛋白质印迹分析。抗体如突触体相关蛋白25-kDa（SNAP-25）和突触素可用于验证突触体的富集；而肌动蛋白或甘油醛-3-磷酸脱氢酶（GAPDH）可用于评价细胞质成分去除情况。使用保存的等分样品（第10.3.2节第3步，用如上所述的BCA法定量蛋白质）。由于样品质量很重要，建议在下游分析之前进行此验证。与匀浆样品相比，纯化样品的理想结果是突触标记物表达更高，而细胞质标记物较低。本书其他部分介绍了蛋白质印迹实验的具体步骤。

10.3.4 RNA的分离

1. 将分离的突触体沉淀溶解在1mL Trizol试剂中。

2. 将溶解的颗粒转移到干净的微量离心管中，室温静置5分钟。

3. 向样品中加入200μL氯仿，剧烈涡旋15秒，室温孵育2~3分钟。

4. 在微量离心机中，4℃，12 000×*g*（约10 000rpm）离心15分钟。离心后样品分成三层：下层有机相，含有蛋白质的相间层和含有RNA的上层水相。

5. 使用移液管吸取上层水相（不干扰界面），并将其转移到无菌微量离心管中。如果你认为吸取了相间层或有机相，在微型离心机中离心1分钟，这将沉淀沉积物并重新分离各相。将水相转移到新管中，向管中加入等体积异丙醇，反转两次，室温下孵育10分钟，这是RNA沉淀步骤。

6. 将样品在微型离心机中12 000×*g*离心10分钟，使RNA沉淀。

7. 在4℃离心，会出现透明或白色沉淀物，倒出上清液，向沉淀中加入1mL 70%乙醇，以除去可能残留的化学物质。将管反转两次，然后在微量离心机中7 500×*g*离心5分钟。将沉淀的RNA溶解在焦碳酸二乙酯（DEPC）水中。使用分光光度计或NanoDrop定量RNA。进一步定量可通过Bioanalyzer评估RNA完整性（注意：获得的RNA需要储存在-80℃备用）。

8. 为确定纯化效率，从上面第10.3.2节第3步保存的材料中提取RNA。将100μL保存的等分样品置于两个微量离心管中，加入1mL Trizol，涡旋，并静置5分钟，继续上面步骤3~7。

10.4 总结

在CNS中，突触被认为是涉及神经传递和神经可塑性的关键结构。了解突触的一种体外实验方法是分离突触体。尽管获得新鲜动物组织相对容易，但脑库保存的人体组织的使用将显著增强对神经退行性疾病阵列中潜在病因的认知。在此，我们详述了使用亚细胞分离法从保存的人类脑组织中分离突触体，当其与基于"组学"的高通量方法结合时，可为理解几种重要的神经退行性疾病的神经变性基础提供重要线索。

（徐昌灵 杨静 译）

参考文献

Bayes A, Grant SG (2009) Neuroproteomics: understanding the molecular organization and complexity of the brain. Nat Rev Neurosci 10:635–646

Booth RF, Clark JB (1978) A rapid method for the preparation of relatively pure metabolically competent synaptosomes from rat brain. Biochem J 176:365–370

Boyd-Kimball D, Castegna A, Sultana R, Poon HF, Petroze R, Lynn BC, Klein JB, Butterfield DA (2005) Proteomic identification of proteins oxidized by Abeta(1–42) in synaptosomes: implications for Alzheimer's disease. Brain Res 1044:206–215

Bramham CR, Wells DG (2007) Dendritic mRNA: transport, translation and function. Nat Rev Neurosci 8:776–789

Chandrasekar V, Dreyer JL (2009) microRNAs miR-124, let-7d and miR-181a regulate cocaine-induced plasticity. Mol Cell Neurosci 42:350–362

DeGiorgis JA, Jaffe H, Moreira JE, Carlotti CG Jr, Leite JP, Pant HC, Dosemeci A (2005) Phosphoproteomic analysis of synaptosomes from human cerebral cortex. J Proteome Res 4:306–315

Filiou MD, Bisle B, Reckow S, Teplytska L, Maccarrone G, Turck CW (2010) Profiling of mouse synaptosome proteome and phosphoproteome by IEF. Electrophoresis 31:1294–1301

Gelman BB, Nguyen TP (2010) Synaptic proteins linked to HIV-1 infection and immunoproteasome induction: proteomic analysis of human synaptosomes. J Neuroimmune Pharmacol 5(1):92–102

Gray EG, Whittaker VP (1962) The isolation of nerve endings from brain: an electron-microscopic study of cell fragments derived by homogenization and centrifugation. J Anat 96:79–88

Gygi SP, Rist B, Gerber SA, Turecek F, Gelb MH, Aebersold R (1999) Quantitative analysis of complex protein mixtures using isotope-coded affinity tags. Nat Biotechnol 17:994–999

Ji B, Zhang Z, Zhang M, Zhu H, Zhou K, Yang J, Li Y, Sun L, Feng G, Wang Y, He L, Wan C (2009) Differential expression profiling of the synaptosome proteome in a rat model of antipsychotic resistance. Brain Res 1295:170–178

Junn E, Lee KW, Jeong BS, Chan TW, Im JY, Mouradian MM (2009) Repression of alpha-synuclein expression and toxicity by microRNA-7. Proc Natl Acad Sci U S A 106:13052–13057

Khudayberdiev S, Fiore R, Schratt G (2009) MicroRNA as modulators of neuronal responses. Commun Integr Biol 2:411–413

Kim SI, Voshol H, van Oostrum J, Hastings TG, Cascio M, Glucksman MJ (2004) Neuroproteomics: expression profiling of the brain's proteomes in health and disease. Neurochem Res 29:1317–1331

Konecna A, Heraud JE, Schoderboeck L, Raposo AA, Kiebler MA (2009) What are the roles of microRNAs at the mammalian synapse? Neurosci Lett 466:63–68

Laterza OF, Lim L, Garrett-Engele PW, Vlasakova K, Muniappa N, Tanaka WK, Johnson JM, Sina JF, Fare TL, Sistare FD, Glaab WE (2009) Plasma MicroRNAs as sensitive and specific biomarkers of tissue injury. Clin Chem 55:1977–1983

Liao L, McClatchy DB, Yates JR (2009) Shotgun proteomics in neuroscience. Neuron 63:12–26

Lugli G, Torvik VI, Larson J, Smalheiser NR (2008) Expression of microRNAs and their precursors in synaptic fractions of adult mouse forebrain. J Neurochem 106:650–661

McClatchy DB, Yates JR, 3rd (2008) Stable isotope labeling of mammals (SILAM). CSH Protoc 2008:pdb prot4940

McClatchy DB, Liao L, Park SK, Venable JD, Yates JR (2007) Quantification of the synaptosomal proteome of the rat cerebellum during post-natal development. Genome Res 17:1378–1388

Nagy A, Delgado-Escueta AV (1984) Rapid preparation of synaptosomes from mammalian brain using nontoxic isoosmotic gradient material (Percoll). J Neurochem 43:1114–1123

Ong SE, Blagoev B, Kratchmarova I, Kristensen DB, Steen H, Pandey A, Mann M (2002) Stable isotope labeling by amino acids in cell culture, SILAC, as a simple and accurate approach to expression proteomics. Mol Cell Proteomics 1:376–386

Papagiannakopoulos T, Kosik KS (2009) MicroRNA-124: micromanager of neurogenesis. Cell Stem Cell 4:375–376

Pocklington AJ, Armstrong JD, Grant SG (2006) Organization of brain complexity—synapse proteome form and function. Brief Funct Genomic Proteomic 5:66–73

Ross PL, Huang YN, Marchese JN, Williamson B, Parker K, Hattan S, Khainovski N, Pillai S, Dey S, Daniels S, Purkayastha S, Juhasz P, Martin S, Bartlet-Jones M, He F, Jacobson A, Pappin DJ (2004) Multiplexed protein quantitation in Saccharomyces cerevisiae using amine-reactive isobaric tagging reagents. Mol Cell Proteomics 3:1154–1169

Schratt G (2009) microRNAs at the synapse. Nat Rev Neurosci 10:842–849

Schrimpf SP, Meskenaite V, Brunner E, Rutishauser D, Walther P, Eng J, Aebersold R, Sonderegger P (2005) Proteomic analysis of synaptosomes using isotope-coded affinity tags and mass spectrometry. Proteomics 5:2531–2541

Siegel G, Saba R, Schratt G (2011) microRNAs in neurons: manifold regulatory roles at the synapse. Curr Opin Genet Dev 21(4):491–497

Smalheiser NR (2008) Synaptic enrichment of microRNAs in adult mouse forebrain is related to structural features of their precursors. Biol Direct 3:44

Smalheiser NR, Lugli G (2009) microRNA regulation of synaptic plasticity. Neuromolecular Med 11:133–140

Steward O, Schuman EM (2001) Protein synthesis at synaptic sites on dendrites. Annu Rev Neurosci 24:299–325

Sudhof TC (2004) The synaptic vesicle cycle. Annu Rev Neurosci 27:509–547

Whittaker VP, Michaelson IA, Kirkland RJ (1964) The separation of synaptic vesicles from nerve-ending particles ('synaptosomes'). Biochem J 90:293–303

Williams RW and Herrup K (1988) The control of neuron number. Ann Rev Neurosci 11:423–453

Witzmann FA, Arnold RJ, Bai F, Hrncirova P, Kimpel MW, Mechref YS, McBride WJ, Novotny MV, Pedrick NM, Ringham HN, Simon JR (2005) A proteomic survey of rat cerebral cortical synaptosomes. Proteomics 5:2177–2201

Yang H, Qiao H, Tian X (2011) Proteomic analysis of cerebral synaptosomes isolated from rat model of alzheimer"s disease. Indian J Exp Biol 49(2):118–124

Yelamanchili SV, Fox HS (2010) Defining larger roles for "tiny" RNA molecules: role of miRNAs in neurodegeneration research. J Neuroimmune Pharmacol 5(1):63–69

Zhu H, Pan S, Gu S, Bradbury EM, Chen X (2002) Amino acid residue specific stable isotope labeling for quantitative proteomics. Rapid Commun Mass Spectrom 16:2115–2123

第十一章 非洲爪蟾卵母细胞的分离和显微注射 11

Huangui Xiong

摘要

从性成熟雌性非洲爪蟾获得的非洲爪蟾卵母细胞,被广泛用作离子通道和受体的表达克隆和结构功能研究的模型系统。卵巢组织获取方式包括麻醉活蛙进行非致死性外科手术摘取部分卵巢,这可在其生命全程多次进行;或通过深度麻醉爪蟾后摘取卵巢。随后,非洲爪蟾卵母细胞可通过手工或酶消化或两者组合的方式分离和去卵泡获取。选择Ⅴ期和/或Ⅵ期的健康的卵母细胞用于显微注射RNA或DNA。本章介绍手术切除卵巢组织的方法和步骤,非洲爪蟾卵母细胞的酶消化分离和去卵泡以及卵母细胞显微注射。

关键词

非洲爪蟾;非洲爪蟾卵母细胞;卵母细胞分离;去卵泡;卵母细胞显微注射

11.1 前言

非洲爪蟾卵母细胞是广泛用于生物学研究的流行模型。将DNA或信使RNA(mRNA)显微注射入非洲爪蟾卵母细胞可引起编码蛋白质的功能性表达(Gurdon et al.1971)。在这种新环境中表达的蛋白质可在可控条件下进行功能表征(Gurdon 1974;Dascal 1987;Sigel 1990)。这使得卵母细胞成为分子生物学和电生理学研究的重要表达系统。这种体外表达系统特别适用于研究克隆和突变蛋白质的结构和功能,还适合研究神经递质受体、离子通道和转运蛋白的生理机制(Wallingford et al. 2010)。此外,卵母细胞也用于DNA复制和修复的生物化学分析(Blow and Laskey 1986)和许多其他实验生物学研究。

非洲爪蟾卵母细胞按阶段分类,从阶段Ⅰ到阶段Ⅵ,分级取决于它们的发育阶段(Dumont 1972)。它们在阶段Ⅰ~Ⅲ中相对较小且不成熟,而在Ⅴ和Ⅵ阶段变得相当大(直径约为1.2~1.3mm)。从第Ⅳ阶段开始,卵母细胞出现两极:动物极和植物极。动物极为深棕色,植物极为淡黄色。Ⅴ和Ⅵ期卵母细胞通常用于电生理实验。由于卵母细胞被包括卵黄膜和卵泡层细胞在内的几层结构包围,去除周围结构,特别是卵泡细胞层非常重要。因为卵泡细胞具有内在受体(如血管紧张素)和离子通道(延迟整流K通道),其可

美国内布拉斯加大学医学中心 药理学和实验神经科学系
美国内布拉斯加州奥马哈埃米尔街第四十五号街 DRC Ⅰ 8034,达勒姆研究广场达勒姆中心
邮编 68198-5880
邮箱:hxiong@unmc.edu

以应答实验刺激并影响卵母细胞的整体电生理反应(Fraser et al. 1993;Stuhmer and Parekh 1995)。

自从John Gurdon及其同事(Gurdon et al.1971)的开创性研究以来,非洲爪蟾卵母细胞已被广泛用作表达系统,因为:(a)完全生长的卵母细胞体积较大(直径约1.3mm),这使得它们被广泛使用,不仅可以容易地将DNA、RNA或膜不可渗透药物显微注射进入细胞而不损害其健康,而且可通过双电极电压钳进行离子通道和转运体的电生理分析;(b)注射的RNA可以在该表达系统中真实表达;(c)较大的尺寸还使得手动分离卵母细胞核以研究细胞核的离子通道(Mak and Foskett 1994,1998)或去除卵母细胞核(去核)以检查转录无关行为都成为可能;(d)相对于分离转染目的cDNA片段的哺乳动物细胞所需的几周甚至几个月的过程,使用非洲爪蟾卵母细胞进行功能分析可在数小时至数天内完成;(e)卵母细胞可以从给定的供体爪蟾通过手术获取数次;(f)与其他转染和表达系统相比,非洲爪蟾卵母细胞的处理和护理相对简单、容易、便宜。卵母细胞系统的主要缺点包括:(a)存在内源性离子通道,尽管卵母细胞膜上不多,但在膜电流很小时,其表达的通道有可能干扰膜电流;(b)与原生细胞相比,表达的离子通道蛋白的翻译后修饰在卵母细胞中可能不同。因此,通道在天然环境中的实际功能可能不同。因此解释实验数据时必须注意。

11.2　目的

本章目的是为读者提供从性成熟的雌性非洲爪蟾中手术提取卵母细胞所需的基本程序和方法,特别是针对研究生和实验室技术人员。

11.3　材料

11.3.1　生物材料

雌性爪蟾如图11.1所示(也称为非洲爪蟾蜍)。

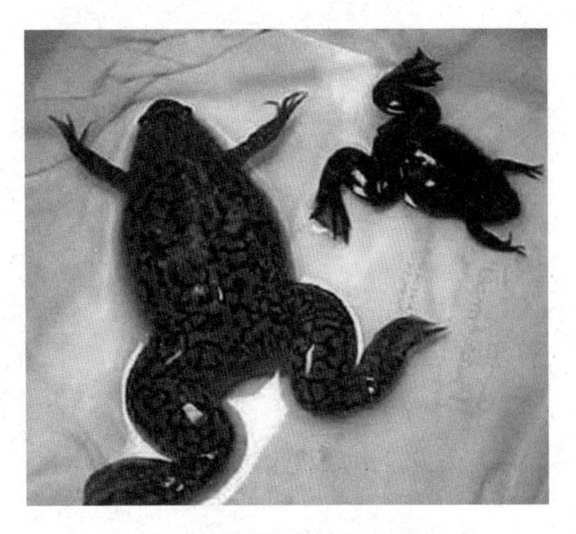

图11.1　雌性非洲爪蟾(www.xenopus.com)

11.3.2　化学试剂和抗体

- 用于制备标准卵母细胞溶液(SOS)的常规化学药品
- 丙酮酸钠盐
- 磷酸二氢钾(KH_2PO_4)
- 磷酸氢二钾(K_2HPO_4)
- HEPES
- Tricaine(3-氨基苯甲酸乙酯甲磺酸盐,$C_9H_{11}NO_2 \times CH_4SO_3$)
- ⅠA型胶原酶(Sigma-Aldrich)
- 庆大霉素
- Betadine溶液(10%聚维酮碘水溶液)
- 75%酒精

11.3.3　手术设备

- 直型钝标本钳
- 虹膜镊子(弯镊和直镊)
- 精细杜蒙钳(5号)
- 显微解剖剪(直,锋利)
- 手术剪刀
- 持针器
- 缝合针(3号)
- Monofilament非吸收性缝合材料(3-0脯氨酸或尼龙缝线)

11.3.4　实验设备

- 立体显微镜
- 振荡器
- 光纤照明(190型,可选)

- 用于处理卵母细胞的吸管
- 卵母细胞转移器
- 锥形管(15mL)
- 大玻璃培养皿或细胞培养皿(100mm)
- 培养皿(60mm)
- 石蜡

11.4 溶液

11.4.1 标准卵母细胞溶液

- NaCl 100mmol/L
- KCl 2.0mmol/L
- $CaCl_2$ 1.8mmol/L
- $MgCl_2$ 1.0mmol/L(或略少)
- HEPES 5.0mmol/L

通常使用双蒸水配制 20×SOS 储液 4℃保存,实验当天用双蒸水将 20×SOS 稀释至 1×SOS(要求精确,因此使用量筒)。

11.4.2 卵母细胞培养的补充型 SOS

配制补充型 SOS(sSOS),可加入 275mg 丙酮酸钠(2.5mmol/L,组织培养级,4℃储存)和 1.0mL 庆大霉素(50μg/mL)至 1 000mL 1×SOS,NaOH 调 pH 至 7.6,渗透压为 200±20mOsm;过滤,高压灭菌,4℃储存。sSOS 用于卵母细胞的孵育和培养。

11.4.3 去卵泡细胞溶液

1. 胶原酶溶液(20mg/mL)

将 400mg 1A 型胶原酶溶解在 20mL 冷 1×SOS 中,溶解后溶液为棕色。等分至每管约 1.5mL,-20℃储存,实验当天溶解备用。对于每批新配制的胶原酶,需密切关注卵母细胞,因为不同卵母细胞对胶原酶敏感程度不同。

2. 0.1M 磷酸钾溶液(pH 6.5)

制备 200mL 0.2mol/L 的 KH_2PO_4(一元碱)储液(5.44g/200mL)和 100mL 0.2mol/L 的 K_2HPO_4(二元碱)储液(3.48g/100mL)。将 118mL 一元碱和 82mL 二元碱混合,稀释至 400mL,测定其 pH 并过滤。

11.4.4 Tricaine 溶液(用于爪蟾麻醉)

制备 2L 的 0.17%(w/v)的 Tricaine 溶液(3.5g/2L ddH_2O)。

注意:Tricaine(3- 氨基苯甲酸乙酯甲磺酸盐)粉剂需在 -20℃储存。处理时戴上手套,避免吸入和直接接触。多余的 Tricaine 弃于水槽并流水冲洗。

需要时,Tricaine 溶液也可用于爪蟾安乐死。

爪蟾安乐死步骤:

1. 在大的"非洲爪蟾桶"中准备约 4~6L 0.17% 的 Tricaine 溶液。
2. 将爪蟾放入溶液中约 3.5 小时。
3. 将爪蟾从溶液中取出并放入塑料袋中,放入动物尸体冻存冰箱以备处理或焚烧。

11.5 非洲爪蟾麻醉和手术摘取卵母细胞

11.5.1 爪蟾麻醉

1. 将 2L 的 Tricaine 溶液倒入"非洲爪蟾桶"。
2. 术前将爪蟾浸入 0.17% 的 Tricaine 溶液中 5 分钟,随后加入等体积(或尽可能多)的冰,冷却 10 分钟。
3. 共计麻醉 15 分钟后,检查爪蟾肢体反射。如果触摸其腿部或腹部时不动,则麻醉成功。爪蟾可在 Tricaine 溶液里最多保持 20 分钟。

11.5.2 卵母细胞的分离手术

1. 麻醉成功后,将爪蟾从 Tricaine 溶液中取出,并将其放置在塑料托盘上置于平坦冰面,用冰覆盖其头部和腿部,并用水保持湿润。
2. 用光纤光源(冷光)照亮操作视野。
3. 用 Betadine 清洗青蛙腹部皮肤,然后用酒精棉签清洗三次。
4. 用镊子(带把手)稍微提起皮肤,用眼科剪在皮肤上切开 1cm,切口位于左下或右下腹,与腹中线平行并距离中线 0.5~1.0cm。
5. 在皮肤下的肌肉层做一个类似切口,注意防止切到腹部任何脏器。

6. 用平头镊从腹腔轻轻拉出包含有卵的小叶状的卵巢组织。

7. 分离并切断 2~4 个卵巢小叶，将其置于 sSOS 溶液中，等待下一步分离操作（第 11.6.1 节）。

8. 使用 3 号缝合针和单丝线不可吸收的缝合材料（如 3-0 脯氨酸或尼龙缝线）分别缝合腹肌和皮肤。皮肤缝线将在手术后约 10~14 天拆线。

9. 将爪蟾放在一个装有 100~200mL 去离子水的倾斜容器中，保持其湿润，并能呼吸（倾斜容器约 15°，将头部保持在直立位置以避免溺水）。每 10~15 分钟观察一次。

10. 一旦爪蟾开始呼吸和移动，将其放置于回收罐中（充满 2L 去离子水）至少 12 小时待其恢复，然后放回繁殖池。

注意：两次操作之间建议恢复期为 2 周；对于同一只爪蟾，最多能进行 5 次操作。

11.6 卵母细胞分离和去卵泡

11.6.1 卵母细胞分离：胶原酶处理

接第 11.5.2 节第 6 步，继续实验。在室温下进行所有步骤：

1. 在 sSOS 中，将卵巢组织撕成小块，每块含有 10~25 个卵母细胞。尽量避免镊子弄破太多卵母细胞。前述缝合工作中用到的镊子也适合这个步骤。如果液体变得浑浊，则更换 sSOS，因为当溶液浑浊时，会变得高渗，这对卵母细胞的健康是不利的（在玻璃培养皿中处理）。

2. 将卵巢组织块和 sSOS 倒入 15mL 锥形离心管中，离心，弃上清，并加入新鲜的 sSOS。卵巢组织体积约 1.5~2.0mL，够一次使用。

3. 用 sSOS 冲洗组织几次，以清除碎片和单个卵母细胞。溶液澄清后，进行步骤 4。建议使用 1.5mL 巴斯德吸管进行冲洗。确保移液管末端没有断裂，因为这会造成伤害。避免将气泡吹入溶液。

4. 去除多余的 sSOS，加入预先在 SOS 中制备并储存在 −20℃的 20mg/mL 胶原酶（1A 型）约 1.5mL，拧紧盖子。

5. 轻柔震荡孵育 30~45 分钟，将孵育管平放在 25~30 转 /min 转速上的摇床上比较好。当溶液变浑浊时，孵育完成，卵巢组织中出现“黏稠物”。

6. 加入 sSOS，快速颠倒溶液以停止反应；再次更换溶液，胶原酶溶液的棕色应消失。

7. 继续冲洗卵巢组织 / 卵母细胞。当用移液器混匀时，小的白色的卵母细胞会出现在溶液中。除非必要，否则应弃去很小的卵母细胞。当溶液变澄清且大多数小的卵母细胞消失时，继续后续步骤。

11.6.2 卵母细胞去卵泡化

通过联合应用改变 pH 和机械搅动的方法除去卵泡细胞。去卵泡溶液（0.1mol/L 磷酸钾 pH 6.5）的 pH 低于 sSOS（pH 7.6），细胞在较低 pH 下最多允许保持 10 分钟。下述是作者实验室使用的去卵泡步骤：

- 弃去 sSOS，加入约 10mL 去卵泡溶液。
- 使用巴斯德吸管轻轻旋转卵母细胞。动作要轻柔！
- 1~2 分钟后更换溶液，然后每隔一分钟左右更换，直到结束。继续旋转、抽吸小卵母细胞和卵泡细胞直至完成。
- 卵泡细胞是红色的，并且应该在 pH 改变后约 4 分钟出现。应在 7~8 分钟（最长 10 分钟）之内把大部分卵泡细胞除去。
- 更换为 sSOS 溶液终止上述操作，清洗几次，使溶液澄清。

11.6.3 选择“最佳”卵母细胞

1. 一旦清洗完成，将卵母细胞和 sSOS 倒入一个大玻璃培养皿（直径 90mm）。

2. 在显微镜下，使用干净的移液管取出并弃去死亡或将死的卵母细胞。同时弃去任何有涡旋样或脱色的卵母细胞。

3. 选择“最佳”卵母细胞并转移到较小的培养皿中。最好的卵母细胞通常是最大的卵母细胞（Ⅴ和 / 或Ⅵ期），具有均匀着色的动物极（图 11.2）（见文末彩图）。

4. 将选择的卵母细胞保存在 18℃培养箱中，直到它们适合进行显微注射。

5. 每天更换溶液。如果卵母细胞大量死亡，将存活的细胞转移至干净溶液中并弃去将要死亡的卵母细胞。

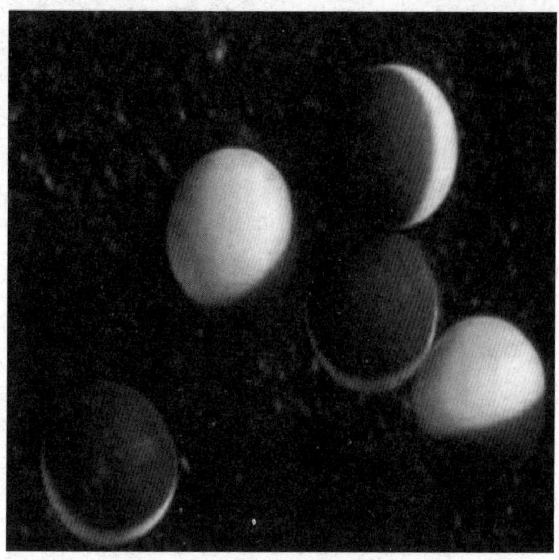

图 11.2 Ⅴ和Ⅵ期卵母细胞(www.xenopus.com)

11.7 非洲爪蟾卵母细胞的显微注射

11.7.1 注射设备

- 体视显微镜
- Fiber Lite(190 型,可选)
- 右手或左手手动操纵器
- Drummond Nanoject Ⅱ型显微注射器(图 11.3)

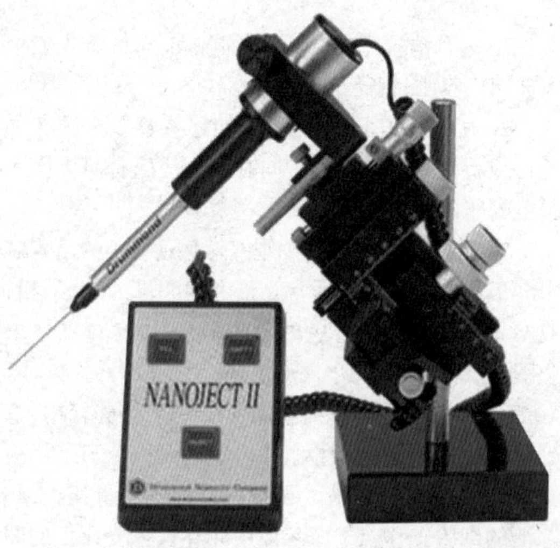

图 11.3 Drummond Nanoject Ⅱ型显微注射器(www.drummondsci.com)

- 微电极拉制器
- Drummond 薄壁微量移液器

11.7.2 化学品,试剂及其他

- 所需注射液(RNA 或 DNA)
- 0.1%(v/v)焦碳酸二乙酯(DEPC)处理水
- 矿物油(无 RNA 酶和 DNA 酶)
- 75% 酒精
- RNaseAway RNA 酶清除剂
- 1mL 注射器
- 显微注射针(MF28G-5,WPI)
- Whatman® 滤纸,圆形
- 乳胶手套

11.7.3 卵母细胞显微注射准备

卵母细胞显微注射应在干净、无 RNA 酶的实验室工作台进行。实验者应戴手套,穿干净实验服。在实验台上喷 RNaseAway RNA 酶清除剂,并用 RNaseAway 擦拭手套。

1. 设置 Drummond Nanoject Ⅱ显微注射器。

(a) 将 Drummond Nanoject Ⅱ显微注射器安装并固定到显微操纵器上。

(b) 将注射头与控制箱连接。

(c) 将控制箱连接墙壁插座。

2. 注射用微电极制作。使用 Drummond 提供的玻璃毛细管(目录号 No.3-000-203-G/XL),微电极通过 Sutter P-1000 微电极拉制器(或其他商用拉制器)拉出,注射电极尖端应折为直径 15~20μm,边缘倾斜。

3. 用矿物油填充 1mL 无菌一次性注射器。

4. 将 Microfil 针连接到 1mL 注射器,并从针尖排出空气。

5. 将注射器针头插入注射微电极,填入约 3~4cm 矿物油。

6. 将电极放入并固定到 Drummond Nanoject Ⅱ显微注射器的夹头中,电极组装过程中注意不要引入气泡。

7. 按住 EMPTY 按钮将矿物油推出电极,直到听到哔声。

8. 在室温下解冻 RNA(或 DNA)。在 Eppendorf 微量离心机中离心 RNA(或 DNA)约 1 分钟,确保将所有样品收集在 Eppendorf 管底部。使用无菌一次性移液管吸头,取 2~3μL RNA(或 DNA),并将其置于

35mm 培养皿中间，形成一个小液滴球。

9. 将培养皿放在体视显微镜平台上，将电极尖端放置在显微镜下的样品液滴球面上。按住 FILL 按钮，将样品吸入注射电极。随时可通过松开 FILL 按钮停止吸取或再次按下按钮继续吸取样品。不要在电极中形成气泡，这些气泡可能会导致注射量不准确。填充速度由位于控制箱侧面的 #5dip 开关控制，分别以 #5up =46nL/s 的速率和 #5down = 23nL/s 的速率进行。

11.7.4　卵母细胞注射

1. 设定注射量

注射量和注射速度由位于控制箱侧面的 dip 开关的位置控制。开关 #1~4 控制注射量，开关 #5 控制注射速率和填充速率。dip 开关的位置和相应体积如表 11.1 所示。

表 11.1　注入量由 dip 开关的位置决定

体积 /nL	Dip 开关			
	1	2	3	4
2.3	U	U	U	U
4.6	D	U	U	U
9.2	U	U	U	U
13.8	D	D	U	U
18.4	U	U	D	U
23.0	D	U	D	U
27.6	U	D	D	U
32.2	D	D	D	U
36.8	U	U	U	D
41.4	D	U	U	D
46.0	U	D	U	D
50.6	D	D	U	D
55.2	U	U	D	D
59.8	D	U	D	D
64.4	U	D	D	D
69.0	D	D	D	D

Dip 开关 #5 控制注射速率；U = 快(46.0 nL/s)；D = 慢(23.0 nL/s)。

2. 卵母细胞注射

a. 将圆形滤纸放入 35mm 塑料培养皿内(以防止卵母细胞在注射过程中滚开)，并用 2~3mL sSOS 填充培养皿。将 15~20 个选择的“最佳”卵母细胞转移到培养皿中(见第 11.6.3 节)。

b. 将 35mm 培养皿放在体视显微镜下。移动微操纵器，将注射电极朝向卵母细胞约 45°。在 ×12 放大倍率下，将电极推到卵母细胞上，并用电极尖端使卵母细胞呈现一个凹坑。然后，通过微操纵器上的微调穿透卵母细胞，或通过轻拍微调器上的微调来穿透卵母细胞。一旦电极尖端刺破细胞膜，凹坑就消失了。

c. 按控制盒上的 INJECT 按钮，将预设体积的 RNA(或 DNA)注入卵母细胞。

d. 从注射的卵母细胞中取出电极，并通过重复上述步骤(b~d)注射其他卵母细胞。

e. 使用 Nanoject Ⅱ注射器，在每个健康的Ⅴ~Ⅵ期卵母细胞注射 36~50nL 水(对照)或 mRNA/DNA(浓度 0 至 1μg/μL)。

f. 将注射后的卵母细胞转移到装有 sSOS 的大(90mm 直径)玻璃培养皿中。

3. 注射后护理

卵母细胞于 sSOS 中 18℃保存 1~7 天，每天更换 sSOS，并每日检查卵母细胞健康状况，弃去不健康的或即将死亡的卵母细胞。

4. 注意事项

a. 建议爪蟾卵母细胞的手术分离和选择在同一天内进行，并在第二天注射卵母细胞。由于某些看起来健康的卵母细胞可能会变为不健康或即将死亡的细胞，因此，那些不健康和 / 或将死亡的卵母细胞应在注射前弃去。

b. 植物半球通常是注射部位。在动物半球上进行注射可能会损伤细胞核(位于动物半球)甚至杀死卵母细胞。

c. 在电极拔出后，胞液可能会泄漏或不会泄漏。如果发生过度泄漏，则表示注射电极尖端可能尺寸太大。

d. 电极尖端可能在几次注射后变得堵塞，特别是当电极尖端尺寸相对较小时。在这种情况下，即使在按下控制箱上的 INJECT 按钮时，Nanoliter 注射器在运行，但不会将样品溶液推入卵母细胞中。判断电极是否堵塞的简单方法是观察电极中液体水平(液体与矿物油界面)的变化。每次成功的注射将导致液面水平降低。如果注射后水平不变，则表示注射电极堵塞。

e. 在注射过程中可能会漏掉一些卵母细胞(未注射)。防止这种情况的一种方法是从左到右逐行注射，另一种方法是每次将几个卵母细胞转移到注射皿，以便记住 / 识别哪些被注射，哪些没有被注射。

11.8 总结

本章介绍了手术提取卵母细胞、酶促分离和脱卵泡以及卵母细胞显微注射的方法和实验流程。非洲爪蟾卵母细胞可以从性成熟的雌性爪蟾通过手术切除部分卵巢获得。手术并不致命，可以对同一只活体爪蟾麻醉几次（不超过 5 次）进行操作。分离的卵母细胞内可以注射 RNA 或 DNA，这些核酸可在该表达系统中严格表达。本章没有讨论从断头和手动去卵泡的爪蟾手术中提取卵母细胞的方法，该方法可参考文献（Liu and Liu 2006）。

（徐昌灵 杨静 译）

参考文献

Blow JJ, Laskey RA (1986) Initiation of DNA replication in nuclei and purified DNA by a cell-free extract of Xenopus eggs. Cell 47:577–587

Dascal N (1987) The use of Xenopus oocytes for the study of ion channels. CRC Crit Rev Biochem 22:317–387

Dumont JN (1972) Oogenesis in Xenopus laevis (Daudin). I. Stages of oocyte development in laboratory maintained animals. J Morphol 136:153–179

Fraser SP, Moon C, Djamgoz MBA (1993) Electrophysiology of Xenopus oocytes: an expression system in molecular neurobiology. In: Wallis DI (ed) Electrophysiology: a practical approach. Oxford University Press, Oxford, pp 65–86

Gurdon JB (ed) (1974) The control of gene expression in animal development. Harvard University Press, Cambridge

Gurdon JB, Lane CD, Woodland HR, Marbaix G (1971) Use of frog eggs and oocytes for the study of messenger RNA and its translation in living cells. Nature 233:177–182

Liu XS, Liu XJ (2006) Oocyte isolation and enucleation. Methods Mol Biol 322:31–41

Mak DO, Foskett JK (1994) Single-channel inositol 1,4,5-trisphosphate receptor currents revealed by patch clamp of isolated Xenopus oocyte nuclei. J Biol Chem 269:29375–29378

Mak DO, Foskett JK (1998) Effects of divalent cations on single-channel conduction properties of Xenopus IP3 receptor. Am J Physiol 275:C179–C188

Sigel E (1990) Use of Xenopus oocytes for the functional expression of plasma membrane proteins. J Membr Biol 117:201–221

Stuhmer W, Parekh AB (1995) Electrophysiological recordings from Xenopus oocytes. In: Sakmann B, Neher E (eds) Single channel recordings. Plenum, New York, pp 341–355

Wallingford JB, Liu KJ, Zheng Y (2010) Xenopus. Curr Biol 20:R263–R264

第三部分
白细胞的分离及其在神经科学研究中的应用

第十二章　离心淘析技术在神经免疫研究中的应用 12

Santhi Gorantla, Myhanh Che, and Howard E. Gendelman

摘要

离心淘析技术是一种根据细胞大小和密度分离同质类细胞群的技术。尤其是对流离心淘析技术(countercurrent centrifugal elutriation, CCE),能在尽可能低的影响细胞功能特性的情况下,分离大量细胞。该特点使离心淘析技术优于其他细胞分离技术如吸附细胞分选和荧光细胞分选。尽管在技术层面很有挑战性,但通过大规模的CCE从全血中分离出单核细胞和淋巴细胞,对于了解某些疾病进程中发生的免疫反应至关重要,如中枢神经系统感染、退行性疾病和炎症反应等。单核细胞可以迅速分化为巨噬细胞样细胞,并表现出小胶质细胞的功能。这些细胞是主要的先天免疫效应细胞,是免疫调节因子的来源,并对细胞碎片的清除有所作用。或许最为重要的是,在阿尔茨海默病(Alzheimer's diseases, AD)、帕金森病(Parkinson's diseases, PD)和肌萎缩侧索硬化症(amyotrophic lateral sclerosis, ALS)中,当小胶质细胞对错误折叠、重复的、氧化的蛋白质(如β淀粉样蛋白、α突触核蛋白和超氧歧化酶)产生相互作用时,可以呈递抗原,也可充当包括人类免疫缺陷病毒在内的微生物病原体的靶细胞角色。它们在基因组和蛋白质组上的结构与功能也易于检测。值得注意的是,利用这些未经人为处理的细胞,可以通过设计能反映人体疾病状态的条件而获得可重复的实验结果。

关键词

单核细胞;单核细胞源性巨噬细胞;T细胞;外周血白细胞提取物;逆流离心淘析技术

S. Gorantla(✉)·M. Che·H.E. Gendelman
美国内布拉斯加大学医学中心　药理学和实验神经科学系
美国内布拉斯加州奥马哈
邮编 68198
邮箱:sgorantla@unmc.edu

12.1 前言

大脑的固有免疫系统受到获得性免疫调控(Mosley et al. 2012;Ousman and Kubes 2012)。血-脑屏障的完整性可以影响但不会消除在疾病病理生理过程中起关键作用的免疫反应。免疫效应细胞,即星形胶质细胞和小胶质细胞(神经胶质细胞)扎根于中枢神经系统(central nervous system,CNS),而T细胞和单核细胞则频繁地进出大脑(Rezai-Zadeh et al. 2009;Ransohoff and Brown 2012;Sallusto et al. 2012)。在正常状态下,这些神经胶质细胞执行着维持内环境稳态的功能(Kadiu et al. 2005;Ransohoff and Brown 2012)。大脑巨噬细胞和小胶质细胞是初级前哨细胞,这些前哨细胞参与脑内碎片的清除和胞吞作用,以去除和破坏细胞代谢、损伤及死亡后的产物,来维持组织的完整性和内稳态(Cotter et al. 1999;Prinz et al. 2011)。他们呈递能够活化T细胞反应的抗原,并且分泌具有生物活性的分子、细胞因子和生长因子(Rezai-Zadeh et al. 2009)。值得注意的是,作为炎症的主要来源,它们也是神经系统疾病的病理生理过程中特别重要的效应者(Wraith and Nicholson 2012)。T细胞同样也可维持免疫稳态,杀灭微生物,清除异常及错误折叠的蛋白质或癌细胞。它们与特定的记忆抗原作用,启动免疫反应,从而对抗感染或肿瘤(Ousman and Kubes 2012;Sallusto et al. 2012)。简而言之,它们具有重要的免疫监视功能,保护CNS的完整性。因此,无论是固有免疫细胞还是获得性免疫细胞,对于研究各种神经病学和神经行为学疾病都具有重大意义。对于这类研究,淋巴细胞和单核细胞基本上都是从外周血中获得的。当需要分离大量未活化的、高纯度的、功能未受影响的单核细胞和淋巴细胞时,推荐使用对流离心淘析技术(countercurrent centrifugal elutriation,CCE)(Wahl et al. 1984)。

相较于研究混合的细胞群,获得纯化的同源细胞群更有助于了解细胞的特有功能。当前有多种方法可用于分离单核细胞和淋巴细胞。某些分离方法如细胞吸附法、荧光分选、基于抗体的磁珠分选法等,会导致细胞活化和功能改变。吸附分离法通常通过细胞能吸附于玻璃或塑料的能力来分离细胞,如单核细胞、巨噬细胞等。这种方法快速简便,无须使用昂贵的仪器或试剂。然而,单核细胞吸附后会诱发细胞活化和基因表达(Wahl et al. 2006)。并且,吸附法还需要使用物理或化学方法将细胞从载体表面剥离下来,这会严重影响细胞的数量和存活率。

理想的细胞分离方法需要得到纯度高、活力好且功能保存完整的细胞群。推荐使用阴性选择法以最大限度地减少细胞功能的改变。但是,磁珠分选法和荧光分选法等阴性选择法用于分离大量细胞时并不经济。而CCE基于细胞大小和沉降速度差异来分离细胞,是一种非侵入性的适用于分离大量细胞的阴性选择法。该方法不需要利用抗体或配体标记细胞表面,即可获得高纯度的未经活化的细胞。CCE有多种用途(Siemann et al. 1981;Suzuki 1984;Wahl et al. 1984;Wagner et al. 1990;Uchida et al. 1996;Wahl and Donaldson 2001),且已被用于分离造血细胞和肿瘤细胞。该方法也适用于分离不同分裂周期的细胞,并且不会干扰到细胞代谢(Pandita 2004)。相比其他分离方法,CCE技术操作难度更大,且需要Beckman淘析系统,即装配了特殊淘析转子的Beckman离心机。标准的JE-6B转子可分离 2×10^8 个细胞,JE-5.0转子可分离更多细胞(5×10^9~10×10^9 个细胞)(Mason and Weiner 1985;Wahl and Donaldson 2001)。将外周血单核细胞(peripheral blood mononuclear cells,PBMC)放入转子腔室中,这些细胞会受到两个力的作用:由转子转速维持的离心力和由缓冲液流产生的与离心力方向相反的向心力(图12.2b)。这将导致细胞与腔室分离,且密度低、体积小的细胞聚集到转子中心。通过逐渐增加缓冲液流速,基于细胞体积的不同,从而将细胞从转子中依次洗脱出来。细胞体积越小,越先洗脱出来。通过平衡离心力和反向的缓冲液流产生的向心力,可将直径为6~8μm的淋巴细胞和直径为8~10μm的单核细胞依次收集起来。

12.2 材料

1. 用于进行细胞分离的无菌操作的生物安全柜(注释1)。

2. 富含白细胞的全血(外周血白细胞提取物)约120mL。外周血白细胞提取物应在收集6小时内处理,以获得最佳产率。

3. 淋巴细胞分离液(lymphocyte separation medium,LSM)或聚蔗糖-泛影葡胺细胞分离液(Ficoll-Hypaque)。

4. 不含 Ca^{2+} 和 Mg^{2+} 的磷酸盐缓冲液(phosphate buffered saline,PBS)(注释2)。PBS缓冲液可通过高压灭菌或用孔径为0.2μm的无菌过滤器过滤除菌。

5. 2mL 的移液管。
6. 10mL 的移液管。
7. 50mL 聚丙烯圆锥无菌离心管。
8. 95% 乙醇。
9. 50% 漂白剂。
10. 30mL 注射器。
11. 环架和支架。
12. 硅橡胶管，1/4 × 300cm。
13. 带硅胶管的 Masterflex 泵(Cole-Parmer Instrument Company，Chicago，IL)。
14. 装有 JE-5.0 淘析系统的 J6-MI 离心机(Beckman，Fullerton，CA)。
15. 粒度仪(Beckman，Fullerton，CA)。
16. 稀释的等渗溶液，Z-Pak(Beckman Coulter)。
17. 不含 L- 谷氨酰胺的 Dulbecco's minimal essential medium(DMEM)基本培养基。
18. 人 AB 型血清(human AB serum，HS)，56℃灭活 30 分钟。
19. L- 谷氨酰胺。
20. 庆大霉素。
21. 环丙沙星。
22. 重组人类单核细胞集落刺激因子 -1(recombinant human monocyte colony stimulating factor-1，MCSF)。
23. 含 MCSF 的单核细胞培养基：DMEM，10% 人血清，2mL L- 谷氨酰胺，50μg/mL 庆大霉素，10μg 环丙沙星，保存在 4℃下的 1 000U/mL 重组 MCSF-1。2 周后弃用。

注意：将编号为 8、9、11 和 12 的试剂分装，以便于加入 500mL DMEM 瓶中使用。试剂于 -20℃下储存，尽可能减少冻融。

12.3　方法

12.3.1　供者筛选和白细胞分离

供者需无心脏、肺和肝脏疾病。患有任何原因引起的贫血症的患者和孕妇均不能作为供者。实施白细胞分离之前，需对供者进行体检。在供者进行白细胞分离的当天，其红细胞比容和血小板数量分别要求达到≥38% 和 150×10^{10}/mL。按照规定，还会对受试者做 ABO 和 Rh 血型筛查，并检测其是否携带乙肝表面抗体(hepatitis B surface，HBS)或乙肝核心抗原、丙型肝炎病毒(hepatitis C virus，HCV)、HIV、人类嗜 T 淋巴细胞病毒(human T lymphotropic virus，HTLV)、巨细胞病毒(cytomegalovirus，CMV)和梅毒(syphilis)。

白细胞分离就是从外周血中去除白细胞。该过程需要对双臂进行静脉插管。血液从一只手臂中取出，收集混有少量红细胞(red blood cells，RBC)的白细胞。余下的含 RBC 的血从另一只手臂的静脉回输供者体内。该过程通常需要 3~4 小时。

12.3.2　制备淘析用的 PBMC

所有操作过程需在无菌条件下于生物安全柜(biological safety cabinet，BSC)中进行(见注释 1)。考虑到样品处理过程中的安全风险，处理人体标本时要求执行操作达到生物安全级别 2 级(biosafety level-2，BSL-2)，并且遵守美国国家卫生研究院(National Institutes of Health，NIH)的规程，包括使用实验服和手套、用 50% 漂白剂处理废液。所有材料在丢弃前需高压灭菌。

利用细胞的密度差异可以简单地进行外周血单核细胞分离和红细胞去除。利用聚蔗糖 - 泛影葡胺密度梯度离心法分离时，白细胞(此处指淋巴细胞与单核细胞)和血小板因其低密度而形成血沉棕黄层(buffy coat)，位于聚蔗糖 - 泛影葡胺层之上(图 12.1)(见

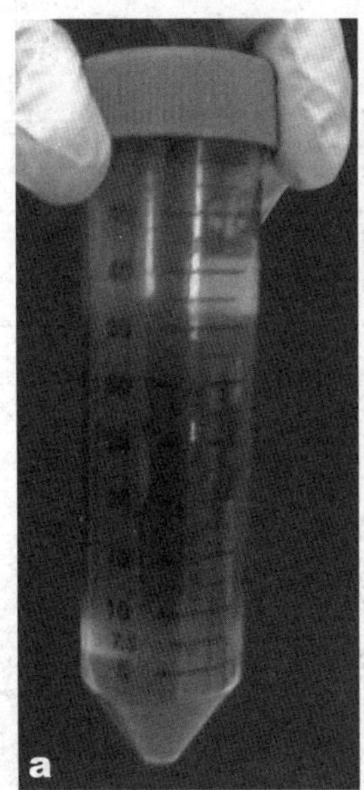

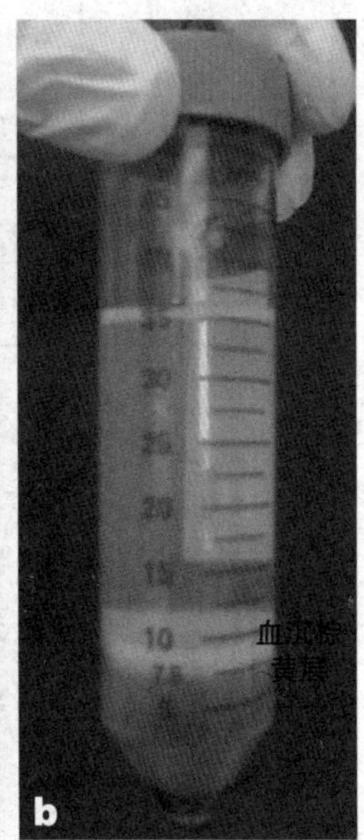

图 12.1　利用 LSM 梯度离心法制备 PBMC。25mL 全血层位于 10mL 淋巴分离液上，显示出清晰的分界线(a)。离心后，含有白细胞的血沉棕黄层在全血层和 LSM 分界线上形成，澄清的血浆位于血沉棕黄层顶部，红细胞沉积在淋巴分离液底部(b)

文末彩图)。红细胞和粒细胞密度较大,因此它们位于聚蔗糖 - 泛影葡胺层的下面。利用梯度离心法分离含有淋巴细胞和单核细胞的白细胞的具体步骤如下:

1. 在生物安全柜中,用无菌剪刀将外周血白细胞提取物切开,再将血液样本转移到一个 250mL 的离心管中。加 PBS 将血液样本稀释到 250mL,用移液管来回轻轻混合均匀(注释 3)。

2. 向 10 支 50mL 的离心管中分别加入 10mL LSM。

3. 取 25mL 稀释后的血液样本小心铺在 LSM 上(图 12.1a),保持两层界线分明。为了保持两层之间的分界,在加入样本时将离心管以 45° 倾斜。

4. 室温下以 600 × *g* 转速不间断离心 20 分钟(注释 4)。

5. 离心后,将离心管从离心机中转移到生物安全柜中,注意不要搅乱梯度。RBC 沉于底部,PBMC 形成的血沉棕黄层位于 LSM 和血浆层的分界线上(图 12.1b)。吸去血沉棕黄层上面的血浆和血小板。

6. 从梯度离心后的管中收集由 PBMC 组成的血沉棕黄层,将细胞转移到一个新的 250mL 离心管中。

7. 加入 PBS 缓冲液至 250mL,用移液管来回轻轻混匀。

8. 室温下以 400 × *g* 转速离心 10 分钟。

9. 弃上清液,再次加入 PBS 缓冲液至 250mL 重悬细胞团块,重复步骤 8。细胞最终混悬于 25mL PBS 缓冲液中,样本即可放入淘析系统中。此时 PBMC 的量应约在 5×10^9 至 10×10^9 之间。

12.3.3 淘析装置的设置

淘析装置的设置示意图(见图 12.2a)显示了淘析系统的工作流程。部分需要在生物安全柜中进行

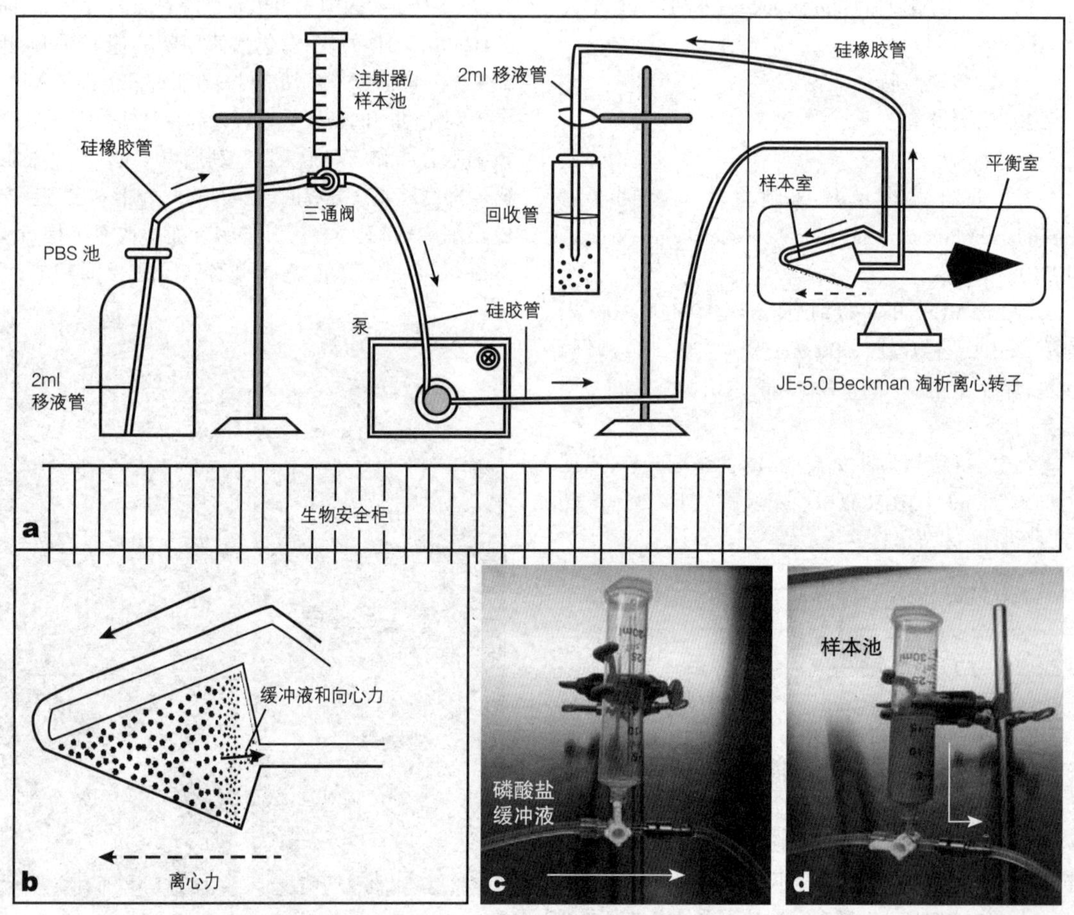

图 12.2 对流淘析离心系统(CCE)。对流淘析离心装置设置示意图展示了位于生物安全柜里的装置和与离心转子相连的部分(a)。黑色实线箭头指示了液流方向;虚线箭头显示了离心力的方向。(b)将细胞依据大小分离过程中的转子室放大图。缓冲液的流向(实线箭头)和离心力的方向(虚线箭头)显示了细胞受到的相反的作用力。(c,d)分别指示了当 PBS 从 PBS 池中流出和细胞样本从样本池流出时三通阀分别的阀门位置

的设置也在图中标示。如图组装该设备。

1. 在开始使用密度梯度离心法处理白细胞提取物前，设置好淘析系统。

2. 按照仪器说明手册组装转子室和转子。

3. 将输入管和输出管连入转子室（注释 5）。

4. 接入管与一个控制流速的蠕动泵相连。蠕动泵需用硅胶管连接，其余部分则需用硅橡胶管连接。输入管的另一头，连有一个三通阀，用以控制 PBS 缓冲液和细胞从其他两个流路中泵入（说明手册提供了该设备的详细说明）。一个 30mL 注射器与三通阀相连作为细胞样本池。输出管直接通入收集容器回收洗脱液，或是直接通入一个无菌瓶收集细胞（图 12.2a）。

5. 连入 PBS 池和回收管的管道末端均连有一个 2mL 移液管；移液管插入至液面下。在每一次淘析操作前都要重新更换移液管和注射器。

6. 以 80mL/min 的流速将 95% 的乙醇（约 200mL）泵入操作室和管道中进行灭菌（注释 6）。

7. 将 PBS 缓冲液注入缓冲液池和细胞池中，以 80mL/min 的流速用 PBS 冲洗淘析系统，排出空气。至少使用 400mL PBS 缓冲液（注释 7）。

8. 将泵入流速提高到最大（160mL/min），用 PBS 冲洗整个淘析系统。此操作可以确保整套装置能够承受此压力。检查淘析系统中是否有残余气泡，若还有气泡，再次使用 PBS 冲洗整个淘析系统直至排出所有气泡。

（原文中无 9，译者注）

10. 将 25mL PMBC 悬液加入 30mL 注射器（细胞池）中。

11. 保持 PBS 液流畅通（用三通阀控制，图 12.2c），打开蠕动泵，让 PBS 缓冲液以 40mL/min 的流速通过淘析系统。

12. 启动离心机，设置温度为 20℃，当转子转速达到 1 960 转 /min（注释 9 和注释 10），停止 PBS 液流，转动三通阀，让细胞从细胞池进入淘析系统中。当所有细胞都进入淘析系统后，将三通阀阀门转回，再次接通 PBS 缓冲液。避免气泡进入管道中。等待 10~15 分钟，使得细胞在转子室中依据大小分离（注释 8）。

13. 将泵速调整为 45mL/min，等待 15 分钟，分离出 RBC。

14. 在每个泵速下收集等量细胞悬液（10μL）。用 10mL 等渗稀释液稀释细胞悬液。用电子计数装置（Beckman Coulter）计数和分析这些细胞，同时获取细胞大小的数据。在分析细胞前，需用已知大小的乳胶珠校准细胞计数装置。淋巴细胞通常直径约为 6~8μm。按照制造商提供的说明使用细胞计数装置（注释 9）。每次提高流速时，都应重新分析细胞数量和大小。

15. 将泵速调整至 50mL/min，收集外周血淋巴细胞（peripheral blood lymphocytes，PBL）。收集 250mL 含淋巴细胞的细胞液。

16. 将泵速调整至 55mL/min，以便在另一个 250mL 体积的细胞液内收集更多的 PBL。

17. 计数细胞，若细胞数 <500 个 /mL，以 5mL/min 的增速提高泵速。每提高 5mL/min 泵流速后，用细胞计数装置检测细胞数量和大小。持续该过程，直至直径为 6~8μm 的细胞数量降低至 <500（见注释 11）。当流量在 65mL/min 和 75mL/min 之间时，一般可见细胞数量降低至 <500。

18. 此时，流速的继续增加将洗脱出直径 >8μm 的细胞。这些细胞大多是单核细胞。当单核细胞特征指示曲线出现后（参考细胞分析装置使用手册，细胞指示曲线应与直径为 8~10μm 的细胞指示曲线相同），停止离心，将泵流速设置为 160mL/min，收集所有单核细胞。提高流速会将所有剩余细胞洗脱出来。

19. 在室温下，以 400×g 的转速离心装有 PBL 或单核白细胞的离心管 10 分钟。弃上清液，将细胞重悬于 25mL PBS 缓冲液中。

20. 用少量（10μL）细胞液计数细胞，计算总细胞数。

21. 为了检测 PBL 和单核细胞的纯度，从每一份细胞悬液中取出少量细胞液制作细胞涂片，并用苏木精和伊红（hematoxylin and eosin，H&E）染色。置于光学显微镜下观察。图 12.3（见文末彩图）显示了通过该法分离后，用 H&E 染色的单核细胞和 PBL。单核细胞的细胞核形状独特，呈肾形，很容易被识别出来。

22. 通过利用荧光标记的抗体与细胞特异性抗原结合，也可以使用流式细胞技术分析细胞群的纯度。图 12.3b 显示了淘析后的用 CD14 表面抗原标记的单核细胞群的流式细胞术分析结果。超过 95% 的细胞呈单核细胞特异性细胞表面标志物 CD14 阳性。

23. 淘析结束后，用 200mL 蒸馏水冲洗整个系统裂解细胞。再用 95% 乙醇冲洗整个系统。最后拆下转子，按照制造商提供的说明手册进行彻底清洗（见注释 12）。

12.3.4　培养单核细胞

使用 CCE 获得的单核细胞纯度大于 90%，可用

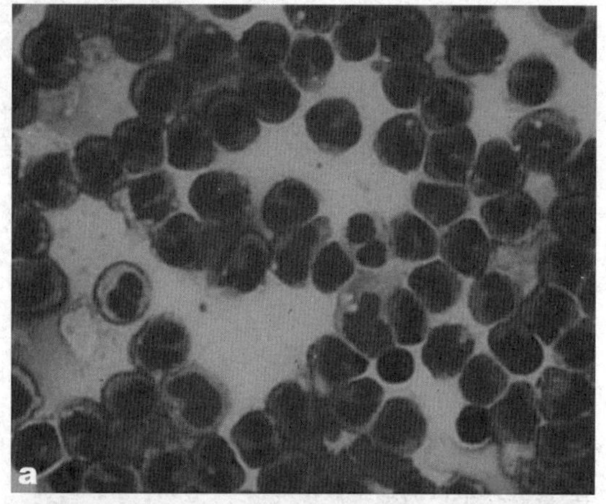

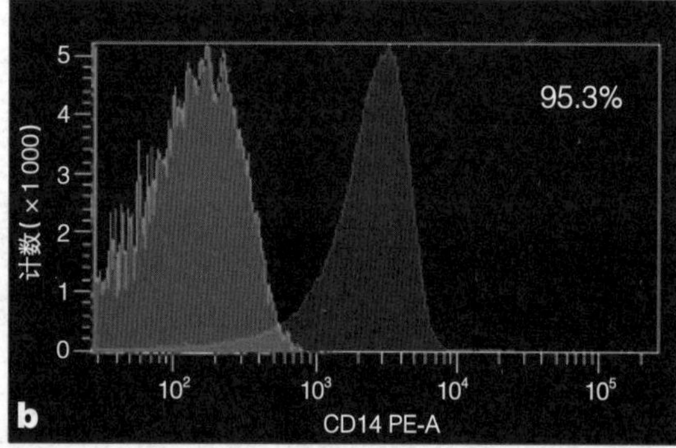

图 12.3 分离单核细胞后得到的同源细胞群呈现出相同的典型形态特征，放大倍数为 40 倍(a)。单核细胞用表面抗原 CD14 染色标记(b)。使用藻红蛋白(hycoerythrin，PE)偶联的鼠抗人 CD14 IgG 并借助流式细胞技术对细胞进行分析。直方图显示对照(蓝色部分)和 CD14 阳性单核细胞(紫色部分)的重叠情况。单核细胞组分中 95.3% 的细胞均表达出单核细胞特有的标志物 CD14

于多种细胞培养分析。分离为细胞悬液的单核细胞根据实验条件可直接接种，而通过吸附分离法获得的单核细胞需要从载体表面剥离后重新接种在培养基中。

为了研究单核细胞在疾病中的神经免疫功能，可将其放入含有 MCSF 的单核细胞培养基中培养(注释 13)，让其分化成单核细胞源性巨噬细胞(monocyte-derived macrophages，MDM)(Gorantla et al. 2005a)。

1. 将细胞悬液在 $400 \times g$ 的转速下离心 8 分钟，得到单核细胞团块。弃上清液，将细胞团重悬于含有 MCSF 的单核细胞培养基中，细胞浓度为 2×10^6 个 /mL。轻轻用移液管混匀细胞溶液，得到均一的细胞悬液。

2. 对于贴壁培养，按如下密度进行铺板：96 孔板中每孔接种 10^5 个细胞，24 孔板中每孔接种 0.5×10^6 个细胞，6 孔板中每孔接种 3×10^6 个细胞，T75 培养瓶中每瓶接种 30×10^6 个细胞。将细胞在 37℃，5% CO_2 的条件下培养。每隔一天更换一半含有 MCSF 的单核细胞培养基，连续更换 7 天；其后，每隔一天更换一半不含 MCSF 的单核细胞培养基。培养 7 天后，单核细胞分化成为 MDM，可用于实验研究。

3. 从吸附的培养物表面刮取 MDM 来获得悬浮细胞会导致细胞损失、活性降低、功能完整性改变。因此，除非实验需要，MDM 应尽量保持在悬浮状态。可将单核细胞悬液培养于聚四氟乙烯瓶中，以最大降低细胞在培养瓶表面的吸附。每隔一天用新的单核细胞培养基替换一半的培养液，将细胞的培养浓度控制为 2×10^6 个 /mL。在聚四氟乙烯瓶中培养细胞时，瓶盖应该松开一圈以维持在培养箱中的气体交换。

12.4 代表性结果

我们实验室常常使用 CCE 从外周血白细胞提取物中分离大量的淋巴细胞和单核细胞。当单个核细胞的数量大于 5×10^9 时，往往可得到约 1×10^9~2.5×10^9 个淋巴细胞，约 1×10^9~1.5×10^9 个单核细胞。将洗脱细胞的大小控制在 6~8μm 之间时收集淋巴细胞，可最大程度减少中性粒细胞、嗜碱性粒细胞和嗜酸性粒细胞的污染。可将在 8~10μm 细胞大小范围内洗脱收集到的细胞弃去。因为单核细胞是最大的血细胞，当直径为 10μm 的细胞开始洗脱时，洗脱腔内所有的细胞将得到均一的单核细胞群。在进行最初的几次淘析时，需对与流量相关联的洗脱模式进行观察和校准。这可以通过每增加 5mL/min 流速，都使用细胞计数装置来检测细胞大小与数量来实现校准。整个淘析离心的过程用时约 3~4 小时。

对于分离得到的细胞纯度，可以通过使用针对细胞表面特异抗原的抗体或碘化丙啶染色，借助流式细胞技术进行检测(Riccardi and Nicoletti 2006)。用对流离心淘析技术分离得到的单核细胞纯度通常大于 90%。

12.5 注释

1. 细胞分离和细胞培养过程都必须严格的在生物安全柜的无菌条件下操作。所有移液管、离心管和枪尖都必须无菌，包装只能在生物安全柜中打开。生物安全柜的工作区域都应用 75% 的乙醇擦拭灭菌。

2. 我们在细胞分离过程中使用不含 Ca^{2+} 和 Mg^{2+} 的 PBS。在某些方案中，会向 PBS 中加入 1%(w/v)牛血清白蛋白或是 0.02%(w/v)的 EDTA 防止细胞凝集。细胞凝集会干扰细胞沉降，降低分离出的细胞的纯度。

3. 为了使细胞悬液均一，用移液管来回轻轻吸放细胞悬液。快速的吸放会造成细胞死亡和回收率降低，且死亡细胞会凝集成团，团块存在会降低单核细胞群的纯度。

4. 在开始梯度离心前，切记关掉 break 选项，或是将减速度降至最低速。过快降速会干扰分界面和血沉棕黄层。

5. 在组装离心系统时应该检测连接管、O 形环和其他所有的连接装置是否会泄漏。当出现以下情况时，如密封垫圈放反、螺丝未拧到适宜的位置、连接管未正确连接、在组装时忘记放 O 形环或者 O 形环上出现裂痕和划痕时，都会发生泄漏。需要更换破损的管道和 O 形环。

6. 使用淘析系统前后，采取适当的预防措施清理和维护系统是非常重要的，这样可以防止发生堵塞，并维持无菌环境。

7. 当泵处于打开状态时，应确保 PBS 池中始终有液体，防止气泡进入系统。整个操作过程中至少需要 4L PBS。

8. 应特别注意系统中的空气，气泡必须用 PBS 冲洗排出系统。管道和转子室内都必须彻底检查以确保没有任何气泡。

9. 当转子转速保持稳定，缓慢增长液体流速，可最好的分离细胞。为了避免电压波动引起的转速变化，维持电压稳定，可将离心机接入电压稳定器。

10. 淘析某一特定类别的细胞时，使用的流速和转速需要参考淘析系统说明手册中的计算图表。在手册中，转速单位是转 /min，计算图表建议为保留直径不小于 6μm 的粒子，流速应设置为 40mL/min。

11. 由于在淘析过程中泵不能停止，因此细胞分析过程需快速完成。否则，易导致细胞的损失。在淘析过程中停止泵的运行会导致细胞堵塞在离心室入口。由于清除堵塞在入口的细胞需要拆除转子，清理离心室，这也会破坏淘析过程。

12. 每淘析 10 次后，用浓度为 50% 的漂白剂冲洗系统，除去沉积的残留蛋白。或者每次使用完后用 Beckman Coulter Cleaning 555 溶液浸泡并清洗转子室。每淘析 10 次需要更换所有的管路。

13. 由于单核细胞对环境因素十分敏感，使用人 AB 型血清而非胎牛血清培养单核细胞，可最大程度降低细胞活化和功能改变。

12.6 讨论 / 总结

通过 CCE 分离得到的大量单核细胞和淋巴细胞可用于多种用途。CCE 的主要优点在于，它是一种非侵入性方法，不会影响分离细胞功能的完整性。单核细胞分化成巨噬细胞后，可以研究它们在靶组织中的固有免疫特性。人巨噬细胞易受到 HIV-1 的感染，是病毒的主要庇护所，并在病毒向大脑转移过程中扮演重要角色。对感染了 HIV-1 的 MDM 进行体外研究，有助于了解 MDM 在 HIV-1 引发的神经病理发展过程中的作用，并揭示几种潜在的治疗靶点，如影响神经完整性的先天免疫因子(Meltzer and Gendelman 1992；Epstein and Gendelman 1993；Talley et al. 1995；Nottet et al. 1996；Persidsky et al. 1999；Anderson et al. 2002；Carlson et al. 2004；Kadiu et al. 2005)。将 MDM 用 β 淀粉样蛋白(Aβ)处理，发现其能清除 Aβ，并且参与阿尔茨海默病中的炎症反应(Cotter et al. 1999；Lan et al. 2011，2012)。

人类 MDM 和淋巴细胞可用于构建各种 HIV-1 感染的小鼠模型(见 33 章)。将感染 HIV-1 的 MDM 注射入重度联合免疫缺陷(Severe-combined Immune-deficient，SCID)小鼠的尾状壳核中，会诱导形成 HIV-1 脑炎(HIV-1 encephalitis，HIVE)；该模型能够体现 HIV 脑炎的特点，如 HIV-1 病毒会感染多核巨细胞，引发神经胶质炎症和髓鞘内神经元的流失(Persidsky et al. 1995，1996)。SCID-HIVE 小鼠模型，对于揭示 HIV-1 感染的单核巨噬细胞在 HIV-1 感染引发的脑炎(Persidsky et al. 1997)中扮演的角色非常关键，这也是检测缓解大脑疾病的治疗方案的基本模型(Dou et al. 2003，2009；Eggert et al. 2009，2010)。将人 PBL 与 NOD/SCID 小鼠重组，并把 HIV-1 感染的 MDM 注入小鼠脑中，可构建 hu-PBL-NOD/SCID-HIVE 小鼠模型。该模型可用于研究 HIV-1 引发的大脑疾病中的固有免疫和获得性免疫机制(Poluektova et al. 2002，2004)。构建这种小鼠模型需要大量的人 PBL 和单核细胞，并且用于小鼠脑部注射 HIV-1 感染的 MDM 需在四氟乙烯瓶中悬浮培养。用人 PBL 系统性重构的 hu-PBL-NOD/SCID 小鼠已被广泛用于检测抗逆转录病毒治疗的疗效(Kanmogne et al. 2012；Roy et al. 2012)。用 CCE 分离得到的单核细胞易于分化成为树突状细胞，在癌症治疗方面也具有重要的临床应用价值(Van De Velde et al. 2012)。基于树突状细胞的疫苗在 hu-PBL-NOD/SCID 小鼠中显示出了部分抗 HIV-1 感染的作用(Gorantla et al. 2005b)。

细胞分离技术如 CCE 是一种理想的分离方法，可获得大量未经处理的同源细胞，并将它们成功应用于多种实验研究中。

(洪露 魏鑫 译)

参考文献

Anderson E, Zink W, Xiong H, Gendelman HE (2002) HIV-1-associated dementia: a metabolic encephalopathy perpetrated by virus-infected and immune-competent mononuclear phagocytes. J Acquir Immune Defic Syndr 31(Suppl 2):S43–S54

Carlson KA, Leisman G, Limoges J, Pohlman GD, Horiba M, Buescher J, Gendelman HE, Ikezu T (2004) Molecular characterization of a putative antiretroviral transcriptional factor, OTK18. J Immunol 172:381–391

Cotter RL, Burke WJ, Thomas VS, Potter JF, Zheng J, Gendelman HE (1999) Insights into the neurodegenerative process of Alzheimer's disease: a role for mononuclear phagocyte-associated inflammation and neurotoxicity. J Leukoc Biol 65:416–427

Dou H, Birusingh K, Faraci J, Gorantla S, Poluektova LY, Maggirwar SB, Dewhurst S, Gelbard HA, Gendelman HE (2003) Neuroprotective activities of sodium valproate in a murine model of human immunodeficiency virus-1 encephalitis. J Neurosci 23:9162–9170

Dou H, Grotepas CB, McMillan JM, Destache CJ, Chaubal M, Werling J, Kipp J, Rabinow B, Gendelman HE (2009) Macrophage delivery of nanoformulated antiretroviral drug to the brain in a murine model of neuroAIDS. J Immunol 183:661–669

Eggert D, Dash PK, Serradji N, Dong CZ, Clayette P, Heymans F, Dou H, Gorantla S, Gelbard HA, Poluektova L, Gendelman HE (2009) Development of a platelet-activating factor antagonist for HIV-1 associated neurocognitive disorders. J Neuroimmunol 213: 47–59

Eggert D, Dash PK, Gorantla S, Dou H, Schifitto G, Maggirwar SB, Dewhurst S, Poluektova L, Gelbard HA, Gendelman HE (2010) Neuroprotective activities of CEP-1347 in models of neuroAIDS. J Immunol 184:746–756

Epstein LG, Gendelman HE (1993) Human immunodeficiency virus type 1 infection of the nervous system: pathogenetic mechanisms. Ann Neurol 33:429–436

Gorantla S, Che M, Gendelman HE (2005a) Isolation, propagation, and HIV-1 infection of monocyte-derived macrophages and recovery of virus from brain and cerebrospinal fluid. Methods Mol Biol 304:35–48

Gorantla S, Santos K, Meyer V, Dewhurst S, Bowers WJ, Federoff HJ, Gendelman HE, Poluektova L (2005b) Human dendritic cells transduced with herpes simplex virus amplicons encoding human immunodeficiency virus type 1 (HIV-1) gp120 elicit adaptive immune responses from human cells engrafted into NOD/SCID mice and confer partial protection against HIV-1 challenge. J Virol 79:2124–2132

Kadiu I, Glanzer JG, Kipnis J, Gendelman HE, Thomas MP (2005) Mononuclear phagocytes in the pathogenesis of neurodegenerative diseases. Neurotox Res 8:25–50

Kanmogne GD, Singh S, Roy U, Liu X, McMillan J, Gorantla S, Balkundi S, Smith N, Alnouti Y, Gautam N, Zhou Y, Poluektova L, Kabanov A, Bronich T, Gendelman HE (2012) Mononuclear phagocyte intercellular crosstalk facilitates transmission of cell-targeted nanoformulated antiretroviral drugs to human brain endothelial cells. Int J Nanomedicine 7:2373–2388

Lan X, Xu J, Kiyota T, Peng H, Zheng JC, Ikezu T (2011) HIV-1 reduces Abeta-degrading enzymatic activities in primary human mononuclear phagocytes. J Immunol 186:6925–6932

Lan X, Kiyota T, Hanamsagar R, Huang Y, Andrews S, Peng H, Zheng JC, Swindells S, Carlson GA, Ikezu T (2012) The effect of HIV protease inhibitors on amyloid-beta peptide degradation and synthesis in human cells and Alzheimer's disease animal model. J Neuroimmune Pharmacol 7:412–423

Mason RR, Weiner RS (1985) Application of the Beckman JE6-B Elutriator System in the isolation of human monocyte subpopulations. Scand J Haematol 34:5–8

Meltzer MS, Gendelman HE (1992) Mononuclear phagocytes as targets, tissue reservoirs, and immunoregulatory cells in human immunodeficiency virus disease. Curr Top Microbiol Immunol 181:239–263

Mosley RL, Hutter-Saunders JA, Stone DK, Gendelman HE (2012) Inflammation and adaptive immunity in Parkinson's disease. Cold Spring Harb Perspect Med 2:a009381

Nottet HS, Persidsky Y, Sasseville VG, Nukuna AN, Bock P, Zhai QH, Sharer LR, McComb RD, Swindells S, Soderland C, Gendelman HE (1996) Mechanisms for the transendothelial migration of HIV-1-infected monocytes into brain. J Immunol 156:1284–1295

Ousman SS, Kubes P (2012) Immune surveillance in the central nervous system. Nat Neurosci 15:1096–1101

Pandita TK (2004) Enrichment of cells in different phases of the cell cycle by centrifugal elutriation. Methods Mol Biol 241:17–21

Persidsky Y, Nottet HS, Sasseville VG, Epstein LG, Gendelman HE (1995) The development of animal model systems for HIV-1 encephalitis and its associated dementia. J Neurovirol 1:229–243

Persidsky Y, Limoges J, McComb R, Bock P, Baldwin T, Tyor W, Patil A, Nottet HS, Epstein L, Gelbard H, Flanagan E, Reinhard J, Pirruccello SJ, Gendelman HE (1996) Human immunodeficiency virus encephalitis in SCID mice. Am J Pathol 149:1027–1053

Persidsky Y, Buttini M, Limoges J, Bock P, Gendelman HE (1997) An analysis of HIV-1-associated inflammatory products in brain tissue of humans and SCID mice with HIV-1 encephalitis. J Neurovirol 3:401–416

Persidsky Y, Ghorpade A, Rasmussen J, Limoges J, Liu

XJ, Stins M, Fiala M, Way D, Kim KS, Witte MH, Weinand M, Carhart L, Gendelman HE (1999) Microglial and astrocyte chemokines regulate monocyte migration through the blood–brain barrier in human immunodeficiency virus-1 encephalitis. Am J Pathol 155:1599–1611

Poluektova LY, Munn DH, Persidsky Y, Gendelman HE (2002) Generation of cytotoxic T cells against virus-infected human brain macrophages in a murine model of HIV-1 encephalitis. J Immunol 168:3941–3949

Poluektova L, Gorantla S, Faraci J, Birusingh K, Dou H, Gendelman HE (2004) Neuroregulatory events follow adaptive immune-mediated elimination of HIV-1-infected macrophages: studies in a murine model of viral encephalitis. J Immunol 172:7610–7617

Prinz M, Priller J, Sisodia SS, Ransohoff RM (2011) Heterogeneity of CNS myeloid cells and their roles in neurodegeneration. Nat Neurosci 14:1227–1235

Ransohoff RM, Brown MA (2012) Innate immunity in the central nervous system. J Clin Invest 122:1164–1171

Rezai-Zadeh K, Gate D, Town T (2009) CNS infiltration of peripheral immune cells: D-Day for neurodegenerative disease? J Neuroimmune Pharmacol 4:462–475

Riccardi C, Nicoletti I (2006) Analysis of apoptosis by propidium iodide staining and flow cytometry. Nat Protoc 1:1458–1461

Roy U, McMillan J, Alnouti Y, Gautum N, Smith N, Balkundi S, Dash P, Gorantla S, Martinez-Skinner A, Meza J, Kanmogne G, Swindells S, Cohen SM, Mosley RL, Poluektova L, Gendelman HE (2012) Pharmacodynamic and antiretroviral activities of combination nanoformulated antiretrovirals in HIV-1-infected human peripheral blood lymphocyte-reconstituted mice. J Infect Dis 206:1577–1588

Sallusto F, Impellizzieri D, Basso C, Laroni A, Uccelli A, Lanzavecchia A, Engelhardt B (2012) T-cell trafficking in the central nervous system. Immunol Rev 248: 216–227

Siemann DW, Lord EM, Keng PC, Wheeler KT (1981) Cell subpopulations dispersed from solid tumours and separated by centrifugal elutriation. Br J Cancer 44: 100–108

Suzuki N (1984) Centrifugal elutriation and characterization of tumor cells from venous blood of tumor-bearing mice: possible relevance to metastasis. Cancer Res 44:3505–3511

Talley AK, Dewhurst S, Perry SW, Dollard SC, Gummuluru S, Fine SM, New D, Epstein LG, Gendelman HE, Gelbard HA (1995) Tumor necrosis factor alpha-induced apoptosis in human neuronal cells: protection by the antioxidant N-acetylcysteine and the genes bcl-2 and crmA. Mol Cell Biol 15:2359–2366

Uchida N, Jerabek L, Weissman IL (1996) Searching for hematopoietic stem cells. II. The heterogeneity of Thy-1.1(lo)Lin(−/lo)Sca-1+ mouse hematopoietic stem cells separated by counterflow centrifugal elutriation. Exp Hematol 24:649–659

Van De Velde AL, Anguille S, Berneman ZN (2012) Immunotherapy in leukaemia. Acta Clin Belg 67: 399–402

Wagner JE, Santos GW, Noga SJ, Rowley SD, Davis J, Vogelsang GB, Farmer ER, Zehnbauer BA, Saral R, Donnenberg AD (1990) Bone marrow graft engineering by counterflow centrifugal elutriation: results of a phase I-II clinical trial. Blood 75:1370–1377

Wahl AF, Donaldson KL (2001) Centrifugal elutriation to obtain synchronous populations of cells. Curr Protoc Cell Biol Chapter 8:Unit 8.5

Wahl SM, Katona IM, Stadler BM, Wilder RL, Helsel WE, Wahl LM (1984) Isolation of human mononuclear cell subsets by counterflow centrifugal elutriation (CCE). II. Functional properties of B-lymphocyte-, T-lymphocyte-, and monocyte-enriched fractions. Cell Immunol 85:384–395

Wahl LM, Wahl SM, Smythies LE, Smith PD (2006) Isolation of human monocyte populations (Chapter 7:Unit 7 6A). In: Coligan JE et al (eds) Current protocols in immunology. Wiley, New York

Wraith DC, Nicholson LB (2012) The adaptive immune system in diseases of the central nervous system. J Clin Invest 122:1172–1179

第十三章　流式细胞技术在神经科学研究中的应用

13

Charles Kuszynski

摘要

流式细胞技术已广泛应用于免疫学、细胞生物学和神经科学的研究中（de Graaf et al. 2011）。随着高灵敏度仪器的发展和研究所需细胞数量的减少，流式细胞技术已成为研究外周免疫细胞与神经系统相互作用的辅助方法（Schwatrz and Kipnis 2011）。在本章中，我们将探讨使用流式细胞技术检测和分离与神经元损伤有关的淋巴样细胞，以及这种方法如何有助于鉴别神经元。此外，也将讨论其他分离细胞的方法。

关键词

流式细胞技术神经科学；免疫染色

13.1　前言

流式细胞技术已广泛应用于免疫学、细胞生物学和神经科学的研究中（de Graaf et al. 2011）。随着高灵敏度仪器的发展和研究所需细胞数量的减少，流式细胞技术已成为研究外周免疫细胞与神经系统相互作用的辅助方法（Schwatrz and Kipnis 2011）。在本章中，我们将探讨使用流式细胞技术检测和分离与神经元损伤有关的淋巴样细胞，以及这种方法如何有助于鉴别神经元。此外，也将讨论其他分离细胞的方法。

流式细胞技术是一种利用荧光探针来识别、量化，甚至分离细胞做进一步研究的技术（de Graaf et al. 2011）。细胞可以通过其表面受体的表达，以及细胞因子、趋化因子或胞内受体在细胞质内的表达来鉴别。此外，高纯度的活细胞可依据标志物的表达进行无菌分离。在进行标记和分析之前，来源组织必须先分散成单细胞悬液，以达到通过流式细胞仪准确测量的目的。磁珠分选可用于富集和/或分离神经元来源的细胞，以便于后续细胞研究。

组织中淋巴细胞的正常分布，类似于外周血中淋巴细胞的分布。实质上，所有种类的白细胞都可能存在于淋巴组织中。此外，流式细胞技术可用于识别组织中神经元起源的特定细胞。干细胞、星形胶质细胞和其他神经胶质细胞都能被特异性单克隆抗体识别，同样也

C. Kuszynski（✉）
美国内布拉斯加大学医学中心　病理学与微生物学系和细胞分析中心
美国内布拉斯加州奥马哈
邮编 68198-5816
邮箱：ckuszyns@unmc.edu

可以通过流式细胞技术鉴定、计数和分离（Kraan et al. 2008）。在 de Graaf 等（de Graaf et al. 2011）和 Klassen 等（Klassen et al. 2001）的文章中，作者对一些具有标记表达的小鼠和人类神经祖细胞做了简短综述。

13.2 目的

本章旨在提供适用于神经科学研究中涉及细胞的识别与分离的流式细胞技术，并介绍其他可以增强流式细胞技术分析研究结果的补充实验技术。

13.3 实验方法和流程

由于流式细胞技术的目的是对给定群体中每个细胞逐个分析，所以必须制备单细胞悬液。当细胞通过酶消化、机械解离或两者并用的手段从组织中分离出来时，我们常常需要使用尼龙网过滤除去团块。适用于该步骤的尼龙网的孔径范围需介于 100 到 40μm 之间，如 BD/Falcon™ 的滤帽管。BD/Falcon™ 也提供多种规格的用于大体积样品的滤器。100 和 70μm 细胞过滤器的目录编号分别是 352360 和 352350。此外，其他供应商也提供相应的滤网。

另外，单细胞的分离实验方案必须适当优化，以防止细胞损伤、破裂，以及由释放出的 DNA 导致的大量团块积聚。我们可通过使用含有 EDTA 或者 Dnase（不含蛋白酶）的缓冲液减轻这种影响。某些类型的细胞和组织需要使用其他消化酶，如胶原酶或胰蛋白酶。Kraan 等（Kraan et al. 2008）在文章中提供了一些分离实验方案。

当对分离出的细胞清洗除掉杂质和多余的消化酶之后，将细胞分装到管子或圆底 96 孔板中以便于染色。以下是实验室常用的实验方案，而抗体供应商，如 BD Biosciences 的网站也提供了其他实验方案（见 http://www.bdbiosciences.com/support/resources/index.jsp）。

13.4 细胞染色方案

根据细胞表面的抗原决定簇，可将细胞进一步分为细胞亚群。由于抗体能与活细胞的表面抗原结合，因此可用于鉴定不同的细胞亚群。当使用荧光标记的抗体对细胞进行染色后，可对样本细胞直接计数，无需进一步的处理（见 13.4.2）。未作标记的单克隆抗体也可用于标记细胞，但必须使用荧光标记的二抗与一抗结合（见 13.4.3）。

13.4.1 抗体滴定

对于所有荧光标记的抗体，不论是直接用荧光标记的一抗，还是荧光标记的二抗，都必须对荧光标记的 IgG 抗体进行滴定，以确定最适使用浓度。对于二抗，可通过对不同稀释浓度下的荧光标记的二抗与已知阳性单克隆一抗反应，检测出二抗的最适使用浓度，具体步骤如下：

1. 计算可用的目标细胞数目。

2. 将每 2×10^6 个细胞分装至一支 12mm × 75mm 的试管中，用含有 1% 蛋白（牛血清白蛋白 BSA 或非免疫血清）的 PBS 缓冲液，以 1 000 × *g* 的转速（或以一个适宜分离细胞的转速或 *g*- 离心力）离心，清洗细胞，吸走上清。将离心得到的细胞重悬于含有 PBS+BSA+NaN_3 的溶液中，浓度调为 2×10^6/mL。

3. 分别取 100μL 的细胞悬液加入 10 支试管中。将 5 组试管（2 支试管为一组）放入冰浴中。将一组试管标记为“对照组”，用一抗标记其他组（如“CD38”）。同时按照二抗的稀释浓度标记每组试管（如 1∶20、1∶50、1∶100、1∶200 和 1∶300）。

4. 将 2μL 对照 MsIgG（与特异性抗体同种型的非特异性抗体）加入每支“对照组”试管中。加入 10μL 所选用的一抗到之前标记好的每支试管中。

5. 冰上孵育 30 分钟。当细胞与一抗进行孵育时，用 PBS+BSA+NaN_3 配制二抗浓度梯度溶液。建议其浓度梯度如下：1∶20、1∶50、1∶100、1∶200 和 1∶300。

6. 向每支装有细胞和抗体的试管中分别加入 1mL PBS+BSA+NaN_3 溶液。以 1 000 × *g* 的转速（或以一个适宜分离细胞的转速或 *g*- 离心力）离心，吸走上清。用移液枪吸取 100μL 对应稀释浓度的二抗溶液至对照组和抗体组的相应试管中。

7. 冰上孵育 30 分钟。如前所述以 1 000 × *g* 的转速（或以一个适宜分离细胞的转速或 *g*- 离心力）离心，清洗细胞，吸走上清。使细胞重新悬浮于 0.5mL 含 0.5% 多聚甲醛的 PBS 混合溶液中，用流式细胞技术进行分析。该步骤需快速完成，以尽可能避免抗体损失或荧光减弱带来的误差。

8. 分析数据以确定最佳结合比例（相对于对照组荧光强度）。使用仪器测定的荧光峰值中位数所对应的抗体浓度作为最优抗体使用浓度。

13.4.2 直接法

该方法使用荧光染料直接标记的抗体进行检测。

1. 对检测抗原数目所需的总细胞数目进行计数。对于常规的细胞表面标记物分析，推荐使用至少 2×10^5 个细胞；如果是对数量稀少的标记物进行检测，则需要更多的细胞。加入含有 1% 蛋白质（牛血清白蛋白或非免疫血清）的 PBS 缓冲液，以 1 000 × g 的转速（或以一个适宜分离细胞的转速或 g- 离心力）离心，清洗细胞，吸走上清。将离心得到的细胞重悬于含 PBS+BSA+NaN_3 的溶液中，浓度调整为 2×10^6/mL（如将进行分选，细胞浓度可更高）。如果细胞分选后将进行细胞活性分析或者用于细胞培养，不要使用 NaN_3。NaN_3 能麻痹细胞膜，阻止结合抗体的覆盖，但会导致细胞失去活性。

2. 混悬细胞悬液。用移液枪向每支试管或每个孔中移入 100μL 细胞悬液。同样，如果要对稀少的标记物进行检测，每支试管或每个孔中至少需要 1×10^7 个细胞。

3. 用移液枪向试管或孔中加入适量的抗体。务必将枪尖插入到细胞悬液中，确保没有抗体沾到试管壁上。每使用一种抗体或混合液后更换枪头。总的来说，抗体使用量通常可根据制造商给出的推荐用量决定。Becton-Dickinson：10μL。Coulter：5μL 或 10μL。这些用量通常都可以从包装说明书上获得。最好是使用滴定法对即将使用的抗体进行测定（见上文）。按照我们以往的经验，使用显著低于推荐用量的抗体同样可以获得理想的实验结果。此外，使用的荧光染料类型也会影响荧光信号的强度。

4. 将试管或板子涡旋或震荡混匀，避光冰上孵育（4℃）30 分钟。

5. 向每支试管中加入 1mL PBS+BSA+NaN_3 溶液。混匀试管中或板子里的溶液。像之前那样离心，吸去上清液（同样，如分选细胞进行培养则不加入 NaN_3）。如在板子里染色则每孔只要少量 PBS/BSA，但清洗两次为宜。可通过轻轻甩手的方式去除板中上清液，将细胞团块留在板中。

6. 对于大部分检测，细胞可在分析前固定。在 PBS 缓冲液中加入 1mL 0.5% 的多聚甲醛，涡旋混匀。用流式细胞技术分析，或将样品冻存在冰箱中，可最多保存一周。需要分选的细胞无需固定，它们需要立即处理并置于冰上以防受体被覆盖。对于神经元细胞，还需要根据具体细胞类型确定储存条件。

13.4.3 间接法

该方法适用于一抗未被荧光剂标记且需要带有荧光标记的二抗标记的情况。

1. 按照第 13.4.2 节的第 1 步和第 2 步操作。

2. 用移液枪向每支试管中加入适量未被标记的抗体。参照 13.4.1 部分第 3 步中通过梯度稀释和染色的抗体滴定法确定所需的抗体用量。

3. 涡旋所有的试管，并在 4℃下孵育 30 分钟。

4. 向每支试管中加入 1mL PBS+BSA+NaN_3 溶液，离心。

5. 用 PBS+BSA+NaN_3 溶液稀释制备二抗溶液（如羊抗鼠 Ig-FITC）。确保每支试管加入 100μL 二抗溶液。检查抗体稀释浓度是否合适（通常用 1∶100，但并非绝对）。二抗也需要如上文提到的那样进行滴定。

6. 用移液枪向每管细胞中加入 100μL 二抗，在 4℃下孵育 30 分钟。

7. 向每支试管中加入 1mL PBS+BSA+NaN_3 溶液，1mL 含 0.5 % 多聚甲醛的 PBS 混合溶液。进行流式细胞分析；或在 4℃下储存，时间不超过一周。新鲜细胞样品需立刻分析以防受体被覆盖。

13.4.4 细胞质标记物

有时目标蛋白和目标受体集中在细胞质中而非细胞表面。为了分析这些标记物，必须让抗体渗透进入细胞，与目标蛋白结合。染色步骤与上文的染色步骤相同，但必须先处理细胞，使细胞膜通透。可以购买商品化试剂达到此目的。目前大部分试剂适用于淋巴组织的研究，当用于神经组织时需进行优化。此文献中可查到很多常用方法，用皂素、Tween-20 或 Triton X-100 等去垢剂提高细胞膜通透性（Jamur and Oliver 2010），以允许抗体进入胞质。

一些常用的商业试剂包括 eBiosciences 公司生产的 Foxp3 Fixation/Permeabilization Concentrate and Diluent™ 和 BD Biosciences 公司生产的 BD Cytofix/Cytoperm™。

13.5 数据分析

收集数据后，分析数据是了解细胞功能和细胞层级的关键步骤。大部分流式细胞仪将源数据储存在“list mode”文件中，这些文件符合 International Society for the Advancement of Cytometry（ISAC）的荧光细胞分选（fluorescent cell sorting，FCS）标准，FCS 2.0 或 FCS 3.0。该数据可导出到各种软件包中进行分析，一些收费程序包括 BD Biosciences 公司的 FACSDiVa®，Beckman-Coulter 公司的 Kaluza®，Verity Software House 公司的 Mod-Fit® 和 WinList™，AppliedCytometry 公司的 VenturiOne®，Treestar 公司的 FlowJo® 等。一些免费软件可以在 www.cyto.purdue.edu/flowcyt/software/Catalog.htm 网址上找到。

通过导入到软件包中的数据，可以观察、分析抗体的结合、或者在实验中使用的其他任何荧光分子的结合。通常，荧光强度是测量的首选。将实验组的样本与对照组的样本进行对比，观察是否有差异。该差异可能包括由荧光强度平均值或荧光强度中值的改变所反映的细胞表面分子表达量的上调或者下调。其他测量参数可能包括表达特殊分子的细胞群百分比。大部分软件允许不同样本的数据叠加，可帮助呈现变化的具体情况。

13.6　磁珠分选

磁珠分选技术尽管在技术层面不算是流式细胞技术，但它是一种有用的富集特殊细胞群体的方法。现有一些商业化的分选仪器包括 Miltenyi Biotech 公司的 MACS®，见网站 https://www.miltenyibiotec.com/en/support/resources.aspx，和 Life Technologies 公司的 Dynabeads®（Neurauter et al. 2007）。

细胞悬液的制备方法与流式细胞技术中的方法类似，但所使用的抗体与铁颗粒结合而非与荧光染料结合。当细胞被载入磁流中的柱子里后，这些铁颗粒可以使细胞带有磁性。在细胞表面结合有抗体 / 铁颗粒的细胞被捕获到柱子的磁场中，而未被标记的部分被洗脱出去。关闭磁场后，被捕获的细胞被洗脱下来。这样得到的细胞纯度较高。这些细胞无论是阳性还是阴性，都可以用于流式细胞实验研究。此外，稀有细胞的富集可显著减少流式分选稀有细胞群体的时间，并且通常可提高产率。

13.7　应用流式细胞技术的神经研究

在一个检测阿尔茨海默病患者细胞中 β- 淀粉样蛋白（beta-amyloid protein）表达情况的研究中，Jung 等（June et al. 1996）利用流式细胞技术检测了刚被分离得到的小鼠脑细胞表面的该种蛋白的含量，并指出在收集到的样本上，该种蛋白快速脱落，最终只能在胞质中找到。

Bilsland 等（Bilsland et al. 2006）设计出一种识别小鼠海马体（hippocampus）中循环细胞的方法。该研究在体内环境中让细胞摄取尿苷（BrDU），然后将细胞从海马体中分离出来，利用流式细胞技术和抗体在固定后的组织中检测被吸收进入脑回区和脑室管膜下区的尿苷含量。

在另一篇文章中，Stevens 等（Stevens et al. 2002）利用流式细胞技术检测进入小脑缺血区域的浸润性炎症细胞的数目。他们发现流式细胞技术可以快速且准确地检测浸入缺血区域的免疫细胞的特定种类和数目。这些细胞表达活化 T 细胞的标记物，如 CD11b。这表明存在一种巨噬细胞和中性粒细胞浸润机制，该机制被认为活化了促炎通路，导致缺血区域细胞死亡。

另一个类似研究则发现了地塞米松（dexamethasone）用于减轻或消除炎症反应造成的损伤时的作用效果，利用流式细胞技术分析表明，低剂量的地塞米松就可以抑制常见的浸润细胞、淋巴细胞和小胶质细胞，并建议将此作为临床防治脑瘤的潜在策略（Badie et al. 2000）。

Mclarena 等（Mclarena et al. 2001）利用流式细胞技术评价神经干细胞（neural stem cells）。她和她的同事用细胞因子处理了大鼠神经球，将其分离成单细胞，并对细胞进行了固定和染色，以检测这些细胞中巢蛋白（Nestin）、β- 微管蛋白（beta-tubulin）、胶质纤维酸性蛋白（GFAP）的表达情况。染色后，用流式细胞技术分析细胞。数据显示，根据光散射参数和特定胞质标记物表达情况（胶质纤维酸性蛋白标记星形胶质细胞，β- 微管蛋白标记神经元），细胞可被进一步分为特定的亚群。神经球分化得到的不同细胞亚群中巢蛋白（神经元特有的）的表达情况差异很大。在中枢神经系统和视网膜组织的干细胞研究中，巢蛋白和胶质纤维酸性蛋白在干细胞自我更新和分化过程中也有表达（Kawaguchi et al. 2001；Bhattacharya et al. 2002）。

目前流式细胞技术也被用于检测突触小体（synaptosome）。该方法比用显微技术观察能够获得更好的结果，因为固定后的囊泡不会降解，且更方便利用光散射参数，SNAP 25 蛋白与胶质纤维酸性蛋白进行识别和鉴定(Gylys et al. 2000)。

Behbahani 等(Behbahani et al. 2005)利用流式细胞技术检测肿瘤坏死因子 -α(tumor necrosis factor-alpha,TNF-α)和其他应激化合物在原代培养神经元中的毒性作用。由于可使用膜联蛋白Ⅴ(Annexin V)和碘化丙啶(propidium iodide)来鉴定细胞凋亡和细胞死亡,在进行细胞处理后可比对坏死细胞、凋亡早期细胞、凋亡晚期细胞和活细胞的细胞数量。流式细胞技术已经成功地证明它可以作为一种评估神经退行性疾病治疗效果的筛选技术。

通过鉴别出具有预知功能的特殊 T 细胞,研究人员发现了大脑和免疫系统的认知关系。利用免疫缺陷小鼠模型,他们指出免疫器官和固有免疫中的 T 细胞包括小胶质细胞和浸润性单核细胞都会造成对照组小鼠和免疫缺陷小鼠脑活动和行为上的差异(Kipnis et al. 2012;Schwartz and Kipnis 2011)。

在本实验室,我们也利用流式细胞技术进行了类似研究。我们检测了帕金森患者大脑中免疫细胞的浸润情况(Mosley et al. 2012)。利用流式细胞技术和磁珠分选法,我们识别并定量分析了表达表面标记物 CD25、CD127、CD45RA 和 RO 的活化 T 细胞(见图 13.1)(见文末彩图)。

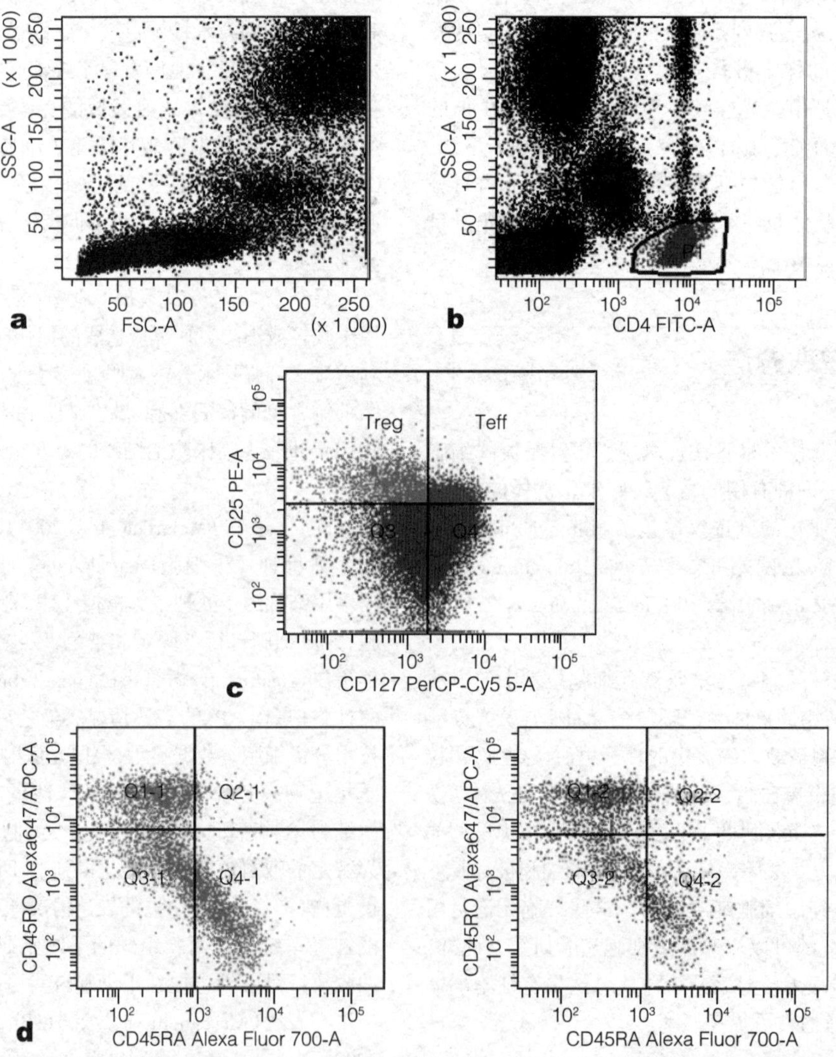

图 13.1 CD4 调控 T 细胞和效应 T 细胞的记忆表型和幼稚型表型。(a)前向角散射点图和侧向角散射点图显示了淋巴细胞、单核细胞和粒细胞的大小和粒度。(b)$CD4^+$ T 细胞可通过低侧向散射(大小)和高表达的 CD4 来鉴别。(c)调节 T 细胞可鉴定为 $CD25^+/CD127^-$,而效应 T 细胞可鉴定为 $CD25^+/CD127^+$。(d)记忆 T 细胞(Q1)可鉴定为 $CD45RO^+/CD45RA^-$,而幼稚型 T 细胞(Q4)在 $CD4^+$ 的 T 细胞 Treg 和 Teff 种群中都表达为 $CD45RO^-/CD45RA^+$

孔：309-2

群	#事件	%上一目录事件	%所有事件
所有事件	694 042	####	100.0
P1	101 245	14.6	14.6
Treg	9 491	9.4	1.4
Q1-1	5 145	54.2	0.7
Q2-1	171	1.8	0.0
Q3-1	1 915	20.2	0.3
Q4-1	2 260	23.8	0.3
Teff	6 747	6.7	1.0
Q1-2	4 766	70.6	0.7
Q2-2	181	2.7	0.0
Q3-2	1 006	14.9	0.1
Q4-2	794	11.8	0.1
Q3	36 385	35.9	5.2
Q4	48 622	48.0	7.0

e

图 13.1（续）（e）细胞群层级显示了 Treg 和 Teff 的 $CD4^+$ T 细胞的百分比，以及具有记忆表型或幼稚型表型的 Treg 和 Teff 细胞的百分比。SSC-A，前向角散射（面积）；FFC-A，侧向角散射（面积）

13.8 常见问题 / 陷阱

流式细胞技术是否可用于分析某种细胞，极大程度上取决于能否得到单细胞悬液。这对于鉴别每个通过仪器的细胞十分关键。其次，选择适用于待分析细胞种类的特异性抗体也非常重要。许多细胞表达相同的标记物，所以你必须挑选一种或多种针对某一表面标记物的特异性抗体，以便清晰地识别出所要的细胞群体。再次，细胞固定操作方案和细胞渗透化操作方案需要根据试剂浓度、孵育时间、缓冲条件做相应修改。

值得注意的是，只要有适宜的单标记对照物，通过现代流式细胞仪，可以在同一试管中检测 5~30 个独立的标记物并且进行多参数研究。大部分研究机构的分析测试中心会在实验设计和抗体 / 荧光染料挑选方面提供帮助。

13.9 讨论 / 总结

总而言之，流式细胞技术已经可以应用于研究神经元。尽管流式细胞技术被认为是检测免疫细胞的技术，近年的研究表明它是一种普适的，可分析几乎任意一种单细胞悬液的技术，包括神经元细胞群。利用流式细胞技术检测免疫细胞和神经元相互作用已在本文中详细叙述。

利用适宜的抗体，神经组织中的细胞可通过流式细胞技术进行鉴别、定量分析和分选，因此，实验测定的速度和精确度也将提升。

（洪露 魏鑫 译）

参考文献

Badie B, Schartner JM, Paul J, Bartley BA, Jl V, Preston K (2000) Dexamethasone-induced abolition of the inflammatory response in an experimental glioma model: a flow cytometry study. J Neurosurg 93:634–639

Behbahani H, Rickle A, Concha H, Ankarcrona M, Winblad B, Cowburn RF (2005) Flow cytometry as a method for studying effects of stressors on primary rat neurons. J Neurosci Res 82:432–441

Bhattacharya S, Jackson JD, Das AV, Thoreson WB, Kuszynski C, James J, Joshi S, Ahmad I (2002) Direct identification and enrichment of retinal stem cells/progenitors by Hoechst 33342 dye efflux assay. Invest Opthalmol Vis Sci 44(6):2764–2773

Bilsland JG, Haldon C, Goddard J, Oliver K, Murray F, Wheeldon A, Cumberbatch J, McAllister G, Munoz-Sanjuan I (2006) A rapid method for the quantification of mouse hippocampal neurogenesis *in vivo* by flow cytometry: validation with conventional and enhanced immunohistochemical methods. J Neurosci Methods 157:54–63

de Graaf MT, de Jongste AHC, Kraan J, Boonstra JG, Sillevis Smitt PAE, Gratama JW (2011) Flow cytometric characterization of cerebrospinal fluid cells. Cytometry B Clin Cytom 80B:271–281

Gylys KH, Fein JA, Cole GM (2000) Quantitative characterization of crude synaptosomal fraction (P-2) components by flow cytometry. J Neurosci Res 61:186–192

Jamur MC, Oliver C (2010) Permeabilization of cell membranes. Methods Mol Biol 588:63–66

Jung SS, Nalbantoglu J, Cashman NR (1996) Alzheimer's

beta-amyloid precursor protein is expressed on the surface of immediately ex vivo brain cells: a flow cytometric study. J Neurosci Res 46:336–348

Kawaguchi A, Miyata T, Sawamoto K, Takashita N, Murayama A, Akamatsu W, Ogawa M, Okabe M, Tano Y, Goldman S, Okano H (2001) Nestin-EGFP transgenic mice: visualization of the self-renewal and multipotency of CNS stem cells. Mol Cell Neurosci 17:259–273

Kipnis J, Gadani S, Derecki NC (2012 Sep) Pro-cognitive properties of T cells. Nat Rev Immunol 12(9):663–669. doi:10.1038/nri3280. Epub 2012 Aug 20, PubMed PMID: 22903149

Klassen H, Schwartz MR, Bailey A, Young M (2001) Surface markers expressed by multipotent human and mouse neural progenitor cells include tetraspanins and non-protein epitopes. Neurosci Lett 312:180–182

Kraan J, Gratama JW, Haioun C, Orfao A, Plonquet A, Porwit A, Quijano S, Stetler-Stevenson M, Subira D, Wilson W (2008) Flow cytometric immunophenotyping of cerebrospinal fluid. Curr Protoc Cytom Chapter 6:Unit 6.25

McLarena FH, Svendsenb CN, Van der Meidec P, Jolya E (2001) Analysis of neural stem cells by flow cytometry: cellular differentiation modifies patterns of MHC expression. J Neuroimmunol 112:35–46

Mosley RL, Hutter-Saunders JA, Stone DK, Gendelman HE (2012) Inflammation and adaptive immunity in Parkinson's disease. Cold Spring Harb Perspect Med 2(1):a009381, PMID:22315722

Neurauter AA et al (2007) Cell isolation and expansion using Dynabeads®. Adv Biochem Eng Biotechnol 106:41–73

Schwartz M, Kipnis JA (2011) A conceptual revolution in the relationships between the brain and immunity. Brain Behav Immun 25(5):817–819, PubMed PMID: 21187141; PubMed Central PMCID: PMC3074045

Stevens SL, Bao J, Hollis J, Lessov NS, Clark WM, Stenzel-Poorea MP (2002) The use of flow cytometry to evaluate temporal changes in inflammatory cells following focal cerebral ischemia in mice. Brain Res 932:110–119

第四部分
实验室标准核酸和蛋白质检测技术

第十四章　蛋白质印迹法在生物医学研究中的应用 14

Jianuo Liu, James Haorah, and Huangui Xiong

摘要

蛋白质印迹法是实验室常用的最重要的技术之一。它可用于检测从细胞或者组织中提取的生物样本的某种特定蛋白质，与检测 DNA 的 Southern 印迹杂交和检测 RNA 的 Northern 印迹杂交相似，蛋白质印迹法的过程依赖于 3 个关键步骤：首先采用十二烷基硫酸钠 - 聚丙烯酰胺凝胶电泳分离出不同大小的蛋白质条带，然后将分离出的蛋白质有效转移至硝酸纤维素膜或者聚偏二氟乙烯膜上，最后通过与特定的一抗和酶标二抗结合检测靶蛋白。这种抗原抗体反应的特异性使得靶蛋白可以在复杂的混合蛋白质中被检测出来。抗原抗体结合后，在酶的底物作用下，杂交膜上会产生可被放射自显影（X 线）和成像系统分析检测到的条带。蛋白质印迹法是一种快速、简便的方法，所得结果往往是独特、清晰并且容易解释的；所以蛋白质印迹法经常和其他免疫分析技术一起广泛应用于研究与临床工作中。

关键词

蛋白质印迹法；蛋白质；十二烷基硫酸钠 - 聚丙烯酰胺凝胶电泳；硝酸纤维素（NC）膜；聚偏二氟乙烯（PVDF）膜；一抗；二抗

14.1　前言

蛋白质印迹法是用于检测生物样本中特定蛋白的一种分析技术，这种检测是通过将电泳得到的蛋白质从凝胶转移至硝酸纤维素（nitrocellulose，NC）膜或聚偏二氟乙烯（polyvinylidene difluoride，PVDF）膜上实现的。转移至膜上的不同分子量的蛋白质再通过与特定的一抗和酶标二抗结合而被检测出来。因此，蛋白质印迹法在生物医学研究中可以用于蛋白质的分离、鉴定和定位分析，从而诊断人类的多种疾病。不同于检测 DNA 的 Southern 印迹杂交和检测 RNA 的 Northern 印迹杂交，蛋白质印迹法检测的是变性蛋

J. Liu (✉)·J. Haorah·H. Xiong
美国内布拉斯加大学医学中心　药理学和实验神经科学系
美国内布拉斯加州奥马哈埃米尔街第四十五号街 DRC I 8034，达勒姆研究广场达勒姆中心
邮编 68198-5880
邮箱：jnliu@unmc.edu；jhaorah@unmc.edu；hxiong@unmc.edu

白的表达水平。

这项技术是由 Towbin 等在 1979 年首次引入和发明的（Towbin et al. 1979），之所以命名为“Western Blot”是为了与“Southern Blot”一致，而“Southern Blot”的命名是根据其发明者 Edwin Southern 而来（Southern 1975）。蛋白质印迹法实质是一种蛋白免疫印迹，因其是用一种特定抗体检测相应抗原（LeGendre 1990）。这种抗原抗体反应的特异性使得靶蛋白可以在复杂的混合蛋白质中被检测出来。与检测 DNA 的 Southern Blot 类似，蛋白质印迹法是在电泳之后检测蛋白质的一项有力而重要的技术，尤其是在检测微量蛋白质时。目前，蛋白质印迹法已经作为一种常规手段广泛运用于分子生物学、生物化学、免疫遗传学以及其他分子生物相关学科。这项技术在中枢神经系统疾病的研究中也作为一种重要的诊断工具（Gajovic et al. 2010；Torian et al. 2011；Zoller et al. 1993）。举例来说，对于 HIV 感染的诊断就是基于先用 ELISA 检测 HIV-1 抗体，然后用蛋白质印迹法根据分子量大小测定 HIV-1 蛋白（Masciotra et al. 2000，2011；Pappaioanou et al. 1993）。

本章我们将对蛋白质印迹法的完整过程进行讨论，包括样本制备、凝胶电泳、蛋白质从凝胶至膜的转移、探针免疫染色以及蛋白成像等。为了扩大蛋白质印迹法在人类疾病诊断中的应用，本文也讨论了其过程中存在的问题。

14.2 样本制备

14.2.1 细胞裂解液

蛋白质印迹法很重要的一个步骤是样本制备，细胞和组织需要被裂解以使蛋白质从细胞膜内释放出来，释放出的蛋白质可以通过分离胶而各自迁移产生不同条带。因此，选择合适的细胞或者组织裂解液对于蛋白质提取而言是一个关键步骤。虽然细胞裂解液多种多样，但是适用于蛋白质印迹法的却很少，它们的主要区别就在于其对蛋白质的溶解能力。通常认为含有十二烷基硫酸钠（sodium dodecyl sulfate，SDS）或者其他离子去垢剂的细胞裂解液是最高效的，能够提取出最多的蛋白质。以下为几种最常用的裂解液：

RIPA 裂解液（Radio Immunoprecipitation Assay Buffer）

- 150mmol/L NaCl（氯化钠）
- 1.0% NP-40（乙基苯基聚乙二醇）或 0.1% Triton X-100（聚乙二醇辛基苯基醚）
- 0.5% sodium deoxycholate（脱氧胆酸钠）
- 0.1% SDS
- 50mmol/L Tris-HCl pH 8.0

RIPA 裂解液对于细胞裂解和溶解膜结合蛋白非常有效，它能有效地使细胞裂解和蛋白质溶解，同时避免蛋白质降解，并且不干扰蛋白质的免疫活性和生物活性。RIPA 裂解液产生的背景较低，但是会干扰蛋白质之间的相互作用，所以对于免疫共沉淀和 pull-down 实验（蛋白质体外结合实验）而言存在一定的问题。

Nonidet-P40（NP-40）裂解液

- 150mmol/L NaCl
- 1.0% Nonidet-P40（NP-40）

NP-40 裂解液可以溶解多种可溶性的细胞质、细胞膜或者全部的细胞蛋白质，但是最好在需要蛋白低变性状态时使用。值得注意的是，NP-40 裂解液并不适用于细胞核蛋白质的提取，因为其裂解能力不足以破坏核膜。此外 NP-40 裂解液的提取效率与其 pH 密切相关。

Tris-Triton 裂解液

- 10mmol/L Tris，pH 7.4
- 100mmol/L NaCl
- 1mmol/L EDTA（乙二胺四乙酸）
- 1mmol/L EGTA（乙二醇二乙醚二胺四乙酸）
- 1% Triton X-100
- 10% glycerol（甘油）
- 0.1% SDS
- 0.5% deoxycholate（脱氧胆酸）

Tris-Triton 裂解液对于释放膜蛋白或者细胞骨架蛋白而言是一种理想的裂解液。

14.2.2 蛋白性质与细胞裂解液的选择

多数商品化抗体识别的是还原和变性后的蛋白质，因此需要在还原和变性条件下使用。变性剂裂解细胞或组织可以使蛋白质处于变性状态。当抗体识别的是变性蛋白质时，RIPA 裂解液是最佳选择。但是某些抗体只能识别蛋白质本来的状态，即非变性形式，所以当使用变性剂（如 SDS、脱氧胆酸盐）或者温和变性剂（如 Triton X-100 和 NP-40）提取蛋白质时是不能被识别的。在这种情况下，就应该使用不含去垢剂的裂解液或者相对温和的非离子去垢剂。

14.2.3　蛋白定位与细胞裂解液的选择

定位于亚细胞的蛋白质可以在亚细胞组分的溶解产物中被浓缩，亚细胞组分的分离可以更有效地帮助我们识别和研究感兴趣的蛋白质。现在许多亚细胞蛋白分离的设备和方法都能将细胞质、细胞膜、核可溶蛋白、染色质和细胞骨架蛋白从哺乳动物细胞中逐步分离和提取出来。表 14.1 展示的是常用的提取亚细胞蛋白质的裂解液。

表 14.1　蛋白定位与细胞裂解液的选择

蛋白定位	推荐裂解液
整个细胞	NP-40 或 RIPA
细胞质（可溶蛋白）	Tris-HCl
细胞质（细胞骨架蛋白）	Tris-Triton
细胞膜	NP-40，RIPA，或 Triton X-100
细胞核	RIPA 或细胞核富集方案
线粒体	针对细胞空间定位的 RIPA

14.2.4　蛋白酶和磷酸酶抑制剂

细胞内含有很多不同类型的蛋白酶，一旦细胞被破坏，蛋白酶便会释放出来并很快降解蛋白质，这会大大降低后续所裂解蛋白质的总量。为了阻止蛋白质的水解作用、脱磷酸作用和蛋白质降解，在新配制的裂解液中需加入合适的蛋白酶和磷酸酶抑制剂。目前，市场上已有各种抑制剂混合物，但自己配制合适的蛋白酶抑制剂混合物也很简单（见表 14.2）。

14.2.5　蛋白质提取步骤

从培养细胞中提取蛋白质。常规操作如下：

1. 将细胞培养皿置于冰上，倒掉培养基。

2. 用预冷的 PBS 清洗细胞两次，清洗时晃动平板几次，每次清洗液要完全弃去，清洗不充分会导致培养基成分污染裂解产物。

3. 加入冰冷裂解液至冷的、清洗过的细胞中，并用预冷的塑料细胞刮刀刮下黏附在培养皿底的细胞；轻轻转移细胞悬液至预冷的微量离心管中（通常每 10^7 个细胞 /100mm 培养皿或 150cm^2 培养瓶加入 1mL 细胞裂解液，而每 5×10^6 个细胞 /60mm 培养皿或 75cm^2 培养瓶加入 0.5mL 细胞裂解液）。

4. 悬浮培养的细胞需要通过离心浓缩，然后加入适量的冰冷裂解液重悬细胞，裂解液按 10×10^6 个细胞 /mL 加入。

5. 可以在冷室使用摇床轻轻摇动悬浮液，或者在冰上持续搅动 30 分钟，以让细胞裂解。

6. 4℃，12 000 × g 将裂解产物离心 15 分钟。离心力和离心时间依据细胞种类不同而有所差异。

7. 轻轻取出离心管置于冰上，立即将上清液转移至新试管中，储存于冰上或者 -70℃，这取决于靶抗原对于冷冻和解冻的敏感性。

从组织中提取蛋白：

1. 使用无菌工具将组织切小。为避免蛋白酶所致降解，所有操作都必须使用预冷的试剂，并且在冰上尽可能快的完成。

2. 将组织装入微量离心管中，并置于液氮中速冻。长期储存可将样本保存于 -80℃，立即使用则将

表 14.2　蛋白酶抑制剂

抑制剂	蛋白酶 / 磷酸酶抑制剂	有效浓度	原液（-20℃保存）
抑肽酶	胰蛋白酶、糜蛋白酶、纤溶酶	1~2μg/mL	10mg/mL 溶于去离子水或 0.01mol/L HEPES pH 8.0
亮抑肽酶	溶酶体酶、胰蛋白酶、木瓜蛋白酶	5~10μg/mL	10mg/mL 溶于去离子水
胃蛋白酶抑制剂	天冬氨酸蛋白酶	1μg/mL	1mg/mL 溶于甲醇
PMSF（苯甲基磺酰氟）	丝氨酸、半胱氨酸蛋白酶	1mmol/L	10mmol/L 溶于乙醇
EDTA	金属蛋白酶（需要 Mg^{2+} 和 Mn^{2+}）	5mmol/L	0.5mol/L 溶于去离子水，pH 8.0
EGTA	金属蛋白酶（需要 Ca^{2+}）	1mmol/L	0.5mol/L 溶于去离子水，pH 8.0
氟化钠	丝氨酸 - 苏氨酸磷酸酶	5~10mmol/L	去离子水稀释
原钒酸钠	酪氨酸磷酸酶	1mmol/L	去离子水稀释

样本置于冰上。

3. 迅速加入裂解液至装有冷冻组织的离心管中，使用电动匀浆器匀浆 2~5 次，然后用同样体积的裂解液清洗刀片两次。裂解液的体积取决于现有组织的总量，一般 5mg 的组织，匀浆需要加入 300uL 的裂解液，然后用另外两个 300uL 裂解液清洗刀片。注意蛋白提取液不宜过分稀释，以避免蛋白质的损失，最适宜的蛋白浓度为 1~5mg/mL。

4. 4℃，持续搅拌裂解产物孵育 2 小时。

5. 4℃，微量离心机 12 000 ×*g* 离心 20 分钟。

6. 小心转移上清液至新的微量离心管中，注意不要带入表面的脂类和底部的沉淀物，它们会对蛋白印迹产生干扰。

14.2.6 提取蛋白的浓度测定

如果实验中加入等量蛋白质，那么用蛋白质印迹法测定不同组织中蛋白表达水平的相对差异是比较准确的。因此，蛋白质浓度定量是蛋白质印迹法很重要的一步。

蛋白质浓度测定可以采用 Bradford 法（Bradford 1976；Kruger 1994）、Lowry 法（Lowry et al. 1951）或 BCA 法（Smith et al. 1985；Wiechelman et al. 1988）。牛血清白蛋白（BSA）常常用作蛋白标准品（Bradford 1976；Noble and Bailey 2009）。蛋白浓度测定后，样本可加样至凝胶或储存于 -20℃或 -80℃。

14.2.7 加样样本制备

如前所述，很多抗体识别的是节段的或变性后的蛋白样本，因其能识别的仅仅是蛋白表位的一小部分，而这一部位很可能位于蛋白质的 3D 结构内部。为了使抗体能够结合到这一部位，需要通过变性使蛋白质的 3D 结构展开。常用方法是将裂解产物和上样缓冲液混合，然后 95~100℃煮沸 5 分钟。

标准的上样缓冲液为 2 × Laemmli 缓冲液（Laemmli 1970），其含有阴离子变性剂 SDS，SDS 可使蛋白解聚为线性结构并使其表面带负电荷。上样缓冲液还含有 β- 巯基乙醇和二硫苏糖醇（DTT），它们可以减少蛋白质的二硫键。2 × Laemmli 缓冲液和蛋白样本按照 1∶1 的比例混合。

然而，某些抗体也可能仅识别非变性的样本。在这种情况下，SDS、β- 巯基乙醇和 DTT 都不能加入上样缓冲液中，蛋白印迹也需要在非变性的条件下进行。

2 × Laemmli 缓冲液：

- 4% SDS
- 10% 2- 巯基乙醇
- 20% 甘油
- 0.004% 溴酚蓝
- 0.125M Tris-HCl
- 调节 pH 至 6.8

14.3 凝胶电泳

变性处理后，蛋白可以使用 1D 或 2D 凝胶电泳进行分离，其中 1D 凝胶电泳用于常规蛋白分离，2D 凝胶电泳一般用于指纹识别。本文主要介绍 1D 凝胶电泳。

14.3.1 十二烷基硫酸钠 - 聚丙烯酰胺凝胶电泳

几乎所有的蛋白质分析电泳都是在聚丙烯酰胺凝胶中进行的，这种方式可以确保蛋白质分解为单个多肽单位，并尽可能减少沉淀（Ornstein 1964；Davis 1964），这一步简称为 SDS-PAGE（sodium dodecyl sulfate-polyacrylamide gel electrophoresis）。凝胶分离蛋白依据的是多肽的分子量，而与其序列无关。聚丙烯酰胺的浓度决定了蛋白质的分离范围，因此谨慎的选择凝胶的百分比十分重要，因为其决定了迁移速率以及蛋白质之间的分离程度。表 14.3 列出的是 SDS-PAGE 所需要的材料和试剂。

14.3.2 电泳的样本准备

1. 分子量（MW）标记物：分子量标记物是几种不同分子大小的重组蛋白的混合物，它可以反映蛋白大小，同时用于监控电泳进程。

2. 阳性对照：在 SDS-PAGE 时，阳性对照可以监控待鉴定目标蛋白的实验条件是否正确，在进行一个新实验时，最好使用阳性对照，因为其可以对实验结果作出可信和合理的解释。

3. 加样对照：加样对照需要和样本一起电泳，加样对照可以检查不同泳道间上样是否均衡，尤其是在不同加样孔之间蛋白表达水平有差异时。加样对照常用于使研究结果标准化，它们也可用于检查蛋白是否成功从凝胶转移到膜上，常用作加样对照的蛋白包括：β-actin（MW：42kD），GAPDH（MW：30~40kD），以

表 14.3　SDS-PAGE 原料及分离的有效范围

	凝胶百分比			
	7 %	10%	12%	15%
蛋白大小	35~90kD	15~100kD	10~70kD	12~45kD
H_2O	15.3mL	12.3mL	10.2mL	7.2mL
1.5M Tris-HCl pH8.0	7.5mL	7.5mL	7.5mL	7.5mL
20%(w/v)SDS	0.15mL	0.15mL	0.15mL	0.15mL
丙烯酰胺 / 双丙烯酰胺(30 %/0.8 % w/v)	6.9mL	9.9mL	12.0mL	15.0mL
10% APS(硫酸铵)	0.15mL	0.15mL	0.15mL	0.15mL
TEMED(四甲基乙二胺)	0.02mL	0.02mL	0.02mL	0.02mL

及 tubulin(MW：55kD)。

4. 上样：使用特殊的加样方法将样本加至每一个孔中，留一孔加分子量标记物。通常每孔可以上样 10~40μg 蛋白质，注意不能溢出，否则如果样本进入邻近孔道会导致条带不清晰，从而使结果不理想。

14.3.3　标准电泳液(1×Tris-Glycine-SDS 电泳液)

将电泳仪的负极电极室充满阴极缓冲液，并没过凝胶，正极电极室充满阳极缓冲液。常用的阴、阳极缓冲液为 Tris-Glycine-SDS(TGS)，是 SDS-PAGE 凝胶电泳中使用最广泛的缓冲液。垂直凝胶电泳装置的电压在 100 到 150V 之间。

1×Tris-Glycine-SDS 电泳缓冲液：

- 25mmol/L Tris
- 192mmol/L Glycine
- 0.1% SDS

14.3.4　SDS-PAGE 操作步骤

- 将 1×SDS-PAGE 电泳液倒入电泳槽中，将聚丙烯酰胺凝胶正确放置在凝胶固定装置上，然后浸入电泳槽中。
- 将两块凝胶之间的内室充满 1×SDS-PAGE 电泳液。
- 小心地将分子量标记物和等量的蛋白质样本加至各自的凝胶孔道。
- 盖上电泳槽盖子并将其接上电源。
- 将电泳仪设置为电压 100V，电泳 1~2 小时以便使样本分开，持续电泳至样本中所加的上样缓冲液跑至凝胶底部为止(图 14.1)(见文末彩图)。

14.4　蛋白质转移

电泳之后，分离的蛋白质需要从凝胶转移至膜上，这个步骤被称作“印迹”。转移蛋白质的过程可以通过以下几种方式：(a)简单扩散；(b)真空印记；(c)电洗脱或电转移(Towbin et al. 1979；Peferoen et al. 1982；Kurien and Scofield 1997)。其中电转移因其速度快和转移效率高而成为最常用的方法。转移效率取决于凝胶的性质、蛋白质的分子量和使用的膜(Kurien and Scofield 2002，2006)。

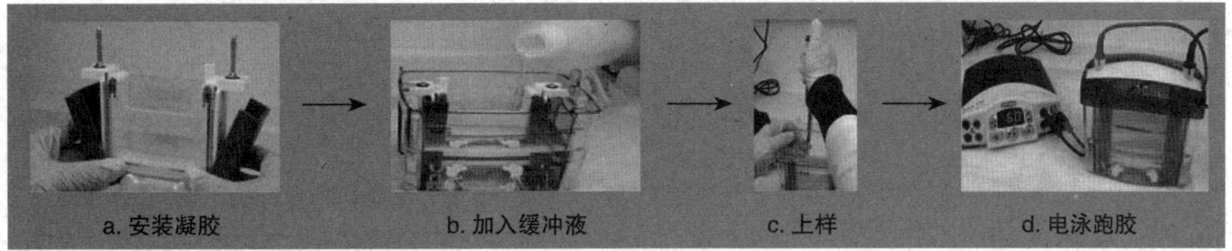

图 14.1　SDS-PAGE 流程图。(a)将凝胶卡槽放入电极装置中；(b)将凝胶装置放入电泳槽中，倒入电泳液；(c)加样至凝胶孔道中；(d)60~100V 跑胶

14.4.1 膜

蛋白质印迹最常使用的两种膜是硝酸纤维素(NC)膜(Burnette 1981)和聚偏二氟乙烯(PVDF)膜(Matsudaira 1987)。

1. NC膜:NC膜是最早应用于蛋白质印迹法的一种膜,其具有以下优点:(a)对于蛋白质和核酸具有较强的吸附能力;(b)可以通过BSA、明胶或者其他表面钝化剂阻止非特异性结合,这一点是尼龙膜或其他膜都无法实现的;(c)电转中膜不容易被电流烧穿而破坏,能最大限度地允许蛋白质从胶转移到膜上,因此增强了敏感性。

2. PVDF膜:PVDF膜是Millipore Corporation在1985年首次发展用于蛋白质印迹的。和NC膜相比,PVDF膜具有更强的蛋白质吸附能力,以及比其他任何膜都强的蛋白质截留能力。同样,固定在PVDF膜上的蛋白质不容易被清除。如果我们感兴趣的是洗脱后进一步的免疫检测,那么PVDF膜的强吸附力便是一种优点。但是,PVDF膜需要很小心地进行前处理,包括在甲醇中浸泡1~2分钟,然后用去离子水冲洗后,在冰冷的转移缓冲液中浸泡5分钟。

14.4.2 电转移

蛋白质转移可以采用湿转和半干转两种方法。两者的原理完全相同,只是用于固定胶/膜叠层和施加电场的机械装置不同。

1. 湿转:湿转是一种传统方法,将凝胶和膜夹在海绵和滤纸之间形成"三明治结构",然后将胶/膜叠层完全浸入缓冲液槽中。要注意的是膜靠近正极而胶靠近负极。带有负电荷的蛋白质朝正极移动,膜结合了蛋白质之后可以阻止其继续移动。湿转系统一般在恒电压条件下进行,转移过程中混合缓冲液保持电流相对恒定。

2. 半干转:用浸透缓冲液的多层滤纸代替缓冲液槽,然后将滤纸和正负电极板直接接触(阴阳极各自对应)。半干转的优点是快速(15~45分钟)高效;但半干转移系统因缓冲液较少不适于较长时间转移。半干转一般在恒电流条件下进行,转移过程中电压逐渐增加。

14.4.3 转膜缓冲液

标准的转膜缓冲液是Towbin系统的缓冲液(Towbin et al. 1979)。通常情况下,转膜缓冲液不含SDS比较好,但对于有沉淀倾向和分子量大于80kD的蛋白,可以加入SDS,使其终浓度为0.1%。缓冲液中的甲醇可以去除蛋白上残留的SDS,并且可以增加NC膜结合的蛋白量(Gershoni and Palade 1982,1983)。常规蛋白转膜缓冲液中的最佳甲醇终浓度建议保持在20%。

1× 标准转膜缓冲液(Towbin系统缓冲液)

- 25mmol/L Tris
- 192mmol/L 甘氨酸
- 20% 甲醇

14.4.4 蛋白转移操作步骤

湿转移步骤:

1. 使用前将降温装置放置于水中,于-20℃保存;

2. 准备转膜缓冲液,置于冰箱储存,4℃储存可促进热量散发;

3. 戴上手套,将膜和滤纸裁至胶的大小,并在膜的一面用铅笔标记,确保检测过程中能确认膜的正反面;

4. 膜的平衡依赖于膜的类型及以下操作:

a. NC膜:用去离子水浸泡5分钟以上将膜浸湿,使用前在转膜缓冲液中平衡;

b. PVDF膜:先用甲醇浸泡1~2分钟,再用去离子水冲洗,使用前在冰转膜缓冲液中孵育待用。

5. 平衡凝胶并将滤纸和纤维板在电转膜缓冲液中浸泡10~60分钟,时间根据凝胶厚度决定;

6. 小心地从负极到正极制作凝胶三明治:

a. 将卡夹置于一个大的充满转膜缓冲液的玻璃容器中,负极置于缓冲液中,正极在另一端用于最后的折叠;

b. 在负极第一层放置已浸湿的纤维板;

c. 在纤维板上放置已浸湿的纤维滤纸;

d. 在纤维滤纸上放置已平衡好的凝胶;

e. 在凝胶上放置已浸湿的膜;

f. 在膜上放置已浸湿的纤维滤纸;

g. 在纤维滤纸上放置最后一块纤维板;

h. 注意将此排列好的结构完全浸湿在缓冲液中,并用玻璃棒轻柔地将气泡赶出。气泡将会导致凝胶三明治体系受影响而干扰转移。

7. 使用正极板完善三明治结构并锁定;

8. 将此凝胶三明治卡夹插入转移模具中,置于电泳槽;

9. 使电泳槽中充满转膜缓冲液，将电泳槽置于降温装置中；

10. 将电泳装置接入电源，开始转移。根据制作商的推荐选择电泳强度。整个转移过程在 60~90 分钟完成（图 14.2）（见文末彩图）。

半干转移步骤：

1. 准备转膜液（见湿转移法）；

2. 凝胶电泳平衡后，剪裁膜和滤纸（见湿转移法）；

3. 组装标准转移体系：

a. 小心地移除覆盖面和不锈钢负极装置；

b. 在铂制正电极上放置两张浸泡过的滤纸，驱除滤纸表面的气泡；

c. 在滤纸上放置已浸湿的膜并驱赶气泡；

d. 在膜上小心放置已平衡的凝胶，确保凝胶的所有部分均已在膜覆盖的范围内，否则转移会不完整；可用玻璃棒轻柔地驱赶所有气泡；

e. 在胶上放置另一份滤纸并赶走所有气泡；

f. 如果有多个全尺寸的凝胶需要被转移，在滤纸上放置已平衡的膜，再在膜上放置另一块胶，接着放滤纸；每一层都需要赶走所有气泡；

g. 小心地在多层结构上连接电源负极；按压此结构使每一层都紧密结合但不损坏滤纸层；

h. 盖上安全盖，接入电源，小块胶使用 10~15V 电压，通电 15~30 分钟；大块胶使用 15~25V 电压，通电 30~60 分钟（图 14.3）（见文末彩图）。

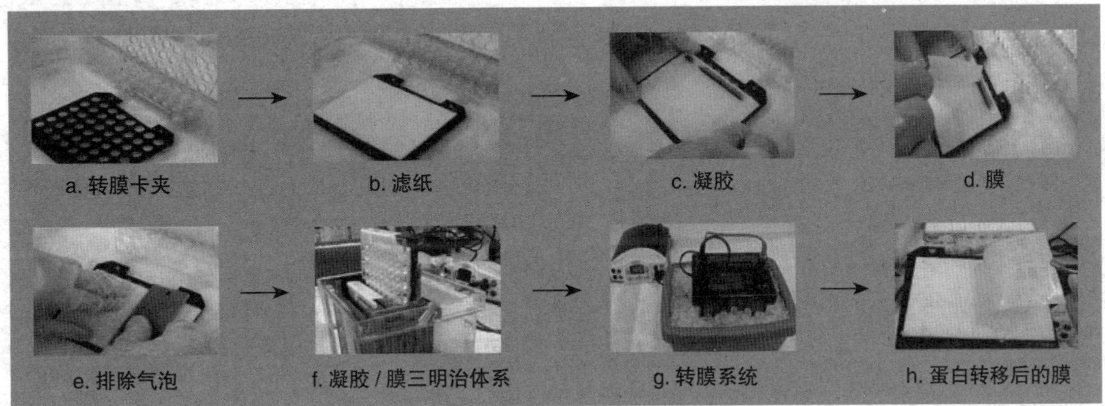

图 14.2　图示为湿转移法。a. 转膜卡夹：黑色板为负极，白色板为正极；b. 在负极板上放置已浸湿的纤维滤纸；c. 在纤维滤纸上放置已平衡好的凝胶；d. 在凝胶上放置已浸湿的膜；e. 在膜上放置已浸湿的纤维滤纸，排出凝胶三明治体系内的所有气泡；f. 将此凝胶三明治卡夹插入转移模具中；g. 使电泳槽中充满转移缓冲液，接入电源，开始转移；h. 转移完成后，MW 标记物可在膜上显示

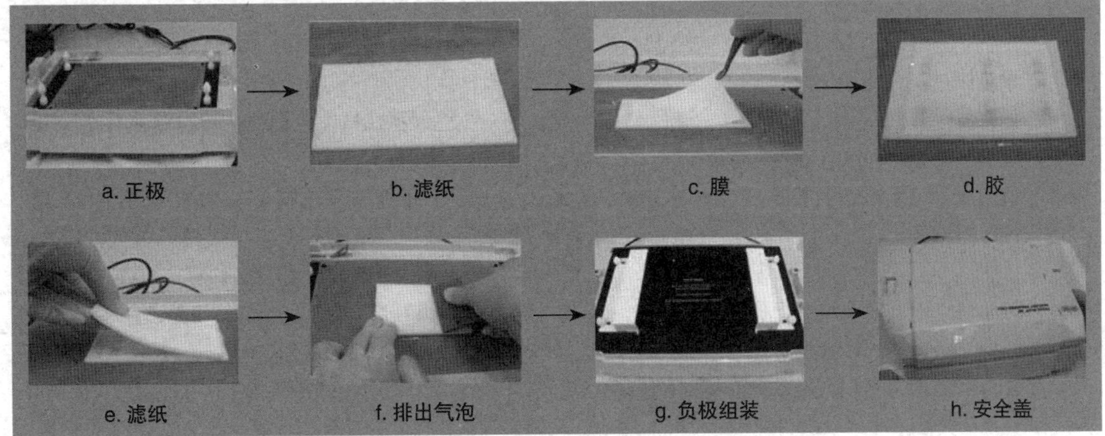

图 14.3　图示为半干转移法。a. 半干转移装置：正极；b. 在正极板上放置浸泡过的薄滤纸；c. 在滤纸上放置已浸湿的膜；d. 在膜上小心放置已平衡的凝胶；e. 放置浸泡过的薄滤纸；f. 赶走每一层的气泡；g. 小心地在多层结构上盖上电源负极；h. 盖上安全盖，接入电源，开始转移

14.5 封闭膜上的结合位点

膜可结合大量蛋白质，包括抗体和靶蛋白，因此为了避免膜和检测靶蛋白的抗体发生交叉反应，有必要用多余的蛋白质对膜进行封闭处理。通常使用两类封闭液：脱脂牛奶或者BSA（牛血清白蛋白第Ⅴ组分）。脱脂牛奶是最有效，也最便宜的，便于使用并且能和所有免疫检测系统兼容。但是文献不推荐将脱脂牛奶用于检测磷酸化蛋白质，因为牛奶含有酪蛋白，其本身是个磷酸化蛋白质，会导致高背景。使用BSA封闭会导致一些抗体产生较强信号，原因未明。

14.5.1 封闭液

1. 5%（w/v）脱脂牛奶
- 5g 脱脂牛奶
- 100mL TBS

2. 3%~5% BSA（w/v）
- 3.0~5.0g BSA
- 100mL TBS

注意事项：

1. 如果非特异性检测背景太高，可在TBST中加入TWEEN 20，终浓度0.05%；
2. 封闭液应混合均匀并过滤，未过滤会导致显色过程中出现黑色的“斑点”而造成膜污染。

14.5.2 封闭操作步骤

1. 将膜放进蛋白质印记盒内；
2. 加入封闭液没过膜；
3. 室温振荡1小时或者4℃封闭过夜；
4. 封闭过后，用TBST冲洗一次（5秒）。

14.6 抗体检测

为检测靶蛋白，使用修饰过的抗体对膜进行检测：首先，膜与靶蛋白特异性抗体（未被标记）结合，再与抗免疫球蛋白的二抗孵育结合。这些操作步骤的优点在于：一抗与膜上抗原结合，再与标记的二抗结合形成复合物，可增强免疫相互作用的信号。

14.6.1 一抗

一抗可直接结合靶蛋白，形成抗原抗体复合物，是一种特异性的检测工具。一抗可以是单克隆抗体，也可以是多克隆抗体。多克隆抗体价格便宜并且对抗原有较高结合力。相反，单克隆抗体特异性高，纯度高，并且在低背景中使结果有较高的一致性。

14.6.2 二抗

一抗特异性结合靶蛋白并不能被直接探测，因此，使用标记过的二抗对靶蛋白进行间接检测。二抗的选择依赖于产生一抗的免疫动物。例如，如果一抗是鼠源性单克隆抗体，二抗应为非鼠源性的抗鼠免疫球蛋白抗体。

在蛋白质免疫印迹中，二抗通常偶联了不同的标签。包括生物素、荧光素、罗丹明、辣根过氧化物酶、碱性磷酸酶。因此，二抗的选择依赖不同的标记物，最常使用的是酶标二抗，广泛使用辣根过氧化物酶和碱性磷酸酶。

14.6.3 抗体检测操作步骤

1. 使用TBST稀释的5%脱脂牛奶或5% BSA稀释一抗，或根据结果选择最优的稀释度，抗体量过多会导致非特异性结合。

2. 稀释后的一抗与膜振荡孵育。

a. 孵育时间可根据抗体结合力以及蛋白丰度决定，孵育数小时或过夜。

b. 孵育温度最好选择4℃，尤其是在封闭过夜的情况下。

c. 建议振荡抗体以确保抗体与膜充分接触并均匀结合。

3. 用TBST振荡洗膜4次，每次10分钟，避免一抗残留。

4. 使用TBST以推荐浓度稀释二抗，或根据结果选择最佳稀释度，稀释后二抗与膜振荡孵育，孵育条件为室温1~2小时。

a. 二抗可用封闭液稀释，但可能会导致目标信号的降低。

b. 二抗可以为辣根过氧化物酶（HRP）或碱性磷酸酶（AP）标记，但最好选择HRP标记的二抗，因为AP标记的二抗不够敏感。

5. 用 TBST 振荡洗膜 4 次,每次 10 分钟,然后用 TBS 漂洗一次。

14.7 酶作用的底物

检测抗体信号的适宜底物应根据所选择的标记酶而定,特定底物的显色效能根据底物的浓度和纯度有显著差异,其他添加物及缓冲液组分也对结果有影响。对于 HRP 标记的抗体信号检测,ECL 和 ECLplus 都是常用的配套底物。

ECL 底物显色步骤

1. 以 1:1 比率混合 ECL,例如 1.5mL 试剂 1 加 1.5mL 试剂 2;
2. 将混合后的 ECL 底物加至膜表面孵育 5 分钟;
3. 排出多余试剂并用透明袋将膜覆盖。

14.8 显色

化学发光蛋白免疫印迹法获取数据有很多方法,包括 X 线胶片显影和数字图像。数字图像是新一代技术,通过数码相机获取信号,再通过软件迅速将信号转换为数字图像。随着技术的提高和设备价格的下降,传统的手工胶片显影仍广泛应用,大多数的数据获取依然通过 X 线胶片。曝光时通常需要不同的时间在信号和背景中获取信息,过曝的胶片不适宜做蛋白的相对定量测定。

14.9 洗脱及再检测

洗脱再检测可在同一张膜上检测不止一种蛋白而不用跑多块胶,所以很有用。此方法可以节约样本、材料及时间。NC 膜和 PVDF 膜的一个很大区别在于它们支持洗脱及在随后的抗体探针中重利用膜的能力。在抗原蛋白从膜中被耗尽之前,PVDF 膜更容易洗脱并且运用范围更广泛。

14.9.1 标准洗脱缓冲液

- 15g 甘氨酸
- 1g SDS
- 10mL Tween 20
- 调节 pH 至 2.2
- 使用超纯水定容至 1L

14.9.2 洗脱及再检测

- 用 TBST 洗膜;
- 在洗脱缓冲液中室温振荡 30 分钟;
- 用 TBST 洗膜 3 次,每次 10 分钟;
- 封闭并按标准蛋白印迹流程操作。

14.10 实验结果

蛋白印迹是检测特异性靶蛋白的强有力的工具,SDS-PAGE 可检测蛋白质的质量、电荷和纯度,并可通过考马斯亮蓝或银染染色,以可见的方式检测蛋白的存在。染色后,分离出的蛋白可在凝胶内呈现不同条带。MW 标记物可用来校准凝胶,并且通过比较与 MW 标记物的相对距离来确定未知蛋白质的近似分子质量。此外,SDS-PAGE 经过处理,可以将蛋白质转移到膜表面,与膜紧密连接。免疫印记后,标记二抗的 HRP 酶可以使底物转变成发光产物,光信号可以在胶片上显示为免疫活性条带。免疫活性条带的相对强度可以被量化为任意单位,然后经内源标准蛋白质进行数据校正,并作为最终结果。

14.11 总结

抗原抗体反应可以在复杂的蛋白混合物中检测出特定蛋白。蛋白印迹可以检测特定蛋白质的分子量,并能检测不同条件下特定蛋白的相对含量。总结如下:

1. 蛋白质样本来源于组织或培养细胞,在裂解缓冲液中靶蛋白受到保护不被降解;
2. 游离蛋白通过凝胶电泳分离,随后转移至膜上(NC 膜或 PVDF 膜);
3. 靶蛋白可通过一抗进行检测,并被标记的酶标二抗识别;
4. 靶蛋白检测可通过 X 线胶片或数字图像对免疫活性条带获取信号。这些免疫活性条带的强度可使用相应的软件定量为任意单位，并校正为最终的实验结果。

14.12 蛋白印迹相关问题及处理措施

1. 高背景

a. 可能原因：使用 BSA 封闭。

解决措施：封闭液中含有 BSA 可能导致膜上高背景。加入 SDS 可减弱背景荧光，或者使用不同的封闭液，如脱脂牛奶。

b. 可能原因：抗体浓度太高。

解决措施：选择恰当浓度的一抗和二抗，或者可以在低浓度的抗体溶液中孵育更长时间。

c. 可能原因：封闭试剂与抗体间的交叉反应。

解决措施：牛奶通常会被 IgG 污染，通常会与抗羊二抗产生交叉反应。牛奶中含有酪蛋白，这是一种磷酸化蛋白，因此，磷酸特异性抗体将检测牛奶中的酪蛋白，并增加背景。可在洗液中加入一种温和的洗涤剂，如 Tween20。可将牛奶换成 BSA 试剂。

d. 可能原因：洗膜不充分。

解决措施：增加洗膜次数或洗液量。

e. 可能原因：膜的高背景。

解决措施：NC 膜比 PVDF 膜背景较低。可在第二次孵育时加入 Tween 20（终浓度 0.1%~0.2%），实验过程中不能干膜。

2. 转膜效果不好

a. 可能原因：转膜液中甲醇浓度过高。

解决措施：虽然甲醇有利于使蛋白结合到 PVDF 膜或 NC 膜上，但是转膜液中如果甲醇过多，易导致蛋白从凝胶到膜上的效能下降。减少甲醇浓度再平衡转膜液。

b. 可能原因：凝胶和膜中间有气泡。

解决措施：气泡是不导电的，有气泡存在会影响蛋白的转移。因此，可用一个移液管在三明治结构上翻滚以去除凝胶与膜之间的气泡。

c. 可能原因：转膜时间及电流不够。

解决措施：大分子蛋白较难从凝胶转移至膜上，因此可增加转膜电流和延长转膜时间。

3. 信号太弱甚至无信号

a. 可能原因：使用抗体不够。

解决措施：(a) 一抗结合力较低，可增加一抗的量、延长孵育时间或使用不同类型的抗体；(b) 一抗不能识别所检测蛋白的来源种属，可设置阳性对照；(c) 一抗与二抗之间不兼容，使用抗一抗种属的二抗即可。

b. 可能原因：抗原量不够。

解决措施：在凝胶上固定更多蛋白，每个孔道上加 20~30μg 蛋白最好。尽量使用狭窄的孔道以富集抗原蛋白。使用蛋白酶抑制剂以避免蛋白降解。

c. 可能原因：目的蛋白在组织或培养细胞中含量不足。

解决措施：使用浓缩组分来浓缩感兴趣的蛋白质。

d. 可能原因：去垢剂太多、过分洗膜导致信号被洗脱。

解决措施：降低稀释抗体和洗液中的 Tween20 浓度，不要过分洗膜。

e. 可能原因：蛋白转膜不佳。

解决措施：(a) 使用可逆转的染料检查转膜状态，如丽春红 S；(b) 使用预染色的 MW 标志物来监测转膜情况并在转移后对凝胶进行染色，以确保凝胶中没有蛋白质。

4. 非特异性或多条带

a. 可能原因：抗体浓度太高。

解决措施：高浓度抗体会导致非特异性结合。(a) 降低使用抗体的浓度；(b) 减少孵育时间；(c) 增加稀释抗体溶液中 Tween20 的浓度，在稀释二抗溶液中加入 SDS。

b. 可能原因：抗体不纯。

解决措施：使用亲和纯化后的抗体，减少非特异性结合。

c. 可能原因：封闭不充分。

解决措施：封闭剂可能会影响背景条带。使用封闭肽来区分特异条带和非特异条带，只有特异性条带能被封闭。这种情况可以改用另一种更适宜的封闭剂。

5. 白色条带上有黑色斑点

可能原因：使用了过多的一抗和 / 或二抗。

解决措施：以更高的倍数稀释抗体。

6. 条带的微笑效应

可能原因：蛋白迁移过快或温度太高。

解决措施：减小迁移电流来减慢蛋白迁移速度，在冰上或温度较低的室内跑胶。

（廖玲　王子燕　译）

参考文献

Bradford MM (1976) A rapid and sensitive method for the quantitation of microgram quantities of protein utilizing the principle of protein-dye binding. Anal Biochem 72:248–254

Burnette WN (1981) "Western blotting": electrophoretic transfer of proteins from sodium dodecyl sulfate–polyacrylamide gels to unmodified nitrocellulose and radiographic detection with antibody and radioiodinated protein A. Anal Biochem 112:195–203

Davis BJ (1964) Disc electrophoresis. II. Method and application to human serum proteins. Ann N Y Acad Sci 121:404–427

Gajovic O, Todorovic Z, Nesic L, Lazic Z (2010) [Lyme borreliosis—diagnostic difficulties in interpreting serological results]. Med Pregl 63:839–843

Gershoni JM, Palade GE (1982) Electrophoretic transfer of proteins from sodium dodecyl sulfate-polyacrylamide gels to a positively charged membrane filter. Anal Biochem 124:396–405

Gershoni JM, Palade GE (1983) Protein blotting: principles and applications. Anal Biochem 131:1–15

Kruger NJ (1994) The Bradford method for protein quantitation. Methods Mol Biol 32:9–15

Kurien BT, Scofield RH (1997) Multiple immunoblots after non-electrophoretic bidirectional transfer of a single SDS-PAGE gel with multiple antigens. J Immunol Methods 205:91–94

Kurien BT, Scofield RH (2002) Heat-mediated, ultra-rapid electrophoretic transfer of high and low molecular weight proteins to nitrocellulose membranes. J Immunol Methods 266:127–133

Kurien BT, Scofield RH (2006) Western blotting. Methods 38:283–293

Laemmli UK (1970) Cleavage of structural proteins during the assembly of the head of bacteriophage T4. Nature 227:680–685

LeGendre N (1990) Immobilon-P transfer membrane: applications and utility in protein biochemical analysis. Biotechniques 9:788–805

Lowry OH, Rosebrough NJ, Farr AL, Randall RJ (1951) Protein measurement with the Folin phenol reagent. J Biol Chem 193:265–275

Masciotra S, Livellara B, Belloso W, Clara L, Tanuri A, Ramos AC, Baggs J, Lal R, Pieniazek D (2000) Evidence of a high frequency of HIV-1 subtype F infections in a heterosexual population in Buenos Aires, Argentina. AIDS Res Hum Retroviruses 16:1007–1014

Masciotra S, McDougal JS, Feldman J, Sprinkle P, Wesolowski L, Owen SM (2011) Evaluation of an alternative HIV diagnostic algorithm using specimens from seroconversion panels and persons with established HIV infections. J Clin Virol 52(Suppl 1): S17–22

Matsudaira P (1987) Sequence from picomole quantities of proteins electroblotted onto polyvinylidene difluoride membranes. J Biol Chem 262:10035–10038

Noble JE, Bailey MJ (2009) Quantitation of protein. Methods Enzymol 463:73–95

Ornstein L (1964) Disc electrophoresis. I. Background and theory. Ann N Y Acad Sci 121:321–349

Pappaioanou M, Kashamuka M, Behets F, Mbala S, Biyela K, Davachi F, George JR, Green TA, Dondero TJ, Heyward WL et al (1993) Accurate detection of maternal antibodies to HIV in newborn whole blood dried on filter paper. AIDS 7:483–488

Peferoen M, Fransen P, De Loof A (1982) Influence of procaine HCl on larval development, adult lifespan and acid phosphatase activity in Musca domestica L. Arch Int Physiol Biochim 90:309–315

Smith PK, Krohn RI, Hermanson GT, Mallia AK, Gartner FH, Provenzano MD, Fujimoto EK, Goeke NM, Olson BJ, Klenk DC (1985) Measurement of protein using bicinchoninic acid. Anal Biochem 150:76–85

Southern EM (1975) Detection of specific sequences among DNA fragments separated by gel electrophoresis. J Mol Biol 98:503–517

Torian LV, Forgione LA, Punsalang AE, Pirillo RE, Oleszko WR (2011) Comparison of Multispot EIA with Western blot for confirmatory serodiagnosis of HIV. J Clin Virol 52(Suppl 1):S41–4

Towbin H, Staehelin T, Gordon J (1979) Electrophoretic transfer of proteins from polyacrylamide gels to nitrocellulose sheets: procedure and some applications. Proc Natl Acad Sci U S A 76:4350–4354

Wiechelman KJ, Braun RD, Fitzpatrick JD (1988) Investigation of the bicinchoninic acid protein assay: identification of the groups responsible for color formation. Anal Biochem 175:231–237

Zoller L, Cremer J, Faulde M (1993) Western blot as a tool in the diagnosis of Lyme borreliosis. Electrophoresis 14:937–944

第十五章 聚合酶链反应和实时定量荧光聚合酶链反应

15

Georgette D. Kanmogne

摘要

三十多年前发展起来的聚合酶链反应(polymerase chain reaction,PCR)技术已经彻底改变了分子生物学。PCR 应用在许多领域,包括遗传学、分子克隆、传染病和遗传性疾病的诊断以及法医学等。PCR 技术的改进包括了诸如反转录 PCR、实时 PCR、实时逆转录 PCR 等相关技术的发展。本章概述了当前的 PCR 和 PCR 相关技术的相关特点。

关键词

PCR;定量 PCR;mRNA;互补 DNA;逆转录

15.1 前言

聚合酶链反应是一个由引物和脱氧核苷三磷酸(deoxynucleoside triphosphates,dNTPs)介导、由 DNA 聚合酶催化的对特定 DNA 序列进行扩增的酶促反应。这个反应可以产生上百万的原始 DNA 模板的副本。自近 30 年前开始发展以来(Saiki et al. 1985, 1986;Mullis et al. 1986),PCR 技术已经得到了改进和广泛应用,包括逆转录 PCR、实时荧光定量 PCR、实时逆转录 PCR。这些 PCR 相关技术现在是许多实验室常用的分子生物学技术(Bartlett and Stirling 2003;Hue-Roye and Vege 2008);其应用涵盖许多领域,包括遗传学、分子克隆、传染病和遗传性疾病的诊断以及法医学(Gause and Adamovicz 1994;Ishmael and Stellato 2008)。

15.2 PCR

15.2.1 试剂

- DNA 样本:1~100ng(基因组 DNA 可达 500ng)。
- 引物:限定扩增序列的寡核苷酸,最佳长度 18~22 对碱基对(bp)(一般是 15~30 个 bp;大约含 50% 的 GC)。最终浓度:每个引物的浓度为

G.D. Kanmogne(✉),哲学博士,医学博士
美国内布拉斯加大学医学中心　药理学与实验神经科学系
美国内布拉斯加州奥马哈
邮编 985800
邮箱:gkanmogne@unmc.edu

0.1~0.5μmol/L。

- dNTPs：工作浓度为 dATP、dGTP、dCTP 和 dTTP 各 200μmol/L。
- 10× PCR 缓冲液：包含 100mmol/L Tris-HCl、pH 8.3 和 500mmol/L KCl。
- 氯化镁：储存液浓度为 25mmol/L；工作浓度为 1.5~4mmol/L。
- 酶：Taq DNA 聚合酶。

最终试剂浓度

PCR 混合物（反应体系总量为 25μL）

试剂	样本量	终浓度
超纯水	#	1×
10×PCR 缓冲液	2.5μL	1×（10mmol/L Tris-HCl，50mmol/L KCl）
25mmol/L $MgCl_2$	1~4μL	1~4mmol/L
dCTP（10mmol/L）	0.5μL	200μmol/L
dGTP（10mmol/L）	0.5μL	200μmol/L
dATP（10mmol/L）	0.5μL	200μmol/L
dTTP（10mmol/L）	0.5μL	200μmol/L
上游引物	#	0.2~1μmol/L
下游引物	#	0.2~1μmol/L
DNA 样本	#	100~500ng
Taq DNA 聚合酶（5U/μL）	0.125μL	0.625U
总量	25μL	

#：计算引物和必需的 DNA 样本的体积以获得所需的最终浓度，添加超纯水使总反应体系容积为 25μL。所有体系使用等量的 DNA。

注释：

- 最佳的 $MgCl_2$ 浓度可以根据每个体系 DNA 模板和引物的量以及个人经验来决定。
- 最理想的引物浓度可以根据每对引物以及个人经验来决定。
- 为了确保反应条件一致，减少移液量的损失，应充分混合反应体系，包括 PCR 缓冲液、$MgCl_2$、dNTPs、引物和酶。将它们分装至有标记的试管，将每个 DNA 模板添加到相应的试管中。

15.2.2 DNA 扩增步骤

1. 初始化（94~98℃，1~10 分钟）：预启动 PCR 的步骤；
2. 变性（94~98℃，20 秒 ~1 分钟）：加热可以破坏连接互补碱基的氢键，将双链 DNA 分离成单独的单链；
3. 退火（37~65℃，30 秒 ~1 分钟）：在这一步，引物结合到单链 DNA 上，聚合酶再与引物 -DNA 模板结合，开始 DNA 扩增；
4. 延伸（72~76℃，30 秒 ~2 分钟）：在这个步骤中，DNA 聚合酶在 5'-3' 的方向增加 dNTPs 来合成新的与模板链互补的 DNA 链；
5. 终延伸（70~76℃，5~15 分钟）：这一步是在 PCR 循环结束时进行的，以确保任何一个剩余 DNA 链的完整延伸；
6. 冷却（4℃）：此步骤可在适当的温度下保存样本。

PCR 循环示例：

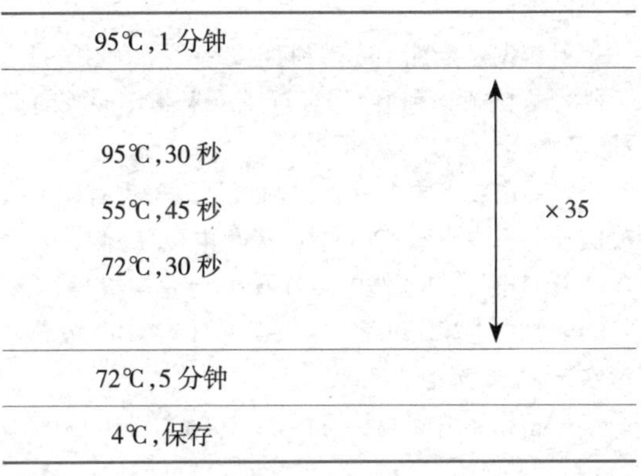

备注：最理想的退火温度是根据每个引物熔化温度及个人经验确定的，最优的循环数需依据靶基因及目的基因的质与量和个人经验决定。

15.2.3 PCR 产物检测

PCR 产物通常是由琼脂糖凝胶检测出来的，可使用 Tris- 硼酸 -EDTA 电泳缓冲液（TBE）或 Tris- 醋酸 -EDTA 电泳缓冲液（TAE）。

制备一系列 5× 或 10× 的 TBE 缓冲液，也可以制备 50× 的 TAE 缓冲液，室温储存。使用前稀释成 1× 的工作液。

缓冲液组成：

1×TBE：90mmol/L Tris，90mmol/L 硼酸，2mmol/L EDTA，pH 8.3

1×TAE 缓冲液：40mmol/L Tris，20mmol/L 醋酸，1mmol/L EDTA，pH 8.0

琼脂糖凝胶的制备：

• 将所需要的琼脂糖量与 TAE 或 TBE 缓冲液在锥形瓶中混合。较低的琼脂糖浓度(0.5%~1%)能为更高分子量的 DNA 提供了更好的分辨率(500bp 以上);较高的琼脂糖浓度(1%~2%)能为更低分子量的 DNA 提供更好的分辨率(500bp 以下)。

• 用微波炉加热 1 到 3 分钟使琼脂糖融化,使用烤箱手套轻轻地旋转以确保完整均匀地融解。

• 冷却琼脂糖溶液至 50℃,加入溴化乙啶(ethidium bromide,EtBr)(0.2~0.5μg/mL),轻摇混合;溴化乙啶是一种染料,它能在 DNA 双链碱基对间交联,当暴露在紫外线下时可使双链 DNA 发出荧光。

• 将凝胶倒入一个插有梳子的铸造托盘中(铸造托盘必须用胶带封住末端或者用凝胶铸造侧壁以免泄漏)。可以使用两种梳子,这取决于样品的数量。让凝胶在室温凝固,约需 1 小时。

电泳:

• 根据仪器制造商指导将电泳装置装配在一起。

• 去除梳子和凝胶胶口(或用来制作凝胶封口的其他带子)。

• 将凝胶盘放入一个水平电泳槽,确保有梳子的凝胶全部都在电泳槽内阴极(黑色电极)一侧。因为 DNA 带负电,在电泳槽中会向阳极(红色电极)移动。

• 加入电泳缓冲液(1×TAE 或 1× TBE)填充电泳室,确保凝胶全部被淹没。

• 根据制造商建议,将每个 DNA 样本与含有示踪染料,如溴酚蓝或者二甲苯氰化染料的上样缓冲液混合,(如:试剂盒 TrackIt Cyan/Orange 上样缓冲液)(目录号:10482-028)或 BlueJuice 凝胶缓冲液(目录号:10816-015)。最终样本量取决于梳子的大小和厚度。

• 在电泳缓冲液中移取 DNA 样本并将其小心装入凝胶孔中,避免样品扩散和分散。

• 至少载入一个分子量标记物。

• 盖上电泳盒盖子,连上电源(红线接红色插头,黑线接黑色插头)。

• 打开电源,接入电流(大约 70V,40mA),跑胶 30 分钟 ~1 小时,或者直到跑在前面的染料大约到凝胶的一半或三分之二。

• 关掉电源,拔掉电线,打开电泳槽盖子。除去凝胶托盘;使用紫外线发生器使凝胶中的 DNA 可视化,也可对凝胶拍照(图 15.1)。注意实验室安全程序,采用避免皮肤暴露于化学品和紫外线的必要预防措施。

• 清理所有使用过的设备,将凝胶丢弃至生物危险收纳器皿中。

备注:

1. 对于每一个 PCR 实验,使用一个不含 DNA 的阴性对照(一个含有所有在其他样本中使用并且终浓度相同的试剂但不含 DNA 模板的样本)。阴性对照可以控制交叉污染或试剂污染。如果可行,也可以使用一个阳性对照。

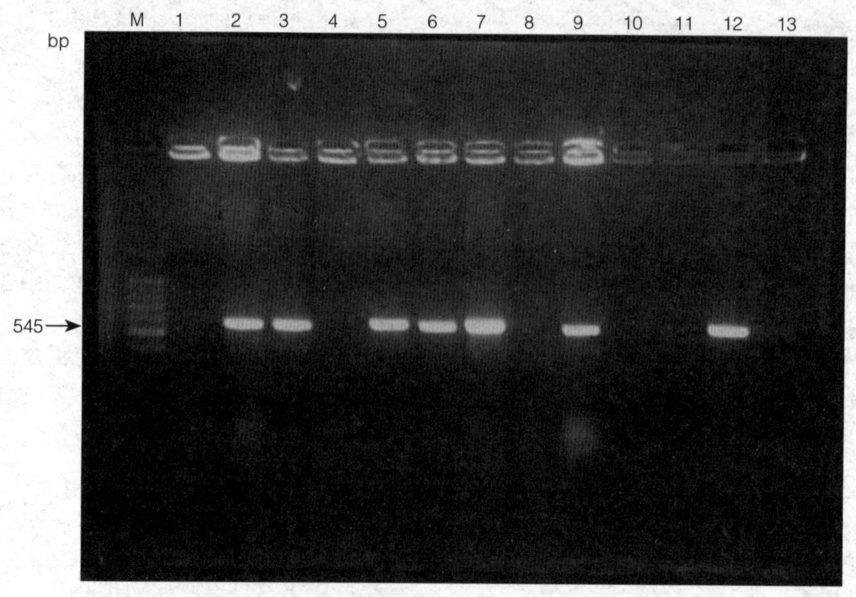

图 15.1 人类免疫缺陷病毒感染者质粒 DNA 样本扩增后的凝胶电泳。PCR 靶向 HIV-1 包膜序列 545bp 在第 2、3、5、6、7、9、12 号泳道有扩增,在第 1、4、8、10、11 和 13 条泳道中没有检测到任何扩增

2. 琼脂糖的量取决于铸造托盘的大小。

3. 琼脂糖的浓度将取决于实验和目标 DNA 的分子量(MW),较低的琼脂糖浓度(0.5%~1%)能为更高分子量的 DNA(500bp 以上)提供更好的分辨率,较高的琼脂糖浓度(1%~2%)能为更低分子量的 DNA(500bp 以下)提供更好的分辨率。

4. EtBr 染色也可以在电泳之后进行,将凝胶置于 EtBr 溶液(0.5μg/mL)中孵育 30 分钟,接着在蒸馏水中去脱色大约 30 分钟以去除多余的 EtBr,减少背景荧光。

5. 凝胶上样缓冲液可以在实验室制备,例:6×蓝色/橙色的上样染料,由 0.4% 的橙色 G、0.03% 溴酚蓝、0.03% 二甲苯苯胺、15% 聚蔗糖 400、10mmol/L Tris-HCl(pH 7.5)和 50mmol/L EDTA 组成,pH 8.0。

15.3 PCR 相关技术

15.3.1 热启动 PCR

热启动 PCR 是在最初变性阶段后的 PCR 酶促反应。热启动可以减少原始引物二聚体的形成、引物失调和非特异性扩增,最终使得 PCR 特异性和敏感性增加、扩增产量也增加(D'Aquila et al. 1991;Chou et al. 1992)。热启动 PCR 是在最初的变性步骤之后添加 DNA 聚合酶的,这涉及额外的样本处理(Chou et al. 1992)。目前,用于热启动 PCR 的酶有以下商业来源,如:JumpStart™ Taq 或 REDTaq DNA 聚合酶(Sigma,St. Louis,MO);GoTaq 热启动聚合酶(Promega,Madison,WI);AmpliTaq Gold® or Platinum® Taq DNA 聚合酶(Life Technologies,Foster City,CA)。这些热启动酶通常会阻碍抗体中和,在室温条件下阻碍 Taq 聚合酶活性,其活性会在第一步 PCR 变性过程中恢复。

15.3.2 巢式 PCR

巢式 PCR 是一个两步的 PCR 过程,使用两对引物。第一对引物(外引物)在第一个 PCR 步骤使用,用于扩增目标序列。第一次扩增所得 PCR 产物(反应体积的 10%~20%)会在第二个 PCR 步骤中用作 DNA 模板,使用内部(嵌套的)引物结合在第一次扩增的产物上,用来扩增第二个 DNA 目标序列,其长度比第一个序列短。这将增加 PCR 特异性。因为如果没有最初存在的目标序列,没有一个被放大的过程,在第二次 PCR 过程中就没有其他扩增。巢式 PCR 对扩增长 DNA 也很有用,可以增加特异性和灵敏度。

15.3.3 逆转录 PCR

这一技术可用于 RNA 的表达及其半定量检测(Clementi et al. 1995;Salomon 1995;Cale et al. 1998;Halford et al. 1999)。使用逆转录酶和 oligo(dT) 引物或随机引物,目标样本中的 RNA 被反向转录成互补 DNA(cDNA)。cDNA 在 PCR 中可以被用作模板,用引物瞄准感兴趣的基因,扩增与之对应的序列(Clementi et al. 1995;Salomon 1995;Cale et al. 1998;Halford et al. 1999)。扩增出的 cDNA 可通过琼脂糖凝胶电泳或磷光成像来检测。

逆转录 PCR 产物定量

逆转录 PCR(RT-PCR)的产物也可以通过内参同时扩增目标 RNA 来定量(如转录已知统一表达的样本)。每个样本的扩增子可通过内参标准化,由此也可以比较样本间的差异(Gause and Adamovicz 1994;Clementi et al. 1995)。目标 RNA 同时也可以进行已知浓度的无关 RNA 的扩增。PCR 后,已知浓度的无关 RNA 可以用来生成一条标准曲线,用于评估其他样本的转录水平(Tsai and Wiltbank 1996;Halford et al.1999)。

注:逆转录酶和逆转录装置可以从几个商业来源获得,并且每个试剂通常都有制造商推荐的反向转录标准操作。

15.4 实时荧光定量 PCR 或定量 PCR

实时荧光定量 PCR 是一种非常敏感的技术,用于核酸的绝对和实时量化(Arya et al. 2005;Kubista et al. 2006)。它使用与传统 PCR(变性、退火和扩展)相同的原则,同时也利用 DNA 结合蛋白荧光染料(如 SYBR 绿色)或探针(如 TaqMan 探针)在扩增时发出荧光信号的特性,可以对 PCR 产物进行实时检测和量化(Lie and Petropoulos 1998;Johansson 2006)。实时荧光定量 PCR 也可以定量在生物样本中少量的 mRNA、DNA 或 cDNA(Lie and Petropoulos 1998;Ginzinger 2002;Johansson 2006)。

15.4.1　实时荧光定量 PCR 分类

目前通过实时荧光定量 PCR 对基因进行检测和定量主要有三种方法(VanGuilder et al. 2008；Whitman and Dunbar 2008)。

1. 使用 DNA 结合染料的实时荧光定量 PCR(如 SYBR Green、SYTO 9、EVA Green、LC Green1)：PCR 反应依靠 SYBR 荧光染料掺入 DNA 双链后，发射荧光信号。在 PCR 反应过程中，扩增产物(双链 DNA)总量的增加和荧光信号的增加完全同步，从而可以实现实时测定。这种方法相比其他定量 PCR(qPCR)而言成本更低。由于使用的荧光染料并不是序列特异性的，可以插入任何双链 DNA，包括错配片段、引物二聚体和非特异性扩增片段等，因此，如果采用荧光染料的方法，必须要保证 DNA 或 RNA 样本中没有污染、引物是特异性的、并且反应条件(如变性温度)为最佳，以确保没有引物二聚体和错误引导的产生。

2. 使用荧光引物的实时荧光定量 PCR(如 Amplifluor® 系统或 LUX™ 荧光引物)：在这些实验中，荧光基团直接加入了特异性的靶引物。因此，引物每生成一条新的 DNA 链(退火和延伸过程)，就有荧光信号产生。荧光基团标记的引物通常含有发夹结构，3' 端标记一个荧光基团，而 5' 端标记一个淬灭基团(Amplifluor® 系统)(Lie and Petropoulos 1998)。当引物没有与 DNA 链结合时，发夹结构将会抑制荧光信号；当引物和靶 DNA 结合(退火和延伸之后)并在扩增过程中成为线性，荧光信号便会发出(Johansson 2006；Quellhorst and Rulli 2008)。

3. 使用荧光探针的实时荧光定量 PCR(如 TaqMan® 探针)：这个过程非常特异和灵敏。其使用两个靶点特异的引物(上游引物和下游引物)和一个探针(Lie and Petropoulos 1998；McChlery and Clarke 2003；Quellhorst and Rulli 2008)。荧光报告基团共价连接至探针的 5' 末端，另一个荧光染料(淬灭剂，如 TRMRA)共价连接至探针的 3' 末端。探针完整时，报告基团和淬灭剂相距很近，报告基团发出的荧光被淬灭剂所吸收(Quellhorst and Rulli 2008)。PCR 扩增时，Taq DNA 聚合酶的 5'-3' 外切酶活性将探针酶切降解，使报告荧光基团和淬灭荧光基团分离，从而荧光监测系统可实时测定到荧光信号(Lie and Petropoulos 1998；McChlery and Clarke 2003；Johansson 2006)。探针通常和需要扩增的靶 DNA 序列互补，这便增加了反应的特异性。

15.4.2　实时荧光定量 PCR 测定 RNA

逆转录定量 PCR(qRT-PCR)对于 RNA 或 mRNA 的绝对定量是一个有效方法(Tsai and Wiltbank 1996；Bustin 2000；Bustin et al. 2005)。总 RNA 或 mRNA 使用逆转录酶、随机六聚体或 oligo(dT)引物逆转录为 cDNA，得到的 cDNA 用于实时荧光定量 PCR(Lutfalla and Uze 2006)，这使得 RNA 或 mRNA 可以实现实时测定(Bustin 2000；Bustin et al. 2005；Schefe et al. 2006)。qRT-PCR 通常有两个操作步骤，但一步 qRT-PCR 也可以实现。

1. 一步 qRT-PCR：实验中，逆转录和 qPCR 在试管中一步完成，试管中加有 RNA、逆转录酶和其他逆转录试剂(靶点特异性引物、缓冲液、dNTPs)，以及 Taq DNA 聚合酶和其他 qPCR 试剂(引物、探针、缓冲液、dNTPs 和 MgCl2)。反应循环条件设置为先进行逆转录，再进行 qPCR(Invitrogen 2008；Quellhorst and Rulli 2008)。原则上，Taq DNA 聚合酶在逆转录时是无活性的，而 cDNA 扩增一旦开始，高温(第一步变性的过程)便会使逆转录酶失活，同时激活 Taq DNA 聚合酶。

一步 qRT-PCR 操作步骤相对简便，但也存在许多问题。比如，逆转录过程中引物和探针的存在，会增加错误引导和引物二聚体的生成(Chou et al. 1992)。同样地，大多数逆转录反应最好单独进行，而 DNA/cDNA 扩增也最好单独在引物、退火温度和其他 PCR 条件最佳的情况下进行(Cale et al. 1998)。而在一步 qRT-PCR 中，将逆转录缓冲液和 Taq DNA 聚合酶缓冲液混合，很难确保逆转录和 qPCR 都处于最佳反应条件。最后，在一步 qRT-PCR 中，所有生成的 cDNA 都只被用于一个 qPCR 实验，这对于一些有限的样本或者有限的生物材料而言并不合适。

2. 两步 qRT-PCR：实验中，RNA 首先被用于逆转录，如上所述(RT-PCR)，采用逆转录酶、随机六聚体或 oligo(dT)引物和 dTNPs。生成的 cDNA 的 10%~20% 用于作为 qPCR 的模板(Invitrogen 2008；Quellhorst and Rulli 2008)。虽然两步 qRT-PCR 需要更多的时间和操作步骤，但其有几个优点：得到的 cDNA 可以保存用于多个 qPCR 实验以分析多个基因，这对于处理有限的生物样本而言非常重要；两步 qRT-PCR 具有更高的灵敏性，因为逆转录和 qPCR 是分开进行的，两个实验可以分别处于最佳的条件下进行。

15.4.3　qRT-PCR 和 qPCR 的对照

为了确定扩增的特异性和效率，并确保没有污染，每一次 PCR 都必须设置对照。这些对照包括：

• 阴性对照 1：为了检查基因组 DNA 的污染。在逆转录一步中，用一管加有和其他管相同的试剂，并保证最终浓度相同，但是不加入逆转录酶。没有逆转录酶，便没有 cDNA 生成。因此，一旦有 DNA 产生，便是基因组 DNA 的污染。逆转录过程中通常在样本中加入 DNA 酶 I，以减少 RNA 样本中 DNA 的污染。

• 阴性对照 2：为了检查污染或交叉污染。在 qPCR 一步中，用一管加入和其他管相同的试剂，并保证最终浓度相同，但是不加入 RNA 或 cDNA。

• 阳性对照：当实验是为了证明特定基因的表达或缺失时，可以采用已知表达目的基因的样本作为阳性对照。

这些对照均可以用于传统 PCR 和 RT-PCR。

15.4.4　qRT-PCR 和 qPCR 的标准化和质量控制

以下做法可确保标准化和最佳扩增反应：

• 确保核酸没有降解并检查 RNA（或 DNA）的纯度和质量：高质量的 RNA 吸光度比率 A260/A280 在 1.8 到 2.0 之间（Wilfinger et al. 1997），高质量的 DNA 吸光度比率 A260/A280 则在 1.7 到 2.0 之间（Promega 2008）。

• 在 RT-PCR 和 qRT-PCR 实验时，要对所有样本进行 RNA 定量，以确保所有样本 RNA 上样总量相差不大。

• 在 qPCR 实验时，要对所有样本进行 DNA 定量，以确保所有样本 DNA 上样总量相差不大。

• 确保两条引物之间，或者引物和探针之间没有互补序列，这可以避免引物和探针之间退火以及引物二聚体的形成。

• 对最佳的扩增而言，引物长度应该在 18~28bp，GC 含量约为 50%，并且不能含有较长的重复核苷酸序列（Invitrogen 2008）。

• 避免加样误差，否则会导致上样量的不一致。

• 在使用实时荧光定量 PCR 仪之前，要确保按照厂家说明书对仪器进行了校准。

• 每一个样本应该上复孔或三孔，以测定可重复性。

• 选择一个参考基因或管家基因，其在所有样本中大量并稳定表达（如：GAPDH 或 beta-actin），并且不受样本处理的影响。

• 靶基因和参考基因同时进行 qRT-PCR 或 qPCR，并且所有结果根据参考基因进行标准化。

• 在每一次 qPCR 实验时，对标准品连续稀释至不同浓度以得到标准曲线。这可以帮助我们判断扩增的效率和灵敏度，以及是否存在加样误差（图 15.2）。

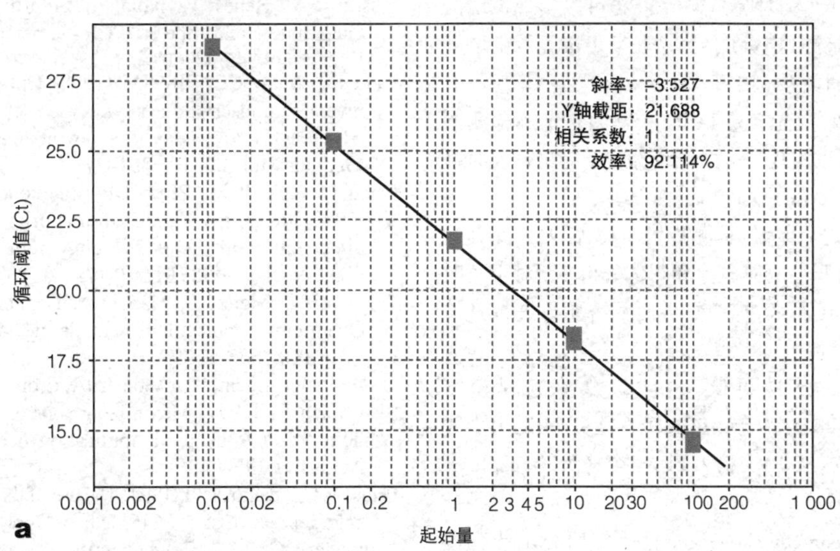

图 15.2　标准曲线由人脑微血管内皮细胞 RNA 连续稀释得到（RNA 浓度：0.01、0.1、1、10 和 100ng/mL）。在逆转录之后，cDNA 样本用人 GAPDH 引物进行实时荧光定量 PCR。和曲线 b 相比，曲线 a 展现出更高的扩增效率以及更好的数据拟合度，曲线 b 的重复样本标准差也更大，可能是由于加样误差

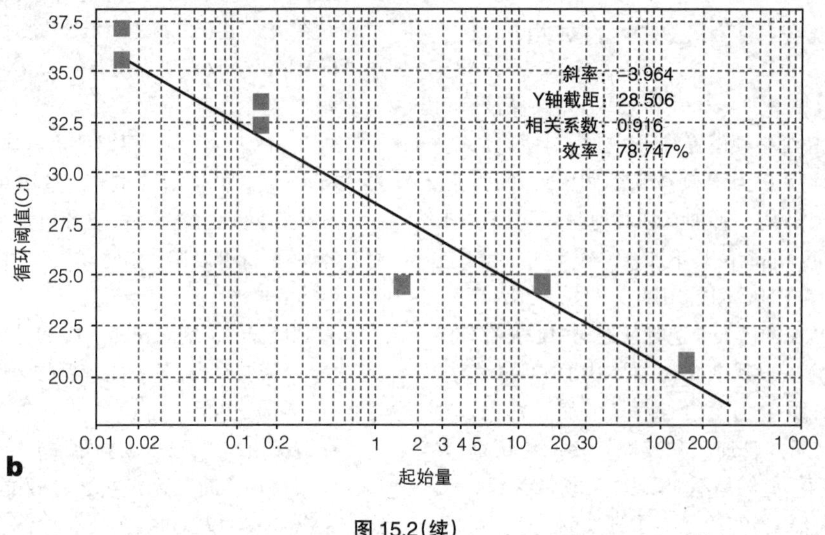

图 15.2（续）

15.5　PCR 和实时荧光定量 PCR 的比较

• PCR 和逆转录 PCR 主要用于定性，扩增之后得到产物的最终总量和最初用于反应的 DNA 或 mRNA/cDNA 的量无关。

• PCR 产物的检测是在最后一步进行的，并且不能进行准确定量。因此，PCR 不是定量实验（可以半定量）。相反，实时荧光定量 PCR 可以实现扩增产物的动力学检测（定量），指数增长期可以显示扩增子数量和时间的关系。

• 在实时荧光定量 PCR 中，基因扩增和检测同步进行，这可以实现每一个循环都对反应进行实时检测和定量（Hue-Roye and Vege 2008）。

• PCR 之后，为了检测扩增产物，需要一些其他操作（比如琼脂糖凝胶电泳和图像分析）；而对于实时荧光定量 PCR 而言，扩增之后便不需要再进行其他操作。

• PCR 敏感性更低，并且动力学范围较窄（>2logs），而实时荧光定量 PCR 敏感性更高，动力学线性范围也更宽（从 10 个拷贝到 10^9 个拷贝）（Quellhorst and Rulli 2008）。

致谢： Georgette Kanmogne 博士的研究工作获得美国国家精神健康研究院基金资助（基金号：1RO1 MH081780 和 1RO1 MH094160）。

（徐玉霞　王子燕　译）

参考文献

Arya M, Shergill IS, Williamson M, Gommersall L, Arya N, Patel HR (2005) Basic principles of real-time quantitative PCR. Expert Rev Mol Diagn 5:209–219

Bartlett JM, Stirling D (2003) A short history of the polymerase chain reaction. Methods Mol Biol 226:3–6

Bustin SA (2000) Absolute quantification of mRNA using real-time reverse transcription polymerase chain reaction assays. J Mol Endocrinol 25:169–193

Bustin SA, Benes V, Nolan T, Pfaffl MW (2005) Quantitative real-time RT-PCR—a perspective. J Mol Endocrinol 34:597–601

Cale JM, Shaw CE, Bird IM (1998) Optimization of a reverse transcription-polymerase chain reaction (RT-PCR) mass assay for low-abundance mRNA. Methods Mol Biol 105:351–371

Chou Q, Russell M, Birch DE, Raymond J, Bloch W (1992) Prevention of pre-PCR mis-priming and primer dimerization improves low-copy-number amplifications. Nucleic Acids Res 20:1717–1723

Clementi M, Menzo S, Manzin A, Bagnarelli P (1995) Quantitative molecular methods in virology. Arch Virol 140:1523–1539

D'Aquila RT, Bechtel LJ, Videler JA, Eron JJ, Gorczyca P, Kaplan JC (1991) Maximizing sensitivity and specificity of PCR by pre-amplification heating. Nucleic Acids Res 19:3749

Gause WC, Adamovicz J (1994) The use of the PCR to quantitate gene expression. PCR Methods Appl 3:S123–S135

Ginzinger DG (2002) Gene quantification using real-time quantitative PCR: an emerging technology hits the mainstream. Exp Hematol 30:503–512

Halford WP, Falco VC, Gebhardt BM, Carr DJ (1999) The inherent quantitative capacity of the reverse transcription-polymerase chain reaction. Anal Biochem 266:181–191

Hue-Roye K, Vege S (2008) Principles of PCR-based assays. Immunohematology 24:170–175

Invitrogen (2008) Real-time PCR: from theory to practice. www.invitrogencom

Ishmael FT, Stellato C (2008) Principles and applications of polymerase chain reaction: basic science for the practicing physician. Ann Allergy Asthma Immunol 101:437–443

Johansson MK (2006) Choosing reporter-quencher pairs for efficient quenching through formation of intramolecular dimers. Methods Mol Biol 335:17–29

Kubista M, Andrade JM, Bengtsson M, Forootan A, Jonak J, Lind K, Sindelka R, Sjoback R, Sjogreen B, Strombom L, Stahlberg A, Zoric N (2006) The real-time polymerase chain reaction. Mol Aspects Med 27:95–125

Lie YS, Petropoulos CJ (1998) Advances in quantitative PCR technology: 5′ nuclease assays. Curr Opin Biotechnol 9:43–48

Lutfalla G, Uze G (2006) Performing quantitative reverse-transcribed polymerase chain reaction experiments. Methods Enzymol 410:386–400

McChlery SM, Clarke SC (2003) The use of hydrolysis and hairpin probes in real-time PCR. Mol Biotechnol 25:267–274

Mullis K, Faloona F, Scharf S, Saiki R, Horn G, Erlich H (1986) Specific enzymatic amplification of DNA in vitro: the polymerase chain reaction. Cold Spring Harb Symp Quant Biol 51(Pt 1):263–273

Promega (2008) Genomic DNA Purification Instructor's Manual. www.promegacom

Quellhorst G, Rulli, S. (2008) A systematic guideline for developing the best real-time PCR primers. What we have learned from designing assays for more than 14,000 genes. SABiosciences www.SABiosciencescom

Saiki RK, Bugawan TL, Horn GT, Mullis KB, Erlich HA (1986) Analysis of enzymatically amplified beta-globin and HLA-DQ alpha DNA with allele-specific oligonucleotide probes. Nature 324: 163–166

Saiki RK, Scharf S, Faloona F, Mullis KB, Horn GT, Erlich HA, Arnheim N (1985) Enzymatic amplification of beta-globin genomic sequences and restriction site analysis for diagnosis of sickle cell anemia. Science 230:1350–1354

Salomon RN (1995) Introduction to reverse transcription polymerase chain reaction. Diagn Mol Pathol 4:2–3

Schefe JH, Lehmann KE, Buschmann IR, Unger T, Funke-Kaiser H (2006) Quantitative real-time RT-PCR data analysis: current concepts and the novel "gene expression's CT difference" formula. J Mol Med (Berl) 84:901–910

Tsai SJ, Wiltbank MC (1996) Quantification of mRNA using competitive RT-PCR with standard-curve methodology. Biotechniques 21:862–866

VanGuilder HD, Vrana KE, Freeman WM (2008) Twenty-five years of quantitative PCR for gene expression analysis. Biotechniques 44:619–626

Whitman DF, Dunbar SA (2008) Real-time polymerase chain reaction detection methods. Recent Pat DNA Gene Seq 2:20–26

Wilfinger WW, Mackey K, Chomczynski P (1997) Effect of pH and ionic strength on the spectrophotometric assessment of nucleic acid purity. Biotechniques 22(474–476):478–481

第五部分

纳米药物

第十六章　纳米制剂　16

Xin-Ming Liu and Tatiana K. Bronich

摘要

现有针对中枢神经系统(central nervous system,CNS)疾病的诊断治疗方法在递送到CNS环节受到限制。同时,血-脑屏障(blood-brain barrier,BBB)的存在阻碍了很多潜在的诊断和治疗制剂向大脑的递送。为了解决这些问题,各种纳米制剂技术应运而生,以提高其递送效率。在本章中,我们讨论了目前广泛使用的纳米制剂,包括脂质体、聚合物胶束和纳米混悬剂的制备、特点及其可能存在的问题。希望本章可以为神经科学家在基础和临床研究上提供新的纳米制剂工具。

关键词

纳米制剂;脂质体;胶束;纳米混悬剂

16.1　前言

神经科学研究的进展对理解外周和中枢神经系统(central nervous system,CNS)疾病的病理特点和新型治疗方法,尤其是CNS病症,有着重要的影响(Orlacchio et al. 2010)。中枢神经系统疾病包括但不限于,病毒和细菌性神经感染和相关性脑炎、神经炎症性疾病如多发性硬化、神经变性疾病包括阿尔茨海默病(Alzheimer's diseases,AD)和帕金森病(Parkinson's diseases,PD)以及脑瘤。中枢神经系统病因复杂,且与多种因素有关,如衰老、各种外周疾病或感染因子、遗传改变、免疫系统问题,脑或脊髓损伤以及环境毒素的接触等(Mayeux 2003)。神经系统疾病是最具破坏性并且治疗最昂贵的公共卫生问题之一。不幸的是,现有的治疗方案疗效有限且面临着巨大挑战。部分原因是大脑在细胞和分子水平上的不对称性,以及中枢神经系统特有的解剖结构。此外,血-脑屏障会阻碍许多潜在的诊断治疗药物向大脑递送(Loch-Neckel and Koepp 2010)。迄今为止,递送治疗药物到脑部通常需要使用高度侵入性的手段。故迫切需要新技术来解决这些问题,并且改善CNS疾病的诊断和治疗效果。纳米药物制剂,是纳米技术

X.-M. Liu,博士(✉)·T.K. Bronich,博士(✉)
美国内布拉斯加大学医学中心　药理学与实验神经科学系;纳米药物与药物递送研究中心;
药学系纳米药物与药物递送研究中心
美国内布拉斯加州奥马哈
邮编 68198
邮箱:xliu@unmc.edu;tbronich@unmc.edu

在医药上的应用，为生物医学研究，最主要是用于癌症研究提供了革命性的工具。这些技术在提高诊断治疗药物向 CNS 递送的效率中发挥着重要作用，并具有提供新型治疗方式的潜力（Haney et al. 2011）。

为了使基础和临床神经科学家运用纳米制剂这一研究工具，我们选择了目前广泛使用的纳米制剂，以供本章讨论。这些制剂包括脂质体，聚合物胶束和纳米混悬剂。我们还将讨论通过生物共轭的方法来修饰构建体的表面，以靶向特定的细胞类型；每种纳米制剂的背景及潜在应用。对制备方法、代表性结果和其潜在问题也将作详细说明。

16.2　脂质体

16.2.1　目标

在治疗脑部肿瘤时，由于多数抗癌药物血 - 脑屏障通过率较低，故需使用高剂量的常规系统化疗（Groothuis 2000）。然而，其副作用使其临床使用受限。针对肿瘤靶点或穿透 BBB 而构建的递送系统能将抗癌药物的疗效最大化，并将系统毒性和副作用最小化（Krauze et al. 2007）。脂质体是最早用于药物递送的一种载体，形状为纳米大小的球体，由一层或多层脂质双分子围绕亲水内核组成。药物分子可以进入水性隔室（亲水物质）或脂质双分子层（亲脂性物质）中。通过将聚乙二醇（polyethylene glycol，PEG）连接到脂质体表面可以延长其体内循环时间。为了将聚乙二醇化脂质体靶向到疾病部位，可以用特异性配体修饰载体（Torchilin 2005）。我们将提供一个以叶酸作为靶向配体，负载多柔比星的长循环脂质体的药物制剂制备方案作为范例。

16.2.2　叶酸与 DSPE-PEG$_{2000}$- 胺类脂质偶联

1. 将 0.5g 叶酸加入 10mL 无水二甲基亚砜（dimethyl sulfoxide，DMSO）中，搅拌混合 4~6 小时，直至叶酸完全溶解。

2. 将 0.25mL 无水三乙胺和 0.26g N- 羟基琥珀酰亚胺（N-hydroxysuccinimide，NHS）加入反应溶液，再缓慢加入 0.47g N，N′- 二环己基碳二亚胺（N，N′-dicyclohexylcarbodiimide，DCC）。

3. 将反应溶液于室温、黑暗环境中搅拌过夜。

4. 使用布氏漏斗除去反应溶液中的不溶副产物二环己基脲（dicyclohexylurea，DCU）。

5. 将过滤后的液体滴加到 100mL 二乙醚中以沉淀出叶酸 -NHS 酯。

6. 使用布氏漏斗过滤，并将粉末重新溶解于无水 DMSO 中进行下一步反应或在 4℃下储存。

7. 将 20mg 1，2- 二硬脂酰 -SN- 甘油 -3- 磷酸乙醇胺 -N-［氨基（聚乙二醇）-2000］（DSPE-PEG$_{2000}$-amine）加入溶有 20mg 叶酸 -NBS 酯的 1mL 无水 DMSO 中。

8. 室温下进行反应约 4 小时后，将 2μL 反应溶液置于硅胶薄层色谱（thin layer chromatography，TLC）板上，将该板浸入含有 5% 茚三酮的乙醇溶液中，加热至 100℃以观察反应。在 TLC 板上的茚三酮阳性 DSPE-PEG$_{2000}$-amine 斑点消失表示结合成功。

9. 使用 100% 甲醇溶液作为洗脱液在 Sephadex LH-20 柱上纯化最终产物，以除去未结合的叶酸。

10. 通过 ^{1}H NMR 确认最终产物的结构。

16.2.3　挤出和主动包封法制备多柔比星脂质体并表征鉴定（Gabizon et al. 2003）

1. 以 80：20：4.5：0.5 摩尔比例（最佳配方）将 50mg 二棕榈酰磷脂酰胆碱（dipalmitoylphosphatidylcholine，DPPC）/ 胆固醇 /DSPE-PEG$_{2000}$/DSPE-PEG$_{2000}$- 叶酸的总脂质混合物溶于含有 5mL 氯仿 / 甲醇（2：1 v/v）的圆底烧瓶中。

2. 在旋转蒸发仪中真空蒸发有机溶剂，直至烧瓶壁上形成薄脂质膜；再将烧瓶放置在真空干燥器中 4 小时以除去剩余溶剂。

3. 将 2mL 250mmol/L 硫酸铵加入到含有薄脂质膜的烧瓶中，并于旋转蒸发仪中以 120 转 /min，60℃下旋转 15~20 分钟进行水合。

4. 使用挤出机（Avanti Polar Lipids，USA），在 55~60℃下，通过 400、200 和 100nm 聚碳酸酯膜（每个膜 11 次）将溶液拉伸，然后将样品保持在氮气氛下室温黑暗中至少 2 小时。

5. 将交联葡聚糖 Sephadex G50 柱用磷酸盐缓冲盐液（phosphate buffered saline，PBS）平衡，柱上加载的脂质体分散液，用 PBS 以 1mL/min 的流速洗脱。用 PBS 替代脂质体外的硫酸铵，可在脂质体的内部水性空间和周围介质之间产生硫酸铵浓度梯度，以提高多柔比星脂质体的包封率。

6. 将脂质体转移到圆底烧瓶中，预热至 60℃后，再加入 5mg 多柔比星盐酸盐。旋转蒸发仪以 60℃，100 转 /min 旋转 1 小时，以主动包封多柔比星。保留一份等分试样（50μL）的脂质 - 药物混合物，以确定多柔比星的包封率。

7. 使用 Sephadex G50 色谱柱除去未包封的多柔比星。将 Sephadex G50 基体材料悬浮在水中，并填入 GE Healthcare，HR 10/30 柱。在用 PBS 平衡柱后，用 PBS 作为洗脱缓冲液，以 1mL/min 的流速于柱上分离样品。

8. 使用 UV/Vis 分光光度计，在最初的多柔比星 - 脂质混合物和最终制剂中，于 495nm 的吸光度定量分析多柔比星。在 Triton X-100（终浓度为 1% v/v）存在下绘制多柔比星（0~150nmol）标准溶液的校准曲线，以相同的方式制备测定样品。可以使用标准磷酸盐测定法来定量脂质含量（Fan et al. 2012）。多柔比星包封率的百分比确定为：包封率 =［（DOX/L）制剂 × 100］/（DOX/L）初始值，其中 DOX 和 L 是对应样品中多柔比星和脂质的浓度。

9. 所得脂质体的大小，粒度分布和电位可以通过动态光散射（DLS，例如使用 Nano-Zetasizer，Malvern）来确定。

16.2.4　超声法制备脂质体

1. 按照 16.2.3 中的步骤 1~3 制备多层脂质囊泡（multilamellar lipid vesicles，MLV）。

2. 将 MLV 分散体转移到玻璃小瓶中，0℃水浴。

3. 将超声波探头浸入样品中，并将其调节到距小瓶底部至少 1cm（0.4 英寸）。

4. 用氮气充满小瓶，并在超声处理过程中保持氮气充盈。

5. 打开 Cole Parmer 超声波处理器（Vernon Hills，IL），并将超声波功率设置在约 50% 的振幅输出。

6. 将超声处理时间设置为约 10 分钟，每 30 秒开启和 30 秒关闭（取决于样品体积和浓度），直到分散体由乳白色液体转变为带乳色光的无色液体。

7. 将样品在氮气氛下黑暗室温中放置 4 小时。

8. 于 12 000 转 /min 离心样品 10~15 分钟，以除去超声后的大脂质体和钛颗粒。

9. 按照 16.2.3 中的步骤 5~9 制备和表征负载多柔比星的脂质体。

16.2.5　代表性结果

1. 通常情况下，使用超声法制备的脂质体粒径为 60~80nm（Gast et al. 1982）；这是制备小单层囊泡（small unilamellar vesicles，SUV）的理想方法。根据所使用的聚碳酸酯膜的孔径，挤出法广泛用于制备粒径从 100nm 到几百纳米的大单层囊泡（large unilamellar vesicles，LUV）。

2. 对于弱碱性药物如多柔比星，可以通过主动包封法实现高包封率，这是一种基于跨膜 pH 梯度的常用方法，是弱碱往脂质体内积聚的驱动力。在这种情况下，超过 95% 的多柔比星能够被包裹在具有高药脂比的脂质体中。

16.2.6　注释

1. 乙基 - 二甲基 - 氨基丙基碳二亚胺（Ethyl-dimethyl-aminopropylcarbodiimide，EDC）和 N- 羟基琥珀酰亚胺（*N*-hydroxysuccinimide，NHS）偶联广泛用于将配体结合到脂质体表面上。应当注意不同配体和反应溶剂的共轭效率变化。我们建议进行预实验以优化偶合条件，如脂质 / 配体比例、试剂浓度和比例、溶剂、pH 和温度。

2. 制备脂质膜时，应尽可能薄，大块或厚膜难以水化。

3. 在通过膜挤出脂质体时，要注意应非常缓慢地挤出以避免膜破裂。此外，应在脂质的相变温度以上进行挤出（液晶态）。

4. 需要注意的是，剧烈的超声处理可能会破坏一些药物。超声法制备的 SUV 通常不是很稳定。由于脂质双分子层的高曲率能量，它们易于融合在一起形成较大的囊泡。故建议将样品于室温黑暗中数小时，再通过离心法除去少量融合的 MLV。

5. 缓冲液交换产生的铵 /pH 梯度在包封时是稳定的。为了实现高包封率，缓冲交换和主动包封应该在同一个制备过程中进行。

6. 从脂质体中去除未包封的多柔比星。大多数包封多柔比星的脂质体（呈红色）将首先被洗脱下来，洗脱时间通常为 6~10 分钟。然后柱上可见残留的淡红色，即为少量的未包封多柔比星。

7. 包封非碱性疏水药物于脂质体中，应将药物和脂质溶解在一起，并在挤压或超声处理后制备药物 / 脂质膜进行水化。包封非碱性亲水药物于脂质体中,应将药物溶解于水合缓冲液中进行挤出或超声处理。

16.2.7 讨论

脂质体作为递送载体在生物研究和药物制剂应用领域已得到广泛的使用,它们具有同时包封和递送脂溶性(双层)以及水溶性(核心)药物的独特能力(Maruyama 2011)。PEG 化脂质体可最大程度降低单核巨噬系统(mononuclear phagocytic system,MPS)的清除率,以延长脂质体的循环时间(Immordino et al. 2006)。作为递送载体,长循环脂质体具有防止酶解和快速清除,改变生物分布,降低所包裹药物毒性的能力。目前市售的几种脂质体制剂可用于治疗不同的疾病,例如 Doxil 和 Caelyx(聚乙二醇化脂质体多柔比星)和 DaunoXome(非聚乙二醇化脂质体柔红霉素)(Gaitanis and Staal 2010;Abraham et al. 2005)。为了进一步提高药物递送到所需部位的能力,多年来一直致力于将靶向配体(肽、蛋白质或寡糖)连接在脂质体表面来开发靶向脂质体。也有研究关注将特异性单克隆抗体与脂质体偶联后,对特异细胞进行靶向和传递。目前用于递送药物和 DNA 的免疫脂质体已构建并成功将药物递送到大脑(Xu et al. 2002)。事实上,脂质体已经作为多功能、高效的药物递送系统应用于多个方向,包括在神经科学研究领域(Modi et al. 2010)。

16.3 胶束

16.3.1 目标

聚合物胶束是直径为几十纳米的两亲性嵌段共聚物的纳米组装体,具有独特的核 - 壳结构。胶束的内核装载疏水或两亲性药物分子。壳可避免胶束的分散及药物与血清蛋白及非靶向细胞之间的相互作用。我们将概述基于普朗尼克嵌段共聚物(也称为“泊洛沙姆”)的聚合物胶束,即 PEG-b- 聚(丙二醇)-b-PEG 的三嵌段共聚物的制备。将非核苷逆转录酶抑制剂(reverse transcriptase inhibitor,NNRTI)依法韦仑(efavirenz,EFV)作为模式药物装载到泊洛沙姆 407 胶束中。

16.3.2 固体分散法制备载药聚合物胶束

1. 将泊洛沙姆 407(10mg/mL)和 EFV(1.5mg/mL)溶解在常用的有机溶剂如乙醇、甲醇、乙腈、丙酮、二氯甲烷或氯仿中;将反应溶液转移到圆底烧瓶中,在37℃下搅拌 0.5 小时。

2. 旋转蒸发仪于 45℃真空除去有机溶剂,直至烧瓶壁形成薄的蜡状膜;再将烧瓶放置在真空干燥器中 4 小时以除去剩余溶剂。

3. 搅拌时用水将干膜水化,直至形成含有药物的胶束。

4. 1 000×g 离心 10 分钟或通过 0.2μm 聚碳酸酯膜过滤器过滤胶束分散体,除去未装载的药物。

5. 采用 HPLC 测定胶束中的 EFV 浓度:YMC 辛基 C8 柱(Waters Inc.,Milford,MA),其具有 C8 护筒,流动相由 48% 乙腈 /52% 25mmol/L KH_2PO_4(pH 4.15)组成,流动相流速设为 0.4mL/min,UV/Vis 检测设定为 212nm。

6. 负载 EFV 的胶束大小、粒度分布和电位可以通过动态光散射测定,浓度为约 1mg 胶束 /mL。

16.3.3 胶束萃取法制备载药聚合物胶束

1. 将泊洛沙姆 407(10mg/mL)加至水中,边加边搅拌,直至形成胶束。

2. 将 EFV 溶解在常见的水溶性有机溶剂中,如二甲基甲酰胺、四氢呋喃、乙腈、丙酮、乙醇或甲醇(EFV 浓度 > 20mg/mL),再将 EFV 溶液加入胶束分散体(最终的 EFV 浓度约为 1.5mg/mL)。

3. 将药物胶束溶液置于 3000Da 的透析袋内,并用 2L 蒸馏水透析除去有机溶剂,每 2~4 小时换水,持续透析 24 小时。

4. 可作为步骤 2 和 3 的候选方法,将 EFV 粉末(1.5mg/mL)直接加入胶束溶液中,并搅拌混合物 2~5 天。

5. 按照 16.3.2 中的步骤 4~6 操作。

16.3.4 溶剂蒸发法制备载药聚合物胶束

1. 将泊洛沙姆 407(10mg/mL)和 EFV(1.5mg/mL)溶解在常见的可溶性挥发性有机溶剂如乙醇、甲醇、丙酮或乙腈中,并在 37℃下搅拌 0.5 小时。

2. 在剧烈搅拌下,将泊洛沙姆 407 和 EFV 混合溶液滴入或注入 10 倍体积的水中,得到 3.3mg/mL 的最终聚合物浓度。胶束立即形成。

3. 将胶束分散液搅拌 2 小时，然后在旋转蒸发器仪中减压除去剩余有机溶剂。

4. 按照 16.3.2 中的步骤 4~6 操作。

16.3.5 代表性结果

1. 泊洛沙姆 407 胶束中的 EFV 载药率（定义为装载入聚合物胶束中的药物相对于载药胶束的重量百分比）为约 15%。

2. 包封 EFV 的泊洛沙姆 407 胶束粒径为 25~35nm。聚合物胶束的大小通常在 10~100nm 之间变化。

16.3.6 注释

1. 聚合物胶束的包封率受多种因素的影响，如成核嵌段和药物的结构、共聚物的分子组成、分子量以及溶液温度。聚合物 - 药物混溶性是决定药物载药量的最重要的参数之一。

2. 通过混合具有不同链长的嵌段共聚物，可以优化胶束对疏水性药物的载药能力（Oh et al. 2004）。

3. 为了保持胶束的胶体稳定性，建议在纯水中配制胶束，然后在 PBS 或其他所需介质中进行重构。

4. 对于胶束的制备，挥发性溶剂主要用于固体分散法（如甲醇、四氢呋喃、二氯甲烷或氯仿）和蒸发法（水混溶性溶剂如丙酮、甲醇或四氢呋喃），以促进溶剂的去除。结果表明，有机溶剂的选择和水对溶剂的配比对胶束的物理性能和药物负荷有很大的影响（Kohori et al. 2002）。

16.3.7 讨论

聚合物胶束具有将亲脂性分子负载于疏水性内核的能力，是极具潜力的用于药物递送的纳米载药系统。聚合物胶束作为药物载体的重要性质，例如粒径、稳定性、载药能力和释药动力学可通过嵌段共聚物的结构和成分来改变。聚合物胶束不仅可以增溶疏水性药物，还可以增加跨生理屏障的渗透性，克服耐药性（Kabanov et al. 2002；Batrakova and Kabanov 2008），并通过增强的渗透性和保留效应（enhanced permeability and retention，EPR）（Maeda et al. 2000）或通过连接特定配体以改变其表面性质（Shao et al. 2010），将药物以被动或主动的方式递送于特定组织，完成脑靶向。并且，多种药物和成像剂可以整合到单个胶束中，从而使诊断和治疗一体化（Ferrari 2005）。在过去十年中，多种抗肿瘤药物的胶束制剂已进入临床试验。这些临床研究的结果表明，聚合物胶束降低了这些药物的毒性，也提高了其治疗效果。总之，这种模式有可能开发出向大脑递药的新方法（Gilmore et al. 2008）。

16.4 纳米混悬剂

16.4.1 目标

目前的抗逆转录病毒疗法（antiretroviral therapy，ART）极大地降低了感染人类免疫缺陷病毒（human immunodeficiency virus，HIV）人群的发病率和死亡率。然而，终身使用 ART 将不可避免地增加耐药性和毒性风险。此外，由于递送 ART 药物到病毒组织保护区如 CNS 和生殖器官受到限制，病人表现为不同程度的认知和运动功能障碍以及疾病发展加速。ART 纳米混悬剂（ART nanosuspensions，nanoARTs）的发展已被证明是一种有潜力的制剂策略，可提供疗效长、耐受性好、毒性较小，能够靶向病毒组织保护区，特别是针对 CNS 感染（Kanmogne et al. 2012；Kadiu et al. 2011；Nowacek et al. 2010；Nowacek et al. 2011）。本节将介绍 nanoARTs 的制备方法及特点。选择蛋白酶抑制剂阿扎那韦（atazanavir，ATV）作为模式药物。

16.4.2 使用 NETZSCH MicroSeries 湿磨法制备 ATV 纳米混悬剂（Balkundi et al. 2010）

1. 使用 T-18 Ultra-turrax 混合器将 ATV 晶体（1g）和聚合物表面活性剂 Poloxamer 407（0.5g）与 HEPES 缓冲液（10mmol/L，pH 7.8，100mL）混合，直到完全分散。

2. 打开冷却器和压缩机。

3. 打开控制单元，旋转研磨槽，并将研磨介质（锆陶瓷珠，0.8mm，50mL）装入研磨室。清理研磨室螺纹中的每一个珠子，以避免机械密封件泄漏。

4. 用适当的筛网尺寸和盖子组装件密封和固定研磨室。

5. 将研磨室降低至水平位置，将产品管的出口放入收集容器中。

6. 将 ATV/ 泊洛沙姆 407 混悬液从产品管入口加入，并控制单元启动泵。流速可以从 50mL /min 变化到 150mL/min。

7. 打开搅拌器并控制单元调节速度(620~4 320 转 /min)。通过研磨室上的温度计监测温度，如有热敏化合物避免过热。

8. 在不同的时间点收集混悬液的等分试样，使用 DLS 监测 ATV 纳米混悬剂的粒径和粒度分布，直至获得所需粒径的 ATV 纳米混悬剂。

9. 收集样品，关闭泵，松开盖组件上的螺母，并从室中取出所有的珠子。

10. 以 10 000 转 /min 离心所得的 ATV 纳米混悬剂 30 分钟，收集颗粒，并将其重悬于相同量的新配表面活性剂溶液中。

11. 采用 HPLC 测定纳米混悬剂中的 ATV 浓度：YMC 辛基 C8 柱(Waters Inc.，Milford，MA)其具有 C8 护筒，流动相由 48% 乙腈 /52% 25mmol/L KH_2PO_4(pH 4.15)组成，流动相流速为 0.4mL/min，UV/Vis 检测设为 212nm。

16.4.3 使用 Avestin EmulsiFlex C5 均质器通过高压匀浆制备 ATV 纳米混悬剂(Balkundi et al. 2010)

1. 将 ATV 和泊洛沙姆 407(参见 16.4.2 中的步骤 1)的混悬液转移到均质器中并启动再循环装置。

2. 打开冷却器，开始匀浆。

3. 将压力逐渐增加至 20 000 ± 2 000psi，继续匀浆，并通过 DLS 监测 ATV 混悬剂的粒径，直至获得所需的粒径。

4. 收集所得的 ATV 纳米混悬剂，然后关闭均质器。

5. 以 10 000 转 /min 离心所得的 ATV 纳米混悬剂 30 分钟，收集沉淀物，并重悬于相同体积的新配表面活性剂溶液中。

6. 确定 ATV 浓度(参见 16.4.2 中的步骤 11)。

16.4.4 代表性结果

当使用泊洛沙姆 407 作为表面活性剂时，通过湿磨或高压均质化方法，可以制备平均粒径为 300nm，聚合物分散指数(polydispersity index，PDI)为 0.2，电势为 -20mV 的 ATV 纳米混悬剂。这些方法具有高载药率(约 75%)。无论制备方法如何，纳米混悬剂中的 ATV 颗粒的典型形态是具有光滑边缘的细棒。

16.4.5 注释

1. 通常需要多个均质循环以获得所需的粒度。循环的数目取决于药物的硬度、所需的平均粒度和均一度。预期均质循环次数越多，获得的粒径就越小。均质循环的最佳次数可以通过分析每次循环后药物的粒度和分散指数来确定。

2. 对于湿磨，筛网尺寸应至少为珠粒的一半，以避免产品堵塞过滤器。在出口压力达到 100psi 前，不要开始研磨。研磨速度可以从 620 转 /min 调整到 4 320 转 /min，在研磨过程中可以通过监测研磨温度进行调节，以避免热敏化合物出现过热的情况。

3. 与湿磨技术相关的一个问题是研磨过程中研磨材料可能会被腐蚀和污染。然而，对于某些具有高硬度的药物，即使超过 20 个循环也可能难以通过匀浆法制备纳米混悬剂。在这种情况下，仍优先考虑湿磨法；但应仔细考虑研磨介质的类型和数量，药物浓度和体积以及研磨时间，避免侵蚀研磨介质。随着基于聚苯乙烯树脂的研磨介质的出现，该问题已经得到很大程度地解决(Patravale et al. 2004)。

4. 表面活性剂 / 稳定剂的类型和用量对纳米混悬剂的物理稳定性和体内性质具有明显的影响。在一些情况下，需要稳定的成分混合以获得性质稳定的纳米混悬剂。

16.4.6 讨论

新开发的大部分候选药物都不溶于水，因此生物利用度较低。将其制备为纳米混悬剂已成为解决这个问题的有效方法。湿磨和高压均质化，这两个主要的自上而下的技术，可以把粗料分解成用表面活性剂包裹和稳定的纯固体药物晶体，即纳米胶体分散物，以此来制备纳米混悬剂(Junghanns and Muller 2008；Van Eerdenbrugh et al. 2008)。与其他纳米载体相比，纳米混悬剂具有几个主要优点，例如载药量高(超过 70%)、药物的物理和化学稳定性增加、药物赋形剂和给药体积量少，以及可避免和去除有毒有机溶剂。最近的研究发现，在 HIV 感染动物模型中，结晶 nanoART 混悬剂可以持续释药，并且显著改善药代动力学和治疗功效(Dou et al. 2009；Kanmogne et al. 2012)。

(江帆 魏鑫 译)

参考文献

Abraham SA, Waterhouse DN, Mayer LD, Cullis PR, Madden TD, Bally MB (2005) The liposomal formulation of doxorubicin. Methods Enzymol 391:71–97

Balkundi S, Nowacek AS, Roy U, Martinez-Skinner A, McMillan J, Gendelman HE (2010) Methods development for blood borne macrophage carriage of nanoformulated antiretroviral drugs. J Vis Exp (46): 2460

Batrakova EV, Kabanov AV (2008) Pluronic block copolymers: evolution of drug delivery concept from inert nanocarriers to biological response modifiers. J Control Release 130:98–106

Dou H, Grotepas CB, McMillan JM, Destache CJ, Chaubal M, Werling J, Kipp J, Rabinow B, Gendelman HE (2009) Macrophage delivery of nanoformulated antiretroviral drug to the brain in a murine model of neuroAIDS. J Immunol 183:661–669

Fan J, Zhang Y, Chuang-Smith ON, Frank KL, Guenther BD, Kern M, Schlievert PM, Herzberg MC (2012) Ecto-5′-nucleotidase: a candidate virulence factor in Streptococcus sanguinis experimental endocarditis. PLoS One 7(6):e38059

Ferrari M (2005) Cancer nanotechnology: opportunities and challenges. Nat Rev Cancer 5:161–171

Gabizon A, Horowitz AT, Goren D, Tzemach D, Shmeeda H, Zalipsky S (2003) In vivo fate of folate-targeted polyethylene-glycol liposomes in tumor-bearing mice. Clin Cancer Res 9:6551–6559

Gaitanis A, Staal S (2010) Liposomal doxorubicin and nab-paclitaxel: nanoparticle cancer chemotherapy in current clinical use. Methods Mol Biol 624:385–392

Gast K, Zirwer D, Ladhoff AM, Schreiber J, Koelsch R, Kretschmer K, Lasch J (1982) Auto-oxidation-induced fusion of lipid vesicles. Biochim Biophys Acta 686:99–109

Gilmore JL, Yi X, Quan L, Kabanov AV (2008) Novel nanomaterials for clinical neuroscience. J Neuroimmune Pharmacol 3:83–94

Groothuis DR (2000) The blood–brain and blood-tumor barriers: a review of strategies for increasing drug delivery. Neuro Oncol 2:45–59

Haney MJ, Zhao Y, Li S, Higginbotham SM, Booth SL, Han HY, Vetro JA, Mosley RL, Kabanov AV, Gendelman HE, Batrakova EV (2011) Cell-mediated transfer of catalase nanoparticles from macrophages to brain endothelial, glial and neuronal cells. Nanomedicine (Lond) 6:1215–1230

Immordino ML, Dosio F, Cattel L (2006) Stealth liposomes: review of the basic science, rationale, and clinical applications, existing and potential. Int J Nanomedicine 1:297–315

Junghanns JU, Muller RH (2008) Nanocrystal technology, drug delivery and clinical applications. Int J Nanomedicine 3:295–309

Kabanov AV, Batrakova EV, Alakhov VY (2002) Pluronic block copolymers for overcoming drug resistance in cancer. Adv Drug Deliv Rev 54:759–779

Kadiu I, Nowacek A, McMillan J, Gendelman HE (2011) Macrophage endocytic trafficking of antiretroviral nanoparticles. Nanomedicine (Lond) 6:975–994

Kanmogne GD, Singh S, Roy U, Liu XM, McMillan J, Gorantla S, Balkundi S, Smith N, Alnouti Y, Gautum N, Zhou Y, Poluektova L, Kabanov A, Bronich T, Gendelman HE (2012) Mononuclear phagocyte intercellular crosstalk facilitates transmission of cell targeted nanoformulated antiretroviral drugs to human brain endothelial cells. Int J Nanomedicine 7:2373–2388

Kohori F, Yokoyama M, Sakai K, Okano T (2002) Process design for efficient and controlled drug incorporation into polymeric micelle carrier systems. J Control Release 78:155–163

Krauze MT, Noble CO, Kawaguchi T, Drummond D, Kirpotin DB, Yamashita Y, Kullberg E, Forsayeth J, Park JW, Bankiewicz KS (2007) Convection-enhanced delivery of nanoliposomal CPT-11 (irinotecan) and PEGylated liposomal doxorubicin (Doxil) in rodent intracranial brain tumor xenografts. Neuro Oncol 9:393–403

Loch-Neckel G, Koepp J (2010) The blood–brain barrier and drug delivery in the central nervous system. Rev Neurol 51:165–174

Maeda H, Wu J, Sawa T, Matsumura Y, Hori K (2000) Tumor vascular permeability and the EPR effect in macromolecular therapeutics: a review. J Control Release 65:271–284

Maruyama K (2011) Intracellular targeting delivery of liposomal drugs to solid tumors based on EPR effects. Adv Drug Deliv Rev 63:161–169

Mayeux R (2003) Epidemiology of neurodegeneration. Annu Rev Neurosci 26:81–104

Modi G, Pillay V, Choonara YE (2010) Advances in the treatment of neurodegenerative disorders employing nanotechnology. Ann N Y Acad Sci 1184:154–172

Nowacek AS, McMillan J, Miller R, Anderson A, Rabinow B, Gendelman HE (2010) Nanoformulated antiretroviral drug combinations extend drug release and antiretroviral responses in HIV-1-infected macrophages: implications for neuro AIDS therapeutics. J Neuroimmune Pharmacol 5: 592–601

Nowacek AS, Balkundi S, McMillan J, Roy U, Martinez-Skinner A, Mosley RL, Kanmogne G, Kabanov AV, Bronich T, Gendelman HE (2011) Analyses of nanoformulated antiretroviral drug charge, size, shape and content for uptake, drug release and antiviral activities in human monocyte-derived macrophages. J Control Release 150:204–211

Oh KT, Bronich TK, Kabanov AV (2004) Micellar formulations for drug delivery based on mixtures of hydrophobic and hydrophilic Pluronic block copolymers. J Control Release 94:411–422

Orlacchio A, Bernardi G, Orlacchio A, Martino S (2010) Stem cells: an overview of the current status of therapies for central and peripheral nervous system diseases. Curr Med Chem 17:595–608

Patravale VB, Date AA, Kulkarni RM (2004) Nanosuspensions: a promising drug delivery strategy.

J Pharm Pharmacol 56:827–840
Shao K, Huang R, Li J, Han L, Ye L, Lou J, Jiang C (2010) Angiopep-2 modified PE-PEG based polymeric micelles for amphotericin B delivery targeted to the brain. J Control Release 147:118–126
Torchilin VP (2005) Recent advances with liposomes as pharmaceutical carriers. Nat Rev Drug Discov 4:145–160
Van Eerdenbrugh B, Van den Mooter G, Augustijns P (2008) Top-down production of drug nanocrystals: nanosuspension stabilization, miniaturization and transformation into solid products. Int J Pharm 364:64–75
Xu L, Huang CC, Huang W, Tang WH, Rait A, Yin YZ, Cruz I, Xiang LM, Pirollo KF, Chang EH (2002) Systemic tumor-targeted gene delivery by anti-transferrin receptor scFv-immunoliposomes. Mol Cancer Ther 1:337–346

第十七章　神经纳米药物 17

JoEllyn M. McMillan, Xin-Ming Liu, and Howard E. Gendelman

摘要

开发用于治疗人类免疫缺陷病毒(human immunodeficiency viral, HIV)感染的纳米药物已迫在眉睫。由此我们实验室设计了一种利用单核吞噬细胞作为纳米粒载体的新型给药手段。纳米药物载体与中枢神经系统特异性相关,可以靶向炎症部位,包括脑部疾病的炎症部位,并且能够提高疗效。纳米药物在抗艾滋病毒感染方面有着广阔前景,但目前尚未取得突破性成果。而纳米制剂技术应用转化于临床治疗方面已展现出巨大潜力,相信这一僵局将很快被打破。本章内容综述了这项技术的发展前景,并概述了制备和检测纳米粒的方法。纳米制剂技术不仅适用于神经系统的病毒感染,而且和本系列书籍的其他内容密切相关。

关键词

纳米粒;HIV;抗逆转录病毒治疗;纳米抗逆转录病毒治疗;细胞递药;巨噬细胞

17.1　前言

消除人类免疫缺陷病毒需要将抗逆转录病毒制剂和免疫调节剂递送到包括肠道、淋巴和神经系统组织在内的感染部位(Palmer et al. 2011)。通过利用靶向纳米制剂进行抗逆转录病毒治疗(nanoformulated antiretroviral therapy, nanoART)可以实现这一目标(Kim et al. 2010; Batrakova et al. 2011; McMillan et al. 2011; Mahajan et al. 2012; Re et al. 2012)。这种可应用于广泛疾病(包括感染、创伤、卒中、因错误折叠聚集的蛋白质导致的相关疾病、环境毒素中毒和代谢失调)的脑部靶向治疗方式几乎引发了一场医学“革命”(de Vries et al. 1997, 2012; Rosenberg 1997; Frank-Cannon et al. 2009; Graves and Vernino 2012; Kanwar et al. 2012)。针对艾滋病毒而言,这种脑部靶向治疗可以利用单核巨噬细胞(mononuclear phagocyte, MP;单

J. M. McMillan,博士
美国内布拉斯加大学医学中心　药理学与实验神经科学系
美国内布拉斯加州奥马哈
邮编 985800
邮箱:jmmcmillan@unmc.edu

X.-M. Liu·H. E. Gendelman, M.D.(✉)
美国内布拉斯加大学医学中心　药理学与实验神经科学系;纳米药物与药物递送研究中心;药学系纳米药物与药物递送研究中心
美国内布拉斯加州奥马哈
邮编 985800
邮箱:xliu@unmc.edu;hegendel@unmc.edu

核细胞，巨噬细胞和树状细胞）的生理功能，例如吞噬作用、细胞间信息传递、以及在人体组织内的物质交换和物质运输，达到治疗目的（Mosser 2003；Mosser and Edwards 2008）。因此，我们实验室开发了一种基于单核巨噬细胞的纳米抗逆转录病毒治疗的载药系统（MP nanoART carriage system），它利用细胞作为药物储备库，并通过这种方式将药物从血液中转移到病毒活跃生长的组织中发挥治疗作用（Dou et al. 2006，2009；Nowacek et al. 2009，2011；Kadiu et al. 2011；Dash et al. 2012；Gautam et al. 2013）。随着慢性病毒感染导致的并发症出现，这种载药系统的优越性更加凸显（Doitsh et al. 2010；d'Ettorre et al. 2011；Nischang et al. 2012）。实际上，病毒感染导致的持续免疫反应为载药单核巨噬细胞提供了目标方向（Dash et al. 2012；Roy et al. 2012；Martinez-Skinner et al. 2013）。以这种方式，细胞可以寻找病毒感染的部位并减轻病毒感染。这种治疗方法还可以产生一个保护性效应，可以为大脑神经胶质细胞（小胶质细胞和星形胶质细胞）网络产生继发的和持续的表型转换，令先天性免疫失活并且减少大量神经毒性炎症介质（包括兴奋性毒素、炎症细胞因子、抗炎细胞因子和趋化因子）的释放。这些将最终改善脑内稳态，并显著减少 HIV 引起的代谢性脑部疾病的认知和运动症状，同时提高对微生物的清除能力，如：吞噬作用、胞内杀灭、促进抗原呈递、修复在血 - 脑屏障（blood brain barrier，BBB）中由毒性蛋白质和其他免疫产物外渗导致的损伤（de Vries et al. 1997；Rosenberg 1997；O'Callaghan et al. 2008；Kanwar et al. 2012）。虽然疾病的机制十分复杂，但机制中的每一个环节都给干预治疗提供了可能性。

下文概述的纳米制剂实验方案，简单介绍了我们实验室是如何制备聚合物药物，如何在体外进行血源性巨噬细胞检测，以及如何将实验室测试结果转化到药代动力学和生物分布数据。这些结果也能启示学生和科研人员，可尝试使用相同或相似的方法来开发其他脑靶向的单核巨噬细胞载药系统，利用这些特殊细胞的携带和储存药物的能力来改善神经系统疾病的治疗结果。

17.2 实验步骤

17.2.1 NanoART 的制备

通过高压均质法制备 nanoART 混悬液的方法详见第 16 章，现总结如下。

1. 称取 1g 疏水性药物晶体（例如，阿扎那韦游离碱）和 0.5g 聚合物类表面活性剂泊洛沙姆 407（P407），并使用 T-18 Ultraturrax 混合器（IKA® Works Inc，Wilmington，NC）将二者与 100mL HEPES 缓冲液（10mmol/L，pH 7.8）一同混合，以获得完全分散溶液。

2. 将混悬液转移到均质器（Avestin C3 homogenizer；Avestin Inc，Ottawa，ON）的容器中，确保冷却器在开始再循环之前就已经开启。

3. 将压力逐渐增加到 20 000 ± 2 000psi，并继续均质化，直到通过动态光散射（DLS）测定达到目标粒径。这通常需要 45 到 60 分钟。

4. 将均质混悬液转移到 50mL 离心管中，并以 10 000 × g 离心 30 分钟。收集离心管中沉淀并用等体积的新鲜的 0.2%（w/v）P407 水溶液重悬。通过 DLS 确定粒径、电荷和多分散性。

5. 使用紫外光 / 可见光检测的反相高效液相色谱法（high-performance liquid chromatography with UV/visible detection，HPLC-UV/Vis）（Nowacek et al. 2009）和 / 或超高效液相色谱 - 质谱法（ultraperformance liquid chromatography-tandem mass spectrometry，UPLC-MS/MS）（Huang et al. 2011）测定样品的药物浓度。

17.2.2 叶酸靶向 NanoART 的制备

1. 叶酸与氨基泊洛沙姆 407 的偶联方法与第 16 章中描述的方法相似，只是氨基 P407 替代了 1，2- 二硬脂酰 - 磷脂酰乙醇胺 - 甲基 - 聚乙基 - 乙二醇缀合物 -2000（DSPE-PEG$_{2000}$）- 胺（1，2-distearoyl-phosphatidylethanolamine-methyl-polyethyl-eneglycol conjugate-2000（DSPE- PEG$_{2000}$）-amine）（图 17.1）（见文末彩图）。

2. 制备叶酸修饰的 nanoART：称重 1.0g 结晶药物，0.2g 叶酸修饰的 P407（FA-P407）和 0.3g P407，并使用 Ultraturrax 混合器将以上物质与 HEPES 缓冲液（10mmol/L，pH 7.8）混合，直到完全分散。

3. 使用 Avestin C3 均质器将样品均质化，同 17.2.1 一节中制备 nanoART 的方法一致。

4. 以 10 000 × g 离心 30 分钟后，将纳米粒沉淀重悬于等体积的新鲜的 0.2% P407 水溶液中。

5. 确定药物含量，具体操作与 17.2.1 一节中的方法一致。

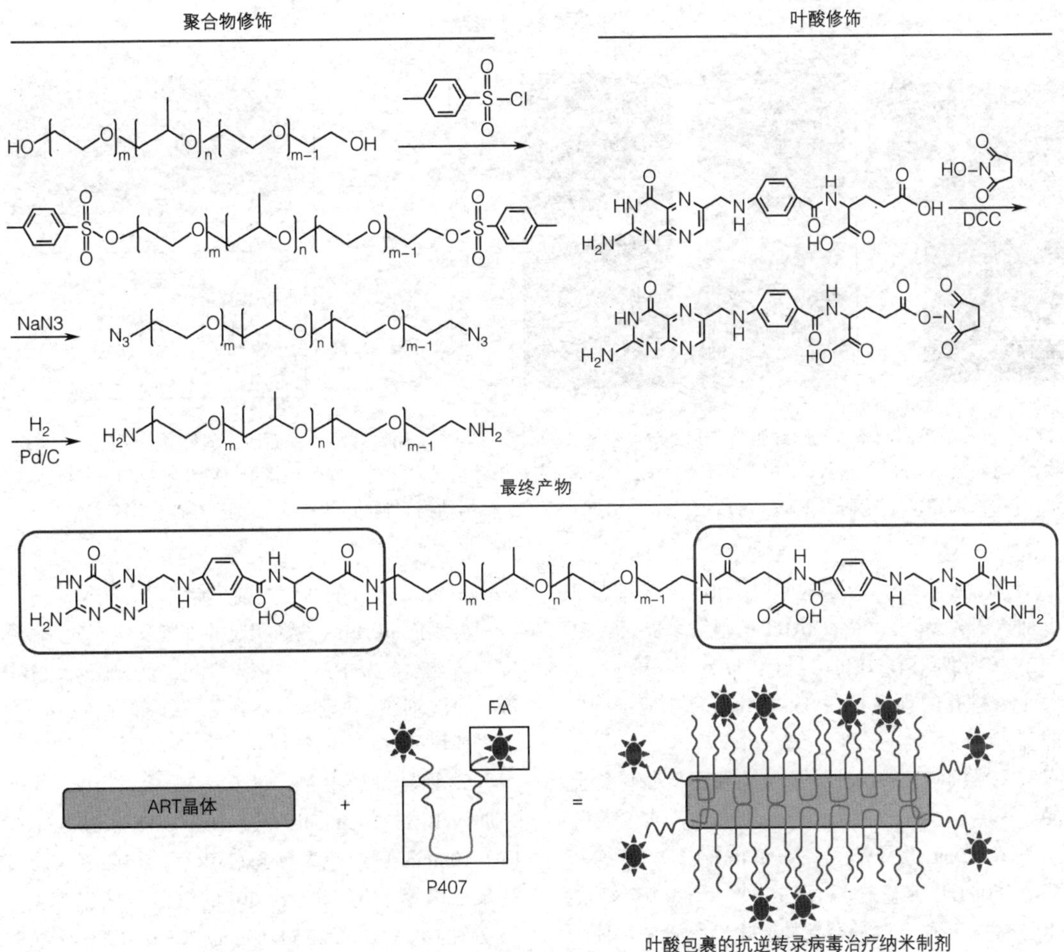

图 17.1　叶酸包被的抗逆转录病毒治疗纳米制剂的合成。活化的泊洛沙姆 407（P407）和叶酸（FA）组合形成叶酸修饰的 P407（FA-P407）。每个聚合物链以两个叶酸分子（以红色框显示）进行修饰。同时加入 FA-P407 与 P407 包裹抗逆转录病毒（ART）药物晶体，通过高压均质法得到 FA 包裹的 nanoART

17.2.3　NanoART 的细胞摄取测定

1. 细胞培养。在含有 10% 热灭活的人血清、1% 谷氨酰胺、50μg/mL 庆大霉素、10μg/mL 环丙沙星和 1 000U/mL 重组人巨噬细胞集落刺激因子（macrophage colony-stimulating factor，MCSF）的 Dulbecco's Modified Eagles Medium（DMEM）中培养人外周血单核细胞，放置于 37℃，5% CO_2 培养箱中，12 或 6 孔组织培养板中细胞密度为 1.5×10^6 个细胞 /mL。培养细胞 7 天，使单核细胞分化为单核细胞源性巨噬细胞。在第 5 天将一半培养基更换为新鲜培养基。

2. NanoART 处理。按所需药物浓度，将 nanoART 加入到新鲜培养基（无 MCSF）中。涡旋混合获得均匀的 nanoART 分散液。将处理过的培养基一式三份加入 3 个培养孔中。

3. NanoART 摄取。细胞检测的过程总结在图 17.2（见文末彩图）中。为了确定 nanoART 的细胞摄取能力，在预期的时间点，从 3 个孔中除去处理过的培养基，并用 PBS 冲洗三次。将细胞于 1mL 新鲜的 PBS 浓集，置于 1.7mL 微量离心管中，于 4℃，1 000 × g，离心 10 分钟，弃去上清，加入 200μL HPLC 级甲醇。插入超声探头以 20% 振幅短时间超声裂解细胞。在药物分析之前可将样品储存在 -80℃。

17.2.4　NanoART 在细胞内的滞留和释放

1. 在选定的时间点（通常确定为 > 80% 摄取发

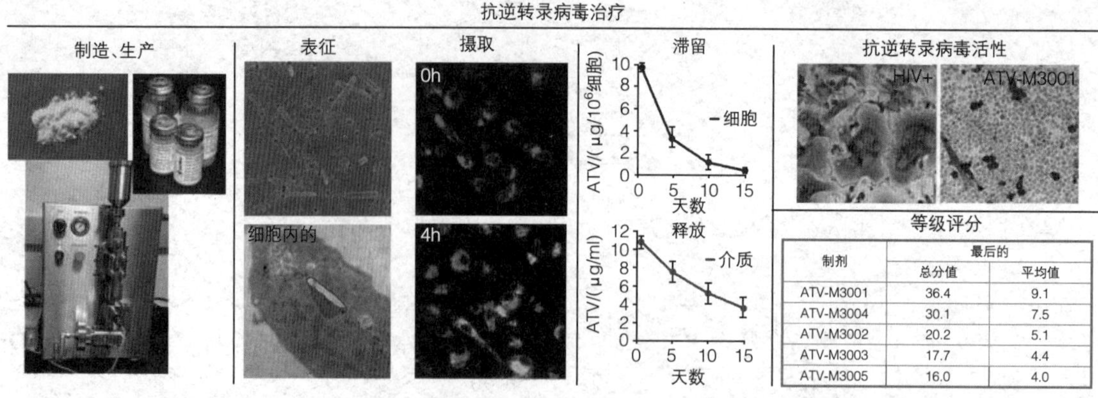

制剂	最后的	
	总分值	平均值
ATV-M3001	36.4	9.1
ATV-M3004	30.1	7.5
ATV-M3002	20.2	5.1
ATV-M3003	17.7	4.4
ATV-M3005	16.0	4.0

图 17.2　nanoART 的制备、表征、细胞筛选和评分原理图。通过高压均质法用聚合物类表面活性剂包裹晶状抗逆转录病毒药物，并对粒径、多分散性指数、ζ 电位和形状表征。在细胞实验中筛选具有能被巨噬细胞摄取、滞留、释放和具有抗逆转录病毒活性的 nanoART。按照 Nowacek 等所述（Nowacek et al. 2011），根据动物实验的适用性对制剂进行评分排名

生的时间），去除细胞培养基，并用 PBS 洗涤细胞三次。加入不含 MCSF 和 nanoART 的新鲜培养基。

2. 按照细胞摄取中的方法（第 17.2.3 节，第 3 步），在每个处理孔的预定日期，收集 1mL 含相应细胞的培养基。

3. 按照第 17.2.3 节所述，处理和存储每份细胞样品。

4. 在 1.7mL 微量离心管中，加 1mL 100% HPLC 级甲醇至 150μL 培养基中。漩涡 10 秒。以 20 000×*g* 离心 10 分钟。转移上清液至新的微量离心管中。使用 SpeedVac®（Savant，Thermo Fisher Scientific，Waltham，MA）在不加热的情况下浓缩样品，大约 4 小时。药物分析前将干燥样品储存在 -80℃。

17.2.5　NanoART 的体外抗逆转录病毒疗效

1. 在选定的时间点（参照第 17.2.4 节细胞内滞留实验），从细胞培养孔中吸弃处理过的培养基，并用 PBS 洗涤 3 次。加入不含 MCSF 和 nanoART 的新鲜培养基。

2. 在预定时间，通常是第 1、5、10 和 15 天，除去培养基，用含有 0.01 病毒颗粒 / 细胞感染多重性的 $HIV\text{-}1_{ADA}$ 的新鲜培养基代替。24 小时后清除病毒感染培养基，更换新鲜无病毒的培养基。

3. 继续再培养细胞 10 天，每隔一天更换一半的培养基，或根据需要继续更换以保持细胞活力。感染后 10 天，从各孔中收集 3×10μL 的培养基，置于 96 孔板中。用于测定 HIV 逆转录酶（reverse transcriptase，RT）的活性之前可储存于 -80℃。

4. 用 1mL PBS 洗涤相应的细胞三次。向每个孔中加入 4% 多聚甲醛，并在 4℃下放置过夜。次晨用 PBS 冲洗细胞，并于 4℃下在 PBS 中储存，在用于染色之前可一直在 4℃储存。

5. 逆转录酶检测。向步骤 3 的每个 10μL 样品中加入 10μL 100mmol/L Tris-HCl（pH7.9），300mmol/L KCl，10mmol/L 二硫苏糖醇（DTT）和 0.1% 壬基苯氧基聚乙氧基乙醇 -40（NP-40）的溶液。在 37℃孵育 15 分钟。然后加入 25μL 50mmol/L Tris-HCl（pH 7.9），150mmol/L KCl，5mmol/L DTT，15mmol/L $MgCl_2$，0.05% NP-40，10μg/mL 多聚腺嘌呤核糖核苷酸，0.25U/mL 寡脱氧胸苷酸 oligo d（T）12-18 和 10μCi/mL ^{3}H-TTP 的溶液，在 37℃孵育 18 个小时。向每个样品加入 50μL 用冰预冷的 10% 三氯乙酸，并将样品收集到单独的玻璃微纤维过滤器上。通过 β- 闪烁光谱法测定 ^{3}H-TTP 是否掺入。

6. HIV-1 p24 染色。从步骤 4 的固定细胞中吸弃 PBS，并加入含 1% Triton X-100 的 10% 牛血清白蛋白（bovine serum albumin，BSA），在室温下孵育 30 分钟。加入含 1% Triton X-100 的 10% BSA 中以 1∶100 稀释的小鼠抗人 p24 抗体（M0857，Dako，Carpinteria，CA），在室温下孵育 2~3 小时。在室温下用 PBS 洗涤 15 分钟。加入抗小鼠二抗（K4000，Dako EnVision+ System HRP 标记的聚合物抗小鼠抗体），在室温下放置 30~45 分钟。在室温下用 PBS 洗涤 15 分钟。加入 300~400μL 二氨基联苯胺（D4293-SET，Sigma，St.Louis，MO；1 片溶于 5mL 去离子水），直至出现棕色。吸弃液体并加入 500μL 苏木精染色（hematoxylin

stain)60秒。用PBS洗涤5分钟,洗3次。使用明场共聚焦显微镜成像。

17.2.6 NanoART的药代动力学和生物分布

1. 使用HPLC-UV/Vis和UPLC-MS/MS对在17.2.1中制备的冻干nanoART或在17.2.2中制备的靶向nanoART混悬液进行药物含量(wt%)测定。

2. 根据药物剂量(mg药物/kg体重)和每次治疗的动物数确定研究需要多少药物。

3. 通过研究所需药物的剂量计算并称量适量的nanoART。

4. 将nanoART混悬在足够的PBS中,以每25g小鼠不超过50μL的最终注射体积给药。涡流混合注射混悬液以使nanoART分散均匀。保存10μL混悬液,通过HPLC-UV/Vis和UPLC-MS/MS进行药物定量。

5. 在进行nanoART治疗前先记录每只小鼠的体重。使用带27G针头的结核菌素注射器通过肌内或皮下注射将nanoART按剂量给药。

6. 使用0.5mm的动物采血针Goldenrod animal lancet(MEDIpoint, Inc., Mineola, NY),通过对21日龄的小鼠进行连续的脸颊穿刺,收集100μL血液,加入肝素化的微量离心管中。在4℃下以1 500×g离心10分钟,将上清液移到干净的新离心管中以获得血浆。在用于UPLC-MS/MS进行药物定量之前,可一直储存于-80℃。

7. 在实验的最后阶段,使用批准许可的麻醉方法麻醉小鼠。使用具有27G针头的1cm注射器,通过心脏穿刺的方法将血液收集到肝素化的离心管中,并且按步骤6中操作制备血浆。将27G蝶形针插入右心房,并用PBS通过蠕动泵进行灌流,以除去组织中残留的血液。收集所有组织并称重。收集完成后立即将组织迅速放入液氮中冷冻,并储存在-80℃,直至用于UPLC-MS/MS进行药物分析。

17.3 注释

1. 只有疏水性药物可以制备成结晶nanoART。因为制备nanoART要求药物不溶于水性缓冲液,所以该方法不适合用于将亲水性药物制备为纳米制剂。

2. 这些步骤展示了如何将泊洛沙姆制备成nanoART。其他聚合物类表面活性剂[例如DSPE-mPEG$_{2000}$,聚乙烯醇(PVA)和十二烷基硫酸钠(SDS)]也可以用于制备nanoART。(Nowacek et al. 2011)。这些聚合物使纳米颗粒带负电。而在聚合物涂层中加入1,2-二油酰氧基-3-三甲基铵丙烷(1,2-dioleoyloxy-3-trimethylammoniumpropane, DOTAP)则让纳米颗粒带正电。推荐使用具有生物相容性和生物可降解性的聚合物材料制备的nanoART。

3. 这些步骤展示了加入叶酸作为靶向配体的方法。其他靶向配体,如甘露糖、N-甲酰基-甲硫氨酰-亮氨酰-苯丙氨酸(*N*-formyl-methionyl-leucyl-phenylalanine, fMLP)、HIV-gp120和转铁蛋白,也可用作为靶向配体,靶向特异性白细胞和T细胞受体。可以在聚合物包裹层上添加荧光探针,由此可以确定亚细胞分布(Kadiu et al. 2011; Puligujja et al. 2013)和体内巨噬细胞的颗粒摄取情况(Gautam et al. 2013)。

4. 这些步骤展示了如何通过具有紫外/可见光检测的反相HPLC定量nanoART混悬液和冻干nanoART的药物含量。HPLC柱的类型、流动相和用于检测的波长都取决于所配制的药物(Nowacek et al. 2011)。HPLC-UV/Vis定量测定适合于测量纳米混悬液和细胞中的药物。使用UPLC-MS/MS可以提高体内样品中药物检测和定量的灵敏度(Huang et al. 2011)。

5. 这些步骤展示了如何使用人单核细胞源性巨噬细胞对nanoART进行检测。也可以使用其他细胞类型,包括人或动物的永生化巨噬细胞和T细胞系、淋巴母细胞、内皮细胞和神经元细胞(Dou et al. 2006; Kanmogne et al. 2012)。细胞的选择对于靶向制剂测试是非常重要的。

6. 这些步骤展示了小鼠的药代动力学和生物分布检测。也可以使用其他动物物种(包括非人灵长类动物)进行药代动力学分析(Gautam et al. 2013)。

7. 小鼠的药代动力学和生物学分布研究,从剂量方案和给药途径方面,为HIV感染动物模型(包括人源化小鼠和非人类灵长类动物)中的药物动力学和抗病毒药效研究提供了重要信息(Dash et al. 2012; Roy et al. 2012; Epstein et al. 2013)。

17.4 讨论

使用高压均质法可以很简便地制备基于细胞传递的抗逆转录病毒药物纳米制剂。晶状纳米制剂适用于制备疏水性药物；亲水性药物可以用其他方法制备成纳米制剂。如本章所述，通过在相应的细胞(如 MDM)中的多种测试，可以筛选是否适用于细胞传递的制剂，包括细胞摄取、滞留和抗病毒效力。并可以通过其他实验来确定纳米粒在非降解性的胞内结构中存储和释放药物的路线。nanoART 载体对细胞功能的影响可以通过蛋白质组学、细胞因子阵列、功能分析和毒性测试来评估(Bressaniet al. 2011；Kanmogne et al. 2012；Martinez- Skinner et al. 2013)。主动靶向特殊细胞受体的 nanoART 可以增强细胞摄取、滞留，以及抗病毒效力。体内药代动力学和药效学评估提供了有力证据确认其能够延长药物递送时间，有效对抗病毒，靶向到达病毒存活部位(如中枢神经系统 CNS)(Dash et al. 2012；Kanmogne et al. 2012；Roy et al. 2012；Epstein et al. 2013；Puligujja et al. 2013)。这些工作重点突出了将 nanoART 应用于临床相关治疗所必需的体外和体内的临床前研究(图 17.3)(见文末彩图)。

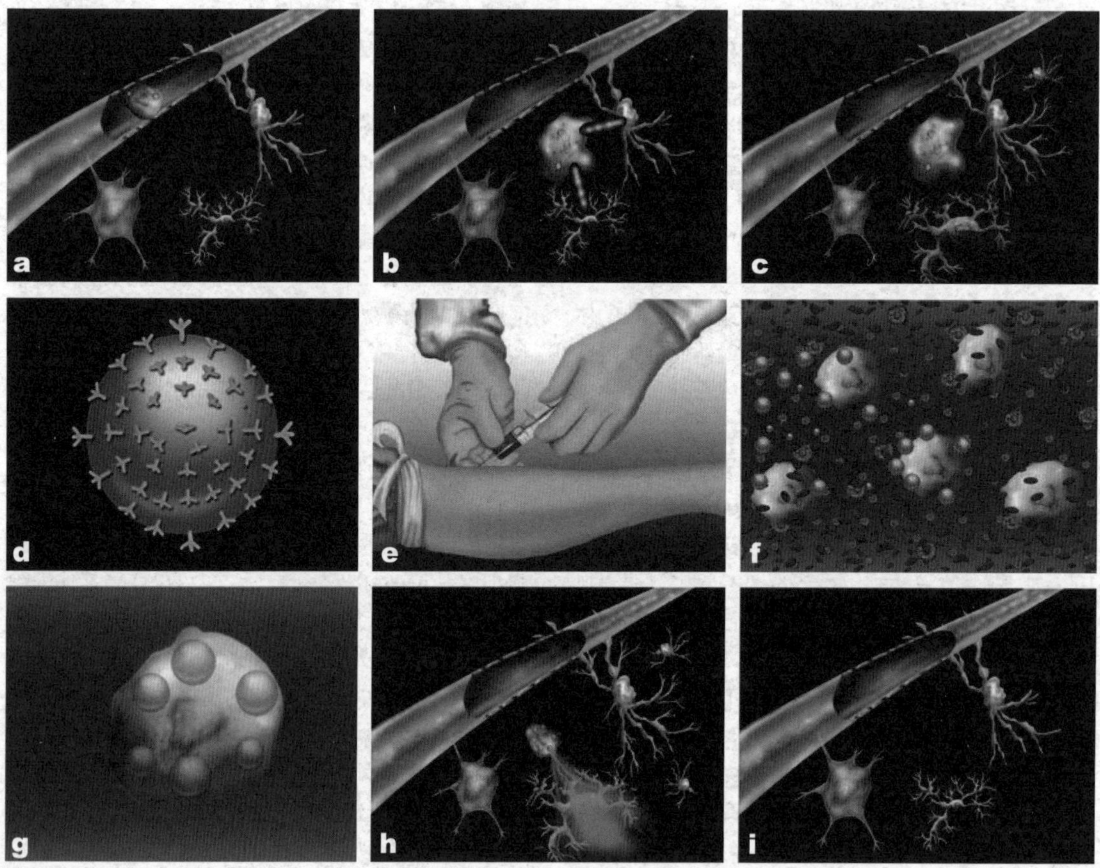

图 17.3　靶向 nanoART 治疗 HIV-1 相关神经退行性疾病的示例。(a) HIV-1 感染的循环单核细胞进入中枢神经系统实质，并且(b)感染小神经胶质细胞和星形胶质细胞，释放细胞因子、趋化因子、神经兴奋性毒素和活性氧，导致(c)神经元损伤。(d)叶酸包裹的 nanoART(FA-nanoART)(e)被施用给患者并且(f)通过受体介导的内吞作用进入循环单核细胞。(g)FA-nanoART 储存在细胞内循环内体中。(h)装载 FA-nanoART 的细胞进入中枢神经系统实质，并在其中释放药物以抑制 HIV 复制，减少小胶质细胞和星形胶质细胞活化，并且(i)恢复神经元完整性

(朱蕴奇　魏鑫　译)

参考文献

Batrakova EV, Gendelman HE, Kabanov AV (2011) Cell-mediated drug delivery. Expert Opin Drug Deliv 8:415–433

Bressani RF, Nowacek AS, Singh S, Balkundi S, Rabinow B, McMillan J, Gendelman HE, Kanmogne GD (2011) Pharmacotoxicology of monocyte-macrophage nanoformulated antiretroviral drug uptake and carriage. Nanotoxicology 5:592–605

d'Ettorre G, Paiardini M, Ceccarelli G, Silvestri G, Vullo V (2011) HIV-associated immune activation: from bench to bedside. AIDS Res Hum Retroviruses 27:355–364

Dash PK, Gendelman HE, Roy U, Balkundi S, Alnouti Y, Mosley RL, Gelbard HA, McMillan J, Gorantla S, Poluektova LY (2012) Long-acting nanoformulated antiretroviral therapy elicits potent antiretroviral and neuroprotective responses in HIV-1-infected humanized mice. AIDS 26:2135–2144

de Vries HE, Kuiper J, de Boer AG, Van Berkel TJ, Breimer DD (1997) The blood–brain barrier in neuroinflammatory diseases. Pharmacol Rev 49:143–155

de Vries HE, Kooij G, Frenkel D, Georgopoulos S, Monsonego A, Janigro D (2012) Inflammatory events at blood–brain barrier in neuroinflammatory and neurodegenerative disorders: implications for clinical disease. Epilepsia 53(Suppl 6):45–52

Doitsh G, Cavrois M, Lassen KG, Zepeda O, Yang Z, Santiago ML, Hebbeler AM, Greene WC (2010) Abortive HIV infection mediates CD4 T cell depletion and inflammation in human lymphoid tissue. Cell 143:789–801

Dou H, Destache CJ, Morehead JR, Mosley RL, Boska MD, Kingsley J, Gorantla S, Poluektova L, Nelson JA, Chaubal M, Werling J, Kipp J, Rabinow BE, Gendelman HE (2006) Development of a macrophage-based nanoparticle platform for antiretroviral drug delivery. Blood 108:2827–2835

Dou H, Grotepas CB, McMillan JM, Destache CJ, Chaubal M, Werling J, Kipp J, Rabinow B, Gendelman HE (2009) Macrophage delivery of nanoformulated antiretroviral drug to the brain in a murine model of neuroAIDS. J Immunol 183:661–669

Epstein AA, Narayanasamy P, Dash PK, High R, Bathena SP, Gorantla S, Poluektova LY, Alnouti Y, Gendelman HE, Boska MD (2013) Combinatorial assessments of brain tissue metabolomics and histopathology in rodent models of human immunodeficiency virus infection. J Neuroimmune Pharmacol, In Press

Frank-Cannon TC, Alto LT, McAlpine FE, Tansey MG (2009) Does neuroinflammation fan the flame in neurodegenerative diseases? Mol Neurodegener 4:47

Gautam N, Roy U, Balkundi S, Puligujja P, Guo D, Smith N, Liu XM, Lamberty B, Morsey B, Fox HS, McMillan J, Gendelman HE, Alnouti Y (2013) Preclinical pharmacokinetics and tissue distribution of long-acting nanoformulated antiretroviral therapy. Antimicrob Agents Chemother 57(7):3110–3120

Graves D, Vernino S (2012) Immunotherapies in neurologic disorders. Med Clin North Am 96:497–523, x

Huang J, Gautam N, Bathena SP, Roy U, McMillan J, Gendelman HE, Alnouti Y (2011) UPLC-MS/MS quantification of nanoformulated ritonavir, indinavir, atazanavir, and efavirenz in mouse serum and tissues. J Chromatogr B Analyt Technol Biomed Life Sci 879:2332–2338

Kadiu I, Nowacek A, McMillan J, Gendelman HE (2011) Macrophage endocytic trafficking of antiretroviral nanoparticles. Nanomedicine (Lond) 6:975–994

Kanmogne GD, Singh S, Roy U, Liu X, McMillan J, Gorantla S, Balkundi S, Smith N, Alnouti Y, Gautam N, Zhou Y, Poluektova L, Kabanov A, Bronich T, Gendelman HE (2012) Mononuclear phagocyte intercellular crosstalk facilitates transmission of cell-targeted nanoformulated antiretroviral drugs to human brain endothelial cells. Int J Nanomedicine 7:2373–2388

Kanwar JR, Sriramoju B, Kanwar RK (2012) Neurological disorders and therapeutics targeted to surmount the blood–brain barrier. Int J Nanomedicine 7:3259–3278

Kim BY, Rutka JT, Chan WC (2010) Nanomedicine. N Engl J Med 363:2434–2443

Mahajan SD, Aalinkeel R, Law WC, Reynolds JL, Nair BB, Sykes DE, Yong KT, Roy I, Prasad PN, Schwartz SA (2012) Anti-HIV-1 nanotherapeutics: promises and challenges for the future. Int J Nanomedicine 7:5301–5314

Martinez-Skinner AL, Veerubhotla RS, Liu H, Xiong H, Yu F, McMillan JM, Gendelman HE (2013) Functional proteome of macrophage carried nanoformulated antiretroviral therapy demonstrates enhanced particle carrying capacity. J Proteome Res 12:2282–2294

McMillan J, Batrakova E, Gendelman HE (2011) Cell delivery of therapeutic nanoparticles. Prog Mol Biol Transl Sci 104:563–601

Mosser DM (2003) The many faces of macrophage activation. J Leukoc Biol 73:209–212

Mosser DM, Edwards JP (2008) Exploring the full spectrum of macrophage activation. Nat Rev Immunol 8:958–969

Nischang M, Sutmuller R, Gers-Huber G, Audige A, Li D, Rochat MA, Baenziger S, Hofer U, Schlaepfer E, Regenass S, Amssoms K, Stoops B, Van Cauwenberge A, Boden D, Kraus G, Speck RF (2012) Humanized mice recapitulate key features of HIV-1 infection: a novel concept using long-acting anti-retroviral drugs for treating HIV-1. PLoS One 7:e38853

Nowacek AS, Miller RL, McMillan J, Kanmogne G, Kanmogne M, Mosley RL, Ma Z, Graham S, Chaubal M, Werling J, Rabinow B, Dou H, Gendelman HE (2009) NanoART synthesis, characterization, uptake, release and toxicology for human monocyte-macrophage drug delivery. Nanomedicine (Lond) 4:903–917

Nowacek AS, Balkundi S, McMillan J, Roy U, Martinez-Skinner A, Mosley RL, Kanmogne G, Kabanov AV, Bronich T, Gendelman HE (2011) Analyses of nanoformulated antiretroviral drug charge, size, shape and content for uptake, drug release and antiviral activities in human monocyte-derived macrophages. J Control Release 150:204–211

O'Callaghan JP, Sriram K, Miller DB (2008) Defining "neuroinflammation". Ann N Y Acad Sci 1139:318–330

Palmer S, Josefsson L, Coffin JM (2011) HIV reservoirs and the possibility of a cure for HIV infection. J Intern Med 270:550–560

Puligujja P, McMillan J, Kendrick L, Li T, Balkundi S, Smith N, Veerubhotla RS, Edagwa BJ, Kabanov AV, Bronich T, Gendelman HE, Liu XM (2013) Macrophage folate receptor-targeted antiretroviral therapy facilitates drug entry, retention, antiretroviral activities and biodistribution for reduction of human immunodeficiency virus infections. Nanomedicine, In Press

Re F, Gregori M, Masserini M (2012) Nanotechnology for neurodegenerative disorders. Nanomedicine 8(Suppl 1):S51–S58

Rosenberg GA (1997) Neuroinflammatory disease. IBC meeting on neuroinflammatory disease: research and treatment strategies. London, UK, 17 and 18 September 1996. Mol Med Today 3:12–13

Roy U, McMillan J, Alnouti Y, Gautum N, Smith N, Balkundi S, Dash P, Gorantla S, Martinez-Skinner A, Meza J, Kanmogne G, Swindells S, Cohen SM, Mosley RL, Poluektova L, Gendelman HE (2012) Pharmacodynamic and antiretroviral activities of combination nanoformulated antiretrovirals in HIV-1-infected human peripheral blood lymphocyte-reconstituted mice. J Infect Dis 206:1577–1588

第六部分
生物成像

第十八章　神经细胞的共聚焦成像　18

You Zhou

摘要

共聚焦激光扫描显微技术已经广泛被应用于各种类型的生物学样本的实时、细胞化学、免疫荧光的成像分析中。荧光团和荧光蛋白运用技术的发展使得荧光检测可以在更窄的激发波长和发射波长范围内用更高强度的荧光实现，这项技术的发展也为科研人员带来了更多挑选和使用荧光作为样本标记的机会。这一章节的主要内容包括共聚焦显微镜的介绍，脑老化过程、信号及干扰的自发荧光显影以及常见荧光团使用的选择和组合。此外，本章内容还描述了利用活细胞和固定样本进行共聚焦成像分析的基本技术，举例介绍了如何对药物处理后的神经细胞的胞内活性氧含量进行实时监测分析，以及如何在大鼠脑切片上进行3种荧光信号标记的共聚焦成像。

关键词

自发荧光；共聚焦激光扫描显微技术；荧光团和荧光蛋白的选择；免疫荧光标记；神经细胞；实时成像；信噪比

18.1　前言

18.1.1　现阶段共聚焦显微镜成像技术的小结

共聚焦成像技术是由 Marvin Minsky 于 1955 年在哈佛大学开创，并于 1957 年取得共聚焦成像原理的专利。然而，直到 20 世纪 80 年代，随着数据处理技术和计算机速度的显著提高，共聚焦显微镜才逐渐成为一个被广泛使用且处理能力强大的图像获取和分析工具。

共聚焦激光扫描显微镜(大多时候被称作共聚焦显微镜)是由计算机操控光学成像的一个整体系统，利用激光束作为光源，光电倍增管作为检测器去获得单个高分辨率的焦距图像，或者一系列通过“光

Y. Zhou，博士(✉)
内布拉斯加林肯大学　生命科学技术中心；兽医与生物医学科学学院
美国内布拉斯加州林肯市 Vine 街 1901 号
邮编 68588-0665
邮箱：yzhou2@unl.edu

学切片"穿过活标本或固定标本的图像(Carter 1999;Paddock 199a;Tsien et al. 2006;Murray et al. 2007;Swedlow 2012)。相较于常规的显微镜,精确控制聚焦的平面和深度是共聚焦显微镜的核心优势,且该技术可最大限度地降低背景噪声、聚集外信号,还可以获取一系列有层次的穿过较厚样本的特定光学图像,以及应用在3D图像扫描的分析上。通常的实验室共聚焦显微镜都是由一个正置或倒置显微镜与2~5个激光发射器组成,这些激光发射器可提供从350~650nm(紫外到红外)波长范围内不同的激光光谱。一个先进的共聚焦成像系统可对标本提供单、双、多线激光激发(顺序或者同时),来分别获得单、双、多波段同时发生显示。最新的共聚焦系统模型具有可调谐激光器和滤光轮,或声光可调谐滤波器(Acousto-Optical Tunable Filter,AOTF),可实现激光束波长和强度的高速变化,支持更快的自动化过程(如"顺序扫描"或"线扫描";请参阅下面的更多说明)和更多的激发光谱和发射光谱(Paddock 199a;Garini et al. 2006;Svoboda and Yasuda 2006;Swedlow 2012)。

本章将重点介绍使用固定样本的活细胞图像分析和免疫荧光标记共聚焦显微镜的原理和实用方案[进一步阅读,参见(Lippincott-Schwartzn and Patterson 2003;Giepmans et al. 2006;Tsien et al. 2006;Selever et al .2011;Herberich et al. 2012;Swedlow 2012)]。对于活细胞成像,大多数研究使用荧光蛋白[例如"绿色荧光蛋白"(green fluorescence protein,GFP)或"红色荧光蛋白"(red fluorescence protein,RFP)]标记的感兴趣基因转染的培养细胞,该细胞还可同时标记或不标记具有特定细胞成分(如细胞核、细胞膜、高尔基体、线粒体和溶酶体)的另一种荧光标记物。这种活体细胞成像共聚焦显微镜使科学家能够实时研究对外部刺激(如药物治疗、氧化应激、病毒感染或物理损伤)作出反应的感兴趣的基因或蛋白质定位分析和蛋白质转运。在实时图像采集之后,这些样本可被固定并进行免疫组化研究。免疫荧光标记共聚焦显微镜实验通常设计用于1~3个特异性蛋白质或分子的定位分析,使用来自不同宿主的特异性一抗和对应的带有所需的激发和发射波长的荧光染料的二抗,(染料组合示例见表18.1)。直接标记荧光共聚焦显微镜也可应用于带有荧光染料的一抗进行定位研究。尤其

表 18.1 常见荧光团的选择以及荧光标记的选择

激发激光(区间)	405nm (395~420nm)	488nm (480~515nm)	543/568nm (540~580nm)	633/647nm (630~650nm)
发射区间 /(颜色)	400~450nm (紫外 - 蓝)	500~550nm (绿 - 黄)	580~620nm (橘 - 红)	640~700nm (红 - 深红)
荧光团偶联和荧光蛋白标记[a]				
Alexa Fluor/cyanine(Cy)染料	Alexa Fluor-405	Alexa Fluor-488,Cy2	Alexa Fluor-546,Cy3	Alexa Fluor-633,Cy5
增强的荧光蛋白	TaqBFP,EBFP	EGFP,mVenus	ERFP,mCherry	mKate2
标记固定的透性细胞的非持久性核计数染色				
DNA/RNA(对于透性细胞)	SYTOX Blue,DAPI	SYTOX Green	SYTOX orange,PI	SYTOX Red
用于活细胞 / 非固定细胞细胞成分染色的持久性荧光标记物[b]				
DNA/RNA	Hoechst,SYTO 40blue	SYTO 16 Green	SYTO 85 orange	SYTO 62 far-red
线粒体		MitoTracker Green FM	MitoTracker Red FM	MitoTracker Deep Red FM
溶酶体 / 晚期内体(弱)	LysoTracker Blue DND-22	LysoTracker Green DND-26	Lysotracker Red DND-99	
内质网 / 高尔基体		ER-Tracker Green	ER-Tracker Red	
高尔基体及弱 ER 标记		BODIPY FL C5 Ceramide-BSA	BODIPY TR C5 Ceramide-BSA	
胞浆 / 磷脂膜		DiOC6,DiOC18(3)	CellMask Orange,DiI	CellMask Deep Red,DiD

[a] mKate2 可被 568nm 激光激发,或 543nm 激光弱激发。

[b] 导入的经持久性染色的细胞可用不含酒精的试剂固定,以用于其他染料复染(固定前请参考其特殊说明)。

是当可用的一抗来自同一宿主和同一类型时，例如小鼠单克隆抗体。免疫荧光标记的脑切片可以进行复染(即核)，以便更好地定位或识别区域和细胞类型(详见本章第二部分)。

18.1.2 使用共聚焦激光扫描显微镜的注意事项

许多出版物已经刊载了使用原代细胞培养或稳定化细胞系通过活细胞成像或免疫荧光共聚焦显微镜获得的数据。虽然最近出版物中的大多数图像是通过成像专家或在成像专家的帮助下获得的，但研究人员必须了解基础的显微镜和成像概念(包括放大倍数，亮度，分辨率和荧光)以及与之相关的先进光学技术，共焦系统，如孔径和光学截面厚度(Paddock 1999b)。此外，在使用荧光技术和共聚焦显微镜开始实验之前，应考虑下面以及其他人讨论到的几个实际因素(Tsien et al. 2006；Matsuda et al. 2011；Brehmer et al. 2004)。

1. 自发荧光和信噪比

自发荧光是内源性分子/成分产生的自然荧光，其激发波长范围为330~600nm，发射波长范围为480~620nm，包括还原的吡啶核苷酸(如线粒体NADH)、氧化黄素(线粒体中也很丰富)、植物细胞叶绿体中的叶绿素(Brehmer et al. 2004)和脂褐素和神经黑色素(老化色素)；随着年龄的增长在神经细胞(如神经元、星形胶质细胞和小胶质细胞)和其他类型细胞的细胞质中积累(Koistinnaho et al.1986；Elleder and Borovansky 2001；Double et al. 2008；Eichhoff et al. 2008；Zecca et al. 2008；Herberich et al. 2012)。自发荧光可以通过含醛固定剂(如多聚甲醛、甲醛和戊二醛)诱导或增强(Beisker et al.1987)。哺乳动物细胞中的自发荧光噪声可以使用350~550nm(UV至蓝/绿光)范围内的激发产生，发射范围为440nm至约600nm(蓝色/绿色到橙色/红色)。如图18.1(见文末彩图)所示，当使用单个405nm(a1和a2)或488nm(b1和b2)激光进行激发时，可以在绿色和红色通道中看到自发荧光噪声；但是，当使用543nm激光进行激发时，只能在红色通道(c1和c2)中看到噪声。此外，当同时使用所有3条激光进行激发时，这种自发荧光噪声更强，如图d1和d2所示。即使是使用可以最大限度地减少荧光“渗漏”或与上限截止发射滤光片的光谱重叠的顺序扫描模式，在绿色和红色发射通道(e1和e2)中仍然可以看到来自老化色素的自发荧光。因此，应考虑谨慎控制和增加信噪比的附加程序，特别是当感兴趣的目标信号相对较弱并且可能与间断的结构相关时。在使用免疫荧光共聚焦显微镜观察神经细胞的定位研究中，特别是在固定脑组织中，首先应考虑对目标使用远红色(640~700nm)的发射波长，并在约500~530nm(绿色)到580~610nm(红色)范围，标记一个已知的标志物，以便进行共定位，后面将详细讨论。最后，减少自发荧光噪声的另一种方法是用某些类型的封固剂预处理样品，如$CuSO_4$和苏丹黑B(Schnell et al. 1999；Yao et al. 2003；Viegas et al. 2007)。

2. 常用荧光团及特异性标记物的选择

市面上有许多荧光团及其共轭物。其中一些具有很宽的激发和/或发射波长范围，例如DAPI和PI(碘化丙啶)，后者是一种用于核酸染色的荧光团，其发射波长范围为560~700nm。这些类型的染料适用于初始图像分析，但不适用于共定位实验，特别是当感兴趣信号较弱时。具有荧光蛋白标签的几种荧光团(如菁染料：Cy2、Cy3和Cy5；Alexa染料：Alexa 405、488、568或633/647)及系列荧光蛋白，如TagBFP、EGFP、mVenus、ERFP、mCherry和mKate2(见表18.1)，已被广泛用于使用相应的激发激光和常见共聚焦系统的发射滤光片组的单个或组合标记(Tsien et al. 2006；Rizzo et al. 2009；Kremers et al. 2011；Lam et al. 2012)。一般来说，应选择激发和发射光谱重叠最小的荧光团(Tsien et al. 2006；Lam et al. 2012)。例如，在研究GFP标记蛋白的表达或使用Alexa fluor-488或Cy2共轭物时，最好使用远红色染料(例如Alexa fluor-633或Cy5共轭物)进行共定位。如果GFP标记的基因/蛋白的表达似乎与线粒体、溶酶体、内质网或高尔基体结构有关，使用具有红色/远红色发射的细胞透性荧光标记物(例如，MitoTracker、LysoTracker或ER-tracker)通过活体细胞成像分析能更快地获得结果。

3. 固定、透化和靶向标记

基于已知的化学反应机制，有3种常用的固定剂：交联剂(如醛-多聚甲醛、甲醛和戊二醛)、蛋白质变性/沉淀剂(如乙酸、乙醇、甲醇和丙酮)和氧化剂(如四氧化锇)。免疫荧光显微镜应避免戊二醛氧化，因为戊二醛具有快速、强的交联特性，可引起高自发荧光噪声，降低抗原抗体结合效率。或者，先用多聚甲醛固定，然后用乙醇(−20℃预冷)或温和洗涤剂(如Triton X-100处理，这种方法已被广泛用于免疫荧光标记图像分析的固定和透化。使用乙醇、甲醇甚至丙酮快速固定已用于核酸或细胞骨架束染色，并用于固

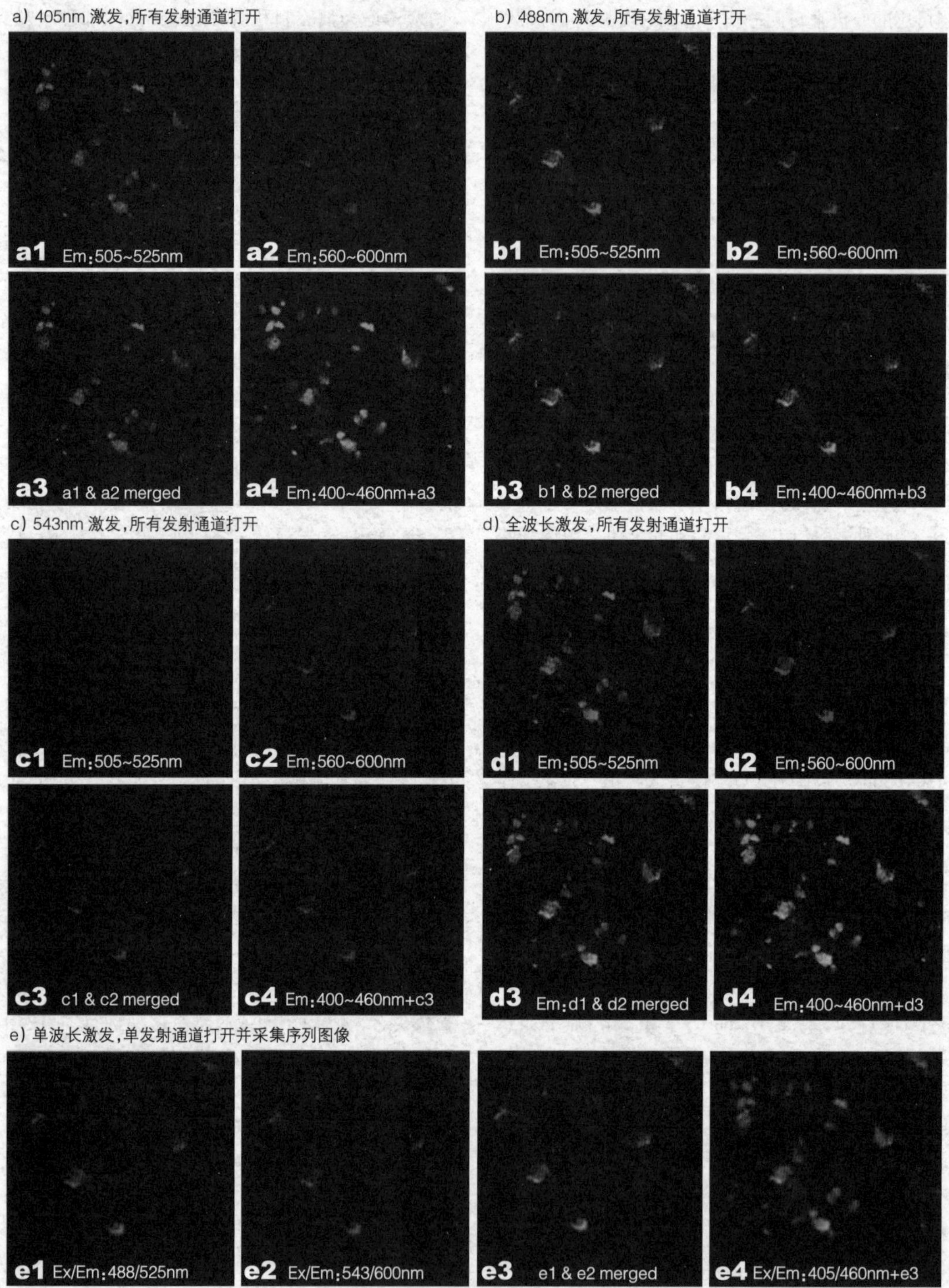

图 18.1 图示共聚焦图像采集的是衰老人脑样本同一区域中，神经细胞中“老化色素”的自发荧光。使用不同的成像模式，但在相同的设置（如增益、黑电平和激光功率）下，采集了 5 组图像（a~e，每组 4 图）。在 3 个发射通道（Em）中使用 3 种激发光谱（Ex）中的任一条都可以看到老化色素的自发荧光，即使使用顺序图像采集程序（e1~e4）也是如此。使用 505~525nm 发射滤光片（以绿色显示）收集第 1 类图像（即 a1，b1，c1，d1，e1），第 2 类图像为 560~600nm 发射滤光片（红色），第 3 类图像是图 1 和 2 的合成图（老化色素显示为黄色 / 橙色），第四类的图像与第三类相同，只是与细胞核 DAPI 染色的蓝色荧光进行了合成。注意，当使用 405nm 激发通道时，在 505~525nm 发射通道中，在 a 和 d 组（所有发射通道打开）可以看到 DAPI 荧光“交叉”或“渗漏”的现象。但在 e 组（顺序模式）中看不到

定冷冻切片。然而,在研究细胞溶质分子、区室化/膜结合分子以及标记荧光蛋白(BFP、GFP YFP 或者 RFP)或脂蛋白时,应避免酒精快速固定。特别是在探索感兴趣的蛋白质的具体定位信息及处理后蛋白质的易位时(Chidlow et al. 2011;Matsuda et al. 2011)。

18.2 方法

1. 磷酸盐缓冲液(PBS;0.1mol/L)

准备 10× PBS,使用蒸馏水稀释 1~10 倍。

- 10× PBS(pH 7.2):10.9g Na_2HPO_4,3.2g NaH_2PO_4,90g NaCl,以及 1L 蒸馏水。

2. 用 PBS 稀释多聚甲醛(PFA;4%,v/v)

4% 多聚甲醛需新鲜配制,可使用特殊包装的多聚甲醛溶液(16%,不含甲醇)或者使用多聚甲醛粉末制备。使用 16% 多聚甲醛溶液制备比用多聚甲醛粉末更容易且相对便宜。使用由 Electron Microscopy Sciences(EMS;Cat # 15710;10×10mL)制备的多聚甲醛溶液(10mL 小瓶用惰性气体密封,16% 由 PFA 粉末制备),将 10mL PFA 储备溶液加入 26mL 蒸馏水和 4mL 10×PBS 储备溶液,制成最终浓度为 4% 的多聚甲醛溶液。

注意:新鲜配制的 4% PFA 分装后可以在 -20℃下储存。分装的 4% 多聚甲醛只能解冻一次才可以起效(即不要重新冷冻 4% 多聚甲醛)。

3. 用 PBS 稀释配制 3.7% 甲醛溶液或 10% 甲醛溶液

常用的 37%~40% 甲醛溶液(不含酒精)或者商品化的福尔马林(37% 甲醛 +6%~15% 甲醇),在使用前使用 PBS 稀释 1~10 倍。

注意:商品化的福尔马林含有甲醇,这可以最大限度地减少细胞收缩,使细小的化合物进入细胞可以渗透膜。然而,为了确定一种蛋白质是否局限于细胞表面(而不只是在表面质膜下面或内部),也包括跨膜蛋白,应该使用多聚甲醛或无甲醇甲醛(不是福尔马林)固定细胞,然后进行免疫荧光标记,洗涤时不使用清洁剂(无 Tween-20 或 Triton X-100)。在室温下,使用 3.7% 甲醛固定的样品可在 4℃下同一固定剂中保存数月。

4. -20℃预冷乙醇/甲醇/丙酮

在 -20℃预冷的工业乙醇(~95%)可用于固定和透化。

注意:乙醇/甲醇/丙酮不应作为保存细胞或细胞内结构的主要固定剂,因为它们可以去除脂质或脂质分子和沉淀蛋白质,并可能诱导水溶性胞质蛋白质的易位。但是,在组织切片干燥之前,可以使用 -20℃预冷的乙醇/甲醇制备用多聚甲醛/甲醛溶液固定的冷冻切片样品。

5. Triton X-100(0.05%)

Triton X-100 是一种非离子表面活性剂,通常用于实验室,用于在未经固定或轻度固定(如 4% PFA 短固定)条件下对真核细胞膜进行透化。使用前,在 PBS 中制备 0.05%(v/v)的 Triton X-100。

注意:研究膜蛋白时不能使用 Triton X-100(特别是使用共聚焦显微镜进行定量图像分析),因为 Triton X-100 处理可以溶解和去除膜蛋白,导致信号减弱,即使在轻度固定的细胞中也是如此。

6. Tween-20(0.05%)

Tween-20 也是一种非离子型洗涤剂,常用于免疫化学标记实验,以减少非特异性抗体结合。使用前,在 PBS 中制备 0.05%(v/v)Tween-20。

注意:与 Triton X-100 相比,它通常被认为是一种温和的清洁剂,且也可以溶解大部分膜表面的蛋白质(即非跨膜蛋白)。因此,如果相关蛋白或抗原在质膜表面,则不应使用 Tween-20。

7. 牛血清蛋白(BSA;V 级;使用 PBS 稀释至 3% 和 1%)

为了长时间保存,干的 BSA 应该储存在 -20℃。准备 3%(w/v)BSA 溶液(溶解在 PBS 中)用于封闭。

在 PBS 溶液中制备 3% BSA,使用 15 或 50mL 离心管通过台式涡旋以最高速度涡旋 2~3 分钟,在稀释抗体之前,使用封闭液制备 1% BSA PBS- Tween-20。

注意:BSA 很昂贵;因此,每一次制备的 3% BSA-PBS 的量只需满足封闭所需。BSA 封闭液在使用前应新鲜配制并且不能重复使用,因为会增加非特异性荧光背景。

8. 其他材料

(a) 35mm 盖玻底培养皿设计用于 ×60 或 ×100 透镜的高分辨率活细胞共聚焦实时成像,可在受控温度和 CO_2 条件下获得更高的分辨率。如果温度或 CO_2 条件不是一个因素,应使用 HEPES 缓冲培养基来保持一致的 pH。

(b) 如果使用 ×60 或 ×100 油镜进行荧光显微镜检查,大多数油镜的盖玻片应为 1 型(1oz)和非荧光盖玻片。

(c) 应使用具有稳定 pH 的水基封固剂来固定用荧光染料和抗体偶联标记的细胞或组织切片。常用的封固剂是氟凝胶(EMS)。

18.3 方法/过程

18.3.1 神经元细胞的活细胞和时间序列共聚焦成像分析

20多年来,时间序列共聚焦显微镜已被广泛用于研究在许多不同类型细胞的特定时间范围内感兴趣的分子,蛋白质流动和相互作用或细胞对外部刺激的反应的动态变化(Zhou et al. 1995;Pawley 2002;Chen et al. 2007;Waters 2007;Malinouski et al. 2011;Lam et al. 2012)共聚焦成像时,细胞短时间(<15分钟)可以置于室温下的pH平衡培养基(HEPES缓冲的MEM或PBS)中,或者在5% CO_2,37℃加湿室的常规培养基中,例如MEM。特定的荧光蛋白,染料或标记物可作为细胞反应的指示物或标记体内细胞器,用于实时共聚焦成像分析(Zhou et al. 1995)。

本节将使用一种常用的神经细胞系神经母细胞瘤(Neuro-2A)细胞,来介绍活细胞成像和体外分析神经细胞经 H_2O_2 处理后反应的过程。

1. Neuro-2A细胞置于一个35mm的共聚焦专用培养皿中培养,以适应特殊的共聚焦腔,并节省染料和其他处理试剂。

2. 用2′,7′-二氯荧光素二乙酸酯(DCFH-DA,分子探针),一种ROS水平的荧光指示剂预处理细胞,细胞置于500μL无血清培养基(探针终浓度5μmol/L)中,在细胞培养箱中培养约20分钟。注意:从原液中取出以下荧光染料或其他处理材料时,将其加入500μL培养基中(无血清,用于染料稀释),在加入培养皿之前充分混合。这也适用于添加含有干预试剂(如 H_2O_2)的培养基(另见下文注释)。

3. DCFH-DA预处理后,用新的含有血清的温热培养基替换上述培养基,以去除残留的DCFH-DA。再次更换培养基(使用500μL或其他所需体积),然后将培养皿放入具有37℃和5% CO_2 培养环境的特殊室中进行共聚焦成像。

4. 在共聚焦成像前,在显微镜的相差或透射光下找到感兴趣的细胞。

注意:在本实验中不要使用汞灯/紫外线,因为预处理DCFH-DA的细胞对紫外线非常敏感,这会增加细胞内的ROS水平。

5. 测试并设置共聚焦图像采集条件。

以下是此实验的Olympus FV500-IX80共聚焦系统的最佳设置:

(a) 激发激光线:488nm

(b) 发射滤光片:505~522nm

(c) 激光功率:不超过15%

(d) 共焦孔(针孔)尺寸:~150μm(见下面的注释)

(e) PMT调谐:PMT电压,~500V;增益,×2~3;偏移量为2%

(f) 扫描速度为~0.5秒/帧(512×512)

注意:针孔开口的大小是控制焦平面厚度(样本内焦点平面)的关键因素。针孔尺寸越小,焦平面越薄,噪声越小。收集Z光学图像时应考虑较小的针孔尺寸(参见第18节,第3步中的更多讨论),特别是在收集用于三维图像重建的Z系列光学切片时(Murray et al. 2007)。然而,对于细胞具有快速,动态响应/变化的时间过程研究中的活细胞成像,例如这里举例的实验,针孔尺寸不应太小以便从整群细胞获得信号。

6. 收集同一组细胞的时间序列的光学图像,无需任何处理,作为对照组,以了解染料猝灭速率和装载荧光染料的细胞在给定的激光扫描的反应。

7. 找到另一个细胞区域,在含有500μL培养基的培养皿中加入含有2×浓度治疗药物的500μL相同培养基,例如20μmol/L H_2O_2 或20μmol/L地塞米松(DEX,一种人工合成的糖皮质激素类固醇),其中含有500μL培养基(DEX或 H_2O_2 的最终浓度为10μmol/L)。轻轻摇动培养皿,充分混合溶液。

8. 使用与对照组设置相同的时间进程,在添加DEX或 H_2O_2 溶液后立即收集一系列光学图像。

9. 图像采集,分析结果。

该范例典型结果如图18.2(见文末彩图)所示,表明DEX主要在线粒体样结构中诱导自由基,而 H_2O_2 在整个细胞中引起更高的ROS水平。

18.3.2 多标记免疫荧光共聚焦显微镜

许多关于神经细胞对处理后反应的研究使用固定的神经元细胞或组织,利用间接免疫荧光标记通过共聚焦显微镜来观察,包括神经细胞系或神经组织的石蜡/冷冻切片,例如脑或脊髓切片(Svoboda and Yasuda 2006;Selever et al. 2011;Dunaevsky 2012)。本节将重点介绍使用小鼠脑切片的免疫标记和共聚焦图像采集程序(Peng et al. 2008;Zhang et al. 2008)。一

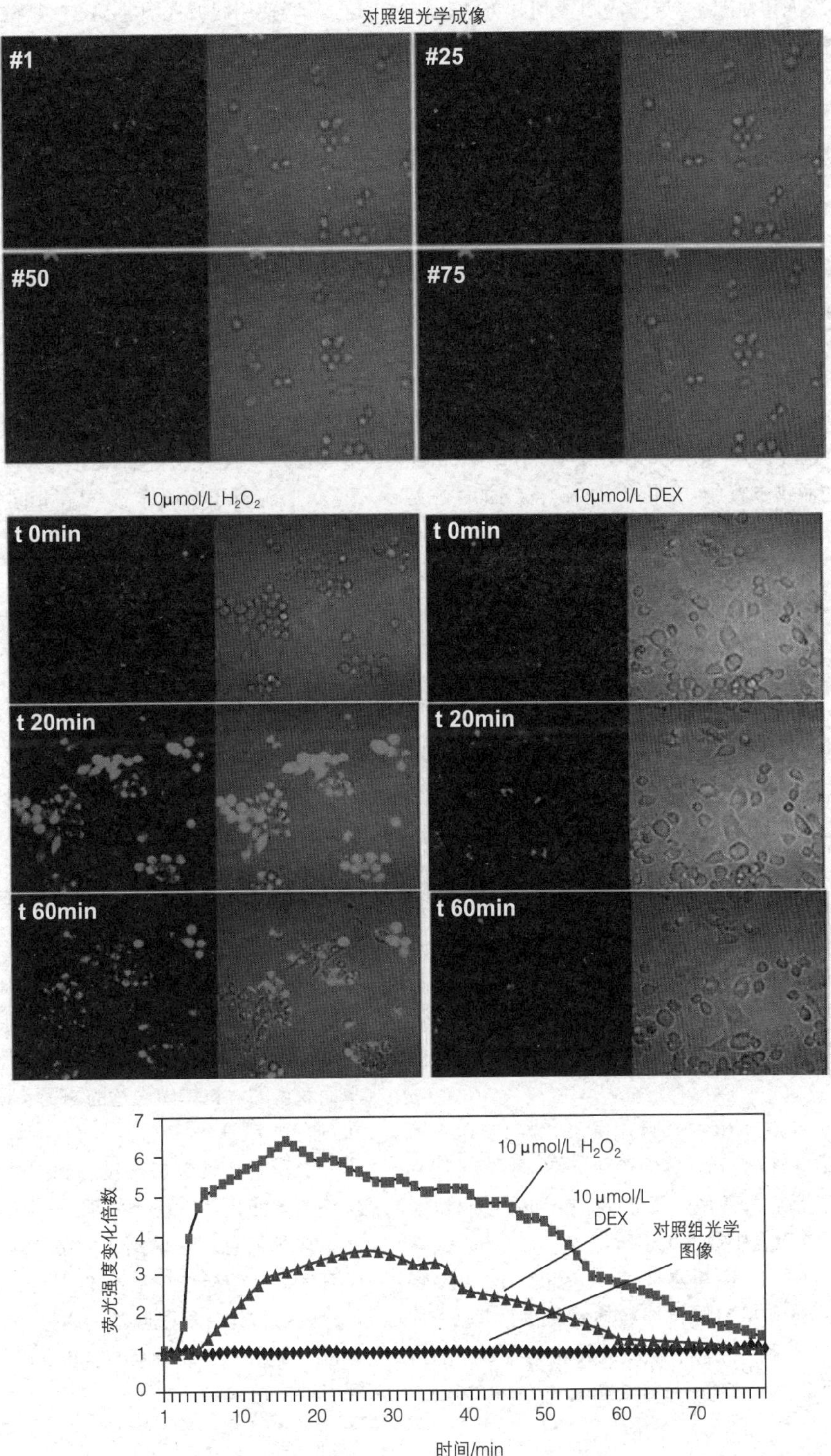

图 18.2　上图为活体 Neuro-2A 细胞对照组光学图像，中间图为经 H_2O_2 或 DEX 处理后的通过 DCF 荧光显示的 ROS 变化的时间序列光学图像。荧光强度的动态变化通过以同一视野中 20~40 个细胞的平均基线荧光(未处理组)的倍数变化表示。对照组图像是在同样的共聚焦参数设置下，从未经处理的不同培养皿中拍摄获得

般来说，冷冻切片准备与石蜡包埋/切片方法相比，是一种相对简单和快速的方法，并且当研究对象是对交联固定剂、温度和一系列脱水步骤敏感的某些抗原时，也可以产生更好的免疫标记结果。然而，石蜡方法可以提供比冷冻切片更薄的切片和更好的形态。

1. 切片收集和预标记步骤。

石蜡和冷冻切片都应贴片到包被有聚赖氨酸或其他材料的载玻片上，以便更好地黏附脑切片，使它们在标记过程中的多次洗涤步骤后仍留在载玻片上。

(a) 脑样本的石蜡切片，应在石蜡包埋前用4%多聚甲醛灌注固定（见上文第18.2节，第2步），并进行常规的脱蜡步骤（在二甲苯中两次，在100%乙醇中两次，每次5分钟）。在乙醇步骤之后，使载玻片自然干燥（<5分钟）并用铅笔标记载玻片。

(b) 多聚甲醛固定脑的冷冻切片（通常约10μm厚，但如果需要，厚度可达30μm）应贴片在上述玻璃载玻片上，并立即置于干冰架上（在此阶段，在下一步骤之前，脑载玻片可以在-20℃的密封载玻片盒中存放数月。将切片浸入冷(-20℃)乙醇或甲醇中5分钟，然后自然干燥5分钟。在此阶段使用铅笔标记玻片。

注意：可以在一张玻片上贴附6~8张连续切片，以节省处理时间和抗体。

2. 在PBS中水化5分钟（如果需要，可在此使用0.05%~0.1% Triton X-100进行额外透化），用含有0.05% Tween-20(PBST)和3% BSA的PBS封闭脑组织样品（石蜡或冷冻切片）1小时。

注意：完成此步骤后，请避免在整个标记过程中切片干燥。

3. 用~150μL(6~8张脑片)PBST加1% BSA和一抗（按供应商/公司推荐的稀释抗体，通常1∶100~1∶200）孵育脑片，并用一张26mm×65mm的封口膜覆盖样品，在湿盒中放置1小时。

在该范例中，使用两种抗体：兔抗MAP2（微管相关蛋白-2）和单克隆抗线粒体谷氨酰胺酶，一种定位于线粒体膜并催化谷氨酰胺转化为谷氨酸的酶(Shapiro et al. 1991；Tsien et al. 2006；Tian et al. 2012)。

4. 使用载玻片中的PBST洗涤3×10分钟，同时轻轻摇动。

5. 加入用PBST(含1% BSA)稀释的二抗溶液，孵育1小时(类似于上述步骤3)。

在该范例中，使用Alexa Fluor-488-缀合的驴抗兔IgG和Alexa Fluor-633-缀合的驴抗小鼠IgG的混合物，1∶500稀释。

6. 在含有SYTOX Blue（用于405nm激光），Hoechst或DAPI的PBST中洗涤样品15分钟，然后用PBS洗涤5分钟，2次。

7. 用封片胶或其他封片剂封片。并让其在室温下聚合（用锡箔纸挡住光线）40分钟到1小时，然后存放于玻片收纳盒中置冰箱保存。

注意：对于对照样品，可在相同条件下使用免疫前血清，或在封闭后不使用一抗。

8. 图像采集，和结果分析。

本例中的光学图像是使用Olympus FV500-IX81共聚焦激光扫描显微镜成像系统，采用多激光激发，顺序图像采集和同时多通道展示程序。

具体来说，采用Z轴(0.5μm z-轴)顺序图像采集，分别使用3种激发波长激光(Ex)和发射滤光片(Em)(Ex 405nm/Em 420nm，Ex 488nm/Em 520nm和Ex 633nm/ Em 650nm)。使用60×油镜，对细胞核(DAPI，蓝色荧光)，微管(Alexa Fluor) 488，绿色)和线粒体(Alexa Fluor 633，深红色)进行图像采集。

图18.3(见文末彩图)显示了从光学切片(Z-section #6和Z-section #24)的不同Z轴水平(步移0.5μm)采集的两组共聚焦图像和一组扩展聚焦图像，包括所有44个Z轴光学图像。每组六幅图像显示了从同一焦平面获得的线粒体内表达的谷氨酰胺酶(红色)、细胞核(蓝色)、微管(绿色)。

当所有Z轴数据被投影到一个图像平面（扩展焦点图像）时，可以获得关于神经细胞及其空间关系的更详细信息。这个例子的结果表明：与小鼠大脑中其他类型的神经细胞相比，神经元具有更高水平/数量的线粒体谷氨酰胺酶的表达。该系列光学图像可进一步用于三维图像重建和分析(Paddock 1999a；Murray et al. 2007)。

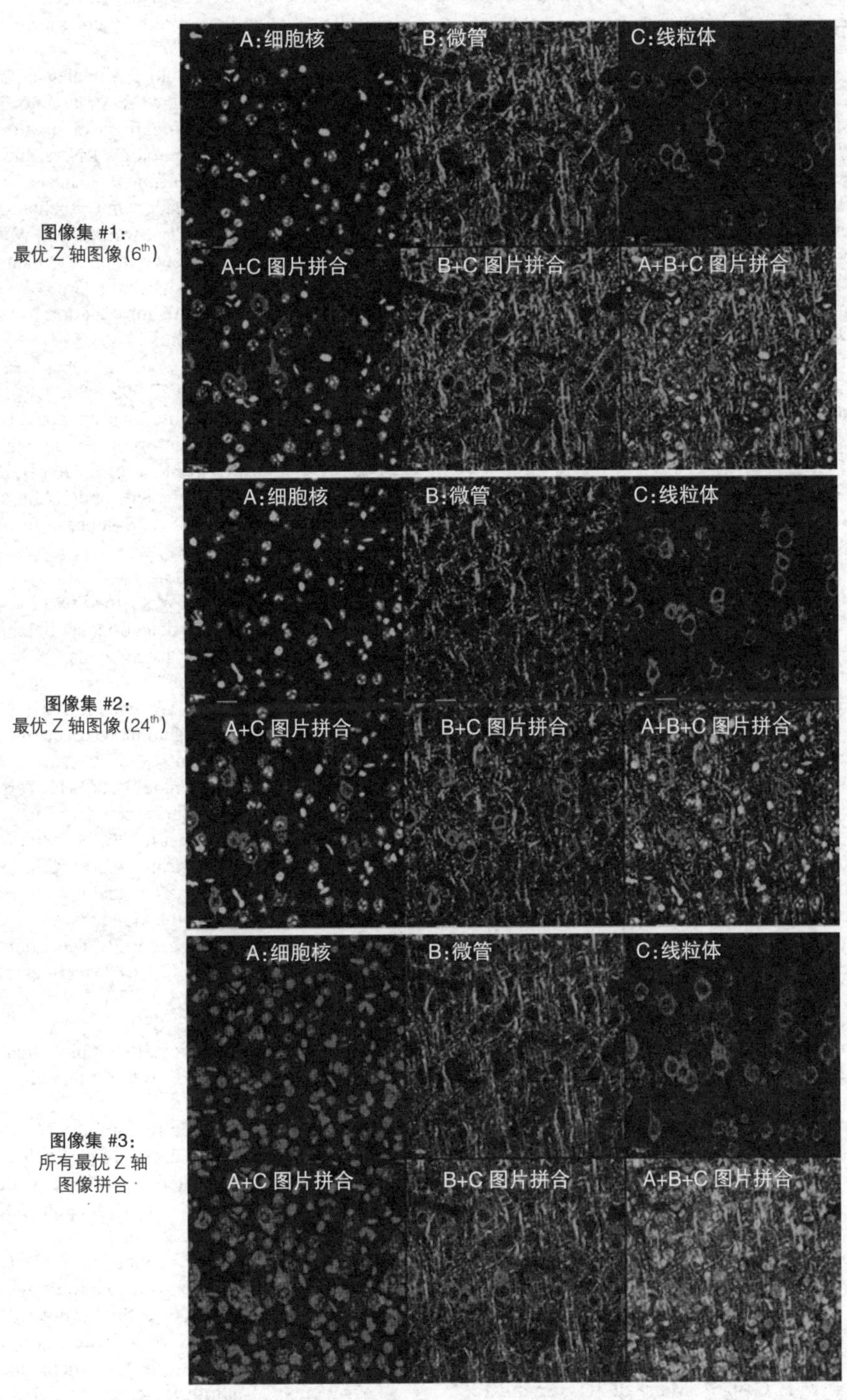

图 18.3　3 种荧光信号标记的脑组织样品共聚焦图像显示了单个焦平面与扩展聚焦成像检测结果的差异(合并所有 44 张 Z- 光学图像)。单色图像(蓝色,绿色和红色)或合成图中顶部文字标注为细胞成分(DAPI 染色的细胞核和神经元标记物所标记的微管和线粒体)

(陈欢　杨露　译)

参考文献

Beisker W, Dolbeare F, Gray JW (1987) An improved immunocytochemical procedure for high-sensitivity detection of incorporated bromodeoxyuridine. Cytometry 8:235–239

Brehmer A, Blaser B, Seitz G, Schrodl F, Neuhuber W (2004) Pattern of lipofuscin pigmentation in nitrergic and non-nitrergic, neurofilament immunoreactive myenteric neuron types of human small intestine. Histochem Cell Biol 121:13–20

Carter D (1999) Practical considerations for collecting confocal images. Methods Mol Biol 122:35–57

Chen KC, Zhou Y, Zhang W, Lou MF (2007) Control of PDGF-induced reactive oxygen species (ROS) generation and signal transduction in human lens epithelial cells. Mol Vis 13:374–387

Chidlow G, Daymon M, Wood JP, Casson RJ (2011) Localization of a wide-ranging panel of antigens in the rat retina by immunohistochemistry: comparison of Davidson's solution and formalin as fixatives. J Histochem Cytochem 59:884–898

Double KL, Dedov VN, Fedorow H, Kettle E, Halliday GM, Garner B, Brunk UT (2008) The comparative biology of neuromelanin and lipofuscin in the human brain. Cell Mol Life Sci 65:1669–1682

Dunaevsky A (2012) Neuron-glial interactions in the developing cerebellum. Microsc Microanal 18:742–744

Eichhoff G, Busche MA, Garaschuk O (2008) In vivo calcium imaging of the aging and diseased brain. Eur J Nucl Med Mol Imaging 35(Suppl 1):S99–S106

Elleder M, Borovansky J (2001) Autofluorescence of melanins induced by ultraviolet radiation and near ultraviolet light. A histochemical and biochemical study. Histochem J 33:273–281

Garini Y, Young IT, McNamara G (2006) Spectral imaging: principles and applications. Cytometry A 69:735–747

Giepmans BN, Adams SR, Ellisman MH, Tsien RY (2006) The fluorescent toolbox for assessing protein location and function. Science 312:217–224

Herberich G, Windoffer R, Leube RE, Aach T (2012) Signal and noise modeling in confocal laser scanning fluorescence microscopy. Med Image Comput Comput Assist Interv 15:381–388

Koistinaho J, Sorvaniemi M, Alho H, Hervonen A (1986) Microspectrofluorometric quantitation of autofluorescent lipopigment in the human sympathetic ganglia. Mech Ageing Dev 37:79–89

Kremers GJ, Gilbert SG, Cranfill PJ, Davidson MW, Piston DW (2011) Fluorescent proteins at a glance. J Cell Sci 124:157–160

Lam AJ, St-Pierre F, Gong Y, Marshall JD, Cranfill PJ, Baird MA, McKeown MR, Wiedenmann J, Davidson MW, Schnitzer MJ, Tsien RY, Lin MZ (2012) Improving FRET dynamic range with bright green and red fluorescent proteins. Nat Methods 9:1005–1012

Lippincott-Schwartz J, Patterson GH (2003) Development and use of fluorescent protein markers in living cells. Science 300:87–91

Malinouski M, Zhou Y, Belousov VV, Hatfield DL, Gladyshev VN (2011) Hydrogen peroxide probes directed to different cellular compartments. PLoS One 6:e14564

Matsuda Y, Fujii T, Suzuki T, Yamahatsu K, Kawahara K, Teduka K, Kawamoto Y, Yamamoto T, Ishiwata T, Naito Z (2011) Comparison of fixation methods for preservation of morphology, RNAs, and proteins from paraffin-embedded human cancer cell-implanted mouse models. J Histochem Cytochem 59:68–75

Murray JM, Appleton PL, Swedlow JR, Waters JC (2007) Evaluating performance in three-dimensional fluorescence microscopy. J Microsc 228:390–405

Paddock SW (1999a) An introduction to confocal imaging. Methods Mol Biol 122:1–34

Paddock SW (1999b) Confocal laser scanning microscopy. Biotechniques 27:992–996, 998–1002, 1004

Pawley JB (2002) Limitations on optical sectioning in live-cell confocal microscopy. Scanning 24:241–246

Peng H, Whitney N, Wu Y, Tian C, Dou H, Zhou Y, Zheng J (2008) HIV-1-infected and/or immune-activated macrophage-secreted TNF-alpha affects human fetal cortical neural progenitor cell proliferation and differentiation. Glia 56:903–916

Rizzo MA, Davidson MW, Piston DW (2009) Fluorescent protein tracking and detection: applications using fluorescent proteins in living cells. Cold Spring Harb Protoc 2009:pdb top64

Schnell SA, Staines WA, Wessendorf MW (1999) Reduction of lipofuscin-like autofluorescence in fluorescently labeled tissue. J Histochem Cytochem 47:719–730

Selever J, Kong JQ, Arenkiel BR (2011) A rapid approach to high-resolution fluorescence imaging in semi-thick brain slices. J Vis Exp Jul 26(53):2807

Shapiro RA, Farrell L, Srinivasan M, Curthoys NP (1991) Isolation, characterization, and in vitro expression of a cDNA that encodes the kidney isoenzyme of the mitochondrial glutaminase. J Biol Chem 266:18792–18796

Svoboda K, Yasuda R (2006) Principles of two-photon excitation microscopy and its applications to neuroscience. Neuron 50:823–839

Swedlow JR (2012) Innovation in biological microscopy: current status and future directions. Bioessays 34:333–340

Tian C, Sun L, Jia B, Ma K, Curthoys N, Ding J, Zheng J (2012) Mitochondrial glutaminase release contributes to glutamate-mediated neurotoxicity during human immunodeficiency virus-1 infection. J Neuroimmune Pharmacol 7:619–628

Tsien RY, Ernst L, Waggoner A (2006) Chapter 16: Fluorophores for confocal microscopy: photophysics and photochemistry, 3rd edn. Springer, New York

Viegas MS, Martins TC, Seco F, do Carmo A (2007) An improved and cost-effective methodology for the reduction of autofluorescence in direct immunofluorescence studies on formalin-fixed paraffin-embedded tissues. Eur J Histochem 51:59–66

Waters JC (2007) Live-cell fluorescence imaging. Methods Cell Biol 81:115–140

Yao PJ, O'Herron TM, Coleman PD (2003) Immunohistochemical characterization of clathrin assembly protein AP180 and synaptophysin in human brain. Neurobiol Aging 24:173–178

Zecca L, Bellei C, Costi P, Albertini A, Monzani E, Casella L, Gallorini M, Bergamaschi L, Moscatelli A, Turro NJ, Eisner M, Crippa PR, Ito S, Wakamatsu K, Bush WD, Ward WC, Simon JD, Zucca FA (2008) New melanic pigments in the human brain that accumulate in aging and block environmental toxic metals. Proc Natl Acad Sci U S A 105:17567–17572

Zhang Y, Zhou Y, Schweizer U, Savaskan NE, Hua D, Kipnis J, Hatfield DL, Gladyshev VN (2008) Comparative analysis of selenocysteine machinery and selenoproteome gene expression in mouse brain identifies neurons as key functional sites of selenium in mammals. J Biol Chem 283:2427–2438

Zhou Y, Marcus EM, Haugland RP, Opas M (1995) Use of a new fluorescent probe, seminaphthofluorescein-calcein, for determination of intracellular pH by simultaneous dual-emission imaging laser scanning confocal microscopy. J Cell Physiol 164:9–16

第十九章　磁共振成像

19

Yutong Liu

摘要

磁共振成像(magnetic resonance imaging,MRI)是神经科学动物实验研究的必要工具。在这一章节中,简要介绍磁共振信号的物理学原理、磁共振成像原理及脉冲序列,并讨论磁共振仪器包括动物成像必需的配件。本章的重点是介绍各种磁共振技术及其在神经科学方面的应用,首先介绍基于组织中的质子密度和弛豫时间(T_1、T_2 和 T_2*)形成的 MRI 对比的生理学基础,然后了解它们在神经科学研究中的应用,最后介绍一些磁共振的先进技术,如扩散和灌注磁共振成像。在扩散成像中,将先后介绍扩散加权成像及扩散张量成像,并且从物理学、生理学基础及神经科学的应用方面分别介绍这些技术。灌注成像包括团注追踪技术和动脉自旋标记技术,两者中重点介绍团注追踪技术。目前功能磁共振成像已经在应用,文中将对刺激相关功能磁共振成像及静息状态功能磁共振成像进行讨论,同时也会探讨功能磁共振成像应用中可能存在的缺点。此外还会介绍外源性造影剂在磁共振成像中的应用,特别是锰增强磁共振成像和超顺磁性氧化铁颗粒在体内细胞跟踪中的应用。

关键词

磁共振成像;弛豫时间;脉冲序列;扩散加权成像(DWI);弥散张量成像(DTI);灌注磁共振成像;功能磁共振成像 MRI(fMRI);锰增强 MRI(MEMRI);超顺磁性氧化铁(SPIO)

19.1　前言

磁共振成像(magnetic resonance imaging,MRI)是临床诊断影像学的重要工具,未来诊断的革新及治疗的发展有赖于该技术在神经科学动物实验研究中的应用(Dijkhuizen and Nicolay 2003;Lythgoe et al. 2003;Van Bruggen and Roberts 2003;Dijkhuizen 2006)。目前,MRI 已被用于各种神经疾病包括卒中

Y. Liu(✉)博士
美国内布拉斯加大学医学中心　放射与药理和实验神经科学系
美国内布拉斯加州奥马哈 981045
邮编 68198-1045
邮箱:yutongliu@unmc.edu

(Liu et al. 2005, 2007a, b, c; Gao et al. 2006; Justicia et al. 2008; Wang et al. 2008; Uppal et al. 2010; Baskerville et al. 2011; Guo et al. 2011; Nagaraja et al. 2011)，帕金森病(Podell et al. 2003; Kondoh et al. 2005; Pelled et al. 2005, 2007; Boska et al. 2007; Strome and Doudet 2007)，阿尔茨海默病(Borthakur et al. 2006; Braakman et al. 2006; Dhenain et al. 2006; Benveniste et al. 2007; Faber et al. 2007; Falangola et al. 2007; Jack et al. 2007; Poduslo et al. 2007; Smith et al. 2007; Strome and Doudet 2007; Alexander et al. 2008; Lau et al. 2008; Luo et al. 2008; Ramakrishnan et al. 2008; Wengenack et al. 2008; Winkeler et al. 2008)，神经艾滋病(Boska et al. 2004; Nelson et al. 2005; Liu et al. 2008; Dash et al. 2011)及其他疾病的研究。专门为实验动物设计的磁共振成像系统现已投入市场，MRI获取和后处理的软件工具已经广泛使用，有私人和公共资金用于磁共振脑图像和数据库的开发。

MRI可以无创提供器官高分辨率三维解剖信息，并且可以从各方面控制图像对比度。本章首先介绍磁共振信号的基本物理学原理，然后介绍磁共振成像的形成原理及脉冲序列，最后介绍MRI对比及先进技术，包括扩散和灌注MRI。功能磁共振成像(functional MRI, fMRI)、锰增强磁共振成像(manganese-enhanced MRI, MEMRI)以及细胞追踪MRI也将被讨论。

19.2 磁共振基本原理

MRI信号是由放于强磁场中的动物或组织样本中水分子的氢核(质子)产生的。质子作为一个小磁场，沿着这个磁场的方向排列。发射射频(radiofrequency, RF)场使质子远离其初始方向，一旦射频关闭，质子便围绕主磁场运动，运动的质子从而产生射频信号。利用梯度磁场将空间信息编码到射频信号中，它们会在主磁场中所有三个维度方向上都施加线性变化。由于这种变化，质子的运动频率和相位受其空间位置的影响。使用射频线圈(探针)检测射频信号变化并将其数字化，然后通过傅立叶变换的数学运算，最终将信号转换成图像。

19.2.1 自旋和净磁化矢量

体内的水分会随着年龄和机体成分的变化而变化。机体通常水含量占70%，脑组织占水总量85%。水也是大多数实验动物比如大鼠、小鼠和兔最丰富的化合物。水分子中的氢核(或质子)具有“自旋”的量子力学性质，自旋质子或自旋(本文中自旋和质子是同义的)可以产生一个类似于小磁棒的磁偶极子(图19.1a, b)，它具有极小的磁矩(用图19.1a中的矢量表示出)。在一个强大的外部磁场中(之后我们称之为B_0，以特斯拉为单位)。自旋有两种能级状态：与B_0平行的低能级状态和与B_0反平行的稍高能级状态。低能级状态下质子数量稍多(图19.1c)。两个能级之间的数量差异取决于外部磁场强弱(图19.1c)。MRI信号的高低与两种能级的质子数量差异成正比。因此，强度越大的主磁场就可以获得更高的信噪比。质子经历外部磁场的扭矩从而产生运动。质子运动类似于陀螺由于重力的作用而旋转(图19.1d)。运动的频率被称为拉莫尔频率，它取决于外部磁场B_0的强度大小。表19.1列出了几个在临床医学和实验室中使用的典型磁场的质子拉莫尔频率。

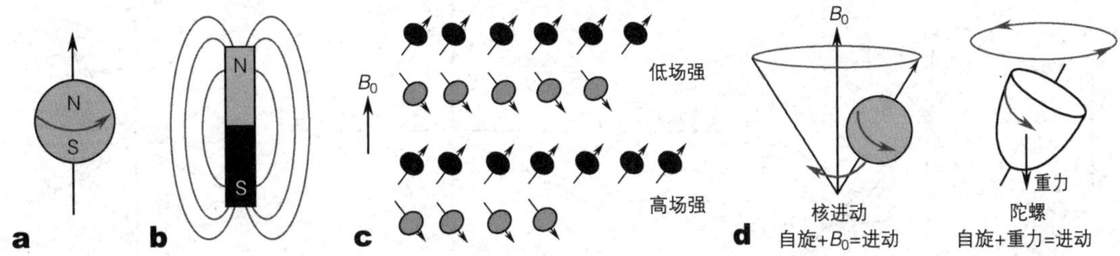

图19.1　水分子中的氢原子核(或质子)具有称为“自旋”的量子力学性质。自旋质子或自旋(a)产生一个类似小磁棒(b)的磁偶极子，它具有微小的磁矩(用(a)中的矢量表示)。(c)表示在外部强磁场B_0中，自旋有两种能级状态：与B_0平行的低能级状态(用黑色表示)及与B_0反平行的高能级状态(用灰色表示)。低能量状态下的质子数量稍多。两个能级之间的数量差异取决于外部磁场强弱。质子经历来自外部磁场B_0的扭矩产生运动。质子运动类似于陀螺由于重力的作用而旋转(d)

表 19.1 临床医学和实验室中使用的典型磁场的质子拉莫尔频率

B_0/T	ω_0/MHz
1.0	42.58
1.5	63.86
3.0	127.74
4.7	200.13
7.0	298.06
9.4	400.25
14.0	596.12

在平行和反平行方向上运动的大量单个质子可以由两个锥体表示(图 19.2a)。通常,外部磁场 B_0 平行于三维笛卡尔坐标系统的 z 轴方向。x 轴和 y 轴垂直于 z 轴方向(图 19.2a)。质子的磁矩在拉莫尔频率附近围绕 z 轴运动。每个磁矩表示为具有大小和方向的矢量(图 19.2a)。净磁矩(称为净磁化矢量,M)等于所有单个磁矩的矢量和(图 19.2b)。当磁化矢量处于平衡状态时,z 轴方向上的磁化矢量大小用 M_0 表示。显然在平衡状态时,z 分量(也称为纵向磁化强度,Mz)是最大的并且表示为 M_0- 平衡磁化强度(即,M_z=M_0,并且 M_x=M_y=0)。x 轴和 y 轴分量的矢量和在 xy 平面上称为横向磁化(即,M_{xy}=M_x+M_y)。如果磁化矢量远离平衡状态,如图 19.2c 所示那样,则 M_z<M_0,M_{xy}>0。

19.2.2 射频脉冲

在平衡状态时,横向磁化为零(M_{xy} = 0),MRI 信号由净磁化矢量的 xy 分量产生。所以为了获得 MRI 信号,必须对系统施加一定的能量将净磁化矢量从平衡态倾斜到图 19.3 所示的横向平面。能量由称为 B_1 的振荡电磁场提供。因 B_1 在电磁频谱的射频场振荡,因此 B_1 也被称为 RF 场。由于 B_1 只适用于一段时间,所以通常称为 RF 脉冲。当 B_1 的频率与质子的进动频率相匹配,也就是拉莫尔频率,即可产生共振条件。净磁化 M_z 在共振条件下被激发并围绕 B_1 磁场的轴旋转。翻转角 α 是由 M_z 围绕 B_1 旋转所形成的角度(图 19.3a),它的大小取决于射频脉冲的大小和持续时间。一个 90° 的翻转角可导致最大的 M_{xy} 分量,从而产生最强 MRI 信号(图 19.3b)。产生 90° 的翻转角的 B_1 磁场被称为 90° 脉冲。180° 脉冲将 M_z 转换为 -M_z,不产生横向磁化,从而不产生磁共振信号(图 19.3c)。

19.2.3 T_1 弛豫和 T_2 弛豫

在一个给定的样本体积中,90° 射频脉冲将纵向磁化 M_z 从平衡状态 M_0 旋转到 M_{xy} 平面上,导致 M_z=0,横向磁化 M_{xy} 尽可能最大值。当 RF 关闭后,M_z 和 M_{xy} 会随着时间的推移逐渐回到它们的原始平衡状态,即自旋与 B_0 重新重合,M_z 矢量开始增大到 M_0 而 M_{xy} 矢量逐渐减小(图 19.4a)。T_1 弛豫时间是纵向磁化恢复至原来 63% 所需的时间。T_1 弛豫过程是从激发自旋到周围晶格的能量传递而产生的。这种自旋和晶格之间的能量转移叫做自旋 - 晶格相互作用,因此,T_1 弛豫也被称为自旋 - 晶格弛豫。弛豫时间的倒数称为自旋晶格或纵向弛豫比(R_1 = 1/T_1)。不同的组织可能有不同的 T_1 值,这种差异是 T_1 加权(T_1-wt)MR 图像的基础。

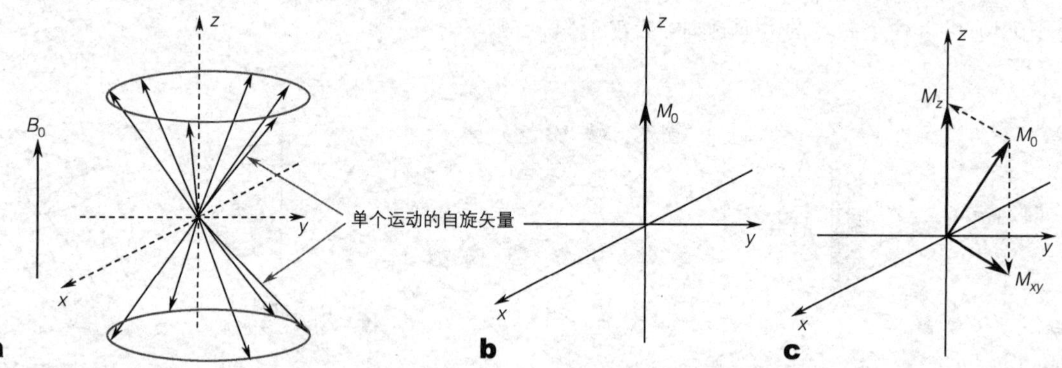

图 19.2 (a)大量的单个质子在平行和反平行方向上的运动可以用两个锥体来表示。(b)净磁化矢量 M_0 等于所有单个磁矩的矢量和。在平衡状态下,z 分量 M_z=M_0,并且 M_x=M_y=0。x 轴和 y 轴的分量可以一起合并到 xy 平面分量上,即,M_{xy}=M_x+M_y。(c)如果磁化矢量远离平衡状态,则 M_z<M_0,M_{xy}>0

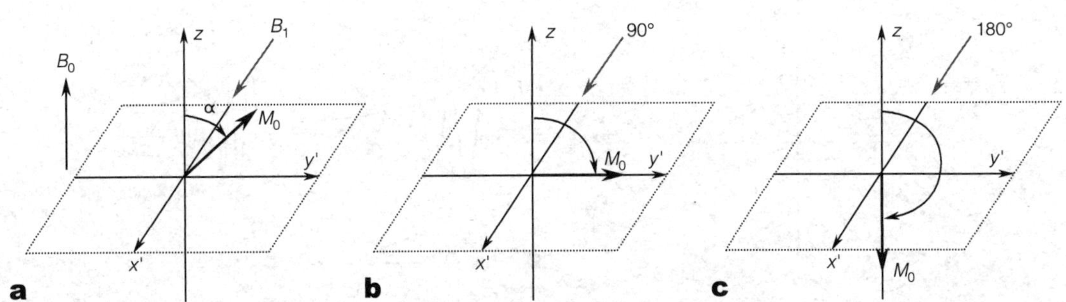

图 19.3 (a) RF 脉冲 B_1 使磁化矢量 M_0 远离平衡状态并使其绕 B_1 方向旋转。翻转角 α 是由 M_z 围绕 B_1 旋转所形成的角度。(b) 90° 脉冲导致 α 翻转角度为 90°，它使 B_1 分量值最大，从而产生最强的 MRI 信号。(c) 180° 脉冲将 M_z 转换为 $-M_z$，不产生横向磁化，因此不产生信号

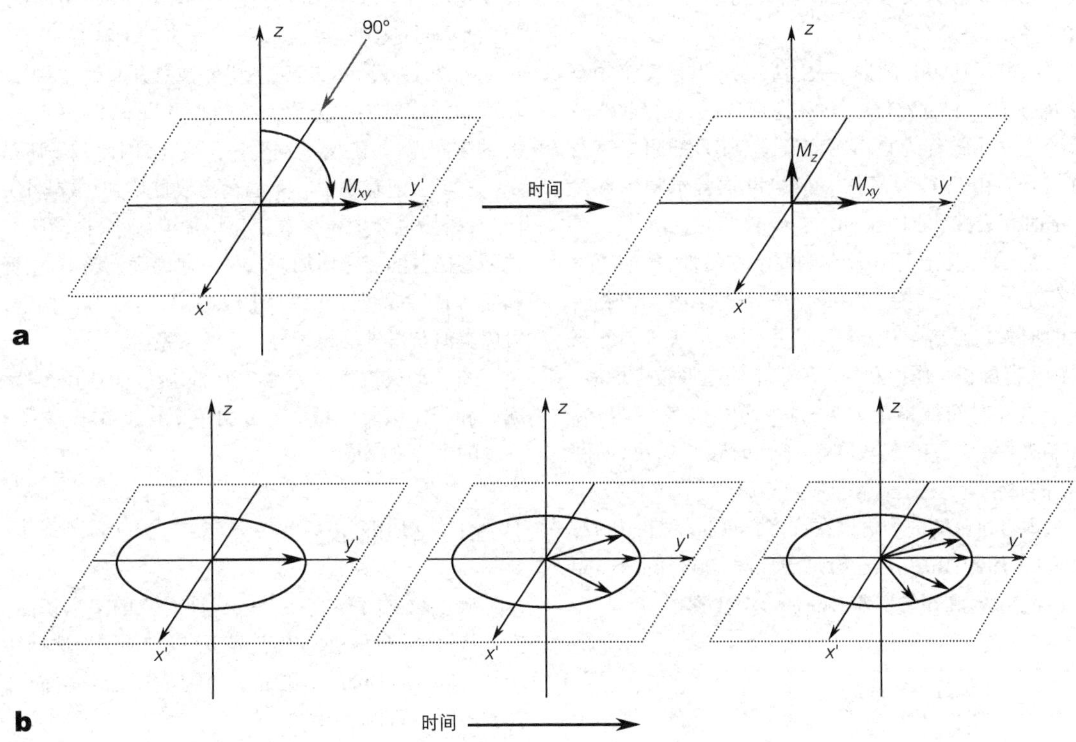

图 19.4 (a) 在一个给定的样本体积中，90° 射频脉冲将纵向磁化 M_z 从平衡状态 M_0 旋转到 xy 平面上，导致 $M_z = 0$，横向磁化 M_{xy} 尽可能最大值。关闭 RF 后，M_z 和 M_{xy} 随时间推移逐渐恢复到它们的平衡值，即自旋与 B_0 重新重合，M_z 矢量开始增大到 M_0 而 M_{xy} 矢量逐渐减小。(b) 90° 脉冲关闭后，M_{xy} 以拉莫尔频率绕 B_0 旋转。由于各个自旋之间的相互作用，每个自旋处于一个轻微不同的局部磁场强度，因此每个自旋以不同的频率进动。有些自旋运动得快，有些运动得慢，导致相位一致性的丧失，这个过程称为去相位。因 M_{xy} 是所有单个磁矩的矢量，所以去相位导致 M_{xy} 的衰减

90° 脉冲关闭后，M_{xy} 以拉莫尔频率绕 B_0 旋转。由于各个自旋之间的相互作用（即自旋 - 自旋相互作用），每个自旋处于一个轻微不同的局部磁场强度，因此每个自旋以不同的频率运动。有些自旋运动得快，有些运动得慢，导致相位一致性的丧失，这个过程称为去相位。因 M_{xy} 是所有单个磁矩的矢量，所以去相位导致 M_{xy} 的衰减（图 19.4b）。M_{xy} 衰减称为 T_2 弛豫。由最大 M_{xy} 值衰减到原来值的 37% 时所需时间称为 T_2 弛豫时间。T_2 弛豫也称为自旋 - 自旋弛豫。T_2 弛豫时间的倒数被称为自旋 - 自旋或横向松弛比（$R_2=1/T_2$），同 T_1 弛豫相似，不同的组织可能有不同的 T_2 值，这种差异可以在 MRI 中产生 T_2 加权（T_2-wt）信

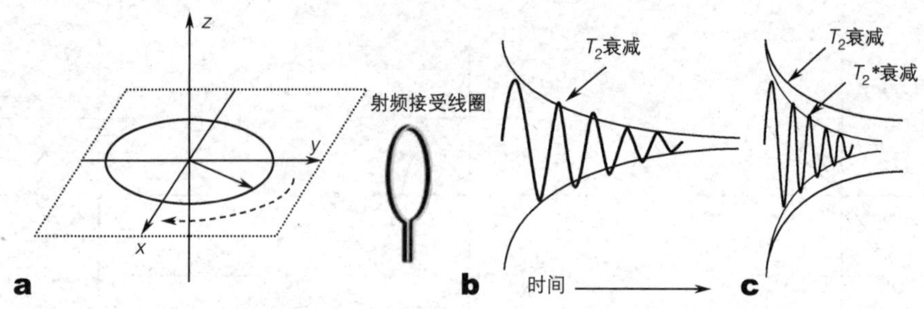

图 19.5 (a) M_{xy} 以拉莫尔频率绕 B_0 旋转。交替磁化(通过磁感应)在射频接收线圈中产生一个被称为自由感应衰减(FID)的阻尼正弦电信号。(b)由于 T_2 弛豫,FID 信号以拉莫尔频率振荡并随时间衰减,T_2 是由样品固有磁特性引起的衰减时间。T_2* 是由内在和外在磁性不均匀性引起的衰减时间。T_2* 通常比 T_2 短得多。(c)由于 T_2* 效应,FID 比仅在 T_2 弛豫时衰减更快

号。无论是在人类还是在实验动物中,T_2 通常比 T_1 短得多。

如前所述,90° 脉冲后关闭后,M_{xy} 以拉莫尔频率绕 B_0 旋转。交替磁化(通过磁感应)在射频接收线圈中产生一个被称为自由感应衰减(FID)的阻尼正弦电信号。由于 T_2 弛豫,FID 信号以拉莫尔频率振荡并随时间衰减(图 19.5a,b)。

实际上,由于存在外在磁性不均匀性,例如组织中存在不完全的主磁场或磁化率造影剂,其相位相干性的损失比自旋 - 自旋相互作用损失更快。因此当自旋 - 自旋相互作用和外部磁性不均匀性被考虑时,整个弛豫时间被指定为 T_2*,T_2* 通常比 T_2 短得多。由于 T_2* 效应,FID 比仅在 T_2 弛豫时衰减更快(如图 19.5c 所示)。

本节讨论的内容可以在许多书(Cho et al. 1993;Haacke 1999;Bushberg 2002;Webb 2003;Berry and Bulpitt 2009)和在线资源(Hornak)中找到。

19.3 磁共振成像

迄今为止描述的 MR 信号来自整个样本体积,并且仅仅是样本体积中单个自旋信号的总和。为了生成 MR 图像,必须采集空间信息来区分三维物体(样本)中信号的位置。将利用磁场梯度将空间信息编码到 MR 信号中。当磁场梯度叠加在均匀的主磁场 B_0 中时,并让主磁场能在可控制和预测的模式下发生变化,使得磁场不再是均匀的。在所有 MRI 扫描仪使用的坐标系中,主磁场 B_0 的方向被指定为 z 方向。在水平 MRI 系统中(即 B_0 为水平方向),按照规定,y 轴对应于垂直方向,x 轴从右向左。使用 x、y 和 z 方向上的 3 个独立梯度来为 MRI 提供三维空间信息。需要指出的是,3 个梯度的磁场方向全部在 z 方向(B_0 方向),而磁场强度变化在 x、y 或 z 方向上都有。

如图 19.6 所示,当磁场梯度被打开时,它在主磁场中增加或减去一个称为等中心点($x = 0, y = 0, z = 0$)的空间点,主磁场不发生任何变化,因此磁场还是 B_0。磁场会随着等中心点的远离线性增加(或减小),同样,磁场也会随着位置变化增加或减小,进动频率也随着位置的变化增加或减小。在梯度磁场中,位置和频率直接成线性比例(图 19.6)。对于 x 和 y 梯度,可以类似获得进动频率与空间的关系。

图像形成过程可分为 3 个部分:层面选择、频率编码和相位编码。每个部分由单个梯度或 x、y 和 z 梯度的组合来完成。

19.3.1 空间编码

大多数 MRI 研究要获取成像对象的多个切面。为了从每个切面获取 MR 信号,可以应用层面选择梯度场(slice selection gradient,G_{ss})使质子沿着层面选择方向以不同频率运动。

层面选择梯度可以应用在机体的任何轴线上。层面选择方向与动物在磁体中的位置共同决定了图像的方向——冠状、轴位或矢状面。对于"头先俯卧"的动物来说,这 3 个方向分别对应于 z、y 或 x 方向的层面选择。

当层面选择梯度用于成像的组织层面时,还要应用另一个梯度进一步定位该层面列的 MRI 信号。该梯度由于使用不同的频率对列进行编码,因此,它被称为频率编码梯度(frequency-encoding gradient,G_{freq}),也称为读数梯度。频率编码梯度应用于垂直于层面选择梯度的方向。

对质子不同的运动相位使用相位编码梯度

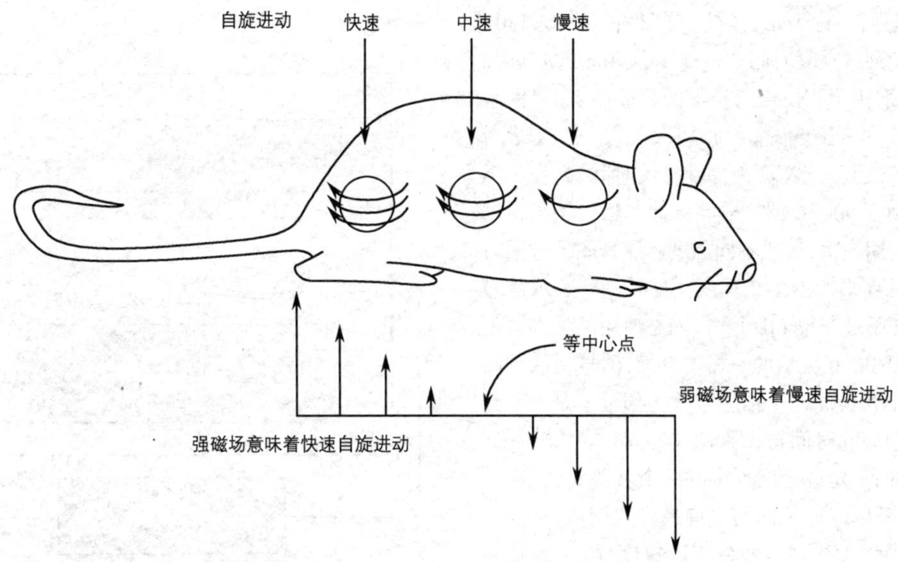

图 19.6　当磁场梯度被打开时，它在主磁场中增加或减去一个称为等中心点（$x=0, y=0, z=0$）的空间点，主磁场不发生任何变化，因此磁场还是 B_0。磁场随着等中心点的远离线性增加（或减小），同样磁场随着位置变化增加或减小，运动频率也随着位置的变化增加或减小

（phase-encoding Gradient，G_{phase}）来获取质子在第三维中的位置信息。相位编码梯度沿第三个垂直轴方向施加，必须多次施加不同的梯度强度才能生成图像。

相位编码和频率编码的单次测量结果表明，相位编码方向上的每个空间位置都由一个独特的相位表示，而频率编码方向上的每个位置都以一个独特的频率表示。这些独特频率和相位组合编码了每个像素的坐标。

19.3.2　脉冲序列

磁共振成像是通过 MRI 系统形成脉冲序列产生的。脉冲序列是射频脉冲和空间编码梯度在时序、顺序及极性上的重复。它是射频脉冲、磁场梯度和 MR 信号采集的变化在时序上的排列。图 19.7 是脉冲序列的完整简化绘图。它有 5 行：第一行代表 RF 脉冲，下面 3 行各自分别代表 3 个梯度，最后一行代表测量

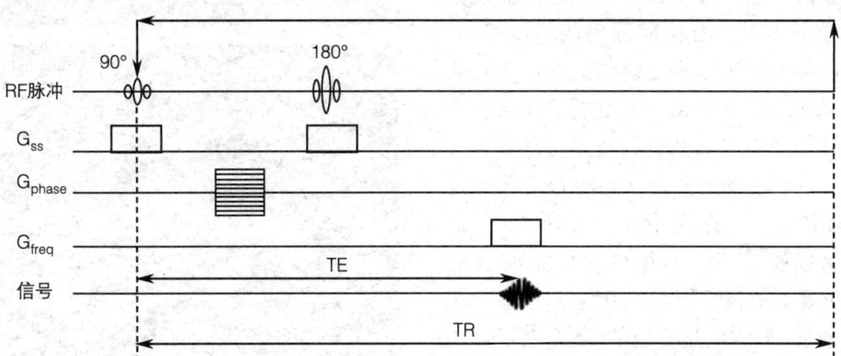

图 19.7　脉冲序列的完整简化绘图。第一行表示紧接 90° 脉冲后面是 180° 脉冲，时间间隔为 TE / 2。该序列以 TR（重复时间）间隔重复多次（取决于相位编码步骤的数量）。下一行表示层面选择梯度场（G_{ss}），它在 90° 和 180° 射频脉冲时使用，因此只有在选择的层面自旋质子被激发时才能产生信号。相位编码梯度（G_{phase}）每次重复应用一次，每次不同强度。序列图通过同时显示几个梯度来指示多个梯度。超时的频率编码梯度（G_{freq}）与回波时间一致。最后一行显示 90° 脉冲之后在 TE 时检测到信号的时间

信号。最上面一行表示，紧接 90° 脉冲后面是 180° 脉冲。该序列以重复时间（time of repetition，TR）间隔重复多次（取决于相位编码步骤的数量）。TR 是两个 90° 激励脉冲之间的间隔时间。下一行使用矩形表示层面选择梯度场，其宽度为梯度持续时间，高度为强度。它适用于 90° 和 180° 射频脉冲。相位编码梯度每次重复应用一次，每次不同强度。序列图通过同时显示几个梯度来指示多个梯度。最后一行表示信号采集。通常不是获得 FID 信号，而是使用某种方法重新聚焦如图 19.5b 所示的去相位自旋，信号便从重新聚焦自旋中获得。这个信号被称为回波。从 90° 脉冲到回波中心的时间被称为回波时间（time to echo，TE）。TR 和 TE 是这个序列中的两个重要参数，通过调整它们，可以强调不同的生理或病理特性，将会在以下段落中详细描述。频率编码梯度（G_{freq}）的时间与回波时间一致，如图 19.7 所示。

MRI 空间编码和脉冲序列的详细介绍可以在以下书中获知（Cho et al. 1993；Haacke 1999；Bushberg 2002；Webb 2003；Berry and Bulpitt 2009），也可通过网上资源查找（Hornak）。

19.3.3 设备

MRI 系统包括以下主要部件：主磁体、梯度系统、RF 线圈、控制电路和计算机系统，如图 19.8a 示意图所示。主磁体产生强烈的静态磁场（B_0）。大多数磁体都属于超导型。超导磁体是由超导导线构成的电磁体。导线浸入低温液氦中以产生超导条件。提供电流流入超导线中以产生主磁场。主磁铁的内部是 3 个用于 MRI 空间编码的梯度线圈。在梯度线圈内部是射频线圈。射频线圈产生自旋旋转所需的 B_1 磁场。射频线圈还能检测出身体内部的自旋信号。梯度线圈和射频线圈由计算机通过控制电路控制。射频线圈检测到的 MRI 信号通过数字化器件传输到计算机，并进行处理以生成图像。对于动物成像，其他一些附件是必要的，比如麻醉系统和重要的监控系统。必须注意，这些系统需要与 MRI 兼容，即它们是安全的，不会明显影响磁共振的质量，也不会显著影响它们在磁共振条件下进行手术操作。图 19.8b 为典型的小型动物 MRI 扫描仪的图像。图 19.8c 展示了一只老鼠，它被放入扫描仪中。这只老鼠固定在一个支架上，它的头部在一个射频线圈下。一根管子用来给老鼠提供吸入麻醉。

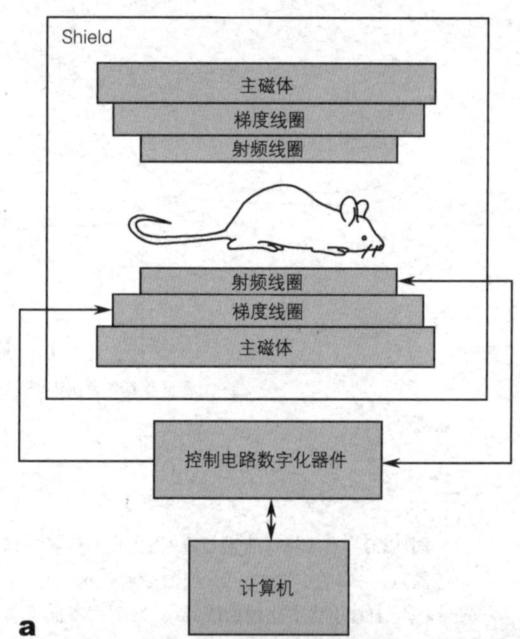

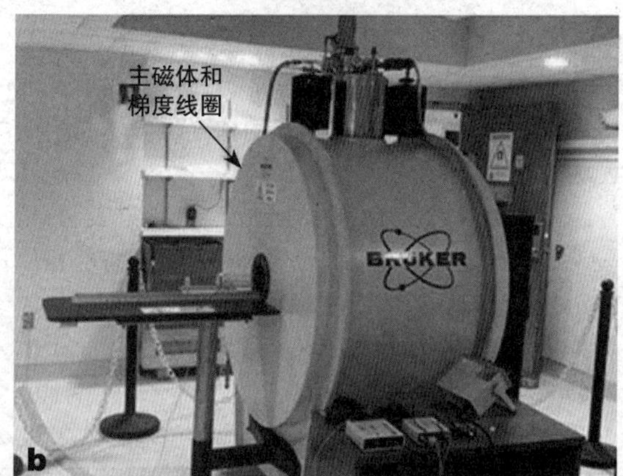

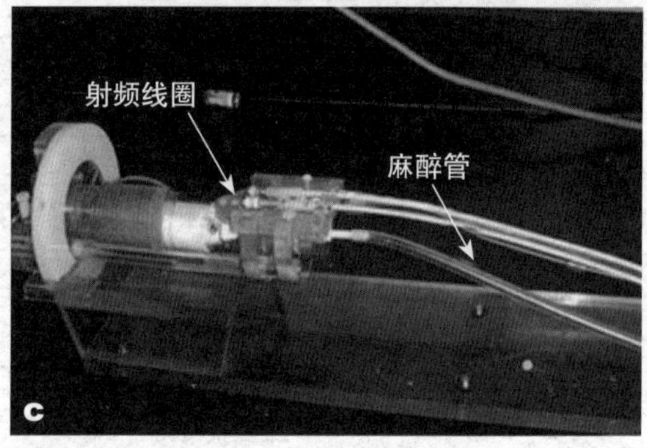

图 19.8 （a）MRI 系统示意图。（b）典型的小动物 MRI 扫描仪。（c）老鼠放入扫描器中，并将老鼠固定在支架上，它的头部在射频线圈下面。一根管子用来给老鼠提供吸入麻醉

19.4 磁共振在实验神经科学中的应用

19.4.1 质子密度和弛豫时间

1. 生理学基础

如前所述，MRI 信号由水分子的氢核（质子）产生。质子密度（proton density，PD）也称自旋密度（spin density，SD），是影响信号强度的主要因素之一。弛豫时间 T_1、T_2 和 T_2* 是其他因素。MR 图像受质子密度和弛豫时间的综合影响。通过选择适当的图像序列和扫描参数，可以强调某一个因素。MRI 的组织对比度或形态依赖于组织中的 PD，T_1 和 T_2 弛豫影响最小时称为 PD 加权（PD-wt）MRI。同样，最大化的 MRI T_1 或 T_2 效应并使其他效应最小化分别称为 T_1-wt 或 T_2-wt MRI。

显然 PD-wt MRI 是组织中水分子密度的反映，高质子密度在 PD-wt 图像上产生高信号。例如，图 19.9a（见文末彩图）中所示猴脑的 PD-wt 图像，脑脊液在 PD-wt 图像上是明亮的，因为它与其他组织相比含有更多的水分子。

T_1-wtMRI 和 T_2-wt MRI 的生理基础更为复杂。T_1- 和 T_2-wt 图像可被看作是反映组织中水分子物理微环境相关特征。T_1 弛豫由激发（通过 RF）质子（自旋）及其周围（晶格）之间的能量传递决定。这就是为什么它也被称为自旋 - 晶格弛豫。在大分子含量高（例如蛋白质、脂类）的微环境中，能量传递发生得很快，因此 T_1 弛豫时间较短。如果组织中自由水分子丰富，则能量传递非常慢，T_1 弛豫时间较长。在 T_1 -wt 图像中，长 T_1 弛豫时间的组织表现为低信号。可以看出，在图 19.9b 中，猴脑中脑脊液在 T_1 -wt 图像上信号是暗的，因为它含有大量的自由水分子，而且没有太多的大分子含量，导致长 T_1 弛豫时间。

T_2 弛豫也称为自旋 - 自旋弛豫。在自旋 - 自旋弛豫中，没有能量转移。相反，它是由相邻的水分子中质子相互作用引起的。在一个水分子运动缓慢的组织中，质子的相互作用会延长，从而导致信号快速丢失，从而缩短 T_2 弛豫时间。而在水分子质子快速运动的组织中，质子的相互作用只是短暂的，导

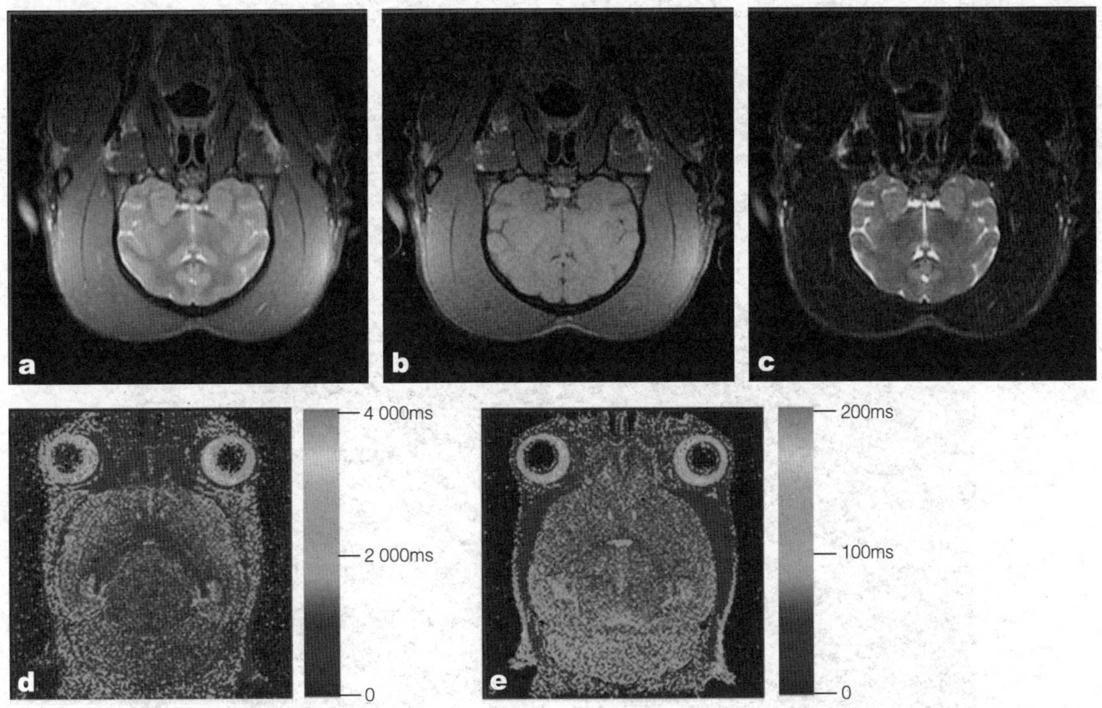

图 19.9 （a）猴脑的 PD-wt 图像。脑脊液在 PD-wt 图像上是明亮的，因为它比其他组织含有更多的水分子。（b）T_1-wt 图像。脑脊液是暗的，因为它含有大量的自由水分子，但大分子含量不多，导致 T_1 弛豫时间较长。（c）T_2-wt 图像。脑脊液信号明亮，是因为脑脊液的高流动性导致长时间的 T_2 弛豫时间。（d）小鼠脑的 T_1 图（轴向）。（e）同一小鼠脑的 T_2 图

致信号丢失缓慢，T_2 弛豫时间长。在 T_2 -wt 图像（图 19.9c）上，由于脑脊液水具有高流动性，导致 T_2 弛豫时间较长，脑脊液信号很亮。

通过改变 TR 和 TE 的 MRI 序列参数可在图像上实现特定加权。为了适当地设置这些参数，必须事先用 T_1/T_2 序列测量出组织的弛豫值。从序列获得的数据中计算弛豫时间。小鼠大脑的 T_1 和 T_2 值分别在图 19.9d 和 e 中展示。表示弛豫时间的图样被称为弛豫时间图。

T_1 和 T_2 可以被认为是组织的固有特征。另一方面，T_2* 弛豫是由主磁场 B_0 的外部不均匀性引起的。由于 T_2* 效应，信号丢失比仅只考虑 T_2 弛豫时迅速。在不同磁化率的相邻组织的界面处，例如在组织与空气之间或软组织与骨之间，局部磁场在空间上是变化的。该区域中的质子以不同的频率进动，导致快速去相位，从而在组织界面处产生不必要的信号丢失。可是，磁化率敏感性也可以用作 MRI 对比度。T_2* 弛豫是许多 MRI 应用（例如灌注 MRI 和 fMRI）图像对比度基础。我们将在以下章节中讨论。

2. 应用

如图 19.9 所示，MRI 可以提供脑结构的解剖信息。不同的解剖结构可以使用 MRI 加权来突出。例如，使用 PD- 或 T_2-wt MRI 比 T_1-wt MRI 上更好地显示脑室系统，因为脑脊液在 PD- 和 T_2-wt 图像上很亮。

一些神经疾病可引起整个脑或某些结构的形态变化。这些变化可以通过 MRI 进行观察。实际上，MRI 已被广泛用于神经科学中的形态学研究（Ullmann et al.2010；Bock et al. 2006；Wengenack et al. 2008；Aggarwal et al. 2009；Van der Linden et al. 2009；Chuang et al. 2011；Dazai et al. 2011；Lebenberg et al. 2011）。许多病理改变，如肿瘤、水肿和出血，均与水含量和弛豫率的变化有关（Pirko and Johnson 2008；Durukan and Tatlisumak 2009；Brandt 2011）。可以着重通过改变 PD 或弛豫时间直观地从 MRI 了解病变情况。还可以使用弛豫时间图来查看由病理引起的弛豫时间的变化。

然而，病变的质子密度和弛豫变化不是一成不变的，病理变化可以在 T_1- 或 T_2-wt 图像上与正常组织呈高信号、低信号及等强度信号，这取决于病变组织的细胞异常特征。例如，在 T_2-wt 图像上（图 19.10a），慢性缺血（缺血诱导后 48 小时）脑梗死的大鼠脑内梗死区域是明亮的，而在 T_1-wt 图像上似乎是正常的（图 19.10b）。此外，质子密度和松弛变化并不是特定的，还有许多其他机制可以改变 MRI 信号强度。

19.4.2　扩散磁共振成像

1. 扩散加权成像

(a) 生理基础

扩散是由于非零温度引起的水分子的随机（或伪随机）运动。室温下水分子的扩散系数参考值为 $2.2\times10^{-5}cm^2/s$。也就是说，水分子平均每秒移动一次的覆盖面积相当于 $0.000\ 022cm^2$（图 19.11）。水扩散取决于组织中的微观结构环境，对它进行测量可以对疾病发生的功能区域及结构变化提供有价值的信息。最大的扩散速率发生在无边界的自由水中。在脑组

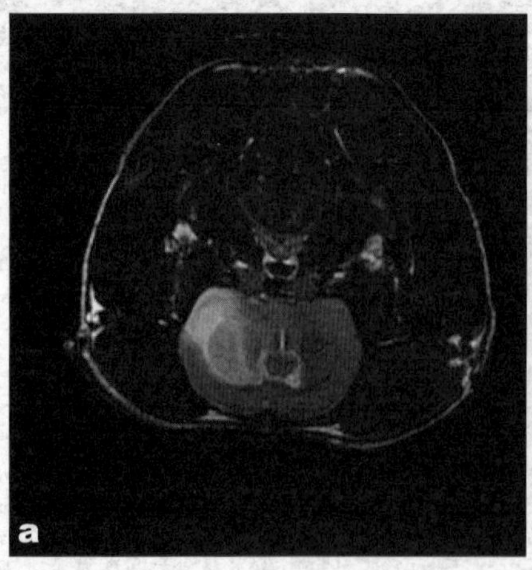

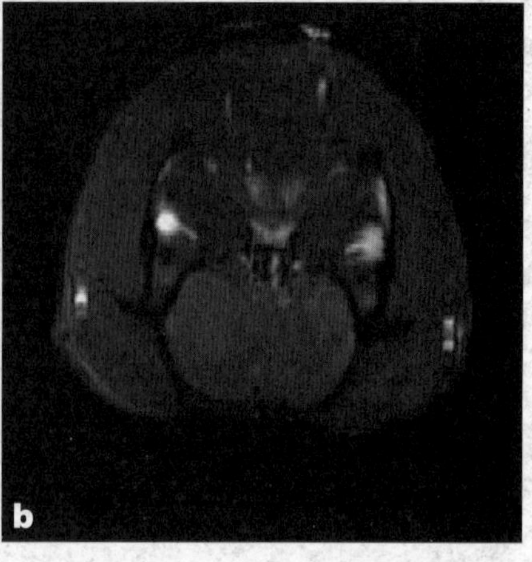

图 19.10　(a) 大鼠脑 T_2-wt 图像上慢性期梗死区是明亮的。(b) 同一大鼠脑的 T_1 加权像，梗死区表现为正常信号

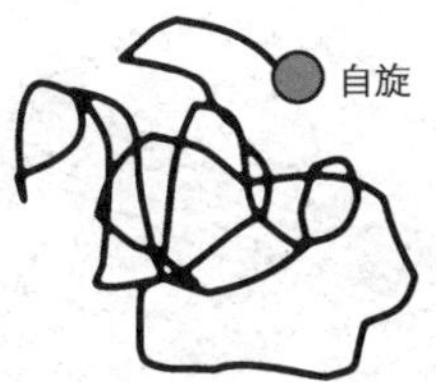

图 19.11　扩散是由于非零温度引起的水分子的随机(或伪随机)运动。例如,室温下水分子的扩散系数参考值为 $2.2\times10^{-5}cm^2/s$。也就是说,水分子平均每秒移动一次的覆盖面积相当于 0.000 022cm²

织中,细胞膜的边界会一定程度限制水分子运动,这取决于水分子的平均自由路径。例如,在脑室中,水扩散相对畅通,并且脑脊液具有较高扩散系数。灰质(gray matter,GM)和白质(white matter,WM)由于其组织结构复杂而具有较低的扩散系数。

利用扩散加权成像(diffusion-weighted imaging,DWI)技术可以检测和测量水的扩散程度。当在 RF 脉冲序列中应用磁场梯度(扩散梯度)时,DWI 对组织中水分子随机运动非常敏感。在 DWI 序列中,扩散权值由一个称为“b 值”的参数决定,它的单位为秒/平方毫米(s/mm^2)。高“b 值”产生高扩散加权,当 b = 0 时无扩散加权。在扩散加权像上,组织水分子扩散快会产生高信号。从扩散加权图像可以计算出水分子的表观扩散系数(apparent diffusion coefficient,ADC)。

(b) 应用

DWI 在神经学研究中的应用引起了广泛关注(Carano et al. 2003)。已经表明,很多神经病理变化均可导致 DWI 信号改变。卒中研究是最成功的应用之一。T_1- 和 T_2-wt MRI 未能检测到的急性脑卒中的缺血性病变,可通过 DWI 检测出来。研究表明 DWI 可通过 ADC 的变化直接快速显示缺血诱发当时发生的病灶(Liu et al. 2007c)。图 19.12 显示了大鼠卒中模型的 DWI 和 ADC 图。缺血区域 DWI 信号升高,表明该区域水分子扩散减少。ADC 图显示了与 DWI 同一区域的 ADC 值降低。

缺血期间 ADC 变化的潜在病理机制尚不清楚。有几种理论可能解释了这一现象。其中之一是细胞膨胀理论。这个理论假定细胞内水扩散速率比细胞外慢(Moseley et al. 1990)。卒中时的血液供应中断引起细胞肿胀(细胞水肿)。水分子需要花费更多的时间在肿胀细胞中扩散,从而降低了 ADC。另一个理论是假设细胞膜通透性改变可能导致 ADC 的减小(Szafer et al. 1995)。缺乏活跃的细胞内水输送与能量衰竭可能是水扩散减少的另一个原因。

2. 扩散张量成像

(a) 生理基础

扩散张量成像(diffusion tensor imaging,DTI)是 DWI 的延伸。扩散是一个三维过程。在均质的环境中,它在各个方向都是各向同性的,并且可以用一个球体表示(图 19.13a)。如果水分子运动在某些方向受到限制,则扩散变为各向异性,用椭球体表示(图 19.13b)。例如,在纤维状的细胞结构,如白质束,扩散沿着纤维束的长轴相对自由,但在另外两个维度上受到限制。细胞结构中的扩散程度可通过张量以数学方式描述。张量可用 3×3 矩阵表示。可以用适当强度的扩散梯度的 DTI 来测量扩散张量(Basser et al. 1994a,b)。经过一系列数学处理后,可以计算出椭球体样扩散的轴和沿轴的扩散量。

确定扩散轴和量值可以进行计算组织各向异性扩散。已经提出了几个指数来表示各向异性扩散,各向异性分数(fractional anisotropy,FA)是常用的指标之一(Basser and Pierpaoli 1996)。FA 是从 0 到 1 的标量。高 FA 值表明水扩散更可能是各向异性的。FA 提供了识别和量化组织结构各向异性信息。

(b) 应用

显然,扩散椭球体的主轴(具有最大扩散幅度的轴)指向首选扩散方向。可以合理地认为,对于白质纤维,最受欢迎的扩散方向是沿着白质纤维束,因此主轴与纤维束方向平行。已经提出了几种方法来显示主轴,其中一种就是所谓的彩色编码技术。在彩色编码技术中,沿主轴对称 x、y、z 方向的 3 个分量用原色(红色,x 分量;绿色,y 分量;蓝色,z 分量)编码以及通过各向异性指数(如 FA)来衡量色彩饱和度。图 19.14(见文末彩图)显示了这个方法在大鼠大脑的多个图像

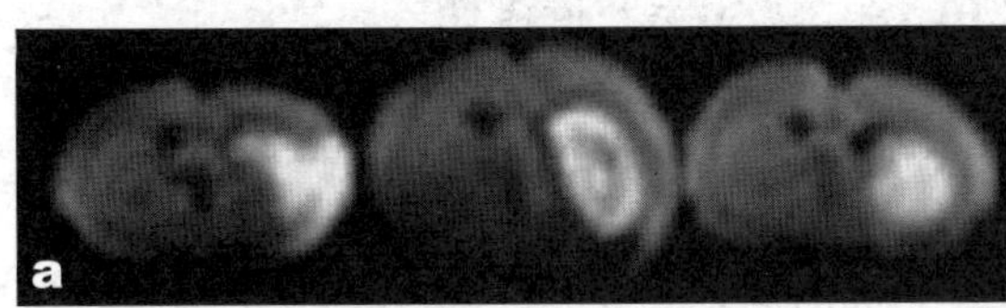

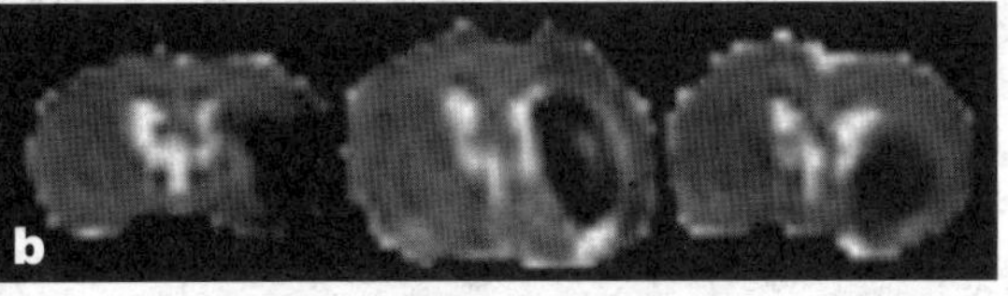

图 19.12　卒中的 DWI(a)和 ADC 图(b)。缺血区域 DWI 信号明显增高,表明该区域水分子扩散受限。根据 DWI 计算的 ADC 图显示该区域 ADC 值减小

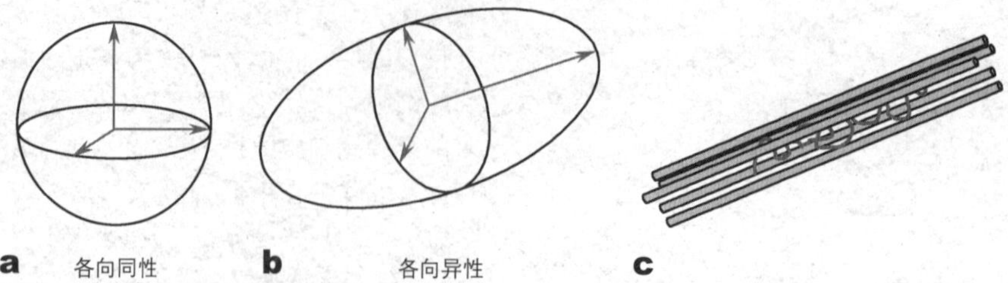

图 19.13　在均匀的环境中,扩散在所有方向上都是各向同性的,用球体(a)表示。如果水分子运动在某个方向受到限制,扩散变为各向异性,由椭圆体(b)表示。(c)在纤维状细胞结构中,例如白质束,扩散沿着纤维束的长轴相对自由,但在另外两个维度上受到限制

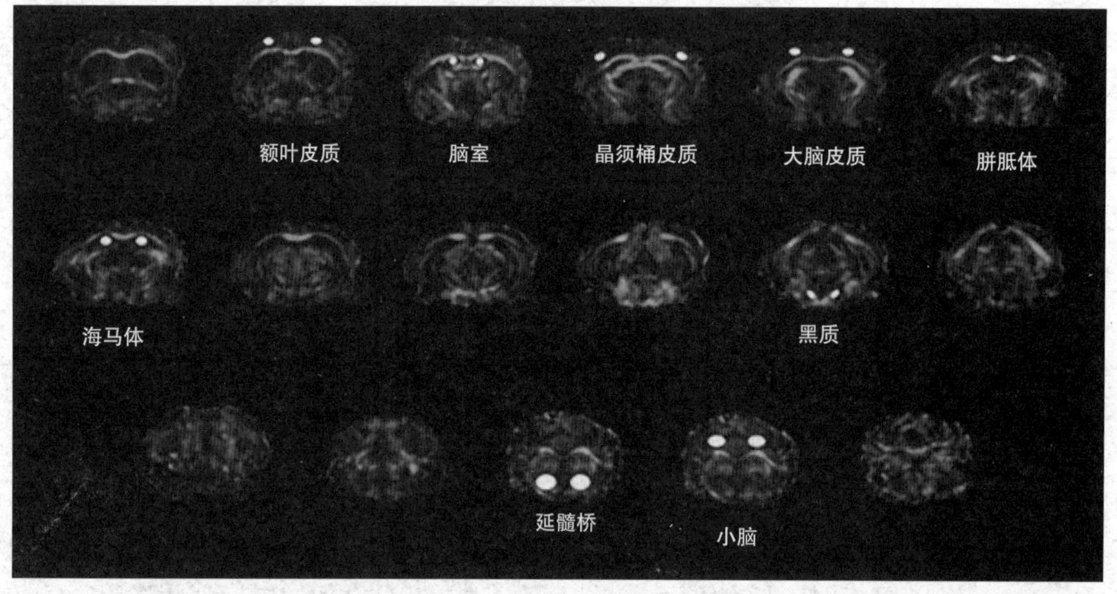

图 19.14　老鼠大脑中扩散张量的主特征向量的彩色编码方向,其色彩饱和度由 FA 值决定

切片上的一个示例,其中色彩饱和度由 FA 值决定。

利用脑组织扩散各向异性可建立神经束模型。基于 DTI 的光纤追踪的基础,主轴用于连接类似的体素。许多光纤跟踪算法(Lori et al. 2002;Dubois et al. 2006;Jian et al. 2007;Price et al. 2007;Chen and Song 2008;Burgel et al. 2009;Zalesky and Fornito 2009;Jiao et al. 2011;Mishra et al. 2011)已经被开发出来重建纤维结构和分析人类与动物大脑不同区域之间的联系。纤维跟踪的应用使我们能够确定大脑不同区域的神经连接。尽管有一些限制,例如与轴突尺寸相比,DTI 具有相对较差的空间分辨率,在纤维分支或合并点处重建较困难,但是,DTI 提供了研究神经疾病中纤维束完整性的独特方法。

如果一种疾病破坏了组织的微观结构,很可能组织中的水扩散各向异性发生了改变。这一假设使应用 DTI 研究各种神经疾病脑组织改变成为可能,包括但不局限于以下疾病,如卒中、多发性硬化(MS)、阿尔茨海默病(AD)、神经艾滋病、克拉伯病,亚历山大病及沃勒氏变性等。这些研究均多多少少观察到了扩散各向异性的变化。然而,由于对这些变化背后的机制缺乏完全的了解,这些研究结果仍然存在争议。

19.4.3　灌注磁共振成像

脑灌注是脑功能的关键,它是由毛细血管床中的血流量[单位为 mL/(g·s)]到脑的特定区域(单位体积的流量)来表示的。已经开发出两种不同的灌注 MRI 技术,不同点在于使用的是外源性造影剂还是内源性 MRI 造影剂。第一种技术称为团注追踪 MRI,

需要团注磁共振造影剂，并跟踪其在组织中的通过情况。另一种技术被称为动脉自旋标记，它是利用 RF 脉冲来标记流动血液中的运动自旋。MRI 已是被用来评估灌注的一种非侵入性的技术。灌注 MRI 已被用于评估脑卒中和血流异常可能进一步损害组织区域的风险，也可以显示肿瘤中高灌注区域。

1. 团注追踪 MRI

团注追踪 MRI 应用的造影剂是顺磁性物质，例如，钆(Gd)，其具有小的磁化率。Gd 通常以螯合形式存在，在其通过组织时引起快速自旋去相位(即，T_2*减低)(Villringer et al. 1988)。因此，这种技术也被称为动态磁化率对比(dynamic susceptibility contrast, DSC)MRI。在典型的 DSC MRI 中，首先获得一系列基线 T_2*-wt MRI。Gd 然后被注射到静脉或动脉中。在 Gd 穿过组织之前，可以使用 T_2*-wt MRI 对动物进行连续扫描一段时间。

图 19.15(见文末彩图)显示了大鼠卒中研究中一系列 T_2*-wt MRI 中的几种典型图像。通过闭塞大脑中动脉(middle cerebral artery, MCA)产生局部缺血。信号下降和恢复可以在对侧大脑半球中观察到(从读者的角度看是右侧)。与另一侧相比，缺血半球的信号变化是轻微的。图 19.15 显示了正常组织和闭塞区域信号与时间的关系图。闭塞区域的灌注量较低，信号下降为低信号，造影剂进入和排出延迟，以致穿过时间延长。如图 19.15 所示，相对造影剂浓度随时间的变化可以从 MRI 信号中计算出来。从描述组织灌注的浓度曲线可以导出几个参数。通常的参数包括相对脑血容量(CBV 或 relative cerebral blood volume, rCBV)，即浓度曲线下的面积；团注后造影剂通过组织的平均通过时间(mean transit time, MTT)和达峰时间(time to peak, TTP)，它指造影剂达到最大浓度所需的时间。脑血流量可以通过将 CBV 除以 MTT

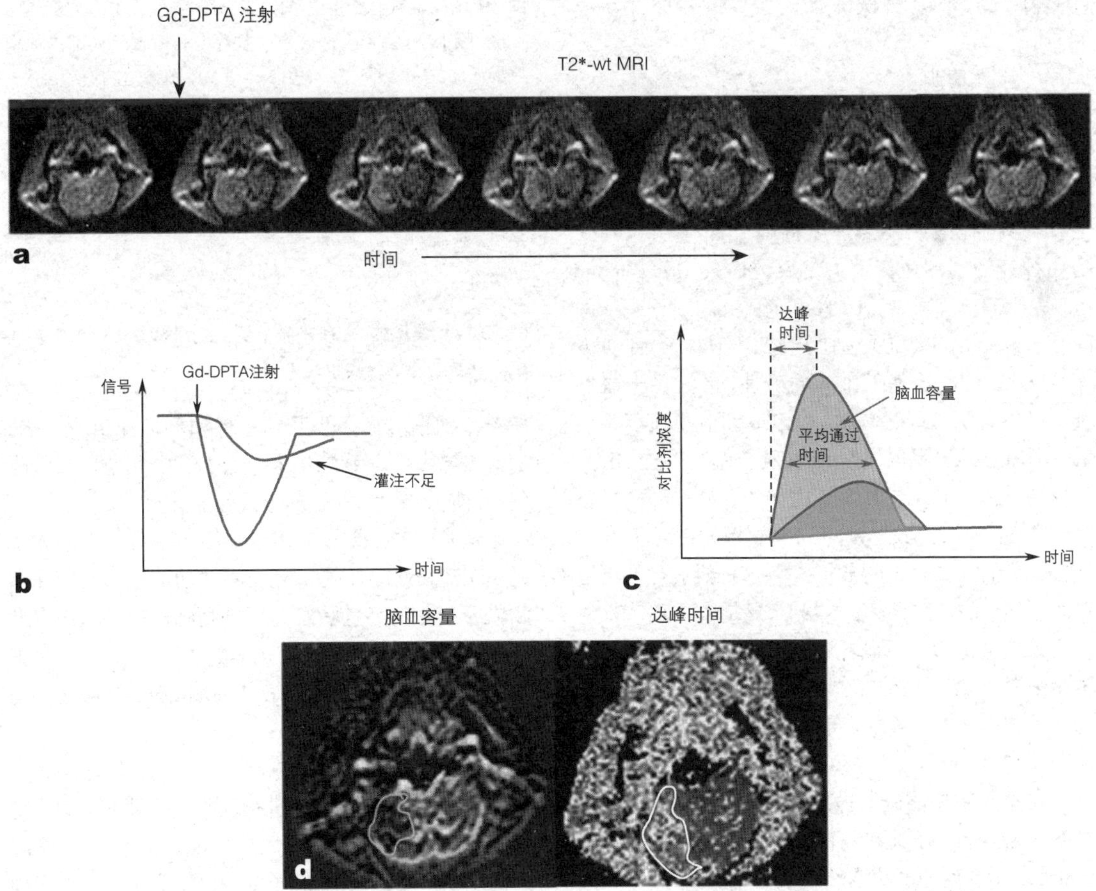

图 19.15　灌注 MRI 在大鼠脑卒中研究中的应用。(a) Gd 注射前后的 T_2*-wt MRI 一系列图像。(b)对侧半球和缺血组织的 T_2*-wt 信号下降。(c)造影剂浓度随时间变化，从而可以从浓度曲线测量出灌注参数。(d)从灌注研究产生的 CBV 和 TTP 图

来计算。在 MR 图像中通常逐像素地计算灌注参数，并且生成参数图将用于进一步分析。例如，大鼠脑卒中脑的 CBV 和 TTP 研究如图 19.15 所示。能够识别具有较低 CBV 和较长 TTP 的区域。

2. 动脉自旋标记

团注追踪 MRI 由于需要注射造影剂是一种有创技术。动脉自旋标记（arterial spin labeling，ASL）是一种非侵入性技术，通过使用一或两个射频脉冲标记血管内动脉中水的自旋而实现。与团注追踪 MRI 相比，ASL 的另一个优点是它可以在一次研究中多次重复使用，这使得它对灌注的持续监测具有吸引力。在典型的 ASL 中，射频脉冲首先通过纵向磁化矢量反向标记逆流动脉血液中的自旋。然后这些自旋被灌注到感兴趣的组织中，因此组织中的信号被标记的自旋所影像。第二次未标记作为参考进行采样，然后用于计算灌注图像。

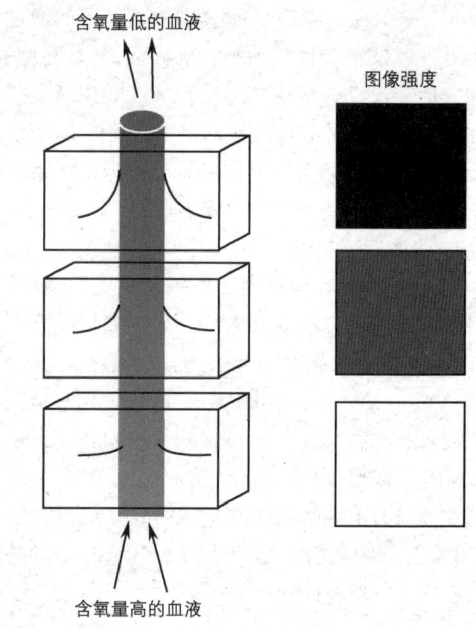

图 19.16　脱氧血红蛋白（Hb）是顺磁性的，而氧合血红蛋白（HbO_2）是反磁性的。脱氧导致血管内和血管外局部磁化率差异增加，从而导致 T_2-wt 和 T_2*-wt MR 图像上的信号丢失

19.4.4　功能磁共振成像

1. 生理基础

在过去的十年里，脑功能成像已经成为 MRI 的一个主要研究领域（Van Bruggen and Roberts 2003）。标准功能磁共振成像技术测量在认知、感知、感觉、运动过程中或在药理学挑战方面对功能性大脑在神经活动的血流动力学反应（Van Bruggen and Roberts 2003）。血氧水平依赖（Blood oxygenation level-dependent，BOLD）对比主要用于神经活动方面。BOLD MRI 是基于血液的磁性，它依赖于血红蛋白的氧合状态（Ogawa et al. 1990）。脱氧血红蛋白（hemoglobin，Hb）是顺磁性的，而氧合血红蛋白（HbO_2）是反磁性的。脱氧导致血管内和血管外局部磁化率差异增加，从而导致 T_2-wt 和 T_2*-wt MR 图像上的信号丢失（图 19.16）（见文末彩图）。这种机制与外源性造影剂导致的 T_2* 缩短基本相似，只是 BOLD MRI 使用的是内源造影剂（即脱氧血红蛋白）。当大脑区域被刺激激活，该区域的氧合血液供应增加。MRI 信号随着毛细血管中含氧血液的过量供应而增加。

2. 应用

在小动物功能磁共振成像中，通常在图像采集过程中在小动物胡须或前 / 后爪上施加刺激序列。图 19.17 示出典型的功能磁共振成像范例，其中刺激持续 16 秒，重复四次。刺激之间的间隔也是 16 秒。必须注意的是，fMRI 不能直接测量神经元活动，而是测量刺激所引起的血流动力学反应。血流动力学反

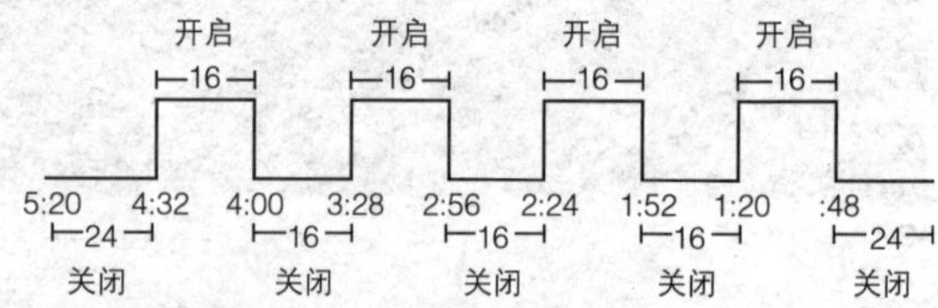

图 19.17　典型的 fMRI 刺激范例。刺激持续 16 秒，重复四次。刺激之间的间隔也是 16 秒

应产生的信号进一步受到生理和环境噪声的影响。通常需要多次应用 fMRI 标准序列进行可靠的数据收集，并使用统计学方法进行数据分析。

最近，静息状态 fMRI（resting state fMRI，rsfMRI）已用于动物研究。在 rsfMRI 中，BOLD 信号可以在动物未受刺激的静息状态时被检测到。静息状态有助于探索大脑功能组织。使用 rsfMRI，已经从健康受试者中确定了许多功能网络（Biswal 2012；Rosazza and Minati 2011）。

在清醒条件下可以进行 fMRI 扫描，但通常比较耗费时间，而且要对动物进行一些挑战性的训练使它们适应扫描仪中的环境。通常 fMRI 研究采用麻醉后的动物。现已表明，脑中的血流动力学和功能活动对麻醉剂和镇静状态敏感。许多麻醉剂会减少或抑制功能活动和血流动力学反应的耦合。已经对几种麻醉药进行了功能研究测试，包括异氟烷、尿烷、α-

氯醛糖、美托咪定和异丙酚。这些研究的结果是有争议的，迄今为止还没有标准的麻醉方案用于 fMRI（Masamoto and Kanno 2012）。

19.4.5　锰增强 MRI（Manganese-Enhanced MRI，MEMRI）

1. 生理基础

这种技术依赖于锰离子（Mn^{2+}）取代钙离子（Ca^{2+}）的能力。Ca^{2+} 进入细胞内是功能激活期间释放神经递质所必需的。顺磁性 Mn^{2+} 具有类似于 Ca^{2+} 的范德华半径，因此可以通过电压门控 Ca^{2+} 通道进入细胞内。在脑刺激期间那些具有增加的 Ca^{2+} 摄取的细胞将选择性地摄取 Mn^{2+}。这会导致 T_1 弛豫时间减少，很容易被 T_1-wt 成像检测到。

2. 应用

MEMRI 可以显示一些详细的神经结构，包括大脑和小脑皮层，嗅球和海马下结构，如图 19.18 所示。使用 Mn^{2+}（通常以 $MnCl_2$ 的形式）静脉或腹腔注射系统给药，可用于神经结构的可视化和分析。锰给药后约 24 小时获得 MRI。

使用 MEMRI，研究人员已经能够检测到动物激活的大脑区域（Aoki et al. 2002）。与 BOLD fMRI 相比，该技术具有高灵敏度和精细的空间分辨率。锰也可以追踪轴突路径，因为它是被活动细胞摄取，然后沿着轴突投射到连接区域（Pautler et al. 1998）。为了将 MEMRI 应用于纤维追踪中，需要在颅内注射 Mn^{2+} 到感兴趣的区域。MEMRI 的主要缺点是 Mn^{2+} 具有神经毒性。最近开发了一种称为分次给药的方法，以每日注射少量 $MnCl_2$，持续数天，以减少副作用产生（Grunecker et al. 2011）。

19.4.6　细胞追踪 MRI

追踪特定细胞并跟踪它们在体内分布情况，就可能监测移植细胞用于治疗。用 MR 对比剂对细胞进行标记，为跟踪细胞提供了一种 MRI 检测工具（Norman et al. 1992；Bulte et al. 2002a）。Bult 等对 MR 造影剂的几种细胞融合方法进行了综述（Bult et al. 2002b）。一种方法是利用细胞吞噬作用，即通过血管内注射的超顺磁性氧化铁（super-paramagnetic iron oxide，SPIO）颗粒（Laurent et al. 2010）。SPIO 是 T_2 缩短颗粒。通过 SPIO 磁共振（SPIO MRI）可以检测到有炎症的脑部疾病的巨噬细胞活动。近年来，干细胞治疗已被证明是改善各种脑病神经功能的一种有前途的手段，具有广阔的临床应用前景。通过磁共振成像，可以监测被标记有钆复合物及 SPIO 颗粒的干细胞的分布和存活情况。

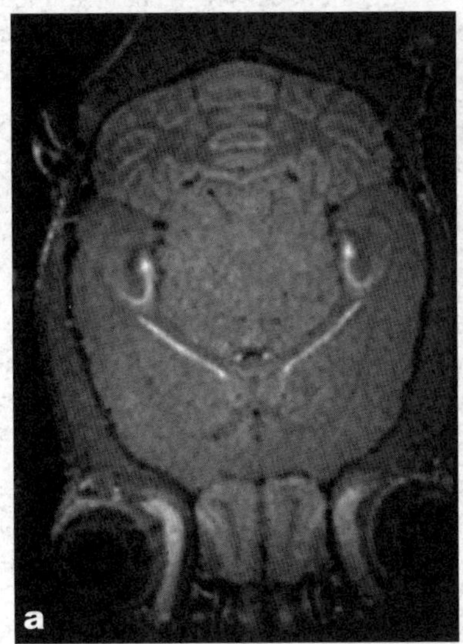

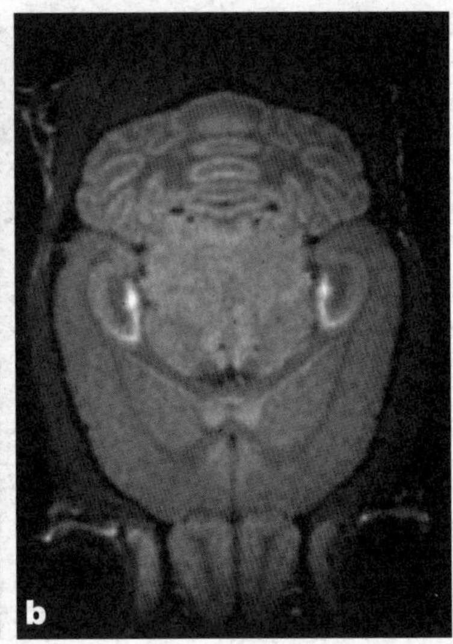

图 19.18　MEMRI 可以显示一些详细的神经结构，包括大脑和小脑皮层，嗅球和海马下结构。(a) 老鼠注射剂量为 120mg/kg 的 $MnCl_2$ 和 (b) 剂量为 240mg/kg 的增强图像

（匡敏　王健　译）

参考文献

Aggarwal M, Zhang J, Miller MI, Sidman RL, Mori S (2009) Magnetic resonance imaging and micro-computed tomography combined atlas of developing and adult mouse brains for stereotaxic surgery. Neuroscience 162:1339–1350

Alexander GE, Chen K, Aschenbrenner M, Merkley TL, Santerre-Lemmon LE, Shamy JL, Skaggs WE, Buonocore MH, Rapp PR, Barnes CA (2008) Age-related regional network of magnetic resonance imaging gray matter in the rhesus macaque. J Neurosci 28:2710–2718

Aoki I, Tanaka C, Takegami T, Ebisu T, Umeda M, Fukunaga M, Fukuda K, Silva AC, Koretsky AP, Naruse S (2002) Dynamic activity-induced manganese-dependent contrast magnetic resonance imaging (DAIM MRI). Magn Reson Med 48: 927–933

Baskerville TA, Deuchar GA, McCabe C, Robertson CA, Holmes WM, Santosh C, Macrae IM (2011) Influence of 100% and 40% oxygen on penumbral blood flow, oxygen level, and T2*-weighted MRI in a rat stroke model. J Cereb Blood Flow Metab 31:1799–1806

Basser PJ, Pierpaoli C (1996) Microstructural and physiological features of tissues elucidated by quantitative-diffusion-tensor MRI. J Magn Reson B 111: 209–219

Basser PJ, Mattiello J, LeBihan D (1994a) MR diffusion tensor spectroscopy and imaging. Biophys J 66: 259–267

Basser PJ, Mattiello J, LeBihan D (1994b) Estimation of the effective self-diffusion tensor from the NMR spin echo. J Magn Reson B 103:247–254

Benveniste H, Ma Y, Dhawan J, Gifford A, Smith SD, Feinstein I, Du C, Grant SC, Hof PR (2007) Anatomical and functional phenotyping of mice models of Alzheimer's disease by MR microscopy. Ann N Y Acad Sci 1097:12–29

Berry E, Bulpitt AJ (2009) Fundamentals of MRI: an interactive learning approach. CRC, Boca Raton, FL

Biswal BB (2012) Resting state fMRI: a personal history. Neuroimage 62:938–944

Bock NA, Kovacevic N, Lipina TV, Roder JC, Ackerman SL, Henkelman RM (2006) In vivo magnetic resonance imaging and semiautomated image analysis extend the brain phenotype for cdf/cdf mice. J Neurosci 26:4455–4459

Borthakur A, Gur T, Wheaton AJ, Corbo M, Trojanowski JQ, Lee VM, Reddy R (2006) In vivo measurement of plaque burden in a mouse model of Alzheimer's disease. J Magn Reson Imaging 24:1011–1017

Boska MD, Mosley RL, Nawab M, Nelson JA, Zelivyanskaya M, Poluektova L, Uberti M, Dou H, Lewis TB, Gendelman HE (2004) Advances in neuroimaging for HIV-1 associated neurological dysfunction: clues to the diagnosis, pathogenesis and therapeutic monitoring. Curr HIV Res 2:61–78

Boska MD, Hasan KM, Kibuule D, Banerjee R, McIntyre E, Nelson JA, Hahn T, Gendelman HE, Mosley RL (2007) Quantitative diffusion tensor imaging detects dopaminergic neuronal degeneration in a murine model of Parkinson's disease. Neurobiol Dis 26:590–596

Braakman N, Matysik J, van Duinen SG, Verbeek F, Schliebs R, de Groot HJ, Alia A (2006) Longitudinal assessment of Alzheimer's beta-amyloid plaque development in transgenic mice monitored by in vivo magnetic resonance microimaging. J Magn Reson Imaging 24:530–536

Brandt CT (2011) Experimental studies of pneumococcal meningitis. Dan Med Bull 57:B4119

Bulte JW, Duncan ID, Frank JA (2002a) In vivo magnetic resonance tracking of magnetically labeled cells after transplantation. J Cereb Blood Flow Metab 22: 899–907

Bulte JW, Zhang SC, van Gelderen P, Herynek V, Jordan EK, Janssen CH, Duncan ID, Frank JA (2002b) Magnetically labeled glial cells as cellular MR contrast agents. Acad Radiol 9(Suppl 1):S148–S150

Burgel U, Madler B, Honey CR, Thron A, Gilsbach J, Coenen VA (2009) Fiber tracking with distinct software tools results in a clear diversity in anatomical fiber tract portrayal. Cent Eur Neurosurg 70:27–35

Bushberg JT (2002) The essential physics of medical imaging, 2nd edn. Lippincott Williams & Wilkins, Philadelphia

Carano RAD, Van Bruggen N, De Crespigny A (2003) MRI measurement of cerebral water diffusion and its application to experimental research. In: Van Bruggen N, Roberts T (eds) Biomedical imaging in experimental neuroscience. CRC, New York, pp 55–92

Chen B, Song AW (2008) Diffusion tensor imaging fiber tracking with local tissue property sensitivity: phantom and in vivo validation. Magn Reson Imaging 26:103–108

Cho ZH, Jones JP, Singh M (1993) Foundations of medical imaging. Wiley, New York

Chuang N, Mori S, Yamamoto A, Jiang H, Ye X, Xu X, Richards LJ, Nathans J, Miller MI, Toga AW, Sidman RL, Zhang J (2011) An MRI-based atlas and database of the developing mouse brain. Neuroimage 54:80–89

Dash PK, Gorantla S, Gendelman HE, Knibbe J, Casale GP, Makarov E, Epstein AA, Gelbard HA, Boska MD, Poluektova LY (2011) Loss of neuronal integrity during progressive HIV-1 infection of humanized mice. J Neurosci 31:3148–3157

Dazai J, Spring S, Cahill LS, Henkelman RM (2011) Multiple-mouse neuroanatomical magnetic resonance imaging. J Vis Exp 2011(48): 2497

Dhenain M, Delatour B, Walczak C, Volk A (2006) Passive staining: a novel ex vivo MRI protocol to detect amyloid deposits in mouse models of Alzheimer's disease. Magn Reson Med 55:687–693

Dijkhuizen RM (2006) Application of magnetic resonance imaging to study pathophysiology in brain disease models. Methods Mol Med 124:251–278

Dijkhuizen RM, Nicolay K (2003) Magnetic resonance imaging in experimental models of brain disorders.

J Cereb Blood Flow Metab 23:1383–1402
Dixon WT, Du LN, Faul DD, Gado M, Rossnick S (1986) Projection angiograms of blood labeled by adiabatic fast passage. Magn Reson Med 3:454–462
Dubois J, Hertz-Pannier L, Dehaene-Lambertz G, Cointepas Y, Le Bihan D (2006) Assessment of the early organization and maturation of infants' cerebral white matter fiber bundles: a feasibility study using quantitative diffusion tensor imaging and tractography. Neuroimage 30:1121–1132
Durukan A, Tatlisumak T (2009) Ischemic stroke in mice and rats. Methods Mol Biol 573:95–114
Faber C, Zahneisen B, Tippmann F, Schroeder A, Fahrenholz F (2007) Gradient-echo and CRAZED imaging for minute detection of Alzheimer plaques in an APPV717I×ADAM10-dn mouse model. Magn Reson Med 57:696–703
Falangola MF, Dyakin VV, Lee SP, Bogart A, Babb JS, Duff K, Nixon R, Helpern JA (2007) Quantitative MRI reveals aging-associated T2 changes in mouse models of Alzheimer's disease. NMR Biomed 20:343–351
Gao H, Liu Y, Lu S, Xiang B, Wang C (2006) A reversible middle cerebral artery occlusion model using intraluminal balloon technique in monkeys. J Stroke Cerebrovasc Dis 15:202–208
Grunecker B, Kaltwasser SF, Peterse Y, Samann PG, Schmidt MV, Wotjak CT, Czisch M (2011) Fractionated manganese injections: effects on MRI contrast enhancement and physiological measures in C57BL/6 mice. NMR Biomed 23:913–921
Guo J, Zheng HB, Duan JC, He L, Chen N, Gong QY, Tang HH, Li HX, Wang L, Cheng JQ (2011) Diffusion tensor MRI for the assessment of cerebral ischemia/reperfusion injury in the penumbra of non-human primate stroke model. Neurol Res 33:108–112
Haacke EM (1999) Magnetic resonance imaging: physical principles and sequence design. Wiley, New York
Hornak JP The Basics of MRI. http://www.cis.rit.edu/htbooks/mri/
Jack CR Jr, Marjanska M, Wengenack TM, Reyes DA, Curran GL, Lin J, Preboske GM, Poduslo JF, Garwood M (2007) Magnetic resonance imaging of Alzheimer's pathology in the brains of living transgenic mice: a new tool in Alzheimer's disease research. Neuroscientist 13:38–48
Jian B, Vemuri BC, Ozarslan E, Carney PR, Mareci TH (2007) A novel tensor distribution model for the diffusion-weighted MR signal. Neuroimage 37:164–176
Jiao F, Phillips JM, Stinstra J, Krger J, Varma R, Hsu E (2011) Metrics for uncertainty analysis and visualization of diffusion tensor images. Lect Notes Comput Sci 6326(2010):179–190
Justicia C, Ramos-Cabrer P, Hoehn M (2008) MRI detection of secondary damage after stroke: chronic iron accumulation in the thalamus of the rat brain. Stroke 39:1541–1547
Kim SG (1995) Quantification of relative cerebral blood flow change by flow-sensitive alternating inversion recovery (FAIR) technique: application to functional mapping. Magn Reson Med 34:293–301
Kondoh T, Bannai M, Nishino H, Torii K (2005) 6-Hydroxydopamine-induced lesions in a rat model of hemi-Parkinson's disease monitored by magnetic resonance imaging. Exp Neurol 192:194–202
Lau JC, Lerch JP, Sled JG, Henkelman RM, Evans AC, Bedell BJ (2008) Longitudinal neuroanatomical changes determined by deformation-based morphometry in a mouse model of Alzheimer's disease. Neuroimage 42:19–27
Laurent S, Bridot JL, Elst LV, Muller RN (2010) Magnetic iron oxide nanoparticles for biomedical applications. Future Med Chem 2:427–449
Lebenberg J, Herard AS, Dubois A, Dauguet J, Frouin V, Dhenain M, Hantraye P, Delzescaux T (2011) Validation of MRI-based 3D digital atlas registration with histological and autoradiographic volumes: an anatomofunctional transgenic mouse brain imaging study. Neuroimage 51:1037–1046
Liu Y, D'Arceuil H, He J, Duggan M, Seri S, Hashiguchi Y, Nakatani A, Gonzalez RG, Pryor J, de Crespigny A (2005) Dynamic susceptibility contrast perfusion imaging of cerebral ischemia in nonhuman primates: comparison of Gd-DTPA and NMS60. J Magn Reson Imaging 22:461–466
Liu Y, Karonen JO, Nuutinen J, Vanninen E, Kuikka JT, Vanninen RL (2007a) Crossed cerebellar diaschisis in acute ischemic stroke: a study with serial SPECT and MRI. J Cereb Blood Flow Metab 27:1724–1732
Liu Y, D'Arceuil H, He J, Duggan M, Gonzalez G, Pryor J, de Crespigny A (2007b) MRI of spontaneous fluctuations after acute cerebral ischemia in nonhuman primates. J Magn Reson Imaging 26:1112–1116
Liu Y, D'Arceuil HE, Westmoreland S, He J, Duggan M, Gonzalez RG, Pryor J, de Crespigny AJ (2007c) Serial diffusion tensor MRI after transient and permanent cerebral ischemia in nonhuman primates. Stroke 38:138–145
Liu Y, Uberti MG, Dou H, Banerjee R, Grotepas CB, Stone DK, Rabinow BE, Gendelman HE, Boska MD (2008) Ingress of blood-borne macrophages across the blood–brain barrier in murine HIV-1 encephalitis. J Neuroimmunol 200:41–52
Lori NF, Akbudak E, Shimony JS, Cull TS, Snyder AZ, Guillory RK, Conturo TE (2002) Diffusion tensor fiber tracking of human brain connectivity: acquisition methods, reliability analysis and biological results. NMR Biomed 15:494–515
Luo F, Seifert TR, Edalji R, Loebbert RW, Hradil VP, Harlan J, Schmidt M, Nimmrich V, Cox BF, Fox GB (2008) Non-invasive characterization of beta-amyloid(1–40) vasoactivity by functional magnetic resonance imaging in mice. Neuroscience 155:263–269
Lythgoe MF, Sibson NR, Harris NG (2003) Neuroimaging of animal models of brain disease. Br Med Bull 65:235–257
Masamoto K, Kanno I (2012) Anesthesia and the quantitative evaluation of neurovascular coupling. J Cereb Blood Flow Metab 32:1233–1247
Mishra A, Anderson AW, Wu X, Gore JC, Ding Z (2011) An improved Bayesian tensor regularization and sam-

pling algorithm to track neuronal fiber pathways in the language circuit. Med Phys 37:4274–4287

Moseley ME, Kucharczyk J, Mintorovitch J, Cohen Y, Kurhanewicz J, Derugin N, Asgari H, Norman D (1990) Diffusion-weighted MR imaging of acute stroke: correlation with T2-weighted and magnetic susceptibility-enhanced MR imaging in cats. AJNR Am J Neuroradiol 11:423–429

Nagaraja TN, Ewing JR, Karki K, Jacobs PE, Divine GW, Fenstermacher JD, Patlak CS, Knight RA (2011) MRI and quantitative autoradiographic studies following bolus injections of unlabeled and (14)C-labeled gadolinium-diethylenetriaminepentaacetic acid in a rat model of stroke yield similar distribution volumes and blood-to-brain influx rate constants. NMR Biomed 24:547–558

Nelson JA, Dou H, Ellison B, Uberti M, Xiong H, Anderson E, Mellon M, Gelbard HA, Boska M, Gendelman HE (2005) Coregistration of quantitative proton magnetic resonance spectroscopic imaging with neuropathological and neurophysiological analyses defines the extent of neuronal impairments in murine human immunodeficiency virus type-1 encephalitis. J Neurosci Res 80:562–575

Norman AB, Thomas SR, Pratt RG, Lu SY, Norgren RB (1992) Magnetic resonance imaging of neural transplants in rat brain using a superparamagnetic contrast agent. Brain Res 594:279–283

Ogawa S, Lee TM, Kay AR, Tank DW (1990) Brain magnetic resonance imaging with contrast dependent on blood oxygenation. Proc Natl Acad Sci U S A 87: 9868–9872

Pautler RG, Silva AC, Koretsky AP (1998) In vivo neuronal tract tracing using manganese-enhanced magnetic resonance imaging. Magn Reson Med 40:740–748

Pelled G, Bergman H, Ben-Hur T, Goelman G (2005) Reduced basal activity and increased functional homogeneity in sensorimotor and striatum of a Parkinson's disease rat model: a functional MRI study. Eur J Neurosci 21:2227–2232

Pelled G, Bergman H, Ben-Hur T, Goelman G (2007) Manganese-enhanced MRI in a rat model of Parkinson's disease. J Magn Reson Imaging 26: 863–870

Pirko I, Johnson AJ (2008) Neuroimaging of demyelination and remyelination models. Curr Top Microbiol Immunol 318:241–266

Podell M, Hadjiconstantinou M, Smith MA, Neff NH (2003) Proton magnetic resonance imaging and spectroscopy identify metabolic changes in the striatum in the MPTP feline model of parkinsonism. Exp Neurol 179:159–166

Poduslo JF, Ramakrishnan M, Holasek SS, Ramirez-Alvarado M, Kandimalla KK, Gilles EJ, Curran GL, Wengenack TM (2007) In vivo targeting of antibody fragments to the nervous system for Alzheimer's disease immunotherapy and molecular imaging of amyloid plaques. J Neurochem 102:420–433

Price G, Cercignani M, Parker GJ, Altmann DR, Barnes TR, Barker GJ, Joyce EM, Ron MA (2007) Abnormal brain connectivity in first-episode psychosis: a diffusion MRI tractography study of the corpus callosum. Neuroimage 35:458–466

Ramakrishnan M, Wengenack TM, Kandimalla KK, Curran GL, Gilles EJ, Ramirez-Alvarado M, Lin J, Garwood M, Jack CR Jr, Poduslo JF (2008) Selective contrast enhancement of individual Alzheimer's disease amyloid plaques using a polyamine and Gd-DOTA conjugated antibody fragment against fibrillar Abeta42 for magnetic resonance molecular imaging. Pharm Res 25:1861–1872

Rosazza C, Minati L (2011) Resting-state brain networks: literature review and clinical applications. Neurol Sci 32:773–785

Smith KD, Kallhoff V, Zheng H, Pautler RG (2007) In vivo axonal transport rates decrease in a mouse model of Alzheimer's disease. Neuroimage 35:1401–1408

Strome EM, Doudet DJ (2007) Animal models of neurodegenerative disease: insights from in vivo imaging studies. Mol Imaging Biol 9:186–195

Szafer A, Zhong J, Anderson AW, Gore JC (1995) Diffusion-weighted imaging in tissues: theoretical models. NMR Biomed 8:289–296

Ullmann JF, Cowin G, Kurniawan ND, Collin SP (2010) Magnetic resonance histology of the adult zebrafish brain: optimization of fixation and gadolinium contrast enhancement. NMR Biomed 23:341–346

Uppal R, Ay I, Dai G, Kim YR, Sorensen AG, Caravan P (2010) Molecular MRI of intracranial thrombus in a rat ischemic stroke model. Stroke 41:1271–1277

Van Bruggen N, Roberts T (2003) Biomedical imaging in experimental neuroscience. CRC, Boca Raton, FL

Van der Linden A, Van Meir V, Boumans T, Poirier C, Balthazart J (2009) MRI in small brains displaying extensive plasticity. Trends Neurosci 32:257–266

Villringer A, Rosen BR, Belliveau JW, Ackerman JL, Lauffer RB, Buxton RB, Chao YS, Wedeen VJ, Brady TJ (1988) Dynamic imaging with lanthanide chelates in normal brain: contrast due to magnetic susceptibility effects. Magn Reson Med 6:164–174

Wang HH, Menezes NM, Zhu MW, Ay H, Koroshetz WJ, Aronen HJ, Karonen JO, Liu Y, Nuutinen J, Wald LL, Sorensen AG (2008) Physiological noise in MR images: an indicator of the tissue response to ischemia? J Magn Reson Imaging 27:866–871

Webb AR (2003) Introduction to biomedical imaging. Wiley, Hoboken, NJ

Wengenack TM, Jack CR Jr, Garwood M, Poduslo JF (2008) MR microimaging of amyloid plaques in Alzheimer's disease transgenic mice. Eur J Nucl Med Mol Imaging 35(Suppl 1):S82–S88

Winkeler A, Waerzeggers Y, Klose A, Monfared P, Thomas AV, Schubert M, Heneka MT, Jacobs AH (2008) Imaging noradrenergic influence on amyloid pathology in mouse models of Alzheimer's disease. Eur J Nucl Med Mol Imaging 35(Suppl 1):S107–S113

Zalesky A, Fornito A (2009) A DTI-derived measure of cortico-cortical connectivity. IEEE Trans Med Imaging 28:1023–1036

第二十章 X 射线、正电子发射及单光子发射断层扫描生物成像

20

Katherine A. Estes, Jacob C. Peterson, Adam M. Szlachetka, and R. Lee Mosley

摘要

计算机辅助断层扫描通常用于医学和研究中的生物医学成像。大多数系统利用某种形式的具有能量的探针来实现组织可视化和/或定位标记化合物。它与所有形式的断层摄影成像的共同点是通过旋转 360° 获得横截面图像，然后通过计算机软件将二维图像重建为三维图像，这使得人们可以在任何轴向上分析所选择的二维图像。在计算机断层摄影（computed tomography，CT）中，这也被称为计算机辅助断层扫描或计算机轴向断层扫描，它通过由阴极射线管产生的 X 射线作为外部辐射源穿过受试对象，并由探测器阵列接收。由于不同器官、组织和结构的密度变化，导致辐射穿透并到达探测器的剂量不同，从而产生解剖图像。

在发射型计算机断层扫描中，将放射性核素探针施用于受试对象作为内部辐射源。正电子发射断层扫描（positron emission tomography，PET）用于检测发射正电子（β^+ 粒子）的放射性核素，而单光子发射计算机断层扫描（single photon emission computed tomography，SPECT）则用于检测发射 γ 射线的放射性核素。放射性核素探针与最终靶向特定组织的诊断或治疗剂耦联。CT 结合 PET 或 SPECT 产生共同配准的图像，通过在所产生的合并图像中确立和分析感兴趣的解剖区域，从而检测放射性核素探针的位置和强度。此类方法被用于诊断和治疗，以及监测疾病的进展。

关键词

生物成像；发射型计算机断层扫描；CT；PET；SPECT；断层扫描；放射性同位素；数字图像重建

K.A. Estes·J.C. Peterson·A.M. Szlachetka·R.L. Mosley（✉）博士

美国内布拉斯加大学医学中心 药理学与实验神经科学系；神经退行性疾病研究中心

美国内布拉斯加州奥马哈

邮编 68198-5930

邮箱：rlmosley@unmc.edu

20.1 X 射线 CT

CT 于 1972 年首次推出，旨在提高传统 X 射线的图像质量。在传统的 X 射线成像中，X 射线穿过受试对象并由相对大的二维探测器表面收集。该探测器传统上由能量敏感的溴化银 / 碘化物涂层塑料胶片构成，而最近这种胶片正由可被重复使用的探测器或屏幕所取代，这些探测器或屏幕可以捕获 X 射线图像并将这些信号转换为数字图像。除了明显的成本效益外，数字技术还提供比胶片更大的动态信号范围。在传统的 X 射线成像中，X 射线散射导致高背景强度及降低的图像对比度。将三维结构叠加到二维表面上使得在逻辑上对图像的解释更加困难。CT 扫描仪产生的有限的 X 射线束大大减少了散射并增加了对比度，这为拍摄对象的多个二维截面提供了图像数据，使得三维的数据不被压缩成单个二维图像，从而大大提高了图像质量（Mahesh 2002）。

20.1.1 CT 仪器设计

CT 扫描仪的基本组件包括病床、X 射线源和 X 射线探测器，后两个组件以 180° 相对的方式放置在旋转台架上（图 20.1）。虽然基本设计保持不变，但随着时间的推移，CT 扫描仪随着技术的进步而大大改进。现代 CT 扫描仪由英国 EMI 公司的 Godfrey Hounsfield 于 1967 年开始研发。Hounsfield 假设在拍摄对象周围不同位置拍摄的多幅 X 射线图像可以重建为软组织的三维图像，由此 EMI 于 1971 年建造了第一台 CT 扫描仪。这款仅限于头部的扫描仪所产生的革命性图像刺激了更先进的 CT 扫描仪的快速发展。

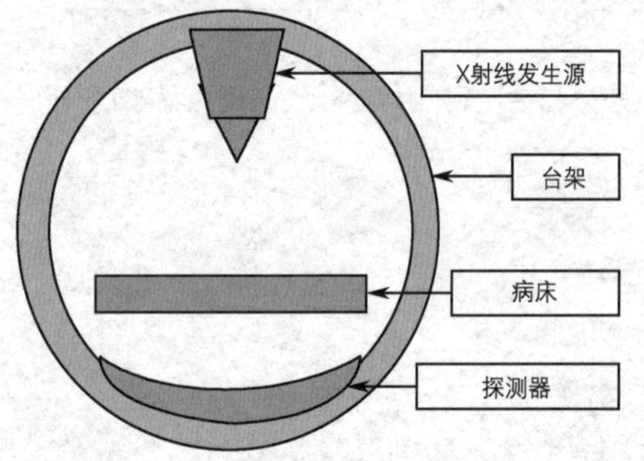

图 20.1 一种 CT 仪器的基本设计。CT 扫描仪由病床、X 射线源（通常是高压阴极射线管）和一个 X 射线探测器（位于一个旋转的龙门架 180° 的相对位置）组成

第一代扫描仪由 X 射线源组成，该 X 射线源发射铅笔大小的光束并与受试对象另一侧的探测器配对。X 射线源由阴极射线管（cathode ray tube，CRT）构成，这种玻璃真空管在高压下工作，并以高速释放电子轰击阳极，从而导致 X 射线发射。X 射线管和探测器沿受试对象平行移动以扫描受试对象的宽度方向，从而获取测量结果以产生视图或曝光。同时，射线源和探测器围绕受试对象旋转，通常以 1° 为间隔旋转，并在每个间隔扫描受试对象。通过重复该平移和旋转过程从而获得 180° 范围内的多幅扫描图像，然后重建组合图像构成受试对象的一个横截面或切片图像。一次扫描需耗时 5~6 分钟，这引入了运动误差，因此难以获得良好的躯干图像（Goldman 2007）。

第二代扫描仪是在 20 世纪 70 年代中期开发的，使用多个 X 射线束配合多个探测器，允许同时采集多幅图像，从而减少扫描时间。例如，30 个探测器减少了移动次数，扫描时间减少了 30 倍，使得躯干和全身扫描成为可能。然而，多数扫描仪组件在快速平移和旋转运动以及重新校准方面的机械复杂性成为减少扫描时间的主要限制（Mahesh 2002；Goldman 2007）。

首个第三代扫描仪出现在 1975 年末。第三代扫描仪使用 X 射线管，产生覆盖受试对象整个宽度的扇形射线束。通过半圆形探测器阵列获得测量结果，每个探测器接收一小部分扇形射线束。扫描时，X 射线管和探测器阵列环绕受试对象串联旋转，避免了平移运动。第四代扫描仪有一整圈探测器，只有 X 射线管旋转。但是，一次旋转只能使用一小部分探测器。因此，改进第三代扫描仪的技术进步和探测器的高成本使得第四代扫描仪很少被应用（Goldman 2007）。

20 世纪 90 年代初，随着集电环技术的使用，CT 设计得到了重大改进。集电环是由接触器和电刷组成的机电装置，它的作用是将电力从固定部件传递到旋转部件。在此技术出现之前，在扫描中每次完全旋转之后，需停止数据并将电缆解开以进行下一次旋转。集电环允许来自探测器的数据以无线方式传输，从而实现连续旋转。因此，扫描间的延迟仅限于患者 CT 床移动到下一切片位置的时间（Mahesh 2002；Goldman 2007）。

1990 年左右的另一项重大发展是螺旋 CT 扫描。当连续扫描切片时，患者 CT 床平稳地移动，从而形成相对于受试对象的螺旋路径。每一次旋绕时 CT

床的移动除以切片厚度定义为间距。而间距的调整是需要在覆盖范围和准确度之间进行权衡，更大的间距提供更广的覆盖范围，但在相同的扫描周期内分辨率更低(Goldman 2007)。由于投影不是全部在一个平面上，因此需要新的重建算法。由此开发出了在单个平面中生成投影的插值方法，允许将数据重建为三维 X 射线图片，并允许在特定点处显示一个切片图像(Mahesh 2002)。

CT 技术的最新进展是在 20 世纪 90 年代引入了多切片扫描仪。多切片扫描仪具有多排探测器阵列，用于同时采集多个切片，每次旋转可实现更多覆盖。这大大减少了全身扫描所需的时间，同时提高了图像的分辨率。更快的扫描速度减少了受试对象运动产生的伪影，而更薄的切片则提高了分辨率。多层螺旋 CT 因而可以减少扫描的时间，同时产生高分辨率，各向异性的图像(Rydberg et al. 2000；Mahesh2002；Flohr et al. 2005；Goldman 2008)。

超快电子束 CT(Ultrafast electron-beam CT，EBCT)技术已经被开发用于需要特别高速采集的应用，例如心脏成像(Goldman 2007)。来自阴极的电子束被聚焦并偏转以撞击阳极上的一个点，产生非常精细的 X 射线束，可实现对阳极的快速扫描。在 EBCT 扫描中，X 射线管和探测器并不移动，而是电子束移动。另一种扫描心脏的方法是心脏门控 CT，其图像采集与心率相关联，从而使得运动模糊最小化(Flohr et al. 2005)。

目前正在开发的是平板体积 CT(volume CT，VCT)，其中由广角 X 射线管产生锥形射线束；探测器阵列为大型面板，使得对所需体积的成像仅需要一次旋转。平板 VCT 非常适用于心脏外科手术过程中的动态(四维)成像(Gupta et al. 2008)。

20.1.2　CT 采集和图像重建

由于对发射源具有可旋转阳极、更高功率和更高热容量的要求，X 射线管和扫描仪的设计得以同步发展(Mahesh 2002)。X 射线管通常在 120eV 至 120 keV 的电压下操作，这取决于组织的厚度和密度。准直器用于限制和重塑 X 射线束，滤波器则用于调整穿透 X 射线的强度。当电离辐射穿过受试对象时，衰减的能量撞击到探测器并且被转换成与能量强度成比例的电流。早期扫描仪使用由碘化钠或碘化铯晶体制成的探测器与光电倍增管(photomultiplier tubes，PMT)耦合。X 射线的能量被晶体吸收，使其发射光子，光子被 PMT 捕获并转换成电流。这些晶体有时带有被称为余辉的持续荧光，因此随后被其他晶体如锗酸铋和钨酸钙取代，以减弱余辉。第三代扫描仪开始使用气体探测器阵列。这些探测器具有腔室，腔室中包含由长而薄的带电钨板隔开的加压氙气。当辐射撞击探测器时，气体被电离，因而产生电流。现在用于最先进 CT 扫描仪的固态探测器含有闪烁材料(最常见的是陶瓷与稀土元素，如钇或钆)，将其配合光电二极管可以将光转换为电流(Mahesh 2002；Goldman 2007)。

CT 图像重建涉及将一个主体切片分成若干个小的三维体积单位的分析，这种三维体积单位被称为体素。每个体素将被多条射线穿过，产生多条衰减射线的测量结果。由于每次测量都与一个 X 射线路径中所有体素的衰减值之和有关，并且每个体素都包含在多次测量中，因此可以计算估计每个体素的衰减值(Mahesh 2002；Goldman 2007)。评估数据的另一种计算方法是生成正弦图，其中利用 Radon 变换函数来变换从截面图像获取的数据，该函数与傅里叶变换函数密切相关(Bazañez-Borgert 2006；Goldman 2007)。目前已经建立了两种基于不同基础类型的计算过程用于断层扫描分析：迭代和分析。最先建立的迭代方法被称为代数重建技术(algebraic reconstruction technique，ART)。然而，由于扫描结果通常表现为“噪声”(高随机误差)，因此 ART 估计非常耗时，而且迭代结果位于噪声数据的某些容差范围内，由此产生模糊图像。随后，一种涉及反投影的分析方法也被建立。然而，这种方法也导致了模糊的图像。为了更好地分辨图像，基于卷积的泛函分析，一种结合两个函数以生成第三个函数或滤波函数的数学运算，可以在反投影之前应用于每个视图(Mahesh 2002；Goldman 2007)。这种重建算法设计称为滤波反投影(filtered back projection，FBP)，并且在其计算过程中使用了傅里叶分析(Bazañez-Borgert 2006)。随着计算能力的不断提高和扫描仪技术的进步，更多更先进的重建算法不断被开发出来。例如，自适应统计迭代重建(adaptive statistical iterative reconstruction，ASIR)将 FBP 与迭代重建的图像组合，允许使用较低的辐射剂量来获得与单独使用 FBP 分析相当质量的图像(Flohr et al. 2005；Fleischmann and Boas 2011)。基于模型的迭代重建(Model-based iterative reconstruction，MBIR)则是一种迭代技术，它包含用于对扫描仪的几何形状进行建模的参数，同时还降低了高质量图像所需的辐射剂量(Fleischmann and Boas 2011)。

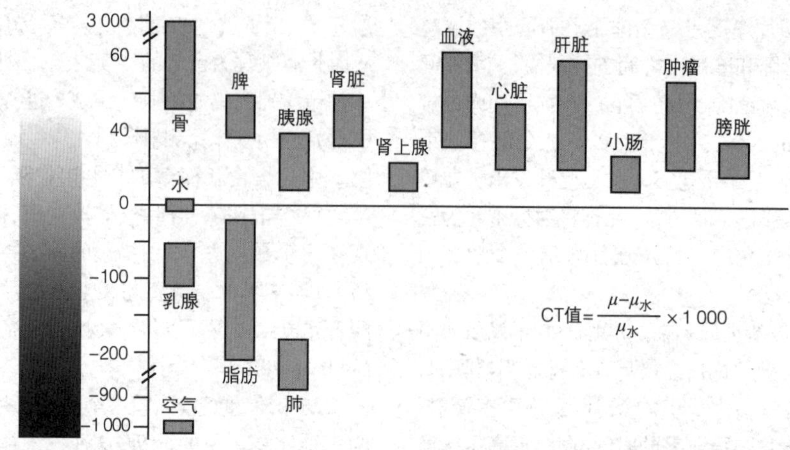

图 20.2 亨氏标尺。亨氏单位（HU）是物质的辐射密度的衰减系数相对于标准压力和温度（standard pressure and temperature，STP）下水的衰减系数的线性变换。水的密度定义为 0HU，而空气的辐射密度为 -1 000Hus（摘自 Bazañez-Borgert 2006）

在分析结束时，计算出的衰减值（μ）最终被转换为 CT 值或亨氏单位（Hounsfield units，HU），这些值由射线在水中的衰减（$\mu_{水}$）决定，见以下等式：

$$CT值(HU)=\frac{\mu-\mu_{水}}{\mu_{水}}\times 1\,000$$

接下来，CT 值可以用像素表示在亨氏标尺上，作为体素的二维等效，其密度位于在 4 000HU 的灰度范围内（图 20.2）。标尺的范围决定了产生图像的强度和对比度，因此，大范围的标尺可以显示包含各种密度的大多数主要结构。而为了在密度相似的组织中可视化精细的结构，可以选择小范围的亨氏值（Bazañez-Borgert 2006）。因此，可以查看三维体积或体素中分离出的二维图像，也可以通过重建的二维曝光图像生成三维图像。

20.2 发射型计算机断层扫描

发射型计算机断层扫描（emission computed tomography，ECT）包括几种非侵入性成像技术，其原理上与 CT 相似，但因其辐射源的不同而不同。CT 使用外部 X 射线，而 ECT 则使用注入受试对象的探针作为内部辐射源。这些特异性探针与放射性同位素结合作为辐射源，其辐射由核素的放射性衰变产生。元素的同位素具有相同数量的原子（质子），但质量不同（中子的数量不同）。放射性同位素具有不稳定的原子核从而产生放射性衰变，根据核素和衰变类型的不同，产生 α、β、γ 和 / 或 X 射线。不幸的是，很少有放射性同位素适合作为体内成像的探针。合适的探针应具有以下特征：(a) 它在靶标（器官 / 组织）中累积的浓度高于非靶向区；(b) 它通常具有高结合亲和力，使研究可以在合理的时间内完成；(c) 低剂量可以使得在低至最低合理辐射量（as low as reasonably achievable，ALARA）暴露下获得高质量图像；(d) 制备简单，方便，快捷，经济；(e) 对正常生理的干扰较小。

在 ECT 中，受试对象被施用可差异性结合细胞或组织的放射性核素探针。这些探针必须高灵敏和高特异性地结合靶标，以实现更高的信噪比。通过定性或定量测量靶标，可将结果用于评估病理生理过程。应用的实例包括对肿瘤和肿瘤负荷的表征（Bybel et al. 2006），在帕金森疾病中对多巴胺转运蛋白和多巴胺能受体的检测（Trott and El Fakhri 2008），以及监测小胶质细胞在神经炎症中外周苯二氮䓬受体表达的增加（Doorduin et al. 2008）。ECT 还可以用于分析细胞过程，例如通过外周血单核细胞的迁移以检测隐蔽性炎症（Meikle et al. 2005）和基因掺入（Acton and Zhou 2005）。

表 20.1 用于 PET 的常见 β^+ 发射放射性核素

同位素	最大能量 /MeV	半衰期	生产仪器
^{11}C	0.959	20.4min	回旋加速器
^{13}N	1.197	9.96min	回旋加速器
^{15}O	1.738	2.07min	回旋加速器
^{18}F	0.65	109.8min	回旋加速器
^{68}Ga	1.899	68min	回旋加速器
^{124}I	1.532，2.135	4d	反应器

数据来自 Badawi 1999。

两种类型的 ECT 一种为正电子发射断层扫描(PET),其使用正电子($β^+$)粒子发射放射性同位素(表 20.1),另一种为单光子发射计算机断层扫描(SPECT),其使用 γ 光子发射放射性核素。

20.2.1 正电子发射断层扫描

PET 是用于分析体内生理过程的最灵敏的 ECT 成像方法(Bazañez-Borgert 2006)。PET 探针是参与代谢过程或结合特定组织 / 细胞类型的药物或底物。这些探针与发射正电子($β^+$ 粒子,反电子或反物质)的放射性核素共轭。当正电子与物质(受试对象身体组织)相互作用并遇到低能电子时,这些粒子相互湮灭,产生低能 γ 光子。发射的 γ 光子由 PET 扫描仪检测并提供可定量组织内探针剂量的图像再现(Townsend 2004)。

20.2.1.1 PET 探针

表 20.1 列出了可用于 PET 的正电子发射放射性核素,它们的能量、半衰期以及生产它们所需的仪器。大多数用于 PET 探针的放射性核素是利用回旋加速器(Bazañez-Borgert 2006)产生的,并且通常具有相对短的半衰期。该特性被认为有利于实现尽可能低的辐射量(即在 ALARA 建议剂量内),然而,这种特性阻碍了探针的长距离运输。因此,PET 的使用通常要求在离患者和检测仪器(PET 扫描仪)距离较近的地方制备同位素。这通常需要回旋加速器尽量靠近研究地点。大多数 PET 使用氟 -18,因为它具有多个有利的特性,例如更长的半衰期,使得其可以被用于进行代谢和定量研究;拥有更低的正电子的能量(表 20.1),使其可以最大限度地减少受试对象的辐射暴露,并缩短湮灭距离;后者提高了图像质量(Townsend 2004;Basu et al. 2011)。例如,氟 -18 标记的脱氧葡萄糖(^{18}F-labeled-deoxyglucose,FDG)广泛用于肿瘤学,因为与周围组织相比,癌细胞中的葡萄糖摄取趋于增加(Warburg 1956)。FDG 摄取与正常葡萄糖摄取相似,但其可以保留在细胞中并且不被进一步代谢(Bybel et al. 2006)。骨扫描过程使用 NaF 形式的氟 -18(Townsend 2004),而 L-6-[^{18}F]氟 -3,4- 二羟基苯丙氨酸(^{18}F-DOPA)则被用于研究帕金森病中的多巴胺能神经元摄取(Pavese et al. 2011)。欲了解更多信息,可在 NCBI 数据库中的分子成像和造影剂数据库(*Molecular Imaging and Contrast Agent Database*, *MICAD*)中找到 PET 和 CT 探针的概要(http://www.ncbi.nlm.nih.gov/books/NBK5330/)。

20.2.1.2 PET 探测器

当 PET 探针发射的正电子($β^+$)与受试对象中的电子($β^-$)碰撞时(通常在 1mm 内),两个粒子都被湮灭并产生两个相等能量(511keV)的 γ 光子(图 20.3a)。这些 γ 光子从撞击点背向 180° 角辐射,形成响应线(line of response,LOR)。为了捕获这些事件,大多数 PET 扫描仪的探测器被布置在围绕受试对象的平行环中,或者配备有可环绕受试对象旋转的双头相机系统(Robilotta 2004)。电子并发探测器仅记录并发事件,即在一定时间间隔内检测到的信号,通常为几纳秒,并且发生在相反方向(Lewellen 2008)。这个过程被称为电子瞄准,它提高了湮灭事件发生点源的灵敏度和准确度(Bazañez-Borgert 2006)。使用飞行时间(time-of-flight,TOF)PET 检测,通过测量两个光子之间的到达时间差(或重合时间分辨率),可以将双光子发射点限制在沿 LOR 的特定区段,同时提供更好的湮灭事件空间精度,从而带来更好的图像分辨率(图 20.3b)(Moses 2007)。

早期的PET扫描仪使用闪烁晶体,例如掺杂铊的碘化钠 NaI(Tl)与 PMT 偶联。然而,由于 PMT 的尺寸,这种一对一的耦合限制了空间分辨率。使用 PMT 阵列观察的晶体阵列被用于开发区组设计。其他闪烁体目前也被使用,包括锗酸铋(bismuth germinate,BGO),原硅酸锗(germanium orthosilicate,GSO),而更常见的则有硅酸镥(lutetium oxyorthosilicate,LSO)或硅酸钇镥(lutetium yttrium orthosilicate,LYSO)。使用氯化镧和铈掺杂氯化镧则可以构建更亮的闪烁体并用于 TOF PET 扫描仪,通过测量并发间隔以减少统计噪声(Moses 2007;Lewellen 2008)。PMT 也有所改进,现在在同一真空管内有多个倍增极。目前 PMT 的替代方案包括雪崩光电二极管和硅 PIN 二极管,后者由 P 和 N 型半导体之间的本征(I)半导体区域组成,这提供了一对一的耦合以及更高的空间效率(Lewellen 2010)。

最初,PET 扫描仪在探测器环之间具有铅或钨分离器,以保护探测器免受散射光子的影响。然而,这种布置限制了对二维图像集的重建并降低了辐射检测的效率。具有可伸缩隔片的扫描仪在 20 世纪 90 年代被开发出来,它可以生成二维或完全三维的图像(Townsend 2004)。

20.2.1.3 PET 采集和图像重建

PET 图像重建包括汇集来自许多 LOR 的并发数

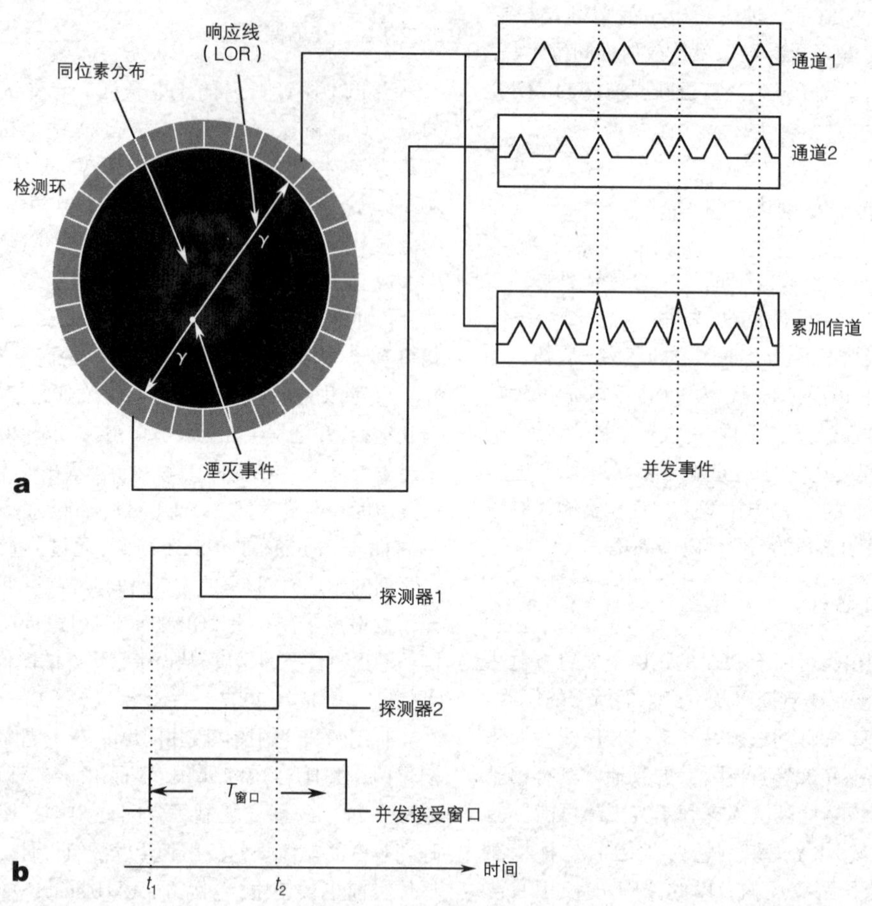

图 20.3　PET 探针并发检测示意图。(a) PET 探测器环由许多单独的探测器组成，这些成对的探测器相对 180° 放置。正电子(β^+)的湮灭产生两个相等能量的光子，这些光子在相反的方向上传播，这形成了并发检测的基础。两个光子在相差不超过纳秒的时间内撞击相对的探测器，并在通道 1 和通道 2 中产生电子脉冲。这些脉冲将被合并于并发电路中，如果脉冲落在短时间窗口($T_{窗口}$)内，则它们被视为并发并且被计数(引自 Badawi 1999)。(b) 短时间窗内的并发定时示意图，其中入射 γ 光子于 t_1 时间在探测器 1 中感应出闪烁信号，该闪烁信号会触发一个具有时间宽度($T_{窗口}$)的并发接受窗口，而第二个闪烁信号必须在该时间宽度内并发。如果 t_2 时间在另一个探测器中检测到第二个信号，而此时间差小于接受窗口，则判断信号并发并且计数。如果时间差大于时间窗口，则忽略该事件(引自 McParland 2010)

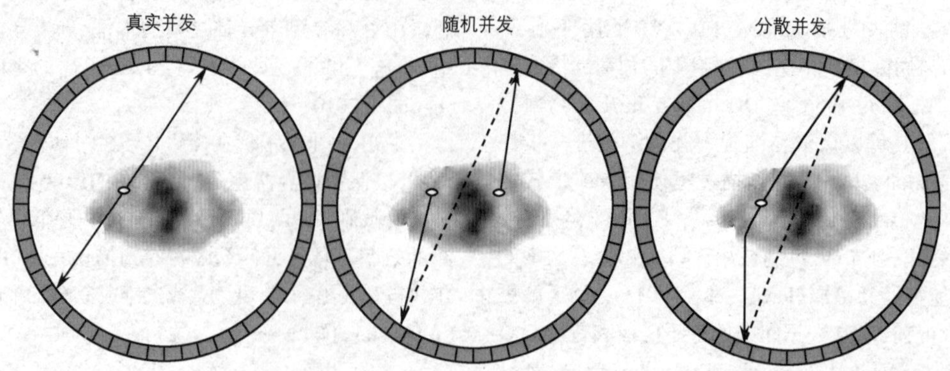

图 20.4　与 PET 相关并发检测事件的可能类型。利用 PET 检测，探测器对每个入射 γ 光子产生一个脉冲，如果产生的脉冲在时间接受窗口内，则认为脉冲是并发的并且被计数。重合事件分为 3 类：真实并发(左)，随机并发(中)和分散并发(右)

据并通过各种算法以生成图像。并发事件可以作为真实湮灭事件时发生,或者作为并发时间窗内检测到的无关湮灭光子在真实信号事件上叠加低频噪声而发生。噪声可能由患者内部或外部的光子散射(散射)造成,或者是由于各种未知机制导致的随机并发事件(随机)造成(图 20.4)。当同时检测到来自湮灭事件的两个光子时,就会发生真实事件。当一个或有时两个光子都经历康普顿散射时会发生散射并发,而在此过程中入射光子激发电子。散射并发事件会在真实并发分布上增加本底,从而降低对比度,并导致计数被高估。当两个不是从相同的湮灭事件发出的 γ 光子在时间脉冲接受窗口内入射并被计数时,发生随机并发。与散射并发一样,随机并发事件将引入背景噪声的增加并导致计数和同位素浓度的高估。人们已经试图通过缩小并发时间窗口来增加净真实事件并减少不相关的湮灭事件。BGO 探测器使用典型的 12 纳秒并发时间窗口,而 GSO 和 NaI 探测器则将并发窗口减少到 8 纳秒,基于 LSO 的系统更可将窗口减少到 6 纳秒。光子散射也可以减弱真正的并发测量,因此,散射事件不仅可以模拟真实并发事件,甚至还可以取代它们。然而,衰减量可以通过透射扫描而确定,因此可以使用在受试对象体外的辐射源进行扫描,并产生类似于从受试对象体内的辐射源获得的衰减图案。得到的透射扫描可以被用来过滤受试对象体内的扫描。其他解决方法涉及存储所有并发事件(真实、散射和随机)以及在数据采集期间检测到的所有单个非并发事件。通过使用数学公式,可以容易的在重建之前对因散射、随机和衰减引起的校正进行分类、过滤和去除(Townsend 2004;Bazañez-Borgert 2006)。这种方法虽然简单而有效,但其需要大容量的存储能力和极长的处理时间。一种更快和更常见的校正方法则使用延迟并发窗口方法估计随机和散射,其中在延迟窗口中处理的所有并发事件被认为是完全不相关的,并且因而被用于估计来源于真实信号的随机和散射的程度。

三维重建算法涉及滤波和反投影(filtering and back projection,FBP)。更快的重组方法也被开发出来,例如将三维数据集重组到二维集合的傅里叶重组(Fourier rebinning,FORE)和单切片重组(single-slice rebinning,SSRB)。这使得许多用于二维重建的算法可以被利用,例如序子集最大似然法(ordered subset expectation maximization,OSEM)(Townsend 2004;Basu et al. 2011)和最大似然期望最大化(maximum likelihood expectation maximization,MLEM)算法(Robilotta 2004)。此外,四维重建法及算法也被开发用以校正由于扫描期间受试对象运动引起的模糊,例如心脏病学 PET 技术(Tang et al. 2010;van Elmpt et al. 2011)。

20.2.1.4 PET/CT

单独的 PET 成像通常缺乏解剖结构参考,使其难以对与受试对象特征点相关的图像进行解释(Basu et al. 2011)。因此,为了向 PET 图像提供关键的解剖特征点,CT 图像与 PET 图像叠加或共同配准,为 PET 图像提供了更好的空间识别能力。第一台集成的PET/CT扫描仪是在20世纪90年代末开发的(Beyer et al. 2000)。因为 CT 和 PET 检测阵列互相垂直因而无法串联操作,所以 PET 和 CT 扫描仪的图像并不是同时获取的。因此,需要首先快速获取 CT 图像,然后执行时间更长的 PET 扫描。因为 CT 扫描使用外部辐射源,它也可以被用作透射扫描(详见第 20.2.1.3 节),因此衰减校正可以被确定并用于重建和分析 PET 扫描,从而消除了使用相同的同位素进行透射扫描的需要(Basu et al. 2011)。

PET/CT 被用于肿瘤的确诊、分期和再分期,特别是对淋巴瘤、黑色素瘤,以及位于肺部、乳腺、食管、头部、颈部和结肠的癌症。它也可用于心脏病学用来评估心肌活力。其在神经病学中的应用包括阿尔茨海默病的诊断,表示为葡萄糖代谢减少的区域,以及用于外科手术治疗时对癫痫发作病灶的定位(Bybel et al. 2006)。动态定量 PET/CT 则可用于临床或研究目的的动力学研究(Seo et al. 2008b)。

20.2.2 单光子发射断层扫描和 SPECT 探针

SPECT 是另一种非侵入性的 ECT 成像模式。与 PET 类似,它通过浓度为纳摩尔至皮摩尔量的示踪剂分子(低于药理反应所需的浓度)的给药(通常通过肠外给药),利用其放射性核素进行标记(Accorsi 2008)。与利用正电子发射核素的 PET 相比,SPECT 采用发射 γ 射线的放射性核素,辐射通常由被称为同质异能跃迁的放射性衰变产生,不稳定同位素转变为更稳定的基态并带有能量损失(Bazañez-Borgert 2006)。伽马衰变在 γ- 辐射光谱内发射光子,其能量为 35~700keV,具体值取决于核素。与 PET 中正电子的湮灭在相反方向上发射两个相等能量的光子有所不同,SPECT 中使用的核素在每个衰变事件中产生单个单向发射的光子(单光子发射)。由于光子的性质,PET 成像中没有遇到那些与仪器和灵敏度相关的检测问题(见第 20.2.2.1 节)。尽管 PET 的敏感度通常比 SPECT 高几个数量级,但 SPECT 中使用的放射性核素(表 20.2)通常具有更长的半衰期,允许进行更长时间的研究(Rahmim and Zaidi 2008)。此外,SPECT 同位素所拥有的相对较长的半衰期允许其在较长距离上运输,因此同位素和探针的生产地点(例如回旋加速器或反应器)无须非常靠近研究地点。

表 20.2 用于 SPECT 的常见 γ 发射放射性核素

同位素	最大 γ 能量 /keV	半衰期	生产仪器
^{99m}Tc	140	6.0 小时	^{99}Mo 发生器
^{201}Tl	70~80,135,167	73 小时	回旋加速器
^{67}Ga	93.5,184.5,296,388	78 小时	回旋加速器
^{123}I	159,285	13.3 小时	回旋加速器
^{125}I	20~35(27keV X 射线)	59 天	反应器
^{131}I	284,364	8 天	反应器
^{111}In	23,171,245	67.5 小时	反应器
^{153}Sm	103(也是 β^-)	46.3 小时	反应器

对于探针制造,肽和抗体都可以相对容易的用锝(Tc)或碘(I)标记,因此探针很容易用于 SPECT 研究,大多数系统都可以进行双同位素成像(Meikle et al. 2005)。SPECT 中最常用的同位素是 ^{99m}Tc(Robilotta 2004),^{99m}Tc 标记的六甲基丙烯胺肟(^{99m}Tc-HMPAO)通常被用于灌注研究(Accorsi 2008)。与衰减的校正因子一起,SPECT 分析可以生成定量信息(Rosenthal et al. 1995;Meikle et al. 2005),通常其预期分辨率至少为 0.8 毫米(Funk et al. 2006)。SPECT 探针的数据库也可以在 NCBI 数据库的 MICAD 中找到(http://www.ncbi.nlm.nih.gov/books/NBK5330/)。

20.2.2.1 SPECT 成像系统

SPECT 成像系统需要通过检测 γ 发射获得来自辐射源的准确图像。SPECT 成像系统由一个或多个照相机组成,照相机又由探测器或探测器阵列组成,而每个照相机至少配有一个准直器。大多数系统都具有可互换的准直器,并由此调整灵敏度和分辨率。准直器仅允许沿特定路径行进的光子到达探测器,从而得到关于路径的方向信息。探测器由光子敏感材料组成,这种材料可将光子能量转换成电子信号并发送到计算机。这样便可以检测 γ- 发射,而其发射源可以被空间化并用于对受试对象结构的非侵入性研究。

来自辐射源的非散射光子将以直线或 LOR 离开拍摄对象。因此必须获取光子的路径,以便精确定位其发射源(探针)的位置。为了实现这一点,准直器被用作过滤器,允许具有特定轨迹的 γ 射线通过。放置在拍摄对象和探测器之间的准直器只能透过具有特定 LOR 的光子,因此可以确定辐射源的特定位置(图 20.5)。如果没有准直器,来自光源的发散 LOR 将在许多不同的位置撞击探测器,其发散与光子穿过的距离和角度成比例(图 20.5a)。如果配备有准直器,发散光子将被阻挡,只有那些 LOR 与准直器通道对齐的光子才能进入相机并被检测到(图 20.5b)。为了阻挡具有发散 LOR 的光子,准直器由致密材料制成,通常为钨或铅。因此,与无需准直器跟踪 LOR 的 PET 系统相比,阻挡不需要的光子并仅让一小部分光子通过探测器将会导致相对灵敏度的损失。

根据需要呈现的成像类型,准直器在设计上也会有很大差异(Accorsi 2008)(图 20.6a)。平行孔准直器,最常用于临床 SPECT 系统,由以规则三维点阵排列的平行通道所组成(Madsen 2007)。由光子通过平行通道到达探测器形成的投影图像将代表源对象的实际尺寸。通道具有有限的宽度和长度,使得具有近似平行 LOR 的光子能够通过准直器到达探测器(图 20.6b)。更宽或更短的通道将允许更多的光子通过,并且随着计数统计的改进而提高灵敏度,但这是以增加噪声为代价的(图 20.6c)。相反地,较长或较窄的通道限制了到达探测器的光子数量,导致低灵敏度及计数统计,但信噪比也会随之降低(图 20.6d)。与较短或较宽通道的光子接收角相比(图 20.6c),较长或较窄的通道会减小该角度,从而带来更多紧凑的 LORs 并增加空间清晰度,从而获得更好的分辨率(图 20.6d)。因此,对于 SPECT 分析,分辨率必须与检测效率的限制相平衡。如果不需要高分辨率,高灵敏度将使受试对象的辐射暴露最小化(Accorsi 2008)。另一方面,提高分辨率可能是在小型动物的器官或组织内更好的判别空间位置的关键。

对于平行准直器,来自对象的光子沿着平行线投射到探测器,并且投影与对象的尺寸相同。利用会聚型准直器,通道沿着“聚焦线”会聚到对象外的“焦点”(图 20.6a,e)。从焦点到准直器的距离是准直器的焦距。使用会聚型准直器进行投影会导致对象在

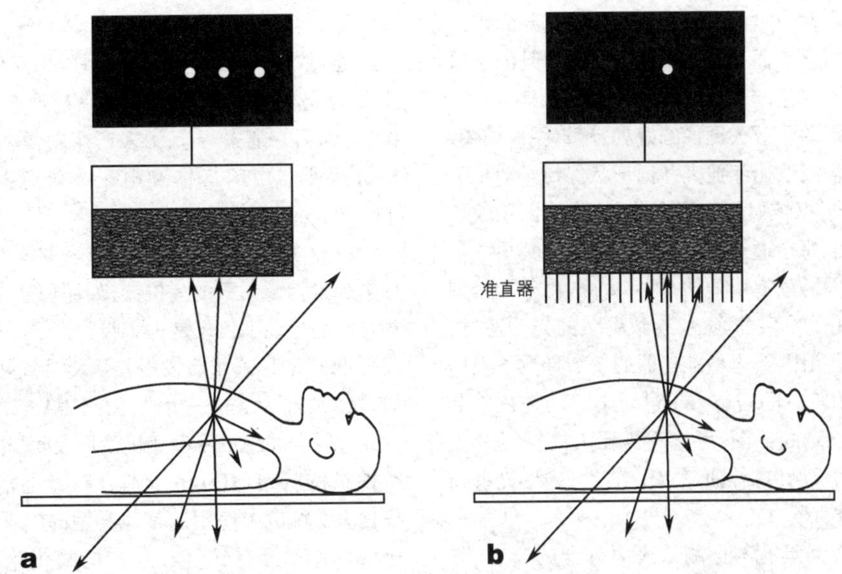

图 20.5　单光子发射断层扫描(SPECT)分析中准直的必要性。(a)当没有使用准直器时,来自单点发射源的多方向单光子撞击在探测器上并在从发射源发出的轨迹角度范围内被散射。因此,无法利用光子来源建立清晰的轨迹,并且图像会显得模糊,不仅是因为检测到来自一个点源的大量信号(此处显示为3个信号),同时也检测到指数量级的与体内其他点源重叠的信号。(b)准直器利用通道或针孔,允许平行或近平行轨迹上的单个光子到达探测器。其他光子将撞击到通道壁或由于微小的针孔而受到严重限制。因此,仅利用一小部分光子来跟踪回到点源的轨迹,从而可以解析出点源的清晰图像(这里显示为一个信号)(引自 Shwartz and Ohana 2003)

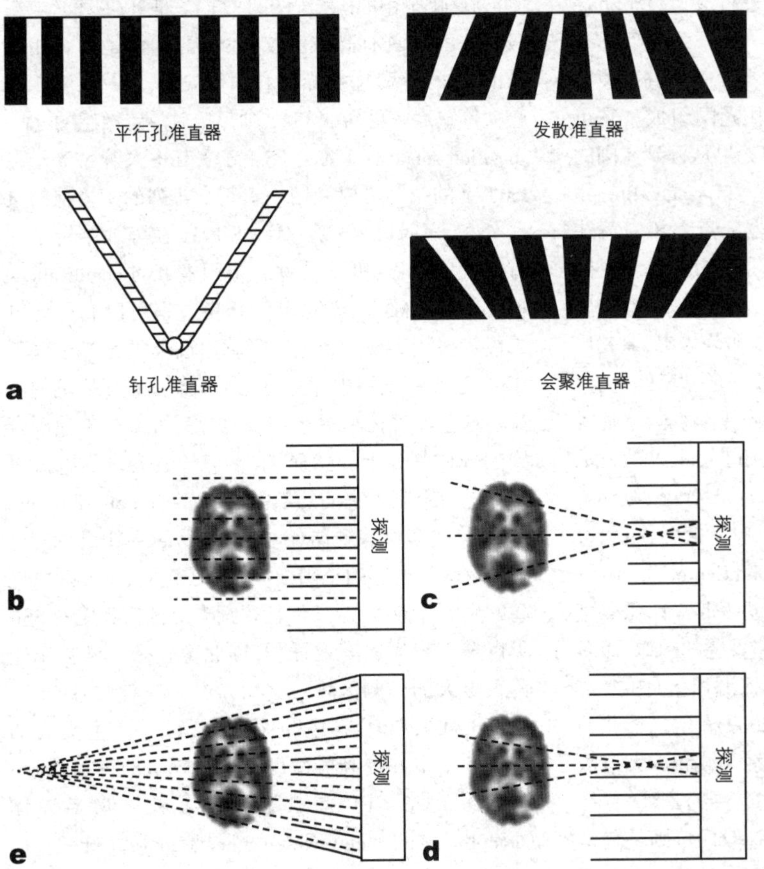

图 20.6　SPECT 准直器设计。(a)为了实现不同的目标,采用了几种不同类型的 SPECT 准直器,包括平行孔准直器,发散和会聚准直器以及针孔准直器(引自 Saha 2010)。(b~d)对于平行孔准直器,对象的图像将在不被放大的情况下投影到探测器上,并且投影不使用整个探测器的视场。入射 γ 光子仅通过沿着与准直器通道平行的 LOR(虚线)行进到达探测器。(c,d)准直器通道的宽度和长度允许几乎平行于准直器通道的 LOR 也到达探测器。因此,通道较短和较宽。(c)增加 γ 光子 LOR 的接收角提高了灵敏度,但降低了分辨率。因而拥有较长和较窄的通道。(d)减小接受角降低了灵敏度,但提高了分辨率。(e)会聚准直器允许 γ 光子 LOR 会聚到超出物体的焦点,当使用探测器的整个视场时可以在探测器上投射一个放大的投影(引自 Accorsi 2008)

探测器上被放大，并且放大程度随着从光源到焦点轨迹的距离的减小而增加（Accorsi 2008），但由于放大率随距离而变化，会出现一些图像失真（Bazañez-Borgert 2006）。除了放大图像的好处，尽管图像模糊，与平行准直器相比，由于放大几何形状保持了对象的比例，图像分辨率依然得到了改善。此外，由于放射源远离准直器，每个通道由于距离增加而收集更少量的光子，因此灵敏度有所增加；另一方面，由于会聚型准直器中使用了更多的通道，导致更多的光子通过，与平行准直器相比，会聚型准直器的权衡导致了视场（field of view，FOV）的减小。不过对于小动物或单个器官（例如脑部）的诊断，可能不需要大的视场。会聚型准直器的示例包括锥形光束准直器，扇形光束准直器和像散准直器。

发散准直器具有与探测器表面分开的通道（图 20.6a），但有一根会聚在准直器和探测器后的一点上的焦线。通过发散准直器几何形状到达探测器的光子将产生较小的、非反转的光源图像，因此对象的投影将被缩小。这增加了 FOV 并且有用图像的区域也变大，但分辨率和灵敏度通常会降低。视场和有用面积的增加使得该准直器特别适用于较小的探测器或用于对较大器官或较大动物进行成像（Bazañez-Borgert 2006）。

针孔准直器（图 20.6a）主要由一个钻入高密度金属（如铅，钨或铂）锥体末端的针孔光阑组成。它可将源的倒置图像投影到探测器上，如果从源到光阑的距离小于锥体的长度，则图像被放大（Bazañez-Borgert 2006）。对于针孔准直器，当准直器靠近对象时可获得最大化的分辨率和灵敏度，而不是在分辨率和灵敏度随着主体距离增加而减小的点处进一步去除。虽然靠近对象可以获得更高的灵敏度和分辨率，但其代价是较小的视场。考虑到有限的视场通常已经足够，因此增加分辨率的额外好处是使针孔准直器非常适合用于对小动物进行成像（MacDonald et al. 2001；Cao et al. 2005；Meikle et al. 2005；Funk et al. 2006；Accorsi 2008）。由于较小的针孔光阑会影响灵敏度，因此可提高灵敏度的系统已经被开发出来（Cao et al. 2005；Funk et al. 2006）。这些系统通常包括带有针孔准直器的多个探测器环绕动物以获得非重叠的图像，而多针孔准直器则将重叠图像投射到探测器上（图 20.7）（Meikle et al. 2005；Engdahl et al. 2007）。增加针孔的数量会降低有效接收角、焦距、观察区域和放大倍数（表 20.3）（Engdahl et al. 2007）。更重要的是，随着针孔数量的增加，灵敏度会得到提高，但代价则是分辨率的降低。

通过准直器的光子与探测器相互作用，激活探测器的光子传感电路。整个系统通常被称为伽马相机，因为它通过 γ 光子来产生图像。大多数伽马相机探测器由闪烁体和电子光传感器（ELS）组成（Peterson and Furenlid 2011）。

SPECT 探测器闪烁体由致密材料制成，通常是掺杂少量稀土元素的无机盐，如铊（Tl）或铈（Ce）。这些材料的特性不仅仅是为了吸收光子能量，而是以光或“闪烁”的形式重新发射能量。最常见的伽马相机类型也被称为 Anger 相机，由 Hal Anger 开发（Anger 1958）。早期的 Anger 型相机使用大面积的薄碘化钠，铊掺杂的[NaI（Tl）]晶体耦合到光电倍增管（PMT）阵列。γ 相机中使用的其他类型的闪烁体包括锗酸铋（BGO）和掺有铊[CsI（Tl）]的碘化铯。探测器的闪烁体可以由小块或像素构成的阵列或大块所构成（Madsen 2007；Accorsi 2008；Peterson and Furenlid 2011）。当入射的 γ 光子到达探测器材料时，光子的电离能量被闪烁体吸收，并被转换成辐射或发光能量重新发射为光或闪烁。产生的光量与辐射能量成正比（Bazañez-Borgert 2006），并由 ELS 所处理。

在伽马相机中常用的两种 ELS 是 PMT 和光电二极管。PMT 具有高放大增益的优点，但是具有相对低的量子效率、增益漂移和阴极失效，以及尺寸相对较大等缺点。更新的 PMT 则包括对位置敏感的 PMT（position sensitive PMTs，PS-PMT），其中入射 γ 光子在 PMT 上的位置可以利用一组正交排列的阳极上的电子分布来估计。最新一代 PS-PMT 在阵列结构中拥有更大的阳极，因此被称为多阳极 PMT（multi-anode PMTs，MA-PMT）。光对电能转换过程可以利用光电二极管替代实现。光电二极管通过吸收 γ 光子来工作，并在外部电路中产生与光子入射能量成比例的电流。这些器件体积更小，效率更高，可以被单独耦合到闪烁体晶体上。然而，缺乏信号放大以及电极自带的电容限制了它们的信噪比（Peterson and Furenlid 2011）。硅漂移探测器（Silicon drift detectors，SDD）可为具有较低电容的小阳极提供电子电流，从而提供更高的光电转换效率，从而使得拥有更低信噪比的 SSD 可以覆盖较大的有效面积，因此像瓷砖一样被用作覆盖更大的检测区域。雪崩光电二极管（Avalanche photodiodes，APD）在电位下工作，可以产生更高的增益利用率并提高灵敏度。电荷耦合器件（Charge-coupled devices，CCD）和互补金属氧化物半导体（complimentary metal-oxide-semiconductors，CMOS）拥

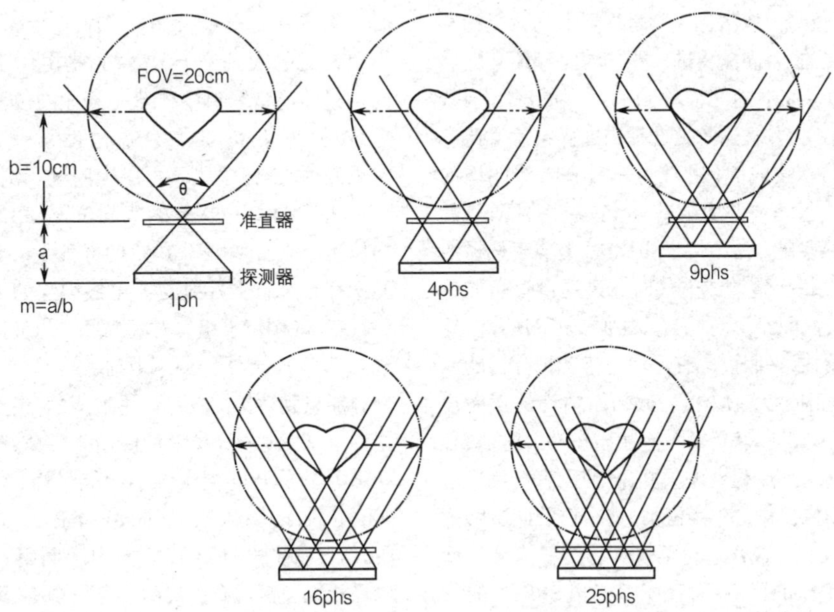

图 20.7　多针孔准直器。配有 1、4、9、16 和 25 个针孔的针孔准直器的示例，其直径为 1mm，对象与准直器距离固定为 10cm（b）。对于焦距为 5cm（a）的单个针孔准直器，对接收角为 90° 的 20 × 20cm² 的视场的成像提供了总面积为 πr^2（3.14 × 10²=314cm²）的圆形成像区域。放大倍数 $m=a/b$ 为 0.5 时，可以在 10cm × 10cm 的探测器上捕获一张空间分辨率为 3.6mm，相对灵敏度为 1.0 的图像。随着针孔数量的增加，探测器的整个区域可被分离和不重叠的接收角利用，但接收角和焦距会减小。针孔的数量决定了对接收角度、焦距、成像区域、放大率、分辨率和灵敏度的权衡（表 20.3）（引自 Engdahl et al. 2007）

有高抗噪性和低静态功耗，目前正在 SPECT 探测器中被使用（Madsen 2007；Peterson and Furenlid 2011）。

表 20.3　多针孔准直对分辨率和灵敏度的影响

针孔数量	接收角度 /°	焦距 / cm	检测面积 /cm²	放大率	分辨率 / mm	灵敏度
1	90	5.0	100	0.50	3.6	1.0
4	73	3.4	25	0.34	4.9	4.6
9	67	2.5	11	0.25	6.4	8.6
16	64	2.0	6	0.20	7.8	12.1
25	62	1.7	4	0.17	9.1	14.4

引自 Engdahl et al. 2007。

作为闪烁体技术的替代方案，一些伽马相机使用固态组件作为半导体辐射探测器。它们可以直接将伽马射线转换为电信号，并且在提高空间和能量分辨率上有更好的潜力，因而对小动物以及多同位素成像非常重要（Accorsi 2008；Peterson and Furenlid 2011）。SPECT 固态探测器最常用的半导体是镉 / 锌 / 碲化物（CZT）（Madsen 2007；Accorsi 2008；Peterson and Furenlid 2011）。

20.2.2.2　SPECT 采集和图像重建

在 SPECT 中，当伽马相机围绕对象旋转时可以获取许多二维图像。系统通常有两到四个伽马相机来加速数据采集，值得注意的是，由于准直器的使用和物理配置，大多数 γ 光子将不会被检测到。对于典型的 SPECT 研究，其整个 ROI 包含在 FOV 内，因此不需要轴向扫描，而只需要旋转运动，通常每旋转 3°~6° 曝光一次。通常根据系统不同使用圆形或椭圆形轨道。然而，由于对象最接近准直器时分辨率最高，因此大多数高级扫描仪使用椭圆轨道，这些轨道根据与对象的接近程度进行调整（Accorsi 2008）。投影被首先处理以生成原始数据的声像图或图像表示，以便随后用于层析重建（Robilotta 2004）。最终，所获取的所有单个二维图像被重建为一个三维断层图像。

重建使用两种基本方法：FBP 或迭代。在 FBP 中，算法通常用于 SPECT 图像重建，由于反投影过程中固有的模糊，因此需要使用滤波函数。投影数据由所选滤波器确定的方式加权，然后沿直线投影回重建 FOV（Accorsi 2008）。这提供了数据的快速重建，但是不易补偿 SPECT 数据路径中发现的固有噪声。而且,沿数据路径的图像劣化主要是由于伽马相机的有限分辨率造成的,因而需要进一步的滤除噪声。随着时间的推移,多种不同的针对 FBP 过程的滤波函数已经被开发出来,并且通常被选择用来优化信噪比和分辨率。三维滤波或体积平滑是一种在二维图像的两个维度上进行滤波并用于进一步改善图像质量的方法。另一种重建方法使用迭代算法,类似于选择数字并让同事在每次猜测或迭代时通过提供过高或过低的信息来猜测数字。与此类比相似,该重建算法使用图像的初始估计,假设所有像素与将要被分析的像素的值相同(正向投影)。然后此初始估计的正向投影将被融合并与实际获得的投影相比较,并根据实际投影进行更新。此过程会被重复,直到没有迭代更新能够对融合图像提供进一步澄清,那么您的同事就猜测到了那个数字。迭代重建不仅具有能够充分处理噪声及其他像差的优点,而且能够模拟 SPECT 的其他异常,例如高能 γ 光子穿透准直器及探测器的重金属屏蔽。然而,这是以更长的重建时间和计算机容量为代价的。此外,迭代次数至关重要,太少的迭代将导致部分重建,而太多的迭代次数可能产生噪声和难以辨认的断层图像。由于噪声是 SPECT 数据路径中固有的,因此限制了被成像物体的完全精确重建,目前已经设计了几种迭代算法来最大化表示 γ 光子源的最有可能的活动,这些技术中最常见的是 MLEM 算法。而用于提高重建速度的更广泛使用的技术是 OSEM 算法,此算法的比较和更新是基于较小的数量或投影的抽样,以便在每次迭代时最大化新信息的输入。SPECT 重建通常利用 MLEM 和 OSEM 算法结合滤波函数来获得更好的分辨率(Groch and Erwin 2000;MacDonald et al. 2001;Robilotta 2004)。在动态 SPECT 分析中,放射性标记探针的生物分布不断变化,因此需要多个探测器和可修改的重建算法来补偿扫描过程中不断变化的放射性分布(Madsen 2007)。

20.2.2.3 多同位素 SPECT

SPECT 拥有而 PET 没有的独特能力,是通过利用具有不同能量的 γ 发射的同位素同时成像两个探针。这使得可以在同一扫描期间分析不同的代谢过程或组织。最常见的是,使用的同位素是 ^{99m}Tc、^{201}Tl 或 ^{123}I。当同时使用两种同位素时,有必要优化用于成像的能量窗口,因为许多同位素具有重叠的能量或串扰(Accorsi 2008;Trott and El Fakhri 2008)。^{111}In 也具有低能量发射,因此可以与更高能量的同位素一起使用(Wagenaar et al. 2006)。^{125}I 是双同位素研究的另一种可能,可与 ^{99m}Tc 或 ^{123}I 一起使用。尽管更常见的问题是下散射,它是由用于成像低能量同位素的能量窗口中检测到高能同位素发射的光子造成的(Meikle et al. 2005),但由于 ^{125}I 具有较低的能量发射,因此串扰不再成为问题。例如,对于使用 ^{99m}Tc 和 ^{201}Tl 标记探针的双同位素 SPECT,检测到的同位素有占总量大于 10% 的部分是由于入射的 ^{201}Tl 光子在铅屏蔽上发射的 X 射线引起的下散射。对于 ^{99m}Tc/^{153}Gd 同位素组合,检测到的 ^{153}Gd 同位素的一部分源于 ^{99m}Tc 光子的向下散射,这是由于 ^{99m}Tc 仅有一部分能量到达探测器晶体中造成的(由于晶体相互作用)。因此,高能同位素的使用需要高分辨率探测器,能够充分分开同位素的不同能量峰(Wagenaar et al. 2006;Accorsi 2008;Trott and El Fakhri 2008)。与使用 NaI(Tl)晶体的 SPECT 仪器相比,利用 CZT 探测器的伽马相机通常具有更好的能量分辨率,因而可以产生具有较少串扰的、对比度更高的图像。双同位素成像不仅在诊断上有非常好的潜力,而且在同时追踪两种药物的生物分布或辨别药物和辅料的差异分布等研究应用上至关重要(Wagenaar et al. 2006)。

20.2.2.4 SPECT/CT

与 PET/CT 一样,SPECT/CT 具有可为核成像提供解剖学参考的优势,并且 CT 还额外提供了改善的衰减校正(Madsen 2007)。虽然最初的 SPECT/CT 设计仅使用一个探测器同时采集 SPECT 和 CT 图像,但由于多种原因(包括低 CT 分辨率,小 FOV 和漫长的扫描时间),这种设计被证明对于临床应用是不可行的。现代 SPECT / CT 系统具有与 PET / CT 扫描仪类似的布置,两个系统相隔约 50cm(Bybel et al. 2008;Seo et al. 2008a)。用于小动物的 SPECT/CT 扫描仪能够在相同的 FOV 周围放置完整的 SPECT 和 CT 系统,但仍然按顺序进行采集(Wagenaar et al. 2006;Seo et al. 2008a)。SPECT/CT 对于心肌灌注研究中的衰减校正尤为重要,其中衰减可被解释为血管缺陷。通常,与 SPECT 成像的 CT 图像共同配准极大地改善了解剖学定位,并且 SPECT 成像可用于在 CT 图像上区分恶性肿瘤与异常或感染(Bybel et al. 2008)。

20.3 动物研究的实验考虑因素

规划成像实验的第一步是开发或获得用于适当动物模型的标记探针。生物成像探针和培养基的数据库可以在MICAD中找到(http://www.ncbi.nlm.nih.gov/books/NBK5330/)。探针包括(1R)-2β-甲氧基-3β-(4-[^{123}I]-碘苯基)托烷([^{123}I]-β-CIT),其可与多巴胺转运蛋白结合并且已被证明可用于评估帕金森病中存活的神经元(Asenbaum et al. 1997;Gendelman et al. 2003)。在癌症研究中,结合肿瘤的分子例如肿瘤抗原相关抗体,可以被放射性标记并用作探针(Baranowska-Kortylewicz et al. 2005)。一种放射性药物[^{111}In]羟基喹啉(oxine)常在临床上被用于标记自体白细胞。通过将标记的白细胞注射回患者体内,可以随后进行SPECT扫描以发现炎症区域。类似地,该方法可被用于针对自身免疫或神经炎症研究的动物免疫细胞运输(Gong et al. 2011)。

同样地,必须确定被使用探针的适当剂量。这取决于具体的放射性活度,所用探针的量和放射性核素的类型。如果探针是药物,则需要给药信息;如果探针是标记物,则需要无毒性的最大信号。对于小动物如小鼠或大鼠,每只动物0.5~2.0mCi范围内的放射性活度对于初步试验研究是较好的初始放射性活度。

探针的生物分布和消除动力学通常对于在断层扫描研究期间确定探针的最佳探测时间(即最大信噪比)是非常重要的。然而,在断层扫描研究期间数据采集所需的时间可能排除了用于确定动力学的方法。另一方面,通过以秒或分钟的间隔监测探针的分布的平面研究被证明更有优势。对于平面研究,通常将动物麻醉并放置在配备有平行孔准直器的γ相机下可以获得更高的灵敏度和更短的采集时间,但这是以空间分辨率为代价的。将探针施用于受试对象,并以预定的时间间隔获取静态平面图像。当存在总探针的活性并且无法辨别结合的探针时,图像分析可以显示全身生物分布的初始阶段。最终,未结合的探针从体循环(冲洗)中被消除,而与靶标结合的探针则可以保留一段时间。生物分布、冲洗和靶保留的动力学对于每个探针和靶标对是特异的,并且必须通过实验来确定。一旦确定了探针的动力学和最佳检测时间,就可以使用断层扫描研究对比在对照和测试条件下在动物体内的探针靶向结合情况。

在一个针对不同聚合物对配体靶向骨生长板的影响的研究中,骨结合部分Tyr-D-ASP$_8$使用^{125}I标记,并与不同分子量的N-(2-羟丙基)甲基丙烯酰胺聚合物结合(Wang et al. 2006)。平面分析表明,在24小时时,[^{125}I]-Tyr-D-ASP$_8$的生物分布,冲洗和靶保留使骨骼中累积的配体得到了最佳的检测(图20.8,平面图像)。然而,[^{125}I]-Tyr-D-ASP$_8$(P-D-ASP$_8$,24kDa)的N-(2-羟丙基)甲基丙烯酰胺的24kDa共聚物主要积聚在肾脏中并且很快被消除,而46kDa的[^{125}I]-Tyr-D-ASP$_8$(P-D-ASP$_8$,46kDa)共聚物在整个外周组织,特别是肝脏和膀胱以及骨骼中显示出高积累。总而言之,这些数据表明,虽然亲本配体没有改变,但配体的配方对探针的性能具有显著且虚拟的相反作用。另外一点值得注意的是,和与膝关节生长板相结合的[^{125}I]-Tyr-D-ASP$_8$的平面图像相比,使用针孔准直器进行的断层扫描研究拥有更高的分辨率,而且股骨和胫骨生长板图像分离清晰(图20.8,断层扫描)(见文末彩图)。

针对以下几种情况的研究,应该使用断层扫描

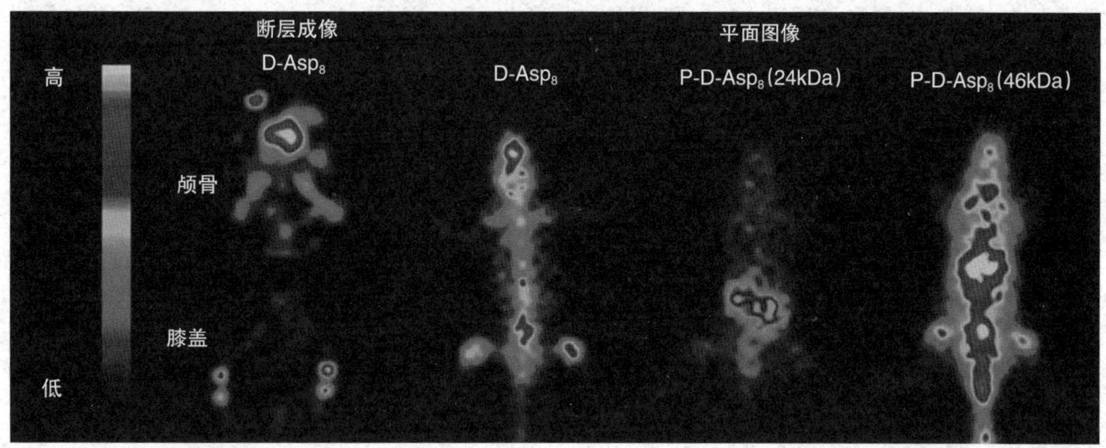

图20.8　平面和断层扫描SPECT图像。使用10-20μC$_i$[^{125}I]标记的Tyr-D-ASP$_8$和分子量为24和46kDa的P-D-ASP$_8$结合的共聚物对BALB/c小鼠进行静脉内注射,在给药后24小时对小鼠进行SPECT扫描。(经许可引自Wang et al. 2006,copyright 2006,American Chemical Society)

SPECT 成像：(a) 与靶标结合的探针信号具有足够的活性；(b) 在获得图像所需的时间内浓度或活性没有明显变化；(c) 需要知道探针的空间位置(例如：器官，组织，细胞或肿瘤)。典型的断层扫描成像使用由 1~5 个针孔组成的针孔准直器以提供更好的分辨率，但其灵敏度低于平面准直器。因此，SPECT 需要更长的采集时间，通常在 15~60 秒 / 曝光或 16~64 分钟 / 64 曝光采集范围内。将探针施用于受试对象能够以小时、数天甚至数周为间隔进行扫描，这取决于同位素的半衰期和探针的亲和力。

对靶标和所用同位素的探针的亲和力也可能影响成像方案。例如，2β- 甲酯基 -3β-(4- 碘苯基) 托烷(β-CIT) 是多巴胺转运蛋白(DAT，SLC6A3) 的配体。[^{123}I]-β-CIT 作为一种放射性药物(^{123}I 的半衰期为 13 个小时) 被用于对帕金森病(PD) 患者和 PD 动物模型中纹状体的多巴胺能的损失程度进行成像(Gendelman et al. 2003)。在临床条件下，静脉内注射 3~5mCi 剂量的[^{123}I]-β-CIT，3~6 小时后采集 SPECT 图像，而到第 24 小时，大部分结合的 β-CIT 已被释放和消除。在 PD 的 1- 甲基 -4- 苯基 -1，2，3，6- 四氢吡啶(MPTP) 模型中，使用 500μCi 的[^{123}I]-β-CIT 可以使对照组小鼠的纹状体被较好的标记。然而，在 MPTP 处理的小鼠的纹状体中缺乏 β-CIT 信号，预示着表达 DAT 的多巴胺能神经末梢的缺失(图 20.9a) (见文末彩图) (Gendelman et al. 2003)。当向动物注射 500μCi 的 ^{125}I-β、-CIT(^{125}I 的半衰期为 60 天) 而不是[^{123}I]-β-CIT 时，发现 β-CIT 可以在给药后在眼部保留长达 6 天时间，而其在纹状体 DAT 中则被释放并消除(图 20.9b，c)。这些数据表明相同的探针可能在不同组织中具有不同的消除动力学或对其靶标的亲和力，因此可能需要利用具有更长半衰期的不同的同位素来检测配体和靶标相互作用的不同性质。

仅使用 SPECT 成像，在没有解剖标志的情况下，在限定的组织和器官内对探针的活性进行空间定位是困难的。因此，需要使用能够将解剖学参考点与 SPECT 图像合并的成像方法。一种方法是使用联合配准的 MRI 和 SPECT，这需要单独的长扫描以及对两个扫描图像共有的基准标记的对齐。同一仪器中集成 CT 和 SPECT，以及配准两个图像所需的软件，提供了对特定组织和器官进行定量 SPECT 成像所必需的解剖学参考点。通常，在 SPECT 图像采集之前，会由 CT 扫描通过持续 5 分钟连续 360° 旋转(“飞行模式”) 拍摄 1 024 个图像。当获取 SPECT 图像后，重建软件会将 CT 和 SPECT 图像合并为单个三维图像，从中还可以获得二维切片。如果需要定量，包围器官或组织的感兴趣区域可以在重建的断层照片由计算机产生，并且通过分析软件确定该区域的体积和放射性强度。一项评估 HIV-1 脑炎(HIV-1 encephalitis，HIVE) 小鼠模型中 T 细胞向脑部运输的研究为这种方法提供了一个范例(Gong et al. 2011)。将 PBS(作为对照) 或 HIV-1 感染的骨髓源性巨噬细胞通过颅内注射到 C57BLJ/6 小鼠。将调节型 T 细胞(Tregs) 用[^{111}In]- 羟基喹啉(indium oxine，GE Healthcare，Arlington Heights，IL) 以 100μCi/20 × 10^{6} 细胞 /mL RPMI 1640(辅以 10mM HEPES) 在 37° 下 45 分钟的剂量标记。在建立 HIVE 后 24 小时，通过尾静脉注射将[^{111}In] 标记的 Treg 转移至 PBS 对照及 HIV 感染的小鼠。在转移 2 小时、24 小时和 72 小时后对小鼠成像。SPECT/CT 图像显示：转移的 Tregs 在肺和肝脏中首先积累，随着时间的推移离开肺部，留在肝脏，并迁移到脾脏(图 20.10a) (见文末彩图)。随后使用数字图像分析软件(VIVID) 对不同器官(包括大脑) 中的放射性进行定量，这些区域包含 CT 图像中的每个器官，并计算了该区域的体积和相对放射性(图 20.10b)。虽然在大脑中检测到放射性，但其在 HIV 感染动物和对照动物之间并没有区别(Gong et al. 2011)。

20.4 总结

随着生物成像技术的发展，利用 X 射线，正电子和光子发射的计算机辅助断层扫描检测已成为对许多神经退行性疾病的疾病进展和治疗效果进行临床监测的金标准。虽然通过这些疾病的动物模型使得我们能更好地探索相关机制，但改变这些机制的效果最终应该通过使用临床工具来衡量。因此，对于主要通过生物成像监测的疾病动物模型的纵向研究，包括非侵入性生物成像测量将代表转化研究方法中最有价值的组成部分。

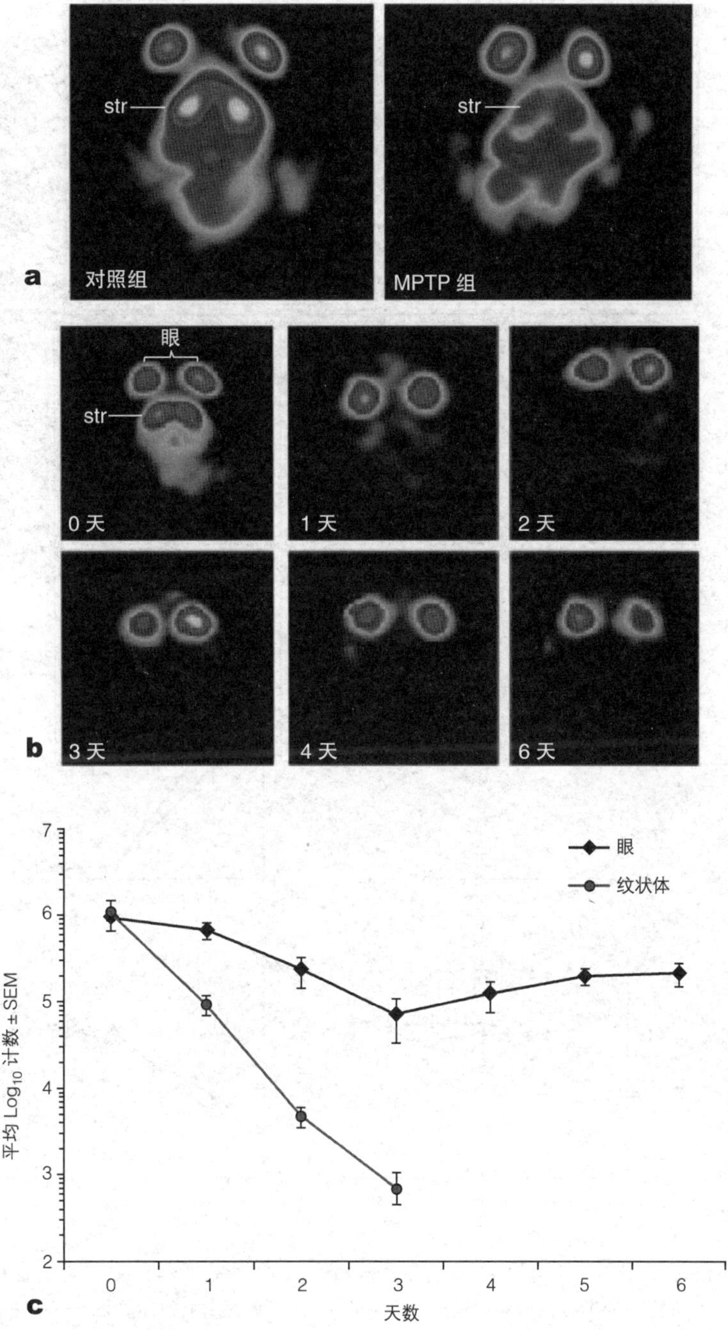

图 20.9 对与多巴胺转运蛋白(DAT)结合的 β-CIT 的 SPECT 分析。对 C57BL/6J 小鼠进行 4 次皮下注射 PBS(对照组)或 1- 甲基 -4- 苯基 -1,2,3,6- 四氢吡啶(MPTP)。通过每 2 小时以 18mg 游离碱 /kg 体重进行给药。MPTP 中毒后 7 天,小鼠通过静脉内注射分别注射(a) 500μCi [^{123}I]-β-CIT 至对照组和 MPTP 小鼠,或(b,c) 500μCi [^{125}I]-β-CIT 至 PBS 小鼠。在给药 1 小时后(a,b)或之后每天直至第 6 天(b),通过 SPECT 评估 β-CIT 与 DAT 的纹状体的结合。结合强度的增强表示为从蓝色到红色再到白色的转变。(b,c)感兴趣的区域被电子绘制以包围纹状体和眼,并且通过数字图像分析确定放射性的程度。数据是五只动物的平均 Log_{10} 计数(± SEM)。线性回归分析表明,纹状体内放射活性的丧失与时间强相关(r^2=0.990,P=0.002 7),而眼内放射活性的丧失与时间的依赖性较低(r^2=0.416,P=0.118)。回归线的比较表明它们的差异有显著性(P=0.000 2)

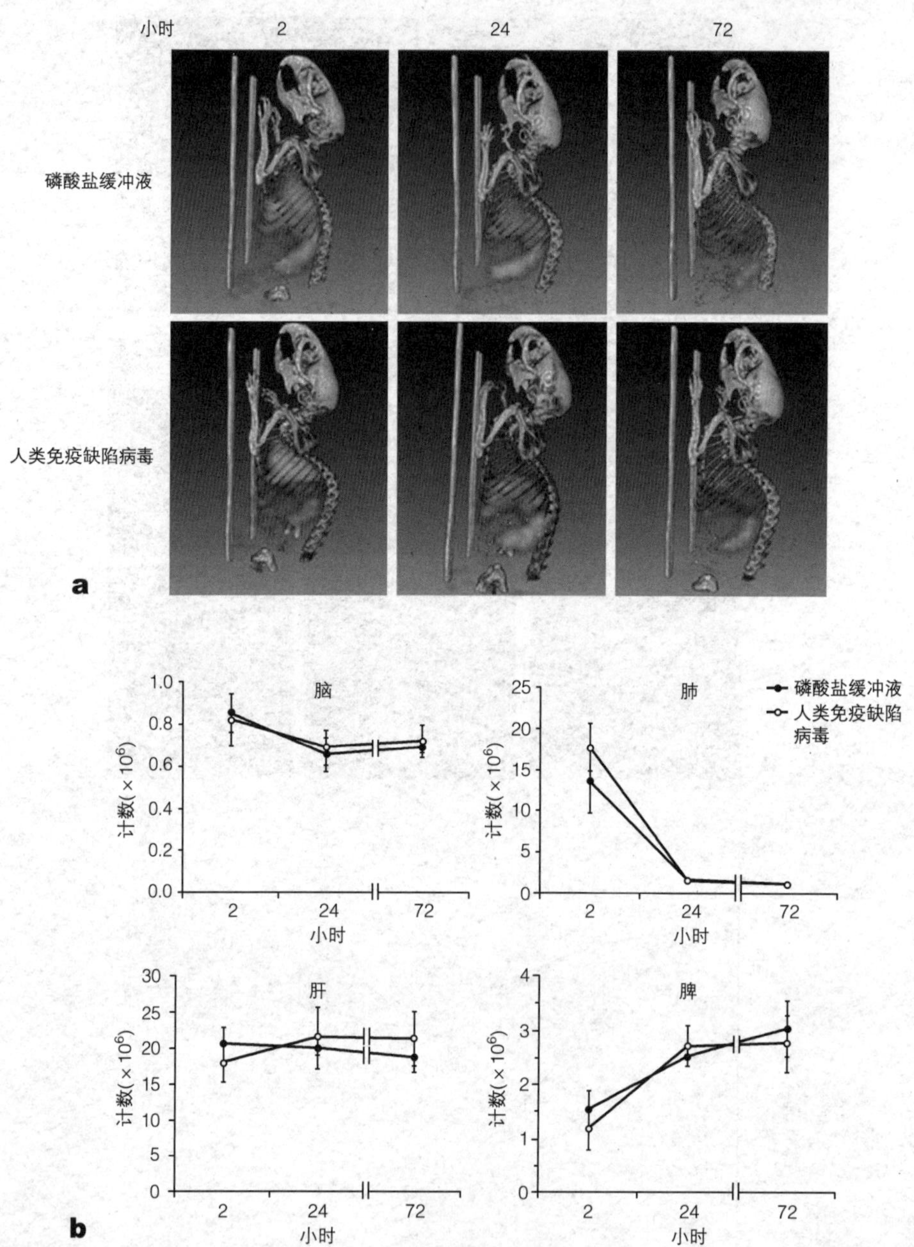

图 20.10 Treg 的 CT/SPECT 分布。使用 ^{111}Inoxine 标记 CD4^{+}CD25^{+}-GFP^{+}Treg，并将 20×10^{6} 标记的 Treg 转移至 HIVE 小鼠或假注射对照小鼠。^{111}In 标记的 Treg 的分布将通过计算机断层扫描 / 单光子发射断层扫描（CT/SPECT）在转移后 2、24 和 72 小时使用 FLEX Triumph CT/SPECT 临床前成像系统（Gamma Medica-Ideas，Northridge，CA）进行分析。(a) 对 ^{111}In- 标记的 Treg 在 PBS 假手术对照小鼠或在 2 小时、24 小时和 72 小时的 HIVE 小鼠中获得的代表性 CT/SPECT 图像。放射性信号的强度被表示为伪彩 - 蓝绿信号。(b) 绘制的电子位图包括脑、肺、肝或脾，并使用 VIVID 软件（Gamma Medica-Ideas）通过数字图像分析计算小鼠中 ^{111}In 标记的 Treg 分布的总放射性计数。每个时间点的计数被衰减校正为注射时间。作为像素强度的函数，相对放射性计数被确定并被表示为每组 3 只小鼠的平均值 ±SEM。HIVE 小鼠和 PBS 对照组在任何时间点均未检测到 ^{111}In 标记的 Treg 强度的统计学差异。与转移后 2 小时相比，第 24 小时和 72 小时在 HIVE 和假对照组小鼠的肺中可以观察到 ^{111}In 标记的 Treg 计数显著减少（$P<0.001$）。在转移后 2 小时，其他组织均未见明显的放射性计数增加，但在 HIVE 和 PBS 假手术对照组中，强度在 24 小时（$P<0.1$）和 72 小时（$P<0.07$）均呈上升趋势（引自 Gong et al. 2011）

（龚天巡　译）

参考文献

Accorsi R (2008) Brain single-photon emission CT physics principles. Am J Neuroradiol 29:1247–1256

Acton PD, Zhou R (2005) Imaging reporter genes for cell tracking with PET and SPECT. Q J Nucl Med Mol Imaging 49:349–360

Anger HO (1958) Scintillation camera. Rev Sci Instrum 29:27–33

Asenbaum S, Brucke T, Pirker W, Podreka I, Angelberger P, Wenger S, Wober C, Muller C, Deecke L (1997) Imaging of dopamine transporters with iodine-123-beta-CIT and SPECT in Parkinson's disease. J Nucl Med 38:1–6

Badawi R (1999) Introduction to PET physics. http://depts.washington.edu/nucmed/IRL/pet_intro/intro_src/section2.html

Baranowska-Kortylewicz J, Abe M, Pietras K, Kortylewicz ZP, Kurizaki T, Nearman J, Paulsson J, Mosley RL, Enke CA, Ostman A (2005) Effect of platelet-derived growth factor receptor-beta inhibition with STI571 on radioimmunotherapy. Cancer Res 65:7824–7831

Basu S, Kwee TC, Surti S, Akin EA, Yoo D, Alavi A (2011) Fundamentals of PET and PET/CT imaging. Ann N Y Acad Sci 1228:1–18

Bazañez-Borgert M (2006) Basics of SPECT, PET and PET/CT imaging. http://www14.informatik.tu-muenchen.de/konferenzen/Jass06/courses/6/files/Bazanez_Borgert_paper.pdf

Bengel FM, Camici P, Lamare F (2009) Nuclear cardiology (PET and SPECT): basic principles. In: Zamorano JL, Bax JJ, Rademakers FE, Knuuti J (eds) The ESC textbook of cardiovascular imaging. Springer, London, pp 73–88

Beyer T, Townsend DW, Brun T, Kinahan PE, Charron M, Roddy R, Jerin J, Young J, Byars L, Nutt R (2000) A combined PET/CT scanner for clinical oncology. J Nucl Med 41:1369–1379

Bybel B, Brunken RC, Shah SN, Wu G, Turbiner E, Neumann DR (2006) PET and PET/CT imaging: what clinicians need to know. Cleve Clin J Med 73:1075–1087

Bybel B, Brunken RC, DiFilippo FP, Neumann DR, Wu G, Cerqueira MD (2008) SPECT/CT imaging: clinical utility of an emerging technology. Radiographics 28:1097–1113

Cao Z, Bal G, Accorsi R, Acton PD (2005) Optimal number of pinholes in multi-pinhole SPECT for mouse brain imaging—a simulation study. Phys Med Biol 50:4609–4624

Doorduin J, de Vries EF, Dierckx RA, Klein HC (2008) PET imaging of the peripheral benzodiazepine receptor: monitoring disease progression and therapy response in neurodegenerative disorders. Curr Pharm Des 14:3297–3315

Engdahl JC, Joung J, Chowdhury S (2007) Multi-pinhole collimation for nuclear medical imaging, Siemens Medical Solutions USA, Inc. US Patent 7,166,846

Fleischmann D, Boas FE (2011) Computed tomography—old ideas and new technology. Eur Radiol 21:510–517

Flohr TG, Schaller S, Stierstorfer K, Bruder H, Ohnesorge BM, Schoepf UJ (2005) Multi-detector row CT systems and image-reconstruction techniques. Radiology 235:756–773

Funk T, Despres P, Barber WC, Shah KS, Hasegawa BH (2006) A multipinhole small animal SPECT system with submillimeter spatial resolution. Med Phys 33:1259–1268

Gendelman HE, Destache CJ, Zelivyanskaya ML, Nelson JA, Boska MD, Biskup TM, McCarthy MK, Carlson KA, Nemachek C, Benner EJ, Mosley RL (2003) Neuroimaging and proteomic tracking of neurodegeneration in MPTP-treated mice. Ann N Y Acad Sci 991:319–321

Goldman LW (2007) Principles of CT and CT technology. J Nucl Med Technol 35:115–128, quiz 129-130

Goldman LW (2008) Principles of CT: multislice CT. J Nucl Med Technol 36:57–68, quiz 75-56

Gong N, Liu J, Reynolds AD, Gorantla S, Mosley RL, Gendelman HE (2011) Brain ingress of regulatory T cells in a murine model of HIV-1 encephalitis. J Neuroimmunol 230:33–41

Groch MW, Erwin WD (2000) SPECT in the year 2000: basic principles. J Nucl Med Technol 28:233–244

Gupta R, Cheung AC, Bartling SH, Lisauskas J, Grasruck M, Leidecker C, Schmidt B, Flohr T, Brady TJ (2008) Flat-panel volume CT: fundamental principles, technology, and applications. Radiographics 28:2009–2022

Lewellen TK (2008) Recent developments in PET detector technology. Phys Med Biol 53:R287–R317

Lewellen TK (2010) The challenge of detector designs for PET. AJR Am J Roentgenol 195:301–309

MacDonald LR, Patt BE, Iwanczyk JS, Tsui BMW, Wang Y, Frey EC, Wessell DE, Acton PD, Kung HF (2001) Pinhole SPECT of mice using the LumaGEM gamma camera. IEEE Trans Nucl Sci 48:830–836

Madsen MT (2007) Recent advances in SPECT imaging. J Nucl Med 48:661–673

Mahesh M (2002) Search for isotropic resolution in CT from conventional through multiple-row detector. Radiographics 22:949–962

McParland BJ (2010) The biodistribution (II): human. In: Medicine N (ed) Radiation dosimetry. Springer, London, pp 533–574

Meikle SR, Kench P, Kassiou M, Banati RB (2005) Small animal SPECT and its place in the matrix of molecular imaging technologies. Phys Med Biol 50:R45–R61

Moses WW (2007) Recent advances and future advances in time-of-flight PET. Nucl Instrum Methods Phys Res, Sect A 580:919–924

Pavese N, Rivero-Bosch M, Lewis SJ, Whone AL, Brooks DJ (2011) Progression of monoaminergic dysfunction in Parkinson's disease: a longitudinal 18F-dopa PET study. Neuroimage 56:1463–1468

Peterson TE, Furenlid LR (2011) SPECT detectors: the anger camera and beyond. Phys Med Biol 56:R145–R182

Rahmim A, Zaidi H (2008) PET versus SPECT: strengths,

limitations and challenges. Nucl Med Commun 29:193–207

Robilotta C (2004) Emission tomography: SPECT and PET. Computación Sistemas 7:167–174

Rosenthal MS, Cullom J, Hawkins W, Moore SC, Tsui BM, Yester M (1995) Quantitative SPECT imaging: a review and recommendations by the Focus Committee of the Society of Nuclear Medicine Computer and Instrumentation Council. J Nucl Med 36:1489–1513

Rydberg J, Buckwalter KA, Caldemeyer KS, Phillips MD, Conces DJ Jr, Aisen AM, Persohn SA, Kopecky KK (2000) Multisection CT: scanning techniques and clinical applications. Radiographics 20:1787–1806

Saha GB (2010) Instruments for radiation detection and measurements. In: Saha GB (ed) Fundamentals of nuclear pharmacy, 6th edn. Springer, New York, NY, pp 33–48

Seo Y, Mari C, Hasegawa BH (2008a) Technological development and advances in single-photon emission computed tomography/computed tomography. Semin Nucl Med 38:177–198

Seo Y, Teo BK, Hadi M, Schreck C, Bacharach SL, Hasegawa BH (2008b) Quantitative accuracy of PET/CT for image-based kinetic analysis. Med Phys 35:3086–3089

Shwartz SC, Ohana I (2003) SPECT gamma camera, USA, U.C.G. Technologies. US Patent US20030208117

Tang J, Kuwabara H, Wong DF, Rahmim A (2010) Direct 4D reconstruction of parametric images incorporating anato-functional joint entropy. Phys Med Biol 55:4261–4272

Townsend DW (2004) Physical principles and technology of clinical PET imaging. Ann Acad Med Singapore 33:133–145

Trott CM, El Fakhri G (2008) Sequential and simultaneous dual-isotope brain SPECT: comparison with PET for estimation and discrimination tasks in early Parkinson disease. Med Phys 35:3343–3353

van Elmpt W, Hamill J, Jones J, De Ruysscher D, Lambin P, Ollers M (2011) Optimal gating compared to 3D and 4D PET reconstruction for characterization of lung tumours. Eur J Nucl Med Mol Imaging 38: 843–855

Wagenaar DJ, Zhang J, Kazules T, Vandehei T, Bolle E, Chowdhury S, Parnham K, Patt BE (2006) In vivo dual-isotope SPECT imaging with improved energy resolution. In: Conference Record IEEE Nuclear Science Symposium, San Diego, CA, pp 3821–3826

Wang D, Sima M, Mosley RL, Davda JP, Tietze N, Miller SC, Gwilt PR, Kopeckova P, Kopecek J (2006) Pharmacokinetic and biodistribution studies of a bone-targeting drug delivery system based on N-(2-hydroxypropyl)methacrylamide copolymers. Mol Pharm 3:717–725

Warburg O (1956) On the origin of cancer cells. Science 123:309–314

第二十一章　脑磁图无创神经生理成像　21

Tony W. Wilson

摘要

脑磁图(magnetoencephalography,MEG)是一种非侵入性神经生理学记录技术,主要用于系统级脑功能的人体研究。虽然开创性的MEG测量发生在40多年前,但在过去的十年中,仪器的精确度和现场的分析复杂性都有了显著提高。目前,MEG是唯一的非侵入性高分辨率神经生理学成像技术,也是唯一提供高时间(<1毫秒)和空间(2~5mm)分辨率的功能性脑成像方法。本章将简要介绍MEG和功能磁共振成像(functional magnetic resonance imaging,fMRI),这是最常用的功能性脑成像方法。下面将描述在非侵入性功能成像中测量的信号的物理和生理学基础,重点是在人MEG测量中量化的神经磁信号。本章将介绍最常见的MEG分析方法,随后将讨论几个MEG应用的例子来说明MEG研究中经常遇到的问题类型和MEG测量产生影响的一般研究领域。本章最后将介绍基于MEG的功能性脑成像的一些新应用。

关键词

电生理学;振荡;MEG;Gamma;Beta;神经影像;同步;去同步;同步性;皮质

21.1　前言

无创功能神经影像学是认知神经科学中最广泛使用的工具之一,这是一个旨在阐明认知的生物学相关性以及大脑与思维之间关系的研究领域。虽然有许多不同的方法和方式来得到功能性脑图像,但功能性磁共振成像(fMRI)是迄今为止最常用的方法。该技术由Ogawa及其同事开创,他们首次证明了血氧水平的局部差异可以被用于对比信号(Ogawa et al. 1990)。血氧水平依赖性(blood-oxygen-level-dependent,BOLD)信号被发现后不久,3个研究小组于同一时间独立地报告了人类的BOLD信号变化(Bandettini et al. 1992;Kwong et al. 1992;Ogawa et al. 1992)。这一发展使得功能性神经影像学研究在全球各地变为可能,

T. W. Wilson(✉)博士
美国内布拉斯加大学医学中心　药理学与实验神经科学系;脑磁图研究中心;神经科学系与Munroe-Meyer遗传学与康复研究所
美国内布拉斯加州奥马哈988422
邮编68198
邮箱:tony.w.wilson@gmail.com

因为MRI扫描仪已经在全球的医院和大学中被使用，并且可快速且易于被改造以实现这种功能测量。此外，该技术不需要引入放射性同位素，因此可以对个体人群重复进行功能性脑测量。夜间fMRI成为认知神经科学的中流砥柱，并几乎立即成为最广泛使用的功能性脑成像模式。

同时，另一种用于研究人类大脑功能的非侵入性技术正在迈出巨大的一步，因为在20世纪90年代早期，世界上第一个全脑磁脑电图（MEG）系统正在赫尔辛基理工大学安装和测试（Ahonen et al. 1993；Hämäläinen et al. 1993）。先前的MEG系统仅能够在给定时刻测量人类皮质的相对有限的区域（例如，一个象限，图21.1），这使MEG无法适用于许多认知神经科学的范例。MEG检测并量化伴随脑功能微小电流自然产生的微小磁场，这是由David Cohen（1968）首创的，他首先记录了闭眼时与睁眼时相比枕骨α节律变化（即同步）的磁特征。安装在赫尔辛基的系统在头皮上等距离配备了122个平面梯度计型传感器，在亚厘米量级尺度上实现了对整个皮质层人体生理学的实时测量。MEG的组合空间（<5mm）和时间精度（<1毫秒）的效用很快得到认可。然而，过高的成本和技术复杂性阻碍了fMRI的快速增长，并且在某种程度上这些问题继续阻碍了MEG技术的广泛应用。也就是说，目前许多主要的医疗中心都配备了MEG，而带有200~300皮质传感器的系统是相对标准的配置（图21.2）。

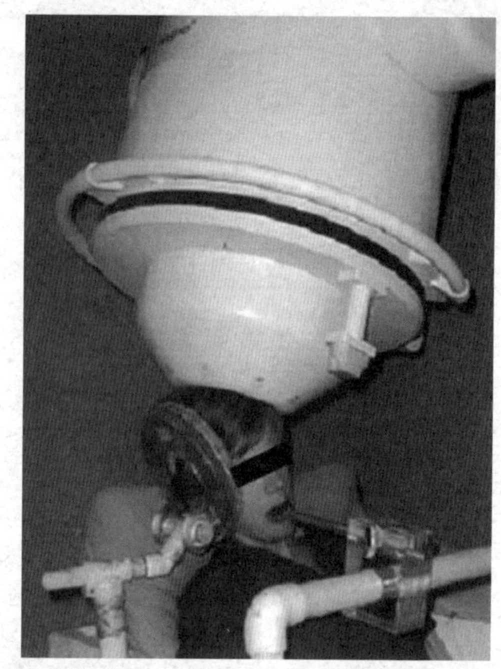

图21.1 MEG系统，其37个传感器阵列位于左半球的一部分

通过这些方法和一大批相关技术，如正电子发射断层扫描（positron-emission tomography，PET）、高密度脑电图（electroencephalography，EEG）、经颅磁刺激（transcranial magnetic stimulation，TMS）、功能性近红外光谱（functional near-infrared spectroscopy，fNIRS）及

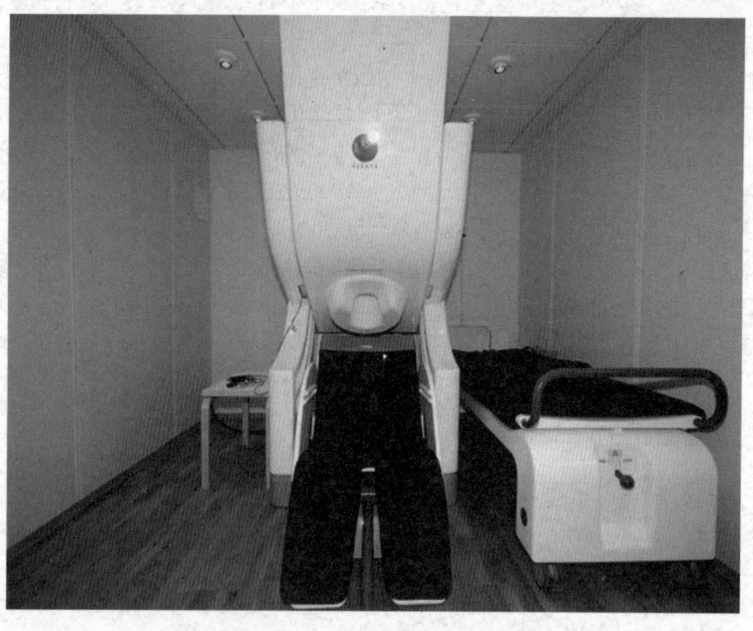

图21.2 配备306皮质传感器的现代全头部MEG系统

许多其他成像方法,有关人类认知功能的生物学基础知识在过去 20 年中急剧增加并且继续快速发展。本章的范围将主要局限于 MEG 的技术,而对 EEG 和 fMRI 将会展开一些小讨论,所有功能成像模式都有其自身的优点和缺点,使它们成为特定应用的理想选择。因此,要真正了解这些研究工具的能力和该研究领域的现状,进一步阅读是必不可少的(推荐代表性综述(Humm et al. 2003;Huettel et al. 2008;Hansen et al. 2010))。

21.2 信号的物理和生理基础

成像模态由每个量化的信号以及特定信号与潜在神经生理学的关系的优缺点决定。这些信号的变化与测量参数是否可靠相关联。通过这种相关性,特定神经区域可以与特定认知功能相关联。本节简要回顾了常见 fMRI 和 MEG 应用背后的信号之物理基础,并随后将这些物理信号与其神经生理学相关性联系起来。

21.2.1 功能成像的物理信号

功能磁共振成像

fMRI 信号经常受到质疑,因为它只是对神经活动的间接测量。与基于 PET 的成像不同,BOLD-fMRI 信号不需要引入外来物质,而是利用神经生物学的矛盾现象。在正常条件下,神经细胞通过葡萄糖的氧化代谢获得能量。然而,在短暂的激烈活动期间,神经细胞显然采用更快速但能量效率更低的无氧糖酵解(对于发育良好的细胞模型,参见 Magistretti and Pellerin 1999;Aubert et al. 2007)。也就是说,大脑使用非常低效的无氧手段在活动增加时产生能量。BOLD-fMRI 利用这种现象作为信号的造影剂(综述见 Raichle and Mintun 2006)。基本上,该过程依赖于血红蛋白的氧合依赖性磁化率。脱氧血红蛋白是顺磁性的,而氧合血红蛋白是弱抗磁性的,因此含有更多乏氧血液的 MRI 体素中的信号强度相对于含氧量高的血液的信号强度减弱(Bandettini and Ungerleider 2001;Heeger and Rees 2002)。因此,氧合/脱氧血红蛋白的比例可以为血液局部氧含量提供对照。

信号变化通常非常小,很少超过总 MRI 信号的 5%。因此,实验通常由许多试验或至少几个模块组成,其中受试者被反复刺激(例如,使用闪光灯)或按指示多次重复特定行为。简而言之,当神经区域的活动增加时,血流量增加,以提供必要的代谢元素(例如葡萄糖)。然而,氧消耗并不等效于葡萄糖的利用,后者会导致相对于脱氧血红蛋白的局部氧合积累,并且这样会导致与神经元活动相关的信号对比度变化。因此,在 BOLD-fMRI 中,脑激活是从氧合/脱氧血红蛋白增加或减少的模式推断出来的。激活图的空间分辨率取决于多个变量,包括磁场强度和许多其他数据处理参数,但在大多数应用中,它的数量级为 3mm。最终的时间分辨率理论上受血流率的限制,但在事件相关的设计中可以达到 1~3 秒。对于 fMRI 有很多深入的评论(例如,Huettel et al. 2008)。

脑电图

通过 MEG 和 EEG 测量的物理信号是正在进行的神经生理学的直接反射,因此比那些与血流动力学参数相关的信号更加直接。首先,考虑 EEG 的情况是有帮助的,EEG 可以量化头皮上发生的电压波动。这些小的波动反映了活跃神经细胞群周围组织中非常复杂的离子电流模式。尽管由于不均匀的传导性质而具有显著变形,但因为干扰组织(即头皮、颅骨、脑脊液和脑)被动地传导电流,因而使得在头皮上测量成为可能。当然,这些电压变化(通过定义)是以某些指标为参考的,并且在 EEG 应用中有许多不同且有效的参考技术。最合适的参考通常取决于实验的最终目标。在典型应用中,将导电凝胶应用于每个电极以保持低阻抗,所有电极都位于主体头部的准标准结构上。原则上,EEG 对整体大脑活动进行精确的连续记录,精度足够检测头皮区域上的微小电压波动。然而,在实践中,参与者通常在给定实验期间会完成许多重复的相同刺激或行为(即试验)。然后,通过将它们与外部事件(例如刺激开始)的发生相对应,在整个试验中对大脑活动的持续记录进行时域平均。这衰减了非时间和相位锁定到刺激开始的所有电压变化(例如,自发皮质节律、EEG 系统噪声),从而改善了记录数据的信噪比(signal-noise ratio,SNR)。因此,在许多神经科学的应用中,通常将 EEG 记录减少到单个事件相关电位(ERP)/每个实验条件。

在最佳情况下,ERP 将包含每个试验的时间过程中在每个电极处发生的所有时间和相位锁定的电压变化。ERP 的时间分辨率取决于原始记录的采样率(通常为 250~1 000Hz,或 1~4 毫秒),并且在较小程度上取决于数据应用时任何过滤器的参数。由于之前提到的导电性问题,空间分辨率通常为 2~3cm(即,头骨是主要的绝缘体,并且所有的干扰组织都会导致信号模糊)。然而,这个问题可以通过更高的空间采样频率(即更多的电极)和更复杂的头部模型来改善。目前,256 的电极传感器网是常见的改善分辨率的方法,多层头部模型的使用是另一种方法,它解释了每种干扰组织的不均匀导电率特征。

在 MEG 中量化的物理信号包括由活动神经区域内的离子电流产生的总和磁场。正如通过电力线的电流产生磁场一样,脑组织内的离子电流也根据相同的物理原理产生磁场(例如,右手规则,图 21.3)(见文末彩图)。然而,相对于通常遇到的所有其他磁场(例如,地球的静态场约为 10^{-5}T),神经磁场非常的微弱(10^{-15}T)。因此,MEG 记录通常使用特殊传感器和/或噪声消除软件在磁屏蔽室(magnetically shielded rooms,MSR)中进行。最常见的 MEG 传感器是磁力计、轴向梯度计和平面梯度计。磁力计测量垂直于线圈的零梯度(即直接场),因此对大脑活动和环境噪声都非常敏感。一阶轴向梯度计通过利用彼此相对缠绕的两个线圈(即拾波线圈和参考线圈)来测量一阶和更高阶径向梯度。因此,其测量的是两个线圈之间的差异,因此具有均匀空间梯度的场(例如来自强远距离源的场)是自消除的。平面梯度仪与轴向梯度仪类似,不同之处在于其测量的梯度与头皮表面相切。由于场强随源电流距离的平方而减小,梯度计类传感器与磁强计相比对周围环境噪声和大脑深处的源更不敏感(即梯度计"近视")。无论何种类型,每个传感器都耦合到超导量子干涉装置(superconducting quantum interference device,SQUID),其被用作低噪声磁通量-电压转换器。所有传感器和 SQUID 都安装在低温杜瓦瓶内,并在液氦的超导温度下工作。

总之,从电活动的局部脑组织发出的磁通量在一小组传感器中感应出微小的电流。与这些感应电流相关联的磁场撞击在它们的 SQUID 上,SQUID 将磁通量成比例地"转换"成可以通过传统电子器件放大和记录的电压。值得注意的是,每个 MEG 传感器与专用 SQUID 相关联。总的来说,MEG 提供了头皮上方磁通量模式的连续记录。但是与 EEG 一样,此记录通常在条件内被平均,以形成某种类型的事件相关字段(ERF)。其原因类似于针对脑电图所描述的原因。如稍后所讨论的,取决于研究者的实验目标,这种平均可以采用许多形式(例如,时域、频域、时频域)。与 EEG 一样,MEG 的时间分辨率与原始记录的采样率相关(常见为 1kHz,即 1 毫秒),但这两种技术的空间精度差别很大。干扰组织(例如颅骨)会扭曲电流,但通常不会影响磁场。因此,这些组织在 MEG 中可以被认为是透明的,这显著地提高了该技术的空间精度。目前 MEG 系统可配备有~250 个或更多传感器,并且在最佳情况下,这些仪器在空间上可精确到 2~5mm 内(Leahy et al. 1998;Wagner et al. 1997)。从相关资料(Lu and Kaufman 2003;Hansen et al. 2010)可以获得对 MEG 技术和仪器的精彩评论。

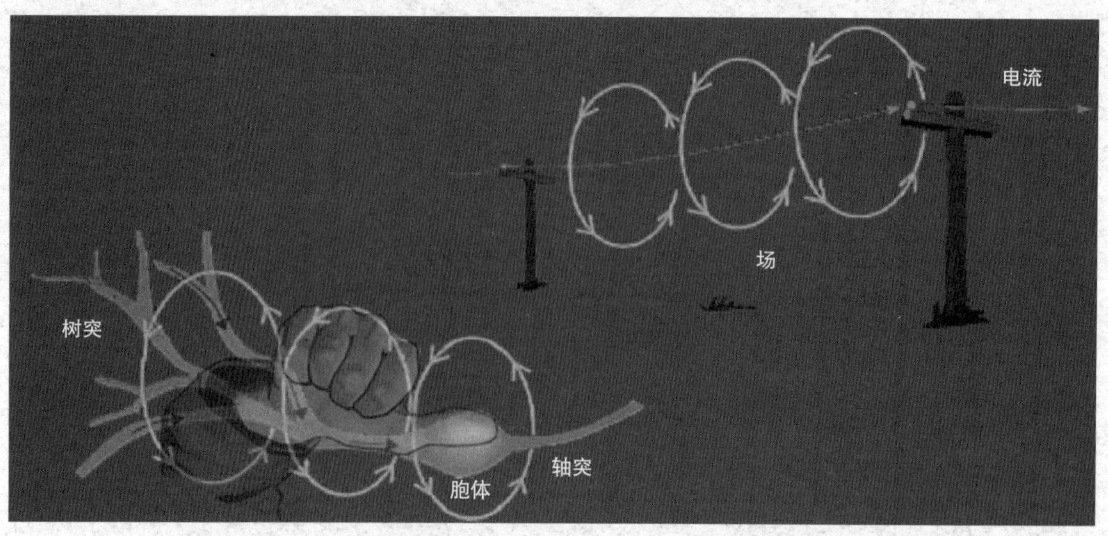

图 21.3 神经元电流产生的磁场遵循与我们环境中更常见的相同的电磁原理(例如,右手规则)

21.2.2　功能成像信号的生理相关性

任何功能成像模式的效用最终由测量信号与潜在神经生理学的关系而决定。此领域的研究一般依赖于侵入性记录以及特定的成像模式。因此，在适当情况下，将提供对侵入性技术所测量的神经生理活动的简要介绍。

功能磁共振成像

早期研究使用猴子的单个单元记录(single-unit recording)和人类的fMRI来评估BOLD变异与神经活动之间的关系(例如，参见Heeger et al. 2000；Rees et al. 2000)。在单个单元记录中，微电极放置在神经元的胞体(或轴突)附近，测量的平均细胞外电位(mean extracellular field potential，mEFP)表征神经元以及通常几个邻近神经元的脉冲传输，然后在记录后分析辨别单个神经元的脉冲活动。通常，记录在合理的时间跨度内进行，并且通过周期性地移动电极以提供更多神经元的数据。这些早期研究在很多方面都具有丰富的信息，但更确切的证据来自对10只麻醉的猴子的同时多单元记录和功能磁共振成像的开创性工作(Logothetis et al. 2001)。多单元记录类似于单个单元记录，除了电极尖端远离脉冲发生源，以防止动作电位成为支配信号。两种技术的输出量度相同(即mEFP)，但在多单元记录的情况下，经常过滤mEFP以提供两种不同的神经活动指数。通常，mEFP在300Hz下高通滤波以产生多单元脉冲活动(multiunit spiking activity，MUA)，并在300Hz以下低通滤波以获得局部场电位(local field potential，LFP)。MUA表示来自<300μm半径的球体内的所有神经元的动作电位的加权和(电极尖端在中心)，而LFP反映较慢的振荡，例如突触电位和树突状电位。简而言之，MUA代表皮质区域的输出，而LFP表征相同皮质区域的输入以及所有局部皮质内过程(包括兴奋性和抑制性的中间神经元；参见Logothetis 2003的综述)。Logothetis等指出MUA和LFP与初级视觉皮质中的BOLD信号测量强相关。然而，LFP与BOLD信号的相关性显著高于MUA，解释为多过7.6%的方差。根据Logothetis等的观点，MUA只是BOLD信号的“偶然”预测因子，其主要是MUA与LFP正常相关的副产品(即经常输入皮质区域，但并不总是导致以动作电位的形式输出)。Logothetis等得出的结论是，BOLD信号最接近地反映了突触活动、兴奋性和抑制性神经元间的活动、以及调节性神经递质输入(例如多巴胺)对皮质内过程的影响。Logothetis等的主要成果(Logothetis et al. 2001)最近在一组清醒的猴子(Goense and Logothetis 2008)中被复制，这进一步证实了这项重要的研究。

脑电图和脑磁图

与血流动力学研究相反，对EEG和MEG信号生理基础的研究，集中于神经活动测量中哪些方面“不”反应，以及干扰组织(例如颅骨)如何影响空间精确度。在MEG中检测到的磁场来自在EEG中测量的相同电流的子集。首先，区分两种类型的神经元活动是有用的：(a)膜的快速去极化导致动作电位并由电压门控的钠和钾通道介导；(b)由几种神经递质系统介导的较慢的突触后电位(树突状电流)及其与特定受体、离子通道和第二信使系统的相互作用。这些较慢的突触后电位是在MEG中测量的场的主要来源，并且通常基于所涉及的递质分为两种主要类型，兴奋性和抑制性突触后电位(excitatory and inhibitory postsynaptic potentials，EPSP and IPSP)。与动作电位不同，这些EPSP和IPSP通常在时间(数百毫秒)尺度延长，使得数千个相邻细胞在重叠时间段具有活跃的突触后电位，这显而易见增强了局部总和，而后者是产生可从远处测量(如，使用MEG探测器)的场所必需的。简而言之，我们从基础生物物理学中知道，在介质中的任何位置都没有电荷累积，因此，流入给定细胞的任何电流必须通过细胞中其他位置的相反流动电流进行补偿。以EPSP为例，当兴奋性神经递质与突触后细胞结合时，正离子流入细胞的胞体和顶端树突，这种跨膜电流在突触间隙的兴奋性突触水平引起活跃的流入(即灌电流)。因此，沿着胞体-树突膜将存在多个电流源，其起到漏电流的作用，从而形成完整的电路。因此，电荷通过细胞周围的连续电流流动来保存。由于每个神经元都接收来自许多其他神经元的输入，因此同时存在许多电流，导致源和汇的分布非常复杂。细胞内电流称为初级电流，而细胞外电流称为次级电流或体积电流。通常，只有初级电流可以产生可从一定距离(即，用MEG探测器)测量的磁场，因为与体积电流相关的磁场通常是自消除的。然而，局部几何形状也起着至关重要的作用，因为仅基于物理原理，细胞结构可以促进场的积累(例如，呈栅栏状排列的具有最优角度和细长树突的皮质锥体神经元)，或局部衰减(例如，许多排列在皮质下神经核团内的细胞)。实验上的支持来自使用豚鼠海马切片和定制的微 SQUID 装置的一系列研究，研究表明平行取向的锥体细胞中的初级电流是哺乳动物脑中 MEG 信号的主要来源（Okada et al. 1997）。最终，关于脉冲（动作电位），它们在历史上被认为只产生了微小或可忽略的 MEG 信号，而最近的建模研究为这种观点提供了额外的支持（Murakami and Okada 2006）。个体脉冲的持续时间是限制其产生强信号的主要因素，因为皮质区域很少同步到足以在重叠的时间段发生 ~10 000 个动作电位，而这是获得必要累计所必需的。因此，在 MEG 中测量的场主要来自与突触后（树突）活动相关的初级电流，皮质锥体细胞中的 EPSP/IPSP 是最佳的 MEG 信号产生者。与 MEG 相比，EEG 可以轻松的检测初级和次级电流。此外，由于所有细胞都浸没在导电盐水溶液（即细胞外基质）中，并且颅骨具有非常高的电阻，所以次级电流可以流过眼眶和任何其他颅骨开口进入头皮，从而被 EEG 测量到（有关评论，请参阅（Lopes da Silva and van Rotterdam 2005；Lopes da Silva 2010））。

但是，更重要的是要认识到许多基本的信号生成问题仍然没有得到解决。例如，必须同步化以产生可检测信号的所需皮质体积是未知的。另外，同步的影响是什么？也许令人惊讶的是，由于其固有的局部网络具有充足的同步性，小的皮质体积即可产生可检测的信号。另一个重要问题涉及动作电位，因为它们通常被认为对 MEG 信号的贡献可忽略不计（或根本没有）。这个假设的基础是必要的时间总和（即，脉冲太短暂而且对于创建可检测信号所必需的时间总和而言过于异步），目前还缺乏直接的实证支持。最后，MEG 对切向与径向（表面）电流和深电流（例如，基底神经节）的磁场的敏感性仍不清楚。直观地说，考虑到可探测的皮质贴片的平均尺寸以及当今全头高密度系统中每个 MEG 传感器的独特优势，在实际测量中存在纯粹的径向电流似乎令人怀疑。这个问题已经通过使用全头 151 传感器 MEG 和涉及人体皮质的模拟数据进行了评估（Hillebrand and Barnes 2002），评估结果表明在脑回嵴附近的薄条带（~2mm 宽）在 MEG 中很难辨析。总体而言，这些区域占整个皮质的不到 5%。Hillebrand 和 Barnes 得出的结论是，源深度是源可分辨性的最终限制因素，而考虑到距离对场强的已知影响，这个结论是合理的。当然，这项研究并不能结束辩论，MEG 研究显示在大脑深部区域如基底神经节结构和杏仁核的活动是相对常见的。

21.3 MEG 方法介绍

21.3.1 实验设计和基本 MEG 信号处理

如前所述，MEG 实验与大多数生理实验一样，包含许多“试验”，其中重复外部刺激或其他感兴趣的事件。举个例子，假设一个实验其目标是在时间和空间（时空）中映射大脑对机械刺激的简短反应。在这样的实验中，参与者可以舒适地坐在 MSR 中，而将其头部置于 MEG 头盔内，单次刺激每 2~4 秒传递到他们的左手示指指腹，共约 6 分钟。在这个假设的例子中，我们将使用配备有 248 轴梯度计型传感器的 MEG 系统，并以 1kHz 的速率并行采样所有传感器。总的来说，这将对示指产生约 120 次的机械刺激试验。从以前的研究中，我们知道这种类型的刺激通常在对侧中央后回出现刺激约 50 毫秒后引起活动，这也是手指在皮质初级躯体感觉中枢的投射位置。我们知道其他大脑区域稍后会变得活跃，神经元活动将在 400 毫秒左右消失。因此，在该示例中，需要定义在刺激开始后包括至少 400 毫秒数据的分析时段（或 epoch，在代码编写中 1 个 epoch 等于使用训练集中的全部样本训练一次，译者注）。当然，我们想知道刺激如何改变大脑活动（例如，这个皮质区的神经元在刺激开始之前是否处于静息状态），所以我们还需要设定一个基线期，而刺激开始前的 epoch 是较好的选择。对于这个例子，我们将任意选择一个 200 毫秒的基线周期，这意味着整个分析时程将持续 600 毫秒，刺激开始定义为 0 毫秒（即基线为 −200~0 毫秒；活动期为 0~400 毫秒）。相比在数据集的初始分析中需要的时间，研究者在实践中通常需要更长的分析时间，因为他们很少能够知道他们的实验将引起的神经活动的时间范围（即总持续时间）。

回顾一下，我们进行了约 120 次机械刺激试验，并进行分析，每次试验定义为 600 毫秒 epoch（−200~400 毫秒）。由于 MEG 信号在 248 个传感器中的每一处以 1kHz 采样，因此我们在每 248 个站点中每个 epoch 有 600 个数据点。原始 MEG 记录的 SNR 非常低，来自 ~120 个试验中的每一个的数据似乎主要是噪声。该噪声部分归因于受试者（例如眨眼或心跳），环境（例如，附近的汽车或振动）和仪器（例如，SQUID 噪声），但是重要部分实际上是源于神经的。

也就是说，当目标是提取对特定刺激的响应时，大脑正在进行的与刺激没有直接关系的自发振荡是噪声的主要来源。为了提高 SNR，可以跨试验（每个传感器）对 MEG 数据进行平均。这种信号平均可以通过许多不同的方式完成，但最常见的是时域平均，其包括与刺激开始的时间点相对应的平均幅度值时间点。这使得约 120 次试验可以被减少到单次试验（每个传感器），其仍然由 600 个数据点（即 600 毫秒）组成。如果噪声在时间上不相关，则这种平均将噪声降低为 $1/\sqrt{N}$，其中 N 是试验次数。在时域之外，MEG 信号有时在频域（在傅里叶分析之后）和/或时频域中被平均。这些方法将在本章后面简要讨论，但这足以说明信号平均的最佳方法取决于实验的具体目标。最后，在继续往下介绍之前，重要的是要认识到，调查人员通常在平均之前仔细检查原始信号，以识别和丢弃包含眨眼或其他导致 MEG 中出现大量伪影的事件的任何 epoch。这些不良 epoch 被排除在平均值之外，因为它们实际上会将噪声添加到最终平均值中。在一些研究中（例如，儿童），不良 epoch 的数量可能很大，这在初始任务设计中需要考虑。

21.3.2　MEG 中的传感器空间和源空间

在大多数 MEG 实验中，对产生观察到的响应的神经区域的识别是至关重要的，简而言之，就是从“传感器空间”转移到“源空间”。为了概念化这个问题，考虑 248 个 MEG 传感器（来自上面的例子）和下面大脑之间的空间关系。传感器布置在固定阵列中，而传感器间的距离和方向保持恒定。然而，不同人的大脑结构在大小、形状和内在沟/回形态方面有明显不同（仅这些形态就将显著影响在头部外观察到的 MEG 信号）。此外，从每个 MEG 传感器到大脑表面的距离在不同人之间以及同一个人在不同实验时都会有很大差异。例如，考虑受试者只是将头部转向最左侧，稍微抬起下颌或者在 MEG 椅子中向下滑动，248 传感器中的每一个的测量结果会受何种影响？因此，除了可能在总体水平（例如额叶区域、枕骨区域）之外，使用传感器阵列中的模式来破译出产生特定响应的大脑区域是棘手的而且通常是不可能的。

共同配准与头部建模

从传感器到源空间的转移需要几个主要的分析步骤。这些步骤的技术细节已经包含在大量文献中，并且大多超出了本章范围。因此，这里仅涉及重点，以介绍问题及当前解决方案。首先，每个参与者通常在他/她的 MEG 测试后不久进行高分辨率结构 MRI 扫描。该 MRI 数据通常包含足够的信息来重建个体的皮肤表面，其用于使用一系列结构界标（即，基准点）将结构 MRI 数据与其功能性 MEG 数据共同配准。这些界标是在 MEG 会话之前（和期间）记录在 MEG 阵列的空间参考帧中的。一旦结构和功能数据处于同一物理空间中，下一个障碍就是定义导电量。在 MEG 中，最常见的头部模型仍然是单壳球形对称导体模型，其对于 MEG 具有许多非常有吸引力的因素（Sarvas 1987；Hämäläinen and Sarvas 1989）。这些球形模型通常对齐以接近大脑表面。另外，更实际的头部建模，例如多壳边界元法，其中各个具有不同导电率分布的组织分别由单独的层（例如，头皮、颅骨、CSF）表示，并且导电性在同一层内被假定是均质的。多壳边界元法是脑电图的主要支柱，但因其不是必需的，所以在 MEG 中使用较少。

前向问题和反问题

MEG 方法的任何其他领域都没有与源定位一样多的技术细节或专业文献，但我们将跳过大部分细节，以寻求对该方法的概念及实用性的基本理解。首先，MEG 源定位的最终目标是识别产生了被测量 MEG 信号的神经区域。在此目标中，可以区分两个建模问题。第一个可称为前向问题，它基本上是由已知的源模型预测在传感器水平上将存在的磁场。换言之，前向问题解决了“MEG 传感器测量结果的分布将被赋予已知位置、方向和振幅的神经源”的问题。这个问题有一个独特的解决方案，可以通过传统的物理和数学解决。另一方面，第二个建模问题，即反问题，解决了“神经源的位置、方向和振幅会产生 MEG 传感器测量的观测分布”的问题（即从表面测量中识别活动的神经区域）。正如一个多世纪以前亥姆霍兹所认识到的那样，一般的反问题是不适当的。换句话说，它缺乏独特的解决方案，因为存在无数个可能的源配置，这些配置同样可以很好地解释在体积导体外部观察到的电磁场。重要的是，要意识到反问题不是 MEG 特有的问题，一般来说，它存在于许多领域（例如天文学、计算机视觉、地球物理学）。虽然反问题可能首先看起来是毫无头绪的，但是将大量的上下文信息带入等式会使得问题基本上更容易处理，并且在 MEG 中有大量的先验信息可用于减少问题的规模。例如，如前所述，MEG 信号主要由皮质灰质中的锥体细胞产生。因此，将 MEG 源空间限制到皮质将是合理的约束。它将显著减少总的源总量(即信号发生源可能所处位置的数量)。许多其他假设和约束显然是可能的,甚至在特定应用中实现也是明智的。此外,MEG 逆建模问题有不同的概念方法。这里仅描述两个最广泛的类别,并将在本章后面介绍每种方法的各个示例。

信号发生源的定位和成像

这两种方法之间最根本的区别可以简化为源模型。本质上,偶极子定位方法假设观察到的 MEG 信号是由一组活跃的大脑区域产生的,并且可以从数据中恢复或估计这些大脑区域的位置。实际的源模型可以包括一个或多个元素(即,等效电流偶极子 -equivalent-current dipoles,ECD),每个元素代表空间上不同的活动脑区域。成像方法不会尝试从数据中估计源的位置;相反,它以密集源模型开始,该源模型包括在源体积上间隔开的 2 000~5 000 个单独元素(例如,皮质灰质)。成像方法的主要目的是估计 MEG 信号在生理尺度下的所有神经电流的幅度分布。因此,与偶极子定位方法的区域离散性质不同,大脑活动在成像方法中看起来更连续,其中最大活动的神经区域被活动稍小的区域(即活动梯度)包围。然而,重要的是要认识到尽管这种表象与使用其他方法(例如皮质脑电图、ECoG、fMRI、fNIRS)发现的皮质激活模式一致,但这些 MEG"图像"的连续出现是由模型决定的,而不一定是数据。最后,重要的是要认识到这些方法中的每一种都有其长处和弱点,并且特定应用中每种方法明显优于另一种方法。

虽然有一些逆建模方法的例子完全适合这些根本不同的方法,但实际上,大多数逆方法会被认为是同一种方法的细微差别,或者甚至是近乎中间的道路选择。其中一些差别细微的方法将在应用部分(下文)中进行介绍,并且届时将给出更多的技术细节,以便在给定实验的上下文中,可以更充分地理解特定方法的长处和弱点。我们鼓励想要更深入了解 MEG 方法的读者仔细阅读现有的优秀综述(Hämäläinen et al. 1993;Mosher et al. 1999;Baillet et al. 2001;Baillet 2010;Parkkonen 2010)。最后,为简洁起见,我们将完全跳过用于主流 MEG 分析的许多其他预处理步骤。值得注意的是,上述所有过程(包括逆向建模)通常都是单独对每个主题的数据集进行的,随后这些分析的输出将被输入适当的(多学科)统计模型。

21.4 MEG 应用的一些例子

下面将介绍来自基本感觉、认知和运动范例的 MEG 数据,以说明 MEG 研究中经常采用的问题类型,并展示一些实际应用方法。在每个示例中,将关注来自单个主题的数据,而在本节结尾将呈现整体组效应。

21.4.1 体感刺激

首先,在 MEG 方法章节中提出的假设实验将会被继续进行,而这次将使用真实数据。这个实验的目的是通过时空分析大脑对于在左手示指指腹的空气喷雾的反应。参与者坐在 MSR 内,他们的头部置于 MEG 头盔中,而一系列的喷雾会以每 2~4 秒一次的速度喷出。噪声抑制算法将被用于这些数据,数据将被分为 600 毫秒 epoch(200~400 毫秒),检查伪影(坏 epoch 将被丢弃),并与结构 MRI 配准。

在第一个例子中,将使用经典版本的偶极子定位方法来识别神经发生源。首先,无伪影 epoch 是时域平均的,并且以 40Hz 进行低通滤波。然后将这些传感器级数据投影到二维平面上,从而可以很容易地识别具有偶极场模式的时间周期。本质上,皮质激活通常产生偶极性的磁场分布,并且可以用 ECD 建模。ECD 是在几厘米距离内记录的有限皮质结构内流动的电流的合理近似值(Hämäläinen et al. 1993),每个 ECD 用于指示皮质电流中心的三维位置,方向和幅度。因此,二维图中的偶极场图(即,等高线图)可以提供相关信息,因为它们通常指示活动皮质区域的局部存在。在目前的研究对象中,只有一个清晰的偶极模式被识别,并且在刺激后 ~5 毫秒时达到该响应的峰值幅度。因此,可以利用优化算法将在第 54 毫秒(来自所有传感器)测量的磁场建模为单个 ECD。简而言之,ECD 的位置、幅度和方向将通过迭代过程导出,其中允许所有 3 个变量进行变化,直到测量数据与 ECD 的计算(前向)解之间的方差最小化。换言之,找到最佳的偶极子参数,在最小二乘意义上,通过迭代改变每个 ECD 参数,并重新计算前向解(每次迭代),直到残余方差已经达到推定的最小值。该分析的结果如图 21.4(见文末彩图)所示,表明对左手示指的机械刺激激活了右侧中央后回,并且该活动在 54 毫秒

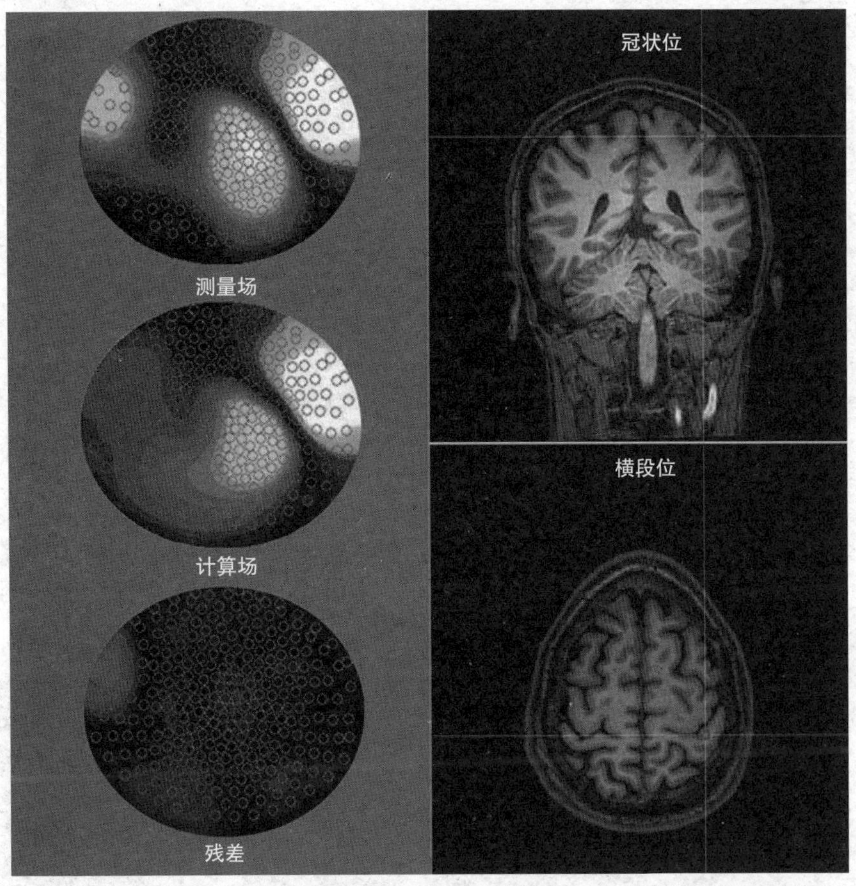

图 21.4　左侧图片显示了偶极子定位中使用的二维等值线图，其上部图片为在 54 毫秒时阵列上测量的 MEG 信号幅度，中间图片是由最优 ECD 产生的计算场，底部图为残差（测量区域和计算区域之间的差异）。右侧图片为最佳偶极子定位结果与矢状和冠状 MRI 切片的叠加（左 = 左）

处达到峰值，振幅为 ~14nÅ。偶极方向也提供了信息，但从神经科学的角度来看则更少。从传感器级波形和等高线图中，我们也可以得出结论，该区域的活动在 ~48 毫秒之前一点开始，而在 67 毫秒时已经大部分消散。因此，毫不奇怪，这种偶极场模式可能反映了对机械刺激的原发体感反应。

出于教学目的，现将使用空间滤波方法评估来自该相同实验的第二数据集，该方法不适合于前面讨论的逆方法的类别中的任一种。空间滤波或波束成形最初是在声纳和雷达领域开发的，用于定位信号的来源。与成像方法一样，波束成形始于明确定义且密集的源模型（例如，等距间隔的约 2 500 个偶极子），在不同的研究之间略有不同。这个想法是在模型中构建每个点的空间过滤器，并且这些过滤器从给定点传递活动，同时最小化所有其他源点中的活动。输出是反映测试期间活动的三维图像（van Veen et al. 1997；Vrba and Robinson 2001；Hillebrand et al. 2005）。从无伪影单次 epoch（未平均）开始，对每个 epoch 进行时频分析，所有试验的结果取平均值。这种类型的信号平均将来自每个传感器的磁场测量值转换成反映该传感器每单位时间给定频率的光谱功率的表示（图 21.7）。该测量的时频图显示在 40~120 毫秒之间的 12~26Hz 范围内的强劲功率（12~26Hz 反映了目标神经群体中的活动振荡频率）。使用波束形成器评估该时间 - 频率窗和从基线期持续时间相等的窗口。原则上，波束形成器产生空间滤波器，该空间滤波器在没有来自测试区域的衰减的情况下传递信号，同时抑制所有其他脑区中的活动。滤波器属性来自输入体素空间和 MEG 数据协方差矩阵指定的体积网格上的每个位置的正向解（前导场）。基本上，对于每个目标体素，确定一组波束形成器权重，相当于为每个 MEG 传感器分配对特定体素中的活动的灵敏度加权。该组波束形成器权重是目标体素所特有的空间滤波器，并且迭代该过程直到对大脑中的每个体素计算这样的滤波器为止。然后通过将每个 MEG 传感器中的信号与其对应的权重相乘并对加权的传感器信号求和来确定每个目标体素中的活动。这可以独立地和顺序地对每个体素进行,以产生具有相对高的空间分辨率(~5mm)的源活动的体积图。该波束形成器分析的输出如图 21.5 所示。可以看出,波束成形分析表明,该参与者通过吹气刺激激活了包括双侧中央后回和中央沟的几个脑区。对数据的进一步探测表明,最初在 ~50 毫秒时可以在对侧(刺激,右侧)中央后回和中央沟检测到活动。然后活动在 ~75 毫秒时扩散到同侧中央后回,然后转移到右侧中央后回的更内侧(图 21.5)(见文末彩图)。有趣的是,当对更大的受试者样本(~15)进行相同的分析时,表现出统计学上显著激活的神经区域包括上面所描述的区域,但也包括与刺激同侧的小脑皮质(参见 Wilson et al. 2009)。

21.4.2 响应抑制

MEG 也是用于对大脑区域进行成像的有用工具,可用于更复杂的认知过程。在此示例中,将检查来自响应抑制实验的数据以说明一种新的方法和应用。受试的参与者被诊断患有注意力缺陷/多动障碍(attention-deficit/hyperactivity disorder,ADHD), 并且正在接受基于兴奋剂的药物治疗,这是 ADHD 最常见的药物治疗类型。该实验涉及快速表示停止信号的运动测试。此测试需要加速运动响应,根据出现在主体前方视频显示的"向上"箭头(指向左或右)的方向,按下磁性静音垫上的左或右按钮。然而,在 20% 的试验中,向上的箭头出现在"go"刺激后不久(即左/右箭头),表明参与者阻止运动反应。这些禁止试验(20%)是 MEG 分析的主要关注因素,因为参

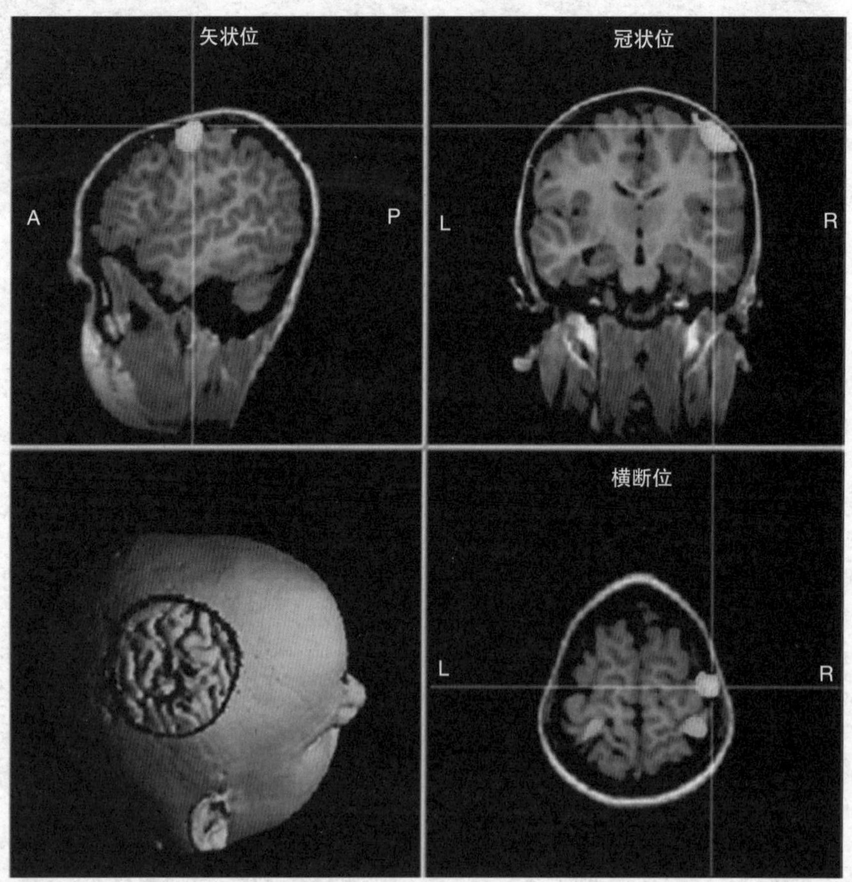

图 21.5 左示指刺激引起的右侧中央后回、右侧中央沟和左侧中央后回的活动。这些单一主题图反映了使用空间滤波方法成像的 12~26Hz 频带中的神经元活动

与者正在积极抑制优势运动反应。参与者在日常用药之前和之后完成两次测试，并且在测试期间，用配有 306 个传感器的 MEG 系统记录大脑反应。对于这个例子，将仅分析来自药物治疗后测试的数据。对所有 MEG 数据进行噪声抑制算法，检查伪影，分为 2 000 毫秒 epoch（-800~1 200 毫秒，0 毫秒定义为向上箭头开始显示），并与结构 MRI 配准。

这些数据将使用皮质约束的最小范数估计变量（MNE；Hämäläinen and Ilmoniemi 1994）进行检验，这是逆建模问题成像方法的一个经典例子。源模型由大脑的皮质灰质组成，其被分为约 3 200 点（源）。在 MNE 中，并行估计所有皮质源的振幅，其中具有最低总振幅（整个模型）的解是最优解。该最小振幅准则作为正则化逆建模问题的先验函数。最初，对来自药物治疗后无伪影的单次试验在时域中取平均值。然后使用皮质约束的 MNE 将整个传感器级时间序列转换为源空间。结果表明，向上箭头后 150~400 毫秒，在左背外侧前额叶皮质、双侧辅助运动区（supplementary motor area，SMA）和左侧中央前回（图 21.6）（见文末彩图）被有效激活。因此，从该分析可以得出结论，这 3 个脑区域参与抑制优势反应（用右手），并且“禁止”刺激后的前 400 毫秒对于成功阻止反应至关重要。因此，从该分析可以得出结论，这 3 个脑区参与抑制优势反应（用右手），而在“no-go”刺激之后的第一个 400 毫秒对于成功地抑制反应至关重要。小组测试结果（12 个受试者）几乎与图 21.6 相同，除了统计学上显著的激活区域稍大。最后，重要的是需认识到：为简洁起见，我们仅讨论了 150 到 400 毫秒时间段，而在其他时间窗口中也有活动。例如，初级运动和体感区域在向上箭头开始之前几百毫秒是活跃的。

21.4.3　基本运动控制

如前面所讨论的，与可比较的成像技术相比，优越的时间分辨率是 MEG 相较于其他可比成像技术的主要方法优势。通过对涉及基本运动控制和性能的大脑区域进行排序，将在当前示例中利用这一优势。该实验需要每 6 秒对右示指进行一次屈曲 - 伸展运动，参考外部视觉起搏设备（即，类似时钟的图像）。在测试期间，参与者坐在 MSR 内，头部位于 MEG 头盔内。为了跟踪手指运动，将加速度计芯片连接到右手示指，并与高密度 MEG 阵列一起以 1kHz 进行采样。对所有 MEG 数据进行全局噪声滤波，检查伪影，并将其分为 6 000 毫秒历元（-3 000~3 000 毫秒，0 毫秒定义为运动开始），并与结构 MRI 配准。

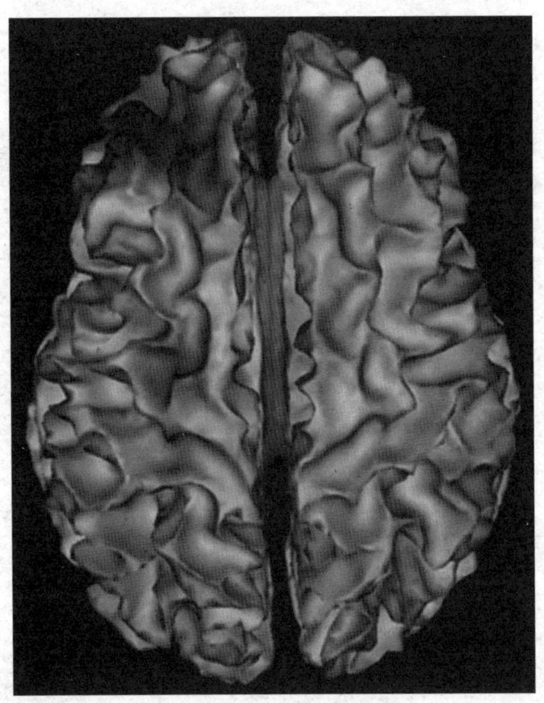

图 21.6　作为参与者试图抑制优势运动反应而激活的脑区。激活在左侧背外侧前额叶皮质最强。结果采用约束的 MNE 生成

在这个例子中，波束成形方法将用于源成像（如前所述）。首先，使用复解调将无伪影的单次试验（-3 000~3 000 毫秒）转换为时频域，并在所有试验中进行平均。这种类型的信号平均将来自每个传感器的原始场测量变换为每单位时间给定频率的频谱功率的表示。位于感觉运动皮质附近的传感器的时频图如图 21.7（见文末彩图）所示。结果图显示，在运动开始前 20~32Hz 的神经元活动下降，与运动开始时一致的高频 γ 活动（74~86Hz）强烈增加，最后在运动结束后 14~26Hz 的活动增加。这些时频窗口中的每一个都与相等持续时间的基线窗口以及从 -2 000 到 -1 400 毫秒基线周期取得的带宽一起成像。波束形成结果表明，SMA、左侧中央后回和右小脑皮质在运动开始前被激活（图 21.8）（见文末彩图）。随着运动的开始，在左侧中央前回（初级运动皮质）和 SMA 中检测到 γ 活动，并且在左侧中央前回（前运动区）和双侧小脑皮质的前、下部分中存在运动偏移 14~26Hz 的激活。小组测试水平结果非常相似，图 21.9（见文末彩图）显示了运动的每个阶段每个区域的峰值脑激活（Wilsonet et al. 2010，2011）。因此，基于这些分析，可以得出结论：在运动前的准备阶段，右

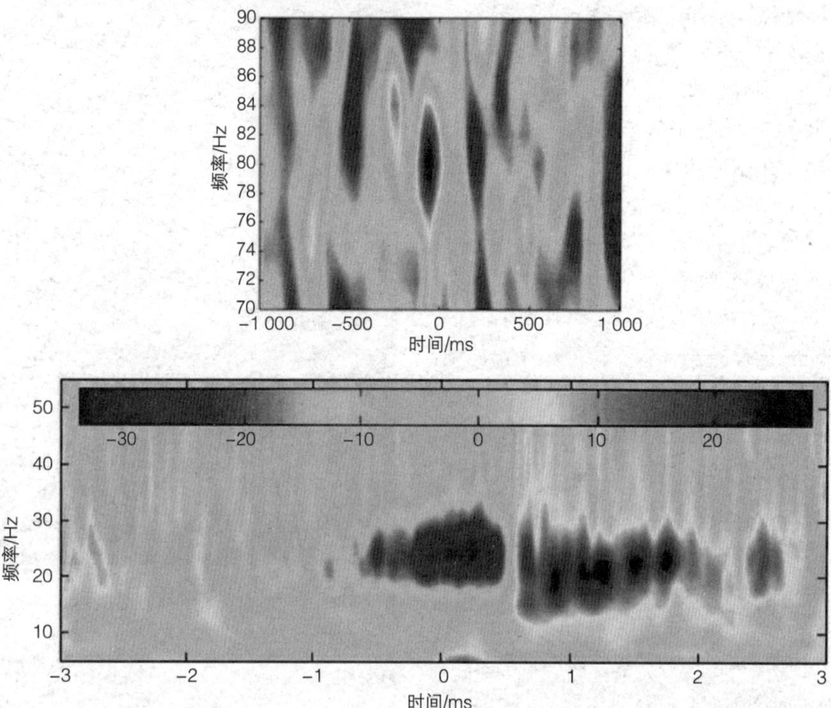

图 21.7 感觉运动皮质附近传感器的时频呈现。底部图显示较低频率(5~45Hz)的数据,上图显示较高频率(70~90Hz)。在每个图中,频率在 y 轴上以 Hz 显示,时间在 x 轴上以 ms 显示。红色表示相对于基线周期(−2 000~−1 400ms)的光谱功率增加,蓝色表示功率减少。运动开始定义为 0ms。请参阅其他详细信息

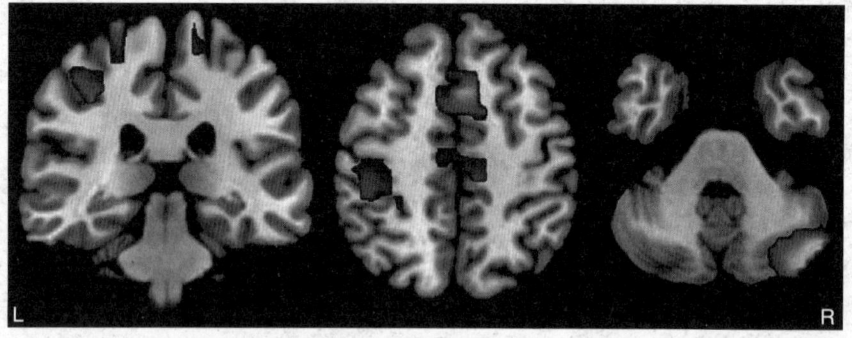

图 21.8 运动开始前激活的脑区表现为红 - 黄强度,包括辅助运动区(SMA)、左侧中央后回和右小脑

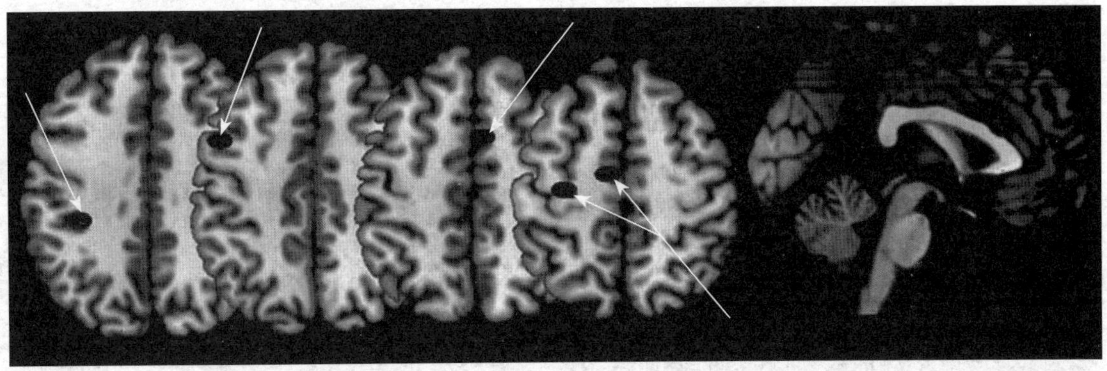

图 21.9　基于 MEG 波束形成分析的每一个右示指移动的区域激活峰(组级别)。红色箭头指示运动前的活动;品红显示运动后的活动;绿色箭头反映与运动开始一致的激活。从左到右,蓝色椭圆表示左侧中央后回(运动前),左前运动区(运动后),右侧 SMA(运动前),左前中央回和 SMA(期间)

侧小脑、双侧 SMA 和左侧中央后回被强烈激活,而初级运动皮质和 SMA 在运动进行期间是活跃的,最后左前运动区域和小脑在运动后是活跃的,并且可能在复位运动区域以用于未来运动中起作用。

21.5　基于 MEG 的功能成像的当前和未来方向

在过去十年中,MEG 的使用迅速增长,尤其是在过去几年中。MEG 在癫痫和肿瘤患者以及纯粹研究环境中的临床应用是明确的。MEG 的一个最热门领域是转化神经科学。对基于 MEG 的疾病生物标志物的研究非常多,大量的新文章出现在关于孤独症、精神分裂症和其他主要精神疾病的研究上。MEG 研究团队还积极寻求帕金森病,阿尔茨海默病和中度(非损伤性)创伤性脑损伤的生物标志物。使用 MEG 监测治疗方案也是一个不断发展的领域,有几个小组使用该方法绘制治疗期间功能性大脑改变(可塑性)的演变(图 21.10)(见文末彩图)。最后,MEG 在药理学领域(药理 -MEG)的使用已经迅速扩大。MEG 是唯一一种直接测量神经生理学的高分辨率功能成像模式,它被定位为评估药物作用的系统级机制的理想方法,使其成为评估药物作用基础的系统级机制的理

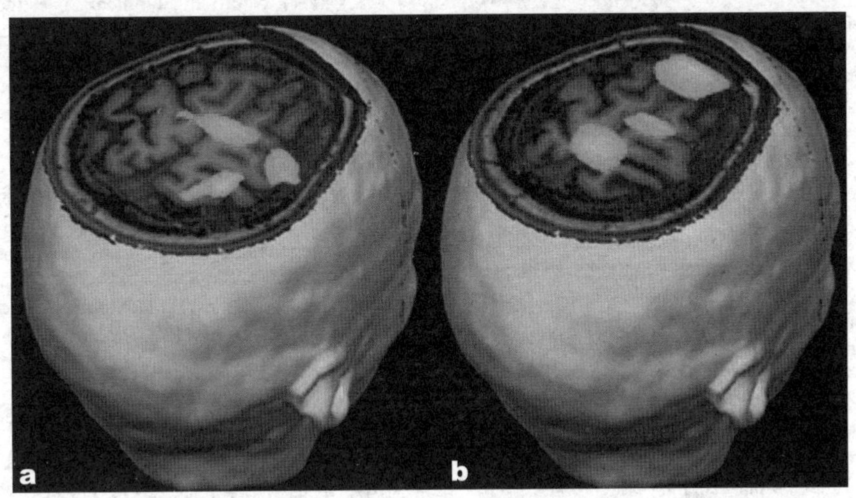

图 21.10　脑部可塑性的 MEG 研究。(a)在治疗前(即基线时)参与者腿部运动期间激活的皮质区域。(b)在物理治疗数周后激活的皮质区域(相同的任务和参与者)。注意治疗后横向运动区域的激活消失,内侧皮质的活动增强。健康受试者一般表现为局限于感觉运动皮质内侧区域的激活

想选择。如您所记得的,可比较的成像模态(例如,fMRI)的物理信号是基于血管的,因此是神经元活动的间接指标。在一些情况下,这意味着药物诱导的脉管系统调节(例如血管舒张)将使信号偏差,而不管药物是否实际改变了神经元活动。由于 MEG 对这种偏差并不敏感,因此它很快成为了解新药和现有药物如何影响许多精神和神经疾病中脑功能的首选方法。将来,MEG 可能会被应用于药物开发的早期阶段,以确定药物主要起作用的位置。对于以已知某些脑区域为症状关键因素基础的疾病尤其如此。因此,得益于科学界越来越关注转化研究,MEG 很可能会在未来几年出现在许多新的应用领域。

(龚天巡　译)

参考文献

Ahonen AI, Hamalainen MS, Kajola MJ, Knuutila JET, Laine PP, Lounasmaa OV, Parkkonen LT, Simola JT, Tesche CD (1993) 122-channel SQUID instrument for investigating the magnetic signals from the human brain. Physica Scripta T49:198–205

Aubert A, Pellerin L, Magistretti PJ, Costalat R (2007) A coherent neurobiological framework for functional neuroimaging provided by a model integrating compartmentalized energy metabolism. Proc Natl Acad Sci U S A 104:4188–4193

Baillet S (2010) The dowser in the fields: searching for MEG sources. In: Hansen PC, Kringelbach ML, Salmelin R (eds) MEG: an introduction to the methods. Oxford University Press, New York, pp 83–123

Baillet S, Mosher JC, Leahy RM (2001) Electromagnetic brain mapping. IEEE Signal Process Mag 18(6):14–30

Bandettini PA, Ungerleider LG (2001) From neuron to BOLD: new connections. Nat Neurosci 4:864–866

Bandettini PA, Wong EC, Hinks RS, Tikofsky RS, Hyde JS (1992) Time course EPI of human brain function during task activation. Magn Reson Med 25:390–397

Cohen DS (1968) Magnetoencephalography: evidence of magnetic fields produced by alpha rhythm currents. Science 161:784–786

Goense JB, Logothetis NK (2008) Neurophysiology of the BOLD fMRI signal in awake monkeys. Curr Biol 18:631–640

Hämäläinen MS, Ilmoniemi RJ (1994) Interpreting magnetic fields of the brain: minimum norm estimates. Med Biol Eng Comput 32(1):35–42

Hämäläinen MS, Sarvas J (1989) Realistic conductivity geometry model of the human head for interpretation of neuromagnetic data. IEEE Trans Biomed Eng 36(2):165–171

Hämäläinen M, Hari R, Ilmoniemi RJ, Knuutila J, Lounasmaa OV (1993) Magnetoencephalography—theory, instrumentation, and applications to noninvasive studies of the working human brain. Rev Mod Phys 65(2):413–495

Hansen PC, Kringelbach ML, Salmelin R (eds) (2010) MEG: an introduction to the methods. Oxford University Press, New York

Heeger DJ, Rees D (2002) What does fMRI tell us about neuronal activity? Nat Rev Neurosci 3:142–151

Heeger DJ, Huk AC, Geisler WS, Albrecht DG (2000) Spikes versus BOLD: what does neuroimaging tell us about neuronal activity? Nat Neurosci 3:631–633

Hillebrand A, Barnes GR (2002) A quantitative assessment of the sensitivity of whole-head MEG to activity in the adult human cortex. Neuroimage 16:638–650

Hillebrand A, Singh KD, Holliday IE, Furlong PL, Barnes GR (2005) A new approach to neuroimaging with magnetoencephalography. Hum Brain Mapp 25:199–211

Huettel SA, Song AW, McCarthy G (2008) Functional magnetic resonance imaging, 2nd edn. Sinauer, Sunderland, MA

Humm JL, Rosenfeld A, Del Guerra A (2003) From PET detectors to PET scanners. Eur J Nucl Med Mol Imaging 30:1574–1597

Kwong KK, Belliveau JW, Chesler DA, Goldberg IE, Weisskoff RM, Poncelet BP et al (1992) Dynamic magnetic resonance imaging of human brain activity during primary sensory stimulation. Proc Natl Acad Sci U S A 89:5675–5679

Leahy RM, Mosher JC, Spencer ME, Huang MX, Lewine JD (1998) A study of dipole localization accuracy for MEG and EEG using a human skull phantom. Clin Neurophysiol 107:159–173

Logothetis NK (2003) The underpinnings of the BOLD functional magnetic resonance imaging signal. J Neurosci 23:3963–3971

Logothetis NK, Pauls J, Augath M, Trinath T, Oeltermann A (2001) Neurophysiological investigation of the basis of the fMRI signal. Nature 412:150–157

Lopes da Silva FH (2010) Electrophysiological basis of MEG signals. In: Hansen PC, Kringelbach ML, Salmelin R (eds) MEG: an introduction to the methods. Oxford University Press, New York, pp 1–23

Lopes da Silva FH, van Rotterdam A (2005) Biophysical aspects of EEG and magnetoencephalographic generation. In: Niedermeyer E, Lopes da Silva FH (eds) Electroencephalography, basic principles, clinical applications and related fields, 5th edn. Lippincott Williams & Wilkins, Philadelphia, pp 1165–1198

Lu ZL, Kaufman L (eds) (2003) Magnetic source imaging of the human brain. Lawrence Erlbaum Associates, Mahwah, NJ

Magistretti PJ, Pellerin L (1999) Astrocytes couple synaptic activity to glucose utilization in the brain. News Physiol Sci 14:177–182

Mosher JC, Baillet S, Leahy RM (1999) EEG source localization and imaging using multiple signal classification approaches. J Clin Neurophysiol 16(3):225–238

Murakami S, Okada Y (2006) Contributions of principal neocortical neurons to magnetoencephalography and electroencephalography signals. J Physiol 575:925–936

Ogawa S, Lee TM, Kay AR, Tank DW (1990) Brain magnetic resonance imaging with contrast dependent on blood oxygenation. Proc Natl Acad Sci U S A 87:9868–9872

Ogawa S, Tank DW, Menon R, Ellermann JM, Kim SG, Merkle H et al (1992) Intrinsic signal changes accompanying sensory stimulation: functional brain mapping with magnetic resonance imaging. Proc Natl Acad Sci U S A 89:5951–5955

Okada YC, Wu J, Kyuhou S (1997) Genesis of MEG signals in a mammalian CNS structure. Clin Neurophysiol 103:474–485

Parkkonen L (2010) Instrumentation and data processing. In: Hansen PC, Kringelbach ML, Salmelin R (eds) MEG: an introduction to the methods. Oxford University Press, New York, pp 24–64

Raichle ME, Mintun MA (2006) Brain work and brain imaging. Annu Rev Neurosci 29:449–476

Rees G, Friston K, Koch C (2000) A direct quantitative relationship between the functional properties of human and macaque V5. Nat Neurosci 3:716–723

Sarvas J (1987) Basic mathematical and electromagnetic concepts of the biomagnetic inverse problem. Phys Med Biol 32(1):11–22

van Veen BD, van Drongelen W, Yuchtman M, Suzuki A (1997) Localization of brain electrical activity via linearly constrained minimum variance spatial filtering. IEEE Trans Biomed Eng 44:867–880

Vrba J, Robinson S (2001) Signal processing in magnetoencephalography. Methods 25:249–271

Wagner H, Eiselt M, Zwienger U (1997) Exactness of source analysis of biomagnetic signals of epileptiform spikes by the method of spatial filtering: a computer simulation. Med Biol Eng Comput 35:708–714

Wilson TW, Slason E, Hernandez OO, Asherin RM, Reite ML, Teale PD, Rojas DC (2009) Aberrant high frequency desynchronization of cerebellar cortices in early-onset psychosis. Psychiatry Res 174:47–56

Wilson TW, Slason E, Asherin RM, Kronberg E, Reite ML, Teale PD, Rojas DC (2010) An extended motor network generates beta and gamma oscillatory perturbations during development. Brain Cogn 73:75–84

Wilson TW, Slason E, Asherin RM, Kronberg E, Teale PD, Reite ML, Rojas DC (2011) Abnormal gamma and beta MEG activity during finger movements in early-onset psychosis. Dev Neuropsychol 36:596–613

第二十二章　多光子脑成像 22

Anna Dunaevsky

摘要

成像方法使神经科学研究发生了革命性的变化。染料、荧光蛋白、光活化蛋白(光遗传学)以及具有表达荧光蛋白的细胞的转基因动物的发现和开发,使科学家能够利用不断提升的特异性来探测神经元的结构和功能。在整体动物层面开展此类研究为探索细胞形式和功能与神经网络、动物行为和疾病之间的动态关联提供了可能。双光子激光扫描显微镜(two-photon laser scanning microscopy, TPLSM)是可用于神经元和其他细胞高分辨率成像的最佳方法之一,能提供完整脑中的时空信息,这是其他方法无法实现的。

本章的目的是解决以下问题:

1. 为什么需要 TPLSM 进行体内成像?
2. TPLSM 如何运作?
3. 它的常见应用是什么?
4. 如何使用 TPLSM 进行脑内成像?

关键词

多光子;共聚焦;GFP;体内;颅窗

22.1 前言

22.1.1 对体内成像技术的需求

大多数活体组织的制备对光学显微镜提出了若干挑战,而且对显微镜研发者而言,通常是相当不利的条件。主要问题在于组织的厚度。光子与细胞结构的相互作用会导致光子在组织中散射,这将导致光穿透减少,不能聚焦来激发组织深处的荧光团。除在组织深处激发减少外,发射的光子也会散射,导致图像模糊和信噪比降低。

共聚焦激光扫描显微镜的发展提升了观察组织深部结构的能力,这些结构的成像通常会因散射光

A. Dunaevsky(✉)
美国内布拉斯加大学医学中心　发育神经科学系;Munroe-Meyer 遗传与康复研究所
美国内布拉斯加州奥马哈 985960
邮编 68198-5960
邮箱:adunaevsky@unmc.edu

而严重衰减(Pawley 2005)。在激光扫描荧光显微镜(图 22.1)中,激光束(离散波长的单色光)通过物镜聚焦并在视场内扫描。从扫描中的每个点发射的荧光被发射到传感器(即光电倍增管,PMT)上。将传感器上的强度映射到二维扫描中的每个点,然后产生源自荧光团的图像。在共聚焦显微镜中,通过在传感器前面放光圈或针孔来实现光学切片(图 22.2b)。通过这种方式,光被聚焦在样本中的点上,而从该点发射的荧光穿过孔并因此被检测到。重要的是,从所有离焦点发射的荧光被光圈阻挡,因此不会被检测到。这使得可以从每个焦平面(Z 平面)获取具有高信噪比的清晰图像。尽管功能强大,共聚焦显微镜也有其局限性,特别是对于活体成像。其主要缺点是,虽然焦点截断是通过对失焦光的抑制来实现的,但整个焦平面上方和下方的整个样品都被照射,因此荧光团会被激发(图 22.2c)。由于这种过度激发,光漂白(产生荧光的能力丧失)和光毒性是常见问题。事实上,当进行跨样本厚度信号采集步骤时(即进行 Z 轴平面成像)时,末梢 Z 轴平面的样品通常会随着成像时间推移而发生显著光漂白。发生这种情况的原因在于,尽管一次仅从一个焦平面收集光,但所有焦平面都被重复照射。光对样品的这种轰击对于活体成像(特别是随时间推移成像)是有问题的,并且可以导致光损伤和细胞死亡。通过双光子激光扫描显微镜(TPLSM)可克服这种局限性,因其激发仅发生在焦平面上。

22.1.2 TPLSM 原理

荧光是基于某些分子在特定波长处吸收光的能力,随后发射较低能量和更长波长的光(图 22.2a)。对于大多数可用荧光基团,这发生在 UV/ 可见光范围(400~600nm)。在这些波长下,每个光子具有足够的能量,使荧光分子在其吸收后进入激发态。这种线性关系是共聚焦显微镜中荧光团在光聚焦点上方和下方的整个光锥内被激发的原因(图 22.2c)。另一方面,TPLSM 使用更长波长的光子(大约是荧光基团吸收峰的两倍),但是使用更低的能量。虽然每个光子没有足够的能量来激发荧光基团,但当两个这样的光子几乎同时被荧光分子吸收时,它们的组合能量能使荧光团处于激发态(图 22.2a)(Denk et al. 1990)。两个光子几乎同时被吸收的概率仅在光子密度最高的光束焦点处足够高。由于双光子激发的这种非线性特性,荧光基团激发将有效地仅发生在聚焦体积处,从而消除了离焦荧光基团的激发并实现光学切片(图 22.2c)。对于双光子激发,因为没有离焦激发,因此不需要检测针孔(图 22.1)。

因为两个光子几乎同时与单个荧光基团相互作用的概率很低,所以需要向样品传递高通量光子。为了防止这种高功率破坏样品,用于 TPLSM 的激光是脉冲的。大量光子的脉冲以大约 100MHz 的重复率在短时间内(100fs)一起行进。虽然脉冲期间的功率足够高以实现多光子激发,但平均功率较低。脉冲激光与高数值孔径物镜的组合将大量光子带到样品内的感兴趣区域,从而增加了多个光子同时激发荧光团的可能性。最常用于 TPLSM 的钛蓝宝石激光器可调谐到不同波长(700~1 200nm),因此可以激发具有不同激发光谱的荧光基团(Drobizhev et al. 2011)。

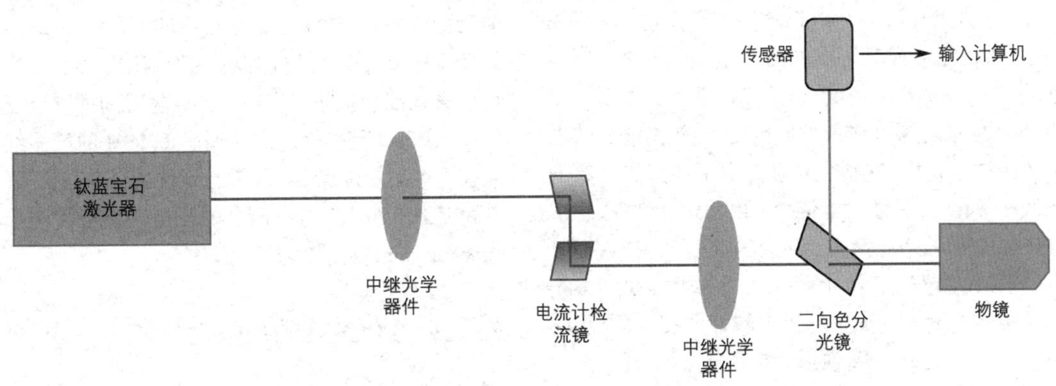

图 22.1　TPLSM 中的光路示意图。来自钛蓝宝石激光器(红线)的红外激发光束通过一组中继光学器件聚焦到 x-y 检流镜中,然后通过另一组中继光学器件扩展并成像到显微镜物镜的后焦平面上。来自样品的发射荧光(绿线)由物镜收集,并且在通过二向色分光镜与激发光分离后,被引导至传感器

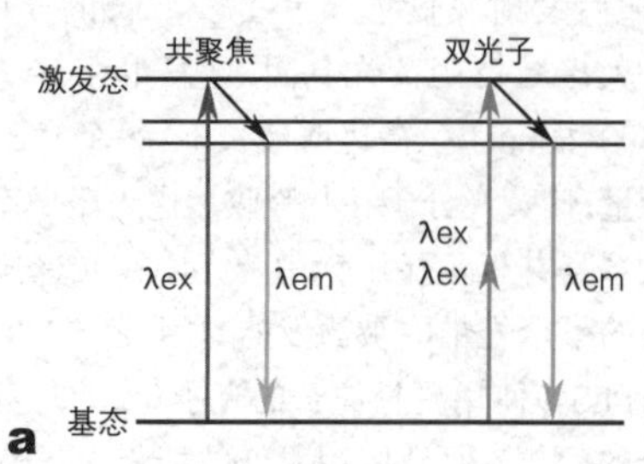

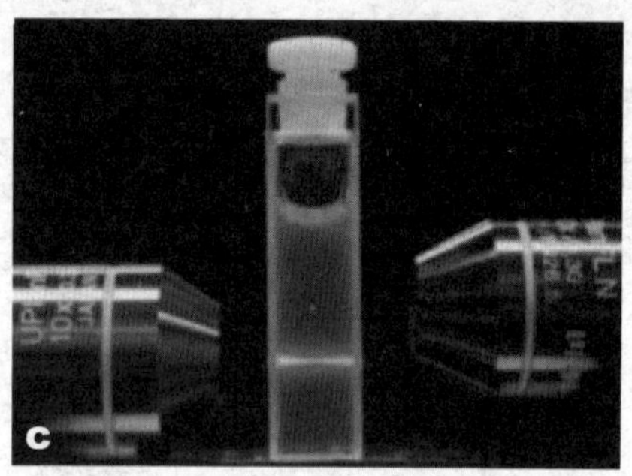

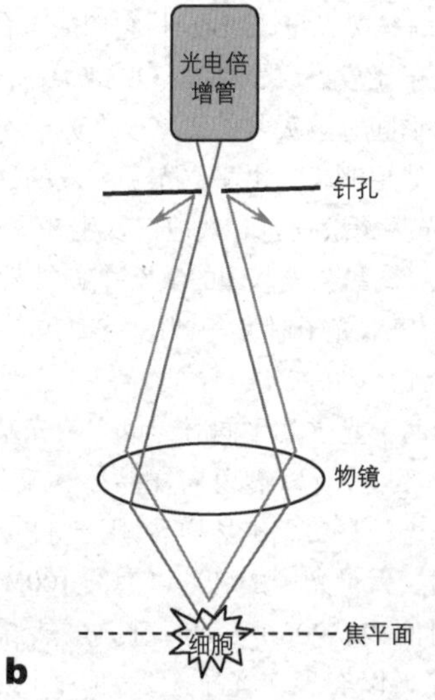

图 22.2 共聚焦和双光子激发之间的差异。(a)在共聚焦成像(单光子)中,最初处于静止状态(处于基态)的荧光分子被高能光子激发(图中蓝色),然后分子恢复到其基态,同时发射比原始入射光子更低能量的光子(图中绿色)。在双光子情况下,两个较低能量的光子(图中红色)几乎同时作用在处于静止状态的荧光分子上,发射具有比入射光子更高能量的光子。(b)共聚焦原理图解。来自点光源的光聚焦在细胞中的点上。来自聚焦点的荧光穿过传感器(PMT)前面的针孔。针孔阻挡了样品中其他点的荧光。(c)线性和双光子激发之间差异的实验说明。使用 380nm(共聚焦)和 760nm(双光子)激发波长在荧光素溶液中产生荧光。双光子激发仅在聚焦体积中产生荧光,而传统的单光子激发产生焦点体积上方和下方的荧光。(图片使用已获授权许可,Kevin Belfield,中佛罗里达大学)

22.1.3 TPLSM 的优点

多光子成像的主要优点是,与共聚焦或宽场成像相比,可以从组织内的更深处获取光学切片。一般来说,共聚焦显微镜可以在组织深达 100μm 的深度成像,而 TPLSM 可以在理想条件下成像到 1 000μm 深处(Helmchen and Denk 2005)。这当然取决于制备(即存在的荧光基团的量)以及成像系统的质量。使用 TPLSM 进行深度成像的原因在于:较高波长的光子较少被生物样品吸收,并且与用于共聚焦成像的较低波长相比,其散射也较少。由于这些特性,用于 TPLSM 的光可以穿透并激发组织中更深的荧光基团。

发射的光子也可以散射。虽然在共聚焦和多光子显微镜中发射的光子的散射特性是相同的(相同的波长,图 22.2a),但是使用共聚焦显微镜,从焦平面发射的一些有用光子可能会散射而不会穿过针孔,从而减少信号。与之相反的是,离焦平面发射的不相干光子可能会散射并通过针孔,增加背景噪声并使图像衰减。TPLSM 中的针孔的缺失使其可以收集每个发射的光子,即使是高度散射的,因为其只能来自激发的焦点体积,即感兴趣的区域,因此是有用的信号。TPLSM 的另一个主要优点在于其降低了光毒性。我们已经提到,在共聚焦显微镜中,光学切片是通过阻止发射光而不是通过焦点激发来实现的。其结果是,许多不必要的光被传递到样品,导致光漂白。具有高能量的光子,如用于共聚焦成像的 UV 光,也会产生高反应性和破坏性的自由基,因而当使用高强度光时可以导致细胞损伤。当同一区域随时间推移反复成像时,这可能是一个问题。用于 TPLSM 的低能红外光在整个制备过程中产生较低毒性的自由基,尽管与共聚焦成像相比,焦平面上的光毒性相当甚至更高(Ustione and Piston 2011)。

22.1.4 TPLSM 的局限性

TPLSM 有其局限性。例如,与共聚焦显微镜相比,它的分辨率略低。单光子和双光子成像的横向分辨率是衍射限制的(Pawley 2005)。该限制取决于所用物镜的数值孔径和激发光的波长。轴向分辨率大约是横向分辨率的两倍或大约等于激发光的波长。由于 TPLSM 需要使用比共聚焦、单光子成像更长波长的光，因此理论分辨率是更差的。然而，共聚焦和 TPLSM 的有效分辨率取决于各种参数，并且差别不大（Williams et al. 1994 ；Ustione and Piston 2011）。

由于传统的激光扫描依赖于在样品上扫描光束的电流计反射镜（图 22.1），这些方法往往很慢，并且在全帧模式下无法捕获非常快的事件（例如神经元中的钙瞬变）。解决这个问题的一种方法是进行线扫描，从而以减少空间信息为代价增加时间信息（Yuste and Denk 1995）。诸如依赖于声光偏转器的随机访问多光子成像等新技术使得人们能够以比传统 TPLSM 快 1 000 倍的速率获取图像（Grewe et al. 2010）。

最后，TPLSM 的一个主要缺点是实现多光子激发所需的激光器的成本。特别是如果想要多于两个具有不同激发峰的荧光基团同时成像时，这成为了主要限制。我们必须记住，共聚焦显微镜在成像较薄的样品时是最好的（也是更便宜的）选择。此外，如果仅对单个细胞层进行成像，则简单的宽场显微镜通常是比共聚焦显微镜更好的解决方案，因为在这样的薄样品中通常不需要光学切片。然而，如果需要对大脑中的结构进行体内成像，TPLSM 就成为必需的设备。

22.2　体内成像的应用

在过去十年中，体内 TPLSM 成像的应用已经显著增长（Christensen and Nedergaard 2011）。通过在细胞种类特异性启动子的控制下表达荧光蛋白，可以监测不同细胞群体在其原生环境中的动态变化。目前已经在大脑发育期间以及随后的各种感觉刺激和学习范例中对各种脑结构和细胞进行了体内成像，包括神经元结构，例如树突、树突棘和轴突终末（图 22.3）（Grutzendler et al. 2002；Trachtenberget al. 2002；Holtmaat et al. 2005；Xu et al. 2009）。同时，也在正常大脑中，以及在感染或卒中等损伤后，对非神经细胞如星形胶质细胞、小胶质细胞和其他免疫应答细胞进行了体内成像（图 22.3）（见文末彩图）（Davalos et al. 2005；Wang et al. 2006；Brown et al. 2007；McGavern and Kang 2011）。获取关于细胞行为和大脑中细胞之间的相互作用的视频提供了一个全新的理解维度，这是无法通过分析固定样本中的细胞而获得的。除结构成像外，体内 TPLSM 还用于功能成像，如测量神经元和星形胶质细胞中的钙瞬变（图 22.3）（Hirase et al. 2004；Wang et al. 2006）。最后，另一个主要应用是利用 TPLSM 提供的小 / 聚焦激发来抑制（光敏）化合物。例如，谷氨酸可以在离散位点处被破坏以选择性地刺激感兴趣的神经元结构。这种主要用于脑切片的方法近期已扩展到体内应用（Matsuzaki et al. 2001；Noguchi et al. 2011）。

22.3　方法和措施

TPLSM 研究至少需要一些手术准备来创建一个“窗口”并暴露大脑。我们将描述用于脑成像的两种最常用的方法：薄颅骨和开颅手术准备。去除颅骨一部分的开颅手术方法显然是更具侵入性的方法，并已被证明会引起炎症反应（Xu et al. 2007）。然而，多位研究人员已经成功地使用这种方法，经过一段时间的恢复和窗口清理后通过这些窗口成像。他们能够在一年内多次对相同结构成像（Trachtenberg et al. 2002；Lee et al. 2006）。此外，当需要暴露大脑用于染料应用（例如钙指示剂）或将光学成像与来自大脑的电生理记录相组合时，可以使用开颅手术方法。薄颅骨手术（头骨变薄至 30μm）可以保持颅底环境完整，避免手术引起的炎症（Yang et al. 2011）。这种方法的缺点是骨骼会在几天内重新生长，如果要在数周和数月内获取图像，则需要重复手术。此外，变薄的颅骨窗口只能进行有限次数的成像。

22.3.1　材料

1. 动物：在感兴趣的细胞中表达荧光蛋白的转基因小鼠（例如，神经元的 Thy1-YFP 和免疫细胞的 CX3CR1-GFP）

2. 化学品和试剂：

（a）氯胺酮（Hospira，0409-2051-05）

（b）右美托咪啶（Pfizer / Orion Pharma，141-267）

（c）无菌氯化钠溶液（Sigma，S877）

（d）盐酸利多卡因 0.5% 和肾上腺素 1∶20 万注射 USP（HealiRa，0409317701）

（e）力莫敌（卡洛芬），辉瑞公司

（f）咹啶醒（盐酸阿替美唑）（辉瑞 / Orion Pharma，141-033）

（g）人工脑脊液（ACSF）（以 mmol/L 计）：126 NaCl，3 KCl，1.25 NaH_2PO_4，26 $NaHCO_3$，2 $CaCl_2$，1 $MgSO_4·7H_2O$ 和 10 葡萄糖（pH 7.4）

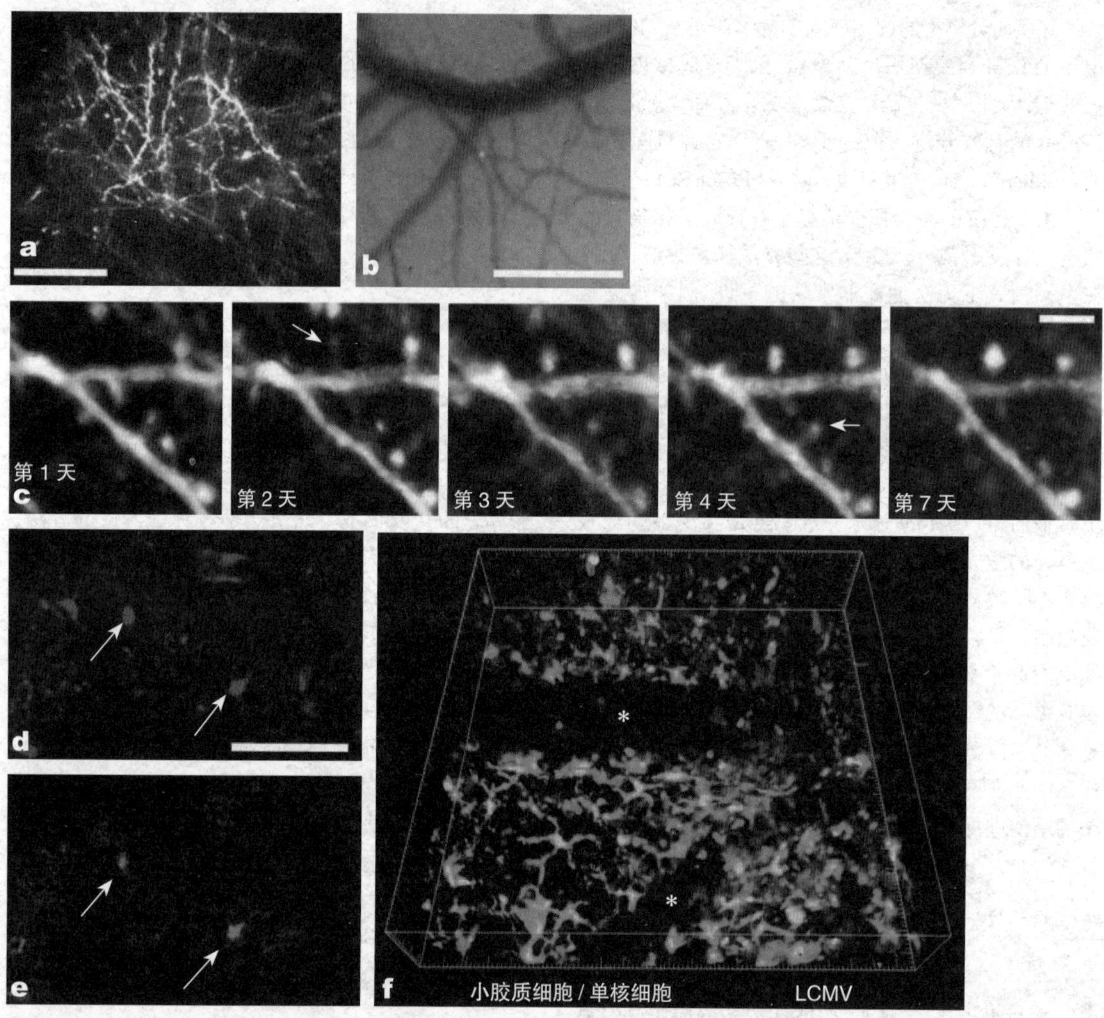

图 22.3 大脑的 TPLSM 体内成像。(a)表达 YFP 的神经元的顶端树突簇的低放大倍数图像。比例尺为 25μm。(b)在变薄的头骨下的脑血管系统的 CCD 相机图像。脑皮质脉管系统可以用作在随后的时间点重新定位成像区域的界标。比例尺为 43μm。(c)在 7 天内对来自 5 周龄小鼠的相同树突棘进行成像。红色箭头所示为新形成的树突小棘,黄色箭头所示小棘在第 4 天后消失,比例尺为 2.5μm。(d)标示有星形胶质细胞标记物 SR101 的星形胶质细胞 I 层。(e)钙指示剂 Fluo-4 AM 指示显示(d)中星形胶质细胞亚群中钙的振荡。比例尺为 50μm。(f)CX3CR1-GFP 小鼠可用于可视化脑膜和脑实质中的固有髓样前哨细胞(如小胶质细胞和巨噬细胞)。在这些报告小鼠中也可见循环单核细胞。来自代表性时间推移的 3D 投影显示了脑髓质细胞(绿色)如何在 CNS 感染期间隔离病毒(红色)。a~e 由内布拉斯加大学医学中心 Anna Dunaevsky 实验室的 Benjamin Reiner 和 Padmashri Ragunathan 提供;f 由美国国立卫生研究院 NINDS 的 Dorian McGavern 提供

(h) 普萘洛韦兽医眼科软膏(Dechra)

3. 手术工具和设备:

(a) 体视显微镜

(b) 小鼠立体定位仪(Stoelting,51730D)

(c) 牙钻(Aseptico,AEU-10SS)

(d) 钻头(SS White,14717)

(e) 电动剃须刀

(f) 镊子

(g) 细剪刀(锋利 / 弯曲)(Fine Science Tools,14061-09)

(h) 微刀片(微型刀片圆头锐边,Surgistar,6400)

(i) 微刀片(微型刀片 15° 尖头,Surgistar,6500)

(j) 微刀片柄(Fine Science Tools,10035-00)

4. 颅骨窗制备材料:

(a) 压缩空气(Fisher,23-022-523)

(b) 酒精预处理垫(PDI,B339)

(c) 聚维酮碘预处理垫(Dynarex,1108)

(d) 棉签涂抹器

(e) 吸收性明胶海绵(Patterson Dental,600-8675)

(f) Duralay 树脂(Reliance Dental Mfg.Co.2444)

(g) 强力胶水

(h) 圆形盖玻片(# 1 厚度,5mm)(Warner Instruments,64-0701)

(i) 氰基丙烯酸酯环氧树脂(Loctite,454)

(j) 定制头杆

双光子激光扫描显微镜:任意立式且具有能安置小鼠的平台的宽场双光子显微镜均可使用。

22.3.2　步骤

1. 通过腹膜内注射氯胺酮 / 右美托咪啶溶液(50~75/0.5~1mg/kg)麻醉小鼠,判断麻醉效果依据动物对捏脚没有反应(5~10 分钟)。整个手术过程中通过测试动物的反射来监测麻醉深度,必要时注射更多氯胺酮 / 右美托咪啶溶液。

2. 用力莫敌(5mg/kg)注射小鼠以减少手术引起的炎症。如果抗炎药物干扰实验设计,请勿使用。

3. 彻底刮除头皮上的毛发,用压缩空气吹掉多余毛发。用 10% 聚维酮碘溶液擦拭皮肤,然后用无菌酒精预处理垫擦拭。涂抹眼膏,防止眼睛干燥。

4. 将小鼠置于立体定位仪中,固定颅骨。确保不要对耳棒施加太大压力。

5. 在皮肤上做一个中线切口,暴露出拟成像的区域。涂几滴局部麻醉剂(利多卡因),几分钟后用刀片刮去结缔组织,使颅骨区域被成像。

按照以下步骤进行开颅手术:

(a) 在解剖体视显微镜下,在颅骨上涂抹一滴 ACSF,使用高速钻头钻出直径 3~4mm 的圆环,ACSF 能消除钻洞时产生的热量。根据需要涂抹新的 ACSF,继续钻孔,直到所钻沟槽变软,并且圆环会随所施加的压力移动。注意钻头不要钻破骨头。

(b) 在颅骨上涂抹一滴 ACSF,并用尖头微刀片仔细切出圆形的头骨。如有必要,将用 ACSF 浸泡(20 分钟)的吸收性明胶海绵应用于开颅手术以止血。

此时,钙指示剂或其他染料可应用于开颅术或用玻璃封闭:

(a) 在封闭开颅手术野前,先滴一小滴生理盐水,然后盖上干净的盖玻片。用强力胶密封玻璃边缘。

(b) 用强力胶和牙科用丙烯酸树脂将定制的棒固定在颅骨上方(图 22.4)。

(c) 皮下注射 0.5mL 盐水和 0.02mL 咹啶醒以逆转麻醉剂的作用。

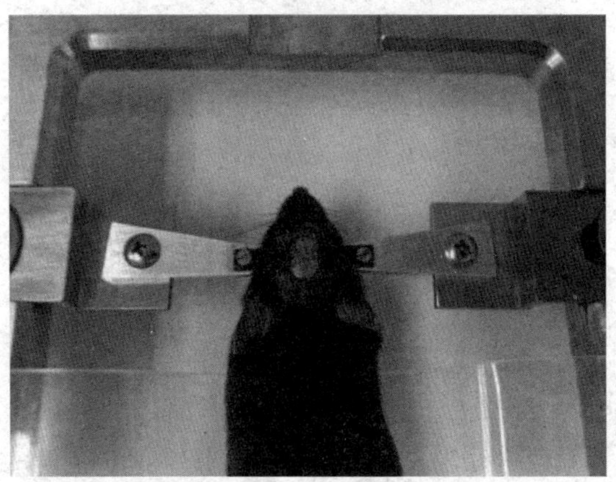

图 22.4　定制底座上的具有减薄颅骨窗的小鼠。将定制的板固定在减薄的颅骨窗上,并通过将杆连接到显微镜台的框架以固定头部。感兴趣的区域暴露在中心位置

按照以下步骤进行颅骨减薄:

(a) 将 ACSF 应用于颅骨,并在使用高速钻头的解剖体视显微镜下,减薄不大于 1mm × 1mm 的区域。在减薄过程中间歇钻孔,以避免摩擦引起过热。根据需要涂抹新的 ACSF。此时,颅骨中的血管可能会出现一些出血,但会自行止血。继续钻孔,直到颅骨的大部分海绵层被移除。

(b) 换用圆头微刀片来减薄颅骨。使用最小压力将微刀片以 45° 平移来切割颅骨。不要过度减薄颅骨,以免颅骨塌陷。

(c) 如果成像不超过 1 周,可以用玻璃密封减薄的颅骨窗(Marker et al. 2010)。将一小滴氰基丙烯酸酯胶水放在减薄的区域,用一小片盖玻片覆盖。压在玻璃上挤出多余的胶水。避免捕获气泡或碎片。

(d) 当减薄完成时,将头杆粘在减薄区域上并用牙科用丙烯酸树脂固定(图 22.4)。

(e) 皮下注射 0.5mL 盐水和 0.02mL 咹啶醒以逆转麻醉剂的作用。

头部杆可以在成像期间保留在头骨上。如果需要对相同的小鼠在数月内进行成像,可以移除头杆并通过缝合皮肤来盖住头骨。相同的颅骨区域可以在数周到数月后再进行减薄。

22.3.3　TPLSM 体内成像

将激光调谐到适当的波长(即 YFP 为 920nm)。将带有颅骨窗的小鼠转移到 TPLSM 显微镜上,并将头杆固定在适配显微镜载物台上(图 22.4)。将一滴水滴在一个玻璃覆盖的颅骨窗,或者 ASCF 滴在一

个减薄的颅骨窗上。使用高数值孔径物镜(即 ×60 N.A.1.0)来获取图像。

为了能够在数天内对相同结构进行成像,需要在每个位置记录显微镜载物台的坐标。如果显微镜和软件不具备此功能,可以使用 CCD 相机获取脑血管系统的图谱,并且可以在随后的几天使用低倍放大荧光图像来找到先前成像的区域(图 22.3a、b)。

测量物镜的激光功率,确保不要超过 20~40mW,以避免引起光损伤和光漂白。识别感兴趣的结构,如树突,可在软膜表面下方 20~100μm 的深度获得高倍放大的图像(47μm×47μm;512 像素 ×512 像素;48μm 步长,图 22.3c)。精确的成像参数,例如放大率、帧大小、平均值和时间分辨率,将视具体应用而变化。

常见问题:

• 手术过程中对大脑的损害是最常见的问题。用干净的钻头钻颅骨。在钻孔期间使用 ACSF 以及吹送压缩空气可以帮助冷却颅骨。采用轻冲程和保持叶片不超过 45° 时,应避免叶片变薄时的机械损伤。

• 光损伤和光漂白是一个常见问题,特别是对相同区域进行重复成像时,应使用最小的激光功率来获取图像。

22.4 总结

双光子激光扫描显微镜已成为对脑结构进行体内成像的首选方法。由于同时吸收两个光子的概率很低,TPLSM 仅在焦平面产生激发。该特征使得其具有与生俱来的光学切片能力。在 TPLSM 中使用焦点激发显著减少了对样本的光损伤和光漂白。在 TPLSM 中使用高波长激光允许人们从样本中收集比其他形式的显微镜更深入的图像。动态地从体内获取结构和功能图像的能力使研究者能够捕获实时事件并将其与行为或疾病状态的变化关联起来。TPLSM 系统(激光和成像系统)的简并操作性使大脑和其他组织的体内成像技术离科学家越来越接近。

(龚天巡 译)

参考文献

Brown CE, Li P, Boyd JD, Delaney KR, Murphy TH (2007) Extensive turnover of dendritic spines and vascular remodeling in cortical tissues recovering from stroke. J Neurosci 27:4101–4109

Christensen DJ, Nedergaard M (2011) Two-photon in vivo imaging of cells. Pediatr Nephrol 26:1483–1489

Davalos D, Grutzendler J, Yang G, Kim JV, Zuo Y, Jung S, Littman DR, Dustin ML, Gan WB (2005) ATP mediates rapid microglial response to local brain injury in vivo. Nat Neurosci 8:752–758

Denk W, Strickler JH, Webb WW (1990) Two-photon laser scanning fluorescence microscopy. Science 248:73–76

Drobizhev M, Makarov NS, Tillo SE, Hughes TE, Rebane A (2011) Two-photon absorption properties of fluorescent proteins. Nat Methods 8:393–399

Grewe BF, Langer D, Kasper H, Kampa BM, Helmchen F (2010) High-speed in vivo calcium imaging reveals neuronal network activity with near-millisecond precision. Nat Methods 7:399–405

Grutzendler J, Kasthuri N, Gan WB (2002) Long-term dendritic spine stability in the adult cortex. Nature 420:812–816

Helmchen F, Denk W (2005) Deep tissue two-photon microscopy. Nat Methods 2:932–940

Hirase H, Qian L, Bartho P, Buzsaki G (2004) Calcium dynamics of cortical astrocytic networks in vivo. PLoS Biol 2:E96

Holtmaat AJ, Trachtenberg JT, Wilbrecht L, Shepherd GM, Zhang X, Knott GW, Svoboda K (2005) Transient and persistent dendritic spines in the neocortex in vivo. Neuron 45:279–291

Lee WC, Huang H, Feng G, Sanes JR, Brown EN, So PT, Nedivi E (2006) Dynamic remodeling of dendritic arbors in GABAergic interneurons of adult visual cortex. PLoS Biol 4:e29

Marker DF, Tremblay ME, Lu SM, Majewska AK, Gelbard HA (2010) A thin-skull window technique for chronic two-photon in vivo imaging of murine microglia in models of neuroinflammation. J Vis Exp Jove Sep 19;(43).

Matsuzaki M, Ellis-Davies GC, Nemoto T, Miyashita Y, Iino M, Kasai H (2001) Dendritic spine geometry is critical for AMPA receptor expression in hippocampal CA1 pyramidal neurons. Nat Neurosci 4:1086–1092

McGavern DB, Kang SS (2011) Illuminating viral infections in the nervous system. Nat Rev Immunol 11:318–329

Noguchi J, Nagaoka A, Watanabe S, Ellis-Davies GC, Kitamura K, Kano M, Matsuzaki M, Kasai H (2011) In vivo two-photon uncaging of glutamate revealing the structure-function relationships of dendritic spines in the neocortex of adult mice. J Physiol 589:2447–2457

Pawley J (2005) Handbook of biological confocal microscopy, 3rd edn. Springer, Berlin

Trachtenberg JT, Chen BE, Knott GW, Feng G, Sanes JR, Welker E, Svoboda K (2002) Long-term in vivo imaging of experience-dependent synaptic plasticity in adult cortex. Nature 420:788–794

Ustione A, Piston DW (2011) A simple introduction to multiphoton microscopy. J Microsc 243:221–226

Wang X, Lou N, Xu Q, Tian GF, Peng WG, Han X, Kang J, Takano T, Nedergaard M (2006) Astrocytic Ca^{2+} signaling evoked by sensory stimulation in vivo. Nat Neurosci 9:816–823

Williams RM, Piston DW, Webb WW (1994) Two-photon

molecular excitation provides intrinsic 3-dimensional resolution for laser-based microscopy and microphotochemistry. FASEB J 8:804–813

Xu HT, Pan F, Yang G, Gan WB (2007) Choice of cranial window type for in vivo imaging affects dendritic spine turnover in the cortex. Nat Neurosci 10:549–551

Xu T, Yu X, Perlik AJ, Tobin WF, Zweig JA, Tennant K, Jones T, Zuo Y (2009) Rapid formation and selective stabilization of synapses for enduring motor memories. Nature 462:915–919

Yang G, Pan F, Parkhurst CN, Grutzendler J, Gan WB (2011) Thinned-skull cranial window technique for long-term imaging of the cortex in live mice. Nat Protoc 5:201–208

Yuste R, Denk W (1995) Dendritic spines as basic functional units of neuronal integration. Nature 375:682–684

第七部分
神经电生理学

第二十三章　细胞外记录技术　23

Jingdong Zhang, Jianxun Xia, and
Huangui Xiong

摘要

本章将概要介绍细胞外电生理记录技术的分类和应用。在这些技术当中，由于啮齿类动物的海马切片在神经科学研究中应用广泛，我们将以记录海马脑片的场电位和复合动作电位为例，详细描述离体细胞外记录的方法。文中罗列了进行基本实验所需的设备。文中也描述了兴奋性突触后电位(field excitatory postsynaptic potential, fEPSP)，群体峰电位(population spikes, PS)，突触前发放(presynaptic volleys, PSV)的相关概念。也介绍了记录 fEPSP 和 PS 的实验方法，以及数据分析方法和数据解读。典型的 fEPSP 和 PS 的记录结果是以波形图的形式呈现的，文中也介绍了展示相关数据概况的图。

本章还以猫和大鼠延髓的单细胞胞外记录为例介绍了在体细胞外记录的方法。本章也介绍了顺行和逆行诱发的单细胞发放和自发细胞发放的概念和原理，向读者提供了如何刺激和记录的实验方案。

关键词

细胞外记录；场兴奋性突触后电位；群体峰电位；细胞记录

23.1　前言

细胞外记录是一种典型的电生理技术，这种技术在神经科学研究中非常有用且经常使用。总体说来，细胞外记录可以分为 3 类：行为诱发的场电位记录、群体峰电位(复杂动作电位)记录和单单位记录(single unit recording)。可以利用这些记录技术在体记录麻醉动物和清醒动物，离体记录脑片或者通过解剖分离的脊髓或神经干束，或者离体记录培养的胚胎神经组织(Legatt et al. 1980；Gray et al. 1995；Juergens et al. 1999；Erickson et al. 2008)。场电位反映了流经记录电极附近一定体积内组织细胞树突突触活动区的电流。在神经元活动过程中流经细胞外介质的离子电流会产生电压，这个电压只有当一组神经元同

J. Zhang(✉)医学博士，哲学博士·J. Xia·H. Xiong
美国内布拉斯加大学医学中心　药理学和实验神经科学系
美国内布拉斯加州奥马哈埃米尔街第四十五号街 DRC I 8034，达勒姆研究广场达勒姆中心
邮编 68198-5880
邮箱：Jingdong.zhang@unmc.edu；jxia@unmc.edu；hxiong@unmc.edu

步发放并在记录电极附近产生‘电压降’的时候才能被记录到。这个电压降测量的是记录电极尖端和远处参考电极之间暂时的电流波动(Myers et al. 2011)。群体峰电位(PS)是胞体附近动作电位的总和。如果被记录的胞体和树突都在同一组神经元内,PS幅度一般比场电位(field potential,FP)要大一些。通常会通过刺激一条传入通路或者引发相关行为来诱发同步的神经元活动。最重要的是,记录电极的位置将决定记录到的是PS还是FP。例如,尽管在距离树突0.5~3mm的范围内能探测到FP(Juergens et al. 1999),但如果记录电极尖端位于距离细胞50~350μm的范围内则记录的是PS(Legatt et al. 1980;Gray et al. 1995)。同时,电极阻抗也是决定记录信号的一个因素。

细胞外单位记录(extracellular unit recording)(又叫单单位记录)允许研究者将一个微电极尖端放在胞体或者动作电位起始区域(轴丘)附近来记录一个神经元的发放。单单位发放记录的是动作电位,因此记录到的信号应该是‘全或无’的形式。记录电极的阻抗应该在4~10MΩ。单单位发放具有发放延迟稳定、幅度稳定和负峰幅度大的特点(图23.1)(见文末彩图)。当电极的尖端靠近细胞膜特别是动作电位起始区域的时候,正峰表征了记录位点阳离子(主要是Na^+)的募集。在阳离子流入神经元胞体或者动作电位起始

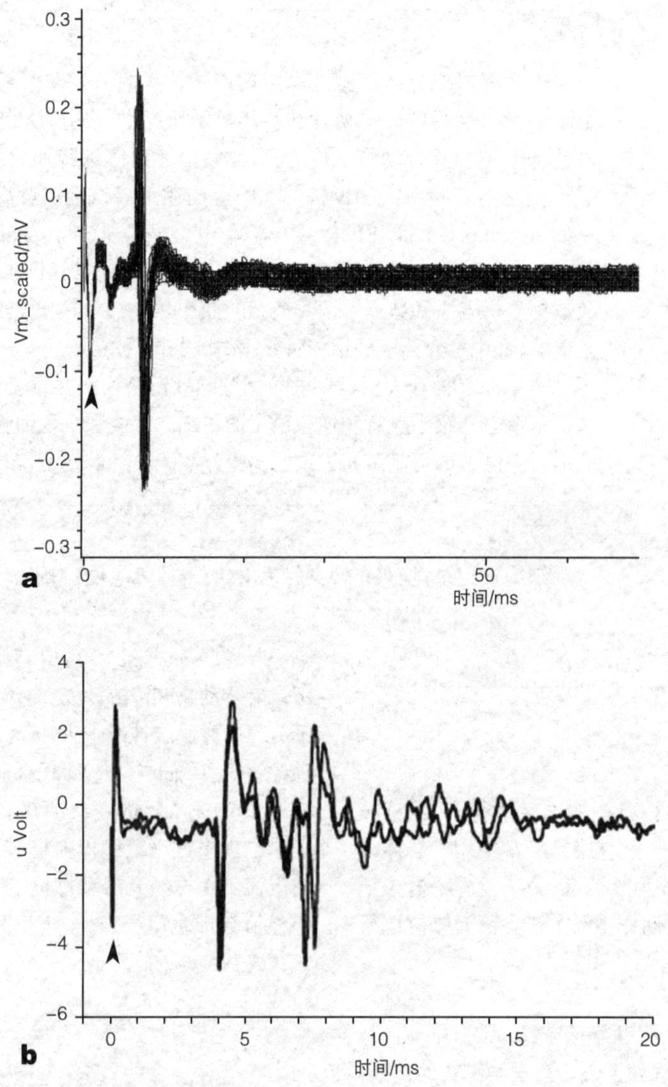

图23.1 (a)在大鼠三叉神经脊束核的亚核(subnucleus oralis of the spinal trigeminal nucleus,Vo)记录到一个诱发的顺行单单位发放;(b)从猫的三叉神经脊束核极间亚核记录到诱发的顺行单单位活动。(a)和(b)中的箭头指示了刺激咬肌神经(masseter nerve,MN)的刺激伪迹

区域的时候能观察到负峰。为了记录一个动作电位，记录电极的尖端与神经元的距离必须在 140μm 以内(Henze et al. 2000)。然而，如果所用的试剂对离子平衡、离子通道通透性和离子通道激活或者失活有影响，则会影响所记录动作电位的幅度和时间延迟。

外来刺激能够兴奋一个神经元而顺行诱发单单位发放，或者通过纯粹的生物物理作用逆行诱发单单位发放。在顺行单单位发放的情况下，刺激激活了所记录神经元一个数量级的突触前神经元，所记录的神经元产生的兴奋性突触后电位(excitatory postsynaptic potential，EPSP)会通过时空整合诱发一个动作电位。当给予一束神经纤维的轴突一个电刺激，动作电位将朝着胞体和轴突终端的方向同时传递，前者是逆行的，后者是顺行的。可以给予外周神经纤维或者中枢神经纤维束刺激，一般是在中枢神经系统内进行记录。给予的刺激可以是电刺激(采用双极刺激电极)，机械刺激(拉伸、振动、按压或者触摸)，物理刺激(热、冷、视觉或者听觉刺激)，或者化学刺激(如甲醛溶液、蜂毒或辣椒素能诱导痛觉，奎宁或糖精能刺激味觉)。

单单位发放事件可以是诱发产生的，也可以是自发产生的。自发发放最有可能来自有调控功能的中间神经元(interneuron)或者会聚神经元(convergent neuron)，诱发发放则部分来自没有积极作用的中继神经元(relay neuron)。例如，在脊髓和三叉神经感觉核有对多个感受野反应(汇聚)的广动力学神经元。多个感受野反应可能导致这些神经元的自发发放(Mendell 1966；Ro and Capra 1999a)。一般说来，通过电刺激外周初级传入神经或者通路内的连接神经束来诱发并记录单单位发放，从而对神经通路进行研究。单单位发放也能被前面提到的机械刺激诱发，如拉伸肌肉以兴奋肌梭，捏皮肤以诱发疼痛感觉。在这些情况下，单单位发放一般表现为突发放电的形式。而神经 - 药理学研究则常常记录和分析在静脉或者颅内使用受体拮抗剂、激动剂或者神经毒性物质对神经元自发放电频率的影响。

这一章将以大鼠海马脑片记录 FP 和 PS 作为例子，来展示如何对离体组织进行细胞外记录。以结合外周和中枢刺激的猫和大鼠的在体单单位记录为例，来描述单单位记录的一般方法和实验方案。在猫的例子中通过记录顺行和逆行的诱发发放，探讨三叉神经脊束核极间亚核(the subnucleus interpolaris of the spinal trigeminal nucleus(Vi))和邻近网状结构(reticular formation)的神经元在咀嚼肌本体感觉与疼痛整合中的作用(Ro and Capra 1999a，b)。鼠的例子将描述最近一个关于咀嚼肌神经 - 动眼神经回路(masticatory-oculomotor pathway)的新发现和通过咀嚼肌神经传入神经(masticator spindle afferents)协调咀嚼肌颌面部行为的神经回路(Luo et al. 2006；Zhang et al. 2011，2012)。最后，这一章将介绍电生理记录后神经束示踪的方法。这个方法与细胞内示踪注射相似，但是一次可以标记注射位点周围多个神经元(Luo et al. 2006；Zhang et al. 2012)。

总体说来，这一章将对多种组织的细胞外记录提供有价值的意见，使研究者能够在自己的实验室设计和开展这些研究。

23.2　海马脑片的细胞外记录

来自啮齿类动物的海马脑片是在神经生物学研究中应用最为广泛的。诱发的和/或自发的海马脑片的神经活动可以通过细胞外记录技术、细胞内(锐电极)和全细胞膜片钳记录技术进行研究。最常记录的电刺激诱发的神经活动包括了诱发自树突区域(图 23.2)的场兴奋性突触后电位(fEPSP，或者 FP)和“M”波形的群体峰电位(PS)(图 23.2 和图 23.3a)。

这部分的主要目标是让读者了解在啮齿类海马脑片记录 fEPSP 和 PS 的基本方法。

23.2.1　必要设备(有许多用于细胞外记录的商业化设备。以下将列出作者实验室使用的设备)

(a) 初级 Axopatch 1D 放大器(Molecular Devices)

(b) 二级四次微分放大器(EX4-400，Dagan Co.)

(c) 高速低噪声数据采集器 Digidata 1322A (Molecular Devices)

(d) 数字存储示波器(VC-6524，Hitachi Denshi)

(e) 刺激隔离器(DS2A，Digitizer Ltd.)

(f) 刺激器(S88，Grass technologies，Astro-Med Inc.)

(g) 电动微操作仪(MS-314 controller)

(h) X、Y、Z 三向标准手动控制显微操作仪

(i) 大于 ×4 放大能力的立体显微镜

(j) 记录槽(订制)

(k) 电极拉制仪(P-97，Sutter Instruments)

(l) 硼硅酸盐玻璃毛细管(1B150F-4，World Precision Instruments)

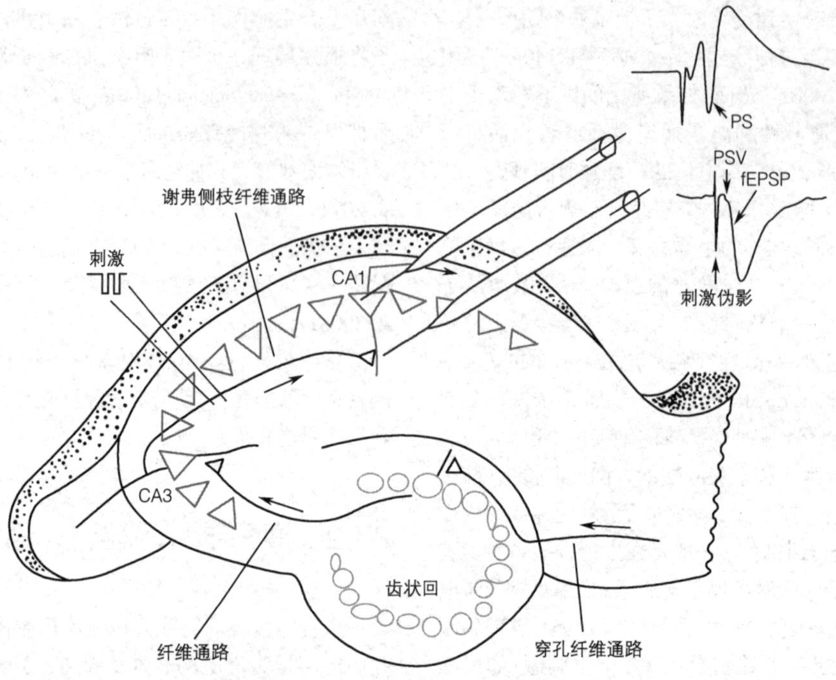

图 23.2 示意图显示了大鼠海马脑片三突触连接并显示了记录 fEPSP 和 PS 电极的位置

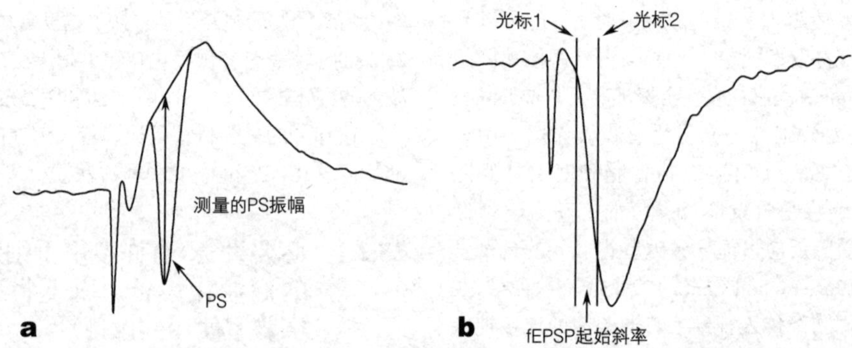

图 23.3 测量和分析 fEPSP 起始斜率和 PS 幅度。(a)测量负峰和连接两个正峰顶点的直线之间的垂直高度(长箭头)作为 PS 的幅度。(b)测量放置在 30%~80% 负峰范围内的光标 1 和 2 之间的斜率或者从负峰开始 1~1.5 毫秒到负峰顶点之间的斜率作为 fEPSP 的起始斜率,如向上的箭头所示

(m) 填充玻璃微电极用的微填充非金属注射针头(MF28G67-5,World Precision Instruments)

(n) 双极钨丝刺激电极(2~4MΩ,FHC Inc.)

(o) 蠕动泵(RP-1,Rainin Instrument Co.)

(p) 自动温度控制器(TC-324B,Warner Instrument Co.)

(q) 高光强照明器(MI-150,Dolan-Jenner Industries)

(r) 配备法拉第屏蔽笼的防震台(63-541,Technical Manu-facturing Corporation)

(s) 真空泵(Pipette-aid,Drummond Scientific Co.)

(t) 数据获取和分析软件(Clampex 8.2 and Clampfit 8.2,Molecular Devices;Origin 8.0,Origin Lab Co.)

23.2.2 方法

为方便起见,这部分以电刺激大鼠海马脑片的谢弗侧枝(Schaffer collateral,SC)神经纤维,同时记录海马 CA1 区的 fEPSP 和 PS 为例进行讲解。

1. 将脑片转移到记录槽中

脑片切好以后,需要在孵育容器中(如小玻璃烧杯)至少孵育 1 小时才能用来记录。脑片记录将要开始之前,用抛光过的宽口巴斯德吸管(Fisher brand,直

径7mm)或者其他宽口吸管将一片脑片从孵育容器转移到显微镜下的记录槽中。脑片用一个小的重物(最好是铂金材质的)压在立体显微镜下的一个浸没式记录槽中。显微镜的照明位于记录槽下方。用蠕动泵(Rainin Instrument Co.)持续对脑片灌流人工脑脊液(artificial cerebrospinal fluid,ACSF)。ACSF灌流前充氧并用自动控温仪(TC-324B,Warner Instrument Co.)加温到30℃。灌流速度为2mL/min。脑片在记录前需要在记录槽中适应并稳定10~15分钟。

2. 放置刺激/记录电极并记录诱发的突触反应

(a) 在立体显微镜下,借助标准手控微操作仪的粗调*Y*轴步进旋钮将一根安装在微操作仪上的双极钨丝刺激电极(FHC Inc.)的尖端定位在靠近SC神经纤维的区域,然后借助细调*Y*轴步进旋钮将刺激电极的尖端插入到距离组织表面50~100μm的位置。

(b) 设置刺激脉冲宽度为20~40微秒,刺激强度为20~200μA。根据需要设置刺激频率为0.05~0.2Hz。

(c) 用硼硅酸盐玻璃毛细管和电极拉制仪制作记录电极。一个记录电极适合使用的尖端直径大约为5μm,电极尖端注入ACSF以后阻抗为1~2MΩ。将记录电极连接到放大器的探头上并将记录电极尖端推进到显微镜下记录槽内的溶液中。在手动校正液接电位(设置液接电位为0)后,进一步推进记录电极到感兴趣的脑片记录区域,如记录fEPSP的CA1树突区或者记录PS的细胞胞体层。

(d) 慢慢以小的推进幅度(5~10μm/步)推进记录电极到脑片中,直到突触前发放(PSV)和fEPSP达到最大幅度。一般在脑片表面下100~200μm的深度能观察到PSV和fEPSP。这个深度能够通过显微操作仪上显示的驱动距离来确定。因为灌流液造成短路,细胞外记录的信号比细胞内记录的信号要小得多,并且细胞外记录的信号一般小于1mV。细胞外记录的信号被初级放大器(Axopatch-1D)结合二级放大器(EX4-400)总共放大50~100倍,并且被Digidata 1322A数字化处理。信号采样率为5kHz,在1Hz滤波并储存到电脑以便于实验后进行数据分析。

3. 突触强度和输入输出(input-output,I-O)曲线

(a) 给海马SC施加一系列刺激强度为10~50μA的电刺激,在CA1区域记录对应的电压变化,以绘制I-O曲线。刺激的强度和数量可以改变,但是必须足够作出一条I-O曲线(图23.4)。

(b) PSV的幅度表征了突触前被激活的神经纤维的比例,而fEPSP的斜率则体现了突触的强度。用fEPSP斜率对应PSV幅度作图,得到的这条曲线表征了每一定数量神经纤维激活所产生的fEPSP的大小,并且准确表征了突触的强度(Mathis et al. 2011)。

4. 用于诱发突触可塑性(LTP和LTD)的刺激方案

长时程增强(long-term potentiation,LTP)和长时程抑制(long-term depression,LTD)分别指在不同突触激活模式下突触传递效率长时间持续增加和降低。LTP和LTD被广泛认为是学习和记忆的潜在机制。

(a) 为了诱导LTP,从刺激电极给予一个低频的(0.05Hz)的测试刺激脉冲(持续时长20~40微秒)以诱发一个fEPSP,调节刺激强度到所诱发的反应幅度为最大反应幅度的40%~50%。以0.05Hz(每20秒给一次)的频率通过刺激电极给予单脉冲或者配对脉冲(50毫秒刺激脉冲间隔)刺激,按照这种刺激形式共刺激30分钟以获得稳定的记录基线(图23.5和图23.6)。

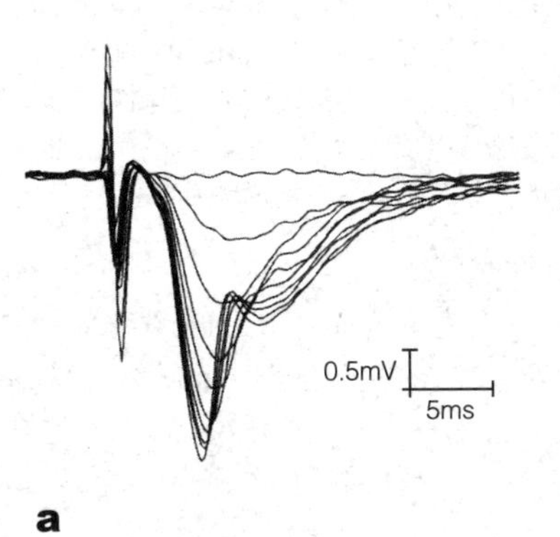

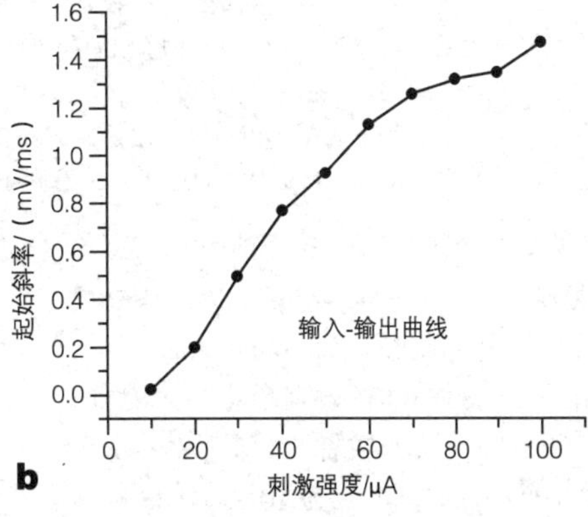

图23.4 在海马脑片的CA1区域记录一条输入-输出(I-O)曲线。(a)给予SC纤维一系列增幅为10μA的刺激脉冲,引发的fEPSP轨迹叠加在一起,如图所示。(b)用图(a)中增加的fEPSP起始斜率和对应的逐步增加的刺激强度绘制I-O曲线

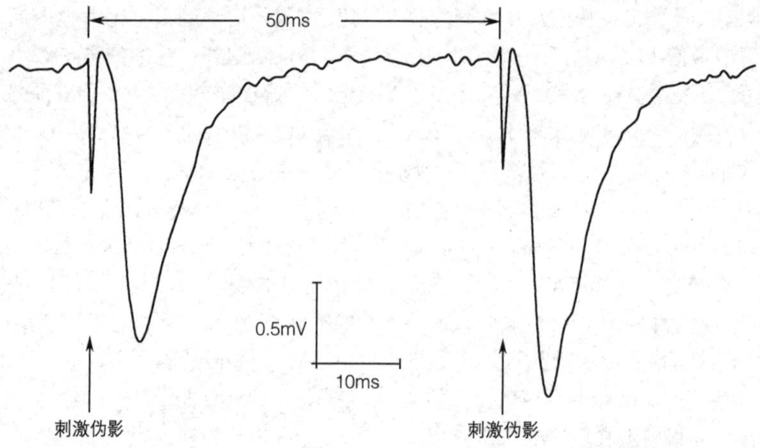

图 23.5　在 CA1 树突野记录到由一对配对脉冲刺激后诱发的典型 fEPSP

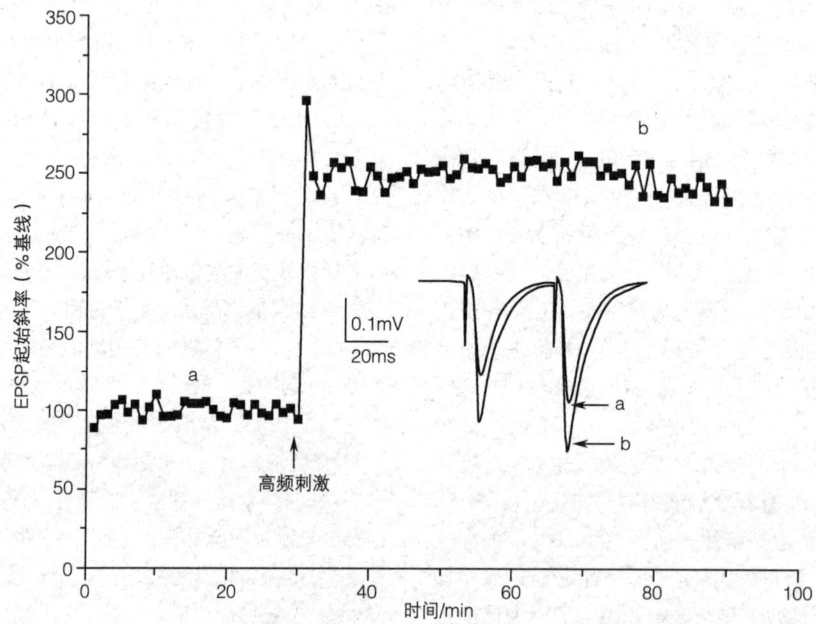

图 23.6　在大鼠海马脑片记录到的从谢弗侧枝(SC)到 CA1 突触的 LTP 的时程和幅度。这幅图画出了恒定测试刺激诱发的 CA1 树突野 fEPSPs 下降相的起始斜率。在高频刺激(HFS,100Hz,500 毫秒 ×2)之前持续记录了 fEPSP 30 分钟,在高频刺激之后持续记录了 fEPSP 60 分钟。箭头所指为给予高频刺激的时间点。图中的每一个点都来源于 3 组连续刺激诱发的 fEPSP 起始斜率的平均值。插图中,字母 a 和 b 分别指出了在诱导 LTP 之前和之后的代表性轨迹。注意高频刺激后诱发的 EPSPs 斜率增加(HFS 诱导了 LTP)

(b) 当记录基线稳定后,在 30 分钟的时间点给予一个高频刺激(high frequency stimulation,HFS)或者一个 θ 短阵快速脉冲刺激(theta burst stimulation,TBS)以诱发 LTP(图 23.6)。高频刺激串(100Hz)的持续时间为 1 000 毫秒(×2)或者 500 毫秒(×4),每一个高频刺激串之间的时间间隔为 10 秒。TBS 则以 10 秒的间隔给予两次。每一个 TBS 由 6 个 θ 短阵快速脉冲组成,每个 θ 短阵快速脉冲之间的时间间隔为 200 毫秒,而每一个 θ 短阵快速脉冲又由 4 个 100Hz 的脉冲组成。

(c) 为了诱导 LTD,当基线稳定记录 30 分钟以后通过刺激电极给予一个低频刺激[low-frequency stimulation(LFS),1Hz,15 分钟]。

23.2.3　数据分析

(a) 以负向峰的最大值作为 fEPSP 的幅度,在对应负向峰最大幅度 30%~80% 的范围内测得的斜率为 fEPSP 的起始斜率；或者以负向峰开始 1~1.5 毫秒的点与负向峰最大值所对应的点之间的斜率作为 fEPSP 的起始斜率（图 23.3b）。

（b）将两个正向峰最大值对应的点连线，然后测量从负向峰最大值到这条连线之间的垂直高度（图 23.3a）。这个垂直高度表征了 PS 的幅度（Gholmieh et al. 2004）。

（c）一般以标准化处理的 fEPSP 斜率（%）或者 fEPSP 起始斜率变化的百分比或者标准化处理的 PS 幅度来呈现 LTP 或者 LTD。

23.2.4 海马胞外记录的优势和不足

1. 优势

（a）以上介绍的电生理记录技术仍然是现代神经科学研究中最受欢迎的方法。与细胞内记录技术相比，细胞外记录具有稳定、灵活的优点。因此这项技术在项目研究中被广泛采用。

（b）场电位记录在如海马这样分层和密集的结构中有最好的分辨率，因此场电位记录对于研究细胞发放和评估脑片的活性很有用（Suter et al. 1999）。

（c）因为细胞外记录反映了许多神经元的同步活动，细胞外记录能够获取一群神经元经过协调的突触活性。而所记录脑区微观的解剖信息则有利于理解信息在神经网络之间的转换即输入 - 输出功能。

2. 不足

（a）采用细胞外记录不能测量细胞的膜电位。因此，要了解一组神经元完整的生理学特点必须通过将细胞外记录与细胞内记录或者与全细胞膜片钳技术相结合。

（b）细胞外记录的信号通常比较小，而且较难被探测到，因此需要一个二级放大器进一步放大信号。

23.3 在体细胞外单单位记录

23.3.1 设备

1. 一般说来，记录设备和软件基本与上一节中描述的设备一样（第 23.2.1 节）。不同之处在于在体实验需要特殊设备来保持和监测动物的状态。

2. 呼吸、心率、血压和潮汐 CO_2 监测仪（end-tidal CO_2 monitors）［例如 PhyioSuite（如 Kent Scientific Corporation）］或者脉搏血氧计（如 Harvard Apparatus）对于监测动物的生理状态是必需的。

3. 音频监视器对于监测单位发放状态很有用。

4. 为了控制记录电极的移动，需要一台单轴精细台阶（2~5μm/ 台阶）液压驱动的微操作仪来推进电极。一旦音频监视器提示研究人员电极尖端靠近了一个神经元，研究人员将通过在 μm 范围内微调电极以获得开始记录的最佳位置。

5. 一个可调节的恒温控制加热垫对于保持动物体温是必需的。这个设备包括了一个有温度探针的反馈系统，这个温度探针要么放在食管上，要么插入到直肠测量体温。一个带有恒温循环水泵的毯子对于保持动物体温也是适当的。

6. 因为有时候会给动物用肌肉松弛剂，需要一台呼吸机对动物进行人工通气。小型动物呼吸机（from Harvard Apparatus）对于大鼠和小鼠是适宜的；Kent Scientific 呼吸机适用于 300g 以上的动物，如成年大鼠、猫或者兔。

23.3.2 记录准备

1. 准备记录电极和刺激电极

（a）记录电极是用外径（outside diameter，OD）1.5mm 内径（inside diameter，ID）0.84mm 或者 OD 1.2mm ID 0.7mm 的硅酸盐玻璃微吸管制成的。用 Sutter 水平拉制仪或者 Narishige（垂直拉制仪）拉制尖端直径为 2μm 或者 3μm 的电极。

（b）在电极中灌注 2% 的滂胺天蓝（Pontamine sky blue，PSB，用 0.5M 乙酸钠（pH 7.4）溶解）或者 2% 的生物素（用生理盐水（pH 7.0~7.4）溶解）。

（c）用阻抗计测量玻璃电极的尖端阻抗。电极的阻抗应该在 6~10MΩ 的范围内。如果电极阻抗太高就很难得到好的单单位记录。如果阻抗太低，有可能记录到双幅度反应（图 23.7）（见文末彩图），说明同时记录了两个细胞。

（d）使用向心双极刺激电极刺激中枢。推荐使用刺激电极 SNE-100/50（Clark Electromedical Instruments）。

（e）推荐使用钩状双极刺激电极从外周刺激神经干或分支。这样的电极可以用两根细银丝（直径大约 0.2mm）来制备，修剪并用砂纸打磨定型银丝为银质可塑形的挂钩以适应神经的尺寸。

2. 动物手术准备

（a）麻醉。在实验室给猫、大鼠和小鼠使用的麻醉剂一般为戊巴比妥钠（sodium pentobarbital）、水合氯醛（chloral hydrate）、氨基钾酸酯（urenthane）、氯胺

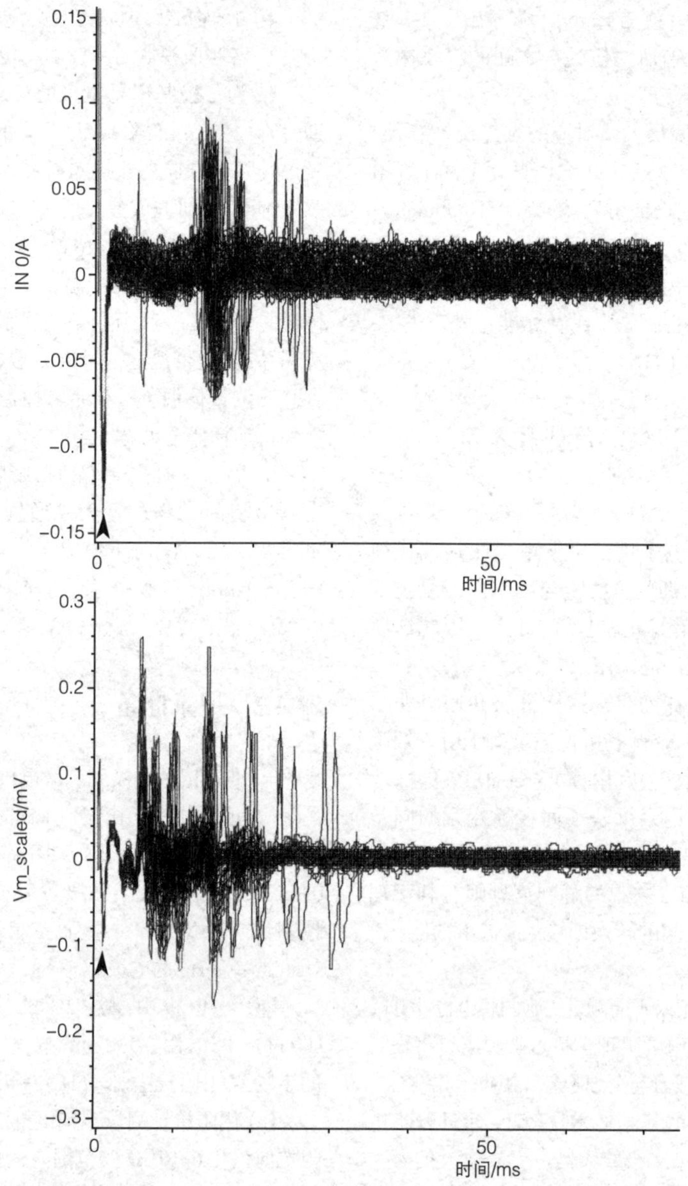

图 23.7 图示在相同记录位点诱发的两个幅度不同的单单位发放，提示可能由于记录电极的低阻抗同时记录了两个神经元。箭头指示了刺激 MN 的刺激伪迹

酮（ketamine）和甲苯噻嗪（xylazine）。文献中详细比较并列出了这些麻醉剂在大鼠中的应用（Field et al. 1993）。研究 Vi 和相邻的网状结构时通过肌肉内注射给予猫 15mg/kg 氯胺酮和 1mg/kg 甲苯噻嗪，并且用 38mg/kg 戊巴比妥钠静脉注射（i.v.）以保持麻醉（Ro and Capra 1999a，b）。在我们前期的研究中（Zhang et al. 2011；Zhang et al. 2012），对外科手术后需要存活的大鼠腹腔内给予 40mg/kg 戊巴比妥钠；对外科手术后不需要存活的大鼠腹腔内给予 1.25g/kg 氨基甲酸酯。

（b）注射麻醉剂以后立刻腹腔内注射 0.5mg/kg 硫酸阿托品（atropine sulfate）以减少气管分泌物。

（c）静脉注射肌肉松弛剂，刺激肌肉神经，记录诱发的单单位发放。如前面提到的研究中给予猫没食子酸三硫代碘（Gallarnine triethiodide）5~10mg/kg 静脉注射，以及之前提到的我们的工作中腹腔内给予大鼠没食子酸三硫代碘 30mg/kg。

3. 手术

（a）气管切开术：①剪去喉及上气管以上区域皮肤上的毛发；②用碘酊（iodine tincture）和 70% 乙醇（ethanol）消毒皮肤；③切开皮肤，解剖肌肉以暴露喉及上气管以上的区域。暴露气管旁的颈静脉，在下面放两条缝线；④在气管上剪一个反向的"T"型开口；⑤在开口中插入一个Y形连接管；⑥用缝线结扎将Y形插管固定；⑦颈静脉的静脉插管插好后缝合肌肉和皮肤。

(b) 插管：①将一个薄硅管从头至尾的方向插入颈静脉并用缝线固定；②剪去股动脉上方的毛发；③消毒并切开皮肤；④暴露股动脉；⑤将一个薄硅管从头至尾的方向插入动脉；⑥固定好薄硅管；⑦缝线缝合皮肤。

(c) 暴露神经：①剪掉咬肌肌腹(masseter muscle belly)上的毛发；②消毒并切开皮肤；③解剖咬肌并暴露咬肌神经；④用银丝双极电极钩住咬肌神经；⑤固定并用Kwik-Cast硅密封胶将电极从周围组织隔离(World Precision Instruments Inc. Sarasota, FL)；⑥闭合并缝合肌肉与皮肤。

(d) 开颅术：①将猫或鼠固定在立体定位仪上；②清除头皮上方的毛发；③消毒并切开头骨上面的皮肤和结缔组织，暴露出头骨；④用牙科钻钻开颅骨；⑤为了记录延髓的神经元，抽吸掉小脑部分以暴露出延髓；⑥撕开第四脑室基底部所有的蛛网膜和软脑膜；⑦在组织上覆盖一层温热(37~39℃)的矿物油。

23.3.3 设置监控、支持和记录设备

1. 连接所有相关设备的电缆、电线和管道：

(a) 将连接股动脉的管道与生理监护设备相连。调节设备以显示所有必需的信息。

(b) 将温度探针插入到动物的直肠，用胶带将探针固定在动物尾巴上。将体温保持温度设置在37℃，监控动物体温15分钟直到体温稳定。

(c) 将气管内的Y形管连接呼吸机。在将Y形管连接呼吸机之前，用细长的棉气管拭子清除气管的分泌物。对于大鼠来说，设置通气量为$2cm^3$/次呼吸，通气频率1.7Hz。对于猫来说，设置与自然呼吸相匹配的通气参数(潮气量和频率)。

(d) 将颈静脉插管通过一个三通阀与两个注射器相连。注射器中包含了麻醉剂、肌肉松弛剂或者其他实验用的试剂。

(e) 将刺激电极的电线与刺激隔离单元和刺激器相连接。用测试脉冲检查由刺激引发的动物的下颚痉挛(jaw jerks)。如果刺激没有引发动物下颚痉挛，检查并调节刺激强度，直到观察到动物的颌位抬高。

(f) 将来自动物的参考电极和电线(一般是一根带电线的鳄鱼夹)与Axopatch放大器(作为例子)的探头参考电极相连接。

(g) 当连接好所有设备并设置好所有参数后，检查呼吸、心率、潮末CO_2、体温等。给动物一个疼痛刺激以检查动物的麻醉状态，根据需要确定是否增加麻醉剂用量。动物保持10~15分钟稳定状态以后开始电生理记录。

2. 根据实验需要设置每一个电子设备的选项，如上述研究提到的单单位记录：

(a) Axopatch放大器：输出模式应该设置为I=0或者电流钳模式。设置信号滤波频率为1~5kHz。输入-输出放大倍数应该与电极探头给出的范围相吻合。

(b) 示波器：将示波器设置为正常模式，有外界触发信号才显示。

(c) 刺激器的设置依赖于实验设计，刺激参数在实验过程中可能会发生改变。常规来说，刺激方波的持续时间为0.05~2毫秒，幅度为阈强度的2~5倍。如果选择了"repeated single"模式，刺激频率设置为0.2~0.7Hz以记录诱发的单细胞发放。如果需要给予串刺激(train stimulation)，将刺激器设置为刺激串模式(train mode)。因此，需要为刺激串选择一定的刺激频率(如方波/s)、一定的刺激长度或者持续时间(如20~200毫秒)以及刺激串之间的时间间隔(如2~50秒)。

3. 软件配置。来自不同公司的设备可能使用不同的软件。需要安装并配置软件以使设备和计算机相连接。根据提供的操作指南配置软件。

23.3.4 细胞外单单位记录

1. 放置刺激电极和记录电极

(a) 为了在猫的Vi产生逆行的单单位发放，根据猫的脑图谱，Ro及其同事(Ro and Capra 1999a, b)将刺激电极放到所记录的Vi对侧的丘脑腹后内侧核(ventroposteromedial nucleus of the thalamus, VPM)。

(b) 在大鼠中，Zhang等人(Zhang et al. 2012)根据大鼠的立体定位脑图谱(Paxinos and Watson 1998)将一个向心电极放到了中脑的三叉神经核(mesencephalic trigeminal nucleus, Vme)并观察刺激引起的大鼠下巴向上抽动。

(c) 放置记录电极：根据脑图谱放置电极，脑表面的解剖标记能够被用来确定电极的放置位点。并且，如果所记录的神经元是一个运动神经元(如动眼神经)，记录后再用示踪剂或染料进行离子电泳时能够看到神经支配的肌肉收缩(如：眼球运动)(Zhang et al. 2011)。

(d) 一般说来，每开始一个新实验都需要用脑图

谱提供的坐标同时记下脑表面的位置特征。在接下来的记录中,能够根据脑表面的解剖标记正确地放置记录电极。

2. 找到单个单位放电:当把记录电极粗略地放在目标区域以后,电极的移动模式需要改为微步移动。给刺激、微步推进电极、听音频监视器的声音、观察示波器的屏幕这些步骤都是同时进行的。当诱发一个单单位发放以后,第一个提示是音频监视器的声音变化,然后是示波器上的尖峰出现。减小刺激强度直到尖峰消失,一点一点增加刺激强度以确定刺激阈值(用"T"表示)。继续记录 5~50 次阈刺激诱发的放电。如果诱发的是单单位放电则尖峰的时间延迟和幅度都是固定的。

3. 将顺行单单位发放与逆行反应相区别:Ro 和 Capra 认为刺激后时间直方图(peristimulus time histogram,PSTH)能够识别逆行发放(图 23.8)。然而,在一些早期的研究中作者认为逆向碰撞可以用于验证电脉冲的方向并证明连接通路(Ro and Capra 1999b)。这些作者认为逆行反应比顺行发放更容易在高频刺激之后出现,因为突触传递影响了顺行传导的时程但逆行反应是一个单纯的生物物理过程。在这种情况下,逆行发放的潜伏时间分布比顺行反应的潜伏时间分布要窄一些。如果一对刺激诱发了一对逆行传导的动作电位,第一个动作电位在到达胞体的时候将产生一个顺行发放而这个顺行发放将沿着同一根轴突回传。如果在顺行发放经过刺激位点以后才诱发第二个逆行动作电位,则这两个动作电位不发生碰撞。然而,如果在顺行发放经过刺激位点之前就诱发了第二个逆行动作电位,这两个动作电位将在同一根轴突发生碰撞并都会消失。在这种情况下,第二个逆行电位就不能在胞体被记录到。这种技术被称为"逆行碰撞(antidromic collision)"。

4. 机械刺激诱发的突发单位放电的例子。这里以刺激颚肌肌梭为例。降低下颌并在皮肤上按压咬肌以诱发一个单细胞反应。被记录的神经元将在拉伸或按压咬肌的时候出现一个爆发性放电(burst discharge)[图 23.9 和图 23.10(见文末彩图)]。并且,在一些情况下用

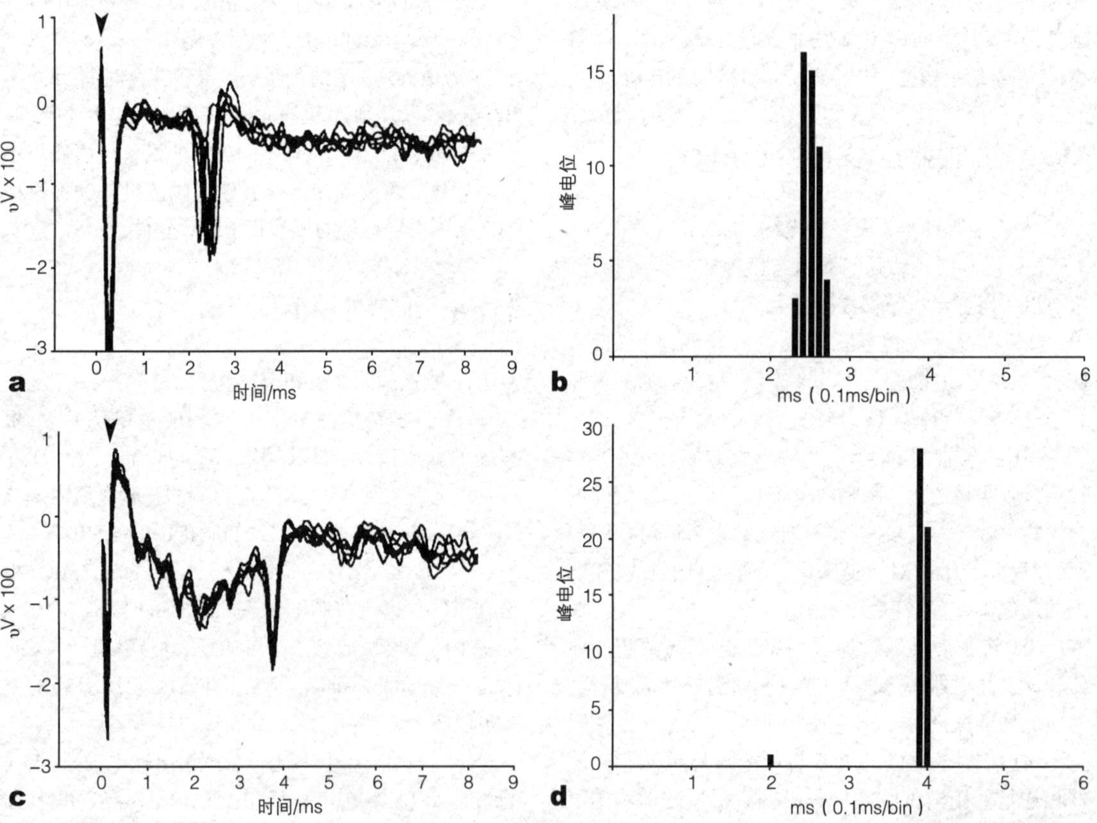

图 23.8 (a)在猫 Vi 区域记录到的一个被 MN 刺激诱发的顺行单单位发放。(b)来源于重复的片段式刺激的刺激后时间直方图(peristimulus time histogram,PSTH)。(c)刺激丘脑腹后内侧核(ventroposteromedial nucleus,VPM)诱发的同一个单单位的逆行反应。Vi 的上行投射经过中缝并终止于 VPM。这是一条公认的头面部躯体感觉通路。(d)逆行单单位发放的 PSTH 要比顺行发放窄一些并且更一致。逆行活动的跟随频率也比顺行活动的跟随频率要高得多。经许可引自 Ro and Capra 1999b

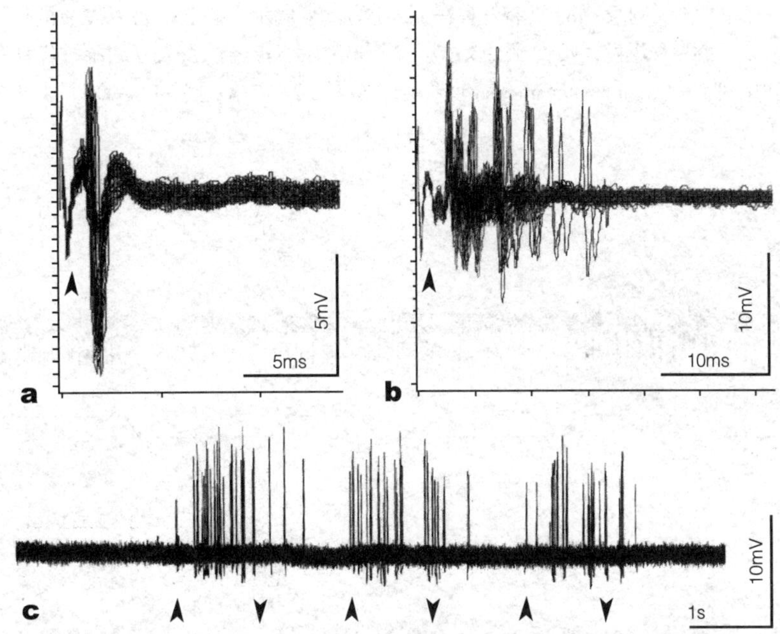

图 23.9 (a,b)在大鼠 Vo 记录到的一组由 MN 刺激诱发的顺行单单位发放。(c)在(b)中展示的单单位发放也对应于机械性拉伸下颌。(a)和(b)中的箭头指示了刺激的开始。(c)中向上的箭头指示了拉伸下颌的开始;向下的箭头指示了拉伸的停止。引自 Zhang et al. 2012

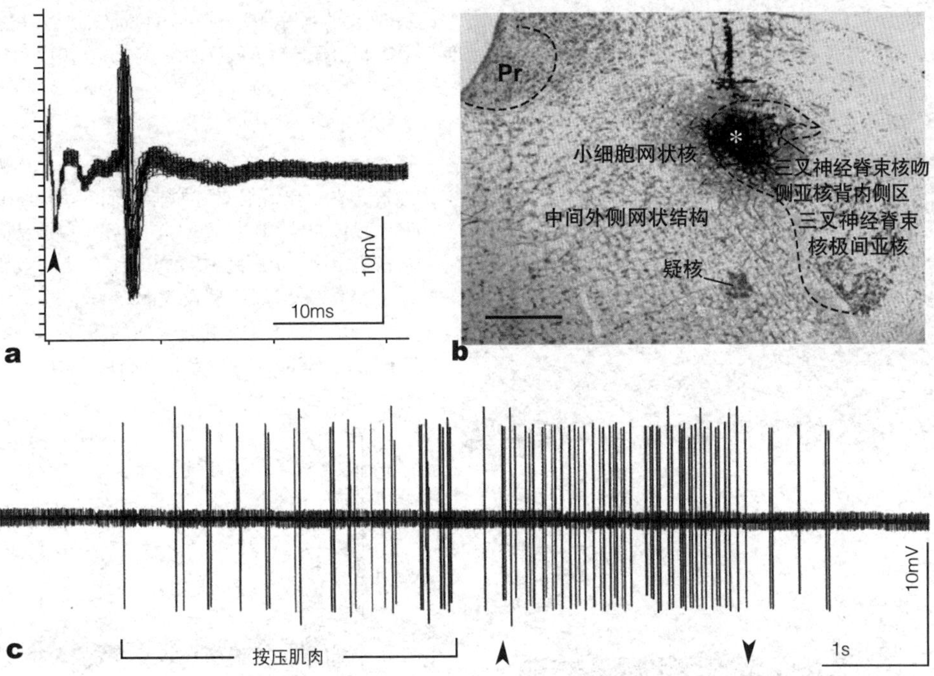

图 23.10 (a)在 Vo 的背侧部分(dorsomedial division of the Vo,Vodm)记录到的一个刺激 MN 诱发的单单位发放。(b)在 Vodm 中用白色星号指示了生物素标记的记录区域。(c)这个细胞不仅仅被 MN 刺激所兴奋也被按压咬肌和下拉下颌(向上和向下的箭头指示了拉伸开始和结束)激活,以爆发性发放的形式反应。b 中的标尺为 150μm。引自 Zhang et al. 2012

一个连在下颌骨底部的“斜坡刺激 - 钳制”装置(ramp-and hold apparatus)来诱发这种爆发性发放(图 23.11)。

5. 以记录动眼神经核(oculomotor nucleus)(Ⅲ)为例来展示串刺激对自发发放的作用。除了使用电刺激咬肌神经诱发大鼠动眼神经核(Ⅲ)的单单位发放(图 23.12 和图 23.13a~c)(见文末彩图),也使用串

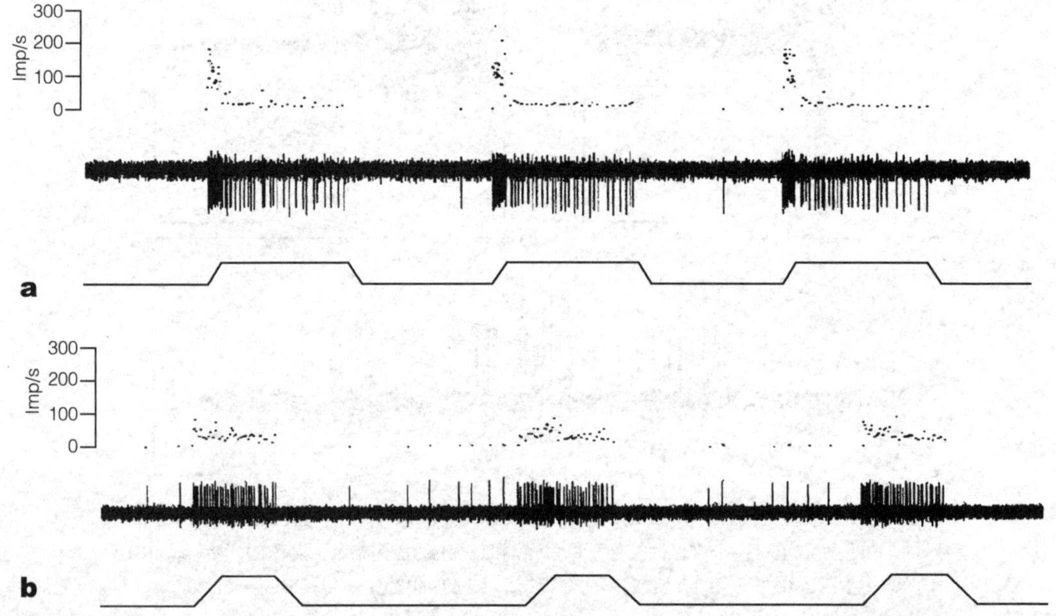

图 23.11 (a)猫 Vi 的快速适应且对速度敏感的单单位。上面的线表示对应于下颌肌梭坡度激活的发放频率,中间的线表示了真实的细胞发放;下面的线表示了表征“刺激斜坡(ramp)”速度和幅度的刺激曲线(ramp-and-hold curve)以及斜坡钳制的“钳制(hold)”时程。(b)在猫 Vi 记录到的慢适应,对拉伸速度不敏感,但对保持强度敏感的单单位。上、中、下的线指示了与(a)中相同的信息。经许可引自 Ro and Capra 1999b

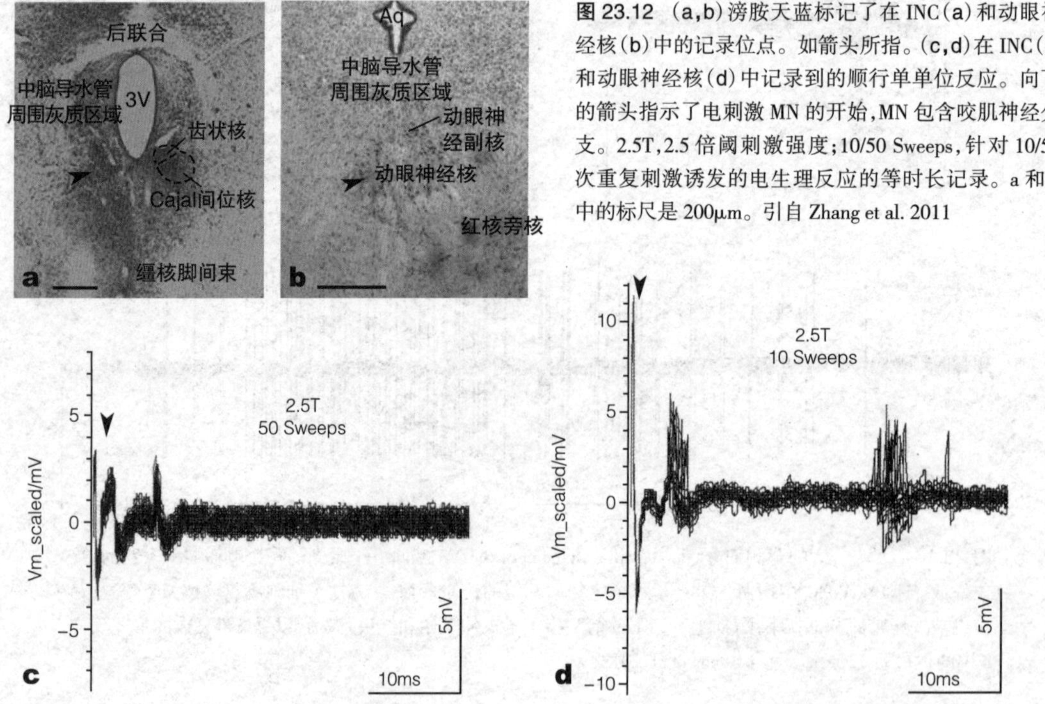

图 23.12 (a,b)滂胺天蓝标记了在 INC(a)和动眼神经核(b)中的记录位点。如箭头所指。(c,d)在 INC(c)和动眼神经核(d)中记录到的顺行单单位反应。向下的箭头指示了电刺激 MN 的开始,MN 包含咬肌神经分支。2.5T,2.5 倍阈刺激强度;10/50 Sweeps,针对 10/50 次重复刺激诱发的电生理反应的等时长记录。a 和 b 中的标尺是 200μm。引自 Zhang et al. 2011

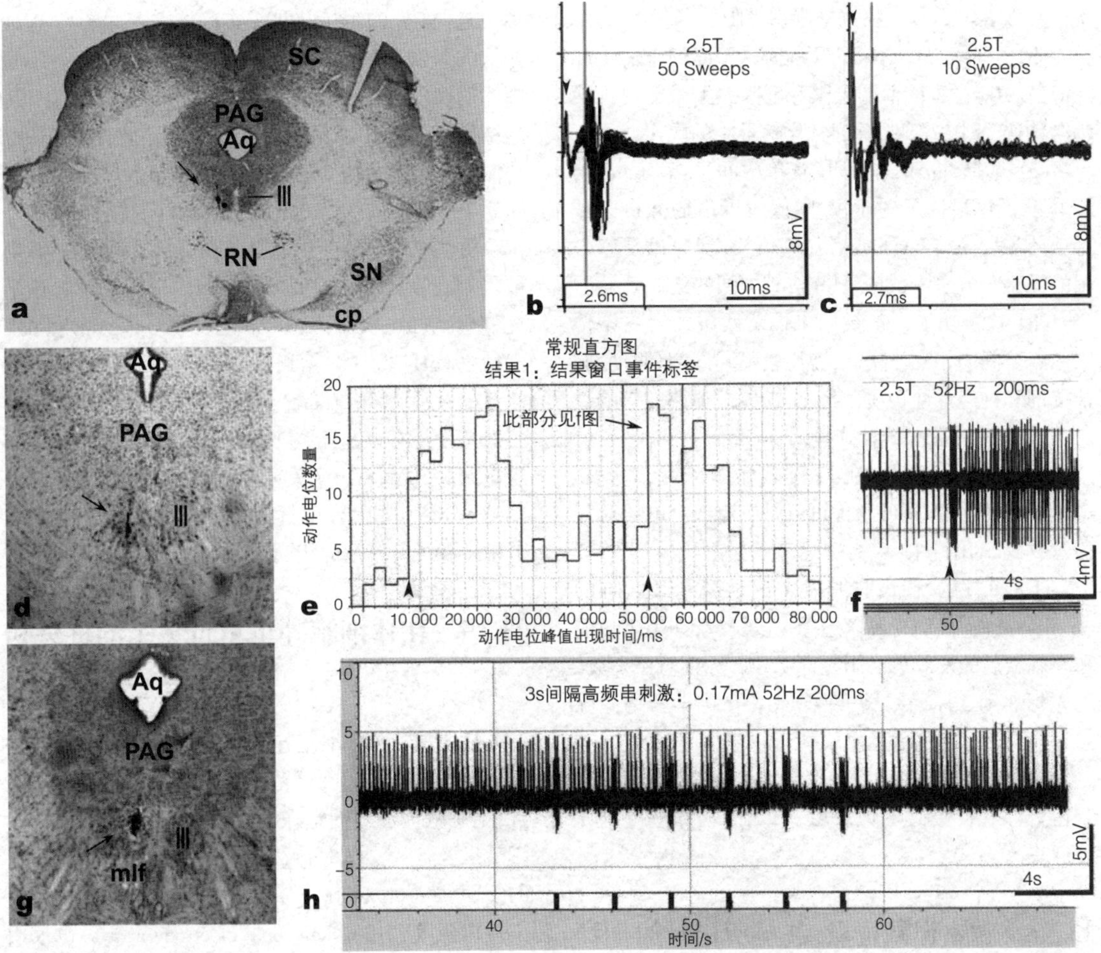

图 23.13 (a~c)在动眼神经核(Ⅲ)中记录到的顺行单单位反应(a;箭头所示)。(b 和 c)中向下的箭头指示了刺激伪迹。(d~f)在动眼神经核(Ⅲ)中记录的一个单单位反应,(d;箭头所示)也显示了刺激前慢的自发发放;(e)动作电位(数量)与时程(毫秒)的直方图显示,串刺激增加了这个单位的发放频率(2s/bin),但在串刺激之前有短暂的抑制。箭头指示了串刺激的开始;(f)是对(e)中(箭头所示)框出来的区域的实时记录(从 46 000~56 000 毫秒),箭头指示了串刺激的开始。(g)天蓝色标记了在动眼神经核(Ⅲ)(箭头所示)边缘的记录位点;(h)实时记录:上面的轨迹表示一系列串刺激减少了自发发放的发放频率;下面的轨迹呈现了串刺激的刺激伪迹。cp,大脑脚;RN,红核;SC,上丘;SN,黑质;PAG,中脑导水管周围灰质区域;2.5T,2.5 倍阈刺激强度;10/50 Sweeps,针对 10/50 次重复刺激诱发的电生理反应的等时长记录

刺激诱发持续的发放或者调节自发发放的频率。图 23.13 的 a~c 展示了一组在动眼神经核(Ⅲ)记录到的诱发的单单位发放;d~f 则展示了另一个在动眼神经核记录到的自发发放。这个自发发放开始很慢,但在手动给予几个串刺激之后出现兴奋和抑制的交替;g 和 h 展示了一个自发发放被 6 个高频刺激串(52Hz,200 毫秒串持续时间,3 秒串刺激间隔)抑制。这些都是研究多条神经传入通路之间汇集或相互作用的例子。

23.3.5　数据分析

1. 测量延迟并绘制 PSTH 图。虽然来自不同公司的软件处理过程不同,但一般过程如下:

(a) 分别将参考光标(光标 1 或者 3)放在刺激伪迹的开始,将测量光标(2 或者 4)放在峰电位的开始。在光标 1 和 2 或者 3 和 4 之间的时间差(Δtime)就是发放延迟。

(b) 要绘制 PSTH 图需要大约 50 轮刺激,根据上述方法测量每一轮刺激诱发的发放延迟。

(c) 将获得的这些数据转移到一个统计软件中。将 PSTH 图中每一根柱的时程设置为 0.1 毫秒,PSTH 图能区别顺行诱发发放和逆行诱发发放。

2. 测量自发发放的频率并绘制传统的频率直方图

(a) 为了测量自发发放记录,打开一个 gap-free

文件并以 result-event 格式来制作模版。

(b) 用"event detection"下拉菜单里面的"threshold search"功能设置阈值的上限和下限。上限需要排除刺激伪迹，下限需要排除通常比信号小的噪声。

(c) 选择"analysis"下拉菜单中的"histogram"功能并设置每根柱子的时程、阈值线界定的分析区域(在阈值线上或者线下或者在阈值线之间)以及直方图的类型。点击"apply"以完成直方图的绘制。

(d) 这个功能一般被用来揭示两条或者三条传入通路之间的相互作用，或者比较不同试剂(激动剂、拮抗剂和神经毒性物质)对一个功能性通路的影响。

3. 事件计数和统计处理

(a) 一般情况下，在电生理软件中有一个"event statistics"的功能，这些事件可以是电流或者电压对应的发放，如动作电位。

(b) 事件的统计：打开一个记录受刺激影响的 gap-free 文件，移动光标以选择一段发放，如串刺激前和串刺激后的发放(如，用光标 1 和 2 标记对照发放，用光标 3 和 4 标记结果事件)，或者在化学药物静脉注射前和静脉注射后的发放。

(c) 收集事件的数量并存储在 Excel 文件中。当获得许多相同模式的记录后，用统计软件进行统计处理。

23.3.6 观察记录位点，甚至所记录的神经元的输出

1. 在玻璃微电极被广泛使用以前，钨丝记录电极是进行细胞外记录最常用的工具。为了在这些情况下看到记录位点，研究人员不得不增加刺激电流，通过电离损伤钨丝微电极尖端周围的组织。从理论上来讲，在反染色以后能够看到记录位点。结合观察清醒动物的行为，仍然使用钨丝微电极来记录细胞外单单位活动。

2. 现在，玻璃微电极的使用更加广泛。PSB (pontamine sky blue，滂胺天蓝)是一个标记记录位点的常用染料。简单说来，在玻璃微电极中充上 2% PSB [用 0.5M 乙酸钠(sodium acetate)(pH 7.2)溶解]，在记录后将 PSB 电泳到组织中(图 23.12a，b 和图 23.13d，g)(见文末彩图)。溶液的 pH 将影响 PSB 的极性。因此可能需要采用负电流以产生一个可见的标记(Zhang et al. 2011)。

3. 细胞外记录结束后可以注射神经示踪剂，这样不仅仅能标记记录位点，也能标记所记录神经元的轴突走向(图 23.14 和图 23.15)(见文末彩图)。这种方法的开发是基于观察我们之前电生理记录后细胞内注射辣根过氧化物酶(horseradish peroxidase，HRP)的结果。利用 HRP 标记神经元我们发现有相同中继功能的神经元往往会集群分布(Luo et al. 1991；Zhang et al. 1997；Luo et al. 2006)。并且，我们相信在细胞外记录后注射示踪剂会更加有效和可行，特别当示踪剂被限制在直径 75~150μm 的区域内进行注射。这个过程包括在电极中灌注 2% 生物素(biocytin) [用生理盐水(pH 7.0~7.4)溶解]，并在记录后进行离子电泳(Luo et al. 2006；Zhang et al. 2012)。当完成记录后，多次按下遥控装置上的 buzz 按钮，并用 10~50μA 的正电流(250 毫秒开 / 关或 200 毫秒，2Hz)离子电泳 15~30 分钟。显示示踪标记的实验步骤与第 3.4.2 章节中步骤 1 所介绍的相同。

23.3.7 在体细胞外单单位记录的优势和不足

1. 优势：在体细胞外单单位记录的最大优势是这种技术能够应用在清醒地正在活动的动物上。并且，记录电极能被固定在动物脑上，并在动物麻醉清醒后以及行为测试时持续记录一个脑区一段时间内的活动(Wilson and McNaughton 1993)。除了单电极，三维电极阵列(3-dimensional electrode arrays)也被用来立体记录一组神经元的活动(Du et al. 2009)。三维电极阵列能够同时研究一群通过不同的脑区、功能或者脑内感觉输入相互作用的神经元(Bartho et al. 2004)。

2. 不足和故障排除：不像细胞内记录，细胞外单单位记录不能显示 EPSP 或者抑制性突触后电位(inhibitory postsynaptic potential，IPSP)；细胞外单单位记录仅仅显示"全 - 或 - 无(all-or-none)"动作电位。因此，这项技术不能被用来显示兴奋和抑制性输入的整合。并且，膜电位和发放后超极化也不能被观察到。不能揭示细胞内记录可记录到的起始区段电位，因此也不能分析动作电位的斜率。而起始区段电位是逆行激活的明确表征。如果电极的阻抗比较小，那么能够记录到大的与动作电位相似的场电位。因此，每次必须确定阈值，单单位发放是全 - 或 - 无的形式，阈值一致；但诱发一个幅度稳定的场电位的阈值绝不会像一个单单位发放的阈值那样一致。有时，一个单单位会表现出 2~5 毫秒延迟的及时响应，和 10~20 毫秒延迟的延迟反应(图 23.12)(Zhang et al.

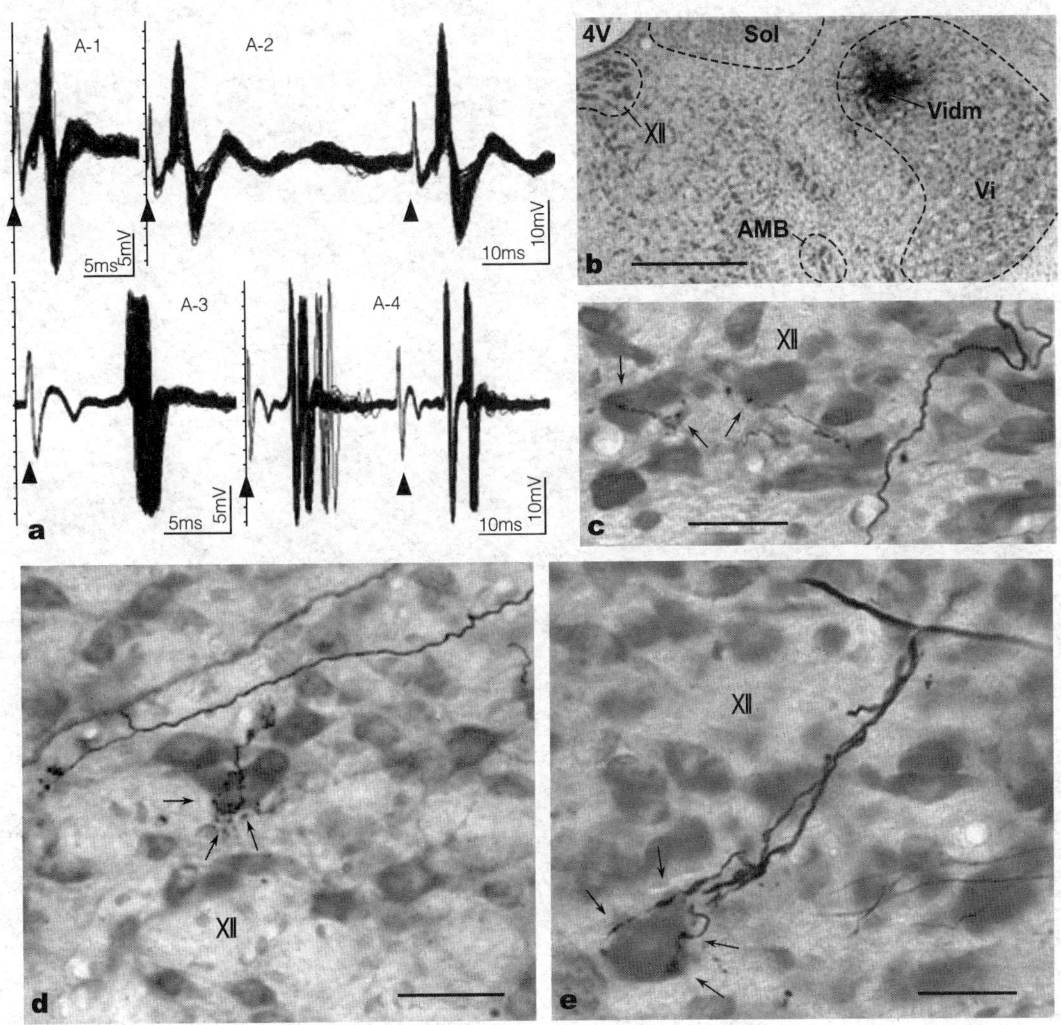

图 23.14　XII(舌下神经核)运动前神经元对咬肌神经刺激的顺行反应以及XII运动前神经元和XII MNs之间的连接。(a)同侧 MN 电刺激导致了 PCRt(a-1,2.7 毫秒),背中线 Vi(a-2,3.5 ms)和 Vodm(a-3,7.0 毫秒;a-4,6.5 毫秒)短延迟的顺行反应。这些顺行反应也对下颌位移起反应,但对牙齿、牙龈和触须的触碰不反应。注意:在 a-4,为一个 MN 的单刺激诱发 Vodm 中的双反应。在 a-1 到 a-3,记录了 100 轮刺激。(b)生物素离子电泳标记的一个典型的记录位点。这个记录位点位于 Vidm。(c~e)生物素标记的来自XII运动前神经元池(记录位点)的轴突伸到了XII,并生成了轴突侧枝和与XII MNs 中细胞体(箭头)相联系的轴突终末。细胞体用中性红复染。Sol,孤束核(solitary tract nucleus);Amb,疑核(ambiguous nucleus);XII,舌下神经核(hypoglossal nucleus)。b 中的标尺为 1 mm,c~e 中标尺为 40 μm。经许可引自 Luo et al. 2006

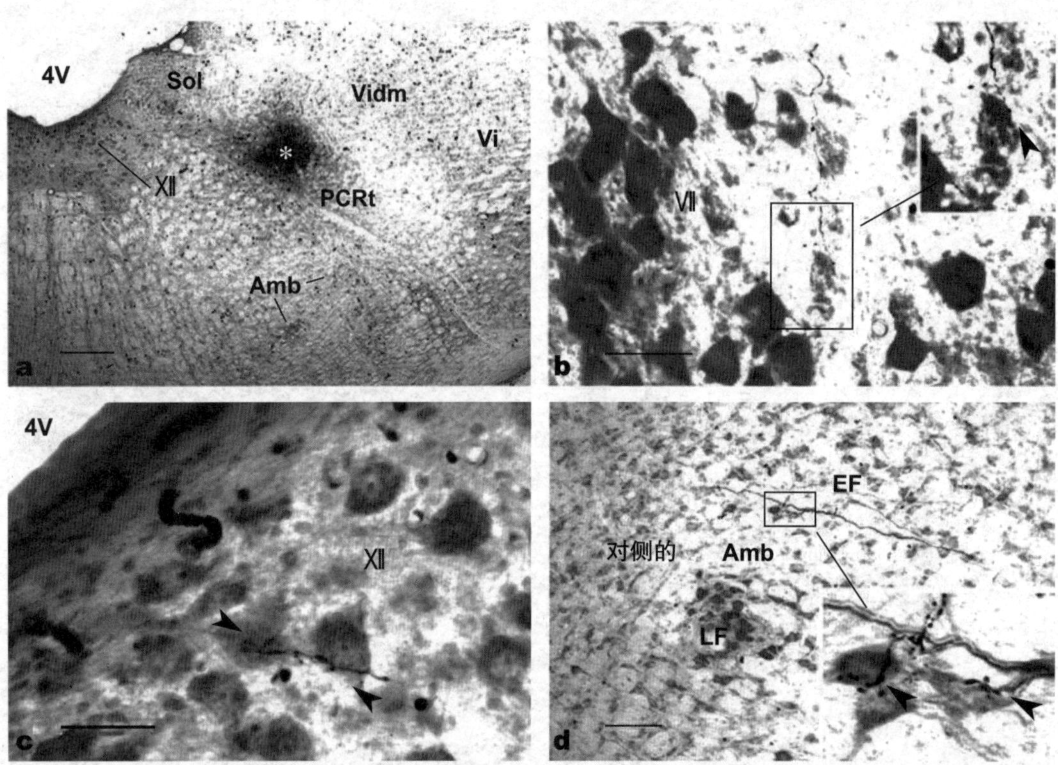

图 23.15 生物素标记的记录位点(a),生物素标记的神经纤维分布和面部运动核汇总的终扣(b~d 插图)。(a)白色星号表示 PCRt 中的生物素注射位点,在这个位点记录到典型的神经反应。(b~d 和插图)标记的神经纤维,以及在同侧面神经核(ipsilateralfacial nucleus)(b),同侧Ⅻ(c),对侧 Amb 的外部结构(external formation,EF)(d)中,经 Nissl 染色染的运动神经元终末紧密贴合(箭头)。标尺:a 中 225μm,b~d 中 50μm。Sol,孤束核;Vidm,三叉神经脊束核极间亚核背内侧部;PCRt,小细胞网状核;Amb,疑核;Ⅻ,舌下神经核。引用自 Zhang et al. 2012

2011)。在没有音频监视器的情况下,一些自发的发放可能被误认为是及时和延迟的发放,特别是当自发发放的频率相对一致的时候。延长记录时间或者增加试验中刺激的次数将有利于区别有自发发放的双反应。

(肖颖 译)

参考文献

Bartho P, Hirase H, Monconduit L, Zugaro M, Harris KD, Buzsaki G (2004) Characterization of neocortical principal cells and interneurons by network interactions and extracellular features. J Neurophysiol 92:600–608

Du J, Riedel-Kruse IH, Nawroth JC, Roukes ML, Laurent G, Masmanidis SC (2009) High-resolution three-dimensional extracellular recording of neuronal activity with microfabricated electrode arrays. J Neurophysiol 101:1671–1678

Erickson J, Tooker A, Tai YC, Pine J (2008) Caged neuron MEA: a system for long-term investigation of cultured neural network connectivity. J Neurosci Methods 175:1–16

Field KJ, White WJ, Lang CM (1993) Anaesthetic effects of chloral hydrate, pentobarbitone and urethane in adult male rats. Lab Anim 27:258–269

Gholmieh G, Courellis S, Dimoka A, Wills JD, LaCoss J, Granacki JJ, Marmarelis V, Berger T (2004) An algorithm for real-time extraction of population EPSP and population spike amplitudes from hippocampal field potential recordings. J Neurosci Methods 136: 111–121

Gray CM, Maldonado PE, Wilson M, McNaughton B (1995) Tetrodes markedly improve the reliability and yield of multiple single-unit isolation from multi-unit recordings in cat striate cortex. J Neurosci Methods 63:43–54

Henze DA, Borhegyi Z, Csicsvari J, Mamiya A, Harris KD, Buzsaki G (2000) Intracellular features predicted by extracellular recordings in the hippocampus in vivo. J Neurophysiol 84:390–400

Juergens E, Guettler A, Eckhorn R (1999) Visual stimulation elicits locked and induced gamma oscillations in monkey intracortical- and EEG-potentials, but not in human EEG. Exp Brain Res 129:247–259

Kauer JA (1999) Blockade of hippocampal long-term potentiation by sustained tetanic stimulation near the recording site. J Neurophysiol 81:940–944

Legatt AD, Arezzo J, Vaughan HG Jr (1980) Averaged multiple unit activity as an estimate of phasic changes in local neuronal activity: effects of volume-conducted potentials. J Neurosci Methods 2:203–217

Li S, Jin M, Koeglsperger T, Shepardson NE, Shankar GM, Selkoe DJ (2011) Soluble Abeta oligomers inhibit long-term potentiation through a mechanism involving excessive activation of extrasynaptic NR2B-containing NMDA receptors. J Neurosci 31:6627–6638

Luo PF, Wang BR, Peng ZZ, Li JS (1991) Morphological characteristics and terminating patterns of masseteric neurons of the mesencephalic trigeminal nucleus in the rat: an intracellular horseradish peroxidase labeling study. J Comp Neurol 303:286–299

Luo P, Zhang J, Yang R, Pendlebury W (2006) Neuronal circuitry and synaptic organization of trigeminal proprioceptive afferents mediating tongue movement and jaw-tongue coordination via hypoglossal premotor neurons. Eur J Neurosci 23:3269–3283

Mathis DM, Furman JL, Norris CM (2011) Preparation of acute hippocampal slices from rats and transgenic mice for the study of synaptic alterations during aging and amyloid pathology. J Vis Exp (49), e2330, doi:10.3791/2330

Mendell LM (1966) Physiological properties of unmyelinated fiber projection to the spinal cord. Exp Neurol 16:316–332

Myers FB, Abilez OJ, Zarins CK, Lee LP (2011) Stimulation and artifact-free extracellular electrophysiological recording of cells in suspension. Conf Proc IEEE Eng Med Biol Soc 2011:4030–4033

Paxinos G, Watson C (eds) (1998) The rat brain in stereotaxic coordinates. Academic, San Diego

Ro JY, Capra NF (1999a) Evidence for subnucleus interpolaris in craniofacial muscle pain mechanisms demonstrated by intramuscular injections with hypertonic saline. Brain Res 842:166–183

Ro JY, Capra NF (1999b) Physiological evidence for caudal brainstem projections of jaw muscle spindle afferents. Exp Brain Res 128:425–434

Suter KJ, Smith BN, Dudek FE (1999) Electrophysiological recording from brain slices. Methods 18:86–90

Wilson MA, McNaughton BL (1993) Dynamics of the hippocampal ensemble code for space. Science 261:1055–1058

Zhang JD, Yoshida A, Shigenaga Y (1997) Ultrastructural analysis of inputs around the soma of an intra-cellularly labeled masseter muscle spindle afferent in cat mesencephalic trigeminal nucleus. J Hirnforsch 38:495–502

Zhang J, Liang H, Luo P, Xiong H (2011) Unraveling a masticatory—oculomotor neural pathway in rat: implications for a pathophysiological neural circuit in human? Int J Physiol Pathophysiol Pharmacol 3:280–287

Zhang J, Luo P, Ro JY, Xiong H (2012) Jaw muscle spindle afferents coordinate multiple orofacial motoneurons via common premotor neurons in rats: an electrophysiological and anatomical study. Brain Res 1489:37–47

第二十四章 啮齿类动物海马脑片的“盲”法膜片钳记录

24

Jianxun Xia and Huangui Xiong

摘要

作为突触和细胞生理学不可分割的一部分，全细胞膜片钳记录技术使电生理学家能够在分离的组织中研究突触传递和神经元的膜特性。与视觉引导的膜片钳记录相比，“盲”法（“blind” method）不需要昂贵的实验设备也很容易实现。这一章将描述在啮齿类动物海马脑片“实际动手操作”的“盲”法膜片钳记录流程，以及对该方法的优势和潜在缺陷的可能解决方案进行讨论。

关键词

脑片；海马；电生理；全细胞膜片钳

24.1 介绍

紧密封接全细胞膜片钳记录技术（Hamill et al. 1981；Marty and Neher 1983）被广泛用来研究脑片神经元的突触传递和膜特性。在脑片进行全细胞记录的主流方法包括视觉引导法和“盲”法。前者需要复杂红外显微镜的帮助，可以直接看到想要记录的细胞。而“盲”法，是一种低花费的方法，因为它不需要昂贵的设备（如红外显微镜）将单个细胞可视化。这种方法最早在鳖的皮质脑片中被开发出来（Blanton et al. 1989），并从此以后被用在了包括啮齿类海马脑片在内的哺乳动物脑片上。“盲”法全细胞记录与可视化的全细胞记录相比，可视化的全细胞记录可以在视觉引导下将电极直接放置在单个细胞上，而“盲”法全细胞记录则通常需要在进入脑片后慢慢移动电极直到遇到一个细胞，这可以通过电极阻抗的增加探测到。

“盲”法全细胞记录的优点包括以下几点：(a)不需要复杂的显微镜。一个普通的立体显微镜就可以被用来引导电极进入正确的脑片区域，因此建立这一套设备要便宜许多；(b)容易操作，不需要清洁脑片；(c)可以记录脑片深部的细胞；(d)用立体显微镜来引导电极允许相对宽的工作空间来将电极移动到记录槽中的记录位点上，并且通过自由移动记录电极能在脑片的大范围内进行记录（Okada 2012）。该方法的不足之处在于不能通过视觉确认所记录的细胞。

J. Xia·H. Xiong(✉)
美国内布拉斯加大学医学中心 药理学和实验神经科学系
美国内布拉斯加州奥马哈埃米尔街第四十五号街 DRC I 8034，达勒姆研究广场达勒姆中心
邮编 68198-5880
邮箱：jxia@unmc.edu；hxiong@unmc.edu

24.1.1 目标

这一章的主要目标是向读者介绍怎样在啮齿类动物海马脑片进行“盲”法全细胞膜片钳记录的基本方法。本章将介绍我们实验室所使用的流程。

24.1.2 设备

- Axopatch 1D 放大器(Molecular Devices)或类似的设备
- 数模转化器 Digidata 1322A(Molecular Devices)
- 数字存储示波器(如 VC-6524,Hitachi Denshi)
- 刺激隔离器(如 DS2A,Digitimer Ltd.)
- 刺激器(S88,Grass technologies,Astro-Med,Inc.)
- 电动微操作仪(如 MS-314 control unit,Applied scientifi c instrumentation)
- 立体显微镜
- 电极拉制仪(P-1000,Sutter Instruments)
- 硼硅酸盐玻璃毛细管(1B150F-4,World Precision Instruments)
- 用于微量吸液器的微量非金属注射器针(MF 28G67-5,World Precision Instruments)
- 钨丝刺激电极(2~4MΩ,UEWMHGSEDNNM,FHC,Inc.)
- 蠕动泵(RP-1,Rainin Instrument Co.)
- 自动控温仪(TC-324B,Warner instrument Co.)
- 防震台(63-541,Technical Manufacturing Corporation)
- 数据采集与分析软件(pClamp 10,Molecular Devices;Origin 8.0,OriginLab Co.)

24.2 方法

24.2.1 准备记录电极和细胞内液

实验当天在 Sutter P-1000 电极拉制仪上用薄壁的硼硅酸盐玻璃毛细管(1.5mm o.d.,WP)拉制记录电极。电极拉制程序设置为 4~5 个循环。拉制好的电极中用微灌注注射器针(MF28G67-5,WPI)灌注细胞内液。细胞内液的成分(单位 mmol/L)如下:135 葡萄糖酸钾(potassium gluconate),5 KCl,0.5 $CaCl_2$,2 $MgCl_2$,5 EGTA,5 HEPES,以及 5 ATP 或者 115 葡萄糖酸铯(cesium gluconate),15 甲磺酸铯(cesium methanesulfonate),10 EGTA,10 HEPES,5 NaCl,3 Mg-ATP,0.3 Tris-GTP,和 5 QX-314,取决于实验目的。细胞内液的 pH 值用 KOH 或者 CeOH(Cesium hydroxide)调至 7.2~7.3,如果需要,用蔗糖将渗透压调至 280~300mOsm。电极内液和 ACSF(一般 300mOsm 左右)之间的渗透压相差 10~20mOsm 对于电极尖端和细胞膜之间的封接是有利的。当细胞膜被吸破并且电极内液透析进入细胞质中时,水分子的在膜吸破处的移动产生“吸”力。电极内液中的铯盐用来阻断特定类型的 K^+ 通道,以避免当膜电位被钳在高于 K^+ 反转电位的水平时外向 K^+ 电流造成 EPSCs 的衰减。作为利多卡因的衍生物,QX-314 阻断了电压依赖的钠通道,特别在细胞脱离钳制电位并产生巨大 Na^+ 电流的情况下。EGTA 或 BAPTA 经常被用来螯合细胞内的 Ca^{2+}。GTP 被用来保护 G 蛋白调节的反应,ATP 则被用来作为其他细胞内活动的能量供体(Walz 2007)。

24.2.2 将海马脑片转移到记录槽中并确定电极的阻抗

关于准备啮齿类动物海马脑片的细节见第五章。

1. 脑片在孵育槽或者孵育烧杯中恢复 1 小时以后,用一支用火抛光过的巴斯德吸管(Fisher brand,直径 7mm)转移一片海马脑片到记录槽中。脑片被浸没在 ACSF 中,用两个小的重物(最好使用铂金材质的)固定并持续的灌流充氧的 ACSF。ACSF 用自动控温仪(TC-324B,Warner instrument Co.)预热到 30℃。

2. 为了避免在电极推进到灌流液和脑组织的过程中电极尖端被损坏,常需要用 1mL 的注射器给予记录电极一个正压。这个 1mL 的注射器通过聚乙烯管与电极夹持器相连接。先将记录电极尖端浸没到灌流槽内的灌流液中,在此过程中持续给予电极正压。

3. 在电流钳模式下,通过 Axopatch 1D 放大器触发 Grass 刺激器结合刺激隔离单元(Model DS2A,Digitimer Ltd)给予一个小的负电流脉冲,在数字存储示波器上观察引发的电压反应。通过调节位于 Axopatch-1D 放大器前面板的系列阻抗补偿旋钮,将电压反应调到 0 可以确定记录电极的阻抗。记录电极的尖端阻抗也可以通过电压钳模式下的“seal test”

功能读出。电压钳模式下一般给予一个小的电压脉冲(-1mV)。确定电极的阻抗之后,电极被手动向下推进以接触感兴趣区域的组织表面,这可以通过电压反应小的增加(或者电流反应小的降低)来判断。需要进一步中和电压而不是电流。然后,用液压或电动微操作仪以 2μm/ 步的速度将记录电极推进到所需要的深度(Liu et al. 2001)。

4. 在立体显微镜下,很容易确定海马脑片中细胞的胞体层。尽管立体显微镜看不到单个神经元,海马细胞胞体层内神经元胞体高密度的堆积极利于神经细胞上 GΩ 封接的成功形成。

24.2.3 获得全细胞记录

1. 电压反应的再次增加(从起始幅度的 20% 变为 50%)可能说明电极尖端正在接近细胞。释放正压并给予一个小的负压。如果电极尖端进入了一个神经细胞则能够观察到电压反应的显著增加(图 24.1)。

2. 成功的 GΩ 封接可以通过电压偏移的巨大增加来验证(Windhorst and Johansson 1999),通常在 Axopatch-1D 放大器前面板的计量仪上显示为接近 -100mV 的波动。如果读出的电压少于 -60mV 则认为封接失败或者形成了一个松散的封接。在 Clampex 的电压钳模式下如果能观察到电流偏移的显著降低(最好是完全消失)也说明形成了一个 GΩ 封接。

3. 通过给予额外的较短的吸气(小的负压,图 24.1)使膜片被吸破以得到全细胞记录。有时不给额外的吸气,细胞膜也可能在形成 GΩ 封接的同时被吸破。如果细胞膜不能轻易地被负压吸破,也可以用“zap”功能来帮助破坏细胞膜。

4. 在构建好全细胞状态后,在电流钳模式(I=0)下可以立刻从放大器的计量仪直接读出静息膜电位的数值。由于细胞质被电极内液稀释,通过交换电极内液和细胞质之间的成分以达到新的离子平衡则会延迟显示静息膜电位的数值,这个数值会错误表征原始的膜电位(Deng and Xu 2012)。

5. 为了允许加入电极的药物能够完全扩散到细胞内并发挥其药理学作用,在细胞膜破损后和记录开始之前一般会有 10~15 分钟的延迟。然后通过调节放大器上相应的旋钮来补偿串联电阻和电容。在电流钳模式下,海马锥体细胞典型的静息电位在 -46~-70mV 的范围内,串联电阻在 210~1 600MΩ 的范围内。细胞内液中的铯一般会导致 2~3 倍大的串联电阻(Blanton et al. 1989)。

6. 为确定记录的细胞是否是神经细胞,通过记录电极注射去极化电流到所记录的细胞中。如果注射的去极化电流脉冲在所记录的细胞引发了动作电位,则这个细胞是神经细胞。没有动作电位发放的细胞一般被认为是非神经细胞。

7. 为记录全细胞电流,细胞膜电位可以被钳制在不同水平,全细胞电流可以用不同的电位引发。为记录突触电位(在电流钳模式下)或者突触电流(在电压钳模式下),将细胞钳制在需要的膜电位并通过一个刺激电极(如钨丝电极)刺激必要的神经纤维通路(如海马的谢弗侧枝(Schaffer-collateral)纤维通路)。

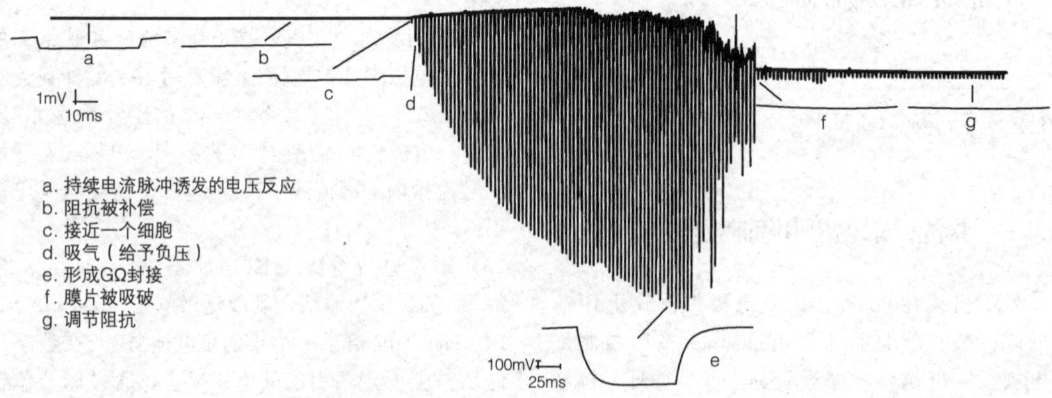

图 24.1 用“盲”法全细胞记录方法在大鼠海马脑片 CA1 区域记录的例子。(a)持续电流脉冲诱发的电压反应;(b)阻抗被补偿;(c)接近一个细胞;(d)吸气(给予负压);(e)形成 GΩ 封接;(f)膜片被吸破;(g)调节阻抗

24.3 潜在问题和解决方案

成功而稳定的记录

尽管“盲”法膜片钳是一个不需要光学可视化显微设备和复杂方案的帮助，就能建立全细胞模式下电生理记录的简便方法，这种方法与在培养的神经元中进行记录相比，由于看不到神经细胞以及在操作过程中可能被脑组织堵住记录电极的尖端，相对较难实施。因此，要得到成功而稳定的记录，特别需要注意以下几点：

1. 实验中经常使用年幼的动物(年龄 15~30 天)，因为年幼动物的神经细胞对缺氧缺血的损伤更耐受。

2. 记录电极推进的速度在非连续模式下不能超过 2μm/ 步；否则快速推进时记录电极可能刺破细胞并导致细胞的爆发式发放(表现为密集的动作电位发放)。

3. 记录电极的尖端不能非常尖(当细胞内液中包含了 K^+ 或者 Ce^+，5~10MΩ 阻抗是可以接受的)。尖的电极尖端通常会有高的阻抗并且很容易在刺入脑组织的时候被堵住。给予记录电极的正压也依赖于尖端的直径，电极尖端直径小则正压大而尖端直径大则正压小，以保持尖端的干净畅通。

4. 在记录电极尖端进入脑组织的时候，电压最初的增加常说明碰到了组织碎片。电压的波动可以通过将电极推进到脑片更深的组织中消除；之后电压反应的增加最可能表征电极尖端靠近了细胞。然后给予电极一个负压以获得 GΩ 封接。如果封接失败一定要换一个新的记录电极再尝试，因为电极尖端可能被脑组织污染了，这将阻碍下一次尝试中 GΩ 封接的形成。

5. 细胞膜被负压吸破以后，膜的碎片一般会留在破损边缘，因此可能引起重新封接或者堵住破损处，造成记录结果的偏差。一个解决方案就是使用 Axon 放大器中的 “zap” 电流功能，以有效避免细胞膜的重新融合。

6. 通过给予一个暂时的超极化电流阶跃(hyperpolarization current step)，可以在记录过程中在线持续监控串联电阻。因为破损处的重新封接经常发生并会极大影响记录的信号，推荐应用轻吸或者正压以再次破坏封接并减小串联电阻；然而，如果串联电阻变化超过 20%，则数据不应该纳入分析。

24.4 应用

与可视化脑片全细胞记录相似，“盲”法全细胞记录技术是一个在细胞和简单回路水平研究神经电生理基本原理的有用方法。利用这个方法，实验室不需要复杂的设备比如红外显微镜和操作仪(如 Burleigh 操作仪)就能够研究突触活动和神经元细胞膜的特性。因此，“盲”法全细胞记录技术提供了一个研究神经细胞膜特性和突触活动的经济方法，特别是在现今全世界经济状况不佳的情况下。

(肖颖　译)

参考文献

Blanton MG, Lo Turco JJ, Kriegstein AR (1989) Whole cell recording from neurons in slices of reptilian and mammalian cerebral cortex. J Neurosci Methods 30:203–210

Deng P, Xu ZC (2012) Whole-cell patch-clamp recordings on spinal cord slices. Methods Mol Biol 851:65–72

Hamill OP, Marty A, Neher E, Sakmann B, Sigworth FJ (1981) Improved patch-clamp techniques for high-resolution current recording from cells and cell-free membrane patches. Pflugers Arch 391:85–100

Liu ZW, Li LJ, Liu CG (2001) Blind patch clamp whole-cell recording technique for neurons in hippocampal slices. Sheng Li Xue Bao 53:405–408

Marty A, Neher E (1983) Tight-seal whole-cell recoding. In: Sakmann B, Neher E (eds) Single-channel recording. Plenum, New York, NY, pp 107–122

Okada Y (2012) Patch clamp techniques: from beginning to advanced protocols. Springer, Tokyo

Walz W (2007) Patch-clamp analysis: advanced techniques, 2nd edn. Humana, Totowa

Windhorst U, Johansson H (1999) Modern techniques in neuroscience research. Springer, Berlin

第二十五章 全细胞膜片钳记录

25

Matthew J. Van Hook and Wallace B. Thoreson

摘要

通过改变单个神经元的跨膜电压来调节神经系统中的信号。理解这些生物电信号——它们的离子基础、调控、信息内容、对细胞间交流的贡献和它们编码感觉输入和行为输出的方式,是现代神经科学研究的基本任务。已经发展出了许多方法使研究人员能够测量和操控单个神经元和神经网络的生物电信号。这些实验方法被统称为"电生理"。在这一章,我们要描述全细胞膜片钳记录。通过应用电压钳方法,以及这些电压下的离子电流,使研究人员能够记录膜电位。我们将综述全细胞记录的背景知识和原理并讨论建立这项技术的基本设备,包括:防震台、显微镜、法拉第屏蔽笼(Faraday cages)、微操作仪、记录电极、放大器和其他电子原件、溶液以及完成这些实验需要的记录电极。我们也会介绍成功进行全细胞记录的技术,包括讨论穿孔膜片钳(perforated patch)技术,指出潜在的问题对于获得高质量可发表数据非常关键的质量控制问题。

关键词

电生理;膜片钳;单通道;全细胞;膜;离子通道;穿孔膜片钳

25.1 介绍和综述

自从发现神经系统用电信号作为信息传递的基础,神经科学家开发了很多方法来操控并记录这些电信号,这些方法统称为电生理。特别在过去的60年,涌现了大量的技术使研究人员能够记录单细胞内的电信号。迄今使用最广的技术是全细胞范畴的膜片钳电生理。膜片钳记录使用具有相对较大开口直径尖端(~1μm)的玻璃微电极,在电极中充上盐溶液以测量神经元和非神经元的电活动。Bert Sakmann 和 Erwin Neher 最早开发膜片钳技术作为测量流经一小片膜片上单通道电流的方法(Neher and Sakmann

M. J. Van Hook
美国内布拉斯加大学医学中心 眼科学与视光学系
美国内布拉斯加州奥马哈
邮编 68198-5840
邮箱:matt.vanhook@unmc.edu

W. B. Thoreson(✉)
美国内布拉斯加大学医学中心 眼科学与视光学系;药理学与实验神经科学系
美国内布拉斯加州奥马哈
邮编 68198-5840
邮箱:wbthores@unmc.edu

1976)。他们和其他研究人员后来细化并拓展了这一技术,并描述了这项技术如何能够用于记录流经细胞表面膜片的电流而且能够记录来自于细胞膜片的电流和流经分散在全细胞膜离子通道的电流(Hamill et al. 1981)。从那以后,膜片钳技术成为了最广泛使用的研究单细胞和神经网络电生理的方法。1991 年 Sakmann 和 Neher 被授予诺贝尔生理学或医学奖以表彰其发明膜片钳技术并使用这项技术揭示神经信号中离子通道的功能。

目前已经发展了多种常用的膜片钳记录方法(图 25.1)。这些方法包括了细胞贴附膜片钳记录(cell-attached)、膜内面向外膜片钳记录(inside-out excised patch)和膜外面向外膜片钳记录(outside-out excised patch),以及全细胞膜片钳(whole-cell patch clamp)记录和与之相关的穿孔膜片钳(perforated patch)记录。上面提到的紧密封接的细胞贴附膜片钳记录是其他形式膜片钳记录的基础。细胞贴附模式是通过将一个微电极的尖端按压细胞膜并使用轻柔地抽吸以在细胞膜和玻璃之间创造紧密的封接而形成的。细胞贴附膜片钳记录能够测量膜片中经过单通道或者群体通道的电流(更多细节参见第 26 章)。细胞贴附记录不损坏细胞膜。而细胞膜损坏后将通过与电极内液交换成分而使细胞质稀释。因此,细胞贴附记录也可以被用来作为一个相对无创伤的途径评估单个神经元的发放行为。用这种技术能够测量在动作电位过程中激活的一部分电压门控 Na^+ 通道和 K^+ 通道的电流,这项技术的具体原理和应用参见文献(Perkins 2006)。

细胞贴附膜片钳记录对于研究单通道或者一小群通道的行为很有用。在这项技术中一小块膜被电极从细胞上撕下来,并通过操控电极尖端膜片两侧的溶液和电压来改变单通道或者一小群通道的行为。这种研究可以采用膜内面向外或者膜外面向外技术(图 25.1)。在膜内面向外记录中,建立好 GΩ 封接以后电极尖端上的一小块膜片被从细胞膜上撕下来,因此就将细胞膜的内侧暴露在了溶液中。为了进行膜外面向外记录,首先需要在建立 GΩ 封接以后吸破膜片,构建全细胞模式(见以下部分),然后慢慢将电极拔出,在此过程中从细胞拉出一小片膜。最后,这一小片膜的尾部部分脱离细胞的其余部分并在电极末端融合,使这一小片膜的细胞外部分暴露在记录槽的溶液中。

这一章的重点是全细胞记录。在得到紧密封接(>1GΩ)并建立细胞贴附模式以后,建立电压或者电

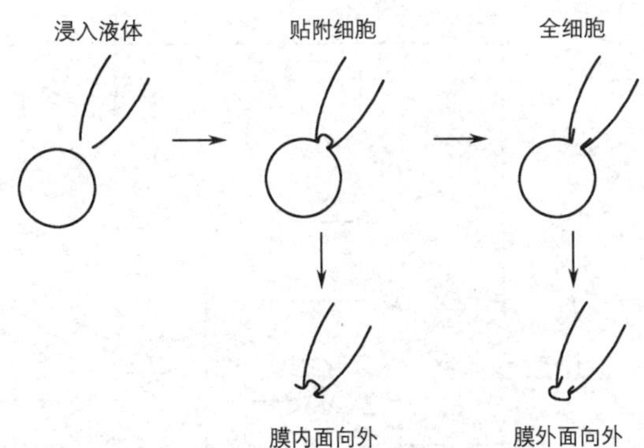

图 25.1　膜片钳设置。为了设置细胞贴附模式,将一个电极按压细胞膜,给予轻微地吸气以在电极玻璃和细胞膜之间形成紧密的 GΩ 封接。形成细胞贴附模式以后,将电极拉回从而撕掉一片膜,形成膜内面向外的膜片。或者在细胞贴附模式下进一步吸气以吸破膜片,形成全细胞模式。通过在全细胞模式下拉回电极形成膜外面向外膜片。这允许尾部的膜从细胞的其余部分断裂,并在吸管顶端融合

流钳记录的全细胞模式。破损电极尖端的膜,通过足够低电阻的电极以实现对细胞有效的电压钳制。全细胞记录技术除了能够钳制膜电位测量离子电流,还能够通过改变离子的成分或者引入药理学试剂来操控细胞膜两侧的溶液。在细胞外的一侧,可以改变记录槽内的溶液或者局部快速给药(如使用吹气吸管系统(puffer pipette system)。尽管已经设计出一种方法使人们能够在实验中改变记录电极中的溶液,但在细胞膜内侧的电极内液在记录过程中是保持不变的。电极内液的经典配方是要模拟细胞质的生理成分,但可以改变电极内液的成分,以增强通过特定通道的电流或者通过其他通道来抑制电流。图 25.2 展示了全细胞模式的等效电路。电极的薄玻璃管壁充当了电容器(C_p),这个电容可以在构建 GΩ 封接以后被消除掉。C_p 平行于封接阻抗(seal resistance, R_{seal}),封接阻抗来源于电极玻璃与细胞膜之间的紧密封接。膜片吸破后形成电极内液与细胞内部低阻抗的电连接。电连接的质量由串联电阻(series resistance, R_s)表征。串联电阻是电极尖端碎片和电极电阻共同产生的接入电阻的总和。脂分子双层的电容为 $0.9\mu F/cm^2$(Gentet et al. 2000),因此膜电容(membrane capacitance, C_m)提供了测量细胞表面积的方法。膜阻抗(membrane resistance, R_m)主要由细胞膜上存在的开放或者关闭的离子通道决定。在本章的后面部分,我们将考虑如何评估这些不同的电路元件。

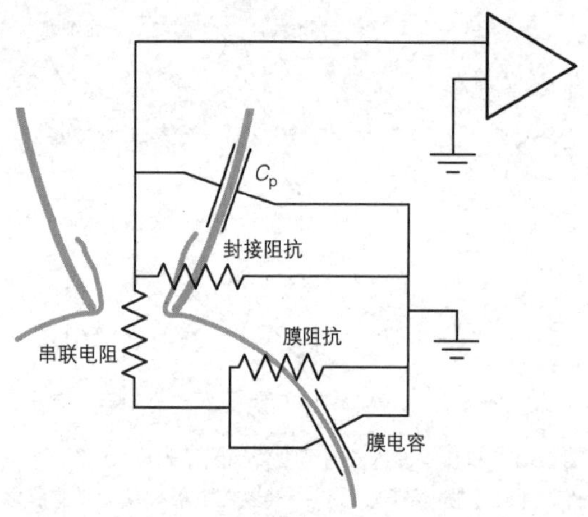

图 25.2 全细胞模式的等效回路。在建立千兆欧姆封接之后，电极的薄玻璃壁引入的电容(C_p)被消除掉。这与由于电极玻璃和细胞膜的紧密封接形成的封接阻抗(R_{seal})相平行。膜片吸破形成电极内部与细胞内部的低电阻电连接。这种连接的质量由串联电阻(R_s)表示。R_s 是由吸管尖端碎屑和吸管阻力引起的接入阻抗的总和。膜电容(C_m)和膜电阻能够指示细胞表面面积，膜电阻(R_m)是由细胞膜中开放或封闭的离子通道产生的

电压钳是测量和表征流经细胞膜离子电流最为常用的方法。在电压钳记录中，细胞膜的电位被钳制在一个特定的设定点或者根据需要改变膜电位以研究不同离子电导的特性。研究人员可以测量维持特定膜电位所需要的电流强度。由于通过放大器注射的电流强度等于跨膜电流的强度，但方向与跨膜电流相反，电压钳放大器提供了一个直接测量流经细胞膜离子通道电流的方法。

也可以在电流钳模式下记录细胞的膜电位。由于电流钳允许膜电位根据突触输入或者其他的膜电流发生改变，这种模式更贴近细胞的原生状态。在电流钳模式下，研究人员也可以通过钳制电极注射电流来模拟自然的电流输入。

在这一章中，我们提供了一个关于膜片钳记录技术的简短摘要，突出了关键原则和重要技术问题。我们建议读者参考 Marty 和 Neher(Marty and Neher 2009)以了解关于膜片钳记录技术和理论更加深入的讨论。其他的好资源包括“*The Axon Guide for Electrophysiology & Biophysics Laboratory Techniques*”(多个网站都可以免费下载)(Molecular Devices 2008)，以及参考书籍(Sakmann and Neher 2009；Molleman 2003；Kettenman and Grantyn 1992)。

25.2 膜片钳设置

25.2.1 显微镜、防震台和微操作仪

多数膜片钳技术的核心是显微镜。显微镜使研究人员能够看到组织，确认要记录的细胞，并成功地将一个记录电极放在细胞上。膜片钳一般要求研究人员将一个记录电极放在一个特定的细胞或者细胞的特定部位上，有时候甚至是细胞的树突。因此，光学器件应具有足够高的质量以看到细胞的细节。也就是说，一个简单的立体显微镜可能对于一些不必要直接可视化一个目标细胞的应用来说足够了，如利用“盲”法钳制技术研究脑片(关于“盲”法钳制技术的介绍，参见 Castañeda-Castellanos et al. 2006)。

然而，多数膜片钳实验要求高质量的显微镜以可视化目标细胞和电极。正置显微镜(物镜放在样品上方，聚光器在样品下方)和倒置显微镜(光学器件的位置相反)都在电生理中被使用。倒置显微镜有提供样品上方更大工作空间的优势，允许更多的空间放置记录电极、吹气给药电极和刺激电极等。对于正置显微镜，特别设计了浸没在水中的物镜，为膜片钳实验提供了相对大的工作距离。膜片钳记录用的正置显微镜的主体被改进为在聚焦过程中物镜上下移动，但是载物台在 Z 轴方向保持固定的位置。在一些实验室，显微镜的光学元件整合了照相机。这可以不用显微镜的目镜而可视化组织，也可以应用这些照相机在成像实验(如与 Ca^{2+} 敏感染料相结合)中获取数据。因为红外光比可见光更深入组织，许多研究人员使用红外照明和微分干涉相差显微镜(infrared illumination and differential interference contrast optics，IR-DIC)来可视化脑片的细胞(Stuart et al. 1993；Sakmann and Stuart 2009)。并且，在使用光遗传的方法或者使用光敏感的试剂从光敏感的细胞如视网膜神经元记录时，使用红外光线照明对于避免光激活可能非常重要。

显微镜放置在防震台上。防震台的每一个桌角都用气体(通常由氮气罐供应)漂浮并且非常重，因此减小了地面传来的震动的影响。因为膜片钳在一个很小的尺度上发生，一个小震动就能够轻易毁坏一个封接，缩短可供记录的时间。因此，将膜片钳工作空间与震动隔离开来对于记录的成功是至关重要的。防震台上的工作空间一般被法拉第笼包围。法拉第

笼是一个接地的导电网(一般是铜质的),能屏蔽设备以避免设备获取从环境中来的电噪声(如由美国电网发射的60Hz信号造成的“嗡嗡声”)。

在膜片钳电生理中,在形成一个紧密封接并破损膜片以得到一个全细胞记录以前,电极尖端必须被压在单个的细胞膜上。为了在微米级精度上完成这些精细地移动,探头、电极夹持器、电极都被固定在一个显微操作仪上。这意味着各种机械装置与成本投入,从手动的Huxley-Wall-type操作仪到更加昂贵的电动和压电微操作仪。我们发现Huxley-Wall操作仪对于多数膜片钳实验是适合的。

在选择和设置微操作仪的时候,有许多重要的细节需要考虑(更多讨论见Molleman 2003,第52~56页)。第一,需要相对较快且容易更换电极并让操作仪回到工作的位置。当需要重复更换记录电极的时候,这能极大提高工作效率并减少挫败感。第二,漂移和震动都会阻止封接成功或者缩短记录时间。为减小漂移和震动,保证与电极夹持器相连的管道和电线足够松弛而不拖拽微操仪或传递震动是很重要的。并且,将管道和电线牢固地连接到防震台或显微镜载物台上,有助于保持管道和电线的松弛度在记录过程中不改变。最后,探头和电极夹持器应该被固定在尽量靠近微操仪的位置,以使电极座多余的小的移动不会在电极尖端被急剧放大。如果可能的话,最好是将微操仪直接固定在显微镜载物台上,而不是固定在防震台的架子上。

25.2.2　放大器和其他电子元件

膜片钳记录依赖于特殊的放大器和探头以记录信号并同时通过记录电极提供反馈(Sigworth 2009)。市场上有多种膜片钳放大器可供选择。典型的放大器有多个开关和旋钮以控制记录模式、命令电位、滤波器、放大倍数、电容、串联电阻补偿等。一些新的放大器被设计为仅仅通过制造商设计的计算机和软件来操作,尽管许多第三方已经编写了有附加功能(和错误)的替代程序。计算机一般被用于数据收集,但也可以用于给予电压钳和电流钳刺激命令,以及在记录过程中记录其他事件(如闪光、吹气给药等)的发生时间。放大器和计算机之间的双相交流通过AD/DA(analogue-to-digital/digital-to-analogue)(模拟到数字/数字到模拟)转换器完成。许多这种与计算机相连的界面使用一张与PCI插槽相连接的卡,尽管较新的版本开始通过USB连接实现这一功能。

探头与放大器相联系以传递来自细胞的电信号、提供反馈、为电压钳和电流钳提供电流注射。探头的末端是电极夹持器。电极夹持器通过引脚和涂上氯化银并与电极中溶液相接触的银丝提供一个从电极到探头的电连接。电极在电极夹持器中被用橡胶垫圈固定住,使实验人员能对电极吸气或者提供正压(Hamill et al. 1981)(图25.1)。

膜片钳的许多设备都固定在防震台旁边的架子上或桌上。在放置这些设备的时候主要要从人体工程学角度去考虑。例如,经常使用的鼠标、键盘和放大器等控制原件应该放在便于手操作的位置。观察组织和示波器(和/或计算机显示器)的位置需要靠近一些,因为当你尝试建立一个封接并破膜的时候两者都给予了重要和快速变化的信息,需要能够快速获取两者的信息。

25.2.3　灌流

许多全细胞膜片钳实验需要在记录过程中持续灌流组织。这经常通过一个简单的重力给药系统来完成。在这个系统中,一个烧瓶被放在高于脑组织水平面的地方。溶液通过管道流入记录槽。通过简单地从一个烧瓶切换到另一个烧瓶的方式将各种药理学试剂应用在实验中。在选择给药管道的时候应该小心,特别是如果这些管道要用来提供药理学试剂(Crary et al. 1998)。特氟隆材质的管道常常是比较好的,因为它具有化学惰性和气体不渗透性。

可采用多种方式将溶液吸出记录槽。最常用的方式是用一个与实验室真空泵相连的B ü chner瓶。或者可以使用蠕动泵来替代真空泵。吸液时常会在记录中产生电噪声,因此在必须减小噪声的情况下,可以用一张纸巾或者KimWipe作为引线来将液体从记录槽吸入废液缸。用这些方法的时候,必须小心使溶液流出速率不太快或者太慢。太快会引入漂移和震动,太慢会限制新鲜灌流液流入组织。并且在实验过程中监控液体的流动也很重要。灌流液从容器流出的速率不要超过溶液吸出的速率,否则灌流液会溢出到显微镜上。如果灌流液从记录槽溢出了,溢出的溶液必须立刻从显微镜原部件上清理干净以免永久损伤显微镜。

25.2.4　记录电极

在实验室用中空的玻璃吸管拉制膜片钳记录用

的记录电极。在微电极拉制仪上加热玻璃吸管并拉出一个很细小的尖端。虽然玻璃类型很多，多数研究者用硼硅玻璃（更多关于玻璃特点的完整讨论见Axon Guide）。吸管的外径为1.0~2.0mm，壁厚随外径变化。这些玻璃吸管内部可以有玻璃微丝以帮助通过毛细作用在电极尖端填充溶液。我们一般采用外径1.2mm、内径0.95mm、内部有玻璃微丝的硼硅酸盐玻璃吸液管。

为了拉制膜片钳记录需要的玻璃微电极，一般需要设置多个加热阶段（heating stages）。许多制造商都提供适用的微电极拉制仪。可以通过在显微镜下检查微电极和通过测量电极的阻抗来评价一个微电极。需要一个光滑的尖端直径为1~2μm的微电极。记录小细胞用的电极阻抗最多不超过15MΩ，因为小细胞有内在的高输入阻抗（见下面关于串联电阻的讨论），但是许多研究人员使用的电极阻抗<10MΩ。如果需要进一步使电极尖端光滑，需要在显微拉制仪上用火抛光电极。

为了降低沿着电极轴与水相关的电容噪声，可以用Sylgard #184（Dow Corning）、牙科蜡或者一些其他的疏水物质包被电极外表面。可以使用一个小的曲面工具来进行电极包被，但是要小心以避免电极尖端被包被。Sylgard是热固化的材料，但是尖端向上储存Sylgard包被的电极以避免残存的非固化的Sylgard流到电极尖端上。包被电极对于进行单通道或者电容测量很重要，但是对于多数全细胞记录却不是必需的。

25.3 溶液

25.3.1 细胞外溶液（灌流液）

细胞外溶液的成分需要接近细胞质或者脑脊液的成分，可以为了特殊的实验需要做一些改变（如，通过添加药物以分离特定的离子通道或者神经递质回路）。在文献中可以找到在不同种属和组织中不同实验使用的特殊溶液，我们下面要提到一些关于溶液成分的通常要点。

为了保持溶液的pH，溶液成分必须要包含pH缓冲剂。最常用的pH缓冲剂是HEPES和碳酸氢盐。在准备HEPES缓冲的溶液时，必须将pH用NaOH调到需要的值（一般为7.4），如果需要，用纯氧给溶液充氧。用HEPES的一个原因是碳酸氢盐会与多种常用来研究Ca^{2+}通道的二价阳离子生成沉淀［如钴（cobalt）、钡（barium）］。尽管两栖动物和鱼类视网膜对HEPES的耐受性很好，哺乳动物神经元通常更适应更加接近生理状态的缓冲剂，碳酸氢盐。用碳酸氢盐作为主要的缓冲剂，需要用NaOH调节pH，因为pH是由介质中CO_2的量决定的。通常碳酸氢盐缓冲的溶液用95% O_2和5% CO_2来充气。用碳酸氢盐缓冲的溶液，必须保证溶液被持续充气因为当CO_2水平下降时pH会酸化。在碳酸氢盐缓冲的溶液中补充HEPES能够帮助钳制pH并避免这个潜在的问题。

一个用95%~100% O_2充气的盐溶液的PO_2将升高到很高的值，但盐溶液中的氧含量却保持在很低的水平（~2vol.%）。相比之下，鉴于血红蛋白的储氧能力，动脉血总的氧含量为~20vol.%。需要注意用盐溶液灌流的细胞将会使细胞轻度缺氧，特别是组织深处的细胞。哺乳动物神经元比非哺乳动物神经元有更严格的代谢要求。为了研究哺乳动物神经元，介质中常富含多种氨基酸、维生素和其他成分。可以在实验室中准备这些溶液，也可以购买商业化溶液。

温度是另一个重要的变量。尽管在室温下进行实验要简单一些，温暖或冷却组织却通常是有好处的。来自冷血动物的组织一般在低一些的温度下更健康，而很多温血动物的酶在室温下不起作用。可以用制冷装置或者通过在显微镜载物台上放一个小冰袋冷却灌流液。如果溶液需要被加温，可以将一个内置的加热器放在灌流液的通路上。或者对记录槽升温，装液的容器也可以升温。因为在较高的温度下气体容易析出溶液，加热在储液瓶内的溶液而不是仅仅用一根内置加热器能够避免管道中形成气泡。

25.3.2 细胞内（电极）溶液

就像细胞外溶液模拟体内的细胞外环境，填充玻璃记录电极的溶液将模拟细胞内环境。在传统的全细胞记录中，破膜后，电极内成分会快速扩散进入细胞。这就使研究人员能够通过操控细胞内的环境来控制不同离子的水平（如Cl^-），改变第二信使（如Ca^{2+}或者核苷酸），引入药物或者染料。Pusch和Neher（Pusch and Neher 1988）推导出了基于经验的成分扩散时间常数。在文献中能查到在不同种属和组织以及不同实验中用的特定的电极内液。但是我们将考虑以下几个一般性的问题。

电极内液的组成比细胞外溶液有更大的变化。一个常见的变化是将 K^+ 替换为 Cs^+。Cs^+ 不会轻易渗透 K^+ 通道。这种变化将通过降低 K^+ 通道的传导性而升高细胞膜的阻抗并因此促进对细胞的电压钳制。为实现相同的目的,可以将 K^+ 通道阻断剂如四乙基铵(tetraethylammonium,TEA,10mmol/L)加入电极内液。

另一个常见的改变是操控 Cl^- 和其他阴离子的水平。通过改变 Cl^- 水平,能够改变 E_{Cl} 以增加或减弱由于离子通道型 GABA 受体或甘氨酸受体激活产生的抑制性的 Cl^- 电流。能够用多种阴离子包括葡萄糖酸(gluconate)、谷氨酸盐(glutamate)、硫酸甲酯(methylsulfate)和甲磺酸(methanesulfonate)替代 Cl^-。在突触前电极内液中加入谷氨酸盐能增强谷氨酸能神经元中谷氨酸的囊泡负荷,因此增强突触后电流的幅度和稳定性(Bartoletti and Thoreson 2011)。可以通过用 CsOH 小心地滴定葡萄糖酸到 pH 7.0 来准备 1mol/L 葡萄糖酸铯(cesium gluconate)储液。可以用 CsOH 滴定 40mM 谷氨酸(glutamic acid)来准备谷氨酸铯溶液。通常用 HEPES 并用 KOH 或 CsOH 滴定来校正电极内液 pH 到 7.2。

电极内液通常包含了 Ca^{2+} 缓冲剂以保持细胞内较低的 Ca^{2+} 水平(50~100nmol/L)。许多研究人员用 EGTA 或者 BAPTA 作为电极内液中主要的 Ca^{2+} 缓冲剂。EGTA 和 BAPTA 对 Ca^{2+} 有相似的亲和性,但是 BAPTA 结合 Ca^{2+} 的速度要比 EGTA 快 50~100 倍(Naraghi 1997)。因为这个原因,BAPTA 更加有效地限制了 Ca^{2+} 从开放的 Ca^{2+} 通道扩散。溶液中的 Ca^{2+} 水平可以用免费的软件计算(如 MaxChelator)。

电极内液中经常加入 ATP、GTP 和磷酸肌酸(phosphocreatine)为细胞提供代谢燃料。用 ATP 的同时,也应该提供 Mg^{2+},因为需要 Mg^{2+} 作为 Na^+-K^+ ATP 酶活性的辅因子。理想情况下,电极内液的渗透压应该与细胞外灌流介质相匹配。然而,我们通常准备 25 或 50mL 电极内液,按照 0.5mL 规格分装并冰冻以备后续使用。因此,配置一次电极内液比配置一次灌流液使用的时间要长得多,很难保证两者准确的匹配。最好使电极内液的渗透压比灌流液的渗透压稍微低一些,因为较高渗透压的电极内液将造成细胞膨胀和爆发性发放。我们因此调整电极内液使其渗透压比灌流液低约 2mOsm。渗透压可以用渗透压仪测量得到。

25.4 全细胞记录的过程

25.4.1 封接和破膜

建立全细胞记录的过程包括了操纵记录电极,使其尖端轻轻地压向细胞膜,在电极玻璃和细胞膜之间形成紧密的封接。在形成紧密封接以后,电极尖端的膜片被吸破以提供与细胞内部的物理联系和电联系。

25.4.1.1 第一步:记录电极和初始质量控制

第一步是用足够多的电极内液填充电极尖端,以使电极内液能够接触到 Ag/AgCl 丝。电极内不要有气泡。气泡会充当电阻并阻碍与细胞的电连接。用一个非金属的填充针头来填充电极,因为 EGTA 和 BAPTA 会与金属结合。溶液中少了这些成分后会改变电极内液的 pH。一些研究人员用一个小的滤器(如 0.22 或 0.45μm Nalgene 或 Millex in-line filters)过滤电极内液以去掉电极内液中的小颗粒,尽管过滤电极内液的过程不总是必须的。填充针头可以直接购买也可以通过将一个 $1cm^3$ 注射器的尖端融化并将融化的尖端拉细拉长来制作。

电极被固定在微操仪的电极夹持器上并被降至记录槽内的灌流液中。因为尘垢可能停留在空气和灌流液的气液表面,多数实验者在将电极降至灌流液以前会给予电极一个温和的正压。如果没有给予电极正压,电极的毛细作用会产生一个负压。这个负压可以将碎片吸入电极吸管中,堵塞或者包被电极尖端从而阻碍封接的建立。可以用嘴吹气给予电极正压或者通过将一个 1mL 的注射器与电极的压力管道相连。正压使少量电极内液持续不断地流出电极尖端,温和地吹走潜在的污染物。因为电极尖端的碎片几乎肯定会阻止封接成功,每次尝试贴附细胞时必须使用新的记录电极。

将电极降至灌流液后,将放大器设置为提供一个 10mV 的步阶电位(20Hz 左右),并将电压钳的命令电压设置为 0mV。为了产生 10mV 的电压差,放大器将输出必要的与电极和灌流液内参考电极之间的电阻成反比的电流(在操作限制范围内,根据欧姆定律,$V=I\times R$)。因此,当电极在灌流液以外时,电极与灌流液内的参考电极之间有无限大的电阻(空气),放大器不需要输出电流产生 10mV 的电压。当电极进入灌流液中,开放的电极尖端变成唯一的分离记录电极和参考电极的主要电阻。因此,放大器需要产生更多的电流以在记录电极和参考电极之间产生一个 10mV 的电压。这个电压将体现为示波器上的方波电流反应(图 25.3)。针对 10mV 步阶电压的电流反应具有测量阻抗的功能。所测得的阻抗是建立全细胞记录过程中的主要读数,它让实验者知道实验的进程和记录的质量。

当电极尖端进入灌流液后,实验者就能够评估记录电极的质量。如果阻抗比较低,尖端可能对于在细胞膜上建立一个稳定的封接来说太大了。如果阻抗非常小(<1MΩ),则有可能电极尖端被碰触并损坏了或者电极拉制不正确(见上文,第 2.4 节)。尖端阻抗太高则说明在记录过程中很难保持一个低阻抗的电接入,也可能造成细胞难于吸破。一个大的尖端阻抗也可能说明电极被气泡或者一片尘垢堵住了。

25.4.1.2 接头电位

一旦通过了第一阶段的质量控制,必须将电流反应的基线调至 0pA。这将消除液体 - 液体之间和液体 - 金属之间的接头电位(junction potential)。液体 - 金属接头电位是由盐溶液中的金属电极产生的一个电压差值,通过放大器上的 DC(直流电)补偿控制按钮完成对这个接头电位的补偿。通过正确地涂敷电极的玻璃管并用氯化银电镀参比电极,使接头电位最小化。如果这个接头电位在记录之间发生显著的变化或者在补偿抵消后过度漂移,说明记录电极或者参考电极上电镀的 AgCl 开始磨损,其中一根电极需要重新电镀。最好轻轻打磨银丝并将银丝贴到电池的正极上以完成电镀。另一段银丝被贴到电池的负极,并将两端银丝都放在 0.9% NaCl 溶液中并静置 30 分钟,或者直到厚厚一层 AgCl 堆积在银丝上。将银丝清洗干燥备用(Alvarez-Leefmans 1992)。

另一个接头电位来源于液体 - 液体接头电位。这个电位是在两种不同的盐溶液(电极内液和细胞外溶液)界面之间产生的。液体 - 液体接头电位可以同液体 - 金属接头电位同时通过放大器的补偿调节消除掉。然而,在细胞膜被吸破以后,电极内液与细胞质将交换成分并消除任何液接电位。因此,细胞的实际钳制电位是放大器给出的电位加上在细胞封接之前就存在的液接电位。液接电位随着两种溶液之间成分的变化而变化,因此需要计算(如使用 pCLAMP 软件中的液接电位计算器)或者测量每种电极和细胞外液组合的液接电位(Neher 1992;Kenyon 2002)。为了测量液接电位,测量灌流液中电极的电位,然后确定当灌流液被替换为电极内液时电位的改变,从而消除液接电位。多数研究人员通常在数据分析时考虑这个补偿(一般最大为 15mV),尽管在设计电压钳方案的时候也应该将此纳入考虑。

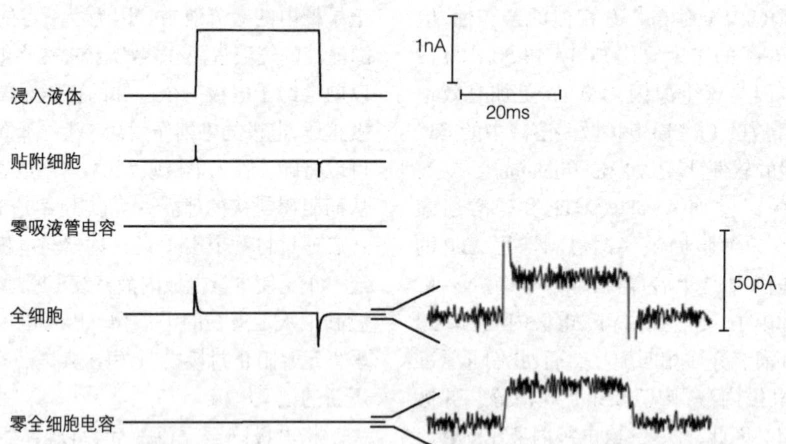

图 25.3 建立全细胞记录模式的过程。放大器提供 20Hz 10mV 的步阶电压。当 10MΩ 电极进入记录槽溶液时,由于电极阻抗而产生 1nA 电流反应。在建立千兆欧姆紧密封接后,5pF 电极电容被消除掉。如果出现更大的全细胞电容瞬变(33pF)表明该膜片已经吸破,并且已经形成了全细胞结构。然后用放大电路将整个细胞瞬变消除。由 500mΩ 膜电阻引起的电流反应在右边放大显示的轨迹图中很明显。这个过程是用 Axon PATCH-1U 模型细胞模拟的

25.4.1.3　建立一个千兆欧姆(GΩ)封接

建立全细胞记录的下一步是让记录电极接近目标细胞。如果目标细胞在脑片组织的深处,将需要增加正压以保持电极尖端干净。如果是已经分离好的细胞,则不需要加正压。当电极靠近细胞时,可能需要减弱正压以避免将细胞吹走。一旦电极尖端接近细胞,必须让电极尖端与细胞接触使细胞膜出现一个"酒窝(dimples)"。当电极压入的时候,细胞膜通常会出现一个新月形的形变。轻微的正压将膜推离电极尖端。

在将电极尖端向细胞膜按压之前,需要考虑电极在细胞上放置的位置。理想状况下,这应该是电极尖端垂直于细胞膜切线的细胞膜区域。以这种角度接触细胞将确保电极不在细胞膜上拉扯因此能帮助保持封接的稳定。

当电极尖端造成细胞膜凹陷的时候,应该能看到封接测试电流略微减少,表明吸管尖端的电阻增加。因为细胞膜在记录电极和参考电极之间提供了额外的阻抗。放大器需要输出较少的电流以产生一个 10mV 的电压。一旦看见阻抗小量增加(需要的阻抗增加将根据细胞类型和记录条件发生改变,但增加几个 MΩ 是非常常见的),就可以释放正压。由于膜开始与电极尖端封接,这时将看到阻抗的进一步增加。电极阻抗需要爬升到 >1 000MΩ(一个 GΩ 封接)。因此,除了剩余的电极电容瞬变,电流反应基本是一条平线(图 25.3)。这是因为非常高的电阻意味着放大器只需要输出很少的电流即可产生 10 毫伏电压。有时候,释放正压对于细胞膜快速而自发的封接并将电阻升高到 1GΩ 以上已经足够了。然而在许多情况下,需要提供一个非常适当的负压(抽吸)以将一些细胞膜拉到电极上并形成紧密封接。可以用嘴或者通过注射器(通常 1mL)吸气。吸气太少对于建立一个紧密封接没用,而吸气太多则有在细胞膜与电极尖端形成紧密封接以前就吸破膜片的风险。当阻抗爬升到 100MΩ 以上,超极化膜片到记录所需要的命令电位(如 -70mV)将有助于形成一个 GΩ 封接。在形成封接以后,释放负压并让封接稳定一两分钟。这就有了"细胞贴附"贴片。如果电极尖端真的贴附在细胞上,将能够看见一些来自这个贴片通道的单通道活动。

在建立 GΩ 封接以后,就可以消除电极电容(pipette capacitance)产生的瞬变电流(图 25.3)。这可以通过放大器上的控制按钮实现,从而从电流轨迹中减去振幅和动力学相等且符号相反的信号。当一些放大器通过计算机接口控制时,通过点击按钮自动测量和补偿电极瞬变过程,另一些放大器需要使用幅度和时间常数的单独控制按钮来实现这一个消减。如果电容电流没有被消减,电容电流将作为小的快速电流反应在封接测试电压步阶的开始和结尾出现(图 25.3)。在实验过程中,如果不补偿命令电压开始和结尾的电容放电,将有饱和放大器的风险并导致瞬变电流出现在电流记录中。并且,如果不补偿电容则在电压指令开始时将需要时间充电,对细胞膜充电的电流将部分被用来充电容,从而扭曲膜反应动力学。

一旦消减了电极电容瞬变放电(图 25.3),并在建立全细胞模式之前吸破细胞膜,就需要切换到接近细胞静息电位的超极化命令电压(如果此时还没有超极化命令电压以帮助形成封接)。在多数情况下,这个超极化命令电压应该是实验中需要用到的命令电压。

25.4.1.4　吸破膜片

吸破电极上的膜片以使电极与细胞内空间连通。当细胞膜电阻对应的小的方波电流反应上突然出现 10mV 脉冲引发的瞬时电容事件时,实验者就知道细胞膜破了(图 25.3)。电容瞬变电流反映了细胞膜电容和经过电极尖端串联电阻的细胞电阻的充电和放电。方波电流反映的是细胞膜电阻的结果。对于一个有很高膜电阻的细胞(如 >1GΩ),在电流记录中不容易看到方波反应。

最常用的破膜方法是对膜片进行吸气。当用嘴吸气的时候,用强度不断增加的快速脉冲式吸气是最有效的。细胞膜破损经常发生在吸气被释放的时候。也可以用 1~2mL 的注射器吸气,拉回柱塞,然后通过将注射器从管路上分离,突然释放压力。尝试吸气的力度应该越来越大。另一种破膜的方法是通过许多膜片钳放大器的控制按钮(如某些放大器上的"zap"按钮),施加一个大的、快速的电压脉冲,导致电介质击穿膜片。在某些情况下,吸气和电压脉冲同时给予也有很好的效果。如果放大器上面没有 zap 回路,可以尝试使用电生理软件来施加一个大的电压步阶(1~2V,0.1~10 毫秒),或者在电压钳和电流钳之间切换。在吸破细胞膜的时候必须观察封接测试电流反应,一旦看到全细胞电容瞬变就立刻停止封接测试以免损伤细胞。与消除瞬变电极电容反应相似,消除全细胞电容瞬变是有益的。这个过程与消除瞬变电极电容是相同的,但使用了放大器上一组不同的控制按钮。

有时候在吸破细胞膜的过程中,会看到与电压步阶(voltage step)对应的大的方波电流,说明阻抗有显著的下降,封接已经损失。在这种情况下,应该用新的记录电极重新开始。重新开始的时候,尽管仍可能成功地从同一目标细胞记录,最好还是找一个新的细胞。在偶然的情况下,破膜成功但会失去封接,表现为一个大的方波电流反应上出现全细胞电容瞬变。对于多数实验,这些“渗漏(leaky)”的记录是没有用的。

25.4.2　质量控制

准确地记录膜电流需要准确地进行电压钳制。通常造成劣质电压钳的原因是记录电极尖端的阻抗(串联电阻 R_s)过大。R_s 是电极阻抗和来源于膜片和电极尖端附近其他碎片的接入阻抗的总和。因为 R_s 与膜电阻串联(R_m;图 25.2),R_s 产生了由 $R_s:R_m$ 比例确定的稳定状态的电压误差。例如,当钳制一个 R_m=400MΩ 的细胞时,R_s=40MΩ 将导致 10% 的稳定状态误差。除了稳定状态误差,高 R_s 限制了能够注射入细胞的电流总量,因此限制了命令电位改变膜电位的速度。在实验中监控记录的质量,保持对 R_s 的持续观察是非常重要的。R_s 能够用欧姆定律($V=I_c \times R_s$)根据电压步阶诱发的起始电容电流的高度计算得到。R_s 增加体现为全细胞瞬变电流的幅度降低且宽度增加。

如果 R_s 增加到一个不可接受的水平,意味着破损的膜片开始重新封接或者被其他碎片堵塞,可以通过重新吸气或者 zap 电流重新破膜。在某些情况下,这将挽救记录,允许实验人员继续采集有质量的数据。在另一些情况下,尝试重新破膜将丧失封接。尽管有这个风险,在 R_s 超过可接受范围的情况下,重新破膜可以避免得到一个不可用的记录。

也可以用放大器的回路来补偿 R_s。因为 R_s 补偿包括了正反馈回路,可能在接近 100% 补偿时会变得不稳定和振荡。Sherman 等人发明的回路并入了放大器设计,提供了更加稳定的 R_s 补偿(Sherman et al. 1999)。

全细胞电压钳记录的额外的误差来源于难于对电极尖端的较长的细胞空间保持适当的电压钳制(Williams and Mitchell 2008;Bar-Yehuda and Korngreen 2008)。不能钳制远端空间称为差的空间钳位(poor space clamp)。阻断膜电导,特别是 K^+ 通道,能够通过增加膜阻抗改善空间钳位。在一个钳制得较好的细胞中,激活电压门控的 Na^+ 通道将诱发一个快速失活的内向电流。由于在细胞膜保持去极化的状态下 Na^+ 通道将保持失活,因此在保持去极化的状态下出现重复发放提示在恒定的去极化电位下细胞没有被有效地钳制。这就证明存在差的空间钳位。好的空间钳位要求一个单一电紧张的区域(electrotonic compartment)。这可以通过是否能够用单指数曲线方程(single exponential curve)拟合在电压钳或电流钳模式下伴随着小电压变化(<10mV)的充电曲线(charging curve)来体现。如果需要两个或多个指数来拟合充电曲线则提示存在对多个电紧张区域较差的空间钳位。

25.4.3　穿孔膜片记录

用电极内液改变细胞内成分对细胞内环境有一定程度的控制作用,这将不可避免的交换掉一些对细胞功能很重要的成分。这通常会导致记录质量的逐渐退化或者正在研究的细胞现象的消减。要克服这个缺陷,研究人员有时采用穿孔膜片记录。在穿孔膜片钳实验中,建立细胞贴附模式以后,让一种形成孔道的化合物在膜片上作用一段时间,以利于这种化合物插入到膜片上(Marty and Neher 2009;Molleman 2003)。膜片中的这些孔足以提供对细胞膜的电接触,但仅允许小离子的扩散,防止调节细胞功能所需的内源性信号成分的变化。常用抗菌剂奈米他汀(nystatin)和两性霉素(amphotericin)作为穿孔剂(Rae et al. 1991)。这些非特异性离子通道允许单价离子的自由运动,但能保持内源性第二信使和钙的水平。两性霉素的电导比制霉菌素更高,但也更昂贵。有时也使用另一种抗生素短杆菌肽(gramicidin)(Kyrozis and Reichling 1995)。因为短杆菌肽仅对一价阳离子具有渗透性,它利于维持内源性氯化物的水平。皂苷 -β- 七叶皂苷也被用于穿孔贴片记录,尽管皂苷 -β- 七叶皂苷(saponin beta-escin)形成的孔比穿孔抗生素所形成的孔要大得多(Fan and Palade 1998)。

制霉菌素和两性霉素可以溶解在 DMSO(50mg/mL)中,然后加入电极内液中(终浓度:500μg/mL 制霉菌素,250μg/mL 两性霉素)。短杆菌肽可在乙醇(5mg/mL)中溶解,然后加入电极内液(5μg/mL)。每 6 个月购买一次新鲜抗生素,每 3 小时准备一次新鲜溶液。这些成孔剂的存在会干扰封接形成,因此一些研究人员用无抗生素的溶液填充电极的顶端,然后用含有抗生素的溶液填充电极后部。根据我们的经验,与制霉菌素、两性霉素或七叶皂苷相比,用短杆菌肽封接更容易。

对于穿孔膜片记录,不需要破坏膜片。成功的穿孔并进入细胞可以观察到整个细胞电容瞬变的出现。在5~10分钟内,通常可以实现全穿孔。

25.4.4 电压钳方案

一旦成功地设置了全细胞记录,就可以开始实验。全细胞电压钳记录可用于测量流过电压依赖性和配体门控离子通道的离子电流。现已设计了大量的不同方案来将膜片钳技术用于多种不同的测量。最简单的方案涉及电流的测量,通过钳制膜电位激活配体门控通道或通过施加电压步阶测量电压依赖性通道的激活。除了测量膜电流和电位之外,还开发了允许快速连续测量膜电容变化的方法(Neher and Marty 1982;Gillis 2009)。这些技术允许测量突触囊泡的胞吐作用,甚至能在单囊泡融合事件这样细微的水平进行测量(Klyachko et al. 2008;Gillis 2009;Neher and Marty 1982)。为了更全面的讨论电压钳实验方案的设计,请参见(Mulelman 2003)。通过查阅已发表的文献可以找到更多细节。

25.5 结论

膜片钳记录技术能够精确测量电生理活动,允许深入洞察细胞的功能。如本章所示,全细胞膜片钳记录可用于检测单个细胞的行为。正如下一章将要谈到的,膜片钳记录也可以用来通过单通道记录单个蛋白质的活性。膜片钳记录技术通过各种创新和与其他技术相结合其应用得到了扩展。例如,通过从多个细胞同时记录,可以研究突触通讯的机制和神经元网络的特性(Van Hook and Thoreson 2013)。电极可用于引入离子敏感或活性依赖的染料以进行解剖追踪或光学测量(Babai and Thoreson 2009;Thoreson et al. 2003;Luo et al. 2012)。膜片钳可用于分子生物学研究,允许从单细胞中提取mRNA用于RT-PCR(Moyer and Jonas 2009)。在电极尖端顶端含有离子通道(例如谷氨酸受体通道)的膜片可被用作"嗅探器(sniffer)"电极来测量细胞分泌(Copenhagen and Jahr 1989),可将具有环状核苷酸通道的膜片插入细胞内以测量细胞内的环核苷酸水平(Trivedi and Kramer 1998)。膜片钳记录技术也可用于研究细胞器如线粒体等细胞膜中的离子通道(Kinnally et al. 1987;Sorgato et al. 1987)。膜片钳技术使人们对细胞功能有了详细深入的了解,使之继续成为未来神经科学研究的重要方法。

(肖颖 译)

参考文献

Alvarez-Leefmans FJ (1992) Extracellular reference electrodes. In: Kettenman H, Grantyn R (eds) Practical electrophysiological methods. Wiley, New York, pp 171–182

Babai N, Thoreson WB (2009) Horizontal cell feedback regulates calcium currents and intracellular calcium levels in rods photoreceptors of salamander and mouse rod photoreceptors. J Physiol 587:2353–2364

Bartoletti TM, Thoreson WB (2011) Quantal amplitude at the cone ribbon synapse can be adjusted by changes in cytosolic glutamate. Mol Vis 17:920–931

Bar-Yehuda D, Korngreen A (2008) Space-clamp problems when voltage clamping neurons expressing voltage-gated conductances. J Neurophysiol 99:1127–1136

Castañeda-Castellanos DR, Flint AC, Kriegstein AR (2006) Blind patch clamp recordings in embryonic and adult mammalian brain slices. Nat Protoc 1:532–542

Copenhagen DR, Jahr CE (1989) Release of endogenous excitatory amino acids from turtle photoreceptors. Nature 341:536–539

Crary JI, Gordon SE, Zimmerman AL (1998) Perfusion system components release agents that distort functional properties of rod cyclic nucleotide-gated ion channels. Vis Neurosci 15:1189–1193

Fan JS, Palade P (1998) Perforated patch recording with beta-escin. Pflugers Arch 436:1021–1023

Gentet LJ, Stuart GJ, Clements JD (2000) Direct measurement of specific membrane capacitance in neurons. Biophys J 79:314–320

Gillis KD (2009) Techniques for membrane capacitance measurements. In: Recording S-C (ed) Second Edition (Sakmann B and Neher E, eds). Springer, New York, pp Pp155–Pp197

Hamill OP, Marty A, Neher E, Sakmann B, Sigworth FJ (1981) Improved patch-clamp techniques for high-resolution current recording from cells and cell-free membrane patches. Pflugers Arch 391:85–100

Kenyon, JL (2002) Primer on Junction Potentials for the Patchologist. http://www.medicine.nevada.edu/physio/docs/revised_primer_on_junction_potentials_3e.pdf

Kettenman H, Grantyn R (1992) Practical electrophysiological methods. Wiley, New York, NY

Kinnally KW, Tedeschi H, Mannella CA (1987) Evidence for a novel voltage-activated channel in the outer mitochondrial membrane. FEBS Lett 226:83–87

Klyachko V, Zhang Z, Jackson M (2008) Low-noise recording of single-vesicle capacitance steps in cell-

attached patches. Methods Mol Biol 440:283–295
Kyrozis A, Reichling DB (1995) Perforated-patch recording with gramicidin avoids artifactual changes in intracellular chloride concentration. J Neurosci Methods 57:27–35
Luo J, Boosalis BJ, Thoreson WB, Margalit E (2012) A comparison of optical and electrophysiological methods for recording retinal ganglion cells during electrical stimulation. Curr Eye Res 37:218–227
Marty A, Neher E (2009) Tight-seal whole-cell recording. In: Sakmann B, Neher E (eds) Single-channel recording, 2nd edn. Springer, New York, pp 31–51
Molecular Devices (2008) The Axon guide: a guide for electrophysiology & biophysics laboratory techniques.
Molleman A (2003) Patch clamping: an introductory guide to patch clamp electrophysiology. Wiley, West Sussex, England
Moyer J, Jonas P (2009) Polymerase chain reaction analysis of ion channel expression in single neurons of brain slices. In: Sakmann B, Neher E (eds) Single-channel recording, 2nd edn. Springer, New York, pp 357–373
Naraghi M (1997) T-jump study of calcium binding kinetics of calcium chelators. Cell Calcium 22:255–268
Neher E (1992) Correction for liquid junction potentials in patch clamp experiments. Methods Enzymol 207: 123–131
Neher E, Marty A (1982) Discrete changes of cell membrane capacitance observed under conditions of enhanced secretion in bovine adrenal chromaffin cells. Proc Natl Acad Sci U S A 79:6712–6716
Neher E, Sakmann B (1976) Single-channel currents recorded from membrane of denervated frog muscle fibres. Nature 260:799–802
Perkins KL (2006) Cell-attached voltage-clamp and current-clamp recording and stimulation techniques in brain slices. J Neurosci Methods 154:1–18
Pusch M, Neher E (1988) Rates of diffusional exchange between small cells and a measuring patch pipette. Pflugers Arch 411:204–211
Rae J, Cooper K, Gates P, Watsky M (1991) Low access resistance perforated patch recordings using amphotericin B. J Neurosci Methods 37:15–26
Sakmann B, Neher E (2009) Single-channel recording, 2nd edn. Springer, New York
Sakmann B, Stuart G (2009) Patch-pipette recordings from the soma, dendrites, and axon of neurons in brain slices. In: Sakmann B, Neher E (eds) Single-channel recording, 2nd edn. Springer, New York, pp 199–211
Sherman AJ, Shrier A, Cooper E (1999) Series resistance compensation for whole-cell patch-clamp studies using a membrane state estimator. Biophys J 77: 2590–2601
Sigworth FJ (2009) Electronic design of the patch clamp. In: Sakmann B, Neher E (eds) Single-channel recording, 2nd edn. Springer, New York, pp 95–126
Sorgato MC, Keller BU, Stühmer W (1987) Patch-clamping of the inner mitochondrial membrane reveals a voltage-dependent ion channel. Nature 330: 498–500
Stuart GJ, Dodt HU, Sakmann B (1993) Patch-clamp recordings from the soma and dendrites of neurons in brain slices using infrared video microscopy. Pflugers Arch 423:511–518
Thoreson WB, Bryson EJ, Rabl K (2003) Reciprocal interactions between calcium and chloride in rod photoreceptors. J Neurophysiol 90:1747–1753
Trivedi B, Kramer RH (1998) Real-time patch-cram detection of intracellular cGMP reveals long-term suppression of responses to NO and muscarinic agonists. Neuron 21:895–906
Van Hook MJ, Thoreson WB (2013) Simultaneous whole cell recordings from photoreceptors and second-order neurons in an amphibian retinal slice preparation. J Vis Exp e50007
Williams SR, Mitchell SJ (2008) Direct measurement of somatic voltage clamp errors in central neurons. Nat Neurosci 11:790–798
Wilson NR, Kang J, Hueske EV, Leung T, Varoqui H, Murnick JG, Erickson JD, Liu G (2005) Presynaptic regulation of quantal size by the vesicular glutamate transporter VGLUT1. J Neurosci 25:6221–6234

第八部分

免疫组织化学和放射自显影技术

第二十六章　受体结合与定量放射自显影分析 26

L. Charles Murrin

摘要

在分散的小组织区域定位和量化受体，需要一种在光学显微镜水平上可视，且能在较大范围内测量受体数目的方法。定量放射自显影技术能够满足上述两点。这项技术要求放射配体具有高特异性，同时该配体对受体也具有很高的选择性。这种放射配体的一个特点是对目标受体具有较高的亲和力，而对其他类似受体的亲和力较低。因此，类似于放射配体结合的方法，发展具有选择性且可测量的受体标记方法同样是有必要的。这包括在特定的条件下确定结合动力学、结合速率和离解速率，以证明放射性配体与受体的结合符合药理学特征。此外，还必须保持组织的完整性，便于识别特定的组织区域、细胞群或细胞核。

通过定量放射自显影方法证明受体与其他蛋白质的功能联系也是可行的。与 G 蛋白相关的受体，尤其是 Gi 和 / 或 Go，特别适用于此方法。为每个受体的亚型确定最佳实验条件是非常重要的。

通过使用放射自显影技术，可以检查受体的位置、密度和相关功能，以及这些参数随发育过程，疾病过程或药物治疗而发生的变化。本章将描述正确使用这些技术的必要步骤。

关键词

受体分析；放射配体结合；定量放射自显影；受体药理学；受体表征；方法；受体解剖

L. C. Murrin(✉)博士
美国内布拉斯加大学医学院　药理学和实验神经科学系；内布拉斯加州医学中心
美国内布拉斯加州奥马哈 985800
邮编 68198-5800
邮箱：cmurrin@unmc.edu

26.1　前言

受体是生物系统方面研究里重要的内容，因为受体是细胞间信号转导的关键组成部分。它们通过信号传递单元来执行，并在将信号从生物系统的一部分传递到其他部分中发挥重要作用。受体通常通过可溶性小分子发生作用，如神经递质或激素，但一些受体也与其他细胞上的多肽或蛋白质相互作用。虽然受体一词最常用于蛋白质或蛋白质复合物，但本章描述的方法也适用于其他与可扩散物质相互作用的分子，包括转运体和酶。在本章其余部分，受体一词将包括更广泛的可结合位点。

由于受体在调节生物系统的功能中起着至关重要的作用，因此尽可能深入地理解它们是非常重要的。这包括确定受体的位置，及特定区域或特定细胞中受体的数量。了解特定组织中受体的数量，为研究受体在特定组织中的功能提供了重要的线索。

同时，从药理学角度来表征受体对各种药物的亲和力也是十分重要的。通过确定与受体相互作用的天然或外源分子，可以对受体的功能作进一步研究。例如：受体对激动剂的持续相互作用（如脱敏），或缺乏激动剂刺激的反应（如超敏），这些都可以用本章所述的技术来研究。也可以通过受体产生的胞内反应来检查，尽管本章没有讨论这方面的内容，可参考以下文献（Sim et al. 1995，1997；Happe et al. 2001；Laitinen 2003）。此外，了解化合物与受体的相互作用，为设计新的、更好的化合物奠定了基础。这既可用于实验目的，也可用于治疗疾病等临床用途。这些相关信息都可以从受体结合实验得到。

本章介绍了一组标准，包括通过特异性放射性配体来结合或标记特异性结合位点或者受体。也介绍了可用于证明这些标准的方法。其目的是寻找到合适条件使人们能够从数量、药理学、位置和适应疾病状态或药物治疗的角度来分析特定的受体。正如“特定”所表示的意思，只有一种或一组受体能够被识别，而其余不能被识别。例如，可能要建立必要的条件，将 D2 家族的多巴胺受体与 D1 家族区分，将 5- 羟色胺受体和其他儿茶酚胺类受体或 D2 受体与 D3、D4 和别的受体区分。更重要的是，这些实验条件可提供一致并且可重复的实验数据。本章将介绍分析组织中受体特性的基本方法，更加详细的内容可从以下文献中找到（Yamamura et al. 1985；Haylett 2003）。

26.2　放射配体结合的组成分析

26.2.1　放射性配体

用放射性配体结合来分析目标受体，放射性配体必须对所讨论受体具有高度特异性，即一个较好的特异性比非特异性相对系数及高的比活度 *。在特定条件下（缓冲液、温度、时间等），与制备的组织结合的放射性配体的量定义为总结合量。在同样的条件，但存在另一种高浓度非放射性药物，该药物也与所述受体结合，此时与受体结合的放射性配体结合量被定义为非特异性结合。总结合量减去非特异性结合的量就得到特异性结合量。在选择适当的放射性同位素时所涉及的因素将在下一部分内容中讨论。

虽然可以使用放射性比活度（药物分子中含有的数量或放射性）低到 10Ci/mmol 的放射性配体，但实际上比活度应达到 30Ci/mmol 或更高。一般地，放射性比活度越高，特异性结合和非特异性结合之间的差异越大。因此，试验也就更容易进行。放射性配体特异性和非特异性结合的比例最低是 1∶1，优选 3∶1 或者更大，最佳比例接近 10∶1。总的来说，比例越高，实验就越容易进行。特异性比非特异性结合比率过低，则通常需要更多的组织和放射配体才能获得满意的结果。组织不足或组织和配体的成本增加则可能影响实验顺利进行。

放射性配体中使用的同位素有几个类型。最常用的同位素是 ^{3}H（氚）和 ^{125}I，^{14}C、^{32}P、^{33}P 和 ^{35}S 这些同位素也被使用过。在放射性配体结合实验中，氚是最常用的同位素。由于现代合成化学技术的发展，含氚的分子的合成也相对容易。用氚原子取代氢原子（^{1}H）不会改变分子的性质，从而也不影响配体与受体的结合特性。氚的半衰期（12.3 年）长是其主要优势，且氚衰变对放射性配体的剩余分子几乎没有破坏性。由

*　注释：Ci/mmol（每毫摩尔居里）是衡量一个分子中的放射性水平的标准，它有多“热”。居里浓度为每秒 3.7×10^{10} 次（放射性衰变事件）或 2.22×10^{12} 次 /min。虽然国际单位系统支持以贝克勒尔（Bq）或每秒一次衰变的形式定义放射性水平，居里仍然是生物材料中最常见的测量单位。1millimole=10^{-3} 个分子。

于氚具有良好的稳定性，因此氚配体可以在购买后的几个月到几年内使用。如果实验持续时间较长，那么就可以节省一笔不菲的经费。最后，几乎任何分子都可以被氚化。商用氚分子的比活度上限约为 120Ci/mmol，但大多数放射性配体在 50~80Ci/mmol 范围内。

通常被合成放射性配体的碘同位素为 ^{125}I，其主要优点是比活度能达到 2 200Ci/mmol。相比于其他同位素，^{125}I 的灵敏度较好，在一些研究中比使用氚同位素分析所需时间更短，特别是在放射自显影分析实验中。放射性碘配体也有明显的潜在缺点。其一，由于碘的相对分子质量较大，它的加入可能会改变配体的结合特性。例如，在添加 ^{125}I 时，脑啡肽分子很容易在酪氨酸上发生碘化，从而失去与阿片受体结合的能力。它的另一个缺点是半衰期为 59.4 天。此外，^{125}I 衰变的能量足以破坏溶液中的分子。由于这些问题，导致放射性配体损失较快。因此放射性碘配体必须在合成后的一个半衰期内迅速使用。通常在 45~60 天后，放射性碘配体对配体结合的研究由于上述因素而失效。由于辐射的原因，在使用放射性碘配体时必须采取更为稳妥的安全预防措施。最后一个缺点是能被放射性碘化的分子有限。通常情况下，它们必须含有另一个可以交换碘的原子，如氯或氟，或者它们必须含有一种可以碘化的氨基酸，即酪氨酸或丝氨酸。

^{35}S 在放射配体结合分析中的应用较少，主要原因是很少有配体分子含硫（Gonsiorek et al. 2006）。相比于氚或 ^{125}I，将放射性硫原子掺入分子的合成过程更困难。^{35}S 的半衰期相对较短，仅有 87 天，这意味着含 ^{35}S 的放射性配体的使用寿命有限。^{35}S 的主要用途是掺入核苷酸来代替磷，例如[^{35}S]GTPγS。后来用于测定某些 G 蛋白偶联受体的功能（Sim et al. 1997；Happe et al. 2001）。

磷同位素 ^{32}P 和 ^{33}P 具有类似 ^{35}S 的缺点，配体分子中含磷的相对较少，同时合成难度较大、半衰期短。由于 ^{32}P 的辐射能量较高，使胶片曝光时距点源较远，从而在结构上分辨率较低。同时，相比于以上讨论的同位素，它需要更稳妥的安全防护措施。碳同位素的使用，特别是 ^{14}C 不太常见，因为在药物中加入 ^{14}C 的合成问题，以及加入足够的 ^{14}C 以获得有用的比活度比较困难且非常昂贵。

26.2.2 组织

实验使用的组织必须表达目标受体，且最好是高表达。这通常不是问题，因为特定的受体通常是基于组织表达，特别是在特定组织或区域的高水平表达才引起人们的兴趣。培养受体表达的细胞，无论是天然或通过转染的都是易于得到或能够培养得到的。通过组织培养方法，可以相对容易地确定受体的结合特性，包括药理学特征。但是，值得注意的是在细胞中人为的表达一个受体，可能会产生与天然受体性质不同的受体。

根据受体和实验目的，可以使用各种组织制备方法。粗膜制备是最常用的一种。在低渗透缓冲液中匀浆组织，6 000×g 离心，然后上清液 25 000×g 进一步离心。最后产生的沉淀是一种粗糙的膜制备品。通常情况下，这种样品可以储存在 -20℃或 -80℃一个月以上，而不丧失受体结合活性。有时在一些特殊情况下，受体结合活性在几天内就失去（Sanders et al. 2005）。上述提供了无细胞核和细胞质受体的样品，并被证明在表征膜结合受体中非常有用。用蔗糖密度离心法可以进一步细分样品，可得到更多无线粒体的细胞质膜纯化样品，但这些样品通常需要足够的组织进行检测。组织还可以用来制备突触体样品，核组分或细胞质组分可用于研究可溶性受体。在用放射自显影检查受体的解剖定位时，常使用新鲜冰冻组织切片。

26.2.3 孵育条件

实验的孵育条件包括上述讨论的组织制备、缓冲液、温度和实验的持续时间。后者将在下面的动力学研究中讨论。虽然实验条件有很多，然而，大多数研究都采用了一种常见的方法。如果在先前的实验中已经确定了培养条件，这是一个很好的开始，可以在各个实验室之间进行比较研究。

缓冲液是孵育条件中最多变的因素之一，但在实际中所使用的缓冲液成分相对较少。许多早期的研究（当放射性配体结合还是一种新技术时），使用了简单的 50mM Tris 缓冲液。Tris 具有配制简单、缓冲能力好的优点，而且现在仍然经常用到。其缺点是，单一的 Tris 缓冲液是非生理性的，因为缓冲液不含生理性成分，并且 Tris 缓冲液不能反映正常的离子环境。尽管如此，Tris 缓冲液在最初的研究中确实提供了一种有用且简单的方法来表征受体。

随着这项技术的发展，越来越多的研究使用接近生理特性的缓冲液。这使得结合条件能更准确地反映正常的组织环境。当人们认识到缓冲液的离子组成可以改变受体和配体的结合性质时，使用生理缓冲液（如

Krebs-Ringer 重碳酸盐;Sigma-Aldrich,St.Louis,MO)变得常用(Pert and Snyder 1974;Deupree et al. 1996)。生理缓冲液在研究转运分子中特别重要,因为很多转运分子都有钠依赖性(Happe and Murrin 1993)。

最早的放射配体结合研究使用的温度为37℃(生理温度)。这就需要使用一个震动型恒温水浴装置来维持和平衡整个样品的温度。随后发现,在大多数情况下,室温培养产生的结果基本相同,且常常能提供更好的样品与空白比率。在较低温度下,放射性配体和组织降解较慢,因此需要较长的培养时间。经证明这在很多实验中特别重要,尤其是使用肽作为配体时。在某些情况下,例如在苯并二氮杂草受体的研究中,应在小于4℃的温度下进行实验,以产生有效的非特异性与特异性比值。再则,低温条件减少或消除了配体的降解,特别是那些容易被组织中天然酶分解的配体。

26.2.4 从游离配体中分离结合配体

为了测量放射配体与受体的结合,必须将游离配体与已结合配体分开。这有多种可行的方法,例如透析、离心、过滤和简单的清洗组织。

透析现在很少使用,部分原因是耗时较长。此外,由于透析是基于游离配体大量地扩散到透析袋外,且透析需要配体与受体不可逆转地结合在一起。否则,所有配体最终将与受体分离,并失去特异性结合。

离心主要在受体与配体亲和力较低的情况下使用。离心法的优点是在整个分离过程中,能保持组织与配体在溶液中接触,最大限度地减少由于配体扩散远离受体,从而失去特异性的结合,也使结合配体和游离配体之间的平衡维持到组织被完全沉淀下来为止。离心法的主要缺点是一些游离配体(非特异性地与组织结合)会被困在沉淀中。结果表明,离心法的样本-空白比率比往往低于过滤法,且离心法也比过滤法速度慢。

过滤法是从游离配体中分离结合配体最常用的方法。这种方法分离速度快,通常能得到最佳的样品-空白比率,并且过滤能快速处理大量的样本(例如,Brandel,Gaitherberg,MD)。虽然过去使用过很多类型的过滤器,但玻璃纤维过滤器通常能够获得最佳的结果(Whatman,Piscataway,NJ)。各种不同的玻璃纤维过滤器在厚度、孔径和整体尺寸这些方面有所差别。最常用的是 GF/B 和 GF/C(Whatman)或类似的过滤器。将过滤器放在过滤机上,抽真空环境,并将样品倒入或吸入到过滤器里。在大多数情况下,不到2秒的时间内就能完全分离出培养液中的细胞膜。然后用冰冷的缓冲液洗涤样品,以进一步去除非特异性结合配体,然后将过滤器在真空环境中风干15~30秒。常见用5mL的冰冷缓冲液清洗每个过滤器3次。在4℃时使用缓冲液,将大大减少或消除放射性配体在洗涤过程中从受体中扩散出来。从过滤机取出后,过滤器通常放置在空气中干燥几个小时或过夜,然后用液体闪烁计数器或伽马计数器分析放射性。

使用过滤方法时,必须采取预防措施。应注意到的是,组织或细胞膜必须被滤纸捕获时,使其完全不能通过。而放射性配体有时会与过滤器结合,从而增加背景。而这种非特异性与过滤器结合会被实验中使用的竞争配体所取代,从而产生特异性结合比非特异性结合比值虚高的现象,必须仔细评估这种可能性。若出现这一问题,可通过在低浓度的聚乙烯亚胺溶液(0.1%~0.2%)中浸泡5分钟或更长时间来消除与过滤器的结合。在过滤实验中,用于洗涤步骤的缓冲液通常与受体结合阶段的缓冲液相同,但使用非常简单的缓冲液,如50mm Tris,也可达到同等效果。

前面材料经常提到饱和与非饱和结合、样品-空白比率、特异性结合比非特异性结合。定义这些术语很重要,尽管它们的含义与上下文有关。

放射性配体可以与多个位点结合,事实上,大多数放射性配体会与多个位点结合,尽管结合的亲和力不同。饱和结合表示放射性配体与组织样品的结合是有上限的,表明组织样本中的结合位点有限。这是所有受体都必须具备的特性,表明它们数量并不是无限的,还证明了结合位点与生理性质相关。饱和结合指在特定研究中,既能与目标受体结合,也可能与其他受体或蛋白质结合。饱和结合中的放射性配体可以被相同的未标记配体取代。非饱和结合包括与其他分子的结合,这些分子的数量似乎是无限的,如胞膜脂质,或隔离在脂质膜中的配体。非饱和结合不能被竞争配体所取代,而且在检测中始终是背景噪声的一部分。

特异性结合位点通常是可饱和的。此外,它们代表了人们希望分析的特定的结合位点或受体。大多数放射配体能与几种受体结合。例如,许多与多巴胺 D2 受体结合的药物也能与血清素 5HT2、α1 或 α2 肾上腺素能受体、胆碱能毒蕈碱受体结合,或能与两者结合。在只想研究 D2 受体的情况下,与所有这些位点的结合是饱和的,但只有与 D2 受体的结合是特异性的。与所有其他受体结合及非饱和结合都是非特异性的。与特定位点的结合可能被未标记的配体所阻断，该配体高选择性地结合到相关的特定结合位点。这定义了实验的非特异性结合。即非特异性结合是在竞争配体存在下的结合，代表非饱和结合或非饱和结合与非特异性结合同时存在。

设计实验和放射性配体时，特异性结合应该较大且非特异性结合较小，从而得到最佳的样品 - 空白比率。为了建立空白结合值或背景，在高浓度时应该使用竞争配体。若该竞争配体与受体的亲和力（K_d）已知，那么它的浓度应该是其 K_d 的 100 倍或更大。这意味着将阻断 99% 以上的特异性受体位点。最好是选择一个与放射配体不同化学结构的竞争配体来建立特异性结合（确定背景结合）。这降低了未标记的配体结合到那些放射性配体也会结合的相同的二级、饱和的，以及非特异性位点。

在只分析一个特定的受体或结合位点时，优化结合条件是很重要的。虽然已经确立特定受体的分析方法，但这个过程可能需要多次修改校正。分析中的每个参数都明确了的，也可以更改先前确定的参数。虽然这通常不是主要因素，但在确定最终的检测条件时，验证特定受体结合的标准很重要。若这些标准不再满足要求时，则对这些标准进行修改。

26.3　特定受体结合标准

在特定的一组条件下建立特定的放射配体结合要求满足几个标准。这些标准包括饱和度、适当的药理学特性和定位。在具体的实验中，需要为确定的特异性结合设置清晰的条件。

26.3.1　动力学研究

首先要进行的是研究放射性配体与受体结合动力学。这包括结合速率和离解速率研究：

1. 结合速率研究提供了几条信息，正如质量作用定律所预测的那样，放射性配体结合应该会达到一个稳定的状态。达到稳态的时间是其余研究所需的最小培养时间。如果结合速率研究延长较长时间，可通过检测最大结合水平是否减少来显示是否存在因过度孵育而引起配体或受体的降解。如果发生这种情况，宜对检测所需时间有一个外部限制以保证实验的进行。

结合速率研究表明，放射性配体结合受体的水平随时间的变化而变化（实线，图 26.1）。如果已知的话，放射性配体的固定浓度最好接近配体的 K_d 值，在

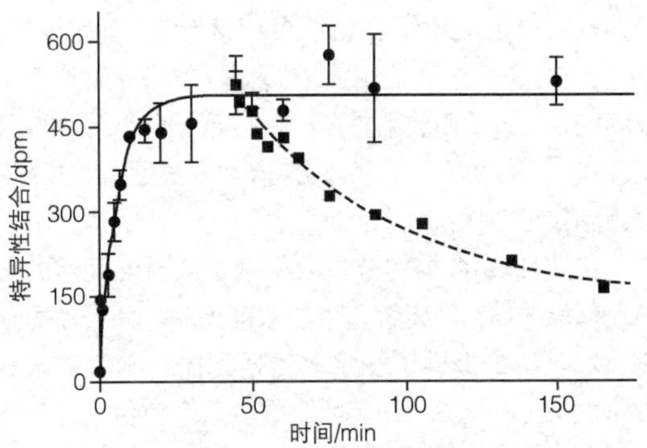

图 26.1　[^{3}H]胞嘧啶与 α4*β2* 烟碱受体结合的动力学数据。数据改编自 Happe 等的文章（Happe et al. 1994），并显示胞嘧啶结合物（实线，圆圈）与其受体迅速结合，分离（虚线，方块）缓慢，表明高度亲和力。动力学数据表明 K_d=0.45nM，与饱和研究和以往使用膜的研究相一致。背景结合已被减去，结果体现特异性结合

选定的温度下与组织一起培养，并在多个时间点终止测定。初始测试时间在 0~30 分钟内，并在必要时调整持续时间。应该用足够的研究时间来证明结合到了平衡或者稳态水平。确定到达稳态的时间很重要，因为用来分析饱和竞争状态方程的都基于已达到稳态条件。

结合速率的研究提供了放射性配体的结合速率 k_1。配体的结合速率是浓度依赖性的，在以后的多浓度研究（饱和研究）或不同配体浓度的研究中必须考虑到这一点。在某些情况下，可能需要调整培养时间，以确保在所有浓度下都能达到稳定状态，尽管这通常不是主要影响因素。

2. 离解速率的研究提供了两个有用的参数。首先，从实际情况来看，它们表明放射性配体与受体分离的速度。这能表明终止实验的标准技术（如过滤）是否有用，或者，对于离解速度极快（秒）的配体，是否必须采取其他措施以尽量减少放射性配体的离解。如离心能使受体和放射配体在整个终止步骤中保持接触，并且独立地、非常迅速地处理每个样本。例如，通常用离心法来测量谷氨酸与其受体的结合。离解速率研究也可以揭示配体与受体是否发生不可逆转地结合。

离解速率研究从组织和放射性配体孵育达到结合速率研究中确定的稳态开始。离解通常是由每个样品中的较高浓度的未标记配体所引起的（比放射性配体的浓度高出 100 倍以上，同时其他条件不变）。然后在加入未标记配体后，在多个时间点终止结合速率研究，并测量放射性配体的结合水平。随着时间

的增加，放射配体结合的数量应该会减少（虚线，图 26.1）。另一种方法是用大量（无限）的培养缓冲液稀释每个样品，从而放射性配体的浓度就降低了 100 倍或更多。从物理学角度来看，这种方法通常很困难，而且不经常使用。

离解速率数据的分析后得到了放射性配体的离解速率 k_{-1} 或 k_2。离解速率与浓度无关。两个动力学速率 k_{-1} 和 k_1 提供了测定放射性配体对其受体亲和力的方法：$k_{-1}/k_1=K_d$，即解离常数。这个数值应该与用饱和法测定放射性配体亲和力（K_d）是一致的。

总之，动力学研究确定了在某个特定条件下，放射性配体结合受体达到稳定状态所需的时间，从而明确了实验的最小培养时间。动力学研究提供了配体从受体上分离的解离速度，以便确定终止实验所需的最佳方法。最后，实验中确定的两个参数 k_1（结合速率）k_{-1}（离解速率；还有 k_2），提供了一种放射性配体对受体亲和力的测量方法（$k_{-1}/k_1=k_d$）。关于从 K_1 和 k_{-1} 确定 K_d 的详细资料，见参考文献（Yamamura et al. 1985）。

26.3.2 饱和度研究

饱和度研究确定了特异性放射性配体结合受体的 3 个重要因素。第一，它们证明了放射性配体与目的位点的特异性结合是可饱和的，且结合位点数量有限，这是所有生物分子的一个特征。第二，饱和研究提供了一种额外的方法来确定放射性配体与其结合位点或受体的亲和力 K_d。第三，饱和度研究可以帮助我们在特定的条件下，确定一个放射配体是否与一个或多个受体结合。

饱和度研究指在增加放射性配体浓度的情况下培养组织，一直待到达到稳态条件。在分析中，每一个样品都应该包括一个相对应的空白对照。一个特定饱和度的研究所使用的放射性配体浓度的范围应从比放射性配体的 K_d 值低 10 倍以下至 10 倍的浓度。而研究所需的浓度范围由初始研究决定。从经验上来看，至少需要 6 倍，最好是 8 倍，放射性配体浓度才能准确地确定单个位点的放射性配体的 K_d 值，而 12~18 倍浓度才能确定两个位点的 K_d 值。这些浓度应尽可能均匀地分布在 K_d 值上下。

使用大于 K_d 值 10 倍的放射性配体不太实际，这时可以使用替代方法。在使用放射性碘配体时，往往使用这种替代方法。因为使用浓度大于其 K_d 值 10 倍的放射性配体可能价格太昂贵，以及 / 或者包括使用中不可接受的高放射性。在这种情况下，可用未标记的配体稀释放射性配体，以降低比活度。这样就降低了放射性配体的使用浓度，当然，是在仍然可行的浓度下。另一种选择是使用固定浓度的放射性配体，并在不同浓度下使用未标记的配体从而得到在不同的配体浓度下对应的不同的比活度。实际上，这是一项竞争性研究。这两种方法假设标记的配体和未标记的配体与受体具有相同的结合性质。最后，如其他工作所述，有可能将这两种方法结合起来（Bylund and Murrin 2000）。

目前已经开发了分析饱和数据的图解方法（Scatchard 1949；Rosenthal 1967）。然而，对数据进行非线性回归分析是确定受体对配体的亲和力（K_d）和放射性配体结合位点数量（B_{max}）的最准确方法。借助于为此目的而开发的程序较易实现，详见下文。

饱和数据的表示通常采用以 x 轴为对数形式的 S 形剂量 - 反应曲线。如图 26.2a 所示，数据可以线性绘制。这种方法提供了清晰的图像表明结合是可饱和的，并给出了一个很好的 B_{max} 值，但是用这个图

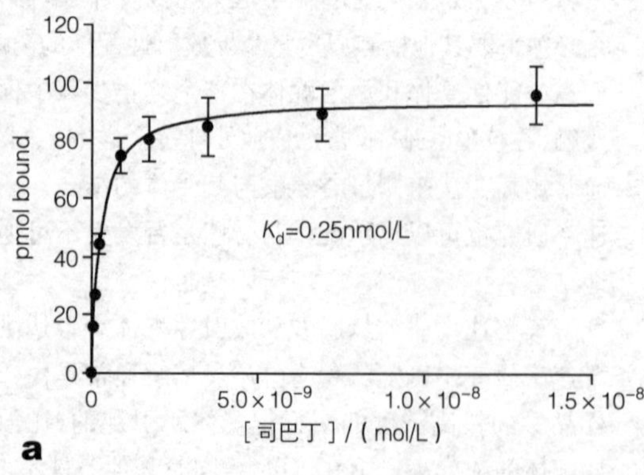

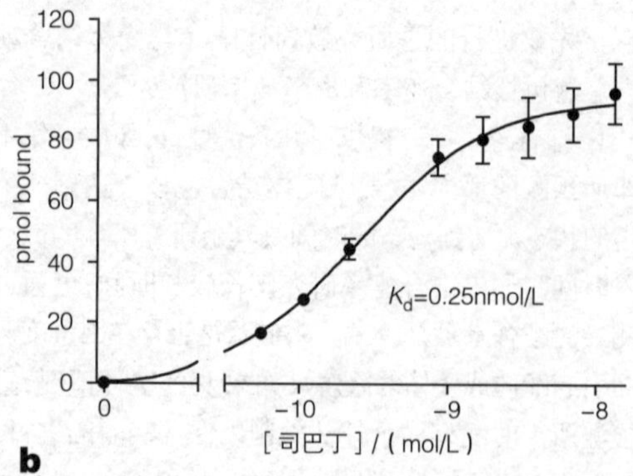

图 26.2 [^{3}H]司巴丁的饱和研究数据。数据引自 Happe 1994。这两个数字使用线性 x 轴（a）和对数 x 轴（b）表示相同的数据。对 26 例受体结合分析和定量放射自显影分析数据采用非线性回归分析

很难直观地反映 K_d 值（B_{max} 的 50%）。使用带有 x 轴取对数的 S 形剂量 - 反应曲线（图 26.2b）使 K_d 值的反映相对容易，同时也给出了一个很好的 B_{max} 衡量标准。这两个图都是通过非线性回归分析生成的曲线。

26.3.3　药理学

放射性配体结合的最后一个主要参数是检测它的药理学。这些研究依赖于一些药物的可用性，这些药物不同于放射配体，并且对所述受体具有已知的特异性。而这些药物在首次研究某种新受体时，可能是无效的。药理学分析，或竞争 / 抑制分析，提供了几种类型的信息。测量到的特异性结合代表着与特定受体的结合。竞争性配体抑制放射配体结合的等级顺序应与其已知的受体亲和力相对应。这也为放射性配体结合的特异性提供了进一步的支持。一旦确定放射性配体在特定的条件下与特定的受体结合，抑制或竞争实验就可以用来筛选一系列药物，以确定它们是否有能力与该受体结合。这提供了相反类型的信息，一组药物与特定受体的亲和力，也是筛选药物对受体作用的基础。

药理学分析采用竞争分析方法，在每个样本中存在一定浓度的放射性配体，并使用不同浓度的未标记药物竞争性地与放射性配体相对应的受体结合。随着未标记竞争药物浓度的增加，放射性配体与受体的结合将减少，从而形成一条竞争曲线。经验表明，有关配体浓度和分析方法与饱和研究类似。图 26.3 是竞争曲线的一个例子。

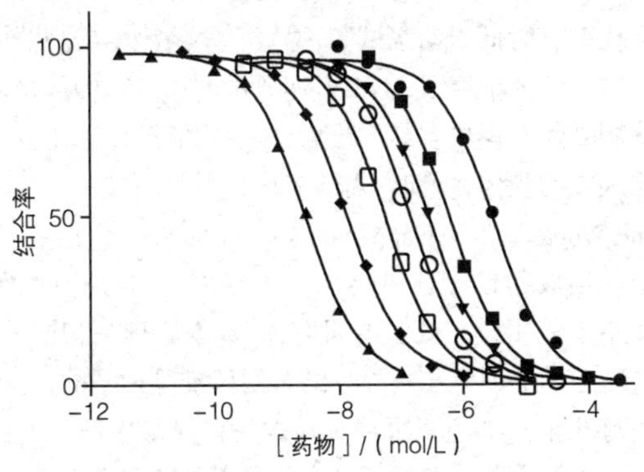

图 26.3　在一个结合位点上，与放射配体竞争的一系列药物的竞争曲线的示例。曲线表示药物的亲和力（K_i 值），范围从 3nmol/L（最左边，三角形）到 3μmol/L（最右边，圆圈）

这些研究确定了药物的 IC_{50} 值，即在一定的放射性配体浓度下，抑制 50% 的放射配体结合的药物浓度。IC_{50} 值取决于特定分析中使用的放射性配体的浓度，因此，当放射性配体浓度变化时，IC_{50} 值将发生变化。IC_{50} 值可以用成 - 普鲁索夫方程转换为 K_i 值（Cheng and Prusoff 1973）。K_i 值定义了未标记药物对有关受体的实际亲和力，并且应该在不同的实验室之间保持一致。

值得再次强调的是，当检测条件发生变化时，需要重新建立特定的结合标准。在上述例子中，［^{3}H］司巴丁与细胞膜和组织切片中的 α4*β2* 烟碱受体的亲和力和药理学性质基本相同（Happe et al. 1994）。另一方面，［^{125}I］RTI-55 与匀浆和组织切片中多巴胺转运体的结合显示，放射性配体和未标记的竞争性配体的亲和力有显著差异（表 26.1 和表 26.2）。如果结合参数已经更改，并且没有检测到这一点，那么对数据的理解可能会产生偏差。

表 26.1　以［^{125}I］RTI-55 为配体，大鼠纹状体中多巴胺转运体的亲和力（K_d）和浓度（B_{max}）

组织制剂	K_d/（nmol/L）	B_{max}/（pmol/mg 组织）
膜	0.79 ± 0.05	1.16 ± 0.19
切片	14.9 ± 0.9	0.96 ± 0.11

与匀浆相比，组织切片中测定的亲和力（即 K_d 值增加）明显降低。B_{max} 值相似，表明同一部位在两种样本中都一致存在。所有检测条件（缓冲液、配体浓度、温度）均保持不变。

表 26.2　组织切片和匀浆中，抑制［^{125}I］RTI-55 结合的药物 K_i 差异

药物	切片	膜
	K_i/（nmol/L）	K_i/（nmol/L）
GBR12909	35	1
Mazindol	237	10
Win 35,428	320	45
Cocaine	3 070	311

在比较两种组织样本时，K_i 值有显著性差异。在每一组研究中，切片和膜都使用相同的缓冲液和药物浓度。

26.3.4　适当定位

如果认为一个放射配体与一个特定的受体结合，那么特定的结合应该存在于表达该受体的组织中,这与受体的表达水平是成比例的。此外,在不表达该受体的组织中也不应该有特异性结合。适当定位是确定放射性配体结合的特异性和一致性的另一个参数。这在培养的细胞或大片段组织中相对容易证实,例如心脏与肺或大脑皮质与纹状体。在中枢神经系统的研究中,一般规律是:与特定受体的结合物应该与该受体的神经递质是类似的。情况通常如此,尽管也存在许多反面的例子(Herkenham and McLean 1986)。

26.4 受体结合的数据分析

放射性配体结合的数据分析方程是以质量作用定律为基础的。对受体结合数据分析的数学基础已在其他地方作了详细解释(Kenakin 1997;Haylett 2003),且超出了本章范围。配体与受体的相互作用与时间或配体(和受体)浓度呈非线性关系,且非线性回归分析是最准确的结合分析方法。由于使用这些方法手算较为困难,因此导出了转换数据的方法,以便生成线性图,从而便于分析。转换存在着把失真引入数据的固有问题,并且有时很难通过实验设计来补偿这些失真。然而,在某些情况下,这些图形方法确实提供了有用的信息,而且在直观上很容易理解。幸运的是,已经开发出专门分析受体结合数据的程序,从配体开始(Munson and Rodbard 1980),发展成非常复杂而易于使用的图形程序,例如 Prism(GraphPad Software,San Diego,CA) 和 SigmaPlot(Systemat Software,San Jose,CA)。这些程序提供了放射性配体结合动力学,饱和研究的详细分析,和详细的药理学/竞争研究分析。包括对放射性配体结合数据通过统计分析揭示是否涉及一个或多个结合位点。有关非线性回归和统计分析的更详细信息,请参考上述来源或详细的在线信息(http://www.graphpad.com/Support/Support.cfm)。

26.5 放射自显影与放射配体结合

由于放射性物质引起的辐射,将在摄影胶片上产生一个曝光图案,当它靠近的时候,就会产生一个X线片。当一个组织或其他标本被贴上放射性物质的标签并被贴在胶片上时,就会在薄膜上产生一个图像。这个图像反映放射性物质在组织中的分布,即自动放射线照相。定量放射自显影术应用放射性配体与解剖学结合的技术和优势,能在光镜和电镜水平上对受体和其他放射配体结合位点进行详细的定量分析。相比于其他可视化技术,定量放射自显影技术在组织切片中可以定量的受体的范围要大得多,这是一个主要的优势。并且对于研究中枢神经系统中的神经递质、激素系统和受体非常有用。这项技术也被用于研究明确其他器官的不均一组织。我们已有对这一技术进行的广泛讨论(Rogers 1979;CARE et al. 1986)。与光学显微镜研究相比,电子显微镜研究在技术上有很大的差异,读者可以参考 Rogers 的评论来了解更多细节。

与匀浆法或细胞结合法相比,定量放射自显影技术有许多显著的优点。它在空间上是准确的,并能够定量分析非常小的组织区域上的受体。若没有其他技术的结合,这是不可能实现的。由于组织切片非常薄,可以从同一区域获得多个切片,甚至在体积很小的大脑(如小鼠大脑)中也是如此。同时,又可以更详细地分析某一特定受体或分析同一动物同一区域的几个受体(图 26.4)(见文末彩图)。与此相关的是,可以在非常小的样本上进行研究,例如研究人类所用的样本。当有关组织的样本数量较小时,这是特别有价值的。切片的使用也减少了重复性研究所需的样本或动物的数量,以确保统计的有效性。最后,组织切片中的受体几乎没有破坏和丢失,就像在匀浆中所发现的那样(Norman et al. 1989)。

与膜或细胞培养方法相比,定量放射自显影技术的缺点是实验时间较长,实验时间从几天到几个星期不等,而不是几个小时或几天。特殊的非特异性结合比率有时低于匀浆试验,尽管有些情况相反。此外,在非常低的浓度下,也不可能通过增加组织的数量使检测受体变得更容易。最后,在使用氚配体和比较不同区域的受体密度时,需要考虑信号猝灭校正(Geary and Wooten 1985;Happe and Murrin 1990)。

当放射性配体结合用于定量放射自显影时,例如用于使用膜或细胞的研究,其基本原理是相同的。需要考虑的因素与特异性结合的标准是相同的,另外还有几个附加注意事项。在放射自显影中使用的配体几乎总是首先通过膜结合研究来鉴定和表征,这主要是因为后者实验速度较快。配体的放射性标记同位素也是相似的,即氚和 ^{125}I 占绝大多数。然而,在放射自显影研究中,这两者之间的差别要大得多。使用这两种同位素对样品进行定量所需的时间与膜结合研究所需时间差不多,但在含有氚的薄膜上产生一

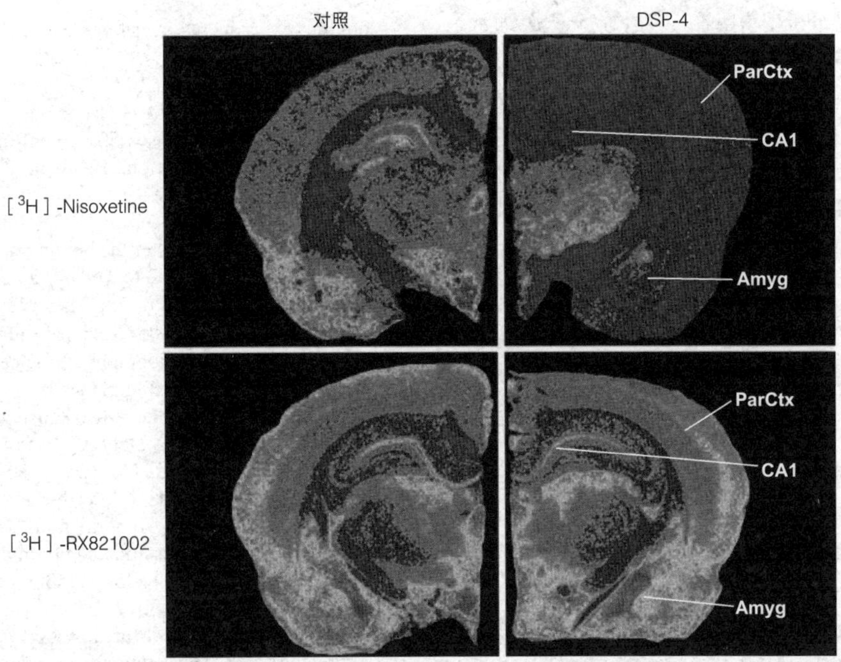

图 26.4　自动放射线显影举例，说明了通过这个过程可以得到的细节信息。左侧显示来自对照大鼠的数据，而右侧显示来自使用 DP-4 的大鼠的数据，DP-4 是一种毒素，专门损害源自蓝斑的去甲肾上腺素能神经元。上面的数字显示去甲肾上腺素转运体（用[^{3}H]-Nisoxetine 标记的神经网络）的放射自显影，下面的数字显示 α-2 型肾上腺素能受体（为用[^{3}H]-RX 821002 标记 A2AR）的放射自显影。DSP-4 损伤许多脑区的去甲肾上腺素能神经支配，从而消除神经网络，同时产生少量的突触后 A2AR（未发表图像；见 Sanders et al. 2011）。注意非常小的大脑区域的详细信息。杏仁核，海马 CA1 区，顶叶皮质

幅图像所需的时间要比 ^{125}I 多得多。碘化配体可能在 3~5 天内产生有用的薄膜曝光，而氚化配体可能需要 2~4 周，在某些情况下可能需要更长的时间。当然，所需时间取决于组织中受体的密度。因为所使用的薄膜（例如柯达产品 Bio Max MS.）在有限的范围内对放射是线性反应的。

定量放射自显影术使用安装在显微镜载玻片上的新鲜冰冻组织切片（Young and Kuhar 1979）。组织在低温恒温器中切片，解冻安装在载玻片上，并保持在冷冻状态（-20℃或更低）直到使用。若切片反复冻融，受体活性就会开始下降。虽然组织切片中大多数受体在冷冻状态下可以维持几周或到几个月的结合无明显变化，但在某些情况下，受体开始相对迅速地降解。例如去甲肾上腺素转运蛋白（Sanders et al. 2005）。应该避免固定组织，因为正常的固定剂破坏受体结合配体的能力。虽然在少数情况下，非常轻的固定可能对其结合能力没有明显影响。这种情况因受体而异，最好避免这种情况。切片厚度因实验室而异，但一般在 6~20μm 范围内。并且必须为特定厚度的切片确立相对应的培养条件，并且在一系列相关研究中，组织厚度应保持不变。

必须为放射自显影研究优化孵育条件。虽然这些条件经常类似于膜结合研究的条件，但情况并不总是如此。由于组织切片是一个固体，尽管很薄，却是一片组织。组织切片在物理学性质上完全不同于制剂，后者是分散在整个培养介质中的。与匀浆相比，在组织切片中达到稳态结合通常需要更多的时间。离解速率也可能较慢。最后，虽然饱和竞争试验用于测定受体药物亲和力时，通常产生类似于匀浆结合试验的结果，但可能会有意想不到的差异（表 26.1 和表 26.2）。需要再次强调的是，当使用新的制剂时，需要建立最佳的结合条件。

标记组织切片遵循与膜和细胞结合实验相同的步骤，即培养到稳定状态，然后用 4℃的缓冲液冲洗。载玻片上的切片通常用大量的冰冷缓冲液（50 mL）浸泡至少 3 次。最后，要用冰水冲洗载玻片，以洗去缓冲液中的无机盐。否则，盐就会聚集在上面，在某些情况下，可能会与照相胶片发生相互作用，从而无法

进行分析或使分析变得困难。最后进行干燥，通常是放置在冷空气下或静置过夜。

由于胶片的显影过程不精确，可能会导致不同胶片之间的信号（颗粒密度）的差异，因此有必要在每一片胶片中加入经过校准好的标准物质。有商业标准品可以购买（美国放射性标签化学品，圣路易斯，MO），也可以手工制作（Miller and Zahniser 1987）。氚或 ^{14}C 标准物质可以用于校准短期同位素（^{35}S，^{125}I），避免了每隔几个月购买或制定新标准（Miller and Zahniser 1987）。自动放射图像分析需要使用图像分析系统（例如，MCID、Linton、剑桥、英格兰或 ImageJ、http://rsbweb.nih.gov/ij/Dowload.html）。这些都是基于计算机运行的，需要一个良好的相机系统来捕捉和分析图像。见 Boast 等人论文的第 1 章和第 2 章（Boast et al. 1985）。更多相关资源信息可查阅 www.nitrc.org。

定量放射自显影也可以用来测量 G 蛋白偶联受体的受体功能。其测量方法在许多方面与上述方法相似。对这些方法的讨论超出了本章的范围，但可以查阅以下资料获取更多信息（Sim et al. 1995，1997；Happe et al. 2001）。

26.6 总结

利用放射性配体结合研究来分析受体（和其他靶点），是一种非常有用的实验技术。它能在广泛的受体密度范围内定量和定性受体，并且比其他方法更精确。使用放射自显影方法可以将一个解剖系统纳入研究，能够在非常小的组织区域进行受体分析。这在中枢神经系统的研究中被证明是特别有价值的，它使特定脑区的功能与特定的神经递质系统相关联，并为已知或未来的药物如何改变这些功能提供了新的见解。放射配体结合是一种强有力的技术，能够详细分析药物治疗、疾病或其他生物条件差异引起的受体及受体变化。

（刘志豪　杨露　译）

参考文献

Boast CA, Snowhill EW, Altar CA (1985) Quantitative receptor autoradiography. In: Neurology and neurobiology, vol. 19. Alan R. Liss, New York

Bylund DB, Murrin LC (2000) Radioligand saturation binding experiments over large concentration ranges. Life Sci 67:2897–2911

Cheng YC, Prusoff WH (1973) Relationship between the inhibition constant (K_i) and the concentration of inhibitor which causes 50 percent inhibition (I_{50}) of an enzymatic reaction. Biochem Pharmacol 22: 3099–3108

Deupree JD, Hinton KA, Cerutis DR, Bylund DB (1996) Buffers differentially alter the binding of [^{3}H]rauwolscine and [^{3}H]RX821002 to *alpha-2* adrenergic receptor subtypes. J Pharmacol Exp Ther 278:1215–1227

Geary WA, Wooten GF (1985) Regional tritium quenching in quantitative autoradiography of the central nervous system. Brain Res 336:334–336

Gonsiorek W, Hesk D, Chen SC, Kinsley D, Fine JS, Jackson JV, Bober LA, Deno G, Bian H, Fossetta J, Lunn CA, Kozlowski JA, Lavey B, Piwinski J, Narula SK, Lundell DJ, Hipkin RW (2006) Characterization of peripheral human cannabinoid receptor (hCB2) expression and pharmacology using a novel radioligand, [^{35}S]Sch225336. J Biol Chem 281:28143–28151

Happe HK, Bylund DB, Murrin LC (2001) Agonist-stimulated [^{35}S]GTPγS autoradiography: optimization for high sensitivity. Eur J Pharmacol 422:1–13

Happe HK, Murrin LC (1990) Tritium quench in autoradiography during postnatal development of rat forebrain. Brain Res 525:28–35

Happe HK, Murrin LC (1993) High-affinity choline transport sites: use of [^{3}H]hemicholinium-3 as a quantitative marker. J Neurochem 60:1191–1201

Happe HK, Peters JL, Bergman DA, Murrin LC (1994) Localization of nicotinic cholinergic receptors in rat brain: autoradiographic studies with [^{3}H]cytisine. Neuroscience 62:929–944

Haylett DG (2003) Direct measurement of drug binding to receptors. In: Foreman JC, Johansen T (eds) Textbook of receptor pharmacology. CRC, Boca Raton, pp 153–180

Herkenham M, McLean S (1986) Mismatches between receptor and transmitter localizations in the brain. In: Boast CA (ed) Quantitative receptor autoradiography. Alan R. Liss, New York, pp 137–171

Kenakin T (1997) Molecular pharmacology. A short course. Blackwell Science, Cambridge

Laitinen JT (2003) [35S]GTPγS autoradiography: a powerful functional approach with expanding potential for neuropharmacological studies on receptors coupled to Gi family of G proteins. Curr Neuropharmacol 2:191–206

Miller JA, Zahniser NR (1987) The use of ^{14}C-labeled tissue paste standards for the calibration of ^{125}I-labeled ligands in quantitative autoradiography. Neurosci Lett 81:345–350

Munson PJ, Rodbard D (1980) LIGAND: a versatile computerized approach for characterization of ligand-binding systems. Anal Biochem 107:220–239

Norman AB, Borchers MT, Wachendorf TJ, Price AL, Sanberg PR (1989) Loss of D_1 and D_2 dopamine receptors and muscarinic cholinergic receptors in rat brain

following in vitro polytron homogenization. Brain Res Bull 22:633–636
Pert CB, Snyder SH (1974) Opiate receptor binding of agonists and antagonists affected differentially by sodium. Mol Pharmacol 10:868–879
Rogers AW (1979) Techniques of autoradiography. Elsevier, Amsterdam
Rosenthal HE (1967) A graphic method for the determination and presentation of binding parameters in a complex system. Anal Biochem 20:525–532
Sanders JD, Happe HK, Bylund DB, Murrin LC (2005) Development of the norepinephrine transporter in the rat CNS. Neuroscience 130:107–117
Sanders JD, Happe HK, Bylund DB, Murrin LC (2011) Changes in postnatal norepinephrine alter alpha-2 adrenergic receptor development. Neuroscience 192: 761–772
Scatchard G (1949) The attractions of proteins for small molecules and ions. Ann N Y Acad Sci 51:660–672
Sim LJ, Selley DE, Childers SR (1995) *In vitro* autoradiography of receptor-activated G proteins in rat brain by agonist-stimulated guanylyl 5'-[γau^{35}S] thio]-triphosphate binding. Proc Natl Acad Sci U S A 92:7242–7246
Sim LJ, Selley DE, Childers SR (1997) Autoradiographic visualization in brain of receptor-G protein coupling using [^{35}S]GTPγS binding. Methods Mol Biol 83:117–132
Yamamura HI, Enna SJ, Kuhar MJ (1985) Neurotransmitter receptor binding. Raven, New York
Young WS, Kuhar MJ (1979) A new method for receptor autoradiography: [^{3}H]opioid receptors in rat brain. Brain Res 179:255–270

第二十七章　免疫组织化学和免疫细胞化学技术

27

Yang Yuan, Jyothi Arikkath

摘要

免疫组织化学和免疫细胞化学技术日益成为除常规组织学技术外获取知识的有力补充。随着显微镜技术的发展,这两门技术取得了迅速进步。免疫标记技术和显微镜技术的结合,使人们对组织和细胞结构有了详细了解,业已证明其对了解健康和疾病状态的大脑微观结构具有极其重要的价值。本章我们将讨论一些脑组织免疫组织化学的注意事项和技术,以及从海马和大脑皮质培养的神经元相关的免疫组织化学操作。

关键词

免疫标记;免疫细胞化学;免疫组织化学;抗体;荧光显微镜

27.1　前言

要理解大脑的功能,关键的一步是我们能够高精度地可视化大脑的组织结构和分子结构。很明显,组织和分子构成的三维结构对正常的生理功能至关重要。在神经退行性疾病、神经精神疾病和神经发育障碍中能观察到三维结构发生许多变化(Penze et al. 2011; Emoto 2011)。免疫组织化学技术结合最近取得较大进展的显微镜技术,能在大组织结构内精确定位分子。此外,最近的技术进步使这些分子得以精确定量,并为了解大脑的分子和细胞结构提供了前所未有的视觉图像(Taraka and Zagotta 2010; Rust et al. 2006; Ding et al. 2009; Micheva and Smith 2007)。在本章中,我们讨论免疫荧光组织化学和细胞化学的一些基本技术。

27.2　抗体的产生和特异性

27.2.1　抗体

免疫组织化学或免疫细胞化学的一个关键条件是提供能与目的抗原发生特异性反应的抗体。抗体(称为免疫球蛋白或 Ig)具有 Y 形的基本结构,包括

Y. Yuan·J. Arikkath(✉)
美国内布拉斯加大学医学中心　蒙罗 - 迈耶发育神经科学研究所
美国内布拉斯加州奥马哈
邮编 68198-5960
邮箱:yang.yuan@unmc.edu;Jyothi.arikkath@unmc.edu

4个多肽，即2个重链（50kD）和2个轻链（23kD）（图27.1）。重链和轻链是由二硫键和非共价键相互作用连接在一起的。Y（Fab）的顶端是抗原结合位点，对每种抗原都具有抗体特异性。抗体Fc区能与细胞或补体结合。重链的结构和功能决定了抗体的分类类别。目前主要有五种已知抗体同种型，即IgG、IgE、IgM、IgA和IgD。IgG是血清和细胞外液中的主要免疫球蛋白，约占75%~80%。它的半衰期（人类）为20~23天，由次级免疫反应产生。它是唯一能穿过人胎盘屏障的同种型，也是新生儿抗感染免疫系统中免疫保护的关键。IgG是血清和胞外液中的主要免疫球蛋白，约占75%~80%。IgM约占Ig总量的5%~10%。它是最大的抗体，主要存在于血液中。IgM比IgG更有可能激活补体，在个体发育过程中，IgM是最早合成和分泌的同种型。IgA主要存在于胃肠道和支气管分泌物、初乳、唾液和泪液中，它参与黏膜局部免疫。IgD是Ig中含量最低的（约1%），其功能不明。IgE是由黏膜下淋巴组织的浆细胞分泌的，可引起Ⅰ型超敏反应。

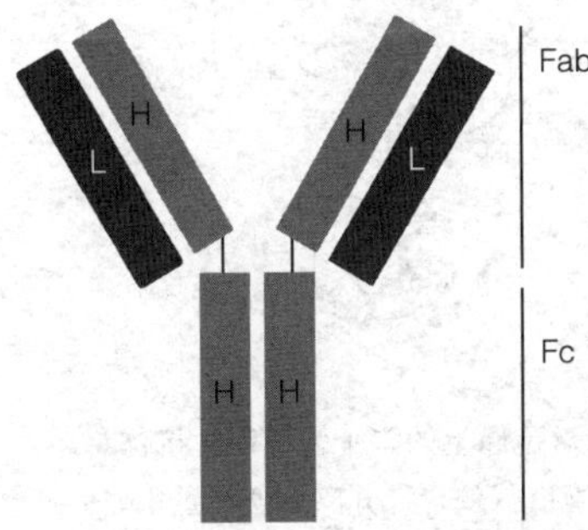

图27.1　抗体的结构。抗体具有"Y"型结构，包括两条重链（H）和2条轻链（L）。Y的顶端是Fab区，在此区域抗体与抗原结合。Fc区抗体与受体或补体分子结合

27.2.2　多克隆和单克隆抗体

多克隆抗体是针对抗原的混合表位的抗体，而单克隆抗体是针对单个表位的抗体。当一种抗原注射到宿主哺乳动物，如人、鼠、兔或马时，抗原被分解成一系列短肽。然后，这些肽附着在B细胞表面的主要组织相容性复合物Ⅱ类分子（MHCⅡ）上。T细胞能刺激这些B细胞转化为浆细胞，从而产生抗体。每个B细胞只产生针对单个表位的抗体，不同的B细胞可以产生针对同一蛋白上不同表位的抗体。因此，产生的抗体库是多克隆的，即它具有针对同一蛋白的多个表位的抗体特性（图27.2）。

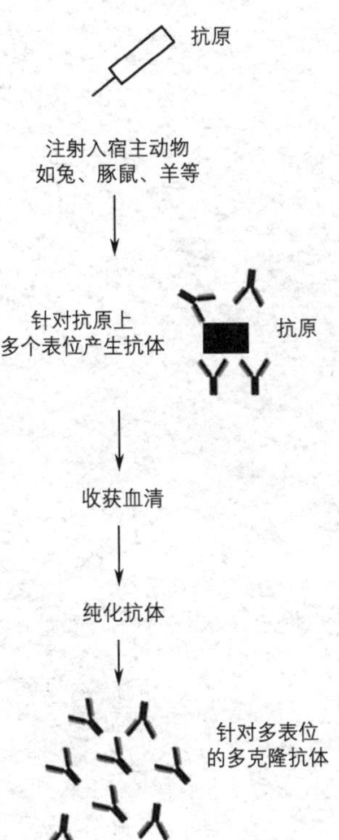

图27.2　多克隆抗体的制备。目的抗原被注射到宿主动物体内。宿主产生的免疫反应会产生抗体，识别抗原上的多个表位

单克隆抗体的产生利用了单个B细胞产生单个表位抗体的能力。为了产生针对抗原单表位的单克隆抗体，将单个B细胞与癌细胞（如骨髓瘤）融合，产生杂交瘤，然后单独培养。未融合的B细胞在培养中不能存活，因为它们的寿命有限。通过在培养基中加入次黄嘌呤-氨基蝶呤-胸腺嘧啶（hypoxanthine-aminopterin-thymidine，HAT）杀死未融合癌细胞（如骨髓瘤细胞）以分离单个杂交瘤细胞。然后将杂交瘤克隆进行单独培养（图27.3）。当所有产生相同抗体的细胞克隆生成时，这些抗体被称为单克隆抗体（Taraska and Zagotta 2010）。表27.1总结了单克隆抗体和多克隆抗体的一些特征。

表27.1　单克隆和多克隆抗体的某些特性

	单克隆抗体	多克隆抗体
同种性	高	低
特异性	高	变化
抗体产生	无限	有限
抗体生成量	数量无限	数量有限
亲和力	高	变化
对非特异性表位的交叉反应	低	可能很高
产生抗体所需的时间	长	短
产生抗体的成本	非常贵	较便宜

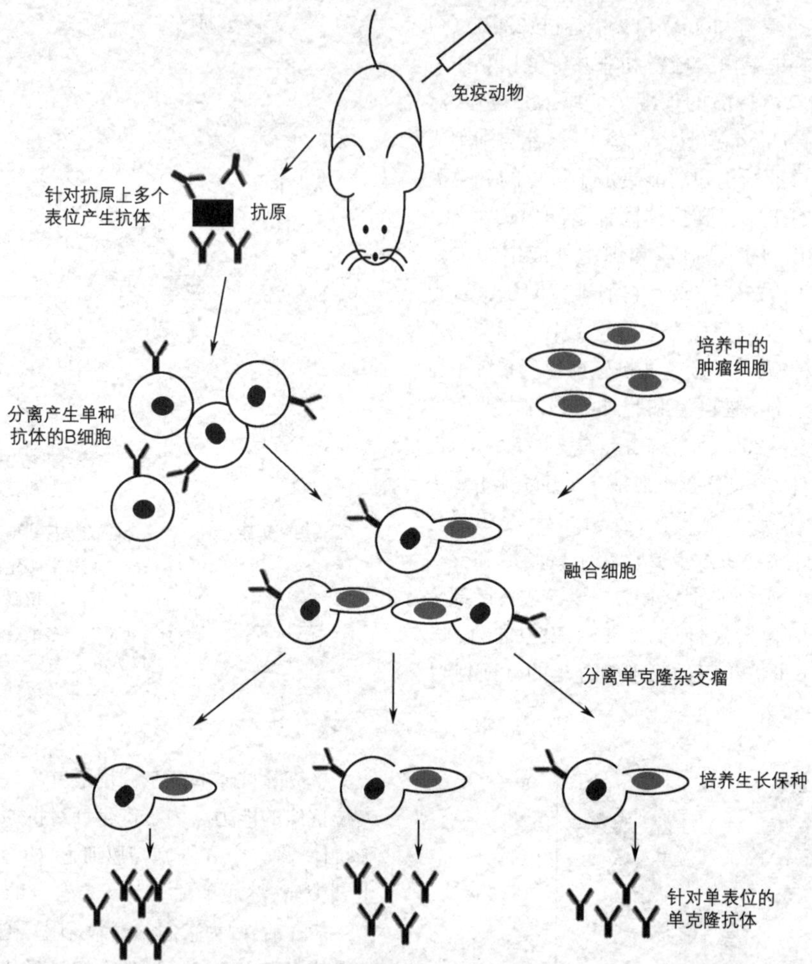

图 27.3 单克隆抗体的制备。宿主动物被注射抗原，动物对抗原上的多个表位产生抗体。从动物体内分离出产生抗体的 B 细胞，并与培养的肿瘤细胞进行融合。分离培养产生单克隆抗体的杂交瘤细胞并保存

27.2.3 抗体的特异性

特异性是指单个抗体或抗体分子群与单个蛋白或抗原中的一个表位或一组表位反应。抗体特异性是一个非常重要的考虑因素，因其可显著改变对实验的解释。评估抗体特异性的最佳方法是检测相应基因敲除动物的组织，或针对目标蛋白进行 siRNA 或 shRNA 干扰的细胞系。

27.3 免疫组织化学

免疫组织化学是一种利用抗体对特定蛋白的特异性结合，并通过荧光或其他标记在显微镜下检测天然组织中蛋白质的技术。在接下来的章节中，我们描述了荧光探针免疫组织化学的一般步骤。

27.3.1 免疫组织化学步骤

免疫荧光组织化学实验可通过以下步骤完成(图 27.4)。组织固定后包埋，然后使用振动切片机或滑动切片机切片(切片厚度通常 10~50μm)。切片用针对目标蛋白的一抗染色，洗片后用荧光标记的二抗孵育。一抗能与目标蛋白的表位结合；二抗则偶联了荧光分子或酶，且可与一抗特异性结合，因此能表征一抗。进一步洗片后，切片放置于显微镜下(图 27.4)。成年小鼠脑切片染色常规方法如下。

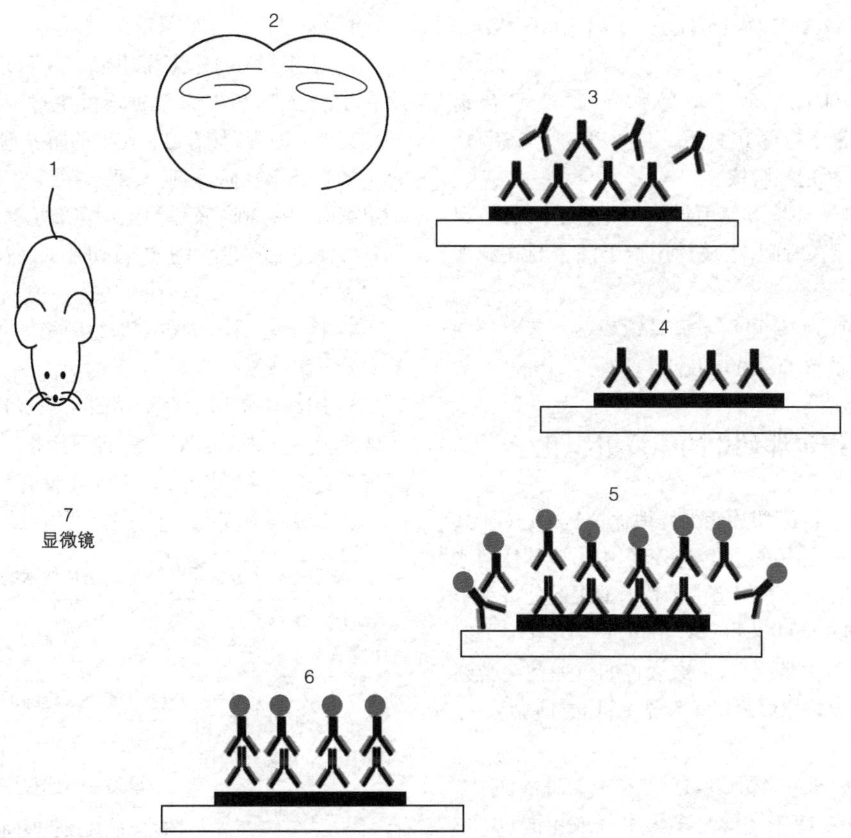

图 27.4　免疫组织化学步骤概述。(1)小鼠灌流。(2)切片。(3)用目标蛋白的一抗孵育切片。(4)洗去非特异性结合物。(5)用荧光标记的二抗孵育。(6)清洗,去除非特异性物质,放置切片。(7)切片可用于显微镜观察

27.3.2　冷冻切片的免疫组织化学

1. 用麻醉剂(如异氟醚)对小鼠进行深度麻醉,用 40mL 预热的 1×PBS 对小鼠进行心脏灌注。

2. 将脑组织从颅内取出,放入 5mL 4% 多聚甲醛溶液,4℃孵育过夜。该步骤中,脑被移出时外观必须是白色,任何出血迹象均表明灌注不够。

3. 将脑组织放入含有 30% 蔗糖的 5mL 1×PBS 溶液中,4℃过夜。

4. 将脑组织放入 Tissue-Tek®OCT™ 试剂中,并迅速用液氮冷冻。冷冻后的组织用铝箔纸包裹,保存在 −80℃,直至切片。

5. 实验当天,将冷冻脑组织转移到 −20℃中放置 2 小时,使冷冻组织块的温度与冷冻器温度保持平衡,然后切出所需的厚度(通常为 10~50μm),并贴片于适合免疫组织化学的玻片上(如 Superfrost plus 玻片或涂有 vectabond™ 的常规玻片,这些试剂能增强组织与玻片的黏附性)。

6. 将贴有组织的载玻片放置于 37℃孵箱中 2 小时或室温下过夜。

7. 将干燥的玻片置于 1×PBS 中,室温下放置 10 分钟。

8. 如有必要,可在此时进行抗原修复(见下文的抗原修复方法)。

9. 切片用封闭缓冲液(如含 5% 山羊血清的 1×PBS)与 0.1% TritonX-100 在室温下孵育 1 小时。血清选择取决于产生二抗的动物种类。

10. 滴加适当稀释的一抗于切片组织上,并放于含有封闭缓冲液的湿盒中 4℃孵育过夜。这一步至关重要,要确保抗体完全覆盖组织,并且在孵育过程中不干涸。

11. 室温下,1×PBS 清洗 3 次,每次 5 分钟。

12. 组织用 100μL 经适当稀释的荧光标记二抗处理,放置于有封闭缓冲液的湿盒中室温孵育 1~2 小时。与各种荧光剂结合的二抗易于购买。需要注意的是,染料对光敏感,因此所有操作都应在黑暗环境中进行。

13. 玻片在室温及黑暗环境下用 1×PBS 清洗 3 次,每次 5 分钟。

14. 在 100μL 4,6- 二苯环吲哚 -2- 二水合物(1∶1 000)溶液中孵育 10 秒后,用 1×PBS 清洗 30 秒。然后用 DAPI 标记细胞核。

15. 在黑暗环境下使用封片剂(如抗淬灭剂)封片。为延长保存时间,盖玻片用指甲油密封在载玻片上。

16. 染色的玻片可用于显微镜观察。若要长期存储,玻片可放置于 -80℃几个月。

27.3.3 石蜡包埋切片的免疫组织化学

如上所述,冷冻切片能很好地保留抗原,然而其有两个缺点,一是冷冻过程中在组织中形成的任何冰晶都会破坏组织结构;二是由于技术的限制使得小于 10μm 厚的切片无法获得。石蜡包埋组织克服了以上缺点,然而许多情况下,抗原表位的抗原性会受到损害,可能需要抗原修复技术来显示目的抗原。

实验步骤

1. 如上冷冻组织切片所述,小鼠麻醉并灌注。

2. 组织在 4℃下用 4% 多聚甲醛或甲醇(100% 甲醇:乙酸 =3∶1)固定。

3. 脑组织被转移到 70% 乙醇中数小时,然后放入 Tissue-Tek 试剂过夜。

4. 脑组织用石蜡包埋,室温下储存。

5. 切出所需厚度(通常为 5~10μm)的切片,并贴片于适合免疫组织化学的载玻片上(如 Superfrost plus 显微镜玻片)。切片能在室温下保存数年。

6. 将组织切片放置于 37℃孵箱中 2 小时或室温下过夜。

7. 玻片用二甲苯透明 2 次,每次 5 分钟。

8. 100% 乙醇处理 2 次,每次 5 分钟;95% 乙醇 2 次,每次 5 分钟;70% 乙醇 2 次,每次 5 分钟,进行水化,然后用蒸馏水轻柔冲洗。

9. 后续步骤与冷冻组织第 8~15 步所描述的方法一致。

27.3.4 滑动切片的免疫组织化学

滑动切片是在滑动切片机上对冰冻组织切片。这些切片具有冷冻切片的优点,且具有良好的抗原性。此外,由于染色方法的特点,较厚的切片(40~50μm)染色效果也很好。但这些切片处理起来脆弱且烦琐。

1. 如上所述,动物被麻醉并灌注。

2. 脑组织在 4% 多聚甲醛中孵育过夜,然后依次在 15% 蔗糖和 30% 蔗糖溶液中过夜沉糖。如果必要,脑组织可以储存在 -20℃的防冻剂溶液中几个月。如果储存在防冻剂中,那么在后续实验步骤前,脑组织必须在 30% 蔗糖溶液中重新沉糖。

3. 在滑动切片机上进行切片,收集自由漂浮的切片。

4. 接下来的步骤与冷冻组织第 8~15 步所描述的实验方案一致。

5. 用细刷将切片仔细贴附在载玻片上,并盖上盖玻片。一旦玻片足够干燥,即可用指甲油将玻片边缘密封起来。载玻片可以 -80℃下储存几个月。

表 27.2 描述了每种切片技术的优缺点。

表 27.2 3 种常用免疫组化切片技术的优缺点

组织切片技术	优点	缺点
冷冻切片	质量好,切片易于操作	1. 可能引入冷冻的人工物质
		2. 未充分灌注的组织很难切片
		3. 厚切片不能很好地穿透抗体
石蜡切片	形态优良	1. 实验烦琐且时间较长
		2. 一些在冷冻切片和滑动切片上效果良好的抗体可能需要进行抗原修复
滑动切片	能很好穿透抗体	1. 切片难以处理
	不需要 OCT 装载	2. 清洗步骤容易损坏组织

27.3.5 信号放大技术

某些情况下,组织染色信号可能很弱。其原因可能在于抗体的特性,或是由于天然组织中蛋白质的浓度低所致。无论是何种情况,将信号放大都可能是有利的。读者可以参考一些相关综述(Wang et al. 1999;Ness et al. 2003)。

27.3.6 抗原修复技术

当组织被 PFA 固定时,许多氨基酸残基在分子内部或分子之间形成醛键。这可能导致抗原决定簇的减少或丢失,从而造成免疫染色不佳。抗原修复技术能使组织中的抗原决定簇得以恢复。

最常见的抗原修复技术之一是在柠檬酸钠缓冲液中加热切片，随后用PBS清洗，然后按上文所述，进行免疫染色。或者，切片也可用蛋白酶K或胰蛋白酶等蛋白水解酶来修复抗原。

27.4　免疫细胞化学在培养海马神经元中的应用

本方案用于培养原代大鼠海马和皮质神经元，按标准步骤进行。简单来说，海马或皮质神经元从E18（第18天胚胎）大鼠中分离出来，并被涂在多聚赖氨酸预处理玻片上，可以在培养液中保存几个星期之久。读者可参阅培养这些神经元的标准实验方案（Kaech and Banker 2006）。

27.4.1　实验步骤

1. 将装有神经元活细胞的盖玻片置于4%多聚甲醛和4%蔗糖的预温溶液中10分钟。

2. PBS中清洗两次，每次5分钟。

3. 用0.1% TritonX-100溶液在1×PBS中处理10分钟，这将使细胞通透性增加并促进随后的抗体吸收。

4. 盖玻片于室温下在含5% BSA的PBS封闭液中孵育1小时。

5. 随后，盖玻片在一抗中孵育，清洗，二抗中孵育，并按冷冻组织免疫组织化学第8~14步骤操作。

6. 盖玻片朝下盖到加有抗淬灭剂的载玻片上。待稍干，边缘用指甲油密封。封片后的玻片可在-80℃保存数月。

27.4.2　双免疫标记法

在单个切片上同时标记两种不同抗原以区别检测这两种抗原，可以使用上述方法来检测。这项技术成功的前提是提供无交叉反应的一抗，以及具有不同荧光标记的荧光共轭二抗，其发射光谱可以清楚地区分。

27.4.3　显微镜

装有神经元的切片或盖玻片被染色后，就可以通过荧光显微镜或共聚焦显微镜进行成像。图27.5（见文末彩图）显示一例标记的培养大鼠海马神经元（DIV 28）：①树突标记物MAP2一抗及Alexa Fluor 555（红色）结合的二抗；②小鼠GM130（高尔基体标记物）一抗与Alexa Fluor 488（绿色）结合的二抗；③DAPI标记细胞核。用点扫描共聚焦显微镜观察。请注意，仅用荧光结合二抗处理的组织或细胞没有产生信号（上排图片），表明观察到的染色仅对目的蛋白质和抗体有特异性。图27.6（见文末彩图）为小鼠脑切片示

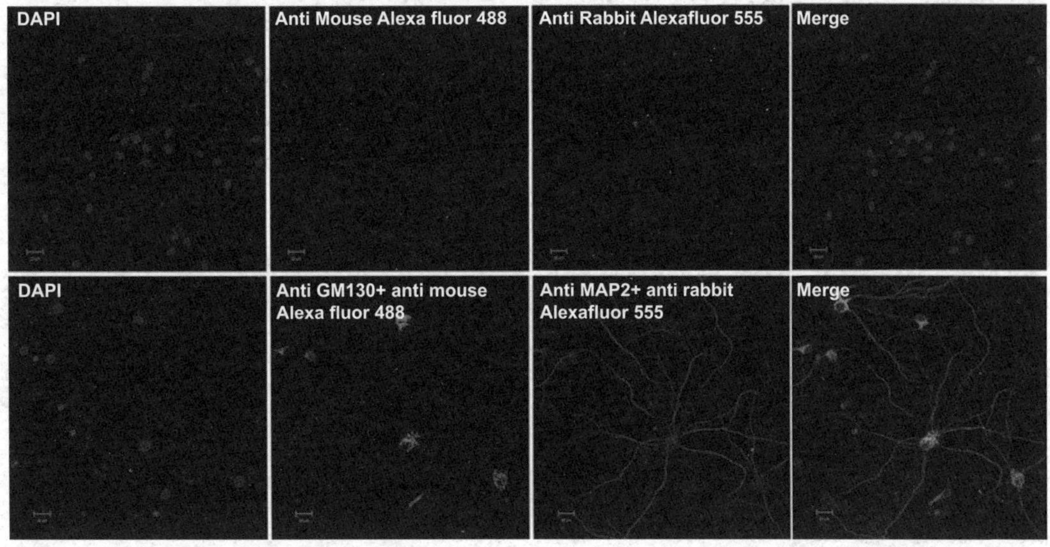

图27.5　培养的大鼠海马神经元被树突标记物MAP2一抗和抗兔Alexa Fluor 555结合的二抗（红色）染色；以及鼠一抗GM130（高尔基体标记）和抗小鼠Alexa Fluor 488结合的二抗（绿色）染色；DAPI（蓝色）显示细胞核。请注意，只用荧光蛋白结合的二抗（上排图片）孵育的细胞不产生信号，表明染色具有特异性

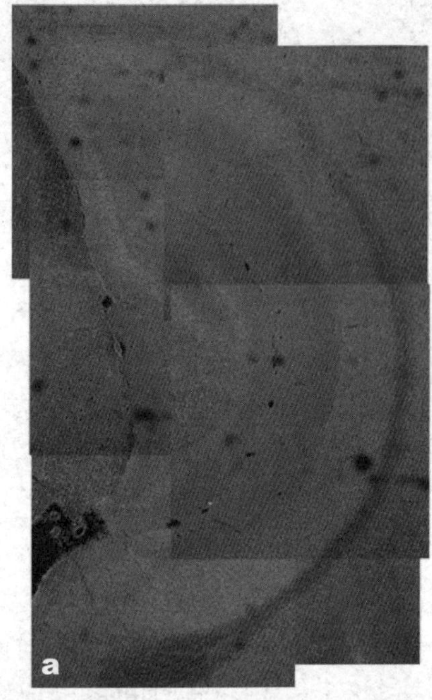

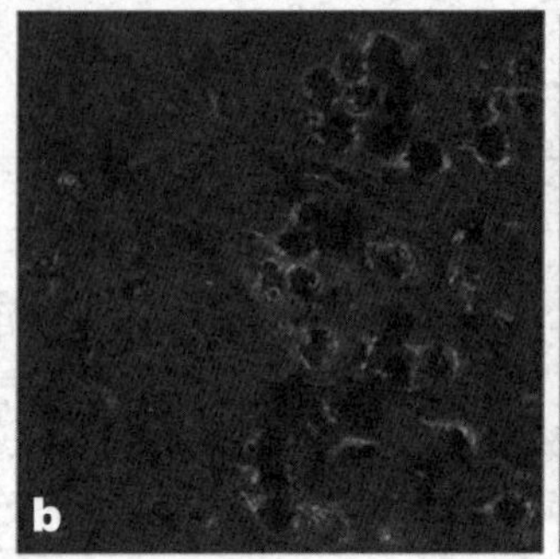

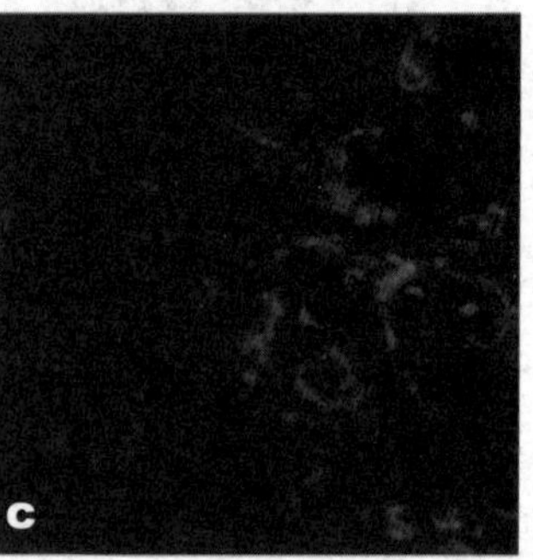

图 27.6 小鼠脑组织冷冻切片示例。用树突标记物 MAP2（红色）、高尔基体标记物 GM130（绿色）和 DAPI（蓝色）染色的小鼠脑切片，染色方法如图 27.5 所述。(a) 海马的低放大倍率图像（×10）；(b) 海马一个区域的高倍率图像；(c) 5 张分别相距 0.96μm 的 Z 叠加拼合图像

例，与培养的神经元细胞一致，该切片用针对 MAP2 和 GM130 的抗体以及相应荧光二抗和 DAPI 标记。图 27.6a 为低放大倍率（×10）的海马图像；图 27.6b 为海马的高倍率图像(×40)。图 27.6c 是图像 Z 叠加，由同一位置的 5 个 *Z* 轴图像拼合，步长为 0.96μm。

27.5 存在问题及解决方法

免疫组织化学和免疫细胞化学方法标准化程度高，成功率高。重要的是需要标定一抗和二抗效价，以确保最佳染色。此外，设置仅用荧光二抗而不用一抗的平行对照也很重要，以确保观察到的染色是特异性的，而不是由于二抗非特异性结合而造成的假阳性。如果没有观察到阳性染色，我们建议进行如下原因排查。

问题：无或染色较弱。

可能原因：①一抗和二抗不匹配；②一抗和二抗无活性；③抗体（一抗或二抗）浓度过低；④孵育时间不够；⑤切片（石蜡切片）脱蜡不充分；⑥组织过度固定。

解决方法：①使用合适二抗，例如，如果一抗来自小鼠，相应二抗应是抗小鼠的；②使用新一批抗体；③提高抗体浓度；④延长孵育时间；⑤增加脱蜡时间或使用新鲜二甲苯；⑥缩短组织固定时间。如果组织已经被过度固定，则进行抗原修复。

问题：过度染色。

可能原因：①抗体（一抗或二抗）浓度过高；②孵育时间过长；③没有遵循足够的清洗步骤。

解决方法：①降低抗体浓度；②孵育时间缩短；③每次用大量缓冲液冲洗。

问题：背景高。

可能原因：①抗体不是特异性的；②固定不充分；③洗涤不充分。

解决办法：①使用特异性抗体或更高的浓度；②延长固定时间；③使用足量缓冲液清洗几次。

27.6 材料

试剂

1. 麻醉剂（如异氟脲烷）
2. 1×PBS（pH 7.4）
3. 100% 二甲苯

4. 100% 乙醇，95% 乙醇，70% 乙醇
5. 4% 多聚甲醛（PFA）
6. 100% 甲醇
7. 醋酸
8. 30% 蔗糖溶液
9. 5% 和 1% 牛血清白蛋白（BSA）
10. 5% 山羊血清
11. Triton X-100
12. Tissue-Tek OCT™
13. DAPI（4,6- 二氨基 -2- 苯环吲哚二盐酸盐）
14. 封片剂 -ProLong®Gold 抗淬灭剂
15. 一抗
16. 与适当荧光分子结合的二抗

器材

1. Superfrost plus 显微镜玻片
2. 冷冻切片机 / 滑动切片机 / 旋转切片机
3. 盖玻片
4. 手术钳
5. 剪刀
6. $60cm^3$ 注射器
7. 带吸力锁定端的延伸管
8. 旋塞
9. 蝴蝶针
10. 荧光显微镜
11. Tissue-Tek®　VIP®5 真空过滤器
12. Tissue-Tek TEC™5 组织嵌入控制系统
13. 微波炉
14. 孵育箱

（陈欢　杨露　译）

参考文献

Ding JB, Takasaki KT, Sabatini BL (2009) Supraresolution imaging in brain slices using stimulated-emission depletion two-photon laser scanning microscopy. Neuron 63(4):429–437

Emoto K (2011) Dendrite remodeling in development and disease. Dev Growth Differ 53(3):277–286

Kaech S, Banker G (2006) Culturing hippocampal neurons. Nat Protoc 1(5):2406–2415

Micheva KD, Smith SJ (2007) Array tomography: a new tool for imaging the molecular architecture and ultrastructure of neural circuits. Neuron 55(1):25–36

Ness JM, Akhtar RS, Latham CB, Roth KA (2003) Combined tyramide signal amplification and quantum dots for sensitive and photostable immunofluorescence detection. J Histochem Cytochem 51(8):981–987

Penzes P, Cahill ME, Jones KA, VanLeeuwen JE, Woolfrey KM (2011) Dendritic spine pathology in neuropsychiatric disorders. Nat Neurosci 14(3):285–293

Rust MJ, Bates M, Zhuang X (2006) Sub-diffraction-limit imaging by stochastic optical reconstruction microscopy (STORM). Nat Methods 3(10):793–795

Taraska JW, Zagotta WN (2010) Fluorescence applications in molecular neurobiology. Neuron 66(2):170–189

Wang G, Achim CL, Hamilton RL, Wiley CA, Soontornniyomkij V (1999) Tyramide signal amplification method in multiple-label immunofluorescence confocal microscopy. Methods 18(4):459–464

第九部分
基因表达分析

第二十八章　蛋白组学——借助质谱分析学鉴定蛋白质

28

Melinda Wojtkiewicz, Kelley Barnett, and Pawel Ciborowski

摘要

细胞或机体内蛋白质的特征、种类以及丰度会在多种内外源的刺激下发生改变,而蛋白质组学的主要目标就是研究这些变化。蛋白质由 20 种氨基酸组成,其多肽链的排列组合比 4 种核苷酸组成的核酸要复杂得多。蛋白质及其肽段不能像核酸一样在体外扩增和杂交。而且蛋白质可能会存在多个翻译后修饰位点及多种修饰类型,例如磷酸化、硝基化、乙酰化和甲基化修饰。上述因素对用于分析蛋白质序列和表征的方法有决定性的影响。在软电离技术(这种软电离技术不会造成样品的化学键断裂)开发出来之前,蛋白质和肽段的序列是用埃德曼降解法来进行分析的。这种方法的原理是从蛋白质或肽段的氨基末端按顺序逐一降解氨基酸残基(Edman 1970)。虽然这种方法目前还在使用(Mari et al. 2010),但其诸多局限性已经体现出来,例如肽段的氨基末端被阻断时,埃德曼降解法将无法正常的降解肽段氨基末端残基,因而无法对肽段进行测序(Chen et al. 2008)。相对而言,在气相色谱质谱仪中碎裂相对短的肽段(通常为 6~30 氨基酸长度)不仅可指数增加鉴定肽段序列的可信度,还能揭示包括翻译后修饰在内的蛋白质结构特征(Biemann 1988;Strachunskii et al. 1992;Appella et al. 2000;Meng et al. 2005;Paizs and Suhai 2005)。有很多特定的蛋白水解酶可以将蛋白质酶解成短肽段,以利于串联质谱(MS/MS)(图 28.3)的高质量分析。最为常见的蛋白水解酶是胰蛋白酶,其能特异性切割羧基末端精氨酸(Arg)和赖氨酸(Lys)残基,前提是 Arg 和 Lys 不与脯氨酸(Pro)相连(Thiede et al. 2005)。也有报道指出,很少量的 Arg/Lys-Pro 也可被胰酶切割,但是,若这些肽段的离子化程度足够好,它们也可能被质谱检测到并且测出其序列信息(Pottiez et al. 2010)。

M. Wojtkiewicz·K. Barnett·P. Ciborowski (✉)
内布拉斯加大学医学中心　药理学与实验神经科学系
美国内布拉斯加州奥马哈
邮编 68198-5800
邮箱:pciborowski@unmc.edu

28.1 前言

细胞或机体内蛋白质的特征、种类以及丰度会在多种内外源的刺激下发生改变,而蛋白质组学的主要目标就是研究这些变化。蛋白质由20种氨基酸组成,其多肽链的排列组合比4种核苷酸组成的核酸要复杂得多。蛋白质及其肽段不能像核酸一样在体外扩增和杂交。而且蛋白质可能会存在多个翻译后修饰位点及多种修饰类型,例如磷酸化、硝基化、乙酰化和甲基化修饰。上述因素对用于分析蛋白质序列和表征的方法有决定性的影响。在软电离技术(这种软电离技术不会造成样品的化学键断裂)开发出来之前,蛋白质和肽段的序列是用埃德曼降解法(Edman degradation method)来进行分析的。这种方法的原理是从蛋白质或肽段的氨基末端按顺序逐一降解氨基酸残基(Edman 1970)。虽然这种方法目前还在使用(Mari et al. 2010),但其诸多局限性已经体现出来,例如肽段的氨基末端被阻断时,埃德曼降解法将无法正常的降解肽段氨基末端残基,因而无法对肽段进行测序(Chen et al. 2008)。相对而言,在气相色谱质谱仪中碎裂相对短的肽段(通常为6~30氨基酸长度)不仅可指数增加鉴定肽段序列的可信度,还能揭示包括翻译后修饰在内的蛋白质结构特征(Biemann 1988;Strachunskii et al. 1992;Appella et al. 2000;Meng et al. 2005;Paizs and Suhai 2005)。有很多特定的蛋白水解酶可以将蛋白质酶解成短肽段,以利于串联质谱(MS/MS)(图28.3)(见文末彩图)的高质量分析。最为常见的蛋白水解酶是胰蛋白酶,其能特异性切割羧基末端精氨酸(Arg)和赖氨酸(Lys)残基,前提是Arg和Lys不与脯氨酸(Pro)相连(Thiede et al. 2005)。也有报道指出,很少量的Arg/Lys-Pro也可被胰酶切割,但是,若这些肽段的离子化程度足够好,它们也可能被质谱检测到并且测出其序列信息(Pottiez et al. 2010)。

28.2 目的

本章节主要对以质谱分析法检测和定量蛋白质与肽段进行简要概述。我们首先会介绍两种离子化肽段技术的原理,进而介绍质谱分析器的概述以及样品准备的方法。接下来,我们将会把每个实验操作步骤清晰列出,帮助读者理解以质谱分析检测蛋白质和肽段的基础概念。我们希望这些基础的质谱实验方法能使大家对方法学有一个初步的了解,并且拓展知识面。章节中的文献引用能让读者更好的理解本章内容。

28.3 离子化技术:ESI和MALDI

质谱的肽段检测,首先需要肽段电离并送入气相。最常用的两种电离方法(Ahmed 2008)是电喷雾电离化(electrospray ionization,ESI)(Yates 1998;Wilm 2011)和基质辅助激光解吸电离化(matrix-assisted laser desorption ionization,MALDI)(Roepstorff 2000;Seidler et al. 2010)。ESI电离方法是使静电电荷强加于液体样品中,形成一团高度带电的液滴(图28.1)。MALDI电离方法是用紫外线激光束使电荷从基质转移到固相样品中(图28.2)。ESI与MALDI在电离肽段的偏好性上具有互补性。图28.3为上述两种方法所生成的图谱示例。

ESI的优势在于其高灵敏度(大约在阿摩尔到飞摩尔的级别)和肽段的软电离,这种离子化方式不会碎裂肽段。若蛋白质或肽段离子化完全,ESI的检测质量范围可达70 000Da;但要注意,复杂混合样品会减低ESI的灵敏度。在ESI工作时,液体样品首先进入带电的毛细管,形成一团带电的液滴。为了达到低流速,我们常常用高压液相色谱(High-pressure liquid chromatography,HPLC)系统以250nL/min纳米流速将液体喷入质谱仪的孔内。同时,这些HPLC系统还可被用于在质量分析前将溶液成分进行预分离。我们示例的实验中使用色谱柱是来自New Objective公司(Woburn,MA)的PicoFrit C18 column-emitter色谱柱;其实很多实验室里用的是手填的色谱柱。不同质谱仪的类型中,色谱柱的装配也不同。在本章示例中,色谱柱是放置在离子源之前。这样可以使得样品在离开色谱柱后被离子化,没有经过额外的管道直接通过锥孔进入质量分析器(流经额外的管道可能会使样品扩散,导致滞留体积的累积以及色谱峰拖尾的现象)。而纳米喷雾(nanospray,电喷雾的一种)系统能使用体积小的浓缩样品,减少溶剂在进入质谱仪前所需要的蒸发时间。在样品电离化的过程中,溶剂被蒸发,溶液中电荷的离子浓度增加,直到正电荷离子的排斥力超过液滴表面张力(Rayleigh limit,瑞利极限),就产生了微小的带电液滴(Grimm and Beauchamp 2000;Li et al. 2005)。这些微小的带电液滴将会被相

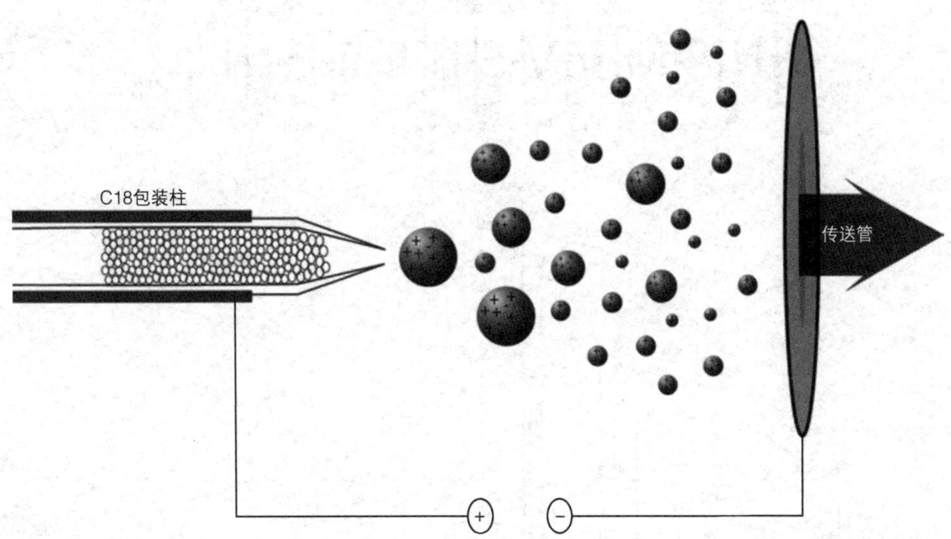

图 28.1 ESI 的原理。待检测的肽段被载入 C18 毛细管色谱柱中,用不同梯度的乙腈缓冲液以带正电荷液滴的方式洗脱出来。液滴进入高温真空环境的传送管,多余溶剂很快被蒸发掉,剩下分散开的带正电荷的肽段雾滴。此时,带上正电荷的肽段将会进入质谱分析器被检测

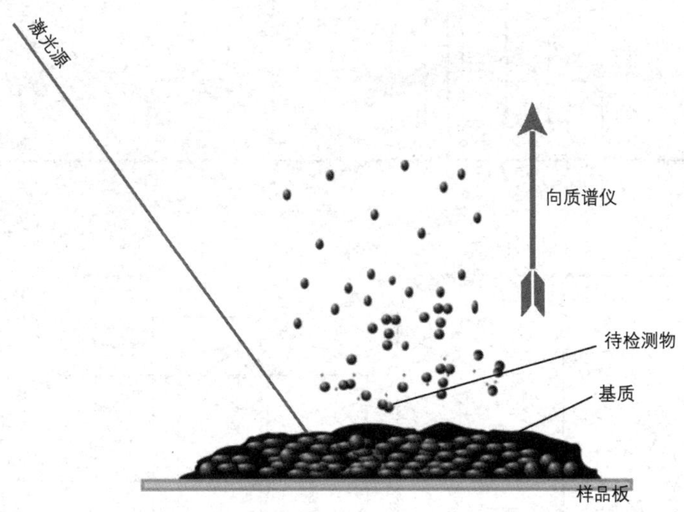

图 28.2 MALDI 的离子化。待检测的肽段与基质混合并被点到上样品板上。激光源提供能量将正电荷从基质转移到肽段,同时使基质不断蒸发。带正电荷的肽段会向在质谱仪的带负电荷的电极中飞行

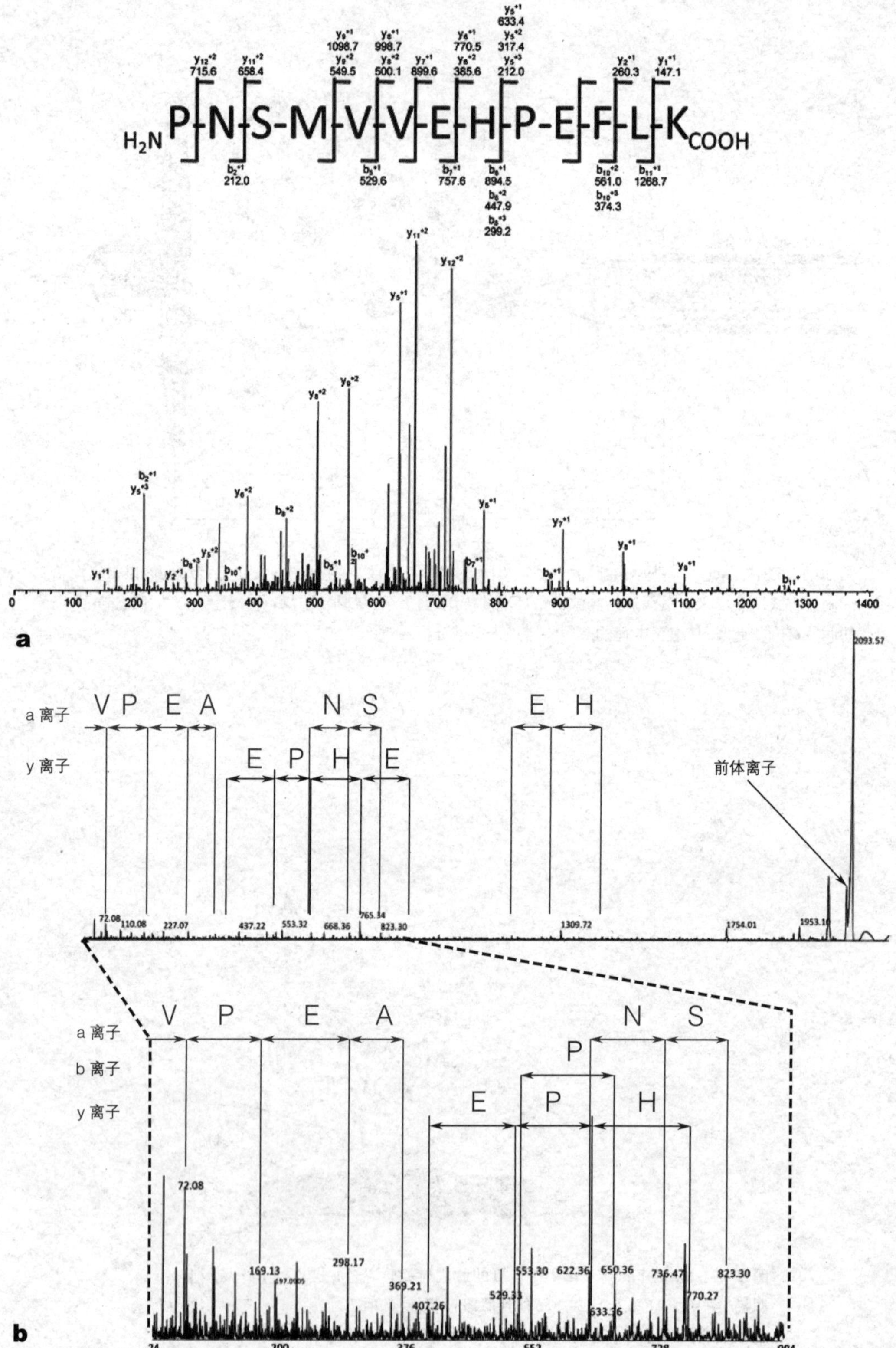

图 28.3　质谱仪产生的谱图例子。(a) 一个由离子阱产生的肽段碎片的经典二级质谱谱图。ESI 生成肽段离子，图中为肽段序列的离子碎片分布。(b) 一个由碰撞诱导解离（collision-induced dissociation，CID）产生的肽段碎片的经典二级质谱谱图。肽段离子在 MALDI 中形成。图中为肽段序列的离子碎片分布

反的电极吸引，进入质谱仪。

当使用 MALDI 时，样品的离子化有两种方法，一种是将溶液样品加载到上样板上，并用基质覆盖在样品上，两者分层；另一种是样品与基质混合再加载到上样板上。对于 MALDI 分析法，基质的种类有很多种，若样品为短肽段，通常使用的基质是 α- 氰 -4- 羟基肉桂酸（alpha-cyano-4-hydroxycinnamic acid，CHCA）；若为蛋白，使用芥子酸（Sinapinic acid，SPA）作为基质更好。样品与基质加载到上样板后，需要进行干燥。该过程中，样品与基质的混合物形成晶体，激光源会提供所需的能量，使电荷从基质转移到样品肽段上。由于高温，样品与基质混合物被蒸发，形成气相状态的离子团，向漂移管转移过去，而转移的时间由样品质量决定。

28.4　质谱分析器

现在有很多类型的质谱仪（质谱分析器）供研究使用，而本章节鼓励读者多阅读其他的文献。表 28.1 总结出质谱仪的特征和效用，其适用于蛋白质组实验、蛋白 / 肽段的鉴定以及蛋白质的翻译后修饰。

MALDI-TOF（飞行时间）质谱分析法会对扫描蛋白质或肽段的结构特征提供两个互补的方案。一个是用肽指纹图谱法，这方法是基于图谱峰，而图谱峰是取决于胰蛋白酶酶切的特异性。肽指纹图谱法适用于处理一种蛋白质或两种蛋白质的混合物，经常用于鉴定二维电泳分离出来的蛋白质点。在这种情况下，肽段的碎裂是不必要的；但质量的精确度要严格控制在 10ppm 以内（兆比率）；并且实验得出的图谱峰匹配上理论图谱峰的数量要大于 30%。第二个方法是用 MALDI 与 TOF-TOF（MS/MS）模式连用，碎裂肽段，得出氨基酸序列。这与 ESI-nano-LC-MS/MS 很像，它先用全扫描，然后再用 TOF/TOF 扫描，后者只扫描丰度最高的几个母离子。低复杂度的样品就能用这个方法来分析，因为只需要两个独立肽段的高质量图谱即可完成鉴定。这些不需要分组分的样品可以手动加载到 MALDI 的上样板上。而高复杂度的样品可以在纳米色谱系统分组分，然后机器就会自动将样品加载到上样板上，例如来自 AB Sciex 公司（Foster City，CA）的 Tempo LC-MALDI spotter 能做到自动化预分离及上样。

28.5　质谱样品准备

在用质谱分析肽段和蛋白时，样品的准备尤为重要（Granvogl et al. 2007；Ahmed 2009；Gundry et al. 2009；Silberring and Ciborowski 2010）。在做质谱实验时，实验室应该尽可能保持干净，实验的任何时候都需要戴上手套。样本中若带有污染物（无论是样品本身存在的脂质或聚糖，还是样品处理时混入的洗涤剂、灰尘或来自头发的角蛋白）会压制目标蛋白的信号。

样品预分组，也叫离线分组，通常是在上质谱前完成。在大多数分析实验中，复杂的样品都会进行一维或多维的预分组（例如，在血清或脑脊液中，大量蛋白质的免疫耗竭实验）（Rozek et al. 2007，2008）。用等电聚焦的原理分离肽段是很常见的，例如 OFFGEL 系统（Agilent，Inc.，Santa Clara，CA）。而值得注意的是，蛋白纯化的每一个步骤都会导致样品的损失。所以，这就必须要考虑到蛋白质起始量。凝胶电泳的方法来纯化肽段 / 蛋白样品是很常用的。当从凝胶中提取蛋白质，建议使用考马斯亮蓝染色，

表 28.1　常规用于蛋白质组学实验的质谱仪的特征和效用（Domon and Aebersold 2006）

	IT-LIT	TOF-TOF	QQ-LIT	Q-Q-TOF	Q-Q-Q	FT-ICR
质谱精度	低	好	中	好	中等	优秀
分辨能力	低	高	低	好	低	很高
灵敏度	好	高	高	/	高	中等
动态量程	低	中等	高	中等	高	中等
ESI	是	/	是	是	是	是
MALDI	可选	是	/	可选	/	/
MS/MS	是	是	是	是	是	是
高通量	中等	很高	高	高	高	高

使蛋白条带可视化。如果处理的蛋白质/肽段非常少量,也可以使用银染或者 Sypro Ruby 等荧光染料进行荧光标记。银染法不建议使用,因为该方法的酶解肽段回收率非常低。接下来,简单地用胰蛋白酶做胶内酶解后,用反相微量层析柱 ZipTip®(Milliproe, Billerica, MA)就可对肽段进行除盐以及浓缩。如果可以的话,最好用 0.1% 甲酸、50% ACN 或甲醛水溶液来重溶样品。对于 ESI,样品可以重溶到自动采样瓶中,每个样品大约 6~10μL,这取决于样品的浓度。

28.6 试剂使用的主要注意事项

现在的质谱仪灵敏度越来越高,这使得试剂的质量也变得重要。所有实验过程用的溶液试剂都只能用玻璃容器装。因为酸性溶剂会导致塑料管以及玻璃吸管上刻度标记脱落,从而污染样品并影响结果。对于 ESI 分析,只能使用质谱或 Optima(Thermo Fisher Scientific, Waltham, MA) 级别的溶液,HPLC 级别的试剂会影响质谱结果的质量。对于 MALDI, Milli-Q(Milliproe, Billerica, MA)级别的水可以用于溶剂的点样,而 HPLC 级别的水中含浓度不一的盐离子,会导致加合离子污染。

28.7 实验操作指南

现在有很多对蛋白质质谱分析前酶解和预分组的实验操作指南。但这部分不是本章节重点,我们着重的是给予读者文献资源(McGregor and De Souza 2006; Bodzon-Kulakowska et al. 2007; Canas et al. 2007; Luque-Garcia and Neubert 2007)。

28.7.1 用 ZipTip® 来进行样品纯化

ZipTip® 是一种嵌入了一层化学活性树脂的微量吸液管,它可纯化和浓缩肽段及蛋白样品。任何质谱分析前,无论是 ESI 还是 MALDI 都需要做这一步。对于肽段纯化,一般使用反相 C18 树脂材料;而对于蛋白质纯化,通常使用疏水性树脂材料,例如 C4。还有一种化学活性树脂是强阳离子交换材料,但这种的 ZipTip® 并不经常用于样品纯化。下面将详细介绍肽段纯化实验操作步骤:

- 试剂准备:
  - 湿润液:100% Optima 级别的乙腈(ACN, Fisher)
  - 重悬缓冲液:0.5% 三氟乙酸(trifluoroacetic acid, TFA)水溶液
  - 平衡/清洗液:0.1% TFA 水溶液
  - 洗脱液:50% ACN 和 0.1% TFA 水溶液
- 用 15μL 重悬缓冲液重溶样品。
- 用 ZipTip® 吸液管吸取 10μL 湿润液,然后移除,这个步骤重复两次。
- 用 ZipTip® 吸取 10μL 平衡液,然后移除,这个步骤重复两次。
- 用 ZipTip® 在样品重溶液中反复吹打 10 次,使肽段/蛋白充分与 ZipTip® 中树脂材料结合。
- 用 ZipTip® 吸取 10μL 清洗液,然后将清洗液移除,这个步骤重复两次。
- 用 ZipTip® 小心吸取 10μL 洗脱液,反复吹打至少 6 次,这里需要小心,不要吸入空气到树脂材料,然后将洗脱液加入自动上样瓶中,进行冻干。
- 冻干好的样品可以放在 -20℃保存,直到准备上样。在准备质谱上样前,配备 0.1% 甲酸水溶液为上样液,用 6μL 上样液重溶冻干的样品,这过程需要上下反复吹打,确保样品充分溶解,但也要注意吹打时不要产生气泡,否则气泡会使质谱上样体积不一致。

28.7.2 用 ESI 和离子阱进行质量分析

有很多不同类型的质谱仪适合蛋白质组分析,而且每一个类型的质谱仪有其相对的参数。在我们得到示例中,我们使用的质谱仪型号是 LTQ Orbitrap XL(Fisher),它是一种轨道阱和离子阱偶联在一起的组合式质谱。轨道阱在质谱分析过程中需时长但分辨率高,而离子阱恰好相反。色谱仪是 Eksigent(Dublin, CA) 的纳米色谱系统,其十通阀(10-port valve)上可装配两个交替的多肽截留柱(peptide traps)。色谱分析柱则使用 New Objective 公司(Woburn, MA) 的 PicoFrit C18 column-emitter 色谱柱。当一个样品在 C18 的色谱柱中进行分析时,另一个样就可以开始以 2% ACN+0.1% 甲酸的水溶液加载到第一个截留柱中。多肽截留柱能保护色谱柱不让污染物在其累积。一般情况下,我们用 60 分钟洗脱时间和 0~60% ACN 线性梯度的条件下进行肽段洗脱。

对于所有的质谱仪,都应该使用商家提供的标

准品进行校准,以确保每一个母离子都能检测到其精确质量。在特定的蛋白质组学应用中,仪器往往要用血管紧张素进行调试以优化肽段进入质谱仪的离子轨道。

ESI的数据获取方法是基于数据依赖模式,即一个母离子在轨道离子阱中被扫描,然后在碰撞诱导解离(collision-induced dissociation,CID)下碎裂,最高丰度的前5个质谱峰将会被送进线性离子阱四级杆(LTQ)进行鉴定。母离子扫描的分辨率设置为60 000,扫描的质荷比(change to mass ratio,m/z)从300到2 000的范围。只有母信号强度大于50 000的母离子才能进入二级质谱,并且质谱仪会动态排除之后60秒内分子量在 ±10ppm 范围内的相同母离子进入的二级质谱。参数设置选择单一同位素母离子(monoisotopic precursor selection,MIPS)。不能选择没带电荷的图谱峰和背景峰进行碎裂。若用2m/z隔离窗口,碰撞能量应设为35%,Activation Q 为0.25。参数设置完成,就可以开始在 LTQ Orbitrap XL 上进行质谱分析:

- 确保所有自动采样瓶的瓶盖顶部是干净的,把已装有样品的自动采样瓶放到上样架上。
- 使用软件 Xcalibur 进行样本上质谱前设置。从首页的总览栏中选择“Sequence Setup”。然后在主界面出现电子表格,输入完样品和序列的信息后,就开始上样。

– 文件名称(Under file name):输入样品名称。

– 文件路径(Under path):双击单元格,选择 raw. 文件保存的路径。

– 仪器方法(Inst Meth,Instrument Method):双击单元格,选择样品使用的仪器参数及洗脱条件。

注意:当十通阀在两个多肽截留柱间转动,程序上必定会有两个不同的洗脱方法,所以十通阀在装载和洗脱两种模式间转换。

– 位置(Position):在第一行,输入第二行样品名称的位置。第二行,输入第三行样品名称的位置,如此类推。这是由于交替的多肽截留柱造成的。

– 使用字母和数字指出上样板的位置,例如A04。

– 确保仪器状态后,点击左边导航栏“Status”选项。LTQ Orbitrap XL MS 和 NanoLC-AS1 Autosampler 的两个LC都应该显示“已准备好上样”(“ready to download”)。

– 返回“sequence”版面,选择“Acquisition Queue”选项。检查你的任务列正确,然后回到“Actions”版面,点击“Run Sequence”,会有一个新窗口打开,确保你的样品包括在“上样列”的方框内,点击“OK”,开始上样。

– 你正在加载的样品将会出现在左边导航栏中,一旦“sequence row#1”变绿,样品任务就已经开始运行。

– 质谱一旦运行完成,系统将会生成一个原始文件,可以用蛋白质组软件包进行分析,例如 Proteome Discoverer(Fisher)。

28.8 用 MALDI-TOF-TOF 质量分析

ESI将肽段或其他分析物从反相柱直接洗脱进入质谱,MALDI-TOF-TOF的色谱分离后电板也非常类似。在实验室质谱研究中,我们介绍两个技术:人工单点点样的以及 AB Sciex 公司的 Tempo LC spotter 仪器自动点样。在两种情况下,我们用 AB Sciex 4800 MALDI-TOF-TOF 质谱仪进行质量分析。

- 用 CHCA 基质分别与 AB Sciex 公司的校准混合物1和混合物2混合,点几个校准样。用移液器取0.5μL的样品,点加在上样板上,然后使其完全风干。再在样品覆盖上1μL基质,继续等待基质完全干燥。
- 打开名称为“Reflector positive MS acquisition method”一级质谱采集方法(方法名表示为质谱配备阳离子反射模式),荷质比范围设置为400到3 000m/z。然后,打开名称为“MS internal and MS default calibration processing method”一级质谱校正方法,来用校准混合样品作为标准进行校准。再用校准后的内部程序文件去更新质谱操作模式的默认校准方法。
- 打开名称为“MS/MS 1kV method”方法(方法名称表示方法内的加速电压为1kV)以及名称为“MS/MS internal and default calibration processing methods”二级质谱校正方法,用血管紧张素(1 296m/z)碎片的图谱峰作为内部校准方法,去更新二级质谱操作模式默认校准。
- 打开“interpretation method”一二级质谱判读方法,设置在校准峰或空白基质峰对照下排除背景峰,这方法将只会扫描一个母离子,然后选择五个最高丰度的峰将用于二级质谱分析。要确保“MS/MS acquisition method”二级质谱采集方法和“MS/MS default processing method”二级校正方法都要勾选。

如果用 MALDI 自动点样板,要按照下面方法去准备:

• MALDI 的色谱仪上有一个 C18 肽段截留柱，后跟着一个 C18 微细管柱(New Objective)。样品用 0.1% TFA 的水溶液溶解上样，然后用时长为 90min 的含有 0.1% TFA 的 0~80% ACN 的线性梯度来进行洗脱。(预分后收集的样品可以手动点样，也可以自动点样。)

• 配制基质溶液，以 60% ACN+0.1% TFA 的水溶液配制浓度皆为 10μg/mL 的 CHCA 和 2,5- 二羟基苯甲酸(2,5-dihydroxybenzoic acid,DHB)，并 1∶1 混合。样品可以自动在上样板上与基质混合或自动与等量的基质溶液形成分层，也可以手动在上样板上点加上 0.5μL 样品。

• 手动点加额外的空白样和 100fmol 的 BSA，二者可以用来校准仪器、验证参数方法，还能排除非样品谱图峰。每一个样品上样前应该先校准好一级和二级质谱模式。并且还要检测校正板的精度。同时，BSA 样品应该在手动和自动的两种点样模式下进行分析，这能验证判读方法和采集方法的灵敏度。

• 创建一个“reflector positive acquisition method”自动运行的采集任务，去确定母离子质量，这些母离子质量能在“the interpretation method”方法中用于图谱峰的选择。碎片离子在二级质谱将自动运行。

28.9 数据判读

样品在质谱进行分析后，输出的结果被称为图谱。通过测定离子而产生的信号会展示在二维图中，x 轴代表质荷比(m/z)，而 y 轴代表信号强度。而重要的是，信号强度的最高刻度为 100%，表示最高丰度的离子。每个图谱中组成全部信号强度的离子数总和，表示为总离子流图(total ion current,TIC)。因为电离蛋白质可能携带不止一个电荷(质子)，他们的大小表示 m/z。因此，一条肽段的分子量为 1 000Da，若其质荷比为 1 000m/z，则此肽段为单电荷的分子种类(1000^{+1})，若质荷比为 500m/z，为双电荷的分子种类(500^{+2})。

人工解谱可帮助我们揭示样品的组成成分或单个分子的结构特征。但人工解谱非常耗时，仅适合于深入分析一定数量的图谱。在蛋白质组分析中，就会出现有大量的图谱需要分析，这时计算机和算法的作用就非常核心。

近几年，蛋白质组学分析软件已经有了迅速的发展，出现了诸多新的软件以分析质谱数据。目前，质谱输出的原始文件可提供详细的信息，包括二级质谱碎片、质量错误、序列覆盖率、假阳性鉴定以及很多其他类型的信息。更重要的是，上述类型的软件能让我们根据实际需要设置搜库和过滤的参数。这对于比较不同实验室之间的研究结果非常重要。在这一部分，我们将会展示用 Proteome Discoverer 1.2 软件来进行搜库，这软件是基于由 Thermo Fisher Scientific 公司提供的 SEQUEST 算法及其离子阱质谱仪。而搜库的过程中，软件将会用到数据库来进行数据配对。现时已经有很多数据库适合用于搜库。在下面的例子中，我们用的是 NCBI 的数据库。

• 从 ftp://ftp.ncbi.nih.gov/blast/db/FASTA/nr.gz 下载数据库。当所需的数据库文件被下载及解压缩后，就可以在 Proteome Discoverer 中创建其子数据库，并可以进行其参数设置。这子数据库可以使用关键词，使搜库时执行包括和排除带有某些关键词的结果。例如，我们通常排除角蛋白来加快搜库的速度。为了进一步完善搜库，这些子数据库在系统中还需要更多的参数设置来对搜库进行指引。单一同位素质量类型应该选择 LTQ 轨道阱数据和对于离子阱例如 LTQ 系统的平均质量类型。

• 搜库的参数是非常重要的一部分，它能降低假阳性(标准太宽松)和防止数据丢失(标准太严谨)。每个研究人员都应确定适合自己实验的搜库参数。通常在离子阱中，我们使用 2.0amu 的质量误差和 1amu 的子离子误差，这只用于计算 b- 和 y- 离子。用 Proteome Discoverer 软件导入 NCBI 人类蛋白质数据库来进行搜库。在搜库前，需要设置氧化修饰(oxidation,M)为可变修饰，羧甲基化修饰(carboxymethyl,C)为固定修饰。

• 结果的筛选也是很重要的，这样可以避免不需要的数据导入到结果中。以下是筛选条件的建议：

肽段	Delta CN	0.100
肽段	Sp- 逐对加和函数	500.0
肽段	Xcorr vs charge state (相关系数值 / 电荷态)	1.50,2.00,2.50,3.00
蛋白	蛋白质可能性	0.001

28.10 常见问题和困难

在蛋白质和肽段的质谱分析时，会出现很多问题。首先是内在的问题，例如，某一给出的蛋白质或肽段可能无法被电离和碎裂,从而不能正确的得出这蛋白质或肽段的序列,以及其翻译后修饰的真实性和位置。另一个内在的问题是,受到原材料的限制。特别是诊断实验室中临床蛋白质组学,来自同一个病人的样品经常是会用来做多种验证实验,样品稀缺严重。第二个问题是污染,在样品准备的过程中,往往会引入污染物而影响质谱分析信号。例如,最常见的污染物是聚合物,这是来自用来溶解样品的各种试剂。另一严重问题就是样品的残留延滞(carry over)。解决延滞问题需要大量的 HPLC 清洗时间,而且现在的质谱皆为纳升级别,清洗时间将会更长。如果质谱经常被校准、调试,并且保持清洁,定期进行维护工作的话,样品的延滞和污染并不会造成什么大问题,最经常出现的问题是与纳升流速功能有关的。流动相的流速的一点点偏离都可能对蛋白和肽段检测的灵敏度造成严重影响。

28.11 讨论/总结

本章节以一个简单的质谱实验展示了潜在的质谱大规模的蛋白质和肽段分析。这能给读者提供一定信息去了解实验室操作规程和展示实验的每个步骤。我们介绍了可能对质谱实验结果带来极大影响的关键操作的一些重要步骤。本章节还提及两个特别的仪器:Thermo Fisher Scientific 公司的 LTQ Orbitrap XL 质谱仪和 AB Sciex 公司的 4800 MALDI-TOF-TOF 质谱仪。其实,还有很多高质量的仪器可以使用。读者应该意识到蛋白和肽段的质谱分析这一领域发表了很多非常优秀的论文。这包括了综述和专题书籍,其中很多近期文章有创新性的发现。并且,我们非常鼓励大家用电子资源去探索新的质谱信息。

(张婉玲　王通　译)

参考文献

Ahmed FE (2008) Utility of mass spectrometry for proteome analysis: part I. Conceptual and experimental approaches. Expert Rev Proteomics 5:841–864

Ahmed FE (2009) Sample preparation and fractionation for proteome analysis and cancer biomarker discovery by mass spectrometry. J Sep Sci 32:771–798

Appella E, Arnott D, Sakaguchi K, Wirth PJ (2000) Proteome mapping by two-dimensional polyacrylamide gel electrophoresis in combination with mass spectrometric protein sequence analysis. EXS 88:1–27

Biemann K (1988) Contributions of mass spectrometry to peptide and protein structure. Biomed Environ Mass Spectrom 16:99–111

Bodzon-Kulakowska A, Bierczynska-Krzysik A, Dylag T, Drabik A, Suder P, Noga M, Jarzebinska J, Silberring J (2007) Methods for samples preparation in proteomic research. J Chromatogr B Analyt Technol Biomed Life Sci 849:1–31

Canas B, Pineiro C, Calvo E, Lopez-Ferrer D, Gallardo JM (2007) Trends in sample preparation for classical and second generation proteomics. J Chromatogr A 1153:235–258

Chen W, Yin X, Yin Y (2008) Rapid and reliable peptide de novo sequencing facilitated by microfluidic chip-based Edman degradation. J Proteome Res 7:766–770

Domon B, Aebersold R (2006) Mass spectrometry and protein analysis. Science 312:212–217

Edman P (1970) Sequence determination. Mol Biol Biochem Biophys 8:211–255

Granvogl B, Ploscher M, Eichacker LA (2007) Sample preparation by in-gel digestion for mass spectrometry-based proteomics. Anal Bioanal Chem 389:991–1002

Grimm RL, Beauchamp JL (2002) Evaporation and discharge dynamics of highly charged droplets of heptane, octane, and p-xylene generated by electrospray ionization. Anal Chem 74:6291–6297

Gundry RL, White MY, Murray CI, Kane LA, Fu Q, Stanley BA, Van Eyk JE (2009) Preparation of proteins and peptides for mass spectrometry analysis in a bottom-up proteomics workflow. Curr Protoc Mol Biol Chapter 10:Unit10.25

Li KY, Tu H, Ray AK (2005) Charge limits on droplets during evaporation. Langmuir 21:3786–3794

Luque-Garcia JL, Neubert TA (2007) Sample preparation for serum/plasma profiling and biomarker identification by mass spectrometry. J Chromatogr A 1153:259–276

Mari A, Ciardiello MA, Tamburrini M, Rasi C, Palazzo P (2010) Proteomic analysis in the identification of allergenic molecules. Expert Rev Proteomics 7:723–734

McGregor E, De Souza A (2006) Proteomics and laser microdissection. Methods Mol Biol 333:291–304

Meng F, Forbes AJ, Miller LM, Kelleher NL (2005) Detection and localization of protein modifications by high resolution tandem mass spectrometry. Mass Spectrom Rev 24:126–134

Paizs B, Suhai S (2005) Fragmentation pathways of protonated peptides. Mass Spectrom Rev 24:508–548

Pottiez G, Haverland N, Ciborowski P (2010) Mass spectrometric characterization of gelsolin isoforms. Rapid Commun Mass Spectrom 24:2620–2624

Roepstorff P (2000) MALDI-TOF mass spectrometry in protein chemistry. EXS 88:81–97

Rozek W, Ricardo-Dukelow M, Holloway S, Gendelman HE, Wojna V, Melendez L, Ciborowski P (2007) Cerebrospinal fluid proteomic profiling of HIV-1-infected patients with cognitive impairment. J Proteome Res 6:4189–4199

Rozek W, Horning J, Anderson J, Ciborowski P (2008)

Sera proteomic biomarker profiling in HIV-1 infected subjects with cognitive impairment. Proteomics Clin Appl 2:1498–1507

Seidler J, Zinn N, Boehm ME, Lehmann WD (2010) De novo sequencing of peptides by MS/MS. Proteomics 10:634–649

Silberring J, Ciborowski P (2010) Biomarker discovery and clinical proteomics. Trends Analyt Chem 29:128

Strachunskii LS, Prokhorenkov PI, Novikova Iu A, Krechikova OI, Iakusheva LV (1992) [Use of cefoperazone in clinical practice]. Antibiot Khimioter 37:19–21

Thiede B, Hohenwarter W, Krah A, Mattow J, Schmid M, Schmidt F, Jungblut PR (2005) Peptide mass fingerprinting. Methods 35:237–247

Wilm M (2011) Principles of electrospray ionization. Mol Cell Proteomics 10(M111):009407

Yates JR 3rd (1998) Mass spectrometry and the age of the proteome. J Mass Spectrom 33:1–19

第二十九章 DNA 芯片在神经科学研究中的应用

29

James D. Eudy and Lynette Smith

摘要

细胞和组织的生物学功能通常受众多生物学通路调控。DNA 芯片(DNA microarray)技术是研究这些通路的一种实际且重要的手段。在过去十年里,芯片技术飞速发展,已成为生物医药研究中最主要的技术之一。本章简述了 DNA 芯片的历史与进展,主要的芯片平台,并详细介绍了 DNA 芯片实验中的核心部分。本章主要包含以下几个话题:实验设计的要点,以 RNA 或 DNA 为样本的质控标准,合理设置生物学重复的方法,以及芯片数据的分析策略。

关键词

DNA 芯片;基因表达;RNA;DNA;标准化;杂交;分析

29.1 简介和背景

DNA 芯片技术在分子生物学领域的应用十分广泛,如基因表达的检测、基因拷贝数的定量和转录调控机制相关 DNA-蛋白相互作用等(Leung and Cavalieri 2003;Bulyk 2006;Edelmann and Hirschhorn 2009)。因此,DNA 芯片是一个非常重要的工具,它可引导我们深入理解细胞和组织生物行为背后核心的生物学通路。事实上,DNA 芯片技术已经发展了十年,并已成为生物医药研究中最主要的技术之一。最早开始介绍 DNA 芯片的几篇文献是由斯坦福大学(Stanford University) Pat Brown 团队在九十年代中发表的(Schena et al. 1995;DeRisi et al. 1996,1997)。这些文献报道了在不同物种中测量基因相对表达量的方法,这些物种包括拟南芥(*Arabidopsis*)、黑色素瘤细胞系和酿酒酵母(*Saccharomyces cerevisiae*)。至今,DNA 芯片技术已成为世界上所有基础研究和临床研究中主要的常规实验技术之一。例如,在 PubMed 数据库中用关键词“DNA microarray”,可以获取约 56 500 篇文献,可见该技术在科研领域被广泛运用。

任何形式的 DNA 芯片,无论是通过 RNA 来检测转录活性,或是比较两 DNA 样本中 DNA 含量,还是测定 DNA-蛋白相互作用,都是通过核酸的碱基互补配对特性来实现的。为了检测基因表达水平,可在

J.D. Eudy(✉)博士
内布拉斯加大学医学中心 遗传学,细胞生物学和解剖学系;达哈姆研究中心 1027
美国内布拉斯加州奥马哈
邮编 68198-5915
邮箱:jdeudy@unmc.edu

L. Smith,M.S.
内布拉斯加大学医学中心 公共健康学院生物信息系
美国内布拉斯加州奥马哈
邮编 68198-5915
邮箱:lmsmith@unmc.edu

玻璃材质的 DNA 芯片上固定目的基因的寡核苷酸序列，再以荧光标记待测实验样品所提取的 RNA，这样两种核苷酸片段可相互杂交结合，从而表征生物样本中所有基因的表达水平。通过该方法，我们就可以在基因组水平上测量样品中基因转录的相对水平，从而大致了解细胞中的整体转录情况。这些结果能及时地反映细胞在该时间点的生理状态。基因转录分析能产出大量有价值的结果，回答一系列相关的生物学问题。既然某些基因的转录活性的改变能对特定表型产生影响，那么基因转录分析就能帮助我们获得一些有深刻意义的数据，并回答某些特定的生物学问题。虽然 DNA 芯片实验近些年来已经形成相当标准化的流程，但是在实际操作中每个步骤都还是需要谨慎对待。总之，在生物进程研究中，DNA 芯片能帮助我们获得很多有价值的信息，是一个实用性极高的技术。

29.2 目标

本章将综述测量基因转录的 DNA 芯片实验中的主要步骤。内容主要包括：实验设计的要点，RNA 样本的质控标准，如何设置合适的生物学重复。标记、杂交、扫描和分析策略都会进行介绍。大家还可以学到如何通过基因聚类来鉴定共表达基因模块。这些内容都会通过点板玻璃芯片（spotted glass array）和 Affymetrix 芯片（Affymetrix Inc.，Santa Clara，CA）进行介绍。

29.3 方法和实验流程

在芯片实验中有很多值得谨慎处理的步骤。首先，最重要的一点是我们必须意识到在一次基因表达分析中，我们只是通过样品的 RNA 获得了一个细胞或组织在某个时间点的转录状态的“快照”。另外，研究人员需要确保所提取 RNA 的完整性和纯度。在包括标记、杂交、扫描和分析等步骤的整个实验过程中，都需要优秀的分子生物学技术来支持。由于篇幅有限，这里无法展示芯片实验的所有细节，但关键步骤的相关内容我们将详细介绍。

要完成一个完整的芯片实验，除了需要离心机、水浴锅、紫外分光光度计等常规的分子生物学仪器外，还需要大量 DNA 芯片相关的专用仪器设备。例如，我们需要能进行标记和杂交的芯片设备，也通常需要统计学和生物信息学方面的专家帮助完成数据分析。最好能与他们建立长期相互合作的关系。

29.3.1 实验设计：生物学重复和恰当的对照

开展基因芯片实验之前，我们需明确自己想获得什么信息。例如，我们如果提出“在神经元细胞的培养过程中加入生长因子 A，会在转录水平上对该细胞产生什么影响”这个问题，就要考虑加入生长因子的浓度和提取 RNA 的时间点。因为芯片测量的是细胞某个时间点的基因相对量，所以我们在设计实验时需要根据自己的系统来选择时间点。另一点需要注意的是，绝大多数芯片都包含代表特定基因组内所有基因的寡核苷酸。这些芯片测定的是某一时间点细胞内基因的转录活性，且结果反映的是该时间点发生的所有生物进程。针对这一特性，我们更需要根据自己想回答的问题严谨地设计实验。众所周知，要回答一个特定的科学问题，我们就要在实验设计中设置足够多的对照。这一点在芯片实验中也一样。

实验设计中，生物学重复（biological replicates）是最重要的考虑因素之一。芯片实验中，实验组和对照组通常都需要至少 3~4 个生物学重复。对于比较两组或以上的样品基因表达水平的 Affymetrix 芯片实验，我们可通过变异系数（coefficient of variation，CV）和变化倍数（fold change）来确定每组的生物学重复（Han et al. 2004）。其中，CV 值的定义是标准差（standard deviation，SD）除以均值（mean）。Han 等研究动物模型时用到的 RMA 归一化方法（RMA normalization method，本章会详细介绍），得出全部基因的组内 CV 值的第 95 个百分位（the 95th percentile）是 0.15。该结果可纳入以下由 Han 等提出的样本量（sample size）计算公式中：

$$n=2\times\frac{\ln(CV^2+1)\left(z_{1-\frac{\alpha}{2}}+z_{1-\beta}\right)^2}{\ln(f)^2}+2$$

其中，CV 是变异系数，f 是目的基因的变化倍数，$z_{1-\gamma}$ 是标准正态分布中第 100（1−γ）百分位。当 CV 值为 0.15，变化倍数为 2，显著水平（significance level，α 值）为 0.001（$z_{1-\frac{\alpha}{2}}=3.29$），统计功效（power，即 $1-\beta$）为 0.95（$z_{1-\beta}=1.64$）时，我们可以得出每组的取样量 $n=4.25$，可以约等于为每组 5（4 或 5）个生物学重复。McShane 等报道了一个动物模型印迹芯片（spotted arrays）研究中的取样量表，展示了如果要研究变化倍数为 2 的数据，每组取样量应为 4~5 个生物学重复才能达到所需的统计功效（McShane et al. 2003）。而如何决定芯片预测或聚类问题中的取样量，则已超出本书范围，最好咨询生物统计学家（Simon et al. 2002；Dobbin et al. 2008）。

为了能更好地阐述，我们用一个含两个因素的实验作为例子进行说明。假设第一个因素为“生长因子 A”，第二个因素为“第 3 小时”的时间点。首先，我们要把细胞等量分配到 6 孔细胞培养板中，其中 3 孔为对照组，3 孔为实验组。除了实验组要加生长因子外，在整个实验中这 6 个孔的处理都要完全一样。如此，唯一的变量就是生长因子。对照组中要加入与生长因子等体积的溶剂，以保持两组总体积一致。因为溶剂本身也可能影响细胞中的转录情况，考虑到芯片研究的是全基因组，这些转录情况的改变也要检测。如果实验设计与操作都正常，组间变化的基因将与添加该生长因子相关。

总之，如果芯片实验要获得成功，谨慎的实验设计是绝对关键的。实验设计的首要特点就是控制单一变量，这对全基因组研究成败具决定性的贡献。

29.3.2 RNA 的制备和质量评估

RNA 是最不稳定的一类分子，他们在提取和储存的过程中都非常容易降解，因此我们在实验过程中要十分小心。为了避免降解，除了提取过程要迅速并要用液氮冻存之外，还可以用到如 RNAlater（Ambion Inc.，Austin，TX）等试剂。手套、离心管和计数器等耗材也不能有 RNA 酶（RNase）干扰。目前已有不少成熟的商业化 RNA 提取试剂盒，它们通常都附有详细的说明，而所有细节都值得我们认真对待。用这些试剂盒提取 RNA 后，要用无 RNA 酶的水重溶。这些试剂盒一般都会附带这种水。这种水里通常含有 Tris-EDTA，用于螯合 Mg^{2+}，这样可以抑制依赖 Mg^{2+} 的 RNA 酶的活性。之后，RNA 要以 50ng~1μg/μL 的浓度保存在 -80℃。

在做芯片实验前必须测试 RNA 的完整性和纯度。测试内容主要包括：① RNA 是否降解；②是否有基因组 DNA 的干扰；③是否有来自样品的其他污染。如果操作得当，RNA 降解是很容易避免的。但是，不同类型组织样品间的内源性 RNA 酶含量的差异对其 RNA 的影响却是实验中的大难题。例如，人和其他哺乳类动物的胰腺组织中含有大量的 RNA 酶，这在实验中是需要考虑到的。而 RNA 提取过程中所用试剂的潜在影响，也值得我们重视。很多提取方法中会用到酚类物质（phenolic）或其他有机物质，它们多为蛋白质的变性剂。如果这些化学物质留到最后的 RNA 样品中，肯定会对杂交和标记过程中的关键酶的活性造成负面影响。

目前最常用的 2 种检测 RNA 完整性与基因组 DNA 污染情况的方法分别是：①传统的琼脂糖凝胶电泳，搭配溴化乙啶（ethidium bromide）染色；②用专门的机器分析 RNA；其中，Agilent 2100 Bioanalyzer（Agilent Technologies，Santa Clara，CA）最为常用。这两种方法都是通过分析核糖体的 28S 和 18S RNA 片段的比率来实现检测的。这些方法已经十分成熟，其中的准备过程、操作流程、数据分析等细节，可自行搜索。关于 RNA 分析仪器的部分，可查阅仪器说明书。

关于潜在的残留化学物质，一般会通过紫外分光光度法进行检测。吸光值在波长为 260nm 与 280nm（A260/280）处之比，以及在 260nm 与 230nm（A260/230）处之比，这些比值应在 1.8~2.0 范围内。苯酚（phenol）在 280~230nm 范围内有最大吸收峰。当 A260/280 的比值低于 1.8 时，表明 RNA 样品有苯酚残留，这些样品不能使用。在进行芯片实验之前，最好用新的样品重新制备 RNA。对于 RNA 很难获取的样品，最好在使用 RNA 之前对其进行纯化。

29.3.3 DNA 芯片平台：玻璃寡核苷酸芯片与 Affymetrix 芯片

目前最常用的两种 DNA 芯片平台分别是玻璃寡核苷酸芯片与 Affymetrix 芯片（Affymetrix Inc.，Santa Clara，CA）。这两种芯片在科研与商业化 DNA 芯片仪器中都被广泛使用，本章将进行详细介绍。

玻璃芯片是最先被开发出来的技术。实验室可以自己把特定的 cDNA 或寡核苷酸序列印到这种芯片上。目前，已有多种的商业化芯片可供购买。这些玻璃芯片通常都只是寡核苷酸序列不一样，结构通常都是一样的。一般来说，芯片中会有一些长的基因特异性 DNA 寡核苷酸序列，长度为 50~70bp。芯片的玻璃表面覆盖着一层可结合序列的树脂，例如氨基硅烷（amino silane）或环氧树脂（epoxy）。寡核苷酸序列可以通过接触式打印技术或喷墨打印技术点在芯片上。玻璃芯片可在干燥环境中室温保存 6 个月。取放芯片时要注意不要触碰芯片表面，避免破坏带有寡核苷酸的样品点。

Affymetrix 芯片是一种十分受欢迎的芯片，在许多科研或商业服务实验室中被广泛使用。它与玻璃芯片有几点不一样：①芯片上的寡核苷酸通常是25bp的短序列；②芯片通过一组寡核苷酸探针来检测某个基因，这些探针特异识别基因内不同的序列；③寡核苷酸序列是用光刻技术直接在芯片上合成，合成时每次增加一个核苷酸。在第一个Affymetrix芯片中，某个基因的检测是通过11对寡核苷酸探针完成的，这些探针识别基因中近3'端的600bp的序列。每对探针都有"完美匹配"和"错配"的序列，其中"错配"表示序列中间有一个核苷酸与"完美匹配"序列不一致。这是为了避免与目的基因相似的序列发生错误的杂交。但最近推出的Affymetrix芯片已经不再使用这种策略，改用一组覆盖基因编码区域的完美匹配探针来实现这个功能。

29.3.4 芯片实验流程：目标样品的标记，与芯片的杂交，扫描和拍照

玻璃芯片实验中，通常有两种颜色的芯片同时进行。两组样品分别用两种青色素（Cy3或Cy5）进行标记，混合后同时与芯片进行竞争性杂交（图29.1）（见文末彩图）。接着，洗掉非特异结合的样品后，用双色激光扫描仪获取16位的.tiff图像。现在，标记的流程已经形成成熟的"间接标记策略"，并有商业化的标记试剂盒可购买。常规流程会用100~500ng的RNA作为起始，用oligo-dT和六聚体随机引物对实验组和对照组的样品进行逆转录。所获得的cDNA会用丙烯胺化-dUTP（aminoallyl-dUTP）进行体外转录，形成反义的aminoallyl-containing RNA（aRNA）。这些带有aminoallyl基团的aRNA能与带有N-羟基丁二酰亚胺（N-hydroxysuccinimide，NHS）的荧光基团（Cy3或Cy5）偶联（所以说是"间接标记"），然后用色谱柱进行纯化。这些探针混合后，会在杂交缓冲液[通常含有3~5×柠檬酸钠（saline-sodium citrate，SSC）和25%~40%甲酰胺（formamide）]中与芯片杂交过夜，根据芯片上的寡核苷酸序列长度和杂交缓冲液的不同，孵育温度一般在42~48℃。杂交反应的温度和缓冲液等细节，在不同的实验室或芯片公司提供的方案中存在一定的差异。杂交后就进行一系列的冲洗步骤，直至洗掉非特异结合，保留特异性结合为止。进而，用532nm（Cy3）和635nm（Cy5）波长激发光的双色激光扫描仪进行扫描。不同扫描仪的分辨率有一定的差异。GenePix 4000b（Axon 4000b，Molecular Devices Inc，Sunnyvale，CA）这款是较常用的扫描仪，

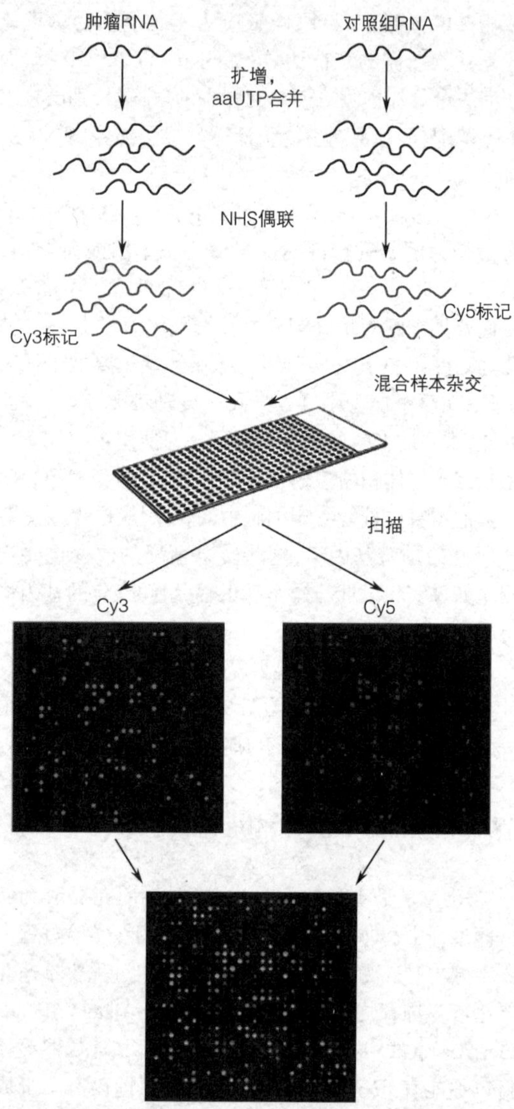

图29.1 双色芯片实验的原理。肿瘤组与对照组的RNA样本分别扩增，用不同荧光染料标记，然后与同一个DNA芯片杂交。两组样本中每个探针的荧光强度都进行测量，并计算相对的基因表达水平。引自Ghadimi，B. Michael；Grade，MarianBook：Cancer Gene Profiling Book Published：2009-01-01 DOI：10.1007/978-1-59745-545-9第16章

其分辨率是5μm。扫描后的Cy3和Cy5图像会进行叠加，并保存为16位的.tiff格式图像。

Affymetrix芯片的操作流程是在Affymetrix公司的特定仪器内完成的。仪器包含了杂交炉、染色与冲洗系统以及GC 3000扫描仪。芯片加入样品后，根据不同的芯片，会有不同的操作程序（具体可参阅Affymetrix网站）。通常，Affymetrix芯片是一种"单色光芯片"，因为每个芯片都只对应一组RNA样品。

在标记步骤中，会进行逆转录，并根据不同的芯片类型进行不同的体外转录程序。其中一种是用生物素(biotin)标记的核糖核苷酸进行体外转录，以模拟形成生物素化的 aRNA；另一种是体外转录后再转换成 cDNA 并打碎，在末端标记生物素。当样品与芯片杂交完后，会用偶联了藻红蛋白(phycoerythrin)荧光素的链霉亲和素(streptavidin，特异结合生物素)对芯片进行染色。之后，就用分辨率为 0.51μm 的 Affymetrix 3000 扫描仪扫描，最终得到 16 位的图像。

29.3.5　图像分析：原始荧光强度值的提取

玻璃芯片的数据中，两种颜色的 .tiff 图像可通过一个带有每个基因在芯片上定位信息的文件进行重叠。Axon 4000b 扫描仪的基因定位信息是一个 .gal 格式的基因芯片列表文件。结合这个文件以及图像文件，就可以在芯片上每个 5μm 范围的点中提取荧光强度值，而每个点就代表了相对应的一个基因。Cy5 和 Cy3 的值是通过每个点中的像素来确定的。同时，一些相关的值也会被计算出来，例如像素的均值和中值、标准差以及总信号强度。通常，Cy5 的中值与 Cy3 的中值的比值，经过背景值的校正后，会用于后续的分析。

在 Affymetrix 芯片扫描的过程中，芯片图像的分析与荧光强度值的提取会自动完成。扫描后，会生成 .dat 和 .cel 等一系列的文件。其中，.cel 文件可用于下游的分析。

29.3.6　归一化(Normalization)

为了排除系统误差，在后续分析之前，玻璃芯片和 Affymetrix 芯片的数据都要进行归一化处理。Cy3 和 Cy5 标记效率的不同、扫描的过程以及实验参数的差异，都可导致结果出现偏差。由于不同平台间的差异十分大，所用到的归一化方法也不一样(Simon et al. 2003)。

对玻璃芯片的数据进行归一化之前，我们可以对每个点进行筛选，剔除掉“不好”的点。这个操作并不是在每个芯片中都去除这个基因的值，而是在某个芯片中用缺失值来替代某个基因的值。我们可以通过荧光强度(去除接近背景的弱荧光强度值)、点的大小(去除太小的点)以及点的标签(在图像分析时标记的如“不好的点”“对照点”等标签)进行筛选。

在玻璃芯片实验中，通常会用到全局中值归一化(global median normalization)和局部加权回归归一化法(lowess)。全局中值归一化方法，首先会计算所用芯片 $\log_2$ 比率[$\log_2$(Cy5/Cy3)]的中值，然后每个芯片的 $\log_2$ 比率会减去这个中值，作为该芯片的值，使得所有芯片的值的中值为零。lowess 归一化法，是从 M-A 图(Bland-Altman plot)中拟合出一个平滑的非线性函数(lowess)。M-A 图的 y 轴是 $\log_2$ 比率(Cy5/Cy3)，x 轴是平均 log 荧光强度([$\log_2$(Cy5)+$\log_2$(Cy3)]/2)。每个芯片未归一化的 $\log_2$ 比率减去 lowess 函数后，得到归一化的 $\log_2$ 比率。归一化的结果是否合适，可以用 M-A 图来判断。若在平均 log2 荧光强度值范围内，$\log_2$ 比率在零附近随机分布，则是好的结果。

而 Affymetrix 芯片的归一化方法就有很多种，而且可通过很多软件包实现这些分析[MAS5，PLIER，GC-RMA，dChip(Li and Hung Wong 2001)]。其中最常用的就是 RMA 法(robust multichip average)。它可以把探针信号转换成代表基因表达水平的一个值(Irizarry et al. 2003)。RMA 默认的背景校正方法是用一个模型来校正完美匹配(perfect match，PM)探针的荧光强度，该模型的前提假设认为观察到的荧光强度是真实信号与背景噪音的总和。然后，校正后的 PM 探针值用默认的分位点归一化(quantile normalization)方法进行归一化。最后，总的基因表达量就用中位数修正法(median polish method)来计算，该方法把数据拟合出一个多芯片的线性模型，在 $\log_2$ 空间给出基因表达量的值(Irizarry et al. 2003)。RMA 可以通过 R 程序中 Bioconductor 项目的 affy 包里的 rma 函数实现，也可以用 BRB-ArrayTools 或 Affymetrix 公司的 Expression Console 等程序实现(Bioconductor，BRBArrayTools；R Development Core Team 2008)。

29.3.7　基因的筛选

进行差异表达分析(differential expression)、预测或其他分析之前，通常都要进行基因的筛选，把在芯片之间没变化的基因筛掉。总的来说，基因表达分析就是识别在两组间有改变的基因(分类比较，class comparison)，识别可预测某种特性的基因(类型预测，class prediction)，或是识别可用于发现新的分类的基因(分类识别，class discovery)。在这些分析中，那些表达量最容易发生改变的基因是最有用的。因此，通过筛掉在芯片与芯片之间不怎么变化的基因，我们就可以更好地关注那些有价值的基因。筛选方法通常有基于倍数变化的筛选(fold change filters)、基于变动程度的筛选(variability filters)和基于百分比丢失的筛选(percent missing filters)这几种(Simon et al. 2003)。

29.3.8 差异表达分析

DNA 芯片研究中最常用的一种分析方法就是分组比较,目的就是发现在两组或多组间表达量有差异的基因。实现该分析的方法有很多种。比较两组间连续变量最常用的统计学检验方法就是 *t*- 检验(*t*-test)。在数据不是成正态分布的时候,可以使用包括 Wilcoxon rank sum test 和 permutation tests 在内的非参数检验。在芯片数据的分析中,大家通常喜欢比较两组基因表达量的均值,并用 *t*- 检验或其他统计检验方法来分析。这种情况下,我们通常会改进统计检验方法,使得每个基因都不是独立的,而是与其他基因形成一个整体。有些检验会利用芯片中其他基因的表达量,使得组间比较的效果更好。绝大多数软件包会有一个以上的工具来计算差异表达基因,如 Bioconductor 的 limma,SAM 软件,dChip 和随机方差 *t*- 检验(random-variance *t*-tests)等(Smyth et al. 2003;Smyth 2005;Tusher et al. 2001;Li and Hung Wong 2001;Wright and Simon 2003)。这些方法很多都能拓展到两组以上的比较,如 ANOVA 模型和时间序列模型(time series models)。

当使用这些统计检验时,就会产生这样一个问题:究竟哪些基因才是差异表达基因。如果我们只是看一个基因在两组间的表达差异情况,统计检验后就会得出一个 *P* 值(*p*-value),如果这个值小于 0.05 的显著水平(significance level),则认为该基因在两组间的表达有差异。而在基因芯片中,一次实验就有成千上万的基因,在检验零假设(null hypothesis,no genes are differentially expressed)的时候,平均会有 5% 基因的 *P* 值小于 0.05。例如,测量 10 000 个基因,随机就会有 500 个基因的 *P* 值小于 0.05,属于假阳性。这是一个多数据点比较时会产生的问题。因此,在芯片研究中,人们会用一些方法来控制错误发现率(false discovery rate,FDR),即假阳性差异表达基因所占比例(Simon et al. 2003)。其中一种方法就是 Benjamini-Hochberg 法(Benjamini and Hochberg 1995)。该方法把统计检验得到的 *P* 值进行排序,然后根据顺序对 *P* 值进行一定的调整。而多组比较时,可用 SAM 法来调整,从而控制 FDR(Tusher et al. 2001)。

29.3.9 聚类

聚类(clustering)在分类识别中十分有用。很多人在分析前就已经事先定义了分类,并想找到分类间的差异表达基因。而在分类识别的分析中,研究者不用事先定义分类,而是直接对样本的基因表达谱进行聚类,看哪些样本可以分在一类中,形成新的有意义的分组。因为在分析前不需要预先分组或参考各种各样的实验信息,所以这种聚类方法也叫“无监督方法”。在芯片研究中,一般有层次聚类(hierarchical clusters)、自组织图(self-organizing maps,SOMs)和主成分分析(principal component analysis)这几种方法。这里我们着重介绍层次聚类和 SOMs(Eisen et al. 1998;Tamayo et al. 1999)。在分类比较分析中,人们通常要筛掉那些没用的基因才可进行后续分析。因为是要找出在不同组间哪些基因是有变化的,哪些基因是没变化的,所以通常会删掉那些没变化的。这种情况下,一般推荐用基于倍数变化的筛选或基于变异性的筛选方法。在聚类之前,通常用中位数中心化(median centering)的方法预处理数据。这一步首先要计算某个基因在所有芯片中的中位数,然后该基因在每个芯片的值都减去这个中位数,最后得到该基因在所有芯片中的新中位数为零。

在层次聚类中,首先要计算距离(distance),用来表示芯片之间或者基因之间离得远还是近。在芯片实验中比较常用的一种距离计算方式就是 1-correlation。层次聚类里大家一般喜欢用聚集法(agg-lomerative method),就是每个芯片自己首先形成一类,然后根据距离,最相似的芯片会聚成一类。然后,就需要一种合并聚类的方法,也就是联结方法(linkage method)。例如平均联结(average linkage)法中,我们会计算每两个芯片间的平均距离(相关性)。而且在完全联结(complete linkage)法中,我们则计算聚类中一个芯片对应另一个聚类中其中一个芯片的最大距离。这两种联结方法都是在层次聚类中常用到的。聚类的结果通常会以树状图展示,也可以结合热图一起展示。连接每个聚类的竖线的长度表示这些聚类的相似程度。这些线可以很直观地帮助我们解释聚类的结果。

SOMs 可以对那些在芯片之间表现一致的基因进行聚类(Tamayo et al. 1999)。该方法常用于时间序列实验(time series experiments)中,可对随着时间变化表现相似(如随着时间变化呈上调趋势,下调趋势,或形成其他模式）的基因进行分类。这个方法的聚类数目需要事先确定，聚类的结果也以一系列预先确定大小的格子的形式展现出来。如果实验中有 3 个时间点，我们用这个方法聚类时，可以预设几种情况：基因表达量随时间变化呈持续上调趋势，持续下调趋势，先上调后下调，先下调后上调，上调至第二个时间点然后保持不变，下调到第二个时间点然后保持不变，先保持不变再上调或下调。这样就有 8 种模式，即 8 种聚类，就可以用 2×4 或 4×2 的形式展示。我们要对聚类的数目和格子的大小进行测试，才可最终确定结果。

有时候有监督的分析也会用到聚类和热图。在这种分析中，研究者会把差异表达基因放到聚类程序里面用，而不是那些变化得最厉害的基因。因为用到了那些在不同类中肯定不一样的基因，所以一般要用有监督分析。这种聚类主要是差异表达分析的结果的一种展示。但这种方法也可以是很有用的。在 SOMs 分析中，我们可以选择差异表达的基因，然后用 SOMs 来展示基因表达量分布。

29.4　典型的实验结果

芯片实验的典型结果通常是一个基因列表，这些基因在实验组和对照组之间的表达量有差异。差异表达的标准展示方式应该包含相对表达量的变化值，也就是“倍数变化”；还有差异表达的显著程度，也就是 P 值。如果多于两组样品，还要进行聚类，列出共表达的基因。从这些基因列表或聚类情况中推算出背后的生物学含义，有可能是很具挑战性的，但有时候也可能很容易。例如，如果实验设计是要观察加入某种生长因子后哪些细胞因子的基因表达上调，我们只需简单地看一下最终得出的基因列表以及这些基因相对应的变化值即可。但如果没有这么明确的目标，只看基因列表是很难看出生物学意义的。我们通过以下这个例子来解释印迹芯片的典型结果：脑总 RNA 表达谱与骨骼肌总 RNA 表达谱的对比。

材料与方法

我们把人类脑总 RNA 样本与人类骨骼肌 RNA 样品各 3 个生物学重复进行对比。每种组织样品的每个生物学重复中，提取 1μg 总 RNA 进行逆转录。然后用 Amino Allyl MessageAmp Ⅱ kit（Ambion Inc，Austin，TX）进行体外逆转录，获得 aminoallyl 化的 aRNA。按说明书方法，每 5μg aRNA 样品与 Cy3 或 Cy5 偶联。我们用染料交换策略避免潜在的染料偏好性反应。其中 2 个骨骼肌 aRNA 样品用 Cy5 标记，另一个用 Cy3 标记。其中 2 个脑 aRNA 样品用 Cy3 标记，另一个用 Cy5 标记。脑与骨骼肌样品混合后，用 10×fragmentation buffer（Ambion Inc.，Austin，TX）进行片段化处理，使长度变为 100bp。处理后的样品用 50μL hybridization buffer #2（Ambion Inc.，Austin，TX）重悬，并与 3 个含 39 200 60-mer 寡核苷酸的基因芯片在 42℃下杂交过夜。杂交后，用含 2×SSPE，0.1% SDS 的溶液在 42℃下冲洗 2 分钟，再用含 0.1×SSPE，0.1% SDS 的溶液在 42℃下冲洗 2 分钟。之后用分辨率为 5μm 的 4000b Axon Scanner（Molecular Devices，Sunnyvale，CA）扫描，获取多重图像的 .tiff 文件。接着用 GenePix 6.1 软件对图像进行分析，经过背景校正后，每个点获得一个 Cy5 中值 /Cy3 中值的数值。

归一化与基因表达量数据的分析都在 Dr. Richard Simon 和 Amy Peng（BRBArrayTools）开发的 BRB-ArrayTools 里完成。在分析前，数据先减去中值背景，并进行如下的荧光强度筛选：如果 Cy5 和 Cy3 通道至少有一个的荧光强度低于 10，该点就设置为缺失值。归一化方法用 lowess smoother，所有比率都进行 $\log_2$ 转换。然后用 M-A 图来检验归一化是否得当。接着，除了空点或对照点外，如果某基因有超过 50% 的点缺失或不符合条件，则排除该基因。该芯片有相同基因的点作为重复，针对这些点，本次分析不取平均值，而是把重复的点当作独立的基因对待。

我们用随机方差配对 t- 检验来筛选在脑和骨骼肌两组间的差异表达基因。因为脑和骨骼肌的样品混合在同一个芯片里杂交，所以这里就选择配对 t- 检验。（如果两组样品是分别与参考样品杂交，即一共 6 个芯片，则应选择非配对 t- 检验。）随机方差配对 t- 检验允许基因间共享方差信息，不用假设所有基因方差一致。当样本量少的时候用这种方法，可更准确估算变动程度（Wright and Simon 2003）。差异表达的 FDR 设为 10%（Benjamini and Hochberg 1995）。

芯片内一共包含 39 200 个基因。经过点和基因的筛选，剩余 24 993 个基因进行后续分析。这里用 M-A 图来检查归一化方法是否正确（图 29.2）（见文末彩图）。我们预期在 0 附近有随机分布的点。当 FDR 小于 10% 时，脑和骨骼肌组间有 2 683 个差异表达基因。这些基因通过变化倍数的排序来区分表达上下调。因为空间有限，且为了方便解释，这里只

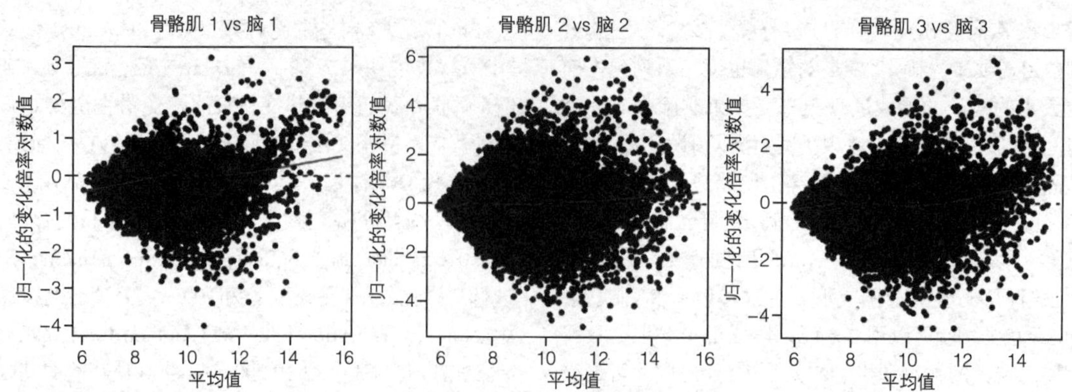

图 29.2 骨骼肌组相对脑组织组的 M-A 图。x 轴表示红、绿通道的平均荧光强度，y 轴表示归一化后的 $\log_2$ 红 / 绿通道比率。左图代表第一块芯片，中图代表第二块，右图代表第三块

列出前后各 10 个基因。我们通过 p 值的排序来筛选出这 10 个表达上调基因和 10 个下调基因。表 29.1 列出了表达上调和下调的各前 10 个基因。该表包含了原始 FDR 排序、唯一 ID(unique ID)、基因名(gene symbol)、FDR 的估算值、两组荧光强度的几何平均值、脑 / 骨骼肌的变化倍数。

表 29.1 脑组织组相对骨骼肌组的前 10 个表达上调(a)和表达下调(b)的基因

编号	在整体中的排序	唯一标识	基因名	组间差异的 FDR 值	脑组织组的表达几何平均值	骨骼肌组的表达几何平均值	变化倍数(脑组织 / 骨骼肌)
(a)							
1	1	PH_hs_0000559	GPM6B	0.000 1	55.009 1	4.095 5	13.432
2	7	PH_hs_0018034	ANKS1B	0.000 1	9.593 1	0.723	13.268
3	12	PH_hs_0016696	KCNC2	0.000 3	2.615 3	0.245 4	10.657
4	16	PH_hs_0002327	SYNPR	0.000 3	14.345 8	1.723 8	8.322
5	21	PH_hs_0000096	SOX2	0.000 3	5.331 7	0.446	11.954
6	33	PH_hs_0007357	HDGFRP3	0.000 5	8.110 7	0.960 1	8.448
7	34	PH_hs_0000309	VSNL1	0.000 5	86.921 5	13.552 9	6.413
8	35	PH_hs_0011122	SULT4A1	0.000 6	9.434 9	1.522 5	6.197
9	36	PH_hs_0028961	GJA1	0.000 6	64.406 3	10.860 2	5.930
10	42	PH_hs_0030957	FAM107A	0.000 6	58.089 2	9.276 9	6.262
(b)							
1	2	PH_hs_0046015	PDLIM3	0.000 1	5.154 6	150.750 5	0.034
2	3	PH_hs_0004701	KLF10	0.000 1	0.724 9	10.116 4	0.072
3	4	PH_hs_0026721	MKNK2	0.000 1	4.126 1	65.765 6	0.063
4	5	PH_hs_0048894	MYH1	0.000 1	5.317 6	152.033 1	0.035
5	6	PH_hs_0008881	CACNG1	0.000 1	0.579 1	7.147 9	0.081
6	8	PH_hs_0026211	ANKRD1	0.000 1	1.583 3	26.988 8	0.059
7	9	PH_hs_0017066	ASB5	0.000 1	1.198 1	35.712 5	0.034
8	10	PH_hs_0012655	APOBEC2	0.000 2	0.37	6.386 1	0.058
9	11	PH_hs_0022034	NEXN	0.000 2	0.852 5	11.922 3	0.072
10	13	PH_hs_0003524	CAMP	0.000 3	0.290 6	3.970 5	0.073

基因顺序根据校正后 P 值排列。表中基因来自 2 683 个基因中前十位上调或下调基因，表中展示了它们的 FDR 估算值、脑组织组和骨骼肌组的荧光强度几何平均值、变化倍数(脑 / 骨骼肌)。

29.5 常见问题与解决方案

芯片实验如果做得好，常常能获得有趣的新发现或对生物学进程有新的认识。但很多人的结果并不理想。实验中常见的一些问题，一般可以通过以下这些方法进行规避。首先，要考虑自己的实验设计是否严谨，对自己的生物系统的认识是否充分。我们用一个有时间点的例子来具体说明。如果我们想知道添加某化合物后细胞的转录水平有何变化，并在添加 24 小时后收集 RNA，但发现基因表达水平没有变化，有可能是收集 RNA 的时间点设置错了，改成 12 小时或 48 小时可能更合适。我们之前也提过，要获得好的结果，一个好的实验设计是必不可少的。另一个容易出现的问题就是 RNA 提取质量的问题。在使用 RNA 进行实验之前，对潜在的降解和化学物质污染的评价是很关键的。如果我们用新的方法提取 RNA，首先要用测试样品练习，以保证操作的熟练与结果的可靠。在芯片操作过程中也可能会出现问题。为避免这些问题，标记、杂交、冲洗、扫描这些步骤都要尽量做到与推荐的实验流程一致。进行操作的实验技术人员也要通过严格的培训。

样本量不足也是研究人员很容易犯的错误。对于细胞系、动物模型和人类样品，设置的生物学重复通常都不一样的。我们要考虑清楚我们需要哪种变化倍数，变化范围有多大。实验之后，我们也需要投入足够的时间进行归一化以及检验归一化是否合适。如果其中一种归一化方法不合适，就可以试试其他方法，可能有更好的效果。在数据分析步骤中，也需要考虑到实验的设计。是独立样品还是配对样品？在点板芯片实验中，是否需要考虑建立一组混合样参照组或进行染料交换？一共有多少组？哪种统计检验方法才是合适的？这些都是在分析过程中容易出现的问题，但通过认真的思考和分析，或者咨询相关专家，这些问题都可以解决。

29.6 讨论和总结

DNA 芯片技术使我们获得大量的信息，并帮助我们解释了很多生物学进程或疾病背后的分子基础。DNA 芯片技术被开发出来之后，科学界马上认识到它的重要性，因为它为我们提供了新的途径，解决以往由于技术条件有限而不能解决的生物学问题。过去 20 年以来，同时对整个基因组转录活性的分析只是个理想。而现在，DNA 芯片在生物学研究中已经是一项常规技术，唯一存在的挑战只是如何在大数据中分析出背后的生物学含义。这可能就需要通路分析和其他基于计算的策略的帮助了。由于编码蛋白的基因的功能越来越受到广泛关注，生物学家们更要认真挖掘实验结果背后的生物学意义。另外，我们也需要更多可靠的识别基因网络的计算方法。最后，只要操作得当，DNA 芯片可以很好地帮助我们深入研究自己的生物系统。

（罗彦彰　王通　译）

参考文献

Benjamini Y, Hochberg Y (1995) Controlling the false discovery rate: a practical and powerful approach to multiple testing. J R Stat Soc Ser B 57:289–300

BRB-Array Tools version 4.1.0 stable release developed by Dr. Richard Simon and Amy Peng Lam

Bulyk ML (2006) DNA microarray technologies for measuring protein-DNA interactions. Curr Opin Biotechnol 17(4):422–430

DeRisi J, Penland L, Brown P, Bittner M, Meltzer P, Ray M, Chen Y, Su Y, Trent J (1996) Use of a cDNA microarray to analyze gene expression patterns in human cancer. Nat Genet 14:457–460

DeRisi J, Iyer V, Brown P (1997) Exploring the metabolic and genetic control of gene expression on a genomic scale. Science 278:680–686

R Development Core Team (2008) R: A language and environment for statistical computing. R Foundation for Statistical Computing, Vienna. ISBN 3-900051-07-0. URL http://www.R-project.org

Dobbin KK, Zhao Y, Simon RM (2008) How large a training set is needed to develop a classifier for microarray data? Clin Cancer Res 14(1):108–114

Edelmann L, Hirschhorn I (2009) Clinical utility of array cGH for the detection of chromosomal imbalances associated with mental retardation multiple congenital anomalies. Ann N Y Acad Sci 1151:157–166

Eisen MB, Spellman PT, Brown PO, Botstein D (1998) Cluster analysis and display of genome-wide expression patterns. Proc Natl Acad Sci U S A 95(25):14863–14868

Han E, Wu Y, McCarter R, Nelson JF, Richardson A, Hilsenbeck SG (2004) Reproducibility, sources of variability, pooling, and sample size: important considerations for the design of high-density oligonucleotide array experiments. J Gerontol A Biol Sci Med Sci 59(4):306–315

Irizarry RA, Bolstad BM, Collin F, Cope LM, Hobbs B, Speed TP (2003) Summaries of Affymetrix GeneChip probe level data. Nucleic Acids Res 1(4):e15

Leung YF, Cavalieri D (2003) Fundamentals of cDNA microarray data analysis. Trends Genet 19(11): 649–659

Li C, Hung Wong W (2001) Model-based analysis of oligonucleotide arrays: expression index computation and outlier detection. Proc Natl Acad Sci U S A 98:31–36

McShane LM, Shih JH, Michalowska AM (2003) Statistical issues in the design and analysis of gene expression microarray studies of animal models. J Mammary Gland Biol Neoplasia 8(3):359–374

Schena M, Shalon D, Davis R, Brown P (1995) Quantitative monitoring of gene expression patterns with a complimentary DNA microarray. Science 270:467–470

Simon R, Radmacher MD, Dobbin K (2002) Desing of studies using DNA microarrays. Genet Epidemiol 23:21–36

Simon RM, Korn EL, McShane LM, Radmacher MD, Wright GW, Zhao Y (2003) Design and analysis of DNA microarray investigations. Springer, New York, NY

Smyth GK (2005) Limma: linear models for microarray data. In: Gentleman R, Carey V, Dudoit S, Irizarry R, Huber W (eds) Bioinformatics and computational biology solutions using R and bioconductor. Springer, New York

Smyth GK, Yang Y-H, Speed TP (2003) Statistical issues in microarray data analysis. Methods Mol Biol 224:111–136

Tamayo P, Slonim D, Mesirov J, Zhu Q, Kitareewan S, Dmitrovsky E, Lander ES, Golub TR (1999) Interpreting patterns of gene expression with self-organizing maps: methods and application to hematopoietic differentiation. Proc Natl Acad Sci U S A 96(6):2907–2912

Tusher V, Tibshirani R, Chu G (2001) Significance analysis of microarrays applied to transcriptional responses to ionizing radiation. Proc Natl Acad Sci U S A 98:5116–5121

Wright GW, Simon R (2003) A random variance model for detection of differential gene expression in small microarray experiments. Bioinformatics 19: 2448–2455

第三十章　代谢组学　30

Yazen Alnouti

摘要

生物体与其所处的外界环境间有着复杂的相互作用。环境对生物体的影响除了体现在基因组和/或蛋白质组以外，通常还包含代谢组（metabolome）水平上的改变。代谢组学（metabolomics）是一门对多种代谢物进行全面的定性和定量分析的学科，同时研究内容还包括了代谢物与环境变量（如饮食、疾病、环境和化学品暴露等）间的交互作用。与基因组和蛋白质组相比，对代谢物的监测更能直接反映细胞动态变化过程的终末结果。因此，代谢组学正广泛运用于疾病诊断及预后标志物的发现、药物毒性与疗效、基因多态性、药物代谢和代谢流组学（fluxomics）研究中。代谢组学的这些应用将在本章中详细讨论。

人体中至少包含 3 000 种代谢物，植物界中则多达 200 000 种，而它们的解离常数（pK_a）、极性、溶解性和分子大小等理化性质有着巨大差异。如何对这些代谢物进行全面定量分析并处理由此而来的海量数据是对代谢组学界的重要挑战。可见，代谢组学是一个由技术推动的研究领域，其数据的产生及分析有赖于分析方法及生物信息学方面的支持。

目前尚无一个分析技术可单独满足代谢物的全局定量分析需求。在此前提下，质谱分析和核磁共振是当前代谢组学研究的首选分析技术。本章将对这些技术与代谢组学相关的原理、应用和实验设计进行介绍。

最后，由代谢组定量分析所产生的原始数据到最终的结果展示需要对数据进行多步加工处理，主要包括优化数据质量、压缩文件大小并转换文件格式以进行统计分析等。本章将就多种不同的数据处理和统计分析策略进行探讨。

关键词

代谢组学；LC-MS；UPLC；HPLC；NMR；结构解析；PCA

Y. Alnouti（✉）博士
内布拉斯加大学医学中心　药物科学系
美国内布拉斯加州奥马哈
邮编 68198-6025
邮箱：yalnouti@unmc.edu

30.1 前言

30.1.1 代谢组学的历史

20世纪90年代，人类基因组图谱完成，这为科学界认识遗传与疾病的诊断、成因、进展、发病机制及治疗间的关系开启了一片新天地。在那个年代，生物医学研究的着重点主要集中在同时测定各受试者的基因表达变化，并从中发现这些变化的临床意义，这便是我们所说的转录组学或基因组学。人们对基因组抱有很高的期望，认为其可解释所有疾病进程，并可据此发展出新的诊断方法和更好的个性化治疗方案。基因组学/转录组学领域内研究方法的进步为分子生物学的研究带来了革命性进展，其中DNA/RNA阵列分析等高通量、自动化的实验技术就是典型的代表。

随后的蛋白质检测和定量分析技术的进步则引领着蛋白质组学的发展。蛋白质组有着远超基因组和转录组的复杂组成和动态变化，故蛋白质组学分析将面临更多挑战和更高要求。而与转录组改变相比，蛋白质水平上的定性和/或定量改变更有可能引起生物系统的相应变化，因此攻克蛋白质组学的技术难题有着相当高的价值。

在过去的10年间，得益于分子生物学和表观遗传学领域的发展，生物系统与外界间复杂的相互作用越来越受关注。目前已知，生物系统与其所处环境间的相互作用存在基因表达甚至是蛋白质翻译以外的特殊机制，其中包括DNA化学修饰、蛋白质翻译后修饰和蛋白质的定位及稳定性调节。因此，为了更加深入了解生物系统与其环境间的相互作用，我们需要比基因组、转录组和蛋白质组更深层次的研究。

细胞通过复杂的小分子/代谢物网络驱动其生化过程的进行。代谢组学是一门对多种代谢物进行全面的定性和定量分析的学科，同时研究内容还包括了代谢物与环境变量(如饮食、疾病、环境和化学品暴露等)间的交互作用。与基因组和蛋白质组相比，代谢物更接近于细胞动力学在功能水平的最终反映。因此，代谢标志物可明确反映真实的生物学反应的最终结果，并为生物学效应提供全局性的系统解释。此外，代谢组学实验中单位样品/指标的平均花费均低于其他"组学"实验。相对于组织活检，代谢组分析适用于微创甚至是无创样本的分析，如血液和尿液等。上述这些优点，特别是其更接近新陈代谢结果的特点，使代谢组学成为与基因组学和蛋白质组学地位相当的平行学科。

虽然代谢组学还是个新兴词汇，在体内外模型中监控特定处理下代谢物的变化的想法则由来已久。早在20世纪60年代，Horning等研究了在不同病理状态下，尿液中芳香酸和类固醇等多种内源性化合物的变化情况(Horning et al. 1969；Dalgliesh et al. 1966)。此类研究的样本随后拓展至人唾液中(Ward et al. 1976)。随着核磁共振(nuclear magmatic resonance，NMR)和质谱学(mass spectrometry，MS)的进步，研究者将代谢组学应用于心脏疾病(Kopp et al. 1980)、先天性代谢缺陷(Ward et al. 1976；Millington et al. 1990)和肝脏毒性药物暴露(Sequeira et al. 1990)的工作中，开展了被称为"定量代谢谱(quantitative metabolic profiling)"的研究。

然而，"代谢组学(metabonomics)"直到1999年才由Jeremy Nicholson及其同事正式定义为："对生命系统在病理生理性刺激或基因修饰下的代谢应答的多参数动态定量分析(Nicholson et al. 1999)。"Nicholson及其同事在他们的研究中首创性地把代谢物谱的分析应用于药物毒性的评估。2001年，致力于植物代谢物分析研究的Oliver Fiehn提出"代谢组学(metabolomics)"的概念，他认为："对代谢物的全面定量剖析有助于研究者对生物系统的了解。而由于这样的分析揭示了生物系统内代谢物的整体情况，故应将这种分析方法称作代谢组学(Fiehn 2001)。"虽然"metabolomics"和"metabonomics这两个词现在均被用于指代"代谢组学"，但文献检索显示，"metabolomics"在发表物中的使用率远高于"metabonomics"。因此我们在本章中将使用"metabolomics"。

30.1.2 全局性和靶向性的代谢组学研究手段

简而言之，代谢组学实验就是比较样本间代谢物谱的定量和/或定性差异，以此区分不同样本。代谢物谱分析通常采用的策略有两种。第一种策略设定有限几种代谢物或者一组具有相似结构或参与某个代谢通路的已知代谢物为目标，这些代谢物绝对浓度的测定常用于验证根据先验信息所提出的假说(Want et al. 2010)。这种方法我们称之为"靶向"代谢组学。

另一种策略则不依赖于先验知识，对尽可能多的代谢物进行整体分析。在无偏好地获得尽可能多的代谢物数据后再决定特定代谢物作为研究目标。这种“非靶向”法将得到大量代谢物的绝对或相对定量信息，随后分析这些代谢物的变化可反映相关通路的改变，从而提供标志物和/或机制方面的信息。

这两种研究策略有着不同的必须要求。在靶向分析策略中，样品处理及分析条件针对特定的目标代谢物进行优化，以达到最高的样品回收率和检测灵敏度。此外，靶向分析方法通常需要经过充分验证，以确保其具有较高的准确性、精确性和稳健性。由于该方法常用于验证非靶向研究的结果，因此对方法本身的严谨验证是其应用的先决条件。相对的，非靶向分析策略使用“通用的”实验条件和“高分辨率”仪器，使样本中代谢物的损失最小化，实现代谢物的广谱检测，以反映各种代谢物在理化性质方面的巨大差异。此外，非靶向分析在处理和整合所产生的海量数据时，很大程度上依赖于生物信息学的支持。

30.2　代谢组学的应用

代谢组学旨在表征生物系统中的代谢物谱。代谢物作为整个生物系统的生化特征的一部分，可为理解疾病发生的机制、评估疗法的疗效乃至药物的毒性提供关键信息。因此，代谢组学有着多样化的应用前景，可应用于包括从细胞系到基因改造动物等多种模型，以及临床前阶段和临床阶段等的研究中。这些将在后面详细介绍。

30.2.1　临床前发现及开发

组合化学的出现大大加快了制药产业中新化合物（new chemical entities，NCEs）的产生速率。使得如何高通量地筛选出高效低毒的化合物成为了药物开发流程中最大的限速步骤。制药工业的首要目标是快速推进开发流程。因而急需可评价疗效及安全性的标志物，这将极大地缩短和简化临床研发流程。

大部分药物不良反应（adverse drug reactions，ADRs）与肝肾毒性有关。目前已有成熟的肝肾毒性外周血指标：血清转氨酶（肝毒性）以及血清尿素氮和肌酐（肾毒性）。而作为这些金标准的补充，代谢组学手段有望提供新的检测指标以提供更高的灵敏度和/或特异性。此外，代谢组学手段在分析小体积样品上有巨大的优势，这对小鼠等小动物模型的研究至关重要。再者，代谢标志物可在唾液或尿液等容易获得的体液中检测。

代谢毒理学联盟（Consortium of Metabonomic Toxicology，COMET）全面评估了代谢组在临床前药物毒性研究中的应用价值（Lindon et al. 2003）。COMET 的主要成果之一就是获得了 80 种已知的各脏器毒素处理下的大鼠尿液的标准化 ^{1}H NMR 谱。从中发现的器官特异性指标在肝肾毒性预测中表现出较高的选择性和灵敏度（Ebbels et al. 2007）。

代谢组学在疗效和毒性标志物研究领域中的应用确实取得了重大进展，但距其成为标准化方法仍有漫漫长路。事实上，不管其机制如何，不同毒素可引起相同的代谢物谱变化，使得这些代谢标志物在毒性研究中的应用受限。一些常发生变化的代谢物，如 2- 酮戊二酸（2-oxoglutarate）、醋酸（acetate）、柠檬酸（citrate）、肌酸（creatine）、肌酸酐（creatinine）、葡萄糖（glucose）、苯酰胺基醋酸（hippurate）、乳酸（lactate）和琥珀酸（succinate）等，是代谢组研究中常见的“嫌犯”（Robertson 2005）。这些化合物在多种毒性和疾病状态下会发生改变，因而它们确实是代谢改变的通用标志物。但是它们并不具备足够的特异性，因而不能作为诊断指标。

发现可反映疗效的生物标志物是代谢组学在临床前药物研究中最重要的应用之一。只要找到疗效标志物，便可在药物研发早期用于高通量、低成本地筛选对相关疾病疗效显著的潜在候选药物。代谢组学手段和基因敲除/敲低小鼠相结合，可帮助我们更深入地了解药物疗效机制。例如，在利用代谢组学手段对过度肥胖雄性小鼠［（NZO × NON）F1］的脂代谢组的定量研究中，发现罗格列酮可通过扰乱肝脏的脂质移动从而诱发低脂血症，其表现为脂质代谢方面的组织特异性效应。罗格列酮引起的表型是由多种组织特异性代谢变量介导的。血浆脂质代谢组的定量研究更好地反映了组织中代谢组的整体变化，推动了此类多因素作用机制的研究（Boros et al. 2003）。

30.2.2　疾病标志物

2001 年，一个 NIH 工作组将“标志物”定义为：可客观测量并评价正常生物过程、致病过程或治疗干预的药理学应答的特征。长久以来，临床上通过测量葡萄糖、尿素和胆固醇等特定的内源性代谢物，用以辅助疾病诊断。代谢组学在提高诊断效力和加强疾病控制方案的监控能力方面具有巨大潜力。其中包括疾病风险预警及早期诊断指标库的建立。此外，代谢组学检测对象都是一些临床上容易取得的体液，包括尿液、血液、唾液、呼气冷凝液、汗液、腹水、羊水和脑脊液等。举例来说，先天性代谢障碍诊断是最成熟的基于代谢组学的疾病标志物研究领域之一（Shlomi et al. 2009）。除此之外，多篇研究论文和综述已展现了代谢组学手段诊断多种疾病的潜力，其中包括冠状动脉心血管疾病（Brindle et al. 2002；Waterman et al. 2010）、神经系统疾病（Quinones and Kaddurah-Daouk 2009）、普通肿瘤（Claudino et al. 2007）、脑膜炎（Coen et al. 2005）、自身免疫性疾病（Seeger 2009）、寄生虫感染（Wang et al. 2004）、肾细胞癌（Moka et al. 1998）、卵巢癌（Odunsi et al. 2005）、大肠癌（Wang et al. 2010）、乳腺癌（Oakman et al. 2011）、肺结核（Parida and Kaufmann 2010）、囊性纤维化（Wetmore et al. 2010）、肝胆疾病（Gowda 2010）、代谢综合征（Oresic 2010）、肝病和肝移植（Duarte et al. 2005）、风湿性关节炎（Roy et al. 2004）、不孕不育症（Bender et al. 2010）和眼科疾病（Young and Wallace 2009）等。

30.2.3 药物代谢组学

药物基因组学旨在认识和预测药物的药理学、毒理学和药代动力学特性对个体的基因修饰和基因多态性的影响。类似的，个体的代谢状态也可能影响其对药物的响应。因此，代谢组学在指导个性化治疗方面有巨大潜力。与药物基因组学不同的是，代谢组学手段可同时检测影响个体代谢指纹图谱的基因和环境因素。例如，有报道表明个体尿液代谢谱特征可用于肝脏毒性的早期发现，甚至还可利用肠道菌群代谢物预测对乙酰氨基酚（一种典型的肝毒素）对个体的肝毒性风险（Clayton et al. 2006，2009）。这类代谢组学的应用称为"药物代谢组学（pharmacometabolomics）"（Winnike et al. 2010）。

30.2.4 药物代谢

除了药物疗效及毒性的高通量筛选方面的需求以外，NCEs 的代谢产物鉴定中也有类似的需求。NCEs 的靶向代谢产物 ID 基于 LC-MS/MS 对母体化合物预期代谢修饰产生的离子进行分析。例如，质量为 +16、+80 和 +176Da 的预期母离子可能分别对应了羟基化、硫化和葡糖醛酸化修饰。然而，该质谱方法无法鉴定①非常规或无法预料的代谢产物，②由复杂的代谢途径产生的代谢物，以及③与母体化合物有着不同碎裂模式的代谢产物。虽然放射性标记化合物的应用可解决上述难题，但带放射性标记的化合物通常不易获得，或者说难以获得足够的量。而代谢组学分析可在无先验知识的情况下通过化合物的鉴定，对用药组和非用药组进行区分。外源物及其代谢产物就是对照组小鼠和外源化合物处理小鼠间的主要区别。通过多变量分析（multivariate analysis，MVA），可将对照组和处理组样本区分开，并明确响应元件（代谢物）的组成架构。这与内源性代谢物分析所用的方法一致，只是将其运用于外源化合物的代谢物分析。因此，无论是检测可预测的还是不可预测的代谢转换，都无需依赖放射性同位素（Plumb et al. 2003）。

30.2.5 全局系统生物学：各组学间的整合

全局系统生物学整合了如转录组学、蛋白质组学和代谢组学等来自不同分子生物学水平的组学研究数据和结果。例如，在溴苯（一种肝毒素）对大鼠的转录组学和代谢组学改变的研究中，发现基因水平和代谢水平上的改变与细胞坏死程度有关，这为肝脏毒性评估提供了潜在的新标志物。整合肝转录组学和血浆代谢组学的分析结果，可提高肝脏毒性相关变化检测的灵敏度，并有助于标志物的发现（Heijne et al. 2005）。

在一项针对大鼠模型中丙戊酸（valproic acid，VA）诱导的急性肝毒性的研究中，运用了代谢组学和蛋白质组学相结合的研究手段。尿液和肝组织的 NMR 代谢组学分析显示，VA 引起了葡萄糖浓度的升高。随后的蛋白质组学分析发现，VA 上调参与糖原 - 葡萄糖转换过程的糖原磷酸化酶（glycogen phosphorylase）和淀粉 -1，6- 葡糖苷酶（amylo-1，6-glucosidase）的表达。同时还证明了经肾小管的葡萄糖重吸收和肝脏中的葡萄糖 - 糖原转化均下降。可见，结合代谢组学、蛋白质组学和代谢流平台，可更精确地阐明 VA 介导的葡萄糖内稳态改变的机制（Beger et al. 2009）。

30.2.6 功能基因组学

功能基因组学旨在利用现有几个有全基因组序列的物种，以从 DNA 序列到生物学功能揭示基因的作用。许多基因即便从基因组中删除，也不会表现出任何明显的表型改变，这些基因被称为“沉默”基因。但这并不代表这些基因没有功能，相反，可能他们的表型只是不容易看见而已。例如，有报道表明通过比较野生型细胞和基因敲除细胞内的代谢物浓度，可鉴定代谢网络中调节蛋白的作用位点，从而间接反映这些沉默基因的表型（Raamsdonk et al. 2001）。代谢组学也被运用于展示多种动物模型中突变后的生化症状。其中包括：糖尿病 / 代谢综合征（Plumb et al. 2005；Connor et al. 2010）、凋亡（Lee and Britz-McKibbin 2010）、特异质型肝损伤（Maddox et al. 2006）、代谢综合征 / 糖尿病：糖尿病 db/db 小鼠和非酒精性脂肪性肝病（Dumas et al. 2006）、载脂蛋白 E 缺陷（动脉粥样硬化模型）小鼠（Leo and Darrow 2009），以及法尼酯 X 受体缺陷（FXR）小鼠（Cho et al. 2010）等动物模型。

30.2.7 代谢流组学（fluxomics）

通过利用代谢组学的方法（也就是代谢流组学）对代谢谱进行研究，可逐步建立起代谢网络和通路模型（Gottschalk et al. 2008；Meadows et al. 2008）。细胞内代谢流的定量对理解代谢网络中通路间的相互作用有重要贡献。代谢流的测量方法包括：对细胞内代谢物的时程监测、标记试验，以及结合代谢物分析和标记试验。通常可将细胞与带标记的葡萄糖和 / 或氨基酸孵育从而达到标记细胞代谢产物的目的，并用于实验研究。进而，我们可利用 NMR（Sauer et al. 1999）和质谱（mass spectrometry，MS）（Marx et al. 1996）代谢组学平台实现全部代谢物的同步测量并测定其同位素形式。

30.3 代谢组学的分析技术

DNA/RNA 是 4 种不同核苷酸的组合产物，蛋白质则是 20 种氨基酸的组合。相对而言，目前已知在人体中存在至少 3 000 种代谢物（Duarte et al. 2007），植物界中的代谢物更是多达 200 000 种（Fiehn 2001）。这些代谢物包括盐、糖、酸、碱、脂类、类固醇和其他各种化合物，因而在解离常数、极性、溶解性和分子大小上均有较大差异。加之这些代谢物在丰度上的差异超过 9 个数量级（皮摩尔 - 微摩尔），故对代谢物的综合分析对代谢组分析技术提出了巨大的挑战（Dunn et al. 2005）。理想的代谢组分析技术需要对各种代谢物均具有极高灵敏度，同时不能存在对特定代谢物的偏好性。此外这种分析技术还需要在具备足够宽的定量线性范围的同时，提供特定代谢物结构的定性信息。而由于代谢组学实验随机性较大，常需要大量样品方可得到具统计学意义的结论。因此，急需样品前处理简单甚至无需前处理的高通量分析手段。直至今日尚无一个分析技术可以满足上述全部要求，因而对代谢组的分析仍需依赖多个互补技术的联合使用。

目前，有多种分析技术已被运用于代谢组学分析中，包括多种红外（infrared，IR）检测（Kaderbhai et al. 2003）、紫外（ultraviolet，UV）检测（Zhang et al. 2011）、库伦（coulometric）检测、荧光（fluorescence）检测和电化学（electrochemical）检测（Gamache et al. 2004）。而 MS 和 NMR 技术是目前最优的代谢组学分析技术。以下列出了目前已有多篇关于 MS（Villas-Boas et al. 2005；Lenz and Wilson 2007；Monton and Soga 2007；Kiefer et al. 2008；Lu et al. 2008；Han et al. 2009；Wu et al. 2009；Junot et al. 2010；Drexler et al. 2011；Lei et al. 2011）和 NMR（Kaddurah-Daouk et al. 2008；Powers 2009；Kim et al. 2010；Schripsema 2010；Zhang et al. 2010）技术层面及其在代谢组学上的应用的综述。另外，还有以下一些优秀书籍推荐(Robertson and Lindon 2005；Tomita and Nishioka 2005；Lindon et al. 2007；Nielsen and Jewett 2007；Weckwerth 2007；Griffi ths 2008；Knapp and Cabrera 2009)。

NMR 和 MS 技术都有其各自的优缺点（Lenz and Wilson 2007）。因此，仅靠一种技术便可表征整个代谢组的观点是不切实际的。而将这两种方法相结合，则可覆盖更多代谢物，因而可提供更全面的数据。

30.3.1 NMR

由于 ^{1}H、^{13}C、^{15}N、^{19}F、^{29}Si 和 ^{31}P 等带正电原子核的旋转将产生磁场，形成磁矩，因此这些原子核具有角动量矩。原子核的磁特性决定了其在 NMR 图谱中的 3 个特征，包括化学位移、裂分多样性和裂分能级。这些特征可用于分析未知分析物。

NMR 仪由一个磁体和一个探头组成。磁场的强度决定了 NMR 仪的分辨率、灵敏度和价格。绝大部分已报道的代谢物分析研究均在大于 600MHz 的磁场强度下进行。样品载入探头并置于磁体中心。探头中含有一个线圈，其向样品发射高频（radiofrequency，RF）脉冲，并检测激发原子核所发出的 NMR 信号。探头有多种不同大小的线圈可供选择,可满足低至2mL样品的需要(Schlotterbeck et al. 2002)。还有高通量自动化样品处理系统可供96孔体系的样品使用(Lindon et al. 2003)。

NMR是代谢组学中最有价值的分析技术之一,其具有如下的优势:①低基质效应:NMR对基质成分和溶剂的灵敏度低于MS。因此,生物体液样品的前处理十分简单,通常仅需使用含重水的普通缓冲液加以稀释。②检测无偏好性:与MS相反的是,NMR对所有分析物有相同的检测灵敏度,因此可通过简单的积分计算代谢物的相对浓度,并与内参(internal standard,IS)比较以得到绝对浓度。③重复性好:NMR数据在各重复实验以及不同实验室间均有非常高的重复性。④动态范围宽:NMR的动态范围仅受灵敏度的限制,可达到4~6个数量级。⑤无损检测,可保存样品以供他用。

尽管NMR是代谢组学中最常用的分析技术之一,其仍具有一些缺点:①灵敏度低:NMR的灵敏度一般比质谱低10~100倍,只能检测微克级别的分析物。②速度慢:NMR的采集速率比质谱低,限制了其与分离前端在线联用的兼容性。③价格高:NMR仪通常比质谱仪价格高昂。④多样性低:商业化NMR平台不像质谱仪那样种类繁多。⑤NMR难以分析蛋白质等大分子。

30.3.2 质谱

MS是一组按质荷比(mass to charge ratio,m/z)分离气态分析物的分析技术。质谱技术在代谢组学中广泛应用,其具有如下特点:①通用性:有多样化的离子源和质量检测器可供选择,可检测范围广,囊括极性和非极性分子、小分子量和大分子量分子。②选择性:基于分析物的质量测定及其碎裂模式的多重选择性。③与液相和气相分离前端兼容:多种离子源可实现多种高效在线分离,如气相色谱(gas chromatography,GC)、液相色谱(liquid chromatography,LC)和毛细管电泳,这为MS技术又增添了一重选择性。④花费:相对如NMR之类的其他分析技术而言,质谱仪的售价及维护费用相对较低。⑤技术要求:质谱仪及其软件操作的技术要求相对较低。⑥灵敏度:MS比NMR具有更高的灵敏度。

尽管MS已广泛运用于代谢组学研究,其仍存在一些不足:①基质效应:其他内源性分子,尤其是盐类分子,在质谱源中竞争电荷,可能抑制或增强目标分析物的信号强度。因此,与NMR相比,基于MS的代谢组学研究需要复杂的样品前处理及色谱分离过程。②MS数据高度依赖所使用的质谱类型、实验条件和色谱条件及样品前处理过程,因此在保证数据重现性以及不同研究或不同实验室间的可比性方面比NMR更难(Gika et al. 2010)。③等质量化合物的分离:有着相同质量的等质量化合物通常不能被MS检测器(离子迁移MS除外)分离。但如果那些等质量化合物的碎裂模式不同,则可在MS/MS中有效分离。④动态范围低:MS的动态范围一般仅限于3个数量级。⑤对被分析物的偏好性:被分析物在质谱源中的离子化效率不一,由此造成相同浓度的不同被分析物可能产生不同的仪器响应,这意味着被分析物的定量必须使用标准品。

30.3.2.1 "基质效应"难题

基质效应"现象使得LC-MS研究结果更加复杂。共洗脱物可能抑制或增强个别被分析物的离子化,因而导致等量的被分析物在其基质的影响下产生不同的MS响应(Taylor 2005)。有一些方法可减少或消除基质效应:①利用更高选择性的样品制备方法可以尽可能减少内源性基质成分的共抽提。②LC分离效率的提高可增加目标分析物在其他竞争电荷的基质成分中的分辨率,可能减少或消除目标分析物离子化过程的基质效应。但繁琐的样品制备过程以及复杂的色谱条件可能明显降低代谢组学分析的通量。③毛细管LC的应用可减少MS暴露在大量生物基质下,从而减少基质效应。④同位素标记内标(isotope-labeled internal standards,ISs)具有与其对应的未标记分析物一样的保留时间(retention time,RT)和表现,可以抹平由于进样、样品准备、仪器参数和基质带来的差异,因而推测它们将面临相同的基质效应(Matuszewski et al. 2003)。但由于大多数分析物尚属未知,因而该法在代谢组学研究中并不实用。⑤通过与^{2}H、^{13}C或^{15}N孵育对细胞进行活体稳定同位素标记,可将这些元素的天然同位素完全替代成相应的稳定同位素。这些标记细胞可为所有内源性成分提供ISs:将标记细胞与待测细胞以一定比例混合后,检测待测细胞内代谢物峰面积与标记细胞内相应的稳定同位素峰面积的比例(Kim et al. 2005)。

30.3.2.2 仪器

LC-MS电离源

质谱仪都需要电离源来将待分析分子转化为气

态的离子形式。通过选择正负离子模式,可实现阳离子和阴离子的分别鉴定。

气压电离源(atmospheric pressure ionization,API)可直接连接 LC 分离系统,使 LC 液流直接流进电离源中。目前应用较广的 API 技术包括电喷雾电离源(electrospray ionization,ESI)、气压化学电离源(atmospheric pressure chemical ionization,APCI)和光子电离源(photon pressure ionization,PPI)。上述 API 技术均可归类为软电离技术,待分析物的源内碎裂可控制在较低水平。此外,API 技术支持多电荷离子的产生,因而可扩大其检测分子量的动态范围,满足小分子和大分子的同时检测。APCI、ESI 和 PPI 离子化技术间可相互补充。研究显示,使用 ESI/APCI 双重电离源可提高人红细胞代谢组 34% 的覆盖度(检测分子数)(Syage et al. 2004;Nordstrom et al. 2008)。

在各种 API 技术中,ESI 是代谢组研究最常用的电离源。ESI 使用电喷雾将样品溶液雾化,然后利用强电磁场和高温使样品蒸发而形成带电的液滴。API 的主要缺点是存在所谓的“基质效应”现象,这是由于共洗脱分子与目标分子竞争离子化所导致的。基质效应的存在会导致内源性物质,特别是盐类和脂类分子的信号过强,从而掩盖部分待检分子的信号。因此生物样品送入 LC-MS 检测前需要进行前处理,以降低 ESI 中的基质效应。

由于样品的 LC 分离和 MS 检测串联进行,因此 LC-MS 分析的通量对于大规模代谢组的研究而言是一个限制因素。加之为降低基质效应而必须进行的样品前处理也是一件费时费力的工作。故目前学界关注的重点倾向于开发无需样品前处理和色谱分离的直接电离技术。这种要求终于在近期催生出一系列新的 API 技术,它们被统称为“原位电离(ambient ionization)”技术。目前原位电离技术主要应用于便携式质谱仪(field-portable MS)和生物学应用中的质谱成像与非靠近式分析物检测(non-proximate analyte detection)。解吸电喷雾电离(desorption electrospray ionization,DESI)技术和实时直接分析(direct analysis in real time,DART)技术是原位电离技术的原型,这两项技术也已被应用于代谢组研究中(Jackson et al. 2008;Zhou et al. 2010)。在此基础上发展出了许多原位电离技术,如电喷雾萃取电离(extractive ESI,EESI)技术、大气压固体分析探针(atmosphere solid analysis probe,ASAP)技术、解吸附常压化学电离(desorption atmospheric pressure chemical ionization,DAPIC)技术、电喷雾激光解吸附 / 电离(electrospray laser desorption/ionization,ELDI)技术、流动大气压余晖(flowing atmospheric pressure afterglow,FAPA) 技术、介质阻挡放电电离(dielectric barrier discharge ionization,DBDI)技术和等离子体辅助解吸附 / 电离(plasma-assisted desorption/ionization,PADI)技术等。

质量分析器

质量分析器(mass analyzer)是负责对在离子源中产生的离子进行分离的设备。质量分析器有许多不同的工作原理,但其对离子的测试结果是相通的,即根据质量电荷比(*m/z*)的差异在时间或空间上区分不同离子。对质量分析器而言,分辨率、精度和分离速度是最重要的三个参数,其中精度与分辨率是密切相关的。目前具超高精度(<1ppm)和超高分辨率(>100 000)的质量分析器有 Orbitrap 和傅里叶变换离子回旋器(Fourier transform-ion cyclotron,FT-ICR)两种。然而它们均同步进行离子捕获和扫描,因而需要以扫描速度或工作周期的延长为代价换取高分辨率。相对的,由于采用连续扫描的工作模式,飞行时间(time of flight,TOF)质量分析器可在提供相对较高的分辨率(可达 20 000)和精度(<5ppm)的情况下保持较短的工作周期。低分辨率的质量分析器包括四极杆(quadrupole)、3D-(Paul)和线性离子阱。显然,更高的分辨率和精度可提供更加可靠的结构信息,而为了跟上前端色谱仪的速度,质量分析器又需要更高效的工作周期。例如,为了实现对一个 5-s 的 UPLC 流出峰采集 10 个以上数据点,MS 的工作周期需要控制在 500 毫秒以内。

串联质谱(MS/MS)可使质谱分析达到更高的选择性。MS/MS 可在时间或空间上实现以下两种分析模式:①选中的母离子碎裂后产生的离子随即在同一个质量分析器中检测(时间);或②母离子和子离子分别在 2 个质量分析器中分析。MS/MS 实验中有几种扫描模式:①产物离子扫描可得到特定母离子碎裂而产生的全部碎片的图谱;②母离子扫描可得到产生特定产物离子的全部母离子图谱;③中性丢失扫描可得到产物离子发生特定质量丢失的全部母离子的图谱;以及④产物离子可被捕获并进一步碎裂,这一过程可重复“*n*”次(MS^n)。

30.3.3 前端分离

直接进样是最简单的质谱进样方式,在此情况下,代谢物的质量是其分离的唯一依据,导致对 MS 分辨率的要求大增。另一方面,离子化竞争导致的基质效应可能改变样品中分析物的实际丰度,并降低结果的重复性。虽然文献中报道了多个直接进样的质谱应用例子(Enot et al. 2008;Han et al. 2008;Overy et al. 2008;Koulman et al. 2009),但基质效应限制了该方法在代谢组学研究中的应用。再加上直接进样 MS 法并不能区分等质量代谢物,而 LC 则可有效分离这些等质量代谢物。因此在代谢组学研究中,MS 通常不会单独使用,而常与前端分离串联使用。这些前端分离仪器方法包括:气相色谱、液相色谱以及毛细管电泳(Issaq et al. 2008)。

30.3.3.1　气相色谱

气相色谱(gas chromatography,GC)拥有极高的分辨率和灵敏度。电子碰撞电离(electron impact ionization,EI)和化学电离(chemical ionization,CI)是 GC-MS 分析中最常用的电离源。EI 是一种硬电离技术,其使分析物在源内完全碎裂;而 CI 则是一种软电离技术,其可能实现对完整的分子态离子进行检测。另一方面,GC-MS 定的配置非常成熟,实际应用问题很少。此外还可利用 GC-MS 的数据库和参考库辅助解析待分析代谢物的结构。但是,GC 仅支持挥发性物质的分析,因此需要复杂的样品准备及衍生化处理过程,以增强非挥发性物质(如盐、极性代谢物和大分子等)的挥发性(Halket et al. 2005)。具体而言,衍生化过程包括甲氧基化屏蔽(cover)羰基,进而通过硅烷化封尾(mask)活性氢(如羰基氢和氨基氢)(Halket et al. 2005;Kanani et al. 2008;Pasikanti et al. 2008)。因此,衍生化、复杂的样品准备,以及耗时的色谱分析过程,使得 GC-MS 在代谢组学研究中的通量极低。

30.3.3.2　液相色谱

液相色谱(liquid chromatography,LC)的分辨率比 GC 低,但样品处理过程简单且通量高。此外,现有多种不同选择性、分离原理和大小的商业化 LC 柱可供选择,以满足各种不同类型待分析物的需要。LC 分离原理包括:反相、正相、离子交换、离子对、手性、分子筛、亲水作用层析(hydrophilic interaction chromatography,HILIC),以及多种混合模式。如此多样的流动相和固定相使得 LC 难以像 GC-MS 那样建立标准条件下的参考库。

经典 HPLC 系统与低于 6 000psi 的泵和填料颗粒直径 3~5μm 的反相(reverse phase,RP)色谱柱配合使用。降低颗粒的直径和颗粒间空隙可显著降低纵向扩散,从而提高理论塔板数(即色谱分辨率)。但这种方法提高分辨率需要付出柱压升高的代价(Plumb et al. 2007)。而当柱压超过 5 000psi 时,连接 HPLC 的连接配件常会发生渗漏。近来引入的 UPLC 系统配备了特殊的金制配件,可承受使用 <2mm 直径填料时可能达到的 15 000psi 柱压。颗粒大小的降低可在保证较短分析时间的情况下,显著提高理论塔板数、减少峰宽、提高灵敏度和分辨率(Lenz and Wilson 2007)。图 30.1(见文末彩图)展示了同一份代谢组学研究样本分别以 HPLC 系统和 UPLC 系统进行分析的代表性图谱和主成分分析(principal component analyses,PCAs)结果。UPLC 系统具有更高的灵敏度和分辨率,可检出更多鼠尿液中的特征。

RP 柱是代谢组学研究中最常用的。然而,许多代谢物和内源性分子属于极性分子,因而在 RP 柱中的保留效果较差。为此引入了另一种滞留机制——保留效果。HILIC 使用正相(normal phase,NP)柱和 RP 流动相,可与质谱兼容。HILIC 使用极性 NP 固定相,例如:以酰胺、二醇、氨基或两性离子基团修饰的硅胶或多聚物填料。极性待分析物在 HILIC 中具有较好的保留效果,并随着流动相中水占比的梯度提高而被洗脱(Alpert 1990)。因此,对于极性待分析物的 LC-MS 分析最好采用 HILIC,该法已广泛用于代谢组学研究中(Tolstikov et al. 2007;Cubbon et al. 2010;Spagou et al. 2010)。此外还可运用二维色谱等多维分离法,即串联使用 2 种不同选择性和滞留机制的色谱柱(Wang et al. 2008)。

毛细管 LC 的毛细管柱装填了更小的颗粒,可以低流速(nL/min)达到高分辨率、高峰容量且仅需极少量样品,以及由于峰更集中和离子抑制现象的减少而提高信噪比。在一个关于 HPLC 和毛细管 LC-MS 分别对同一份大鼠尿液样品进行代谢组学分析表明,毛细管分离法比传统 HPLC 分离法检出更多的代谢物(图 30.2)(Granger et al. 2005)。

30.3.3.3　毛细管电泳

毛细管电泳(capillary electrophoresis,CE)具有非常高的分辨能力,并可提供不同于 LC 的多种不同选择性。此外,CE 仅需极少量的样品和溶剂。因此,CE 是一种对环境友好的、可与 HPLC 互相补充的技术。然而由于系统稳定性的问题,CE 仍未在代谢组学研究中广泛使用。在分离过程中,生物样品的基质成分不断吸附于毛细管内壁上,影响了被分析物的保留时间和峰面积的重复性(Ullsten et al. 2006)。此外,CE 的高压电源相关误差限制了其在大批样品中的

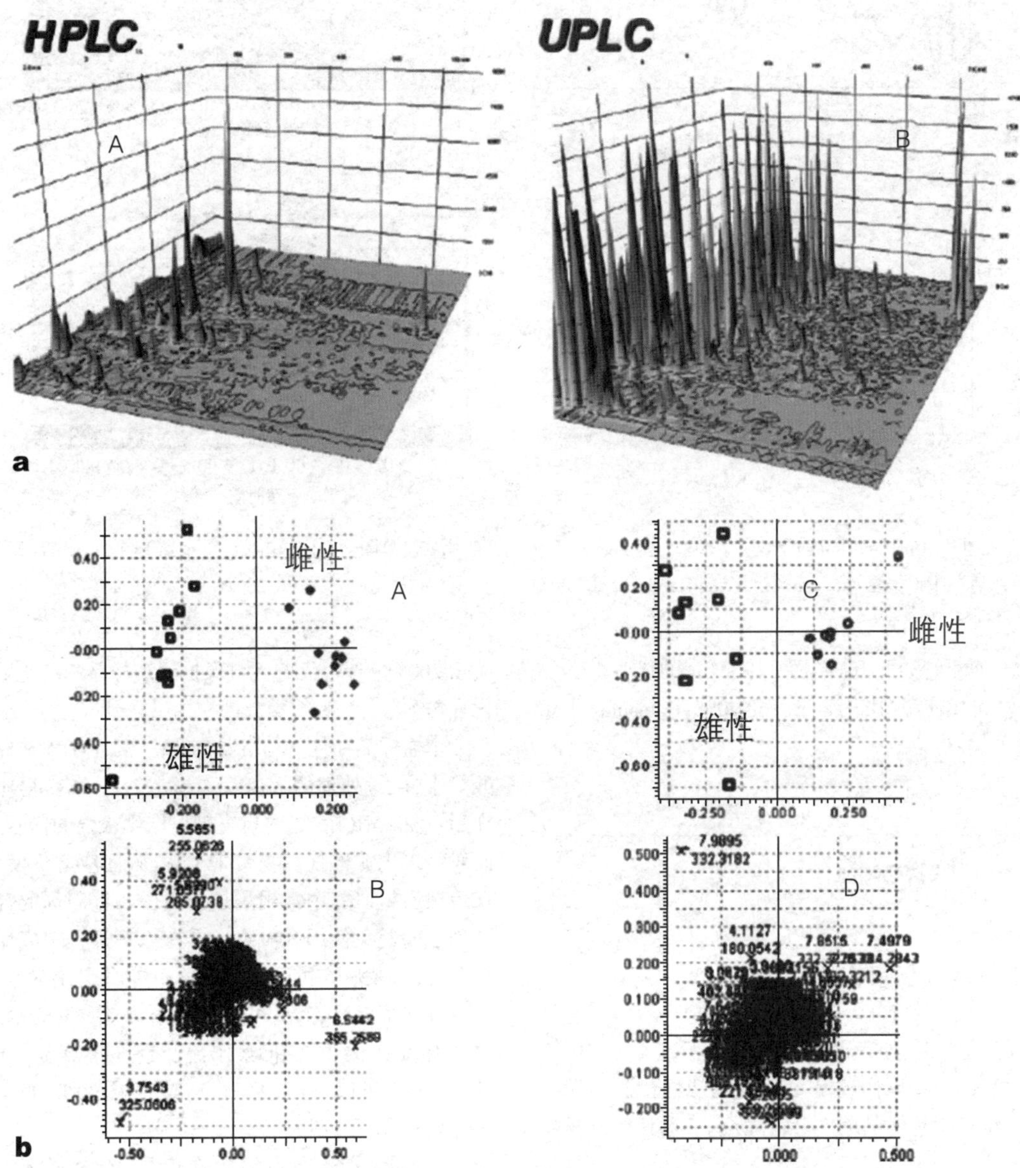

图 30.1　(a)雄性小白鼠尿液的 HPLC-MS(A)和 UPLC-MS(B)三维质量色图谱,展示了保留时间、质荷比和峰强度。(b)雄性和雌性小白鼠尿液的 HPLC-MS 和 UPLC-MS 数据的 PCA 结果比较。(A)HPLC 分析的 PCA 得分散点图;(B)HPLC 对应的载量散点图;(C)UPLC 的得分散点图;以及(D)UPLC 对应的载量散点图。经 Wilson 授权重绘(Wilson et al. 2005)

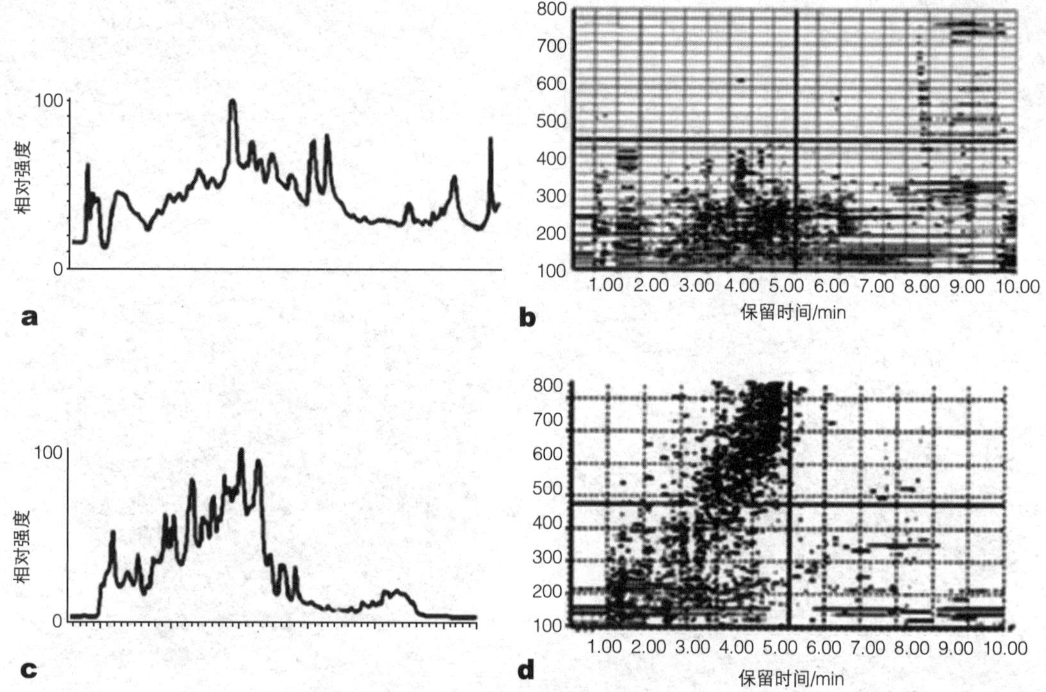

图 30.2 HPLC(a)和毛细管(c)LC-MS 分析 Zucker 大鼠尿液的典型质量图谱,及其相应的二维离子图:HPLC(b)和毛细管(d)LC。经 Granger 授权重绘(Granger et al. 2005)

应用。而尽管如此,仍有数种基于 CE 的代谢组学分析方法可供使用(Ramautar et al. 2008;Ramautar et al. 2011)。

30.4 操作步骤

30.4.1 样品处理

样品收集、处理及储存都将明显影响 NMR 结果,以下的一些操作规程,可防止内源性代谢物谱的转变,维持生物样品的质量,并防止引入其他改变或误差:

1. 样品收集:一般而言,应避免使用含稳定剂或未知添加成分的样品收集容器。更重要的是,在整个研究中应仅使用同一种容器。此外,对于不同的样品类型有不同的考量。以尿液样品为例,应防止或减少样品被粪便、毛发、食物或皮屑等污染。这些污染物在使用代谢笼(metabolic cageses)收集样品时尤其常见。在收集的过程中,尿液样品应保存在经抑菌剂(如叠氮化钠)预处理的收集容器中,并保持低温(Holland et al. 2005)。棕色无菌管可保护尿液样品中的光敏性化合物。

全血样品往往先用抗凝剂(如肝素、EDTA 或柠檬酸等小分子)处理的收集管采集,然后分离获得血浆样品。在 NMR 中,这些抗凝剂可产生很强的信号,从而对许多内源性代谢物带来干扰,因而应避免使用。在蛋白质组研究中常规添加的蛋白酶抑制剂混合物同理也应避免使用。血浆样本在采集过程中应保持低温,且分装后方可冷冻保存。解冻时应在冰上、冷水浴或在室温解冻,不可加热解冻。高质量的血清/血浆样品采集的标准操作流程(Standard operating procedures,SOPs)可参照 Tuck 等的报道(Tuck et al. 2009)。

2. 样品保存:代谢组学研究中的生物样本一般建议在 -80℃中长期存放,尽量避免反复冻融,并在样品处理和分析的过程中保持低温。也可在 -20℃中短期保存。Deprez 等对血浆样品中许多待分析物的稳定性进行了测试,发现在 -80℃存放 6 个月的样品的 NMR 谱并未发生变化(Deprez et al. 2002)。

3. 样品处理:样品处理过程应可重复、稳健、操作简单、回收率高,且不引入人为误差。靶向和非靶向代谢组学分析法使用的样品处理策略差别很大。

非靶向代谢组学以获得尽可能多的代谢物为目标，并用最少的提取步骤以减少样品的损失。常规蛋白质沉淀（protein precipitation，PP）、利用甲醇、乙腈或氯仿等有机溶剂的液 - 液萃取（liquid-liquid extraction，LLE），以及固相萃取（solid phase extraction，SPE）可提取多种被分析物，因此，这些方法被广泛应用于非靶向代谢组学研究。靶向法常利用更精细的提取技术，以提高特定化合物的回收率，同时尽可能减少内源性代谢物的共萃取。

与 MS 等分析技术相比，利用 NMR 对体液进行代谢物谱分析所需的样品处理步骤最少。但体液（尤其是尿液）中的无机金属离子和 pH 在不同个体或同一个体不同时间点采集的样本中差异明显，可能显著影响代谢物的信号强度和化学位移。恰当的样品处理过程将有助于归一化这些差异。EDTA 等螯合剂可归一化二价阳离子组分；磷酸盐缓冲液等可归一化样品 pH。一般会向尿液样品中加入含 100~200nM 磷酸盐的缓冲液，以归一化其 pH（Lindon et al. 2003）。在绝大多数情况下，NMR 样品的处理过程包括：用缓冲液调整样品 pH，用水稀释，以及加入 D_2O、丙酸三甲基硅酯（trimethylsilyl propionate，TSP）和叠氮化钠（Keun et al. 2002）。

30.4.2 质谱操作步骤

30.4.2.1 样品处理

由于"基质效应"现象的存在，基于 MS 的分析法需要更复杂、技术要求高和省时的样品处理方法。因此需要更复杂的分离条件，以确保提取代谢组的同时去除基质中的内源性成分（如蛋白质和小分子盐类等）。

大部分代谢组学研究使用甲醇或乙腈等有机溶剂进行蛋白质沉淀（protein precipitation，PP）。而利用两种不相溶的溶剂（如氯仿和甲醇）进行 LLE 则常被用于提取全代谢组（Jiye et al. 2005；Want et al. 2006）。也可利用酸或碱对上述方法进行优化（Rabinowitz and Kimball 2007）。各种不同填料的 SPE 法也已运用于代谢组学研究的样品处理过程中（Dixon et al. 2011）。一些研究比较了代谢组学的多种提取方法，发现使用不同方法可检测出不同的代谢物（Lin et al. 2007；Wu et al. 2008；El Rammouz et al. 2010；Shin et al. 2010）。由此可见，提取代谢组的全部成分需要使用多种提取条件、分离步骤，以及不同的电离源和电离模式（Want et al. 2006）。图 30.3 展示了提取条件和电离源对 LC-MS 鉴定结果的影响。

30.4.2.2 数据重现性

NMR 是一种相对稳定和可重复性较高的分析平台，而 MS 则存在更多影响数据的因素。①由于流速、分离柱性能、流动相组成及其 pH，以及柱温和环温的改变，被分析物的保留时间和峰形等色谱表现也随时间而改变。因此应常使用外源性或内源性同位素标记物监控 LC 的变化。②在整个实验过程中，质量偏移逐渐显现，因而应使用质量标准品以确保较高的质量精度。③对于生物样品，多次进样后的源污染将使 MS 的响应减弱。因此要求分析系统的保留时间、信号强度和质量精度保持稳定。研究者应明确这些局限性，并尽可能控制好。

考虑到多种因素均可引起 LC-MS 数据的变化，因而必须有严格的质量控制过程（quality control，QC），以确保最终结果的有效性。通常向所有样品中

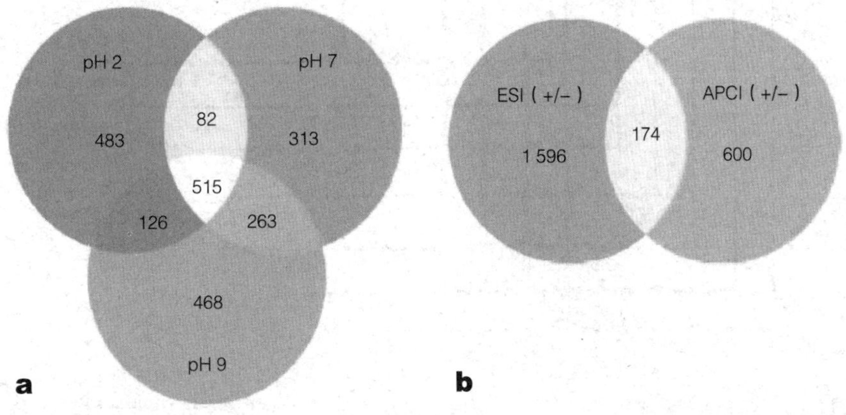

图 30.3 样品提取过程的 pH（a）和电离源（b）对 LC-MS 鉴定结果的影响。经 Sana 授权重绘（Sana et al. 2008）

加入一定量的外源性 ISs，以校正样品处理过程和基质效应带来的偏差。然而由于样品中含有数百甚至数千种未知代谢物，后续方法也不尽相同。将待测样品等量混合得到生物学 QC 样品，作为囊括全部样品中待分析物的代表性"平均"样品。在鉴定研究样品前，应先以 QC 样品测试系统状态，并在后续鉴定实验样品的过程中定期测试。一些内源性峰也可作为 ISs，用以监测实验过程中 RT 和仪器响应的一致性（Zelena et al. 2009）。除了选择部分离子，也可计算 QC 样中全部离子强度的 CV 值。图 30.4 展示了其中一种在人尿液中稳定存在的离子的保留时间和质谱响应均具有较高重复性。与此相反，高变异度的离子并不适合作为标记物。这些不稳定的峰通常峰强度很低，甚至接近于峰提取算法的阈值，并且 / 或者保留时间很短，以至接近分离系统的死体积。

30.4.2.3 未知代谢物的结构分析

代谢组学研究的终极目标是鉴定可反映各处理组间差异的代谢产物。因此，一旦通过数据分析锁定感兴趣的代谢物峰，便需要对其进行鉴定。而这种准确鉴定则需要一系列 NMR 和 MS 等互补的色谱学方法。其中一种做法是将 HPLC 液流分成两部分，分别送入 NMR 仪和 MS 仪，如此可同时得到来自两个分析平台的可相互补充的图谱信息（Tang et al. 2009）。二维氢 - 氢谱和氢 - 碳谱分析可辅助未知代谢物的结构解析。然而，二维分析相当耗时，且更重要的是，利用 NMR 进行结构解析时通常需要较大量的目的化合物纯品。因此，代谢组学的结构解析在很大程度上依赖 MS 和 MS/MS 数据。

若利用上述手段仍未能实现化合物的准确鉴定，可使用制备型色谱或 TLC 提取更高纯度的化合物，再进行 NMR 或 MS 分析。这一过程非常耗时，因而其显然只能用于鉴定非常有价值的标记物。最后还需要人工合成标准品进行最后的确证，在此以前的鉴定结果都只能视为临时结果。

利用 MS 进行结构解析

结构解析的第一步是草拟未知代谢物的分子式（元素组成）。依据经验，可能的分子式数量随离子质量增大而呈指数级别升高，而随 MS 分辨率的升高而降低。因而必须精确（误差低于 5-ppm），而非名义上

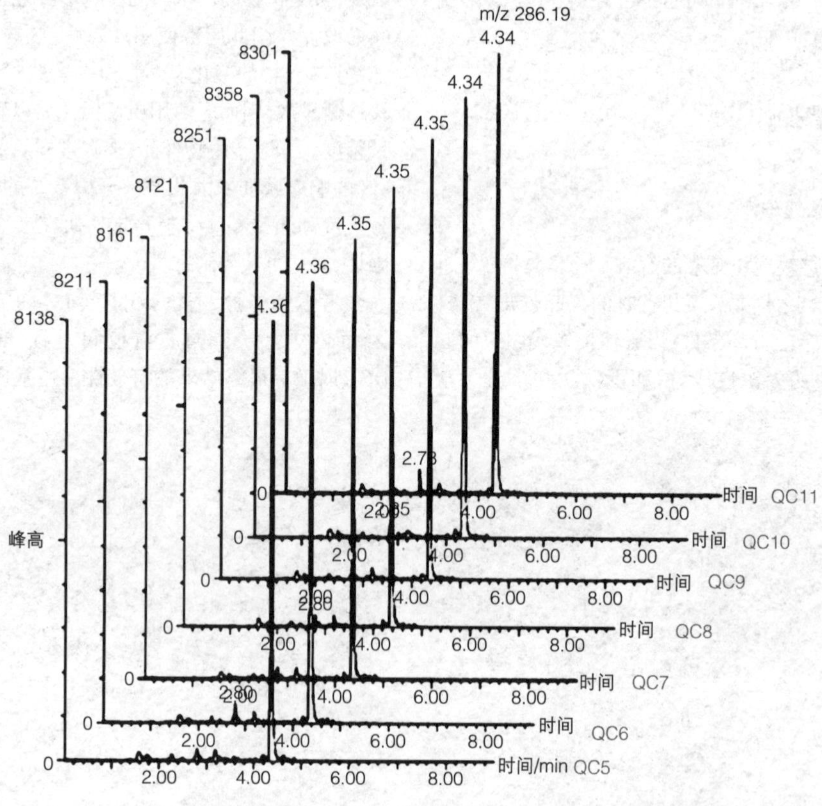

图 30.4 67 个人尿液样品鉴定过程中，7 次 QC 样品中的一种离子（*m/z* 286.19，保留时间 4.3 分钟）的离子图谱，展示了峰高和保留时间方面的高重复性。经 Gika 授权重绘（Gika et al. 2008）

的质量测定。然而,在质量大于 600Da 的情况下,尽管使用超高分辨率的仪器,1ppm 窗内仍有 15 种不同分子式的可能性。在此情况下,氮法则(nitrogen rule)、电荷状态以及同位素模式也可用于进一步缩小分子式的可能范围(Werner et al. 2008)。

单级质谱分析策略通常并不足以鉴定分子的结构。就这一点而言,MS/MS 实验可为结构解析提供有价值的信息。MS/MS 依据分子的碎裂模式增加了一重 MS 选择性。有多种 MS/MS 实验方法可供使用,其中包括子离子、母离子、中性丢失和 MS^n。如此可为结构的鉴定提供丰富且全面的信息。此外还有利用这些标准计算未知分析物可能的候选结构的算法(Loftus et al. 2008)。

代谢组学数据库

GC-MS 分析最大的优势在于其有完整的结构数据库可供使用。最大的 GC-MS 图谱数据库来自 Wiley(~400 000 图谱)和国家标准品技术研究所(National Institute of Standards and Technology,NIST)(~200 000 图谱)。相对地,一些 LC-MS 平台也被运用于代谢组学的研究中,此时代谢物的 MS/MS 图谱高度依赖于 LC-MS 系统的类型和操作过程中所用的条件。因此,LC-MS 数据库仍处于开发阶段,且常常无法在不同仪器或不同实验室间互用。因此,由于未知分子的鉴定问题,代谢组数据库不如蛋白质数据库或基因数据库那样有用。

尽管 LC-MS 数据库的编写有着很大困难,目前仍有几个基于 MS 的代谢物数据库可供使用。其中一些数据库将代谢物与生化途径联系在一起,从而可辅助鉴定到的生物标志物的机制解析。这样的数据库包括:KEGG(Kyoto Encyclopedia of Genes and Genomes)和 HumanCyc 数据库等。另一类的 LC-MS 代谢组数据库收录了代谢物的 MS、MS-MS 及保留时间信息,而并未提供与该结构相关的任何生物学意义信息。这类数据库包括:ARM、HMDB、MELTIN 和 MassBank 数据库等。表 30.1 列举了一些代谢组学相关的数据库。

表 30.1 代谢组学研究中广泛使用的数据库列表

The Human Metabolome Data Base(HMDB)	http://bigg.ucsd.edu/
The BIGG Database	http://lipidbank.jp/
LipidBank	http://www.lipidmaps.org/
LipidMaps	http://www.lipidmaps.org/
MassBank	http://www.massbank.jp/? lang=en
METLIN	http://metlin.scripps.edu/
Fiehn GC-MS Database	http://fiehnlab.ucdavis.edu/Metabolite-Library-2007/
Madison Metabolomics Consortium Database(MMCD)	http://mmcd.nmrfam.wisc.edu/
NMR Metabolomics Database of Linkoping, Sweden(MDL)	http://www.liu.se/hu/mdl/main/
The Platform for RIKEN Metabolomics(PRIMe)	http://prime.psc.riken.jp/
SUGABASE(a carbohydrate-NMR database)	http://www.boc.chem.uu.nl/sugabase/sugabase.html
National Institute of Standards and Technology(NIST)-physical reference data	http://www.nist.gov/pml/data/index.cfm
NMR database of lignin and cell wall model compounds	http://ars.usda.gov/Services/docs.htm? docid=10491
NMR Shift DB	http://nmrshiftdb.nmr.uni-koeln.de/
AraCyc	http://www.arabidopsis.org/biocyc/index.jsp
METACYC	http://metacyc.org/
BIOCYC	http://biocyc.org/
IUBMB-Nicholson Metabolic Maps, Minimaps & Animaps	http://www.iubmb-nicholson.org/
Kyoto Encyclopedia of Genes and Genomes(KEGG)	http://www.genome.jp/kegg/pathway.html

其他手段

通过测定未知分析物同位素模式的变化，以测定可交换的(即连接O、N和S原子的)氢原子数，从而辅助其结构解析。此外，H/D转换实验中的子离子的同位素峰形变化也有助于鉴定含可交换原子的特殊官能团的位置。H/D交换可在液相(Kamel et al. 2003)中利用含氘流动相进行，也可在气相(Campbell et al. 1995)的源或碰撞室中利用氘气进行。H/D转换的程度和速率随着所用气体碱度的升高而升高。因此，其可在气相中选择性标记分子的官能团，从而有助于结构解析。另一种针对未知代谢物的结构解析方法则依赖于衍生化方法。衍生化是一种在GC分析中提高被分析物挥发性的经典策略。此外，衍生化可用于提高离子化效率、鉴定官能团未知、捕获活性代谢物，以及提高混合物的色谱表现(Liu and Hop 2005)。

30.5 数据处理

NMR和MS产生的原始数据需要经过几步处理，以改善其数据质量并转换成可进行统计分析的格式。数据处理过程将数据进行转换，使得接下来的分析和建模更简单、稳健和精确。MS的原始数据通常以表格形式展示，其中包含保留时间、*m/z*值和离子丰度。数据处理的总体任务是检测所有谱峰并将三维数据转换成二维数据矩阵(谱峰表)。从代谢组学实验中得到的最终结果和结论不仅与其获得的过程有关，更重要的影响因素是其数据处理的流程。事实上，同一份数据可使用不同的方法进行处理，从而得到完全不同的结论。多种不同的工具可用于数据处理，其可分为以下步骤：

30.5.1 分箱(binning/bucketing/rounding)

利用化学计量学方法比较几组样品时，特定代谢物在所有样品中均具有相同的*m/z*值是至关重要的，否则各样品的那些谱峰会被当成是不同离子的峰。因此，数据并不是分别报告每一个*m/z*值，而是将一个*m/z*窗中的数据合并，这种*m/z*窗称为“箱”(或“合并”)。每个箱的离子强度由该箱内的全部离子强度相加而得，或者由连续光谱插值计算而得(Anderle et al. 2004；Radulovic et al. 2004)。NMR数据也被分成4-ppm宽的箱，如此将从典型10ppm NMR谱中产生200~250个“箱”。

30.5.2 降噪

所有光谱信号都包含或多或少的噪声。这些噪声可能来源于所使用的缓冲液和溶剂，或检测器相关的随机噪声等。降噪方法旨在从测量信号中去除随机噪声。降噪通常使用的2种主要方法：基线消除(baseline subtraction)和谱线过滤(filtering)或谱线平滑(smoothing)(Fredriksson et al. 2007)。

在基线消除中，首先对基线形状进行建模，随后从原始数据中去除噪声峰。谱线过滤旨在通过增强有用的信号并减少噪声，从而提高信噪比(signal-to-noise ratio，S/N)。谱线平滑则是通过以一个可代表一组数据的值(如均值)取代一组数据点而实现的。目前有几种谱线平滑的过滤方法可供选择，包括：简单移动平均法、中位数法、几何平均数法和Savitzky-Golay卷积平滑算法。卷积平滑算法基于对局部窗口中数据的高阶多项式拟合进行计算(Wang et al. 2003；Radulovic et al. 2004)。过度过滤可能使峰过度平滑，或增加其峰宽和偏斜度，使得原来可清晰分辨的峰合并在一起，造成人为分析误差。

30.5.3 峰提取

峰提取旨在从噪声中抽提出“真的”信号峰。峰提取算法通常搜寻超过预设信噪比阈值的局部最大峰值信号。一般以无信号区域的噪声水平设为信噪比的阈值，可在全谱范围内使用一个阈值(Patterson et al. 2010)，或仅在局部使用(Wang et al. 2003)。当局部最大峰值振幅超过一定的*m/z*或时间范围时，则该信号峰即被识别(Hastings et al. 2002)。但是，一些信号峰具有复杂的模式，因而无法利用上述的传统方法对它们进行识别。因此发展出基于小波变换的新策略，其可利用小波系数(wavelet coefficient)信息增强有效信噪比(Du et al. 2006)。

30.5.4 谱峰解卷积(deconvolution)

在LC-MS和GC-MS中，一种被分析物可产生多种不同*m/z*值的离子。这些离子是由同位素峰的检测、源内碎裂的产生、离子加合物和/或多电荷态离子等因素造成的。解卷积法将不同离子匹配至同一被分析物，从而减少色谱图的复杂程度，避免冗余信息的检测(Hermansson et al. 2005)。解卷积算法利用了来自同一分子的不同碎片均具有相同保留时间的这一特性(Sinha et al. 2004)。

30.5.5　谱峰对齐(alignment)

对齐旨在将多个样品间某一 m/z 和保留时间的误差/偏移窗口中相应的谱峰配对起来。由于 MS 所需的 LC 或 GC 将使保留时间的可重复性较差,因此 MS 数据的对齐比 NMR 数据面临更多难题。在某些情况下,谱峰还可能沿 m/z 轴偏移,但这种偏移产生的问题远不及时间差异的问题严重。要比较不同样品中的特定代谢物,它们的谱峰必须具有完全相同的 m/z 值和保留时间,否则将被识别成不同的谱峰。

绝大多数对齐法采用两两对齐的形式,将各个样品与选定的参考样品或模板匹配。通常时间对齐的第一步是将色谱图分成均等或不等长的多个片段。之后通过平移、压缩和拉伸(扭曲)等多个步骤以获得最佳的重叠效果,从而使谱峰片段与目标间的相关系数达到最高(Nielsen et al. 1998;Forshed et al. 2005)。这种方法已运用于相关优化扭曲(correlation optimized warping,COW)算法中(图 30.5)。

30.5.6　归一化

如前所述,由于与提取回收率、色谱以及更重要的基质效应有关的多种因素的影响,LC-MS 和 GC-MS 信号具有较高的变异度。几种归一化方法可用于降低这种变异度。全局归一化法对所有被分析物使用相同的归一化因数,而局部归一化法则对不同的被分析物使用不同的归一化方案。不同的 m/z、RT 及丰度将采取不同的局部归一化方案(Bijlsma et al. 2006)。例如:可将色谱图分割成多个区域,每个区域中的谱峰对在该区域洗脱的 IS 进行归一化(Katajamaa and Oresic 2005)。

为了减少变异度,通常在所有样品中加入等量外源性 IS,并将被分析物的峰面积对外源性 IS 峰面积进行归一化。由于样品中含有成百上千种未知的待分析物,因此也有多种不同的归一化方法可供选择。第一种,各样品间丰度一致的内源性代谢物谱峰可作为内源性 IS(Baggerly et al. 2003)。正如 GAPDH 等管家基因可用于 RNA 的归一化一样。第二种,各峰强度可对各样品的总离子流(total ion current,TIC)(即全部时间点上的峰强度总和)进行归一化。这一方法的前提假设是:全部待分析物的总量在各种情况下都是一致的,某些代谢物浓度的升高必然伴随着另一些代谢物浓度的降低(Wang et al. 2003)。第三种,被分析物的峰面积可对色谱图不同区域的局部 TIC 进行归一化(Forshed et al. 2003)。

30.5.7　软件

有几个商业化软件和开源软件可实现自动化样品处理,其中包括谱线平滑、对齐、降噪、解卷积和谱峰提取,以及 PCA 等统计分析(Lange et al. 2008)过程。NMR 和 MS 厂商均开发了配套的代谢组学软件,以处理其仪器采集到的数据。这种仪器专属的软件包括:MarkerLynx(Waters)、MassHunter(Agilent Technologies)、MarkerView(Applied Biosystems)、SIEVE(ThermoFisher Scientific)　和 ProfileAnalysis(Bruker

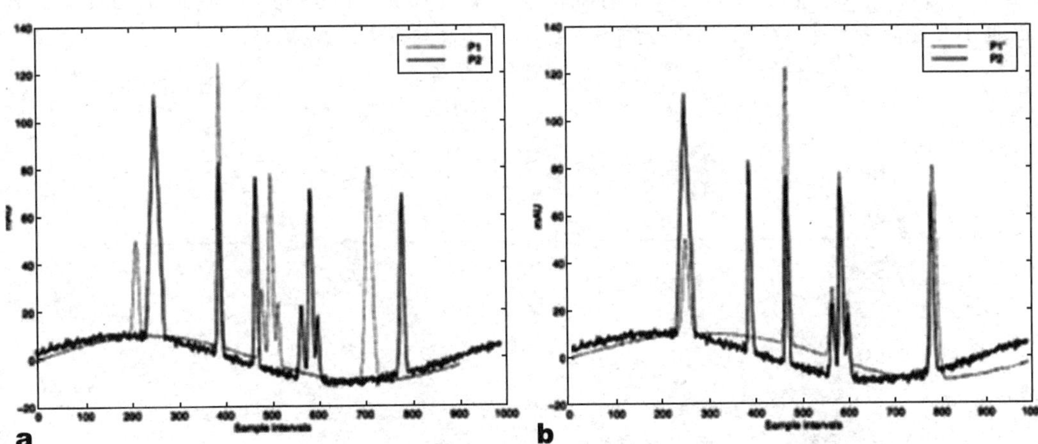

图 30.5　利用 COW 算法对齐前(a)和对齐后(b)的色谱图。经 Smedsgaard 授权重绘(Smedsgaard et al. 1998)

Daltonics)。这些软件均可进行数据处理及统计分析。

另一方面,如 MSFACTS、MET-IDEA、metaXCMS、MZmine、MathDAMP 和 MetAlign 等开源软件包则可分析各种不同来源的代谢组学数据。如需使用这些软件包,则首先需要将原始数据转换成通用的数据格式,如 netCDF、mzXML、mzML、mzData 和 ASCII (Katajamaa and Oresic 2007)。数据处理完成后,输出的结果可导入 SIMCA 或 MATLAB 软件进行 PCA 等多元分析。最新的代谢组学数据处理软件及工具列表可在代谢组学协会网站上找到(http://www.metabolomicssociety.org/software.html)。

30.6 统计分析

代谢组学实验将产生海量的定性及定量数据,数据处理及解析十分费时费力。因此需要使用复杂的统计工具,以简化数据并从中抽提出有用的信息,并以一种容易理解的形式呈现。如果没有生物信息学及统计学支持和数据简化工具,代谢组学实验产生的数据将无法解析,因此难以发现数据所体现的趋势。

代谢组学数据统计分析的主要目的是模式识别,其中包括识别数据中的异同。统计学家运用不同的多元统计分析和模式识别工具,从海量数据中抽提出可区分不同处理组的特征。代谢谱的多元特征可区分不同的处理组,多元分析则可指明哪些代谢物在其中起着更重要的作用。已有多种统计方法运用于代谢组学中,也有专门比较这些方法的综述(Lindon et al. 2001;Trygg et al. 2007;Mahadevan et al. 2008)。

多元分析法分为无监督(unsupervised)和有监督(supervised)多元分析两种。在无监督多元分析中,分析软件无需知道样品种类;而有监督多元分析软件中需要预先知道样品种类才能建模。在多元分析法中,PCA 是代谢组学中应用最为广泛的一种无监督分析法。

PCA 是一种数据降维方法,其试图通过揭示将一些看起来无关的变量连接在一起的潜在因素,从而简化所观察的一系列变量间复杂而多样的关联。这些人工变量(称为主成分)是通过最佳的线性组合对实测变量进行加权重构而成,结局是主成分之间彼此独立,同时可让数据集在其上分布的变异度最大化。第一主成分应可解释数据集中的大部分变异度,其次为第二主成分,以此类推。各观测变量的权重称为“载量(loading)”,其反映了该变量在所有样品中在主成分中的变异度的贡献大小。具有较高载量的变量对主成分有着更高的影响,因而可用于样品聚类分析或分离。

PCA 结果往往可总结成 2 类图:①得分图:得分图是各样品在主成分上得分的散点图,通常只展示前 2 项主成分。得分图可反映样品的分类、趋势、异常值和分群等。②载量图:该散点图展示了单个变量对样品在主成分上的得分的贡献度,在代谢组研究中可用于确定对样品分组起着主要影响的代谢物。载量图上的每个点代表了一个变量 / 特征在 NMR 中的强度及其化学位移,或在 MS 中的保留时间和 *m/z*。因此通常建议先采用 PCA 分析多变量数据,以快速得到样品聚类以及造成这种分类结果的特征等信息。图 30.6 展示了一组假想样品的 PCA 得分图和载量图。得分图显示,依据前 2 个主成分($t[1]$和$t[2]$),样品可被聚类为对照组和实验组。载量图显示出区分性特征(discriminative features),它们在载量图中比一般特征(common features)显示出更高的 x 和 / 或 y 值。

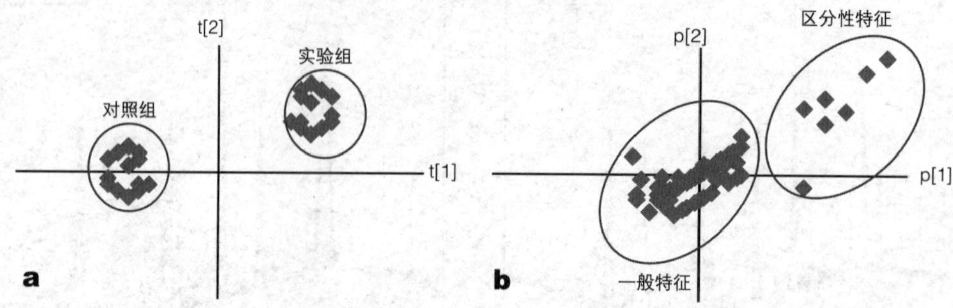

图 30.6 前 2 个主成分的得分图(a)和全部特征的载量图(b)。得分图中对聚类趋势贡献最大的特征(区分性特征)以及低贡献的特征(一般特征)分别以红圈圈出

(崔毅峙 郭嘉慧 王通 译)

参考文献

Alpert AJ (1990) Hydrophilic-interaction chromatography for the separation of peptides, nucleic acids and other polar compounds. J Chromatogr 499:177–196

Anderle M, Roy S, Lin H, Becker C, Joho K (2004) Quantifying reproducibility for differential proteomics: noise analysis for protein liquid chromatography-mass spectrometry of human serum. Bioinformatics 20:3575–3582

Baggerly KA, Morris JS, Wang J, Gold D, Xiao LC, Coombes KR (2003) A comprehensive approach to the analysis of matrix-assisted laser desorption/ionization-time of flight proteomics spectra from serum samples. Proteomics 3:1667–1672

Beger RD, Hansen DK, Schnackenberg LK, Cross BM, Fatollahi JJ, Lagunero FT, Sarnyai Z, Boros LG (2009) Single valproic acid treatment inhibits glycogen and RNA ribose turnover while disrupting glucose-derived cholesterol synthesis in liver as revealed by the [U-C-13(6)]-d-glucose tracer in mice. Metabolomics 5:336–345

Bender K, Walsh S, Evans ACO, Fair T, Brennan L (2010) Metabolite concentrations in follicular fluid may explain differences in fertility between heifers and lactating cows. Reproduction 139:1047–1055

Bijlsma S, Bobeldijk I, Verheij ER, Ramaker R, Kochhar S, Macdonald IA, van Ommen B, Smilde AK (2006) Large-scale human metabolomics studies: a strategy for data (pre-) processing and validation. Anal Chem 78:567–574

Boros LG, Brackett DJ, Harrigan GG (2003) Metabolic biomarker and kinase drug target discovery in cancer using stable isotope-based dynamic metabolic profiling (SIDMAP). Curr Cancer Drug Targets 3:445–453

Brindle JT, Antti H, Holmes E, Tranter G, Nicholson JK, Bethell HWL, Clarke S, Schofield PM, McKilligin E, Mosedale DE, Grainger DJ (2002) Rapid and noninvasive diagnosis of the presence and severity of coronary heart disease using H-1-NMR-based metabonomics. Nat Med 8:1439–1444

Campbell S, Rodgers MT, Marzluff EM, Beauchamp JL (1995) Deuterium exchange reactions as a probe of biomolecule structure. Fundamental studies of cas phase H/D exchange reactions of protonated glycine oligomers with D2O, CD3OD, CD3CO2D, and ND3. J Am Chem Soc 117:12840–12854

Cho JY, Matsubara T, Kang DW, Ahn SH, Krausz KW, Idle JR, Luecke H, Gonzalez FJ (2010) Urinary metabolomics in Fxr-null mice reveals activated adaptive metabolic pathways upon bile acid challenge. J Lipid Res 51:1063–1074

Claudino WM, Quattrone A, Biganzoli L, Pestrin M, Bertini I, Di Leo A (2007) Metabolomics: available results, current research projects in breast cancer, and future applications. J Clin Oncol 25:2840–2846

Clayton TA, Lindon JC, Cloarec O, Antti H, Charuel C, Hanton G, Provost JP, Le Net JL, Baker D, Walley RJ, Everett JR, Nicholson JK (2006) Pharmacometabonomic phenotyping and personalized drug treatment. Nature 440:1073–1077

Clayton TA, Baker D, Lindon JC, Everett JR, Nicholson JK (2009) Pharmacometabonomic identification of a significant host-microbiome metabolic interaction affecting human drug metabolism. Proc Natl Acad Sci U S A 106:14728–14733

Coen M, O'Sullivan M, Bubb WA, Kuchel PW, Sorrell T (2005) Proton nuclear magnetic resonance-based metabonomics for rapid diagnosis of meningitis and ventriculitis. Clin Infect Dis 41:1582–1590

Connor SC, Hansen MK, Corner A, Smith RF, Ryan TE (2010) Integration of metabolomics and transcriptomics data to aid biomarker discovery in type 2 diabetes. Mol Biosyst 6:909–921

Cubbon S, Antonio C, Wilson J, Thomas-Oates J (2010) Metabolomic applications of HILIC-LC-MS. Mass Spectrom Rev 29:671–684

Dalgliesh CE, Horning EC, Horning MG, Knox KL, Yarger K (1966) A gas–liquid-chromatographic procedure for separating a wide range of metabolites occuring in urine or tissue extracts. Biochem J 101:792–810

Deprez S, Sweatman BC, Connor SC, Haselden JN, Waterfield CJ (2002) Optimisation of collection, storage and preparation of rat plasma for 1H NMR spectroscopic analysis in toxicology studies to determine inherent variation in biochemical profiles. J Pharm Biomed Anal 30:1297–1310

Dixon E, Clubb C, Pittman S, Ammann L, Rasheed Z, Kazmi N, Keshavarzian A, Gillevet P, Rangwala H, Couch RD (2011) Solid-phase microextraction and the human fecal VOC metabolome. PLoS One 6:e18471

Drexler DM, Reily MD, Shipkova PA (2011) Advances in mass spectrometry applied to pharmaceutical metabolomics. Anal Bioanal Chem 399:2645–2653

Du P, Kibbe WA, Lin SM (2006) Improved peak detection in mass spectrum by incorporating continuous wavelet transform-based pattern matching. Bioinformatics 22:2059–2065

Duarte IF, Stanley EG, Holmes E, Lindon JC, Gil AM, Tang HR, Ferdinand R, McKee CG, Nicholson JK, Vilca-Melendez H, Heaton N, Murphy GM (2005) Metabolic assessment of human liver transplants from biopsy samples at the donor and recipient stages using high-resolution magic angle spinning H-1 NMR spectroscopy. Anal Chem 77:5570–5578

Duarte NC, Becker SA, Jamshidi N, Thiele I, Mo ML, Vo TD, Srivas R, Palsson BO (2007) Global reconstruction of the human metabolic network based on genomic and bibliomic data. Proc Natl Acad Sci U S A 104:1777–1782

Dumas ME, Barton RH, Toye A, Cloarec O, Blancher C, Rothwell A, Fearnside J, Tatoud R, Blanc V, Lindon JC, Mitchell SC, Holmes E, McCarthy MI, Scott J, Gauguier D, Nicholson JK (2006) Metabolic profiling reveals a contribution of gut microbiota to fatty liver phenotype in insulin-resistant mice. Proc Natl Acad Sci U S A 103:12511–12516

Dunn WB, Bailey NJ, Johnson HE (2005) Measuring the metabolome: current analytical technologies. Analyst 130:606–625

Ebbels TMD, Keun HC, Beckonert OP, Bollard ME, Lindon JC, Holmes E, Nicholson JK (2007) Prediction and classification of drug toxicity using probabilistic modeling of temporal metabolic data: the consortium on metabonomic toxicology screening approach. J Proteome Res 6:4407–4422

El Rammouz R, Letisse F, Durand S, Portais JC, Moussa ZW, Fernandez X (2010) Analysis of skeletal muscle metabolome: evaluation of extraction methods for targeted metabolite quantification using liquid chromatography tandem mass spectrometry. Anal Biochem 398:169–177

Enot DP, Lin W, Beckmann M, Parker D, Overy DP, Draper J (2008) Preprocessing, classification modeling and feature selection using flow injection electrospray mass spectrometry metabolite fingerprint data. Nat Protoc 3:446–470

Fiehn O (2001) Combining genomics, metabolome analysis, and biochemical modelling to understand metabolic networks. Comp Funct Genomics 2:155–168

Forshed J, Schuppe-Koistinen I, Jacobsson SP (2003) Peak alignment of NMR signals by means of a genetic algorithm. Anal Chim Acta 487:189–199

Forshed J, Torgrip RJ, Aberg KM, Karlberg B, Lindberg J, Jacobsson SP (2005) A comparison of methods for alignment of NMR peaks in the context of cluster analysis. J Pharm Biomed Anal 38:824–832

Fredriksson M, Petersson P, Jornten-Karlsson M, Axelsson BO, Bylund D (2007) An objective comparison of preprocessing methods for enhancement of liquid chromatography-mass spectrometry data. J Chromatogr A 1172:135–150

Gamache PH, Meyer DF, Granger MC, Acworth IN (2004) Metabolomic applications of electrochemistry/mass spectrometry. J Am Soc Mass Spectrom 15:1717–1726

Gika HG, Macpherson E, Theodoridis GA, Wilson ID (2008) Evaluation of the repeatability of ultra-performance liquid chromatography-TOF-MS for global metabolic profiling of human urine samples. J Chromatogr B Analyt Technol Biomed Life Sci 871:299–305

Gika HG, Theodoridis GA, Earll M, Snyder RW, Sumner SJ, Wilson ID (2010) Does the mass spectrometer define the marker? A comparison of global metabolite profiling data generated simultaneously via UPLC-MS on two different mass spectrometers. Anal Chem 82:8226–8234

Gottschalk M, Ivanova G, Collins DM, Eustace A, O'Connor R, Brougham DF (2008) Metabolomic studies of human lung carcinoma cell lines using in vitro H-1 NMR of whole cells and cellular extracts. NMR Biomed 21:809–819

Gowda GAN (2010) Human bile as a rich source of biomarkers for hepatopancreatobiliary cancers. Biomark Med 4:299–314

Granger J, Plumb R, Castro-Perez J, Wilson ID (2005) Metabonomic studies comparing capillary and conventional HPLC-oa-TOF MS for the analysis of urine from Zucker obese rats. Chromatographia 61:375–380

Griffiths WJ (2008) Metabolomics, metabonomics and metabolite profiling. RSC, Cambridge

Halket JM, Waterman D, Przyborowska AM, Patel RK, Fraser PD, Bramley PM (2005) Chemical derivatization and mass spectral libraries in metabolic profiling by GC/MS and LC/MS/MS. J Exp Bot 56:219–243

Han J, Danell RM, Patel JR, Gumerov DR, Scarlett CO, Speir JP, Parker CE, Rusyn I, Zeisel S, Borchers CH (2008) Towards high-throughput metabolomics using ultrahigh-field Fourier transform ion cyclotron resonance mass spectrometry. Metabolomics 4:128–140

Han J, Datla R, Chan S, Borchers CH (2009) Mass spectrometry-based technologies for high-throughput metabolomics. Bioanalysis 1:1665–1684

Hastings CA, Norton SM, Roy S (2002) New algorithms for processing and peak detection in liquid chromatography/mass spectrometry data. Rapid Commun Mass Spectrom 16:462–467

Heijne WHM, Lamers RJAN, van Bladeren PJ, Groten JP, van Nesselrooij JHJ, van Ommen B (2005) Profiles of metabolites and gene expression in rats with chemically induced hepatic necrosis. Toxicol Pathol 33:425–433

Hermansson M, Uphoff A, Kakela R, Somerharju P (2005) Automated quantitative analysis of complex lipidomes by liquid chromatography/mass spectrometry. Anal Chem 77:2166–2175

Holland NT, Pfleger L, Berger E, Ho A, Bastaki M (2005) Molecular epidemiology biomarkers—sample collection and processing considerations. Toxicol Appl Pharmacol 206:261–268

Horning MG, Chambaz EM, Brooks CJ, Moss AM, Boucher EA, Horning EC, Hill RM (1969) Characterization and estimation of urinary steroids of the newborn human by gas-phase analytical methods. Anal Biochem 31:512–531

Issaq HJ, Abbott E, Veenstra TD (2008) Utility of separation science in metabolomic studies. J Sep Sci 31:1936–1947

Jackson AU, Werner SR, Talaty N, Song Y, Campbell K, Cooks RG, Morgan JA (2008) Targeted metabolomic analysis of Escherichia coli by desorption electrospray ionization and extractive electrospray ionization mass spectrometry. Anal Biochem 375:272–281

Jiye A, Trygg J, Gullberg J, Johansson AI, Jonsson P, Antti H, Marklund SL, Moritz T (2005) Extraction and GC/MS analysis of the human blood plasma metabolome. Anal Chem 77:8086–8094

Junot C, Madalinski G, Tabet JC, Ezan E (2010) Fourier transform mass spectrometry for metabolome analysis. Analyst 135:2203–2219

Kaddurah-Daouk R, Kristal BS, Weinshilboum RM (2008) Metabolomics: a global biochemical approach to drug response and disease. Annu Rev Pharmacol 48:653–683

Kaderbhai NN, Broadhurst DI, Ellis DI, Goodacre R, Kell DB (2003) Functional genomics via metabolic footprinting: monitoring metabolite secretion by

Escherichia coli tryptophan metabolism mutants using FT-IR and direct injection electrospray mass spectrometry. Comp Funct Genomics 4:376–391

Kamel AM, Zandi KS, Massefski WW (2003) Identification of the degradation product of ezlopitant, a non-peptidic substance P antagonist receptor, by hydrogen deuterium exchange, electrospray ionization tandem mass spectrometry (ESI/MS/MS) and nuclear magnetic resonance (NMR) spectroscopy. J Pharm Biomed Anal 31:1211–1222

Kanani H, Chrysanthopoulos PK, Klapa MI (2008) Standardizing GC-MS metabolomics. J Chromatogr B Analyt Technol Biomed Life Sci 871:191–201

Katajamaa M, Oresic M (2005) Processing methods for differential analysis of LC/MS profile data. BMC Bioinformatics 6:179

Katajamaa M, Oresic M (2007) Data processing for mass spectrometry-based metabolomics. J Chromatogr A 1158:318–328

Keun HC, Ebbels TM, Antti H, Bollard ME, Beckonert O, Schlotterbeck G, Senn H, Niederhauser U, Holmes E, Lindon JC, Nicholson JK (2002) Analytical reproducibility in (1)H NMR-based metabonomic urinalysis. Chem Res Toxicol 15:1380–1386

Kiefer P, Portais JC, Vorholt JA (2008) Quantitative metabolome analysis using liquid chromatography-high-resolution mass spectrometry. Anal Biochem 382:94–100

Kim JK, Harada K, Bamba T, Fukusaki E, Kobayashi A (2005) Stable isotope dilution-based accurate comparative quantification of nitrogen-containing metabolites in Arabidopsis thaliana T87 cells using in vivo N-15-isotope enrichment. Biosci Biotechnol Biochem 69:1331–1340

Kim HK, Choi YH, Verpoorte R (2010) NMR-based metabolomic analysis of plants. Nat Protoc 5:536–549

Knapp JS, Cabrera WL (2009) Metabolomics: metabolites, metabonomics, and analytical technologies. Nova, Hauppauge, NY

Kopp SJ, Glonek T, Erlanger M, Perry EF, Barany M, Perry HM Jr (1980) Altered metabolism and function of rat heart following chronic low level cadmium/lead feeding. J Mol Cell Cardiol 12:1407–1425

Koulman A, Cao M, Faville M, Lane G, Mace W, Rasmussen S (2009) Semi-quantitative and structural metabolic phenotyping by direct infusion ion trap mass spectrometry and its application in genetical metabolomics. Rapid Commun Mass Spectrom 23: 2253–2263

Lange E, Tautenhahn R, Neumann S, Gropl C (2008) Critical assessment of alignment procedures for LC-MS proteomics and metabolomics measurements. BMC Bioinformatics 9:375

Lee R, Britz-McKibbin P (2010) Metabolomic studies of radiation-induced apoptosis of human leukocytes by capillary electrophoresis-mass spectrometry and flow cytometry: adaptive cellular responses to ionizing radiation. Electrophoresis 31:2328–2337

Lei Z, Huhman D, Sumner LW (2011) Mass spectrometry strategies in metabolomics. J Biol Chem 286: 25435–25442

Lenz EM, Wilson ID (2007) Analytical strategies in metabonomics. J Proteome Res 6:443–458

Leo GC, Darrow AL (2009) NMR-based metabolomics of urine for the atherosclerotic mouse model using apolipoprotein-E deficient mice. Magn Reson Chem 47:S20–S25

Lin CY, Wu HF, Tjeerdema RS, Viant MR (2007) Evaluation of metabolite extraction strategies from tissue samples using NMR metabolomics. Metabolomics 3:55–67

Lindon JC, Holmes E, Nicholson JK (2001) Pattern recognition methods and applications in biomedical magnetic resonance. Prog Nucl Mag Res Spectrosc 39:1–40

Lindon JC et al (2003) Contemporary issues in toxicology the role of metabonomics in toxicology and its evaluation by the COMET project. Toxicol Appl Pharmacol 187:137–146

Lindon JC, Nicholson JK, Holmes E (2007) The handbook of metabonomics and metabolomics, 1st edn. Elsevier, Amsterdam

Liu DQ, Hop CECA (2005) Strategies for characterization of drug metabolites using liquid chromatography-tandem mass spectrometry in conjunction with chemical derivatization and on-line H/D exchange approaches. J Pharm Biomed Anal 37:1–18

Loftus N, Miseki K, Iida J, Gika HG, Theodoridis G, Wilson ID (2008) Profiling and biomarker identification in plasma from different Zucker rat strains via high mass accuracy multistage mass spectrometric analysis using liquid chromatography/mass spectrometry with a quadrupole ion trap-time of flight mass spectrometer. Rapid Commun Mass Spectrom 22: 2547–2554

Lu X, Zhao X, Bai C, Zhao C, Lu G, Xu G (2008) LC-MS-based metabonomics analysis. J Chromatogr B Analyt Technol Biomed Life Sci 866:64–76

Maddox JF, Luyendyk JP, Cosma GN, Breau AP, Bible RH Jr, Harrigan GG, Goodacre R, Ganey PE, Cantor GH, Cockerell GL, Roth RA (2006) Metabonomic evaluation of idiosyncrasy-like liver injury in rats cotreated with ranitidine and lipopolysaccharide. Toxicol Appl Pharmacol 212:35–44

Mahadevan S, Shah SL, Marrie TJ, Slupsky CM (2008) Analysis of metabolomic data using support vector machines. Anal Chem 80:7562–7570

Marx A, deGraaf AA, Wiechert W, Eggeling L, Sahm H (1996) Determination of the fluxes in the central metabolism of Corynebacterium glutamicum by nuclear magnetic resonance spectroscopy combined with metabolite balancing. Biotechnol Bioeng 49: 111–129

Matuszewski BK, Constanzer ML, Chavez-Eng CM (2003) Strategies for the assessment of matrix effect in quantitative bioanalytical methods based on HPLC-MS/MS. Anal Chem 75:3019–3030

Meadows AL, Kong B, Berdichevsky M, Roy S, Rosiva R, Blanch HW, Clark DS (2008) Metabolic and morphological differences between rapidly proliferating cancerous and normal breast epithelial cells.

Biotechnol Prog 24:334–341
Millington DS, Kodo N, Norwood DL, Roe CR (1990) Tandem mass spectrometry: a new method for acylcarnitine profiling with potential for neonatal screening for inborn errors of metabolism. J Inherit Metab Dis 13:321–324
Moka D, Vorreuther R, Schicha H, Spraul M, Humpfer E, Lipinski M, Foxall PJD, Nicholson JK, Lindon JC (1998) Biochemical classification of kidney carcinoma biopsy samples using magic-angle-spinning H-1 nuclear magnetic resonance spectroscopy. J Pharm Biomed Anal 17:125–132
Monton MR, Soga T (2007) Metabolome analysis by capillary electrophoresis-mass spectrometry. J Chromatogr A 1168:237–246, discussion 236
Nicholson JK, Lindon JC, Holmes E (1999) "Metabonomics": understanding the metabolic responses of living systems to pathophysiological stimuli via multivariate statistical analysis of biological NMR spectroscopic data. Xenobiotica 29: 1181–1189
Nielsen JH, Jewett MC (2007) Metabolomics: a powerful tool in systems biology. Springer, Berlin
Nielsen NPV, Carstensen JM, Smedsgaard J (1998) Aligning of single and multiple wavelength chromatographic profiles for chemometric data analysis using correlation optimised warping. J Chromatogr A 805:17–35
Nordstrom A, Want E, Northen T, Lehtio J, Siuzdak G (2008) Multiple ionization mass spectrometry strategy used to reveal the complexity of metabolomics. Anal Chem 80:421–429
Oakman C, Tenori L, Biganzoli L, Santarpia L, Cappadona S, Luchinat C, Di Leo A (2011) Uncovering the metabolomic fingerprint of breast cancer. Int J Biochem Cell Biol 43(7):1010–1020
Odunsi K, Wollman RM, Ambrosone CB, Hutson A, McCann SE, Tammela J, Geisler JP, Miller G, Sellers T, Cliby W, Qian F, Keitz B, Intengan M, Lele S, Alderfer JL (2005) Detection of epithelial ovarian cancer using H-1-NMR-based metabonomics. Int J Cancer 113:782–788
Oresic M (2010) Systems biology strategy to study lipotoxicity and the metabolic syndrome. Biochim Biophys Acta 1801:235–239
Overy DP, Enot DP, Tailliart K, Jenkins H, Parker D, Beckmann M, Draper J (2008) Explanatory signal interpretation and metabolite identification strategies for nominal mass FIE-MS metabolite fingerprints. Nat Protoc 3:471–485
Parida SK, Kaufmann SH (2010) The quest for biomarkers in tuberculosis. Drug Discov Today 15:148–157
Pasikanti KK, Ho PC, Chan EC (2008) Gas chromatography/mass spectrometry in metabolic profiling of biological fluids. J Chromatogr B Analyt Technol Biomed Life Sci 871:202–211
Patterson AD, Gonzalez FJ, Idle JR (2010) Xenobiotic metabolism: a view through the metabolometer. Chem Res Toxicol 23:851–860
Plumb RS, Stumpf CL, Granger JH, Castro-Perez J, Haselden JN, Dear GJ (2003) Use of liquid chromatography/time-of-flight mass spectrometry and multivariate statistical analysis shows promise for the detection of drug metabolites in biological fluids. Rapid Commun Mass Spectrom 17:2632–2638
Plumb RS, Granger JH, Stumpf CL, Johnson KA, Smith BW, Gaulitz S, Wilson ID, Castro-Perez J (2005) A rapid screening approach to metabonomics using UPLC and oa-TOF mass spectrometry: application to age, gender and diurnal variation in normal/Zucker obese rats and black, white and nude mice. Analyst 130:844–849
Plumb R, Mazzeo JR, Grumbach ES, Rainville P, Jones M, Wheat T, Neue UD, Smith B, Johnson KA (2007) The application of small porous particles, high temperatures, and high pressures to generate very high resolution LC and LC/MS separations. J Sep Sci 30:1158–1166
Powers R (2009) NMR metabolomics and drug discovery. Magn Reson Chem 47(suppl 1):S2–S11
Quinones MP, Kaddurah-Daouk R (2009) Metabolomics tools for identifying biomarkers for neuropsychiatric diseases. Neurobiol Dis 35:165–176
Raamsdonk LM, Teusink B, Broadhurst D, Zhang NS, Hayes A, Walsh MC, Berden JA, Brindle KM, Kell DB, Rowland JJ, Westerhoff HV, van Dam K, Oliver SG (2001) A functional genomics strategy that uses metabolome data to reveal the phenotype of silent mutations. Nat Biotechnol 19:45–50
Rabinowitz JD, Kimball E (2007) Acidic acetonitrile for cellular metabolome extraction from Escherichia coli. Anal Chem 79:6167–6173
Radulovic D, Jelveh S, Ryu S, Hamilton TG, Foss E, Mao YY, Emili A (2004) Informatics platform for global proteomic profiling and biomarker discovery using liquid chromatography-tandem mass spectrometry. Mol Cell Proteomics 3:984–997
Ramautar R, Mayboroda OA, Deelder AM, Somsen GW, de Jong GJ (2008) Metabolic analysis of body fluids by capillary electrophoresis using noncovalently coated capillaries. J Chromatogr B 871:370–374
Ramautar R, Mayboroda OA, Somsen GW, de Jong GJ (2011) CE-MS for metabolomics: developments and applications in the period 2008–2010. Electrophoresis 32:52–65
Robertson DG (2005) Metabonomics in toxicology: a review. Toxicol Sci 85:809–822
Robertson DG, Lindon JC (2005) Metabonomics in toxicity assessment. Taylor & Francis, Boca Raton, FL
Roy SM, Anderle M, Lin H, Becker CH (2004) Differential expression profiling of serum proteins and metabolites for biomarker discovery. Int J Mass Spectrom 238:163–171
Sana TR, Waddell K, Fischer SM (2008) A sample extraction and chromatographic strategy for increasing LC/MS detection coverage of the erythrocyte metabolome. J Chromatogr B 871:314–321
Sauer U, Lasko DR, Fiaux J, Hochuli M, Glaser R, Szyperski T, Wuthrich K, Bailey JE (1999) Metabolic flux ratio analysis of genetic and environmental modulations of Escherichia coli central carbon metabolism.

J Bacteriol 181:6679–6688

Schlotterbeck G, Ross A, Hochstrasser R, Senn H, Kuhn T, Marek D, Schett O (2002) High-resolution capillary tube NMR. A miniaturized 5-microL high-sensitivity TXI probe for mass-limited samples, off-line LC NMR, and HT NMR. Anal Chem 74:4464–4471

Schripsema J (2010) Application of NMR in plant metabolomics: techniques, problems and prospects. Phytochem Anal 21:14–21

Seeger K (2009) Metabolic changes in autoimmune diseases. Curr Drug Discov Technol 6:256–261

Sequeira S, So PW, Everett JR, Elcombe CR, Kelvin AS, Nicholson JK (1990) 1H-NMR spectroscopy of biofluids and the investigation of xenobiotic-induced changes in liver biochemistry. J Pharm Biomed Anal 8:945–949

Shin MH, Lee do Y, Liu KH, Fiehn O, Kim KH (2010) Evaluation of sampling and extraction methodologies for the global metabolic profiling of Saccharophagus degradans. Anal Chem 82:6660–6666

Shlomi T, Cabili MN, Ruppin E (2009) Predicting metabolic biomarkers of human inborn errors of metabolism. Mol Syst Biol 5:263

Sinha AE, Hope JL, Prazen BJ, Nilsson EJ, Jack RM, Synovec RE (2004) Algorithm for locating analytes of interest based on mass spectral similarity in GC x GC-TOF-MS data: analysis of metabolites in human infant urine. J Chromatogr A 1058:209–215

Smedsgaard J, Nielsen NPV, Carstensen JM (1998) Aligning of single and multiple wavelength chromatographic profiles for chemometric data analysis using correlation optimised warping. J Chromatogr A 805:17–35

Spagou K, Tsoukali H, Raikos N, Gika H, Wilson ID, Theodoridis G (2010) Hydrophilic interaction chromatography coupled to MS for metabonomic/metabolomic studies. J Sep Sci 33:716–727

Syage JA, Hanold KA, Lynn TC, Horner JA, Thakur RA (2004) Atmospheric pressure photoionization. II. Dual source ionization. J Chromatogr A 1050:137–149

Tang HR, Xiao CN, Wang YL (2009) Important roles of the hyphenated HPLC-DAD-MS-SPE-NMR technique in metabonomics. Magn Reson Chem 47:S157–S162

Taylor PJ (2005) Matrix effects: the Achilles heel of quantitative high-performance liquid chromatography-electrospray-tandem mass spectrometry. Clin Biochem 38:328–334

Tolstikov VV, Fiehn O, Tanaka N (2007) Application of liquid chromatography-mass spectrometry analysis in metabolomics: reversed-phase monolithic capillary chromatography and hydrophilic chromatography coupled to electrospray ionization-mass spectrometry. Methods Mol Biol 358:141–155

Tomita M, Nishioka T (2005) Metabolomics: the frontier of systems biology. Springer, Tokyo

Trygg J, Holmes E, Lundstedt T (2007) Chemometrics in metabonomics. J Proteome Res 6:469–479

Tuck MK, Chan DW, Chia D, Godwin AK, Grizzle WE, Krueger KE, Rom W, Sanda M, Sorbara L, Stass S, Wang W, Brenner DE (2009) Standard operating procedures for serum and plasma collection: early detection research network consensus statement standard operating procedure integration working group. J Proteome Res 8:113–117

Ullsten S, Danielsson R, Backstrom D, Sjoberg P, Bergquist J (2006) Urine profiling using capillary electrophoresis-mass spectrometry and multivariate data analysis. J Chromatogr A 1117:87–93

Villas-Boas SG, Mas S, Akesson M, Smedsgaard J, Nielsen J (2005) Mass spectrometry in metabolome analysis. Mass Spectrom Rev 24:613–646

Wang WX, Zhou HH, Lin H, Roy S, Shaler TA, Hill LR, Norton S, Kumar P, Anderle M, Becker CH (2003) Quantification of proteins and metabolites by mass spectrometry without isotopic labeling or spiked standards. Anal Chem 75:4818–4826

Wang YL, Holmes E, Nicholson JK, Cloarec O, Chollet J, Tanner M, Singer BH, Utzinger J (2004) Metabonomic investigations in mice infected with Schistosoma mansoni: an approach for biomarker identification. Proc Natl Acad Sci U S A 101:12676–12681

Wang Y, Wang J, Yao M, Zhao X, Fritsche J, Schmitt-Kopplin P, Cai Z, Wan D, Lu X, Yang S, Gu J, Haring HU, Schleicher ED, Lehmann R, Xu G (2008) Metabonomics study on the effects of the ginsenoside Rg3 in a beta-cyclodextrin-based formulation on tumor-bearing rats by a fully automatic hydrophilic interaction/reversed-phase column-switching HPLC-ESI-MS approach. Anal Chem 80: 4680–4688

Wang HL, Tso VK, Slupsky CM, Fedorak RN (2010) Metabolomics and detection of colorectal cancer in humans: a systematic review. Future Oncol 6:1395–1406

Want EJ, O'Maille G, Smith CA, Brandon TR, Uritboonthai W, Qin C, Trauger SA, Siuzdak G (2006) Solvent-dependent metabolite distribution, clustering, and protein extraction for serum profiling with mass spectrometry. Anal Chem 78:743–752

Want EJ, Coen M, Masson P, Keun HC, Pearce JT, Reily MD, Robertson DG, Rohde CM, Holmes E, Lindon JC, Plumb RS, Nicholson JK (2010) Ultra performance liquid chromatography-mass spectrometry profiling of bile acid metabolites in biofluids: application to experimental toxicology studies. Anal Chem 82:5282–5289

Ward ME, Politzer IR, Laseter JL, Alam SQ (1976) Gas chromatographic mass spectrometric evaluation of free organic acids in human saliva. Biomed Mass Spectrom 3:77–80

Waterman CL, Kian-Kai C, Griffin JL (2010) Metabolomic strategies to study lipotoxicity in cardiovascular disease. Biochim Biophys Acta 1801:230–234

Weckwerth W (2007) Metabolomics: methods and protocols. Humana Press, Totowa, NJ

Werner E, Heilier JF, Ducruix C, Ezan E, Junot C, Tabet JC (2008) Mass spectrometry for the identification of the discriminating signals from metabolomics: current status and future trends. J Chromatogr B Analyt Technol Biomed Life Sci 871:143–163

Wetmore DR, Joseloff E, Pilewski J, Lee DP, Lawton KA,

Mitchell MW, Milburn MV, Ryals JA, Guo L (2010) Metabolomic profiling reveals biochemical pathways and biomarkers associated with pathogenesis in cystic fibrosis cells. J Biol Chem 285:30516–30522

Wilson ID, Nicholson JK, Castro-Perez J, Granger JH, Johnson KA, Smith BW, Plumb RS (2005) High resolution "ultra performance" liquid chromatography coupled to oa-TOF mass spectrometry as a tool for differential metabolic pathway profiling in functional genomic studies. J Proteome Res 4:591–598

Winnike JH, Li Z, Wright FA, Macdonald JM, O'Connell TM, Watkins PB (2010) Use of pharmaco-metabonomics for early prediction of acetaminophen-induced hepatotoxicity in humans. Clin Pharmacol Ther 88:45–51

Wu H, Southam AD, Hines A, Viant MR (2008) High-throughput tissue extraction protocol for NMR- and MS-based metabolomics. Anal Biochem 372:204–212

Wu ZM, Huang ZQ, Lehmann R, Zhao CX, Xu GW (2009) The application of chromatography-mass spectrometry: methods to metabonomics. Chromatographia 69:S23–S32

Young SP, Wallace GR (2009) Metabolomic analysis of human disease and its application to the eye. J Ocul Biol Dis Infor 2:235–242

Zelena E, Dunn WB, Broadhurst D, Francis-McIntyre S, Carroll KM, Begley P, O'Hagan S, Knowles JD, Halsall A; HUSERMET Consortium, Wilson ID, Kell DB (2009) Development of a robust and repeatable UPLC-MS method for the long-term metabolomic study of human serum. Anal Chem 15;81(4):1357–64. doi: 10.1021/ac8019366. PMID: 19170513

Zhang S, Nagana Gowda GA, Ye T, Raftery D (2010) Advances in NMR-based biofluid analysis and metabolite profiling. Analyst 135:1490–1498

Zhang HP, Wang Y, Gu X, Zhou JY, Yan C (2011) Metabolomic profiling of human plasma in pancreatic cancer using pressurized capillary electrochromatography. Electrophoresis 32:340–347

Zhou M, McDonald JF, Fernandez FM (2010) Optimization of a direct analysis in real time/time-of-flight mass spectrometry method for rapid serum metabolomic fingerprinting. J Am Soc Mass Spectrom 21:68–75

第三十一章　神经科学研究相关的生物信息学工具及资源　31

Chittibabu Guda

摘要

生命科学相关专业的学生在他们的日常研究中很少会接触到生物信息学相关的工具。随着包括神经学在内的生物医学专业相关的数据爆炸式增长，本科及研究生阶段的学生需要掌握一些生物信息学和神经信息学相关的工具帮助他们进行数据解读。本章目的之一是为大家整理生物信息学和神经信息学相关的重要资源的概况，同时对常用的生物信息学数据分析软件的使用方法进行一些解释。针对每一个主要工具，我们介绍了其方法论背后的理论基础，目的是让使用者理解工具的使用原理。本文介绍的生物信息学资源都是最常用的工具和数据库，其中涵盖了序列同源性搜索、多重序列比对、蛋白质结构域分析、基因集富集分析、通路分析及蛋白相互作用网络分析。除以上所述的基本工具和数据库外，本文还会介绍一些神经信息学相关的专用资源。

关键词

神经信息学；生物信息学；计算神经学

31.1　前言

在神经信息学研究领域，数据的指数型增长使得生物信息学和神经信息学软件的使用变得必不可少。过去十年中，系统生物学的出现需要对实验结果进行详细的计算处理，包括对不同数据类型的集成分析以及针对专家效验后的和整合过后的公共数据库数据的元分析以解读数据。因此，生物信息学/神经信息学已成为神经科学不可或缺的一部分。计算生物学家努力研发新的数据分析工具的同时，有效的教学对这些工具能够得到充分利用就显得更加重要。不同的工具经常是在不同的操作系统中被开发使用

C. Guda(✉)博士
内布拉斯加大学医学中心　遗传学与细胞生物学和解剖学系
内布拉斯加大学医学中心　生物信息学与系统生物学核心机构
内布拉斯加大学医学中心　Pamela Buffet 癌症研究中心和 Eppley 研究所
内布拉斯加大学医学中心　药学院　生物化学与分子生物学系　客座教授
美国内布拉斯加州奥马哈　达哈姆研究中心 6015
邮箱：babu.guda@unmc.edu

的，这些系统包括 Unix、Windows 及 Mac OS。用户需要对相应的操作系统有基本的了解，才能使得这些工具的使用变得更高效。另外，一些基于网页的生物信息学工具由于其使用的便捷性，在社区中得到很大推广。通常，这些基于网页的生物信息学工具会提供默认的参数设置，帮助那些对工具了解有限的研发人员进行一些简单的搜索和分析。然而，类似这种的简单搜索不足以帮我们从工具和数据中提取到更多有价值的信息。许多程序的使用需要对其参数进行手动调校，而这些参数的调整是建立在对这些软件运行原理的充分理解之上的。本文力求以一种简单易懂的方式，为大家介绍常用的生物信息学和神经信息学软件使用及其背后的原理。

目的

本章节的两个主要目标是提供重要的生物信息学和神经信息学相关资源的概述，并向读者解释这些最常用分析工具的用法。对于每个主要工具，将简要描述该方法背后的理论，以使用户理解该程序的工作原理。本章涉及的工具包括用于搜索序列同源性的 Blast 程序包、多序列比对程序（ClustalW）、蛋白质域分析（Pfam）、基因集富集分析（GSEA）、通路分析（KEGG）和交互网络分析（Cytoscape）。表 31.1 列举了具有代表性的精选数据库及数据分析软件。表 31.2 提供了神经科学研究领域中特定使用的信息学资源。

表 31.1 生物信息学 / 神经信息学研究常用资源列表

数据库名称	简介	链接地址[1]
门户网站		
NCBI	美国国家生物技术信息中心	http://www.ncbi.nlm.nib.gov
EBI	欧洲生物信息学研究所	http://www.ebi.ac.uk
DDJB	日本 DNA 数据库	http://www.ddbj.nig.ac.jp
RCSB	结构生物信息学研究合作组织	http://www.rcsb.org
精选数据库		
GenBank	遗传序列数据库	http://www.ncbi.nlm.nih.gov/genbank
UniProt	一个通用蛋白质的知识库	http://www.uniprot.org
Ensembl	一个脊椎动物基因组的数据库	http://uswest.ensembl.org/index.html
OMIM	一个人类基因和表型的概要数据库	http://www.ncbi.nlm.nih.gov/omim
RefSeq	参照序列数据库	http://www.ncbi.nlm.nih.gov/RefSeq
dbSNP	短遗传变异数据库	http://www.ncbi.nlm.nih.gov/snp
GEO	一个基因表达数据的公共储存库	http://www.ncbi.nlm.nih.gov/geo
IntEnz	综合关系酶数据库	http://www.ebi.ac.uk/IntEnz
InterPro	一个关于蛋白质特征的集成数据库	http://www.ebi.ac.uk/interpro
IntAct	一个关于蛋白质相互作用的数据库	http://www.ebi.ac.uk/intact
Reactome	一个关于通路的精选数据库	http://www.reactome.org
GO	基因本体学数据库	http://www.geneontology.org
PRIDE	蛋白质组学识别数据库	http://www.ebi.ac.uk/pride
KEGG	京都基因和基因组百科全书	http://www.genome.jp/kegg
工具		
PubMed	生物医学文献检索工具	http://www.ncbi.nlm.nih.gov/pubmed
Entrez	生命科学搜索引擎	http://www.ncbi.nlm.nih.gov/sites/gquery
Blast	序列同源性检索工具	http://blast.ncbi.nlm.nih.gov/Blast.cgi
NCBI ToolBox	数据模型及编程资源	http://www.ncbi.nlm.nih.gov/IEB/ToolBox
NCBI FTP site	从 NCBI 下载数据的门户网站	ftp://ftp.ncbi.nlm.nih.gov/

续表

数据库名称	简介	链接地址[1]
ClustalW2	多重序列比对程序	http://www.ebi.ac.uk/Tools/msa/clustalw2
SRS	序列取回系统	http://srs.ebi.ac.uk
Broad Institute Software	开源的生物信息学软件	http://www.broadinstitute.org/scientific-community/software
UCSC Genome Browser	一个浏览基因组门户网站	http://genome.ucsc.edu
BIRN	生物医学信息学研究网络	http://www.birncommunity.org
GSEA	基因集富集分析	http://www.broadinstitute.org/gsea
Pfam	蛋白质家族数据库	http://pfam.xfam.org/
Cytoscape	网络可视化及分析工具	http://www.cytoscape.org

[1] 译者注:原书部分失效链接已更新。

31.2 数据资源及分析工具

公共数据域中包含了海量的数据资源和分析工具用于满足生物信息学研究的各种常规工作。主要或档案数据库主要由公费资助的机构维护,如美国国家生物技术信息中心(NCBI)和欧洲生物信息学研究所(EBI)。由NCBI建立的GenBank和EBI建立的UniProt数据库分别涵盖核酸和蛋白质的大部分原始数据,而蛋白质数据库(PDB)涵盖了大分子结构的信息。研究人员也可以通过这些数据库提供的工具和服务将实验数据直接存放在这些档案数据库。应用分析工具或其他(生物学)注释,从这些主要数据库中提取数据并创建增值的辅助数据库,从而创建各种专用或派生数据库。NCBI、EBI和PDB内部维持的一些主要工作内容包括处理、存档、分析、注释和传播数据的研究部门,以帮助研发人员的工作。因此,NCBI、EBI和PDB支持并维护“一站式”的联邦数据库和门户网站,便于研发人员高效地访问各种专业数据库以及数据分析工具(表31.1)。

表31.2 神经信息学研究专用资源列表

数据库名称	简介	链接地址[1]
NIF	神经科学信息框架	http://www.neuinfo.org
INCF	国际神经信息学协调设施	http://www.incf.org
Digital Brain Atlas	可扩展的脑图谱	http://scalablebrainatlas.incf.org
Allen Brain Atlas	基因表达/神经解剖学数据集	http://www.brain-map.org
Whole Brain Catalog	鼠脑的开源虚拟条目	http://wholebraincatalog.org
Human Brain Atlas	具有染色及MRI板块的脑多样性数据库	https://www.msu.edu/~brains/brains/human
NeuronDB	可搜索的神经元属性数据库	http://senselab.med.yale.edu/NeuronDB
NeuroMorpho	数字重建神经元精选数据库	http://neuromorpho.org/
NITRC	神经影像工具和资源	http://www.nitrc.org
BrainSpan	人类大脑发育图谱	http://www.brainspan.org
Neuro Diseases	已发现的神经系统疾病的目录	http://www.ninds.nih.gov/disorders
GENSAT	成年中枢系统基因表达图谱(小鼠)	http://www.gensat.org
Human Brain Project	模拟人脑	http://www.humanbrainproject.eu
CoCoMac	猕猴脑的连通数据集合	http://cocomac.org
BrainInfo	脑结构知识库	http://braininfo.rprc.washington.edu
BMI-PF	脑机器接口平台	https://bmi.neuroinf.jp/
Aging Genes DB	影响衰老相关神经系统疾病的基因	http://www.uwaging.org/genesdb

[1] 译者注:原书部分失效链接已更新。

31.2.1 常用的生物信息学资源

表 31.1 提供了一些常用的生物信息学工具和资源。列表中涵盖了包括 NCBI 和 EBI 在内的主要门户网站，也包括如 GenBank、UniProt、KEGG（京都基因和基因组百科全书）等精选数据库，以及一些常用的生物信息学工具，如 Blast（basic local alignment search tool）服务器，Entrez（the life sciences search engine）和 SRS（Sequence Retrieval System）。需要注意的是，表 31.1 中提供的列表并不是所有工具，而是一些最常用工具的示例。第 31.2.3 节提供了一些常用方法背后的理论。

31.2.2 神经信息学资源

在用于描述神经信息学的诸多定义中，神经信息学最简单的定义是：神经信息学是通过构建数据库和工具帮助我们理解神经系统的一门学科（Huerta et al. 1993）。通过过去 20 年这一领域取得的进展，许多复杂的神经信息学工具和数据库得以发展（如表 31.2 所示）。其中包括包含真实和虚拟脑图、可扩展脑图谱、数字重建神经元、神经障碍目录等的数据库，以及与这些数据库交互的复杂工具。神经科学信息框架（Neuroscience Information Framework，NIF）是 NIH 神经科学研究蓝图的一项倡议，其维护的一个门户网站提供了包括数据、材料和实用程序在内的网页式神经科学资源的动态清单（Bandrowski et al. 2012）。同样，国际神经信息学协调设施（International Neuroinformatics Coordinating Facility，INCF）为国际神经信息研究界提供了一个共享数据和计算资源的协作平台（Bjaalie and Grillner 2007）。另一个受欢迎的资源，Allen Brain Atlas 提供了广泛的基因表达和神经解剖学数据集以及一套全新的搜索和可视化工具（Jones et al. 2009）。除了提供人类大脑相关信息，小鼠和猕猴大脑的其他神经信息资源也可从 Allen Brain Atlas 获得（Geschwind 2004；Kötter 2004）。

31.2.3 生物信息学/神经信息学相关的数据分析软件

本节解释了一些流行的生物信息学工具的理论并描述了其使用方法。这些工具涵盖了搜索序列同源性、鉴定蛋白质序列中的结构域/基序、比对多个序列、微阵列数据集的基因富集分析以及途径和网络分析。

31.2.3.1 序列同源性搜索

从数据库中搜索与目标序列相似（搜索同源性）的一组序列是生物信息学中最常见的任务。掌握生物数据库和搜索引擎背后的组件将有助于执行高级功率搜索，以便从数据库中提取最关键的信息。为便于读者理解核苷酸或蛋白质数据库的同源性搜索是如何工作的，下面我们向读者介绍序列同源性搜索的基本理论概念。

序列同源性搜索基本概念

序列同源性搜索的基本要素包括查询序列、数据库、搜索算法和评估搜索结果一组指标组成。查询序列一般为核酸序列或氨基酸序列，而数据库则包含被用于搜索的序列集合。公共领域有两个主要的综合数据库：一个是由 NCBI 维护的“nr”（non-redundant，指代非冗余）数据库（包含蛋白质和核苷酸序列）；另一个是由 EBI 维护的“UniProt”数据库（包含蛋白质序列）。这两个数据库中的序列有一定程度的重叠和相互交叉引用却不完全相同。尽管如此，这两个数据库中的任何一个都足以满足一般的搜索需求。一些如 RefSeq 或 SwissProt 的精选数据库也可在公共域中使用，用户还可以创建格式化的自定义数据库进行搜索。

一个高效的搜索算法的核心是其评分函数，而评分函数是用来衡量一对序列之间的相似性的。搜索算法（例如 Blast）中的评分函数对序列对中的相似片段进行分数上的奖励，而对非相似片段进行分数上的扣减，这使得相似的序列对将得分更高，反之亦然。评分函数主要对三个参数进行评估，如两个序列之间的匹配、错配和空隙。序列间比对时，匹配的片段总是得到分数奖励；而错配可根据一对核酸或氨基酸之间的进化上可接受的突变率进行分数上的奖惩或不做任何操作。基于此目的，研究人员开发出了多种类型的核酸和氨基酸序列比对的取代分数矩阵，如 PAM、BLOSUM 和 Gonnet 系列（Dayhoff et al. 1978；Henikoff and Henikoff 1992；Gonnet et al. 1992）。取代分数矩阵包含所有可能的核酸或氨基酸对的取代分数。因此，核酸取代矩阵包含 10 种取代分数（译者注：6 种不同碱基间的取代分数加 4 种相同碱基间的取代分数），氨基酸取代矩阵包含 210 种取代分数（编者注：190 种不同氨基酸间的取代分数加 20 种相同氨基酸间的取代分数），其取值有正数也有负数。序列比对时，评分函数会从取代分数矩阵中利用对应的分数来确定原始分数，而此分数也被称为序列的“相似性分数”。原始相似性分数可用于评估两个序列是否具有一定的序列同源性。

两个使用最广泛的序列相似性度量是期望值（E 值）和比特分数。这些度量是将序列匹配长度和数据库大小等参数进行标准化处理后从原始分数得到的。原始分数越高，E 值越小而比特分数越高。因此，两个相同或几乎相同的序列的 E 值可以为 0（0 为最小可能的 E 值）。所有在数据库中进行相似性搜索的序列对都会产生一个非负的 E 值。E 值为 1 意味着在当前数据库的随机匹配搜索中，我们预期能找到一次类似的匹配。因此，具有较高 E 值的匹配结果是不可靠的，因为随机发现相同匹配的机会也更高。E 值未根据数据库的大小进行标准化处理；因此，当同一序列在数据库中搜索时，返回同一序列匹配结果的 E 值由于数据库的大小将会不同。通常，在较小的数据库中发现随机匹配的机会较小；因此，当在较小的数据库进行搜索时，具有较小 E 值的匹配结果与其在较大的数据库的搜索结果相比更为可靠。另一方面，比特分数根据数据库的大小进行了标准化处理，因此在数据库大小发生改变的情况下比特分数不会发生改变。一般情况下，比特分数为 40 及以上的序列对匹配结果被认为是可靠的，这一结果与数据库大小无关。

31.2.3.2　不同的基本局部比对搜索程序

基本局部比对搜索工具（Basic Local Alignment Search Tool，Blast）套件中包含各种用于搜索核酸或氨基酸序列的实用软件（Altschul et al. 1990）。它提供了原始 Blast 程序的几个版本，这几个版本的 blast 程序根据其使用的查询序列类型和搜索的数据库类型有所不同。网页端的 Blast 程序可以在 http://blast.ncbi.nlm.nih.gov 上访问。下面介绍几种不同类型的 Blast 程序：

1. Blastn：核苷酸数据库中搜索核苷酸序列（DNA/RNA）

Megablast：这是一种核苷酸的 blast 工具，经过优化，可以更快地搜索高度相似的序列（如基因组序列）。Megablast 的创建是为了处理高通量测序中的大量相似序列（Zhang et al. 2000）。

2. Blastp：一条氨基酸的序列可以在蛋白质数据库中进行。这一基础的方法可以很好地帮助我们识别近似的序列。虽然如此，包括 psi-blast 和 phi-blast 在内的更强大的 blastp 变种可以分别执行高敏感性和高特异性的搜索（Altschul et al. 1997）。

（a）Psi-Blast：这种位置特异性的迭代 Blast 算法，旨在从数据库中识别蛋白质序列中的远亲同源区域。与 Blastp 相比，Psi-Blast 算法更加敏锐，因为它基于序列特征，根据比对中保守位点的氨基酸的特定序列构建了位置特异性评分矩阵（position-specific scoring matrix，PSSM）（更多信息见第 31.4.1 节）。Psi-Blast 的第一步与 Blastp 相同；在第一步中识别的匹配序列对齐后以构建 PSSM，新构建的 PSSM 将用在第二步查询中识别更多的匹配序列。而后，每次迭代将生成新的 PSSM 并针对数据库进行再次搜索直到程序收敛，即程序不再识别新的序列。Psi-blast 在发现远亲同源序列的高效性也得益于 PSSM（与 Blastp 使用的通用替换矩阵相比）的使用以及多次迭代搜索的策略。

（b）Phi-Blast：Phi-Blast 代表 Pattern-Hit Iterated Blast。Phi-Blast 以特征序列（以 PROSITE 数据库使用的正则表达式格式）结合查询序列作为输入（http://www.ncbi.nlm.nih.gov/blast/html/PHIsyntax.html）。Phi-Blast 搜索数据库时除采用如常规的“Blast”算法外，还会施加额外的约束以匹配目标序列中的特征序列。在搜索过程中添加特征序列匹配的要求有助于识别具有更高特异性的家族特异性蛋白质。但是，此方法只有在已知家族特征序列时才有效。

（c）RPS-Blast：（Reverse Position-Specific Blast）反向特定位置 Blast 用于已提前计算 PSSMs（Marchler-Bauer et al. 2002）的数据库搜索查询序列。RPS-Blast 的搜索是序列在数据库的 PSSM 进行搜索，这与 Psi-Blast 通过 PSSM 搜索数据库的序列这一搜索方向相反，因此得名“反向特定位置”。RPS-Blast 对于注释整个蛋白质组非常有效，因为每一个 PSSM 都代表一个蛋白质家族，蛋白质组中所有序列的相应功能可在单次搜索中识别。

3. Blastx：利用“Blastx”程序，核苷酸序列可作为查询序列在蛋白质数据库中进行搜索。输入的核苷酸序列会首先被翻译为 6 帧（5’->3’ 及 3’->5’ 各 3 帧）的氨基酸序列，然后这些被翻译的序列均会进行数据库搜索。Blastx 程序可以很有效地搜索 EST（表达序列标签）询序列，从而更好地识别潜在的编码区域。

4. Tblastn：此程序与“Blastx”的搜索方向相反。Tblastn 将目标数据库中的每个核苷酸序列翻译为 6 帧的蛋白质序列以针对蛋白质查询序列进行搜索。使用该程序，从蛋白质组学研究鉴定出的多肽序列可以在核苷酸数据库进行搜索，以鉴定其相应的开放阅读框。

5. TBlastx：此程序对核苷酸查询序列及核苷酸数据库序列进行双向翻译，然后比较 6×6 帧的翻译产物。由于涉及大量的排列组合，因此该程序是所有 Blast 套件中耗时最久的。

31.2.4　本地安装 Blast 软件

蛋白质序列或核酸序列的搜索服务被寄存在 NCBI 的网页服务器中。网页版的 Blast 程序一般只会提供有限的默认程序选项，从而导致他们的使用受限。此外，基于网页版的 Blast 只提供了有限的目标数据库用于搜索。对于高级用户，NCBI 也提供了可下载版本的 Blast 程序，该程序与 Windows、Mac 和 Linux 等许多操作系统兼容。软件包下载后即可在本地安装，只需最少的配置设置便可使用这些程序的所有功能。安装本地的独立版本的主要优点是能够在本地服务器上运行大规模的批量搜索，能够更方便地调试搜索参数和创建自定义的目标数据库，也可读取和处理 Blast 的结果并将其直接保存为制表符分隔的文本文档。此类文档可以直接用 Excel 或其他文本编辑器打开，也可上传至数据库进行进一步处理。下面列举了一些访问 Blast 程序和数据库的有用链接。

31.3　多重序列比对

多重序列比对(multiple sequence alignments，MSA)根据两个以上序列比对的结果，沿着每一列对序列比对结果进行观察，以找寻特定的保守序列，最终目的是找到这些核苷酸序列或氨基酸序列的全局或局部的相似性。一个真正的 MSA 程序应该对所有序列进行全对比的比较，从而找到最优比对结果。但是，此类方法的时间复杂度为指数型，因此其对大量序列的多重比对实际是不可行的。因此，流行的 MSA 程序通过对序列的两两比对并使用启发式引导树构建 MSA。最高比对分数的序列对被作为初始比对种子，随后与种子序列比对结果较好的序列会先添加至 MSA，而较弱的序列会在末端添加，从而避免较弱序列过早添加入 MSA 时产生的大量空缺。这种逐步构建 MSA 的计算方法相对消耗的计算资源较少，因此利用此类方法进行大型蛋白家族的多重序列比对会非常快。由于这种实用性，ClustalW 和 MUSCLE 等渐进式的序列比对方法变得非常流行(Thompson et al. 1994；Edgar 2004)。ClustalW 是一个十分受欢迎的 MSA 程序，可以在许多不同操作系统中免费使用。EBI 的工具网站(http://ebi.ac.uk/tools/sequence.html)也提供了基于网页版本的 MSA 程序。图 31.1(见文

a

```
>P89927_9CAUD/239-284
FLGYEARINFTGLGDGLVSIETSHQVGAELDKLTAWLDERGWAYYY
>Q81CE8_BACCR/228-273
KLGYTSKIISRGDNQGLVYFETDYRQGNELDKATAWLDTKGIKYFY
>Q736Q2_BACC1/228-273
ALGYESRIISYGDKQGLVRFETAYRQGNELDRATAWLDAKGLKYFY
>A7GPG5_BACCN/224-268
ERNIKASIIFEGKNGNPYVLTEKMSNPEMDKFTAWLDERGWYYEY
>A9VS47_BACWK/222-266
EHGTKGKVVSDPLTGLAYLQTEILPNGELDKITAWMDERNWWYEY
>A9VPQ0_BACWK/206-253
ERGTKGKVVVNPLTGLAYIQTEVLPNSELDKITWWMDTRPGGKWWYEY
```

b

```
CLUSTAL 2.1 multiple sequence alignment


Q81CE8_BACCR/228-273      KLGYTSKIISRGDNQGLVYFETDYRQGNELDKATAWLDTK---GIKYFY 46
Q736Q2_BACC1/228-273      ALGYESRIISYGDKQGLVRFETAYRQGNELDRATAWLDAK---GLKYFY 46
P89927_9CAUD/239-284      FLGYEARINFTGLGDGLVSIETSHQVGAELDKLTAWLDER---GWAYYY 46
A9VS47_BACWK/222-266      EHGTKGKVVSDPL-TGLAYLQTEILPNGELDKITAWMDER---NWWYEY 45
A9VPQ0_BACWK/206-253      ERGTKGKVVVNPL-TGLAYIQTEVLPNSELDKITWWMDTRPGGKWWYEY 48
A7GPG5_BACCN/224-268      ERNIKASIIFEGK-NGNPYVLTEKMSNPEMDKFTAWLDER---GWYYEY 45
                            .  . :       *   . *     .*:*: * *:* :       **
```

图 31.1　ClustalW 程序输入及输出示例。(a)未比对的以 FASTA 格式存储的序列。(b)多重序列比对后的彩色输出。星号对应的列为相同的保守残基；冒号对应的列表示相近但不相同的残基；单点符号对应的列为同类型的部分保守残基，剩余为无显著保守残基对应的列。生成此搜索结果的软件可由 http://www.ebi.ac.uk/Tools/msa/clustalw2 访问

末彩图)展示了使用 ClustalW 程序的输入和输出序列示例。大多数此类程序也可从 EBI 的 FTP 站点(ftp://ftp.ebi.ac.uk/pub/software)下载并安装在本地服务器上以便于其他程序集成。

31.4 家族/域同源性搜索

Blast 搜索通常用于检测两个序列间的相似性;但如果为了识别一组相关序列间的共同特征/模式,我们需要引入统计模型。基于概要和隐马尔可夫模型(Hidden Markov models,HMM)是将蛋白质或核苷酸家族不同序列特征转化为数字模型的常用方法。每个独特的模型只代表构建该模型的家族序列。构建此类模型的优势是它们是家族特异的模型,同时也比单序列搜索更可靠,并且它们为注释大规模数据集提供了十分卓越的计算优势。

31.4.1 基于概要的方法

为构建一个概要谱图,我们会利用如 ClustalW 等 MSA 程序将一组密切相关的序列进行比对。在 MSA 中,保守区域的序列通常对应一个家族中的不同功能或结构特征。换言之,某些特定位置的核苷酸碱基或氨基酸比其他位置更重要,这也赋予了这些氨基酸所在位置的家族特异性的重要性。基于概要的方法根据比对结果中每列位置尝试捕捉这种位置特异性(Gribskov et al. 1987)。简单来说,我们计算每列中每个核苷酸碱基或氨基酸的频率,以得到所有替换可能性中基于列的权重。因此,根据给定列中碱基或氨基酸的保守序列这些模式,其取代分数会随着它们在列中位置的变化而改变。相比而言,BLOSUM 或 PAM 等取代分数矩阵对于一对碱基或氨基酸的取代分数是固定的,与其在比对结果中的列位置无关。因此,与常规的基于 Blast 的搜索相比,基于概要的方法在发现远亲同源序列时具有更高的敏感性。然而,建立一个统计上显著的模型来表征一个家族或域,我们通常需要至少五条序列。Blast 套件中的 Psi-Blast 利用基于概要的方法通过迭代搜索来建立一个位置特异的评分矩阵(PSSMs),因此,Psi-Blast 比常规的 Blast 搜索敏感性更高。

31.4.2 隐马尔可夫模型

在一个概要中,MSA 中的每一列都在建模和评分过程中作单独处理。HMM 除了利用额外的"转移概率"参数来确定一列到另一列的转换关系外,其他与基于概要的方法相似。简单来说,独立的列只反映同一列中氨基酸或核苷酸碱基的保守性(称为发射概率),而转换概率也通过追踪之前存在的记录来确定下游序列。概念上讲,由于序列结构单元顺序对蛋白质和核酸的结构和功能的重要性,这种模型具有更高的生物相关性。HMMs 已被广泛应用在分子生物学中的各种问题(reviewed by Yoon 2009),其中包括基因发现(Borodovsky and Lomsadze 2011)、预测翻译后序列的修饰位点(Pierleoni et al. 2008),以及构建蛋白质家族概要的数据库(Punta et al. 2012)。一个最流行的由 HMMs 构建的数据库是 Pfam 数据库(Punta et al. 2012)。Pfam 是一个蛋白质家族数据库,其中 Pfam-A 包含了公共领域中所有包含注释的蛋白质序列家族,Pfam-B 包含其他未注释的家族。Pfam-A 大约有 15 000 个 HMMs,每一个 HMM 都代表一个蛋白质超家族(宗族)、家族或结构域。Pfam-A 结构域已经广泛运用于生物信息学研究,根据组成域对蛋白质的功能进行注释。在 Blast 搜索中,一条查询序列搜索的目标序列是数据库中的所有序列,而 Pfam 搜索中,查询序列搜索的目标是数据库中的 HMMs。根据域的组成,一个蛋白可以具有多种不同的功能。Pfam 搜索可以一次得到蛋白的所有功能,因此其结果更敏感,更精确,信息更丰富。Pfam 的网页服务器可以经由 http://pfam.janelia.org(译者注:链接已更新为 http://pfam.xfam.org/)进行访问。Pfam 底层软件 HMMER 可由 http://hmmer.janelia.org 下载(译者注:链接已更新为 http://hmmer.org/)。目前,Pfam-A 数据库可以注释蛋白质组中超过 70%~80% 蛋白质的功能。一个利用 Pfam-A 数据库搜索 GABA 受体蛋白的实例可在图 31.2(见文末彩图)中找到。

31.5 基因集富集分析

GSEA 的方法是对一个实验中重要的基因集进行解读,而不是仅仅对两个数据集中单个基因进行分析(Subramanian et al. 2005)。差异表达的基因列表"L"与一个提前定义的基因集"S"(基因集定义基于它们

```
>sp|Q9UBS5|GABR1_HUMAN Gamma-aminobutyric acid type B receptor subunit 1
MLLLLLLAPLFLRPPGAGGAQTPNATSEGCQIIHPPWEGGIRYRGLTRDQVKAINFLPVD
YEIEYVCRGEREVVGPKVRKCLANGSWTDMDTPSRCVRICSKSYLTLENGKVFLTGGDLP
ALDGARVDFRCDPDFHLVGSSRSICSQGQWSTPKPHCQVNRTPHSERRAVYIGALFPMSG
GWPGGQACQPAVEMALEDVNSRRDILPDYELKLIHHDSKCDPGQATKYLYELLYNDPIKI
ILMPGCSSVSTLVAEAARMWNLIVLSYGSSSPALSNRQRFPTFFRTHPSATLHNPTRVKL
FEKWGWKKIATIQQTTEVFTSTLDDLEERVKEAGIEITFRQSFFSDPAVPVKNLKRQDAR
IIVGLFYETEARKVFCEVYKERLFGKKYVWFLIGWYADNWFKIYDPSINCTVDEMTEAVE
GHITTEIVMLNPANTRSISNMTSQEFVEKLTKRLKRHPEETGGFQEAPLAYDAIWALALA
LNKTSGGGGRSGVRLEDFNYNNQTITDQIYRAMNSSSFEGVSGHVVFDASGSRMAWTLIE
QLQGGSYKKIGYYDSTKDDLSWSKTDKWIGGSPPADQTLVIKTFRFLSQKLFISVSVLSS
LGIVLAVVCLSFNIYNSHVRYIQNSQPNLNNLTAVGCSLALAAVFPLGLDGYHIGRNQFP
FVCQARLWLLGLGFSLGYGSMFTKIWWVHTVFTKKEEKKEWRKTLEPWKLYATVGLLVGM
DVLTLAIWQIVDPLHRTIETFAKEEPKEDIDVSILPQLEHCSSRKMNTWLGIFYGYKGLL
LLLGIFLAYETKSVSTEKINDHRAVGMAIYNVAVLCLITAPVTMILSSQQDAAFAFASLA
IVFSSYITLVVLFVPKMRRLITRGEWQSEAQDTMKTGSSTNNNEEEKSRLLEKENRELEK
IIAEKEERVSELRHQLQSRQQLRSRRHPPTPPEPSGGLPRGPPEPPDRLSCDGSRVHLLY
K
```

a

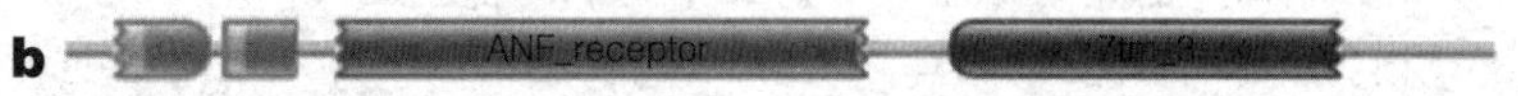

b

Family	Description	Entry type	Clan	Envelope		Alignment		HMM		Bit score	E-value
				Start	End	Start	End	From	To		
Sushi	Sushi domain (SCR repeat)	Domain	n/a	34	96	55	96	**17**	56	18.9	0.0012
Sushi	Sushi domain (SCR repeat)	Domain	n/a	109	157	123	157	**21**	56	30.5	3e-07
ANF_receptor	Receptor family ligand binding region	Family	CL0144	187	543	188	536	**2**	**340**	221.3	1.4e-65
7tm_3	7 transmembrane sweet-taste receptor of 3 GCPR	Family	n/a	601	860	601	858	1	**236**	163.9	3.4e-48

c

图 31.2　Pfam 搜索输入及输出示例。(a) GABA 受体亚基 1 蛋白序列。(b) 代表 GABA 受体蛋白结构域的 Pfam 搜索图形输出。(c) Pfam 搜索的表格类型输出,其显示了与 Pfam 模型匹配的序列起始及结束对应的评分。此蛋白包含四个结构域。其中两个重复的 Sushi 结构域与细胞粘附功能。ANF_receptor 域可结合广泛的受体,7tm_3 结构域偶联主要功能为 C 类 G 蛋白偶联受体。如图所示,蛋白质单个结构域的功能可以通过 Pfam 数据库的搜索轻松识别。Pfam 检索可在 http://pfam.xfam.org/ 进行

共同的生物学功能,染色体位置或调节功能)进行比较,以计算它们与基因集“S”的相关性。GSEA 软件附有一个被称为分子指纹数据库(Molecular Signature Database,or MSigDB)。这一数据库包含可与 GSAEA 软件一起使用的 6 700 个提前定义并注释的基因集。这些基因集基于它们的染色体位置信息(C1)、精选信号通路(C2)、顺式调节基序(C3)、癌症表达邻域信息(C4)或 GO(Gene Ontology,or 基因本体论)术语间的相关性决定。一个富集分数(Enrichment Score,ES)的计算通过遍历排序基因列表 L 并计算一个累计统计值直到 ES 达到最大值。当基因集 L 中的一个基因在基因集 S 中也存在的时候,ES 的增幅取决于基因与一组表型间的相关程度。ES 分数越高,基因集的富集程度就越大或越强。ES 反映的是一组基因在一个排序基因列表顶部或底部过表达的程度。简单地说,对 ES 分值贡献最大的那一部分基因可以被认为是基因的核心集合,这些基因被包含在优势子集中。优势子集分析可以通过独立版本的 GSEA-P 软件进行分析。GSEA 和对应的 MSigDB 可以从 Broad Institute 的网站(http://www.broadinstitute.org/gsea)下载。

31.6　通路分析

KEGG 是用于通路分析最早也是最受欢迎的资源库之一(Kanehisa et al. 2012)。它提供了一个包含许多联合数据库的,涵盖通路、疾病、药物、直系组、基因组、基因及配体的知识库。同时也提供了可以用于查询及映射数据库和通路预测的数据分析软件。目前,KEGG 提供了数百种参考通路图谱,涵盖了包括代谢,生物系统,人类疾病和药物开发等多个不同领域。KEGG 提供通用的参考通路图谱,可以根据此通路中的直系组、酶或反应进行定制。通路中的所有组成部分,即底物、酶、产物、基因和蛋白,均在内部和外部映射,以便更简单地提取信息。MetaCyc 作为另一种流行的基于网页的工具,提供了大量严格挑选的代谢通路资源(Caspi et al. 2012)。一些商业软件,如 Ingenuity Pathway Analysis(IPA,http://www.ingenuity.com) 和 Ariadne Genomics 的 Pathway Studio(http://www.ariadnegenomics.com),也

提供了继承的公共或专有的工具用作全面的通路分析。

31.7 网络分析

Cytoscape 是用于网络可视化和数据集成与分析的最通用的开源软件之一(Smoot et al. 2011)。Cytoscape 程序基于网络图论、细胞、基因或蛋白质等生物实体,在 Cytoscape 用节点的方式表示,它们之间的相互作用以相应节点间链接的方式来表示。节点和边的属性可以代表各种功能属性或表达。属性值可用于数据过滤,以控制节点和边的视图,以及执行复杂的网络计算或其他分析。Cytoscape 的关键特性之一是它允许网络中节点和边的其他属性的可视化。由于 Cytoscape 是一款开源软件,有大量的插件被开发出来,以帮助 Cytoscape 软件的使用。这有助于集成其他生物信息工具计算出的各种属性数据。Cytoscape 可以通过 http://www.cytoscape.org 访问,对应的软件也可从 LGPL 进行下载(http://www.cytoscape.org/download.html)。

31.8 结论

本文中描述的生物信息学资源涉及的是序列同源性搜索,MSA、蛋白质域分析、GSEA、通路分析以及相互作用网络分析中最常用的工具和数据库。这些基础工具被重复用于处理包括神经信息学在内的各种生物医学研究学科的数据。我们鼓励学员访问本文中提到的网站并使用真实数据进行数据分析。表 31.2 中罗列的资源涵盖了主要的神经信息学工具及数据库,这些工具及数据库快速发展以服务于神经信息学研究社区的需要。

(李游 译)

参考文献

Altschul SF, Gish W, Miller W, Myers EW, Lipman DJ (1990) Basic local alignment search tool. J Mol Biol 215:403–410

Altschul SF, Madden TL, Schäffer AA, Zhang J, Zhang Z, Miller W, Lipman DJ (1997) Gapped BLAST and PSI-BLAST: a new generation of protein database search programs. Nucleic Acids Res 25:3389–3402

Bandrowski AE, Cachat J, Li Y, Müller HM, Sternberg PW, Ciccarese P, Clark T, Marenco L, Wang R, Astakhov V, Grethe JS, Martone ME (2012) A hybrid human and machine resource curation pipeline for the Neuroscience Information Framework. Database 2012:bas005

Bjaalie JG, Grillner S (2007) Global neuroinformatics: the International Neuroinformatics Coordinating Facility. J Neurosci 27:3613–3615

Borodovsky M, Lomsadze A (2011) Eukaryotic gene prediction using GeneMark.hmm-E and GeneMark-ES. Curr Protoc Bioinformatics Chapter 4:Unit 4.6.1–10

Caspi R, Altman T, Dreher K, Fulcher CA, Subhraveti P, Keseler IM, Kothari A, Krummenacker M, Latendresse M, Mueller LA, Ong Q, Paley S, Pujar A, Shearer AG, Travers M, Weerasinghe D, Zhang P, Karp PD (2012) The MetaCyc database of metabolic pathways and enzymes and the BioCyc collection of pathway/genome databases. Nucleic Acids Res 40:D742–D753

Dayhoff MO, Schwartz RM, Orcutt BC (1978) A model of evolutionary change in protein. Atlas Protein Seq Struct 5:345–352

Edgar RC (2004) MUSCLE: multiple sequence alignment with high accuracy and high throughput. Nucleic Acids Res 32:1792–1797

Geschwind D (2004) GENSAT: a genomic resource for neuroscience research. Lancet Neurol 3:82

Gonnet GH, Cohen MA, Benner SA (1992) Exhaustive matching of the entire protein sequence database. Science 256:1443–1445

Gribskov M, McLachlan AD, Eisenberg D (1987) Profile analysis: detection of distantly related proteins. Proc Natl Acad Sci U S A 84:4355–4358

Henikoff S, Henikoff JG (1992) Amino acid substitution matrices from protein blocks. Proc Natl Acad Sci U S A 89:10915–10919

Huerta MF, Koslow SH, Leshner AI (1993) The Human Brain Project: an international resource. Trends Neurosci 16:436–438

Jones AR, Overly CC, Sunkin SM (2009) The Allen brain atlas: 5 years and beyond. Nat Rev Neurosci 10:821–828

Kanehisa M, Goto S, Sato Y, Furumichi M, Tanabe M (2012) KEGG for integration and interpretation of large-scale molecular datasets. Nucleic Acids Res 40:D109–D114

Kötter R (2004) Online retrieval, processing, and visualization of primate connectivity data from the CoCoMac database. Neuroinformatics 2:127–144

Marchler-Bauer A, Panchenko AR, Shoemaker BA, Thiessen PA, Geer LY, Bryant SH (2002) CDD: a database of conserved domain alignments with links to domain three-dimensional structure. Nucleic Acids Res 30:281–283

Pierleoni A, Martelli PL, Casadio R (2008) PredGPI: a GPI-anchor predictor. BMC Bioinformatics 23:392

Punta M, Coggill PC, Eberhardt RY, Mistry J, Tate J, Boursnell C, Pang N, Forslund K, Ceric G, Clements J, Heger A, Holm L, Sonnhammer EL, Eddy SR, Bateman A, Finn RD (2012) The Pfam protein families database. Nucleic Acids Res 40:D290–D301

Smoot ME, Ono K, Ruscheinski J, Wang PL, Ideker T (2011) Cytoscape 2.8: new features for data integration and network visualization. Bioinformatics 27:431–432

Subramanian A, Tamayo P, Mootha VK, Mukherjee S, Ebert BL, Gillette MA, Paulovich A, Pomeroy SL, Golub TR, Lander ES, Mesirov JP (2005) Gene set enrichment analysis: a knowledge-based approach for interpreting genome-wide expression profiles. Proc Natl Acad Sci U S A 102:15545–15550

Thompson JD, Higgins DG, Gibson TJ (1994) CLUSTAL W: improving the sensitivity of progressive multiple sequence alignment through sequence weighting, position specific gap penalties and weight matrix choice. Nucleic Acids Res 22:4673–4680

Yoon BJ (2009) Hidden Markov models and their applications in biological sequence analysis. Curr Genomics 10:402–415

Zhang Z, Schwartz S, Wagner L, Miller W (2000) A greedy algorithm for aligning DNA sequences. J Comput Biol 7:203–214

第十部分
动物模型:行为学和病理学

第三十二章　神经退行性疾病啮齿类动物模型的运动功能评价

32

Jessica A. Hutter Saunders, Max V. Kuenstling, Robert A. Weir, R. Lee Mosley, and Howard E. Gendelman

摘要

运动功能障碍和行为异常通常出现在神经疾病和障碍中。啮齿类动物神经疾病模型可能表现出与人类疾病相似的运动功能障碍或行为和认知缺陷，但这些模型通常难以测量和解释。然而，运动功能和行为测试是表征疾病小鼠模型和测量运动功能和治疗后认知缺陷的重要工具。在本章中，我们将描述一些最常用的运动功能障碍、行为和认知测试。

关键词

行为；运动功能障碍；转棒实验；旷场；莫里斯水迷宫；平衡木；爪印；新物体识别

32.1　前言和目标

运动功能和认知异常是神经退行性疾病的常见表现，包括但不限于：帕金森病和阿尔茨海默病（Parkinson's and Alzheimer's diseases, PD 和 AD）、亨廷顿舞蹈症、特发性震颤、肌萎缩侧索硬化症（amyotrophic lateral sclerosis, ALS）和传染性海绵状脑病（朊病毒病）。这些疾病的啮齿类动物模型可能重演人类疾病中所见的运动和认知缺陷。虽然运动和认知障碍往往难以测量和解释，但它们对揭示疾病机制和开发新的治疗方法是必要的。在这里我们描述了啮齿类动物运动功能障碍，行为和认知的常用测试，包括测量运动、协调运动功能、肌肉力量、记忆和学习的方法。我们提出运动功能测试的方案和预期结果，例如旷场、步幅、旋转、平衡杆、握力、莫里斯水迷宫和新物体识别测试。对于每种情况，在实验中常见的结果解释及测试缺陷都会进行讨论。

J.A.H. Saunders · M.V.Kuenstling · R.A.Weir
R.L. Mosley · H.E. Gendelman，医学博士（✉）
内布拉斯加大学医学中心　药理学与实验神经科学系；神经退行性疾病研究中心
美国内布拉斯加州奥马哈
邮编 68198-5880
邮箱：hegendel@unmc.edu

32.2 总活动和行为的测量

旷场活动测试

啮齿类动物探索新环境的自然倾向可能会受到疾病的影响。因此,总活动和行为的测量通常用于监测疾病的发生和进展。其中一个例子就是旷场活动测试(open field activity test,OFAT),首次使用在地板上绘有网格的盒子进行 OFAT,观察者只需记录啮齿类动物穿过线路的次数(Hall 1934)。

目前可用的自动化系统为多项活动提供了可靠和客观的测量方法,如总行程距离、平均运动速度、在特定区域花费的时间和小的重复性移动。大多数系统由一个圆形或正方形的平台连接到带有数据收集软件的计算机。活动可以通过视频记录,或者测试场配有照片光束,它会随着时间的推移决定并记录小鼠在 *X*、*Y* 和 *Z* 坐标上的移动。在这里,我们将讨论在两个层次上使用光束的自动化系统。

1. 材料

- 由库仑仪器或类似的自动化设备进行的 Tru 扫描活动系统
- 一台带有适当软件包(Tru 扫描)的计算机来记录数据
- 水和 70%(v/v)乙醇用于清洁实验场

2. 程序

(a) 在进行实验之前,挑选并选择要在计算机程序中记录的行为。

(b) 在发病或治疗前,进行一次预试验。把小鼠放在干净的测试场,把盖子放在测试场上,然后开始重新编码。

(c) 用 70% 的乙醇和水清洁试验场地,以减少气味信号。收集预测试数据 24 小时后,进行治疗。

(d) 在疾病发作后,以与预测试相同的方式检测开放的户外活动。

3. 典型结果和数据分析

治疗前,进行预测试以测量每只小鼠的活动基线。24 小时后,将小鼠随机分配到 3 个治疗组。对照组给予磷酸盐缓冲盐(PBS),而两个实验组用 1- 甲基 -4- 苯基 -1,2,3,6- 四氢吡啶(MPTP)处理。MPTP 导致多巴胺能神经元的选择性死亡,并且与帕金森病中所见的组织病理学异常相似。其中一个治疗组给予 l-3,4-di 羟苯基丙氨酸(L-DOPA),这是最常用的 PD 治疗药物,每天给药,持续 1 周。给药后一周收集处理后数据。图 32.1 记录了在垂直平面移动的总数。相比较于 PBS 对照组,MPTP 小鼠后肢站立数较少。经 MPTP 处理后再给予 L-DOPA 1 周的小鼠后肢站立的数量增加。将治疗后测试的数据用相应动物的预处理数据标准化,并将每种神经毒素处理组的均值与 PBS 处理对照组的均值进行比较。

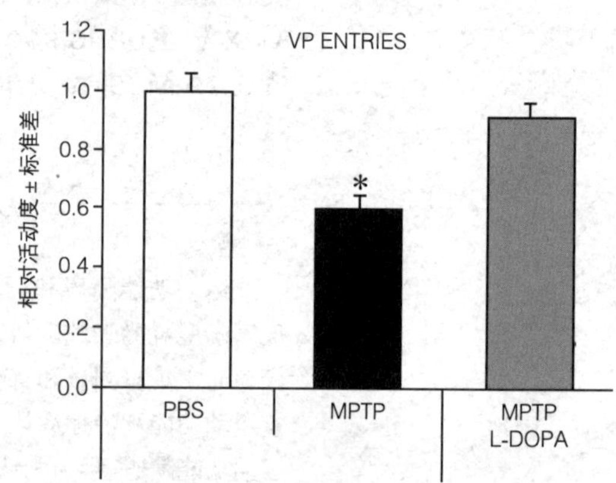

图 32.1 OFAT 结果。开放实验前,小鼠单独用 PBS 处理,或单独用神经毒素(MPTP)或 MPTP 处理后用 L-DOPA 处理 1 周。打开场地用于检测小鼠进入垂直平面的次数。治疗前,测试小鼠先检测其基础活动水平(预测试)。治疗一周后,再次测试小鼠(后测试)。来自后测试的数据用预处理测试的数据进行归一化,并表示为 PBS 组的相对活动度。MPTP 处理的小鼠,与用 PBS 处理和用 MPTP 及 L-DOPA 处理的小鼠相比,垂直平面进入的相对数目减少。PBS,磷酸盐缓冲液;MPTP,1- 甲基 -4- 苯基 -1,2,3,6- 四氢吡啶;L-DOPA,l-3,4-di 羟苯基丙氨酸

4. 总结

OFAT 是一种可收集大量数据而不需过度频繁操作的简单方法。然而,与其他测试一样,OFAT 的结果取决于许多因素,焦虑可能会影响结果。探索行为以及场地活动的水平,可以显著地减少压力(Brooks and Dunnett 2009)。因此,应该注意消除噪声,并减少光线和气味信号。研究人员应经常用 70% 乙醇清洁场地的地板和两侧,然后在每次小鼠试验之间用水清洗。为进一步减少焦虑,研究人员应在收集数据前处理并使动物适应场地。如果使用药物或治疗(例如神经毒素),研究人员可以如上所述,以配对的方式进行实验,在治疗前收集每只小鼠的数据,然后在治疗后再次收集数据。

进行与治疗相关的实验时要认识到:某些可能导致急性缺血的情况(如术后恢复),与神经元死亡或

功能障碍无关。例如，MPTP 是导致黑质纹状体轴破坏的神经毒素，它也是哌替啶衍生物，可诱导发作性麻醉状态，在给药后数小时甚至数天后即可出现。因此，在接近给药时间测量到的运动活动缺乏可能更多地表明药物对 CNS 的抑制作用，而不是多巴胺能神经元的损失。

32.3　协调运动功能试验

协调运动功能可以通过多种方式进行测量，因此选择适合实验特定需求的测试非常重要。必须考虑测试的有效性、可靠性、实用性和敏感性（Brooks and Dunnett 2009）。以下大多数测试易于进行且价格低廉，转棒实验是唯一需要购买特殊设备的测试。

32.3.1　爪印测试（又称步态测试）

爪印测试用于评估小鼠的步态模式。这种测试的最简单形式只需要防水墨水、通道和一张白纸。将防水墨水涂在小鼠脚部，将其放置在铺有纸张的通道上，并允许其走到最后并进入鼠笼或暗箱（Crawley and Paylor 1997；Carter et al. 2001；Crawley 2008；Brooks and Dunnett 2009）。如果小鼠较难走向盒子，可以在通道开始处放置明亮的光线。通道总长度应足够长以准确地采样步态。根据小鼠模型和实验目标，研究人员可能希望使用不同颜色的墨水表征前爪和后爪，以独立测量前爪和后爪的移动。建议使用长 50cm，宽 10cm，高至少 10cm 的通道。平均步幅长度和宽度可以通过测量一个爪印中心到相同或相反侧的下一个的距离来确定。小鼠步幅长度可计算均值，以获得每只鼠的平均步幅长度。

1. 材料

- 防水墨水
- 油漆刷
- 白纸
- 平坦的凸起表面或通道
- 鼠笼或其习惯的盒子
- 灯（如果需要）

2. 程序

（a）将白纸放在通道上并贴上边缘以固定纸张。

（b）拿起并固定小鼠，并用油墨涂抹脚底。

（c）轻轻将小鼠放在通道上，让它走到另一端的鼠笼。

（d）收集纸张并用受试小鼠的识别号标记，让墨水干燥。

（e）在下一个受试小鼠的通道上放置一张新纸。

（f）对每只小鼠重复此过程，在治疗组之间交替。

3. 典型结果和数据分析

纸张开始和结束处的爪印在分析时需被去除，因为它们通常受到研究人员将小鼠放在纸上或小鼠放慢进入通道末端的笼子或箱子的影响。在收集所有受试小鼠的印迹后，确定每个受试小鼠的平均步幅长度（图 32.2）。在该测试中，使用标尺来测量每个爪印中心之间的距离。研究人员计算每个受试小鼠的平均步幅长度和宽度，并将每个实验组小鼠的平均步幅长度与对照组（野生型或未经处理）进行比较。如果实验组的平均步幅长度与对照组不同，则表明发生了运动缺陷。

32.3.2　平衡木测试

这是在 1980 年开发的一种评估老年大鼠运动缺陷的方法（Wallace et al. 1980），平衡木是评估一系列

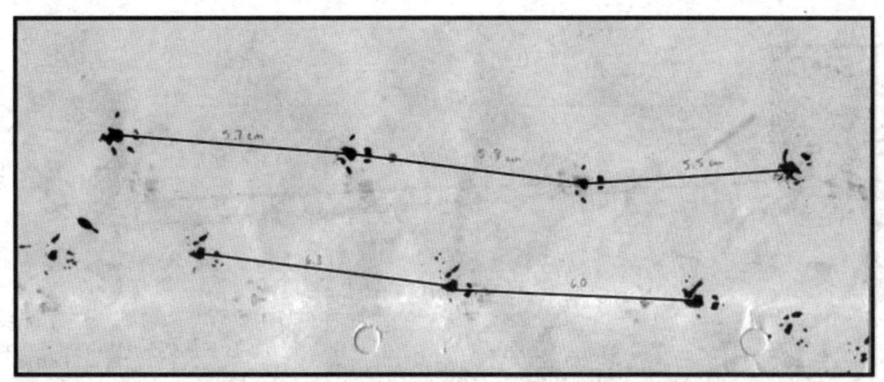

图 32.2　爪印测试。确定步态干扰的一个简单方法是使用标尺测量各步之间的距离

条件下运动协调和啮齿类动物平衡的良好工具。除了评估衰老的影响之外,该测试还可以评估中枢神经系统病变对运动功能的影响,并且可以作为表征包括转基因模型在内的小鼠运动表型的工具(Carter et al. 1999;Kiernan et al. 1999)。"平衡木行走"测试测量了啮齿类动物在穿过高、窄的光束到达封闭的安全平台时保持平衡的能力。测量可以包括穿过横梁的延迟以及制造的脚踏板的数量。也有一些研究记录未能成功通过平衡木的次数(下降频率),并将其用作另一个因变量。

早期版本的实验使用一系列直径递减(包括正方形和圆形横截面)的平衡木,以逐渐改变任务的难度(Perry et al. 1995;Carter et al. 1999)。新版本的实验使用的装置为由起点到终点逐渐变窄的方形平衡木,并进行一些优化,以增加老鼠成功穿过的可能,而不是抓紧平衡木(Schallert et al. 2002)。例如抬高目标平台(因为倾向向上逃跑对老鼠来说是正常的),或者在平衡木的两边都设置一个小的支架,当一个爪滑落时,动物仍能保持在平衡木上。

该实验的一个主要优点在于测试中使用的大多数设备都可以轻松在实验室找到,而且费用很少;尽管如此,这些材料很难商品化,设备设置和设计之间的细微差别可能会导致独立研究之间的差异。尽管在两个摄像机的帮助下,一个单独的研究者可以执行这个操作,我们建议两名研究者协同工作以保证数据收集,因为除记录整个时间外,还必须记录从平衡木向两边的滑落。以下修改自 Carter 等的方法(Carter et al. 2001)为小鼠实验提供了一个示例,说明如何设置仪器,训练啮齿类动物,并对不同的实验组进行测试。

1. 材料

• 70%(v/v)乙醇(用于在不同受试动物之间清洁设备)

• 平衡木:1 米长的平滑木,可采用以下任何配置:

– 方形并逐渐变窄的平衡木

– 具有不同尺寸(即,5、12 和 28mm 宽)的方形横截面

– 具有不同尺寸(即,直径 11、17 和 28mm)的圆形横截面

• 支撑架以支撑梁的起始部分

• 支架上的安全箱 / 平台(暗箱,即 20cm × 20cm × 20cm,4cm × 4cm 的入口)

• 明亮的灯(60W)

• 摄像机、三脚架和计时器

2. 程序

测试装置的设置(图 32.3)

(a) 画两条黑线;一条距起始端 10cm,一条距末端 10cm。这限定了其中段一个 80cm 长的区域,用于进行等待时间和踏步测量(以消除由于与启动测试或进入安全箱相关的犹豫而导致的任何不确定测量)。

(b) 将"开始"端放在支撑架上,将安全箱放在另一端。

(c) 将灯放置在平衡木开始的一侧以产生厌恶刺激(即,小鼠将避开明亮的光线到达暗箱)。

(d) 将摄像机放在距离三脚架 1~2m 远的地方,以便观察整个平衡木。

3. 训练阶段

(a) 将小鼠转移至实验室习惯 60 分钟,保持温度和光照恒定至测试结束。

(b) 打开灯和摄像机。准备开始实验:

如有两位研究者,一位操作摄像机,并记录在镜头一侧的滑落。另一位放置并移除这些小鼠,记录延迟,并记录在他这侧的滑落数量。仍然建议使用摄像

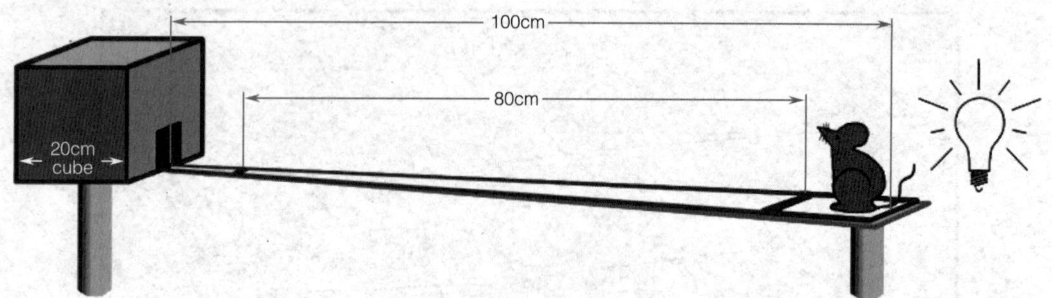

图 32.3　平衡木设备的设置。一个简单而便宜的平衡木测试设置,利用一个 100cm 长的逐渐缩小的平衡木和一个平台,以及一个暗箱。轻微的倾斜以及在起始位置附近放置一盏明亮的灯可促使动物移动。平衡木上 80cm 间距两端的黑色标记有助于在这些标记内进行各种测量

机，因为许多类似移动发生速度很快，以至于很容易被错过。

如果只有一位研究者，每次试验都可以重复进行，从左侧和右侧观察滑落，或者用横梁两侧的摄像头记录每次试验，并从记录中计数滑落。

(c) 将小鼠置于平衡木起点，记录穿过的等待时间(最长 60 秒)。

- 在将小鼠送回笼之前，先进行四次试验。
- 使用最宽(最不困难)的平衡木进行训练。
- 对于第一次试验，老鼠可能需要用手指轻轻推动才能完全穿过。对于以后的试验，老鼠将学会迅速地穿过并进入安全箱。

(d) 使用 70% 的乙醇，清洁不同动物间的器具，待酒精完全挥发。如果小鼠在试验过程中排便或排尿，必须清洁平衡木。

(e) 重复所有小鼠。将小鼠送回饲养间，等待第二天的训练。一天结束时用 70% 的乙醇彻底清洁设备。

(f) 每只小鼠共进行 16 次试验，连续 4 天，每天 4 次。

4. 测试阶段

(a) 将小鼠转移至实验室以习惯 60 分钟，保持温度和光照恒定至测试结束。

(b) 每只小鼠每块平衡木进行两次连续试验以进行测试。

- 如果用横截面为正方形和圆形的中小型平衡木进行测试，则分别进行两次试验，共进行 8 次试验。
- 从最宽的平衡木开始，切换到较小的平衡木。
- 记录穿过横梁的延迟以及后足脱落的次数。

(c) 使用 70% 乙醇，清洁不同动物间的器具，待酒精完全挥发。如果小鼠在试验过程中排便或排尿，必须清洁平衡木。

(d) 对所有其余小鼠每块平衡木重复两次试验。

(e) 将小鼠送回饲养室。清洁设备。

(f) 分析数据。

5. 典型的结果和数据分析

对于每只小鼠，计算在每块平衡木的两次试验中在中间 80cm 处的测量平均值(延迟时间，右侧和左侧后足滑落)。分析时，对于那些不能在 60 秒通过的小鼠给予不超过 60 秒的计分值。摔倒虽然在正常小鼠中罕见，但仍可能发生在实验性或转基因小鼠中，可以记录为失败。测试过程中可能会出现某些情况，数据分析时需要进行特殊考量。有些老鼠不会穿越平衡木；但如果在测试开始时设置一个轻微倾斜以及放置明亮的灯应该会鼓励啮齿类动物穿过。有些啮齿类动物，特别是那些具有严重表型的啮齿类动物，在完成测试时会遇到困难。如果小鼠在完成任务上有很大困难，请使用最宽木块；因为较窄的只对精细分类是必需的。如果一只鼠穿过平衡木的时间超过 60 秒，请将其从取出并放入安全箱几秒钟。然后可立即对其进行重新测试，或者放回笼中供以后测试。如果小鼠测量到极多的脚滑落数，或者被拍摄对象把腿放在横梁上时晃动，请记录最大脚滑落数(如 55)以供分析。最后，如果一个对象不止一次从平衡木落下，不要继续在其他更困难的平衡木上测试动物。相反，记录任何后续试验的最大延迟时间(60 秒)和足部滑落(例如 55)。

在实施各项实验干预(如创伤性脑损伤或药物治疗)后，平衡木行走测试可用于评估运动协调性的变化。与对照实验相比，那些接受治疗或经受运动功能损伤的受试者应显示出穿越时间和足滑落数量的显著变化(两者均应增加)。为控制受试者间变异性，每位受试者可以通过在治疗前后进行测量来作为自身对照。然后可从每个治疗组中收集治疗前后每个受试者的延迟时间 / 脚滑差异的平均值，并与其他组进行比较。对于比较两个独立样本均值，重复测量 t 检验(“配对 t 检验”)就足够；对于多个独立样本组，最好进行双因素或三因素方差分析(ANOVA)，选择何种方法取决于变量数，如组别、年龄和 / 或任务难度等；如果研究目的是分析随时间变化出现的改变，Dunnett 检验可能更有价值(Winer et al. 1991)。

32.3.3　转棒实验

转棒实验是最常用和最易于使用的协调运动功能测试之一。该测试评估小鼠在悬挂旋转杆上行走的能力。从杆落下的潜伏期减少表示运动功能障碍。这个测试相对比较简单，但它可以用几种不同的方式进行管理和分析。在其最常见的形式中，啮齿类动物以几种不同的固定速度(以转 /min 为单位)进行训练和测试(Rozas et al. 1997，1998；Carter et al. 2001；LeDoux 2005；Crawley 2008)。或者，可以使用加速旋转杆测试(Jones and Roberts 1968；Sedelis et al. 2000；Keshet et al. 2007)将杆设定为在特定时间段内加速到限定的速度。大多数旋转杆装备有红外线束或重力传感器，用于检测老鼠从杆上落下的情况。落下的延迟可以由计算机自动记录，也可以由观察者手动记录。

1. 材料

• 旋转木(例如美国 AccuScan 设备公司的 Accuroto Rotarod、美国哥伦比亚仪器公司的 Rotamex、美国圣地亚哥仪器公司的 Rotarod)

• 70%(v/v)乙醇用于清洁设备的杆与底板

2. 实验步骤

(a) 在运动功能障碍发作前或者在给予治疗前，让小鼠在旋转杆上行走，首先将它们放置在静止杆上，然后让其在旋转杆上以一定的速度行走，每种速度持续至少 90 秒。训练小鼠时不需要负面强化(例如电击)；当训练期间小鼠从杆上掉落时，只需将它们放回杆上直至训练结束。可以训练小鼠在测试杆上以更快的速度行走。实际使用的转速取决于所使用的杆的直径(杆越小，产生与较大杆相同的行走速度所需的转速越高)。

(b) 在小鼠习惯后，可以得到一个最佳的旋转能力基线。以适中的速度测试小鼠；大多数小鼠应该能够在测试期间留在棒上。

(c) 为测试小鼠的加速旋转杆能力，将其放在杆上并打开旋转杆，使其从低转速加速到中转速。对于小鼠适用的杆，零转速到 40 转 /min 是很常见的。对于固定速度旋转杆测试，打开旋转杆并将小鼠放置在旋转杆上以最低速度启动。

(d) 记录小鼠从旋转杆上掉落的时间。

(e) 对于加速转棒测试，在试验之间对每只小鼠进行 3 次试验，每次至少休息 5 分钟。对于固定速度旋转杆测试，每次试验之间至少进行 5 分钟的休息，每个速度进行 3 次试验(通常为 3~4 次)。

3. 典型结果和数据分析

有运动协调障碍的小鼠在转棒上停留的时间比没有障碍的小鼠短。每只小鼠在棒上的时间长度以秒为单位进行评分，最终的评分是平均每个速度进行两次或 3 次试验(Jones and Roberts 1968；Carter et al. 2001；Keshet et al. 2007)。参见图 32.4，与对照小鼠相比，地西泮治疗后掉落的延迟时间降低(Porsolt et al. 2006)。对于样本数 n 大于 30 的数据，如果在疾病发作前或治疗前已收集数据(如样本是独立的)，可以进行配对 t 检验。如果 n 小于 30，而组内变异度相等，并呈正态分布的非独立样本平均值，应进行独立样本 t 检验。由于一些小鼠有不参与倾向，这可能会使数据出现偏倚，因此应该使用 Mann-Whitney 检验来分析非正态分布的数据。为排除这个问题，一些研究者选择培养更多小鼠，然后排除不参与的小鼠(Brooks and Dunnett 2009)。

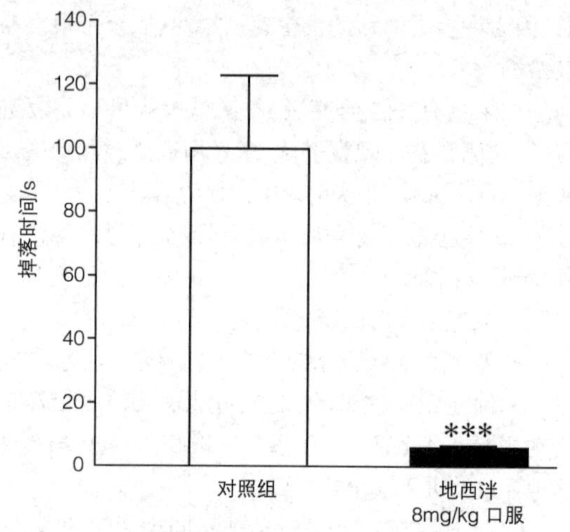

图 32.4 转棒实验数据。地西泮(口服)对大鼠旋转杆能力的影响(Porsolt et al. 2006)

4. 运动协调性测试总结

爪印测试和平衡木测试是廉价但可靠的方法，可用于评估在各种实验方案下啮齿类动物的运动功能、协调和平衡。对于这两项测试而言，几乎所有使用的设备都可以在实验室搭建，并且可在通道或平衡木上设计各种改变，从而通过多种方式开展实验并获得有价值的结果。数据收集和分析相对简单，可以由一个或两个研究者在短时间内完成。虽然测试设备的标准化程度很低，但爪印和平衡木测试广泛用于神经科学研究。转棒实验也常用于神经科学研究以确定协调运动功能的缺陷。虽然需要专门的设备，但这种实验广泛应用，因而找到合适的设备相对比较容易。步态分析也可以使用更复杂的设备进行，如带视频捕捉系统的跑步机(Hampton and Amende 2010)。例如，哥伦布仪器公司生产的多种型号的跑步机，包括一个供单一啮齿类动物跑步的清晰表面，而 Noldus 信息技术公司提供了一种名为 CatWalk 的流行范式。这些系统可以有效地分析脚的位置，步幅长度和宽度、脚趾展开、印迹长度和其他参数。

所有这些测试都能够揭示运动功能的异常，但这些测试的性质无法让研究人员直接确定哪些神经细胞群体受疾病影响。此外，这些测试的结果可能会受到合并症和外部因素的很大影响。因此，研究者必须考虑所有可能影响结果的因素。缺乏动力、肌肉无力、健康状况不佳、认知缺陷、或运动学习障碍，可能会导致运动协调能力差，这是上述测试的评估结果，可能并不能说明运动神经元的缺陷。此外，请注意正在进行运动协调测试的环境。外部压力因素如明亮的灯光和较大噪声应尽量减少，因为它们会增加焦虑并影响测试的结果。总体而言，如果认真开展，爪印、平衡木和转棒测试是检测运动协调性的可靠实验，并且适用于许多神经疾病模型。

32.4　肌力测量

许多神经系统疾病包括 ALS、肌营养不良、卒中和朊病毒疾病都会发生肌力下降和耐力下降。因此，这些疾病的小鼠模型通常表现出肌肉力量或肌张力降低。例如，ALS 转基因小鼠模型 G93A 超氧化物歧化酶 1（*SOD1*），出生后 5 个月出现明显后肢无力，在随后 2 周内会出现一侧或双侧肢体的瘫痪（Gurney et al. 1994）。这些小鼠的肌肉力量损失可以与其他测试结合起来，以确定疾病发作和治疗效果。在此，我们介绍两种测量肌肉力量和耐力的常用实验。

32.4.1　爪抓握耐力测试

爪抓握耐力（paw grip endurance，PaGE）测试旨在评估小鼠的肌肉力量和耐力（Weydt et al. 2003）。尽管可以购买特殊设备，但通常使用传统的鼠笼盖进行。将小鼠放在盖子上，并将盖子翻转过来，以便将小鼠悬挂起来并记录下落时间（Crawley 2007）。

1. 材料

- 传统的啮齿类动物笼盖
- 定时器

2. 步骤

(a) 将小鼠放在笼盖中央。

(b) 轻轻摇动或摇晃盖子，使小鼠抓住盖子。

(c) 翻转盖子（180°）。

(d) 记录延迟时间，直至小鼠松开后肢或完全跌落。测试前应确定最大停止时间（如 90 秒）。

(e) 测试每只小鼠 3 次。

3. 典型结果和数据分析

与正常小鼠相比，神经肌肉强度下降的小鼠的跌落延迟时间要短一些，例如在 MPTP 处理后的小鼠（图 32.5）。数据分析应使用最长的延迟时间（Weydt et al. 2003）。使用 t 检验来比较两个组，或使用方差分析来比较 3 个或更多组。

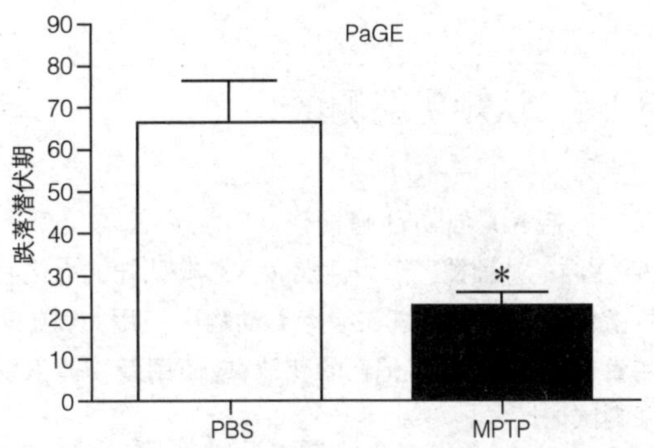

图 32.5　爪抓握耐力（PaGE）测试。中毒后 1 周，与注射磷酸盐缓冲液（PBS）的对照小鼠相比，用 1- 甲基 -4- 苯基 -1，2，3，6- 四氢吡啶（MPTP）（24mg/kg × 4）中毒的小鼠表现出从笼盖跌落的延迟时间缩短

32.4.2　握力测试

握力测试使用测力计测量前肢肌肉力量（Cabe et al. 1978），该测力仪可以设置为测量张力峰值。张力峰值是在释放抓握之前小鼠施加到抓握部位的力。该测试利用了小鼠在被提起尾巴悬挂时去抓取物体的倾向，因此在测试前不需要训练，且可用于重复性实验研究（Cabe et al.1978；LeDoux 2005）。

1. 材料

- Chatillon 数字测力计安装在握力台上，测力计附带一个"前握把"（圣地亚哥仪器公司，圣地亚哥，CA 92126）

2. 步骤

(a) 水平放置力量测量标尺，抓住小鼠尾部，将其朝装置放下，直至其两个前肢均抓住"前握把"。

(b) 在水平面上向后平稳地拉小鼠。

(c) 记录张力峰值。

(d) 每只小鼠连续重复测试 3 次，在两次试验间休息 30~90 秒。排除并重复啮齿类动物只用一只爪子抓握的实验。

(e) 每只小鼠的测量结果（张力峰值）是 3 次试验的平均值。

3. 典型结果和数据分析

肌肉力量减少应明显表现为较低的张力峰值。使用 t 检验比较两组平均张力峰值，或使用 ANOVO 方差分析比较 2 组和 3 组或更多组的均值。

32.5 认知功能测试

包括AD、创伤性脑损伤、卒中、唐氏综合征和PD在内的几种神经障碍性疾病会影响认知能力或心智敏锐度。这可通过在啮齿类动物中使用MWM来测量,其可测量空间记忆的获取;或使用新物体识别来测试记忆。

32.5.1 新物体识别

新物体识别(novel object recognition,NOR)测试在1988年首次引入,作为一种评估大鼠从熟悉物体中识别新事物能力的方法(Ennaceur and Delacour 1988),并最终成为评估在各种实验条件下啮齿类动物记忆事物的常用方法。这个测试由3个阶段组成,测量和比较实验组与对照组在探索新物体时花费的时间与熟悉对象相比的差异。在"熟悉阶段",受试小鼠将习惯于旷场;随后开始"样品阶段",将它们放置在上述同一旷场中,暴露于两个相同样品;最后,在"测试阶段",受试小鼠将面对两个不同的对象:样品阶段中使用的熟悉对象和新对象。

物体探索通常被定义为让受试小鼠的鼻子朝向物体的2cm内。啮齿类动物对新物体的探索偏好表明其在记忆中存在的熟悉物体,因此不需要对熟悉物体进行反复的探索(Dere et al. 2006)。这种考量促使人们使用NOR作为一种有效的方法来分析动物的记忆功能。在设计实验的过程中,应考虑到如下因素:由于这些实验表明实验结果可被所使用的物体的属性所影响。与那些无法攀爬的物体相比,啮齿类动物往往表现出喜欢易于攀爬的物体。此外,物体的形状、质地、颜色/亮度,尤其是气味会影响物体的记忆形成以及探索它们的偏好。选择物体应重点关注,所有努力都要放在选择"不同"的物体而不给予任何偏好上。物体必须在试验之间彻底清洁,并且在试验的两个阶段都要放置在相同的位置和方向上。

一些研究表明,年轻的动物表现出对新颖性的熟悉偏好(Roder et al. 2000)。这种情况经常发生在熟悉对象仅被简单展示时,或者多个新对象被重复引入到熟悉对象旁边。这种现象在早期试验中经常出现,但是随着对同一环境的反复暴露,对新物体的一贯偏好逐渐被取代。最后,关于这个测试是否涉及工作记忆或情景记忆的问题已有很多讨论。普遍的共识是:情景记忆可能是被测试的形式(Ennaceur 2010),因为动物在特定的时间,特定地点接触到特定对象,而不是保持对象在记忆中并保存一小段时间供以后使用。因为很可能受试者不希望再次看到该对象。

以下内容可作为设计NOR测试的基本方法,当然测试的确切细节很大程度上取决于假设。

1. 材料

• 70%(v/v)乙醇(用于在受试动物之间清洁设备)

• 矩形盒子(高,黑暗的墙壁)

• 对象(特殊注意事项,请参阅数据分析)

– 两个"相同"的物体

– 一个单独的物体,在大小/形状上有些相似,但是截然不同

• 摄像机、三脚架、定时器

• 可选:计算机跟踪软件(即EthoVisionXT)

2. 程序

测试仪器的设置

(a) 将测试装置(矩形盒子)放置在室内

• 由黑暗/光滑材料制成的室壁将鼓励更多的对象探索

– 可选:在矩形盒中间画线,将物体分成两个"区域"以评估运动功能(参见数据分析)

• 空间不应太大,室内不应放置垫层

– 对于大鼠,地板面积应为40cm×40cm(长×宽)

– 对于小鼠,地板面积应为25cm×25cm(长×宽)

(b) 将摄像机安装在三脚架上方,以便拍摄整个实验场。

(c) 对于样品和测试阶段:物体应以某种方式"附着"到实验场(以防止物体移位),放置在实验场的不同角落(左后方和右后方)。

3. 熟悉阶段

(a) 将动物从等候室转移到测试室中,使之习惯60分钟,保持温度和光照持续到测试结束。

(b) 通过将动物单独放入空测试室中让其熟悉,每天探索5分钟,持续2天(在24小时内开始下一阶段以确保有效性)。

4. 采样阶段

(a) 将小鼠从等候室转移到测试室习惯60分钟,保持温度和光照恒定到测试结束。

(b) 将两个"相同"(样品)物体放置(附着)在实验场的左后角和右后角。

(c) 打开摄像机并开始录制。在相机视野内放置一张带有动物识别号码的卡片。

(d) 定点将动物放入测试室中(以防止放置偏差):

- 将它们放在前壁中点,背对着样品物体
- 将动物面向前壁,远离物体,平行于侧壁

(e) 研究人员应立即退出测试场地,以便动物在所有测试程序中不会看到他们的存在并保持在相似位置。

(f) 样品暴露时间(如 10 分钟)后,将动物从测试室中取出并送回笼中(将笼子保持在实验室中)。

(g) 用 70% 乙醇彻底清洁设备以去除气味痕迹。

(h) 重复此过程,直到所有实验对象都暴露于样品物体。

(i) 在预定的训练到测试间隔后开始测试阶段:

- 一般推荐 1 小时用于产生稳定的物体识别
- 可以使用其他时间,如 3、6、12 或 24 小时;然而,随着时间的推移,物体识别能力会减弱。

5. 测试阶段

(a) 用新(测试)对象替换一个熟悉的对象。

(b) 打开摄像机开始录制。在相机视野内放置一张带有动物识别号码的卡片。

(c) 按照样品阶段(上述)的步骤 4 所述将动物放入室中。

(d) 离开房间。进行短时间的测试(如 3~5 分钟)。持续时间过长会降低数据的可靠性,因为在测试期间,新对象会变得越来越熟悉。

(e) 从室中取出动物,用 70% 乙醇彻底清洁设备。

(f) 对所有剩余的受试者重复这一过程。

(g) 分析数据。

6. 数据分析和典型结果

测试得分可以通过对视频借助计时器进行手动人工统计,或通过专门的跟踪软件进行。手动情况下,一位观察者(需要对动物的实验条件不知情)将为每个对象分配一个计时器。当一个动物的鼻子在一定的距离(如 2cm)内接触或指向物体时,动物被确定与物体相互接触。观察者将通过观察视频手动记录实验主体与每个对象“交互”的时间。很多方法可用来分析结果,最常见的方法包括将新对象交互时间除以与两个对象的总交互时间(差别比)或通过从新对象交互时间中减去熟悉的对象交互时间(差异分数)。借助这种方法,显著高于 0.5 的差别比或正的差异分数反映出其对熟悉对象的识别能力,因为其对新物体进行了更多的探索。相反,较低的差别比或零或低于零的差异分数可能代表受试动物对新物体没有偏好,因此反映了对熟悉物体缺乏记忆。除记忆之外,还可以测量其他行为以评估运动行为,包括第一次接触对象的延迟时间、实验动物穿越分割线划分区域的次数、用后腿直立事件的数量(站在后爪上)或者动物接触物体的次数等。如果研究人员使用计算机软件进行动物追踪,也可以确定动物的运动速度和动物行进的总距离。重要的是要注意认知功能可能影响运动试验,运动功能的差异可能会影响记忆测试和动物识别物体的能力。该试验通常用于研究衰老对记忆的影响、药物化合物(如失忆症药物)的正面 / 负面认知效应,或者比较和描述新发现的突变小鼠品系。进行这些实验时,有必要排除可能诱导记忆损伤的其他情况。例如,一种新的突变系小鼠可能不能像野生型小鼠一样区分新物体。虽然这可能是由于记忆力衰退造成的,但也可能是由于应激反应性、探索效率或动物感知环境的能力差异所致,或者可能是由于视力或运动功能上更明显的差异所致。

7. 总结

NOR 已经成为研究学习和记忆的流行技术。通过手动或计算机软件帮助获得结果的设置和执行相对容易。在实验组和对照组之间可以很容易地比较结果,然而讨论其含义应该包括治疗是否会引起其他因素的变化,这些因素可能会间接影响动物区分对象的能力。并且,这个“记忆”中涉及的确切过程还没有完全被理解,关于它是涉及工作记忆还是情景记忆依然存在很多争论。尽管如此,这个测试可以在各种实验计划中使用,成为一种利用啮齿类动物与新物体的互动来研究记忆的形成与保留的常用方法。

32.5.2 莫里斯水迷宫

莫里斯水迷宫(Morris water maze;MWM)是被设计用于测试啮齿类动物空间记忆获取的实验范例(Morris 1984)。虽然 MWM 是被设计来研究大鼠的智力,但其也成为大鼠行为神经科学实验的主要内容。通过无数研究表明,MWM 作为一种测试和评估空间认知的方法(Vorhees and Williams 2006)是非常可靠和准确的。从本质上来说,MWM 消除了啮齿类动物

的自然嗅觉能力所产生的潜在缺陷,同时利用游泳来为运动能力创造一个更公平的竞争环境。尽管存在许多可能改变测试结果的偏倚变量,谨慎的实验者可以通过一致性和适当的设计使这些变量最小化,从而提供可靠的数据。

1. 材料

- 圆形水箱(理想情况下直径 1.2~1.8 米,深度至少 1.2 米)
- 水
- 平台(透明或不透明,通常直径 10~12cm)
- 标尺(用于测量相对于平台的水深)
- 空间方向的视觉参照线索(例如,页面大小的符号)
- 高分辨率录像设备,具有鸟瞰图
- 具有足够存储空间的视频跟踪硬件和软件
- 可选的:
- 无毒的蛋彩画或脱脂奶粉(用于制作不透明液体)
- 温度计

2. 程序

(a) 为隐藏平台测试准备水迷宫

由于这些试验将被记录和储存,所以重要的是要确保水槽一直在同一个地方,并且软件中定义了适用的参数(如图 32.6 所示的象限映射)。视觉线索应

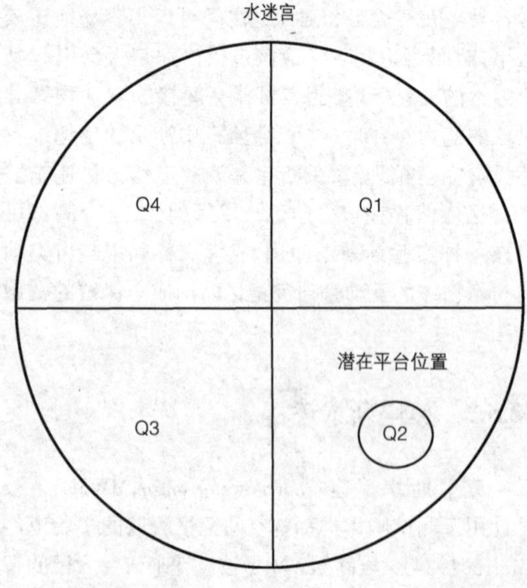

图 32.6 Morris 水迷宫(MWM)布局。依实验目的,如图所示,Morris 水迷宫可被分为若干象限。平台应放置在离迷宫侧壁几英寸处,且在 X 轴与 Y 轴等距。图中,平台位置在 Q2 象限,Q4 象限通常为测试时动物放入的位置

固定在静态位置。如果实验者坐在靠近水箱的位置,要远离动物视线并且不要有香味,这很重要,因为这可为动物提供一个气味线索。

- 将平台放在水箱中(预先标记水箱底部以保证平台一致)。
- 用水(20~26℃)充入水箱直到浸没平台顶部上方约 1.25~1.9cm 处,以使动物舒适地站立在平台上(该深度可以根据动物的大小进行调整,但是条件保持一致非常重要)。
- 如果使用不透明的平台,应将无毒的蛋彩涂料或脱脂奶粉均匀混入水中以产生不透明度。

(b) 进行 MWM 测试(10 天测试期)

实验人员应对小鼠的处理情况一无所知。每天将进行 4 次试验和一次探测试验。开始象限应轮换(例如,第 1 天 -Q1,第 2 天 -Q3,等等,不包括包含平台的象限)。

第 1~4 次测试:

- 初始化视频跟踪软件以记录每个试验。
- 将小鼠轻轻放入起始象限内,面向水箱壁,不要让动物的头部置于水下。
- 试验在 60 秒后或小鼠发现并在平台上停留 20 秒后结束。记录小鼠找到平台的时间。
- 无论结果如何,小鼠在测试前应让其在平台上停留至少 10~20 秒,以训练它到达平台。
- 重复 3 次,然后擦干小鼠并将其放回笼中。

探测实验:

- 在进行探测实验前,请确保自上次试验后至少过去 30 分钟。
- 移除平台,但要注意其以前的位置。
- 在 Q4 中将小鼠放入水箱,并在 60 秒时记录环形交叉点的数量。
- 让小鼠在每个检测日之间休息 24 小时。在试验的最后一天,24 小时之内不要进行探测实验。或者,一些实验者可能更喜欢在第 10 天后才进行探测实验。

(c) 常见问题和障碍

- 并不是所有小鼠都会在训练期间停留在平台上。早期训练中,在它们学习这个范例的过程中,慢慢将他们稳定在平台上几秒钟。
- 在测试间隔期间,有些小鼠会表现出不正常的转圈模式,这大多由于水槽周长限制。小鼠可以找到平台,但会立即跳下去继续游泳。请将这些异常行为记录在跟踪表中。
- 平台顶点以上的水面可以起到非常重要的作

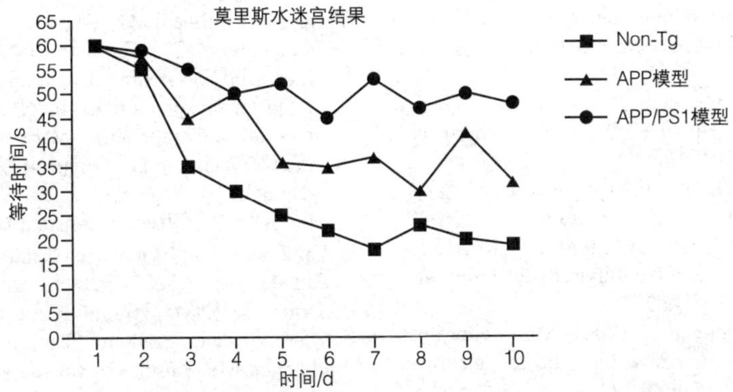

图 32.7　MWM 结果。展示 MWM 数据的最常用方法之一是一个带有明确定义点的线图。通常，y 轴以秒为单位表示等待时间，而 x 轴与记录测试结果的日期对应。正如推断的那样，较长的等待时间对应于记忆获得或认知障碍的受损，诸如在 AD 的 APP 和 APP/PS1 模型中发现的那样

用。如果小鼠站在平台上时不能自如呼吸，它们不会停留。如果它们在这个平台上挣扎得太过，他们也可能会被吓退。两种可能的补救措施包括为平台使用更易抓取的材料，或者在第一天的试验开始时调整水位，并记录此深度以供后续试用。

- 水温也可能在这个实验的结果中发挥重要作用。如前所述，20~26℃是最佳的。太热的水不能激励小鼠寻找平台，太冷的水可能会导致恐慌或破坏实验。

3. 总结

MWM 为啮齿类动物模型提供了高度可靠的认知评估形式，并且在神经科学研究中被普遍使用。虽然管理测试存在一些潜在的障碍，但通常可以通过预先考虑来克服这些障碍。由于这种记忆和学习测试的有效性取决于正常的运动功能，因此使用没有运动障碍的啮齿类动物很重要。如果准备适当且实验保持一致性，这种设计应该能提供有价值的结果（如图 32.7 所示），以更好地理解不同的治疗方法和转基因条件。

32.6　结论

尽管对行为和运动功能的大多数测试的执行和分析都很简单，但许多因素必须被视为混淆因素。在对具有神经疾病的小鼠进行运动功能和行为分析时需要考虑的许多因素已被详细描述（Schellinck et al. 2010）。首先，动物被安置和测试的环境可能影响结果。灯光、温度、噪声水平、寝具种类和动物密度、笼形变化的频率、食物类型、与试验室的关系位置都应得到稳定控制。应激刺激如使用耳标、耳孔和脚趾夹应该避免。所有小鼠必须在相同的条件下饲养，并提供相同的饲养密度，这一般在出版文献的方法部分都有详细的描述（Schellinck et al. 2010）。更难控制的是笼子的社会环境。由于对其他小鼠的攻击行为，一些小鼠品系必须在青春期后单独饲养，而大多数品系如果单独饲养则会感受到压力（D'Arbe et al. 2002；Bartolomucci et al. 2003；Moragrega et al. 2003）。考虑行为和运动功能测试的其他因素包括受试动物的体重、年龄、啮齿类动物的应变和动机（McFadyen et al. 2003；Schellinck et al. 2010）。小鼠品系也会影响学习和运动功能。例如，视觉和听觉缺陷出现在一些神经疾病的转基因小鼠模型中，这些模型会影响特定测试的结果（即盲鼠不能正确地响应 MWM 的视觉参照线索）（Buhot et al. 2001；Garcia et al. 2004；Schellinck et al. 2010）。因此，选择与动物模型相容的测试并了解啮齿类动物的一般健康状态，感官功能和运动能力是非常重要的（Karl et al. 2003）。

（张金宁　黄河　译）

参考文献

Bartolomucci A, Palanza P, Sacerdote P, Ceresini G, Chirieleison A, Panerai AE, Parmigiani S (2003) Individual housing induces altered immuno-endocrine responses to psychological stress in male mice. Psychoneuroendocrinology 28:540–558

Brooks SP, Dunnett SB (2009) Tests to assess motor phenotype in mice: a user's guide. Nat Rev Neurosci 10:519–529

Buhot MC, Dubayle D, Malleret G, Javerzat S, Segu L

(2001) Exploration, anxiety, and spatial memory in transgenic anophthalmic mice. Behav Neurosci 115:455–467

Cabe PA, Tilson HA, Mitchell CL, Dennis R (1978) A simple recording grip strength device. Pharmacol Biochem Behav 8:101–102

Carter RJ, Lione LA, Humby T, Mangiarini L, Mahal A, Bates GP, Dunnett SB, Morton AJ (1999) Characterization of progressive motor deficits in mice transgenic for the human Huntington's disease mutation. J Neurosci 19:3248–3257

Carter RJ, Morton J, Dunnett SB (2001) Motor coordination and balance in rodents. Curr Protoc Neurosci Chapter 8:Unit 8.12–Unit 18.12

Crawley JN (2007) What's wrong with my mouse?: Behavioral phenotyping of transgenic and knockout mice. Wiley, Hoboken, NJ

Crawley JN (2008) Behavioral phenotyping strategies for mutant mice. Neuron 57:809–818

Crawley JN, Paylor R (1997) A proposed test battery and constellations of specific behavioral paradigms to investigate the behavioral phenotypes of transgenic and knockout mice. Horm Behav 31:197–211

D'Arbe M, Einstein R, Lavidis NA (2002) Stressful animal housing conditions and their potential effect on sympathetic neurotransmission in mice. Am J Physiol Regul Integr Comp Physiol 282:R1422–R1428

Dere E, Kart-Teke E, Huston JP, De Souza Silva MA (2006) The case for episodic memory in animals. Neurosci Biobehav Rev 30:1206–1224

Ennaceur A (2010) One-trial object recognition in rats and mice: methodological and theoretical issues. Behav Brain Res 215:244–254

Ennaceur A, Delacour J (1988) A new one-trial test for neurobiological studies of memory in rats. 1: behavioral data. Behav Brain Res 31:47–59

Garcia MF, Gordon MN, Hutton M, Lewis J, McGowan E, Dickey CA, Morgan D, Arendash GW (2004) The retinal degeneration (rd) gene seriously impairs spatial cognitive performance in normal and Alzheimer's transgenic mice. Neuroreport 15:73–77

Gurney ME, Pu H, Chiu AY, Dal Canto MC, Polchow CY, Alexander DD, Caliendo J, Hentati A, Kwon YW, Deng HX et al (1994) Motor neuron degeneration in mice that express a human Cu, Zn superoxide dismutase mutation. Science 264:1772–1775

Hall CS (1934) Emotional behavior in the rat. 1. Defecation and urination as measures of individual differences in emotionality. J Comp Physiol 18:385–403

Hampton TG, Amende I (2010) Treadmill gait analysis characterizes gait alterations in Parkinson's disease and amyotrophic lateral sclerosis mouse models. J Mot Behav 42:1–4

Jones BJ, Roberts DJ (1968) The quantitative measurement of motor inco-ordination in naive mice using an accelerating rotarod. J Pharm Pharmacol 20: 302–304

Karl T, Pabst R, von Horsten S (2003) Behavioral phenotyping of mice in pharmacological and toxicological research. Exp Toxicol Pathol 55:69–83

Keshet GI, Tolwani RJ, Trejo A, Kraft P, Doyonnas R, Clayberger C, Weimann JM, Blau HM (2007) Increased host neuronal survival and motor function in BMT Parkinsonian mice: involvement of immunosuppression. J Comp Neurol 504:690–701

Kiernan BW, Garcion E, Ferguson J, Frost EE, Torres EM, Dunnett SB, Saga Y, Aizawa S, Faissner A, Kaur R, Franklin RJ, Ffrench-Constant C (1999) Myelination and behaviour of tenascin-C null transgenic mice. Eur J Neurosci 11:3082–3092

LeDoux MS (2005) Animal models of movement disorders. Elsevier Academic, Burlington, MA

McFadyen MP, Kusek G, Bolivar VJ, Flaherty L (2003) Differences among eight inbred strains of mice in motor ability and motor learning on a rotorod. Genes Brain Behav 2:214–219

Moragrega I, Carrasco MC, Vicens P, Redolat R (2003) Spatial learning in male mice with different levels of aggressiveness: effects of housing conditions and nicotine administration. Behav Brain Res 147:1–8

Morris R (1984) Developments of a water-maze procedure for studying spatial learning in the rat. J Neurosci Methods 11:47–60

Perry TA et al (1995) Cognitive and motor function in transgenic mice carrying excess copies of the 695 and 751 amino acid isoforms of the amyloid precursor protein gene. Alzheimers Res 1:5–14

Porsolt R, Castagné V, Dürmüller N, Lemaire M, Moser P, Roux S, France C (2006) Central nervous system (CNS) safety pharmacology studies. In: Vogel HG, Hock F, Maas J, Mayer D (eds) Drug discovery and evaluation. Springer, Berlin, pp 15–60

Roder BJ, Bushneil EW, Sasseville AM (2000) Infants' preferences for familiarity and novelty during the course of visual processing. Infancy 1:491–507

Rozas G, Guerra MJ, Labandeira-Garcia JL (1997) An automated rotarod method for quantitative drug-free evaluation of overall motor deficits in rat models of parkinsonism. Brain Res Brain Res Protoc 2:75–84

Rozas G, Lopez-Martin E, Guerra MJ, Labandeira-Garcia JL (1998) The overall rod performance test in the MPTP-treated-mouse model of Parkinsonism. J Neurosci Methods 83:165–175

Schallert T, Woodlee MT, Fleming SM (2002) Disentangling multiple types of recovery from brain injury. In: Krieglstein J (ed) Pharmacology of cerebral ischemia. Medpharm Scientific Publishers, Stuttgart, pp 201–216

Schellinck HM, Cyr DP, Brown RE (2010) Chapter 7—How many ways can mouse behavioral experiments go wrong? Confounding variables in mouse models of neurodegenerative diseases and how to control them. In: Brockmann HJ, Ropre TJ, Naguib M, Wynne-Edwards KE, Mitani JC, Simmons LW (eds) Advances in the study of behavior. Academic, New York, pp 255–366

Sedelis M, Hofele K, Auburger GW, Morgan S, Huston JP, Schwarting RK (2000) MPTP susceptibility in the mouse: behavioral, neurochemical, and histological analysis of gender and strain differences. Behav Genet 30:171–182

Vorhees CV, Williams MT (2006) Morris water maze: procedures for assessing spatial and related forms of learning and memory. Nat Protoc 1:848–858

Wallace JE, Krauter EE, Campbell BA (1980) Motor and reflexive behavior in the aging rat. J Gerontol 35:364–370

Weydt P, Hong SY, Kliot M, Moller T (2003) Assessing disease onset and progression in the SOD1 mouse model of ALS. Neuroreport 14:1051–1054

Winer B, Brown R, Michels K (1991) Statistical principles in experimental design. McGraw-Hill, New York

第三十三章　人源化小鼠模型 33

Larisa Y. Poluektova and Edward Makarov

摘要

中枢神经系统的病毒感染需要人类宿主细胞的存在。为模拟 HIV-1 相关的神经认知疾病，支持病毒复制的人巨噬细胞的存在是必不可少的。这个过程被认为是 HIV-1 型脑炎，并可通过在深部脑核团中移植 HIV-1 感染的人巨噬细胞来构建免疫缺陷小鼠镜像。然而，在没有脑炎的情况下可观察到轻微的认知 / 运动减退的进展。这种类型的病理改变可在慢性感染动物模型中模拟。人类造血干细胞的稳定植入和人体免疫系统的发育促进了慢性 HIV-1 感染的建立。本章描述了模拟人类 HIV-1 相关病理学改变的两种方法，对小鼠品系背景的要求以及脑病理学的形态学评估。

关键词

免疫受损小鼠；*scid* 突变；巨噬细胞；造血干细胞；HIV-1；脑炎；神经炎症；小胶质细胞；外周血淋巴细胞

33.1　前言

对免疫缺陷小鼠进行“人源化”是研究影响人类中枢神经系统的特异性病毒的主要方法

“人源化”小鼠是研究人类血液生成和免疫的一种很有前景的转化模型。小鼠人源化起始于 C.B-17 小鼠的复合免疫缺陷（*scid*）突变（Bosma et al. 1983），这是通过移植外周血淋巴细胞（peripheral blood lymphocytes，hu-PBL）（Mosier et al. 1988），以及在肾被膜下移植人类胎儿胸腺 / 肝脏三明治（SCID-hu Thy/Liv），从而产生局部的人类胸腺细胞的生产和分化（McCune et al. 1988；Namikawa et al. 1988）。将 *scid* 突变转移至美国的非肥胖糖尿病（NOD/LtSz）NOD/LtSz-*scid* 小鼠背景（Greiner et al. 1995；Hesselton et al. 1995；Serreze et al. 1995；Shultz et al. 1995）和日本

L. Y. Poluektova（✉）·E. Makarov
内布拉斯加大学医学中心　药理学与实验神经科学系
美国内布拉斯加州奥马哈
邮编 68198-5880
邮箱：lpoluekt@unmc.edu；makarove@unmc.edu

的 NOD/Shi-*scid*（Koyanagi et al.1997）小鼠背景中，这为异种移植模型中的人类造血干细胞（hematopoietic stem cell，HSC）生物学检测制定了一个“金标准”（McDermott et al. 2010）。 而 NOD/Shi-*scid* 和 NOD/LtSz-*scid* 小鼠合并 IL-2 受体共同 γ 链缺陷（$IL2R\gamma_c^{null}$）模型的建立则发展了新的免疫缺陷宿主库，更增强了其应用价值。为便于区别，将这些小鼠分别命名为 NOG 和 NSG。通过在 NSG 和 Balb/c 背景小鼠中引入两个淋巴特异性重组激活基因（*RAG1* 和 *RAG2*），又构建了另外的免疫缺陷小鼠品系（Oettinger 1996）。在 Balb/c 品系背景中的 $\gamma_c^{-/-}$ 和 *RAG2* 缺陷的遗传学杂交产生了 γ_c 和 *RAG2* 等位基因缺失小鼠[$\gamma_c^{-/-}$/RAG2$^{-/-}$，BRG，或双敲除的双倍纯合小鼠（double knockout，DKO）]（Goldman et al. 1998；Traggiai et al. 2004）。缺乏适应性免疫功能、先天免疫的多种缺陷以及人类血液淋巴细胞植入水平的提高，使得这些多种免疫缺陷小鼠品系对创建人 - 鼠嵌合“人源化”动物极具吸引力。它们支持许多免疫学领域的研究，包括自身免疫、移植、感染性疾病和癌症（Brehm et al. 2010a，b，c；Libby et al. 2010；Pino et al. 2010）。这些模型对于那些缺乏合适的小动物模型的人类疾病研究特别有价值，例如某些人类特有的病毒感染，特别是 HIV-1 感染（Van Duyne et al. 2009；Brehm et al. 2010b；de Jong et al. 2010；Zhang et al. 2010；Berges and Rowan 2011；Robinet and Baumert 2011；Sato and Koyanagi 2011；Washburn et al. 2011）。

33.2 在小鼠大脑中被 HIV-1 感染的巨噬细胞是 HIV-1 型脑炎的模型

该模型基于将人单核细胞衍生的巨噬细胞（monocyte-derived macrophages，MDM）注射到小鼠大脑的基底神经节中。受感染的人类 MDM 能够诱导类似于人类 HIV-1 脑炎（HIV-1 encephalitis，HIVE）的疾病（Persidsky et al. 1996；Persidsky and Gendelman 2003）。MDM 可被不同类型的巨噬细胞病毒所感染。感染后的细胞可在感染后 24 小时使用，以研究抗逆转录病毒药物的疗效。将 MDM 暴露于病毒 4~18 小时，清洗并移植到小鼠脑中，它将存活并支持病毒复制。这种情况下仅有少数细胞会受到可复制的感染，MDM 之间病毒感染的实际传播可在体内发生。注射部位的周围区域将受到病毒毒素和人类 MDM 分泌的炎症产物的影响。这个区域让人联想到人类 HIV-1 脑炎的损害。如果外周使用的化合物能有效地渗入大脑并充分抑制病毒的复制，我们将观察到感染的人体细胞数量减少以及周围炎症反应减轻。MDM 在体外感染 7 天后仍可使用，并且当它们被 100% 感染时，可以被移植到小鼠脑中。这种情况下，HIV-1 感染的 MDM 是病毒、病毒毒素和炎症因子的重要来源。要阻止 HIV-1 复制是不可能的，但是这种尝试对于抗感染和辅助治疗的研究是有用的。作为多核感染的细胞，人类巨噬细胞将存活达 28 天。未感染的巨噬细胞会从注射部位迁移并沿着血管分布。

33.2.1 材料和方法

1. 适用的小鼠品系

先天免疫受损程度会影响人类巨噬细胞的存活，并迫使小鼠神经胶质细胞向相反的方向活化（炎症）。C.B-17-scid 小鼠在脾和淋巴结中保留少量的 T 细胞、B 细胞、NK 细胞和免疫球蛋白生成细胞，并且在血浆中具有低水平的 IgM 和 IgG。这些动物会对注射人巨噬细胞产生更强的炎症反应。BRG 或 NSG/NOG 动物不具有 T 细胞、B 细胞和 NK 细胞，并且 IgG/IgM 水平无法检测到。当注射人类 HIV-1 感染的巨噬细胞时，这些动物在实验环境中较少产生明显的炎症。老鼠年龄不应超过 4~5 周，允许直接通过骨注射，而不会造成严重的创伤性损伤。四周龄雄性 CB-17/scid（Charles River Laboratories（Wilmington，MA））、BRG（中央实验动物研究所（Mamoru Ito 博士，日本川崎））、NSG（产品号 # 05557）（Bar Harbor，ME）和 NOG（Taconic/CIEA）应被视为最佳品系。当使用抗逆转录病毒药物检测血 - 脑屏障通透性和抑制病毒复制能力时，以及检测神经保护性辅助治疗药物和计划人巨噬细胞的长期存活时，NSG/NOG 小鼠是最佳选择。C.B-17/scid 则可能为注射人巨噬细胞后的脑内炎症反应发展提供更多的信息。表 33.1 展示了两种遗传背景动物在中枢神经系统和免疫系统表型的比较。

2. 来源于人单核细胞的巨噬细胞制备

(a) 单核细胞由 HIV-1、HIV-2 和乙型肝炎病毒血清阴性的供者白细胞中获得，并通过逆电流离心分离法提纯（参见第 12 章）。

(b) 将单核细胞培养于添加有 10% 热灭活人血清、1% 谷氨酰胺、50mg/mL 庆大霉素、10mg/mL 环丙沙星（Sigma）的 DMEM 中（Sigma-Aldrich，St.Louis，MO，USA），并加入 1 000U/mL 高度纯化的重组人

表 33.1 用于研究神经炎症和神经变性的 C.B-17-scid 和 Balb/c-Rag2$^{-/-}$ $\gamma_c^{-/-}$ 小鼠的比较

	C.B-17/SCID	Balb/c-Rag-2$^{-/-}\gamma_c^{-/-}$
基因型	DNA 修复酶 DNA 依赖性蛋白激酶 C 端变短,并失去 95% 的分子活性	双敲除:重组活化基因 RAG2 和 IL-2γ 链细胞因子受体(CD132)被敲除
	DNA-PK 转录本在所有细胞类型中出现(Collis et al. 2005)	
中枢神经系统表型	培养的海马神经元对于暴露于拓扑异构酶抑制剂、淀粉样 β 肽和谷氨酸盐所诱导的凋亡刺激非常敏感(Culmsee et al. 2001)	Rag2 不出现在神经元中,在中枢神经系统也检测不到(Chun et al. 1991)
	在海藻酸钠诱导的癫痫的成年 scid 鼠中可观察到海马 CA1 和 CA3 区神经元脆性增高(Neema et al. 2005)	
	因 DNA-PK 调控而引起的 P53 激活干扰导致的神经元对凋亡的抗性(Chechlacz et al. 2001;Vemuri et al. 2001)	
免疫系统表型	极低数量的成熟 T 和 B 细胞。正常数量的自然杀伤细胞(Blunt et al. 1995;Tournoy et al. 2000)	由于缺乏共同细胞因子受体 γ 链(CD132)而大多同化
	巨噬细胞调节的人类细胞消除(Shibata et al. 2011)	无 T、B 和 NK 细胞
	单核细胞对于过氧化刺激易损伤(Bauer et al. 2011)	来自 IL-2、IL-4、IL-7、IL-9、IL-15 和 IL-21 的信号消失
在啮齿动物 HIVE 发病机制中的作用?	神经元对于谷氨酸盐毒性敏感性升高,以及对于过氧化刺激诱导的凋亡的敏感性下降?	消除人类细胞的能力下降?
		炎症反应减轻?

MCSF(来自美国马萨诸塞州剑桥遗传学研究所的慷慨捐赠),细胞接种密度 2×10^6/mL,培养 7 天。7 天时间中,每隔一天替换一半培养基。

3. 细胞感染和注射

(a) 培养 7 天后,MDM 以 0.01 的感染复数感染 HIV-1_{ADA}。

(b) 病毒与 MDM 孵育 4 小时需要 1∶10 的 HIV-1_{ADA} 稀释度,HIV-1_{ADA} 的 1∶20 稀释度是过夜(18~20 小时)感染的标准。在人 MDM 上测定病毒滴度并确定为每毫升 10^{50} 组织培养物 - 感染剂量 $_{50}$($TCID_{50}$)。

(c) 应在培养后进行细胞离心并涂片,以确保适当的细胞感染。为确认 MDM 的有效感染,将细胞离心涂片进行 HIV-1p24 蛋白染色。HIV-1 感染或未感染的细胞离心涂片制备后,用冷的丙酮 / 甲醇(1∶1)溶液在 −20℃下固定 10 分钟,然后用抗 p24 单克隆抗体(1∶10;Dako,Carpinteria,CA,USA)在室温下孵育 45 分钟,接着使用 Dako EnVision HRP/DAB+ 聚合物系统进行显影(参见第 26 章)。用于感染后 24 小时颅内(intracranial,i.c.)注射(1×10^6~2×10^6)的细胞应再培养 4~5 天;而感染 7 天后使用的细胞可在注射前染色以确保感染效率。

(d) HIV-1 感染的 MDM(5μL 中有 1.5×10^5 个细胞)通过颅内立体定位注射进入尾状核壳(图 33.1)。

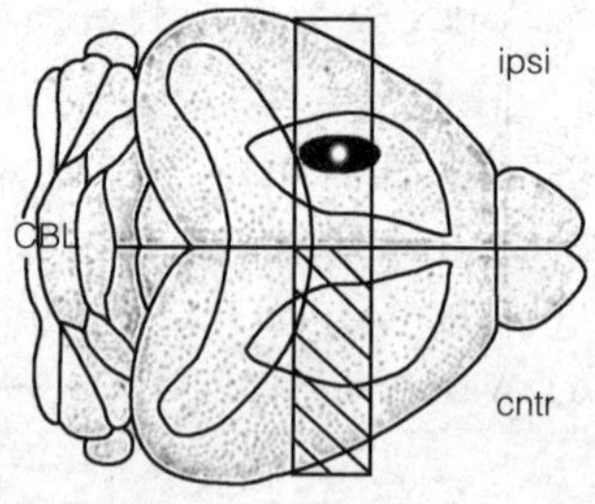

图 33.1 借助免疫组织化学、PCR 和流式细胞技术比较分析注射点和区域的位置。注射位点位于同侧(ipsi)大脑。CBL,小脑

立体定位注射技术在本书第 2 章中描述。

(e) 注射坐标位于前囟后 3.5mm 处的基底神经节(尾状核、纹状体),距离矢状中线后 3.5mm 处,深度为 4.0mm,角度距垂直线为 35°。

4. 组织处理

可以收集 HIVE 动物的大脑用于神经组织学评估(参见第 1 章和第 4 章),流式细胞术(参见第 13 章)以及核酸和蛋白质检测(参见第 14 章和第 15 章)。注入 HIV-1 感染的 MDM 到壳核 / 尾状核,诱导周围区域的炎症并影响神经连接图中涉及的其他脑区域。注射后第 7 天,可在海马、丘脑和胼胝体中发生显著变化。接种后 14~28 天,脑组织损伤将愈合并且形态发生变化,将在注射部位出现线形瘢痕组织。这些动

物可以用于磁共振成像(MRI,参见第19章)、单光子发射计算机断层扫描(SPECT-CT,参见第20章)以及行为学研究(参见第32章)。

33.3 人类外周血淋巴细胞重构为一种移植物抗宿主相关的神经炎症疾病模型

如前一章所述,小鼠遗传背景对人类细胞重建很重要。在没有其自身淋巴细胞的小鼠中,能最有效地完成移植,例如具有共同细胞因子受体链敲除的动物 Balb/c Rag2$^{-/-}$ $\gamma_c^{-/-}$ 和 NOG/NSG(Lepus et al. 2009)。他们不能拒绝人类细胞。而人类细胞可以在小鼠环境中增殖并诱导累及大脑的移植物抗宿主病(GVHD)。正常小鼠脑受累的经典模型的特征是脑膜、脉络丛、血管周围和"血管炎"样渗入过程(Hickey and Kimura 1987;Kajiwara et al. 1991;Padovan et al. 2001;Sostak et al. 2004,2010)。在大鼠模型中,在GVH诱导3天后可立即观察到基因表达模式的变化(Furukawa et al. 2004)。

用人成熟外周血淋巴细胞(hu-PBL)重建的NSG小鼠表现出强烈的脑部受累,病理特征表现为脑膜、脉络丛、血管周围和"血管炎"样的渗透过程。图33.2(见文末彩图)为脑部病理学改变示例。Hu-PBL动物可以感染HIV-1,然而,无论HIV-1感染如何,都会发生人类CD3$^+$ T细胞迁移至大脑。在脑中,软脑膜、血管周围区域和软组织中均发现了人类CD3$^+$ T

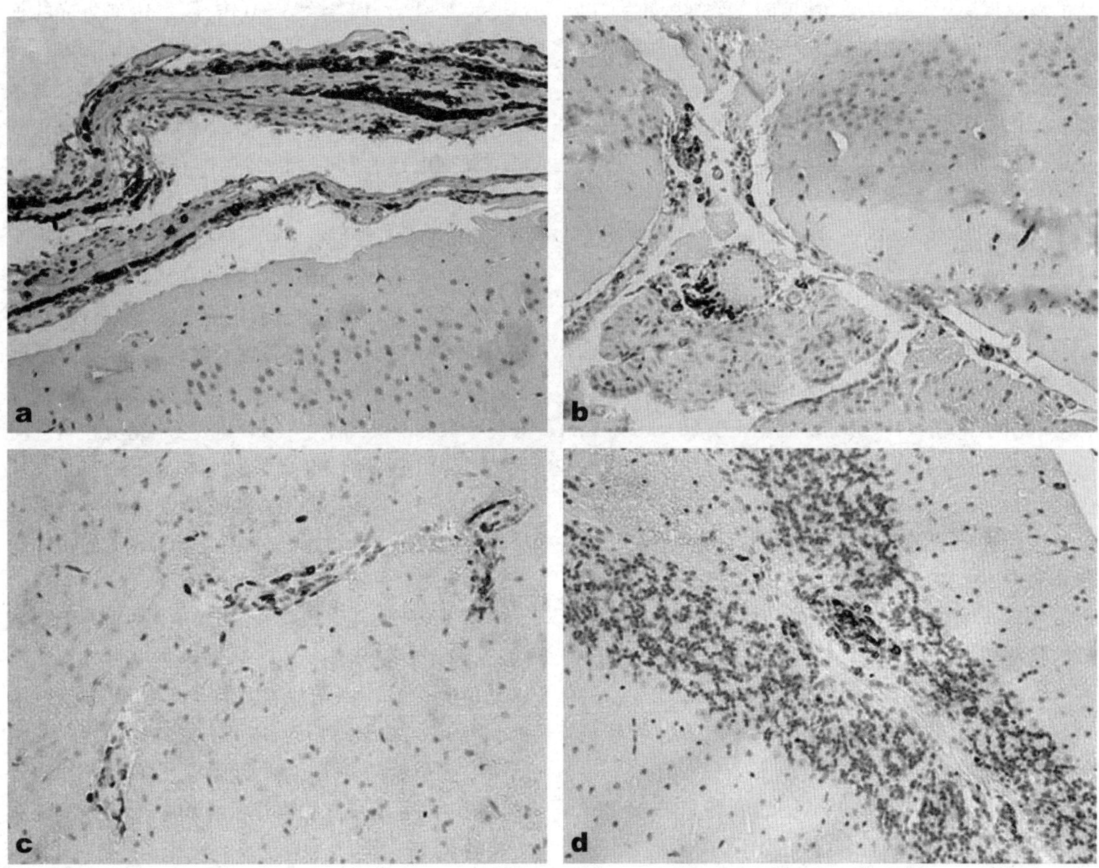

图33.2 hu-PBL鼠脑组织中人类细胞的分布。(a)含有活化的人淋巴细胞的软脑膜。(b)含有人活化细胞的脉络丛。(c,d)人活化细胞血管周围渗透的脑软组织。所有切片均用抗人HLA-DR抗体染色并用苏木素复染。放大倍数 ×200

细胞(Koyanagi et al. 1997;Poluektova et al. 2004)。偶尔小鼠还可发展为“多发性硬化症”——白质病变(Poluektova et al. 2004)。

在脑组织中人类与小鼠 GVH 反应的某些特征回顾了对 CNS 逆转录病毒感染的已知观察结果。至少在慢病毒感染初始阶段,病变模式似乎是相似的,包括脑膜炎,血管周围渗透,尤其是在白质深部,以及脉络丛炎症。

在实验条件下,小鼠环境中的 hu-PBL 变得高度活化。其表型经历从初始 CD45RA+ 细胞到具有不同 HIV-1 共受体表达模式的活化的 CD45R0+ 效应子的深刻变化(Fais et al. 1999)。HIV-1 病毒株的选择和给药时间取决于实验目标(Gorantla et al. 2005a,2007,2010a)。

异种 GVHD 对免疫缺陷小鼠是致命的。小鼠存活的寿命取决于小鼠品系、移植的人类细胞数量、小鼠和人主要及次要 MHC 抗原的相容性以及性别。在严重反应的情况下,小鼠在重建后存活不会超过 2~3 周。如果反应温和,它们可以存活 4~5 周(Schroeder et al. 2011)。

材料和方法

1. 人淋巴细胞制备

从 HIV-1、HIV-2 和乙型肝炎血清阴性供体白细胞中获得淋巴细胞,并通过反电流离心淘洗提纯(参见第 12 章)。将溶液中的细胞(细胞密度 20×10^6/mL;总体积不超过 300μL)注入小鼠腹腔。

2. hu-PBL 小鼠的 HIV-1 感染

按照选定的 HIV-1 感染物颗粒浓度(组织培养感染剂量 50%,$TCID_{50}$)对小鼠进行腹腔内注射,注射剂量 100μL/ 小鼠。使用 $TCID_{50}$ 为 10^4 的 CCR5- 依赖的嗜巨噬细胞 HIV-1_{ADA} 能提供 hu-PBL 小鼠 100% 的持续感染。

3. hu-PBL 小鼠外周血和单个脾细胞悬液的 FACS 分析

通过对小鼠外周血的 FACS 分析来监测 hu-PBL 在小鼠体内的再增殖。在含有 EDTA 的流式管(BD Bioscience,San Jose,CA,USA)中通过面部静脉采血收集 50~200μL 血液。

4. 面部静脉采血过程

手术过程中小鼠不进行麻醉。使用两个手指抓住小鼠,在颈部靠近头部的地方牢固地拽住皮肤,确保小鼠头与其身体呈直线,头部不能向下或向一侧倾斜。轻轻压迫对侧颈部血管(与穿刺部位相对)。定位下颌骨腹侧以及下颌角内侧的小块圆形无毛区域。用 5 毫米手术刀,在皮肤作小切口(1~2mm),深度约 1~2mm。血液将从该部位滴下,并收集到含有 EDTA 的采血管中。血液一般以每秒 1 滴的速率渗出,收集 5~10 滴(最多 200μL)。采血结束,用纱布海绵轻轻按压穿刺部位以帮助止血。

5. 单细胞脾细胞悬液制备

正常的 4~8 周 NSG 小鼠的脾脏非常小。在用人 PBL 重建的小鼠中,脾的大小根据人细胞植入的水平而变化,可以变大 5~50 倍,偶尔达到 2cm 的长度。应在冰冷的 PBS 中收集脾脏、骨髓和胸腺。将组织在无菌培养皿中匀浆,并用 40μm 过滤器过滤悬液。1 200rpm 离心 10 分钟使细胞沉淀,除去上清,并将沉淀物重悬于 1mL 不含苯酚的补充有 2% 胎牛血清的 PBS 中。将细胞密度调至 $(1\sim2)\times10^6$/mL,并使用 50~100μL 悬液进行 FACS 分析。

6. 用于 FACS 分析的染色

收集在含 EDTA 的试管中的 50μL 小鼠血液,或 50μL 脾脏单细胞悬液或骨髓悬液,与特定抗体组混合。这些抗体组应包含抗人 CD45 泛白细胞抗原以分离小鼠和人类细胞群;HIV-1 感染小组应包含针对人类 CD3、CD4 和 CD8 抗原的抗体。图 33.3(见文末彩图)显示了未感染和 HIV-1 感染动物的外周血分析的一个范例。通过用 hu-PBL 初步筛选确定抗体的最终稀释度。

由于病死率,动物应通过 GVHD 评估等级来评估,这种方法考虑了体重减少、皮毛的一般外观以及移动能力。对小鼠给出 GVHD 诊断的依据包括体重减轻 10%,皮肤有褶皱,以及有限的灵活性。按照 IACUC 委员会的要求,当小鼠体重下降 >20% 时,或小鼠活动明显受限或总体外观受损时,对小鼠实施安乐死。

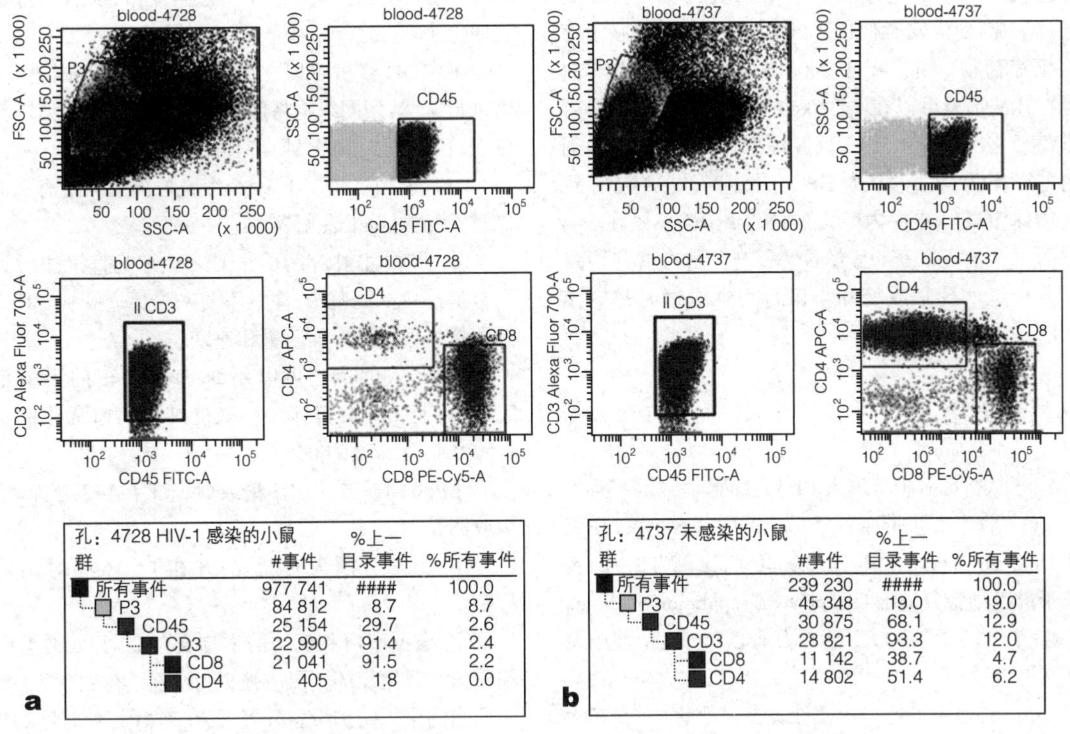

图 33.3　hu-PBL 小鼠血液的 FACS 分析。(a) 感染后 2 周和重构后 3 周 HIV-1 感染的 hu-PBL 小鼠中人 CD4 和 CD8 细胞的门控策略及分析。(b) 同时分析未感染的小鼠血液

33.4　两种方法组合的严重 HIVE 模型：Hu-PBL 重建和颅内注射 HIV-1 感染的巨噬细胞

利用 hu-PBL 外周重建和颅内 MDM 移植源自相同供体的细胞的组合方式来研究人类适应性免疫应答(Poluektova et al. 2002；Gorantla et al. 2005b)。在这个模型中，除了严重的外周 GVH 反应之外，动物在大脑中会发生严重的炎症。Hu-PBL 应先移植，移植后 7 天，淋巴细胞会聚集在小鼠组织中，并存在于血液循环中。那时 HIV-1 感染的 MDM 可以注入大脑。由于创伤性损伤引起的血-脑屏障通透性增加，人类淋巴细胞将在手术过程中进入注射部位。可以检测到血管周围淋巴细胞的显著积聚以及它们与人类巨噬细胞的相互作用。由于感染人淋巴细胞会导致严重的脑损伤，该模型没有被广泛应用。

33.5　嵌有人类造血干细胞的嵌合体小鼠

NSG/NOG 小鼠为在疾病进展的自然环境中研究 HIV-1 相关的神经病理学提供了一个独特的机会(Poluektova 2012)。这些动物可以长期存活，携带人体免疫系统，并长期感染 HIV-1。移植的人类 HSC 将找到其在小鼠骨髓中的生态位位置，HSC 能够保留自我更新特性并产生所有类型的人血细胞。生成的人单核细胞将填充小鼠大脑、脑膜和血管周围间隙。HIV-1 感染会诱导小鼠神经胶质细胞活化并导致神经功能障碍。用人 HSC 重建小鼠可以通过两种方式进行。第一种方法是将 HSC 通过肝注射到新生小鼠体内，小鼠预先用 1.0Gy 辐射量进行照射，并且辐射后没有死亡。如果有 60-Co 辐射源，则可将母鼠放到另一个笼子，用该剂量只需要几分钟就可以完成辐射。如果没有辐射源，可以进行小鼠 HSC 的化学消减处理。重构小鼠的另一种方式是通过静脉输注 HSC，将 HSC 移植到成年 4~5 周龄的小鼠中。为了

制造 HSC 的小的生存环境，小鼠首先需要接受曲奥舒凡治疗（白消安类似物，临床广泛应用于清髓治疗的化疗药物）(Sjoo et al. 2006；Sauer et al. 2007)。曲奥舒凡的剂量可以在 1~3g/kg 的范围。例如，动物可以每天三次接受 1.5g/kg 腹腔注射，并且在最后一剂曲奥舒凡后 24 小时注射 HSC。出生时的照射会导致动物体重减轻和白内障发展；NSG/NOG 小鼠在 3~4 周龄时会出现耳聋，视力不受影响。所有这些因素在分析脑病理学改变和小鼠行为学测试时都应该考虑。

材料和方法

1. 从脐带血中分离人 $CD34^+$ 细胞

(a) 收集人脐带血(15~20mL)，用肝素抗凝，用无菌 Dulbecco's PBS 稀释，不含钙和镁，比例为 1：2，装载于淋巴细胞分离液（lymphocyte separation medium，LSM）中，常温下 400 × *g* 离心力离心 35 分钟，使用最低减速设置。

(b) 将白色细胞层收集在无菌离心管中，并在无菌 PBS 中稀释至 50mL，以 1 400rpm 离心 8 分钟以洗去所有 LSM。

(c) 使用含有抗 CD34 微珠（Miltenyi Biotec，Auburn，CA，USA），MACS 磁性分离装置和 MACS LS 分离柱（Miltenyi Biotec，Auburn，CA，USA）的 MACS 分离系统从单核细胞中分离 $CD34^+$ 细胞。

(d) 使用台盼蓝和血细胞计数器计数和检查 $CD34^+$ 细胞的活力，将它们重悬于无菌 PBS 中，并将它们保持在冰上直至移植。

(e) 用小鼠抗人 CD34 和 CD3 单克隆抗体染色小部分分离的 $CD34^+$ 细胞，并通过流式细胞术分析 CD34 表达和残留的 $CD3^+$ T 细胞以评估磁珠分选的效果。该方案产生超过 90%~95% 的纯 $CD34^+$ 细胞和少于 1.0% 的 $CD3^+$ T 细胞。如果需要，可以使用抗 CD3 MACS 磁珠进行 CD3 T 细胞负选。

(f) 未使用的细胞可冷冻在冷冻液中，用特殊的异丙醇梯度冻存盒，将细胞以 1℃ /min 的速度冷冻过夜，然后转移到液氮罐中。

2. 用 HSC 移植的 NSG 小鼠

(a) 监测孕鼠至新幼鼠出生。确保幼鼠由母亲培育和喂养，检查新生鼠胃部是否有进食奶的迹象，并确认其运动功能正常。移植过程在新生幼鼠出生后 24~48 小时内进行。

(b) 将母鼠移至另一个鼠笼后，将幼鼠笼放置在辐照装置下。用 100cGy 全身照射幼鼠，随后把母亲放回笼中。

(c) HSC 移植可以在照射后 4~24 小时内进行。为进行麻醉，用网织物将照射过的幼鼠放在无菌培养皿上，置冰上 5~10 分钟，待其安静下来。

(d) 将 30μL $CD34^+$ HSC 细胞悬液放入带有 28G 1/2 针头的 0.5mL 注射器中。

(e) 肝内注射：将 10^5 个 $CD34^+$ 细胞直接注射到明显呈深色的肝脏中，注意不要一直穿透肝脏。HSC 的数量将影响重组的质量和速度。

(f) 有效的重建可以用约 10 个真正的干细胞完成，并且 $CD34^+$ 群体中高效能细胞的通常比例是 1：1 000 至 1：10 000。

(g) 将幼鼠放在加热垫或白炽灯下 1~2 分钟，然后放回笼中。

(h) 在 3~4 周大时断奶，并在 12~16 周时确认移植。

(i) 根据政府和机构的生物安全准则，人类组织和移植人类组织的小鼠应被视为潜在的生物危害，并在适当的个人防护设备处置下，在动物生物安全 2 级（animal biosafety level 2，ABSL2）的房间内处理。

3. 从胎肝中分离人 $CD34^+$ 细胞

(a) 移除运送肝脏组织的液体，将组织转移至温和的 MACS C 管（Miltenyi Biotec）中，并用 X-VIVO 10 培养基（Lonza）清洗组织至少三次或直至小的组织颗粒不可见。

(b) 加入 3 种酶：透明质酸酶，胶原酶和脱氧核糖核酸酶（Sigma-Aldrich®Corporation），以帮助分解组织，并使用温和的 MACS 解离器（Miltenyi Biotec）解离 1 分钟。

(c) 将悬液置于 37° 培养箱中 15 分钟，以使酶可以完全分解组织。

(d) 使用 40μm 细胞过滤器（BD Falcon，Bedford，MA，USA）过滤悬液，接下来按照脐带血分离方法从步骤 1 开始，在其中加入 PBS 并在 LSM 上分层。

4. 重建动力学和 FACS 分析

将 HSC 移植到新生小鼠幼崽肝脏中导致 $CD34^+$ 细胞在肝脏造血微环境中短暂扩增，这将在小鼠出生后的第 7~8 天结束。人类造血干细胞将占据骨髓中可用的生态位，从而人类造血干细胞将持续存在。同时，T 细胞祖细胞 / 前体细胞将使发育不全的小鼠胸腺发育，使人类胸腺细胞在小鼠胸腺微环境中发育。可通过 FACS 分析小鼠外周血中的人淋巴细胞和单核细胞的存在来监测人免疫系统建立的动力学过程。染色应包括抗人 CD45 的泛白细胞抗体，以便于将人类细胞从小鼠细胞中分离。可以进一步分析人 $CD45^+$ 细胞中 $CD3^+$ T 细胞（$CD4^+$ 和 $CD8^+$）、B 细胞和 $CD14^+$ 单核细胞的存在。采血频率取决于实验目的。为保持动物长期存活，应通过面部静脉采血，采血频率不超过 2~4 周一次，并且采集量不超过 100μL。

小鼠血液中的人类细胞群的模式如下：人类单核细胞（$CD14^+$）和 B 细胞（$CD19^+$）将在最初 2~3 个月的循环中出现。人类 CD3-$CD4^+$ 淋巴组织诱导物也可在 HSC 移植后的头 2 个月发现。人类 $CD3^+$ 细胞在循环中表现出胸腺发育，并且一部分 B 细胞会逐渐衰退。移植后 4~5 个月，动物将在骨髓和脾脏形成稳定的人类细胞群体。脾内的动脉周隙将会让人联想到小鼠的白髓滤泡结构，其中含有 B 细胞和浆细胞，这些细胞会产生人类免疫蛋白。NSG/NOG 小鼠中常见细胞因子受体 γ 链的缺失（完全或部分）阻止了所有淋巴细胞因子（IL-2、IL-7、IL-15 等）的信号传导以及次级淋巴结构和淋巴结群的发展。嵌合 NSG/NOG 小鼠将出现宫颈、胸腔和肠系膜淋巴结，但不包括派伊尔淋巴结、鼻部相关淋巴结和皮下淋巴结（Denton et al. 2012）。小鼠环境中的人类免疫系统功能不完全，并且在衰老的嵌合动物中可以进一步观察到一些有趣的病理状态。其中一些包括慢性自身免疫反应、脱发、最终体重减轻和皮肤损伤的发展。这种情况发生在 5~6 个月后，与以下因素相关：如调节性 T 细胞减少（Onoe et al. 2011），自身免疫性抗体增加（Chang et al. 2012），以及由人类 $CD4^+$ 淋巴细胞激活导致的浆细胞扩展（Kambe et al. 2004；Tanaka et al. 2012）。

人源化小鼠具有正在进行的骨髓人类造血和人类单核细胞的血液循环（Gorantla et al. 2007，2010c；Tanaka et al. 2012）。后者在 HSC 移植后 2~4 周成为第一个独立的人类细胞谱系，可以被检测到。图 33.3 显示了重建小鼠的外周血 FACS 分析实例。可以如上所述收集和处理来自人源化小鼠的组织。

5. 人类细胞的脑再生

单核细胞能够填充小鼠大脑脑膜并进入血管周围间隙。在 6~7 个月大时，脑膜的再次增殖可能达到 5%~30%。用于检测小鼠脑中人细胞的可用抗体列表包括：CD68、HLA-DR、CD45（均来自 Dako）和 CD163（Vector Laboratories，Burlingame，CA，USA）。人源化小鼠的脑病理学描述已发表（Gorantla et al. 2010b，2012a，b；Dash et al. 2011）。

33.6 结论

"人源化"小鼠提供了一个了解其他方法无法触及的人类生理学特征的窗口。小鼠大脑人源化的最佳可用方法依赖于细胞移植到免疫缺陷小鼠体内。最初步骤是巨噬细胞直接移植，这类似于人类大脑中 HIV-1 感染的功能和作用。鉴于在开发用于人源化的新型小鼠品系方面取得的重大进展，用于人类神经元、星形胶质细胞和真正小胶质细胞重建的小鼠模型即将出现。不可否认的是，随着人类细胞的功能将持续数周或数月，植入人类神经元和胶质细胞的小鼠将具有重要而实际的应用。这些进展可能应用于制造可复制的在体模型，或用于不同的人类特异性病毒感染以及药物研发和其他重要研究。

（张金宁　黄河　译）

参考文献

Bauer M, Goldstein M, Christmann M, Becker H, Heylmann D, Kaina B (2011) Human monocytes are severely impaired in base and DNA double-strand break repair that renders them vulnerable to oxidative stress. Proc Natl Acad Sci USA 108: 21105–21110

Berges BK, Rowan MR (2011) The utility of the new generation of humanized mice to study HIV-1 infection: transmission, prevention, pathogenesis, and treatment. Retrovirology 8:65

Blunt T, Finnie NJ, Taccioli GE, Smith GC, Demengeot J, Gottlieb TM, Mizuta R, Varghese AJ, Alt FW, Jeggo PA et al (1995) Defective DNA-dependent protein kinase activity is linked to V(D)J recombination and DNA repair defects associated with the murine scid mutation. Cell 80:813–823

Bosma GC, Custer RP, Bosma MJ (1983) A severe combined immunodeficiency mutation in the mouse. Nature 301:527–530

Brehm MA, Shultz LD, Greiner DL (2010a) Humanized mouse models to study human diseases. Curr Opin Endocrinol Diabetes Obes 17:120–125

Brehm MA, Bortell R, Diiorio P, Leif J, Laning J, Cuthbert A, Yang C, Herlihy M, Burzenski L, Gott B, Foreman O, Powers AC, Greiner DL, Shultz LD (2010b) Human immune system development and rejection of human islet allografts in spontaneously diabetic NOD-Rag1null IL2rgammanull Ins2Akita mice. Diabetes 59:2265–2270

Brehm MA, Cuthbert A, Yang C, Miller DM, DiIorio P,

Laning J, Burzenski L, Gott B, Foreman O, Kavirayani A, Herlihy M, Rossini AA, Shultz LD, Greiner DL (2010c) Parameters for establishing humanized mouse models to study human immunity: analysis of human hematopoietic stem cell engraftment in three immunodeficient strains of mice bearing the IL2r gc null mutation. Clin Immunol 135:84–98

Chang H, Biswas S, Tallarico AS, Sarkis PT, Geng S, Panditrao MM, Zhu Q, Marasco WA (2012) Human B-cell ontogeny in humanized NOD/SCID gammac(null) mice generates a diverse yet auto/poly- and HIV-1-reactive antibody repertoire. Genes Immun 13:399–410

Chechlacz M, Vemuri MC, Naegele JR (2001) Role of DNA-dependent protein kinase in neuronal survival. J Neurochem 78:141–154

Chun JJ, Schatz DG, Oettinger MA, Jaenisch R, Baltimore D (1991) The recombination activating gene-1 (RAG-1) transcript is present in the murine central nervous system. Cell 64:189–200

Collis SJ, DeWeese TL, Jeggo PA, Parker AR (2005) The life and death of DNA-PK. Oncogene 24:949–961

Culmsee C, Bondada S, Mattson MP (2001) Hippocampal neurons of mice deficient in DNA-dependent protein kinase exhibit increased vulnerability to DNA damage, oxidative stress and excitotoxicity. Mol Brain Res 87:257–262

Dash PK, Gorantla S, Gendelman HE, Knibbe J, Casale GP, Makarov E, Epstein AA, Gelbard HA, Boska MD, Poluektova LY (2011) Loss of neuronal integrity during progressive HIV-1 infection of humanized mice. J Neurosci 31:3148–3157

de Jong YP, Rice CM, Ploss A (2010) New horizons for studying human hepatotropic infections. J Clin Invest 120:650–653

Denton PW, Olesen R, Choudhary SK, Archin NM, Wahl A, Swanson MD, Chateau M, Nochi T, Krisko JF, Spagnuolo RA, Margolis DM, Garcia JV (2012) Generation of HIV latency in humanized BLT mice. J Virol 86:630–634

Fais S, Lapenta C, Santini SM, Spada M, Parlato S, Logozzi M, Rizza P, Belardelli F (1999) Human immunodeficiency virus type 1 strains R5 and X4 induce different pathogenic effects in hu-PBL-SCID mice, depending on the state of activation/differentiation of human target cells at the time of primary infection. J Virol 73:6453–6459

Furukawa H, Yamashita A, del Rey A, Besedovsky H (2004) c-Fos expression in the rat cerebral cortex during systemic GvH reaction. Neuroimmunomodulation 11:425–433

Goldman JP, Blundell MP, Lopes L, Kinnon C, Di Santo JP, Thrasher AJ (1998) Enhanced human cell engraftment in mice deficient in RAG2 and the common cytokine receptor gamma chain. Br J Haematol 103:335–342

Gorantla S, Che M, Gendelman HE (2005a) Isolation, propagation, and HIV-1 infection of monocyte-derived macrophages and recovery of virus from brain and cerebrospinal fluid. Methods Mol Biol 304:35–48

Gorantla S, Santos K, Meyer V, Dewhurst S, Bowers WJ, Federoff HJ, Gendelman HE, Poluektova L (2005b) Human dendritic cells transduced with herpes simplex virus amplicons encoding human immunodeficiency virus type 1 (HIV-1) gp120 elicit adaptive immune responses from human cells engrafted into NOD/SCID mice and confer partial protection against HIV-1 challenge. J Virol 79:2124–2132

Gorantla S, Sneller H, Walters L, Sharp JG, Pirruccello SJ, West JT, Wood C, Dewhurst S, Gendelman HE, Poluektova L (2007) Human immunodeficiency virus type 1 pathobiology studied in humanized BALB/c-Rag2-/-gammac-/- mice. J Virol 81:2700–2712

Gorantla S, Makarov E, Roy D, Finke-Dwyer J, Murrin LC, Gendelman HE, Poluektova L (2010a) Immunoregulation of a CB2 receptor agonist in a murine model of neuroAIDS. J Neuroimmune Pharmacol 5:456–468

Gorantla S, Makarov E, Finke-Dwyer J, Castanedo A, Holguin A, Gebhart CL, Gendelman HE, Poluektova L (2010b) Links between progressive HIV-1 infection of humanized mice and viral neuropathogenesis. Am J Pathol 177:2938–2949

Gorantla S, Makarov E, Finke-Dwyer J, Gebhart CL, Domm W, Dewhurst S, Gendelman HE, Poluektova LY (2010c) CD8+ cell depletion accelerates HIV-1 immunopathology in humanized mice. J Immunol 184:7082–7091

Gorantla S, Poluektova L, Gendelman HE (2012a) Rodent models for HIV-associated neurocognitive disorders. Trends Neurosci 35:197–208

Gorantla S, Gendelman HE, Poluektova LY (2012b) Can humanized mice reflect the complex pathobiology of HIV-associated neurocognitive disorders? J Neuroimmune Pharmacol 7:352–362

Greiner DL, Shultz LD, Yates J, Appel MC, Perdrizet G, Hesselton RM, Schweitzer I, Beamer WG, Shultz KL, Pelsue SC et al (1995) Improved engraftment of human spleen cells in NOD/LtSz-scid/scid mice as compared with C.B-17-scid/scid mice. Am J Pathol 146:888–902

Hesselton RM, Greiner DL, Mordes JP, Rajan TV, Sullivan JL, Shultz LD (1995) High levels of human peripheral blood mononuclear cell engraftment and enhanced susceptibility to human immunodeficiency virus type 1 infection in NOD/LtSz-scid/scid mice. J Infect Dis 172:974–982

Hickey WF, Kimura H (1987) Graft-vs.-host disease elicits expression of class I and class II histocompatibility antigens and the presence of scattered T lymphocytes in rat central nervous system. Proc Natl Acad Sci USA 84:2082–2086

Kajiwara K, Hirozane A, Fukumoto T, Orita T, Nishizaki T, Kamiryo T, Ito H (1991) Major histocompatibility complex expression in brain of rats with graft-versus-host disease. J Neuroimmunol 32:191–198

Kambe N, Hiramatsu H, Shimonaka M, Fujino H, Nishikomori R, Heike T, Ito M, Kobayashi K, Ueyama Y, Matsuyoshi N, Miyachi Y, Nakahata T (2004) Development of both human connective tissue-type and mucosal-type mast cells in mice from hematopoietic stem cells with identical distribution pattern to human body. Blood 103:860–867

Koyanagi Y, Tanaka Y, Tanaka R, Misawa N, Kawano Y, Tanaka T, Miyasaka M, Ito M, Ueyama Y, Yamamoto N (1997) High levels of viremia in hu-PBL-NOD-scid mice with HIV-1 infection. Leukemia 11(suppl 3): 109–112

Lepus CM, Gibson TF, Gerber SA, Kawikova I, Szczepanik M, Hossain J, Ablamunits V, Kirkiles-Smith N, Herold KC, Donis RO, Bothwell AL, Pober JS, Harding MJ (2009) Comparison of human fetal liver, umbilical cord blood, and adult blood hematopoietic stem cell engraftment in NOD-scid/gammac-/-, Balb/c-Rag1-/-gammac-/-, and C.B-17-scid/bg immunodeficient mice. Hum Immunol 70:790–802

Libby SJ, Brehm MA, Greiner DL, Shultz LD, McClelland M, Smith KD, Cookson BT, Karlinsey JE, Kinkel TL, Porwollik S, Canals R, Cummings LA, Fang FC (2010) Humanized nonobese diabetic-scid IL2rgammanull mice are susceptible to lethal Salmonella Typhi infection. Proc Natl Acad Sci USA 107:15589–15594

McCune JM, Namikawa R, Kaneshima H, Shultz LD, Lieberman M, Weissman IL (1988) The SCID-hu mouse: murine model for the analysis of human hematolymphoid differentiation and function. Science 241: 1632–1639

McDermott SP, Eppert K, Lechman ER, Doedens M, Dick JE (2010) Comparison of human cord blood engraftment between immunocompromised mouse strains. Blood 116:193–200

Mosier DE, Gulizia RJ, Baird SM, Wilson DB (1988) Transfer of a functional human immune system to mice with severe combined immunodeficiency. Nature 335:256–259

Namikawa R, Kaneshima H, Lieberman M, Weissman IL, McCune JM (1988) Infection of the SCID-hu mouse by HIV-1. Science 242:1684–1686

Neema M, Navarro-Quiroga I, Chechlacz M, Gilliams-Francis K, Liu J, Lamonica K, Lin SL, Naegele JR (2005) DNA damage and nonhomologous end joining in excitotoxicity: neuroprotective role of DNA-PKcs in kainic acid-induced seizures. Hippocampus 15:1057–1071

Oettinger MA (1996) Cutting apart V(D)J recombination. Curr Opin Genet Dev 6:141–145

Onoe T, Kalscheuer H, Danzl N, Chittenden M, Zhao G, Yang YG, Sykes M (2011) Human natural regulatory T cell development, suppressive function, and postthymic maturation in a humanized mouse model. J Immunol 187:3895–3903

Padovan CS, Gerbitz A, Sostak P, Holler E, Ferrara JL, Bise K, Straube A (2001) Cerebral involvement in graft-versus-host disease after murine bone marrow transplantation. Neurology 56:1106–1108

Persidsky Y, Gendelman HE (2003) Mononuclear phagocyte immunity and the neuropathogenesis of HIV-1 infection. J Leukoc Biol 74:691–701

Persidsky Y, Limoges J, McComb R, Bock P, Baldwin T, Tyor W, Patil A, Nottet HSLM, Epstein L, Gelbard H, Flanagan E, Reinhard J, Pirruccello SJ, Gendelman HE (1996) Human immunodeficiency virus encephalitis in SCID mice. Am J Pathol 149:1027–1053

Pino S, Brehm MA, Covassin-Barberis L, King M, Gott B, Chase TH, Wagner J, Burzenski L, Foreman O, Greiner DL, Shultz LD (2010) Development of novel major histocompatibility complex class I and class II-deficient NOD-SCID IL2R gamma chain knockout mice for modeling human xenogeneic graft-versus-host disease. Methods Mol Biol 602:105–117

Poluektova LY (2012) Murine models for neuroAIDS. In: Gendelman HE, Grant I, Everall IP, Fox HS, Gelbard HA, Lipton SA, Swindells S (eds) The neurology of AIDS, 3rd edn. Oxford University Press, New York, pp 414–431

Poluektova LY, Munn DH, Persidsky Y, Gendelman HE (2002) Generation of cytotoxic T cells against virus-infected human brain macrophages in a murine model of HIV-1 encephalitis. J Immunol 168:3941–3949

Poluektova LY, Gorantla S, Gendelman HE (2004) Studies of adaptive immunity in a murine model of HIV-1 encephalitis. In: Gendelman HG, Grant I, Lipton SA, Swindells S (eds) Neurology of AIDS, 2nd edn. Oxford University Press, NewYork, pp 297–309

Robinet E, Baumert TF (2011) A first step towards a mouse model for hepatitis C virus infection containing a human immune system. J Hepatol 55:718–720

Sato K, Koyanagi Y (2011) The mouse is out of the bag: insights and perspectives on HIV-1-infected humanized mouse models. Exp Biol Med 236:977–985

Sauer M, Zeidler C, Meissner B, Rehe K, Hanke A, Welte K, Lohse P, Sykora KW (2007) Substitution of cyclophosphamide and busulfan by fludarabine, treosulfan and melphalan in a preparative regimen for children and adolescents with Shwachman-Diamond syndrome. Bone Marrow Transplant 39:143–147

Schroeder K et al (2011) Report from the EPAA workshop: in vitro ADME in safety testing used by EPAA industry sectors. Toxicol In Vitro 25:589–604

Serreze DV, Leiter EH, Hanson MS, Christianson SW, Shultz LD, Hesselton RM, Greiner DL (1995) Emv30null NOD-scid mice. An improved host for adoptive transfer of autoimmune diabetes and growth of human lymphohematopoietic cells. Diabetes 44:1392–1398

Shibata S, Asano T, Noguchi A, Naito M, Ogura A, Doi K (1998) Peritoneal macrophages play an important role in eliminating human cells from severe combined immunodeficient mice transplanted with human peripheral blood lymphocytes. Immunology 93:524–532

Shultz LD, Schweitzer PA, Christianson SW, Gott B, Schweitzer IB, Tennent B, McKenna S, Mobraaten L, Rajan TV, Greiner DL et al (1995) Multiple defects in innate and adaptive immunologic function in NOD/LtSz-scid mice. J Immunol 154:180–191

Sjoo F, Hassan Z, Abedi-Valugerdi M, Griskevicius L, Nilsson C, Remberger M, Aschan J, Concha H, Gaughan U, Hassan M (2006) Myeloablative and immunosuppressive properties of treosulfan in mice. Exp Hematol 34:115–121

Sostak P, Reich P, Padovan CS, Gerbitz A, Holler E, Straube A (2004) Cerebral endothelial expression of adhesion molecules in mice with chronic graft-versus-host disease. Stroke 35:1158–1163

Sostak P, Padovan CS, Eigenbrod S, Roeber S, Segerer S,

Schankin C, Siegert S, Saam T, Theil D, Kolb HJ, Kretzschmar H, Straube A (2010) Cerebral angiitis in four patients with chronic GVHD. Bone Marrow Transplant 45:1181–1188

Tanaka S, Saito Y, Kunisawa J, Kurashima Y, Wake T, Suzuki N, Shultz LD, Kiyono H, Ishikawa F (2012) Development of mature and functional human myeloid subsets in hematopoietic stem cell-engrafted NOD/SCID/IL2rgammaKO mice. J Immunol 188: 6145–6155

Tournoy KG, Depraetere S, Pauwels RA, Leroux-Roels GG (2000) Mouse strain and conditioning regimen determine survival and function of human leucocytes in immunodeficient mice. Clin Exp Immunol 119:231–239

Traggiai E, Chicha L, Mazzucchelli L, Bronz L, Piffaretti JC, Lanzavecchia A, Manz MG (2004) Development of a human adaptive immune system in cord blood cell-transplanted mice. Science 304:104–107

Van Duyne R, Pedati C, Guendel I, Carpio L, Kehn-Hall K, Saifuddin M, Kashanchi F (2009) The utilization of humanized mouse models for the study of human retroviral infections. Retrovirology 6:76

Vemuri MC, Schiller E, Naegele JR (2001) Elevated DNA double strand breaks and apoptosis in the CNS of scid mutant mice. Cell Death Differ 8:245–255

Washburn ML, Bility MT, Zhang L, Kovalev GI, Buntzman A, Frelinger JA, Barry W, Ploss A, Rice CM, Su L (2011) A humanized mouse model to study hepatitis C virus infection, immune response, and liver disease. Gastroenterology 140:1334–1344

Zhang L, Meissner E, Chen J, Su L (2010) Current humanized mouse models for studying human immunology and HIV-1 immuno-pathogenesis. Sci China Life Sci 53:195–203

第三十四章　帕金森病和肌萎缩侧索硬化症动物模型

34

Max V. Kuenstling, Adam M.Szlachetka, and R. Lee Mosley

摘要

目前对神经退行性疾病的研究主要依赖重演人类疾病的动物模型。本章重点介绍帕金森病(Parkinson's disease,PD)和肌萎缩侧索硬化症(amyotrophic lateral sclerosis,ALS)的遗传学与基于毒性试剂的动物模型。早期模型未能重现这些疾病的许多特征,例如PD中多巴胺能神经元的丢失和ALS中运动神经元损失,并且随着更新模型的开发而被忽视。尽管如此,即使是目前的模型也可能不能完全模拟疾病病因、进展或病理的各个方面,因此需要继续研究开发更接近复制疾病临床表现的模型。对PD和ALS来说,遗传模型都是基于家族性疾病的临床报告产生的。对于PD,已经使用编码α-突触核蛋白、parkin、LRRK2、DJ-1和PINK1的基因来创建模型,而编码SOD1、FUS/TLS和TDP-43的基因的突变已经用于ALS模型。对于任何一种疾病,所有病例中只有不到10%与遗传原因相关,而大多数病例被称为散发性病例,可能是由环境因素或环境因素与遗传易感性共同结合造成的。因此,大量动物模型的构建是基于毒性试剂的,例如利用与人类疾病相关的化学物质或金属。总体而言,目前的动物模型可以作为人类相应疾病的替代品,为PD和ALS的转化与基础科研提供有价值的工具。同时需要提醒的是,大多数模型通常不能概括人类疾病的整体情况。因此,本章旨在描述这些疾病的最常用的动物模型,并阐述其局限性。

关键词

帕金森病;肌萎缩侧索硬化症;动物模型;α-突触核蛋白;LRRK2;Parkin;6-OHDA;MPTP;SOD1;FUS/TLS;TDP-43

M.V. Kuenstling・A.M. Szlachetka・R. L. Mosley(✉)博士
内布拉斯加大学医学中心　药理学与实验神经科学系;神经退行性疾病研究中心
美国内布拉斯加州奥马哈
邮编 68198-5930
邮箱:rlmosley@unmc.edu

34.1 前言

帕金森病(Parkinson's disease,PD)是一种进行性神经退行性疾病,其特征表现为起源于黑质(substantia nigra,SN)并支配尾状核/壳核的多巴胺能(DAergic)神经元的退化。另外,PD的标志是在一些多巴胺能神经元内被称为路易体(Lewy bodie,LB)的蛋白质包涵体的积累。虽然PD的病因尚不清楚,但环境和遗传因素的共同作用被认为起着关键作用。分子遗传学已经鉴定了几种引起家族性PD的基因,包括在LB中发现的蛋白质的编码基因,例如α-突触核蛋白和帕金蛋白,以及那些涉及线粒体功能的蛋白,例如富含亮氨酸重复激酶2(leucine-rich repeat kinase 2,LRRK2)、DJ-1、磷酸酶和PTEN诱导激酶1(PINK1)。然而,PD的家族病例仅占全部病例的约10%。尚未描述非家族性PD(也称为散发性或特发性PD)发生的机制。动物模型提供了可以揭示疾病进展和症状发作机制并用于治疗策略的方法和工具。对于PD,这些动物模型要么包含与家族性PD有关的基因的遗传操作,要么利用神经毒素,这些神经毒素针对的是线粒体或者是多巴胺能神经元的蛋白体功能。

肌萎缩侧索硬化症(amyotrophic lateral sclerosis,ALS)是一种神经退行性疾病,其特征表现为运动皮层、脑干和脊髓中运动神经元的选择性死亡。大约5%的病例被称为家族性ALS(familial ALS,fALS),并且通常是常染色体显性的,而90%的病例没有家族史并且被认为是散发性ALS(sporadic ALS,sALS)。两者在临床上无法区分,因为上部和下部运动神经元最终都会丢失。最早的模型使用铅或汞等金属的毒性水平或缺陷作为研究疾病的一种方法。在大约35%的fALS病例中被证明出现超氧化物歧化酶1(*SOD1*)的基因突变;肉瘤/易位脂肪肉瘤(FUS/TLS)融合基因;以及分子量为43kD的反式激活反应DNA结合蛋白(transactivation response DNA-binding protein with molecular weight 43 kD,TDP43)基因的改变。多年来,建模fALS的金标准一直是人类*SOD1*突变的小鼠模型,然而,已开发出更新的模型,可以更好地概括出ALS疾病进展的不同方面。

本章重点介绍了通过遗传操作模拟家族性疾病基因型的动物模型;用神经毒素治疗靶向PD中的多巴胺能神经元损失或ALS中的运动神经元损失;或用于研究这些模型疾病愈后的治疗调节。因此,本章的目的是让学生熟悉PD和ALS最常用的动物模型。

34.2 PD的动物模型

PD是一种古老的疾病,在公元前5000年左右,阿育吠陀的印度医学教义和中国、罗马、波斯和希腊的医学文献中,其症状就已被描述。事实上,古希腊医生Claudius Galen(公元129—200年)在公元174年描述了静息时的震颤,并被一些人称为“震颤性麻痹症”。1817年,James Parkinson在他的“震颤麻痹试验(the Shaking Palsy)”论文中更准确地描述了这种疾病相关的临床表型特征;而100多年后,这些病理学特征被发现与PD疾病相关联,包括黑质致密部(substantia nigra pars compacta,SNpc)和背侧纹状体的尾状核/壳核中的多巴胺能神经元胞体严重丧失;多巴胺神经递质丢失;被称为路易小体(Lewy bodies,LBs)的蛋白质包涵体的发展;以及神经炎症的形成。以其名字命名的帕金森病是阿尔茨海默病外最常见的与年龄相关的神经退行性疾病,也是最常见的神经退行性运动障碍,但其特征在于一些运动和非运动症状。尽管可以准确地诊断疾病,并且可以使用左旋多巴(L-DOPA)缓解症状,但目前的治疗方法既不能治愈疾病,也不能完全阻止疾病的进展。大多数病例是散发的,年龄和农村居住风险因素最高;后者认为可能部分归因于接触杀虫剂、除草剂或重金属;然而,家族性疾病占总病例的10%。因此,目前已创建一些动物模型来评估由遗传修饰引起的发病机制以及神经毒性损伤(表34.1)。

34.2.1 PD的遗传模型

尽管大多数患者表现为散发性PD,但有许多病例来自该疾病高发家庭。虽然这种常见的散发性疾病的遗传形式很罕见,但这两种形式的共同表型的相似性为疾病发病机制阐明提供了可能。并最终促使许多导致家族性PD的基因突变的鉴定(Fleming et al. 2005)。此外,某些基因的多态性已被证明增加散发性PD的风险(Farrer et al. 2001),并且在无家族病史的早发性PD患者中发现了突变(Lucking et al. 2000)。借助遗传学研究手段,在这些PD相关基因中引入一个或多个无效突变、点突变或额外拷贝,已构建出大量动物模型。

表 34.1 PD 的啮齿类动物模型

模型	PD 病理改变	PD 症状	模型优点	模型缺点
遗传学模型				
α-Synuclein	纹状体多巴胺(DA)水平降低;SNpc 20%~70% DA 能神经元丢失	运动损伤	转基因或病毒载体递送;易于构建	病毒载体模型是立体定位注射的,增加了变异
LRRK2	轻微 DA 病理改变,无 DA 能神经元丢失	轻微运动损伤	年龄依赖的进行性运动损伤	近期模型;仅有轻微 DA 病理改变
Parkin	轻微的纹状体 DA 水平降低;轻到重度 DA 病理改变	轻微运动损伤	与泛素 - 蛋白酶体系统直接相关;易于构建	仅有轻微 DA 病理改变
PINK1	极小的 DA 病理改变	运动损伤	关联 PINK1 与 Parkin	极小的 DA 病理改变
DJ-1	极小的 DA 病理改变	轻微运动损伤	对 MPTP 敏感性增强	极小的 DA 病理改变
α-Synuclein,Parkin,PINK,DJ-1 敲除	少或无 DA 病理改变	无运动损伤	某些模型中表现出轻微的对 MPTP 敏感性提高	缺乏大多数 PD 特征
线粒体 PARK(DAT-cre,Tfam lox/lox)	纹状体 DA 水平降低;SNpc 区超过 70% 的 DA 能神经元丢失小的路易小体相似包涵体形成	运动损伤	年龄依赖的原位慢性进展性病理改变;易于构建	喂养方案复杂昂贵;SNpc(VTA)区域外也出现神经退行性改变
神经毒素模型				
6-OHDA	纹状体 DA 水平降低;SNpc 区超过 70% 的 DA 能神经元丢失;无包涵体	双侧病变的运动损伤;单一病变的可量化的行为学改变	小鼠,大鼠和猴均适用 特征明显 用于运动障碍模型	需要立体定位注射,增加了变异;急性神经退行性改变;不易构建
MPTP	纹状体 DA 水平降低	运动损伤	亲脂性;能全身用药	对人类有剧毒;因此对操作者是有风险的
	SNpc 区超过 70% 的 DA 能神经元丢失;慢性进程会出现包涵体		在鼠有效;特征明显;易于构建	可靠性存疑
Paraquat	纹状体 DA 水平降低;SNpc 区 20%~70% 的 DA 能神经元丢失;无包涵体	运动损伤	全身用药	全身毒性;没有显著特征;不易构建
Rotenone	纹状体 DA 水平降低;SNpc 区超过 70% 的 DA 能神经元丢失;无包涵体	运动损伤	全身用药	全身毒性;不易构建
Epoxomicin	纹状体 DA 水平降低;SNpc 区 20%~70% 的 DA 能神经元丢失	运动损伤	全身用药	在大鼠中研究不一致;不易构建
LPS	SNpc 区 20%~70% 的 DA 能神经元丢失;纹状体终末减少;无包涵体	运动损伤不明	仅仅为炎症驱动;对其他毒素的易感性增加;慢性模型	小鼠中研究很少;仍缺乏运动功能相关结果

来源:改编自 Terzioglu and Galter 2008。

DAT-cre,re expressed from dopamine transporter promoter 多巴胺转运体启动子调控的 Cre 基因表达;Tfam lox/lox,Tfam 基因敲除。

在常染色体遗传性 PD 模型中,被操纵的基因突变包括 α- 突触核蛋白(*SNCA*)和 *LRRK2* 的功能获得性突变。这些模型利用带有基因额外拷贝的转基因小鼠或通过慢病毒或腺相关病毒(adeno-associated virus,AAV)递送遗传物质。针对常染色体隐性遗传的 PD 相关基因如 *PARK2*、*PINK1* 和 *DJ-1*,借助无效突变或基因敲除技术构建动物模型,可导致这些基因功能缺失。此外,也已开发出针对区域或神经元特异性的基因修饰方法来靶向细胞功能相关的基因,从而破坏多巴胺(DA)系统,如靶向 MitoPARK 模型中的线粒体转录因子 A(mitochondrial transcription factor A,TFAM)。然而目前的遗传模型很少能囊括 PD 的主要症状,尤其是 LB 包涵体或多巴胺神经元的损失。但业已证明其对 DA 系统的轻微影响如纹状体中 DA 水平大的紊乱、DA 转运体(DAT)效率或运动功能改变(Fleming et al. 2005)。*SNCA*,*PARK2* 和 *DJ-1* 的蛋白质产物似乎在泛素 - 蛋白酶体系统(ubiquitin-proteasome system,UPS)途径中发挥作用(Takahashi et al. 2001);令人信服的发现表明 LB 包涵体的组成主要是 α- 突触核蛋白和泛素。包括这些遗传模型研究在内的工作已逐日增加我们对于 PD 发生中众多分子事件的理解。

鉴于家族性 PD 的发病率相对较低,因此在人类中进行基因研究具有一定的挑战性,这为发展遗传动物模型提供了更大动力。虽然大多数分子研究已经在啮齿类动物模型中开展,特别是小鼠,但研究表明,无脊椎动物如黑腹果蝇和秀丽隐杆线虫(线虫)对基因研究非常有用(Gasser 2009)。虽然它们具有较少的神经元,并且其细胞比啮齿类动物和灵长类动物小,但果蝇和人具有相似的神经元 - 胶质系统,以及许多遗传同源物和保守的分子途径。许多最新研究已关注到那些致病性突变对于与 PD 风险或疾病进展相关的蛋白质的正常功能影响的机制。

34.2.1.1 α- 突触核蛋白

与 PD 相关的第一个遗传连锁发现在编码 α- 突触核蛋白(α-syn)表达(*SNCA*)的基因中具有多个拷贝或错义突变的家族中,导致早发 PD。*SNCA* 中的这些突变如 A53T(即苏氨酸取代 53 位丙氨酸)、A30P 或 E46K 以常染色体显性方式引起家族性 PD(Polymeropoulos et al. 1997;Kruger et al. 1998;Gelman et al. 2003;Lees et al. 2009)。与散发性 PD 相比,这些患者的大脑中可出现类似病灶。虽然在散发性 PD 中尚未发现 *SNCA* 突变(Lynch et al. 1997;Chan et al. 1998;Mizuno et al. 2001),但 *SNCA* 遗传模型可能表征疾病的散发形式的理论基础在于 LBs 小体中包含 α-syn 聚集体的事实(Spillantini et al. 1997,1998)。目前的大多数小鼠模型要么在各种启动子下利用人类野生型 *SNCA* 的过表达,要么表达与疾病相关的 A53T 或 A30P 突变(Richfield et al. 2002)。

人类 α-syn 是一种含 140 个氨基酸的蛋白质,在神经系统中广泛表达,主要发现于与突触小泡密切相关的突触前神经末梢(Maroteaux et al. 1988;George et al. 1995),并被认为参与囊泡或分子伴侣功能,以及神经递质释放(Kahle et al. 2002)。有人提出,α-syn 能可逆地与囊泡运输装置的成分相结合(Jensen et al. 1998,1999,2000),并可能参与易释放神经递质池的调控(Abeliovich et al. 2000)。天然蛋白质被认为不具有二级或三级结构,但倾向于在各种修饰或突变后发生错误折叠。最近,α-syn 被发现存在生理上的 α- 螺旋折叠的四聚体,与重组分子相比,其对聚集力更具抗性(Bartels et al. 2011)。天然蛋白质的修饰和突变可能是有害的,因为某些错误折叠形式的 α-syn 在体外研究中已被证明是有毒的(尤其是纤连蛋白和原生质体)并导致细胞死亡(Cookson 2005)。这些发现促成了许多基于 *SNCA* 的动物模型的构建。

早期果蝇和线虫的研究被用来连接遗传修饰与下游效应。虽然这些生物具有较不复杂的神经系统并且不具有内源表达 SNCA,但由于它们易于操作并且在大规模研究中相对较低的成本,它们已被证明是有价值的。在线虫中,线虫蛋白质的过表达导致多巴胺神经元的快速损失以及运动功能降低(Lakso et al. 2003;Kuwahara et al. 2006。然而,通常未发现神经细胞内包涵体。

在果蝇中无论使用突变的还是野生型人类*SNCA* 过表达,均表现出年龄依赖的多巴胺能神经元损失和运动损伤以及路易小体样 α-syn 包含物的出现(Feany and Bender 2000)。在这些模型中看到的行为异常可以用 L-DOPA(左旋多巴)或 DA 激动剂纠正(Pendleton et al. 2002),表明它们可用于新的 PD 相关基因的遗传筛选或用作治疗效果的早期检测。

自从最初发现 *SNCA* 和 PD 之间的联系以来,已经创建了许多在各种启动子方案下过表达 α-syn 的小鼠品系。在神经元特异性血小板衍生生长因子 β(platelet-derived growth factor β,PDGFβ)下过表达野生型人 *SNCA* 的转基因小鼠,表现出纹状体酪氨酸羟化酶(tyrosine hydroxylase,TH)和 DA 的减少,以及运动功能降低(Masliah et al. 2000)。在 TH

启动子下表达含有A30P或A53T突变的*SNCA*的α-syn的小鼠，表现出SNpc中纹状体DA和神经元的损失以及运动功能受损（Richfield et al. 2002；Thiruchelvam et al. 2004）。在小鼠朊病毒启动子（mPrP）下，A53T突变*SNCA*小鼠中表现出显著的蛋白质修饰，例如泛素化和磷酸化及蛋白质的聚集和截短形式，以及多巴胺能神经元的渐进性、年龄依赖性变性，这与人类疾病类似；然而，神经变性不仅限于神经元和黑质纹状体轴（Martin et al. 2006）。在*SNCA*敲除小鼠中，未发现主要的神经元异常，突触前终末功能正常，并且小鼠能存活至成年，但相比于正常对照组，小鼠表现出较慢的运动（Abeliovich et al. 2000）。因此，α-syn功能的丧失很可能不会导致神经变性。也因此，导致修饰、错误折叠或α-syn聚集的突变或蛋白质氧化更可能是PD神经病理学和疾病进展的主要原因。

除了使用转基因动物来模拟PD外，还可以使用病毒载体如慢病毒和AAV来递送外源α-syn。在大鼠SNpc中使用AAVs递送或过表达A53T突变体或野生型*SNCA*会导致DA能神经元和运动能力以及α-syn包涵体发育的年龄依赖性降低（Kirik et al. 2002）。这些载体必须立体定位注射；由于其尺寸通常较大，大鼠常被用作这些研究的受试动物，尽管其他啮齿类动物也已被作为受试动物（Kirik et al. 2002；Klein et al. 2002；Lo Bianco et al. 2002；Lauwers et al. 2003；Theodore et al. 2008）。虽然病毒载体模型可能对特定研究有用，但也存在客观上的限制，其中之一是每只动物都需要立体定位注射。因此，实现大量的研究对象在相似的解剖位置上表达相同数量的蛋白质是非常困难的。

34.2.1.2　*LRRK2*

最近，*LRRK2*在某些具有常染色体显性迟发性PD的家族中被发现突变（Zimprich et al. 2004）。迄今为止，在*LRRK2*中发现不少于9个致病性突变（Paisan-Ruiz et al. 2004；Khan et al. 2005），最常见的是G2019S替代，其占家族性PD的大约5%，甚至在1.5%的散发病例中也被检测到（Gilks et al. 2005；Healy et al. 2008）。*LRRK2*编码含有丝氨酸/苏氨酸激酶以及GTP酶结构域的相当大的蛋白质（dardarin），并且通常定位于膜状结构（Biskup et al. 2006）。其功能和表达模式仍不清楚，早期研究在大部分黑质纹状体DAergic通路中检测到LRRK2 mRNA，但在SNpc中未检测到（Galter et al. 2006）。然而，定量PCR证实了人类SNpc中的*LRRK2*的表达（Melrose et al. 2006）。此外，在散发性PD患者的路易小体中已发现LRRK2蛋白（Zhu et al. 2006）。LRRK2蛋白在体外表现出激酶活性，并且I2020T和G2019S突变均增强其激酶活性（West et al. 2005；Gloeckner et al. 2006）。尽管这些数据表明*LRRK2*突变可能通过增加的激酶活性导致功能的毒性增益，但是这在任何体内模型中都还未被揭示。

*LRRK2*的果蝇同源基因（*dLRRK2*）显示在脑中的多巴胺能神经元中表达增加（Imai et al. 2008）。当含有与人类基因类似突变的突变体（即G2019S）在这些区域过表达时，会出现DA能神经元的迟发性丧失并伴随运动功能降低和寿命缩短（Liu et al. 2008）。治疗可缓解运动障碍；然而，多巴胺能神经元的损失保持不变。同样，在表达G2019S突变的秀丽隐杆线虫模型中，DA损失大于野生型*LRRK2*的表达（Saha et al. 2009）。表达野生型或突变形式的*LRRK2*的转基因小鼠在黑质纹状体投射中显示轻微的病理学改变；然而，两者都没有表现出多巴胺能神经元的急性变性，但确实证明可以通过DA替代来改善运动功能的渐进性年龄依赖性丧失（Lin et al. 2009）。*LRRK2*敲除小鼠，如在*SNCA*敲除小鼠中一样，活到成年并且没有显示出大的异常（Andres-Mateos et al. 2009）。目前研究尚未显示确定的*LRRK2*参与PD发病过程，表明*LRRK2*可能会增加对PD的其他遗传或环境因素的易感性。

34.2.1.3　*PARKIN*

*PARKIN*被认为是常染色体隐性遗传青少年帕金森病（autosomal-recessive juvenile parkinsonism，ARJP）以及早发性隐性PD的主要致病基因（Kitada et al. 1998）。除了成为家族性PD原因之外，77%的20岁前发病的散发病例中也存在该基因内突变（Lucking et al. 2000）。Parkin是包含465个氨基酸的蛋白质，是一种E3泛素连接酶，能充当底物识别分子，靶向蛋白质以供UPS降解（Shimura et al. 2000）。对parkin的定位模式还没有完全了解；然而，有人已经提出该蛋白质与脂筏以及神经元内的突触后致密体相关联。当发生突变时，功能丧失被认为会导致不能被UPS降解的parkin底物的积累，导致细胞毒性（Shimura et al. 2000；Sriram et al. 2005）。这表明，没有parkin的泛素连接酶活性，底物不再泛素化，导致这些蛋白质在神经元中积累。DA能神经元的选择性可能基于某些底物如synphilin-1和α-syn的糖基化

形式(von Coelln et al. 2004)的积累,或者通过DA本身的作用,因为它可以共价修饰parkin而形成功能性失活parkin的加合物(LaVoie et al. 2005)。

这个假设很复杂,研究发现缺乏*PARKIN*的基因敲除小鼠表现出DA能神经元数量或其存活的最小变化(Goldberg et al. 2003;Itier et al. 2003),这提示其他因素也可能在发病机制中发挥作用。尽管如此,果蝇和小鼠*PARKIN*无效突变导致运动缺陷(Greene et al. 2003),并且小鼠表现出轻微的黑质纹状体缺陷,如DA水平升高和突触兴奋性改变(Goldberg et al. 2003)。此外,人类突变体*PARKIN*过表达引起与运动缺陷相关的年龄依赖性的多巴胺能神经变性(Sang et al. 2007;Wang et al. 2007)。类似地,表达Q311X *PARKIN*突变的小鼠由于DA能神经元的显著损失而表现出迟发性运动功能丧失,以及纹状体DA水平降低(Lu et al. 2009)。虽然这些模型不能完全概括人类PD,但它们有助于解决UPS紊乱和可能的PD发病及进展机制。

34.2.1.4 *PINK1*

*PINK1*中的突变导致多种表型,包括与散发病例无法区分的早发PD和晚发PD(Hatano et al. 2004;Valente et al. 2004),并且是继*PARKIN*之后的第二大常染色体隐性早发PD的常见原因。*PINK1*是一个含有581个氨基酸的蛋白质,含有丝氨酸/苏氨酸激酶结构域,通过位于N端的靶向基序定位于线粒体膜上(Silvestri et al. 2005),并在整个人脑中表达(Gandhi et al. 2006)。据推测,*PINK1*中的PD致病突变可能导致蛋白质功能的缺失。

最早的*PINK1*研究使用果蝇中的功能缺失突变来阐明其在线粒体功能中的作用。这些突变体诱导DA能神经元和肌细胞的变性(Clark et al. 2006),这表明由于嵴增大引起严重的线粒体功能障碍。有趣的是,新数据表明*PINK1*和*PARKIN*相互作用以保护线粒体功能,*PINK1*在*PARKIN*的上游起作用。*PINK1*突变体表型与*PARKIN*突变体具有显著相似性,并且*parkin*过表达能够挽救在*PINK1*缺陷中发现的线粒体缺陷,而*PINK1*过表达不拯救*PARKIN*突变体的表型(Park et al. 2006)。*PINK1*缺失的小鼠模型显示线粒体功能障碍,但多巴胺神能经元和DA纹状体水平的数量与野生型及*PARKIN*敲除小鼠相似(Gispert et al. 2009)。虽然该模型可能无法成功复制PD特征,但它增加了人们对PD相关基因复杂相互作用可能参与PD发生和进展的认识。

34.2.1.5 *DJ-1*

虽然流行率比*PINK1*或*PARK2*更为罕见,但*DJ-1*突变也可导致常染色体隐性的早发性PD(Bonifati et al. 2004)。该基因最初发现于两个血亲PD家系;一个家族携带一个抑制蛋白质功能的缺失突变,而另一个家族则含有一个错义突变,导致α螺旋中的脯氨酸诱导的扭结及其在线粒体中的积累(Bonifati et al. 2003)。已证明*DJ-1*主要在大脑中表达,定位于胞质、线粒体基质和膜间间隙中(Zhang et al. 2005),并被认为可作为抗氧化剂和氧化还原依赖性伴侣(Zhou et al. 2006)。如发现黑质纹状体轴的氧化应激增加并且在PD患者的大脑中观察到的DJ-1的广泛氧化导致其失活和最终聚集(Choi et al. 2006)。与对照相比,果蝇中功能丧失和双缺失突变产生的多巴胺能神经元数量没有变化(Menzies et al. 2005;Meulener et al. 2005)。如在*PINK1*和*PARKIN*敲除小鼠中看到的,*DJ-1*敲除小鼠既不显示运动异常也不显示SNpc中多巴胺能神经元的损失(Goldberg et al. 2005;Andres-Mateos et al. 2007);然而,*DJ-1*突变小鼠对1-甲基-4-苯基-1,2,3,6-四氢吡啶(MPTP)毒性表现出增加的敏感性(Kim et al. 2005)。这表明*DJ-1*功能的丧失不直接导致PD,而是由于线粒体功能障碍导致的帕金森综合征易感性增加。

34.2.1.6 MitoPARK

最近创建的一种创新的PD动物啮齿类动物模型,使用条件敲除特定区域的方式对基因表达进行调整。为了实现这一目的,小鼠在特定的启动子,例如TH启动子的控制下表达cre重组酶(cre)以靶向所有儿茶酚胺神经元(Gelman et al. 2003;Lindeberg et al. 2004),或在DAT启动子控制下靶向DA能神经元(Zhuang et al. 2005;Backman et al. 2006;Turiault et al. 2007)。接下来通过将cre重组酶表达小鼠与基因floxed纯合子小鼠(即基因在染色体的两个转录本两端均有LoxP位点)杂交,来诱导繁殖特定基因缺失的小鼠。可以使用一系列floxed基因,然而,在MitoPark小鼠中,线粒体转录因子A(*Tfam*)基因被删除(Ekstrand et al. 2007)。由于细胞特异性失活*TFAM*,这些小鼠含有呼吸链缺陷的DA能神经元,会导致纹状体中DA能神经末梢变性和SNpc中进行性的DA能神经变性;这种改变在腹侧被盖区(VTA)中也能观察到。虽然如此,这导致黑质纹状体系统中DA水平的显著降低以及在PD中观察到的DA周转率的增加。另外，MitoPark 小鼠表现出在 L-DOPA 治疗后运动障碍减轻。然而，小鼠对治疗的反应差异取决于症状的进展，这让人联想到 PD 患者（Ekstrand et al. 2007）。最后，MitoPark 小鼠在退化神经元中出现包涵体，这类似于 PD 的标志物路易小体；不过这些内含物在 MitoPark *Snca–/–* 小鼠中不显示 SNCA 免疫反应性和形式。

这种创新性的新模型与许多其他模型相比具有很多优点。首先，只有多巴胺能神经元被靶向，这类似于毒素模型，如 6- 羟基多巴胺（6-OHDA）和 MPTP。其次，该模型具有可重复性和可靠性，具有完全的外显率和可忽略的变异性。最后，疾病进展的时间进程缓慢，允许与人 PD 相似的疾病进程的渐进性和慢性神经变性。但是，也存在一些缺点。其神经变性不限于仅 SNpc 的多巴胺能神经元，而且也出现于 VTA 内。由于表型发育缓慢（约 5 个月），动物护理的成本非常高，并且该模型需要复杂的育种方案，其中只有 25% 的后代具有所需的基因型（Ekstrand and Galter 2009）。另外，这个模型尚未确定诱导炎症的程度或抗感染治疗的效果。然而，该遗传模型已经推动了 PD 动物模型能力的边界。希望未来出现更新颖的模型逐渐对 PD 发病和进展进行更好的模拟。

34.2.2 PD 的神经毒性模型

最早创造 PD 动物模型的一些尝试是利用各种神经毒素而不是遗传学来再现表征 PD 的病理改变、行为异常和分子变化。最早的动物模型使用具有 DA 系统特异性作用的神经毒素，如 6-OHDA 和 MPTP（Schober 2004）。在将农药与 PD 发病率联系起来的联合研究之后（Ferraz et al. 1988；Ascherio et al. 2006），最近的毒素诱导模型使用了百草枯、鱼藤酮和代森锰等药物，以及蛋白酶体抑制剂如 epoxomicin 在全身暴露后引起更全面的毒性。通过专门的炎症驱动模型，脂多糖（LPS）中毒可导致慢性进行性 SNpc 特异性多巴胺能神经变性。尽管没有模型能概括人类所见到的疾病的每一个特征，但利用环境风险因素（神经毒素）的模型使研究人员能够更好地理解导致更普遍的帕金森病——散发性 PD 的分子事件。

34.2.2.1 6-OHDA

神经递质 DA 的羟化衍生物用于 40 多年前 PD 的第一个动物模型（Ungerstedt 1968）。因为 6-OHDA 不能穿过血 - 脑屏障（BBB），所以全身给药是无效的，因此需要通过立体定位将药物注射到中前脑束（median forebrain bundle，MFB）、纹状体或 SN 上以便正确靶向黑质 - 纹状体 - 多巴胺能途径（Javoy et al. 1976；Jonsson 1983）。注射后，6-OHDA 通过活性氧（ROS）和毒性奎宁的组合（Bove et al. 2005）不可逆地引起神经元死亡后 DA 损耗。注射进入 MFB 或 SN 导致在 24 小时内 DA 神经变性（Jeon et al. 1995），而纹状体内注射导致黑质纹状体神经元的渐进性逆行变性（Berger et al. 1991；Sauer and Oertel 1994；Przedborski et al. 1995）。6-OHDA 对儿茶酚胺神经元的特异性是由于 DA 和去甲肾上腺素转运蛋白优先摄取（Luthman et al. 1989）。在尿囊中，6-OHDA 仍保留在胞质中，导致通过产生 ROS 而使各种大分子失活（Cohen and Werner 1994）。与 PD 类似，6-OHDA 模型导致多巴胺能神经元死亡，而非多巴胺能神经元不受影响；然而，在这些动物的脑组织中未发现 LB 包涵体（Bove et al. 2005）。

虽然 6-OHDA 所引起的病理改变并不能准确地描述 PD，但是这种毒素仍然被广泛地用作半 PD 的老鼠模型来制备运动行为的改变。这种模型是通过将药物单侧注射到 SN 中形成的，将对侧作为对照（Ungerstedt 1971）。在这个模型中，多巴胺受体激动剂（如阿朴吗啡或安非他明）的全身给药能产生可定量的转圈行为，这取决于损伤程度（Ungerstedt and Arbuthnott 1970）。这种量化的运动行为已经成为筛选新型治疗药物的主要手段（Jiang et al. 1993），以及用作对基因治疗效果的评估（Bjorklund et al. 2002），或评估损伤的多巴胺通路的再生。

34.2.2.2 MPTP

1982 年，发现吸毒者发生了不可逆转的快速 PD 症状，这种症状与通常认为的由合成海洛因自我给药导致的散发性 PD 很难区分（Langston et al. 1983）。MPTP 是一种神经毒性污染物（图 34.1），这是在地下实验室非法合成 1- 甲基 -4- 苯基 -4- 丙酰氧基哌啶（MPPP）（哌替啶，Demerol）过程中偶然产生的副产物（Davis et al. 1979）。多年后，针对这些个体的死后研究显示，其 SN 中神经元严重损失，但缺少 LBs，这可能是由于这些个体的年轻年龄以及急性暴露于神经毒素造成的（Langston et al. 1999）。这一事件虽然悲惨，但促成了利用 MPTP 诱导啮齿类动物和非人灵长类动物模型的实验性多巴胺能神经变性（Langston et al. 1984；Markey et al. 1984；Langston and Irwin 1986；Kopin and Markey 1988）。

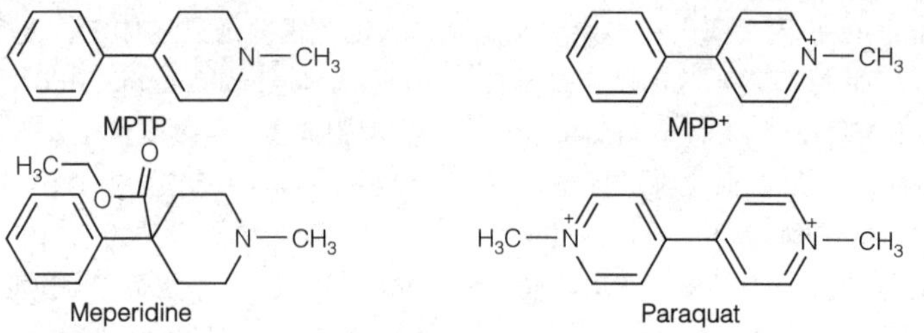

MPTP　MPP+　Meperidine　Paraquat

图 34.1 MPTP、哌替啶(meperidine)、MPP^+(1-甲基-4-苯基-2,3-二氢铱离子)和百草枯(paraquat)之间的结构相似性。哌替啶和污染物质 MPTP 之间只有轻微的差异,已被证明可用作构建 PD 模型;而百草枯中的第二个 N-甲基-吡啶鎓基团与 MPP^+ 的化学结构完全不同

MPTP 是一种前体毒素,并且具有高度亲脂性,使其能够在全身给药后轻松穿过血-脑屏障(Markey et al. 1984)。然后,MPTP 被星形胶质细胞和 5-羟色胺能神经元中的单胺氧化酶 B(MAO-B)氧化,形成活性毒性代谢物 1-甲基-4-苯基-2,3-二氢铱离子(MPP^+)。在释放到胞外空间后,通过 DAT 将 MPP^+ 选择性转运到 DA 能神经元中(Javitch et al. 1985;Mayer et al. 1986),在那它可能遭遇到以下 3 种命运。第一,它可以存在于胞质中与胞质中的负电荷分子相互作用(Klaidman et al. 1993);第二,它可以通过囊泡单胺转运蛋白-2(vesicular monoamine transporter-2,VMAT2)转运并且被隔离在突触小泡内(Liu et al. 1992);第三,由于线粒体跨膜电位,MPP^+ 可能集中于 DA 能神经元的线粒体内(Ramsay and Singer 1986)。尽管 MPP^+ 的囊泡隔离能保护细胞免于 MPTP 诱导的死亡(Liu et al. 1992),但运输到线粒体会允许 MPP^+ 抑制电子传递链复合物Ⅰ(Nicklas et al. 1985),这种抑制将迅速导致纹状体和腹侧中脑 ATP 产生减少(Chan et al. 1991;Fabre et al. 1999),以及神经元损伤增加和神经变性。此外,复合物Ⅰ的抑制可能通过破坏导致 ROS 产生的电子的流动而引起广泛的氧化应激,特别是超氧化物(Hasegawa et al. 1990,1997)。在中毒后,MPTP 给药也会在 SNpc 中立即引起显著的微胶质反应,从而使小胶质细胞发生神经炎症反应,起到促进多巴胺能神经变性事件和恶化病变发展的作用(Liberatore et al. 1999)。死后研究显示,在初次暴露于毒素多年后,这种小胶质细胞介导的炎症反应仍存在,这表明其主要作用在于通过诱导局部神经炎症而触发进行性的神经退行性病变。小胶质细胞不仅被激活,而且还表现出主要组织相容性复合体(MHC)和诱导型一氧化氮合酶(iNOS)的表达增加,并且在 MPTP 损伤后出现数量增加,表明其存在选择性招募或增殖(Kurkowska-Jastrzebska et al. 1999b)。此外,在 PD 患者和 MPTP 处理的小鼠中,$CD4^+$ 和 $CD8^+$ T 淋巴细胞大量流入 SNpc 和纹状体(KurkowskaJastrzebska et al. 1999a;Benner et al. 2004,2008;Brochard et al. 2009;Reynolds et al. 2010);以及免疫和 T 细胞缺陷小鼠中对 MPTP 的易感性丧失;此外,通过重建总淋巴细胞和 $CD4^+$ 淋巴细胞能恢复对 MPTP 的易感性(Benner et al. 2008;Brochard et al. 2009。这些结果提示适应性免疫系统和 T 细胞在多巴胺能神经变性中具有重要作用。大量数据清楚地表明诱导的和天然的 $CD4^+$ 调节性 T 细胞(Tregs)具有改善 MPTP 诱导的小神经胶质炎症反应的能力,并且实际上保护了整个黑质纹状体多巴胺能轴;包括多巴胺能黑质神经元胞体以及纹状体末端(Benner et al. 2004,2008;Boska et al. 2005,2007;Laurie et al. 2007;Reynolds et al. 2007,2008,2009a,b,2010;Kosloski et al. 2010;Hutter-Saunders et al. 2011)。MPTP 诱导的炎症还负责修饰脑炎蛋白,如 α-突触核蛋白和泛素,与炎症介质一起流向淋巴组织并激活抗原呈递细胞,这些细胞将修饰的自身抗原呈递给 T 细胞,导致逃避自我耐受性和抗原特异性效应 T 细胞的产生(Teffs)(Benner et al. 2008;Reynolds et al. 2009a,2010)。例如,N-α-syn 特异性 Th1 和 Th17 促炎性 Teffs 加剧 MPTP 诱导的炎症反应并使病变恶化,而 N-α-syn 特异性 Teffs 降低天然 Tregs 的抑制能力。然而,在 MPTP 模型中,这些 Teffs 在外源诱导的 Tregs 存在下加强 Treg 功能和神经元保护。因此,这些数据表明,先天性和适应性免疫系统及其对彼此的影响可能会显著影响 MPTP 模型中的神经变性和神经保护作用。

MPTP 动物模型复制了 PD 中的大部分病理特征,其中大部分来自猴子研究的对比数据(Forno et al. 1993),因为很少有人类 MPTP 病例被尸检。与 PD 相似,猴模型提示在壳核中多巴胺能神经末梢的优先退化(Moratalla et al. 1992)。对 MPTP 中毒的猴子和小鼠的研究表明，SNpc 中多巴胺能神经变性较 VTA 更为广泛（Herrero et al. 1993）。MPTP 中毒的猴子对 L-DOPA 和 DA 受体激动剂治疗反应良好（Langston and Irwin 1986）；然而，局部神经元内 LB 包涵体等 PD 的其他特征大多不存在。用微型泵进行的慢性 MPTP 注射已经被证明能产生细胞内包涵体，尽管这些与人脑组织中发现的 LB 不同（Fornai et al. 2005）。然而，在小鼠中使用 MPTP 显示在 PD 患者中也观察到的肠道神经系统（enteric nervous system，ENS）中的病理功能障碍。最近的研究表明 MPTP 中毒减少了这些动物中 TH 阳性肠道神经元的数量（Anderson et al. 2007；Natale et al. 2010），表明 MPTP 小鼠模型可能有助于探索 PD 的神经系统外病理学。

利用非人灵长类动物，针对 MPTP 模型进行治疗评估研究，借助电生理学研究 MPTP 治疗的猴子，发现 PD 运动功能障碍的主要原因是由于丘脑底核的过度活跃（Bergman et al. 1990）。这项初步研究推动了慢性高频刺激技术（深部脑刺激）的发展，该技术目前用于改善不再对 DA 替代疗法有反应的 PD 患者的运动功能（Limousin et al. 1998）。MPTP 在大鼠中的应用已被证实价值不大，因为用小鼠和灵长类动物的相似剂量的 MPTP 注射大鼠，几乎没有神经变性（Giovanni et al. 1994），这可能是由于 VMAT2 水平的差异。虽然小鼠对 MPTP 敏感，但敏感程度不如灵长类，因此需要高得多的单位重量等效剂量（Przedborski et al. 2001）。虽然 MPTP 猴模型对于评估新疗法是有价值的，但多种实践考虑使得 MPTP 模型更广泛地用于评估多巴胺能神经变性分子机制的研究中。

34.2.2.3　百草枯和代森锰

除草剂 1，1'- 二甲基 -4，4'- 联吡啶鎓（百草枯）具有与 MPP^+ 相当的结构（图 34.1），表明这种化学物质应该添加到可能的 PD 风险因子清单中（Di Monte et al. 1986）。虽然在结构上相似，百草枯在全身给药后并未定位于 DA 神经元中（Widdowson et al. 1996a，b），部分原因是其缺乏对 DAT 的选择性并且难以跨越 BBB（Shimizu et al. 2001）。无论如何，小鼠的全身给药引起 SNpc 中的多巴胺能神经变性以及诱导含有 SNCA 的包涵体形成（Manning-Bog et al. 2002；McCormack et al. 2002），其被认为是由于超氧自由基的产生（Day et al. 1999）。此外，百草枯给药后可观察到纹状体 DA 神经末梢的减少和运动行为的改变（Brooks et al. 1999）。亚乙基双二硫代氨基甲酸锰（maneb，代森锰）是一种杀真菌剂，它是多巴胺能神经元的疑似神经毒性剂。Maneb 和百草枯联合应用可以对小鼠多巴胺系统产生神经毒性作用（Thiruchelvam et al. 2000b）。此外，流行病学研究已经观察到，在相似的地理区域一起使用 maneb 和百草枯是普遍的，这表明大量的人可能会受到这些神经毒素的联合作用（Thiruchelvam et al. 2000a）。虽然百草枯可能不具有多巴胺特异性作用，但它在相对简单的系统给药后确实复制了许多 PD 特征，并且应该被证明是研究人 PD 的分子基础的有用模型。

34.2.2.4　鱼藤酮

作为一种从热带植物根中提取的天然细胞毒性化学物质，鱼藤酮被广泛用作鱼类毒素和杀虫剂。它具有高亲脂性，因此可以快速穿过包括 BBB 在内的细胞膜（Talpade et al. 2000）。以类似于 MPP^+ 的方式起作用，鱼藤酮结合并抑制线粒体中的复合物Ⅰ，防止电子从复合物Ⅰ向电子传递链中泛醌的移动。与 MPP^+ 不同，鱼藤酮对人体只有轻度毒性，并且由于其作为化合物时的不稳定性，在环境中表现出短的半衰期。向大鼠慢性低剂量静脉注射鱼藤酮会产生 PD 的特征，包括缓慢进展的多巴胺能神经变性（Betarbet et al. 2000）以及与 LB 相似的细胞内包涵体，两者均对 SNCA 和泛素具有免疫反应性（Betarbet et al. 2000；Sherer et al. 2003）。由于鱼藤酮可以进入大部分细胞，多巴胺能神经元的优先反应被认为是由于这些细胞对氧化应激的相对易感性。

相反，急性鱼藤酮中毒可以减少多巴胺神经元丢失（Ferrante et al. 1997），同时引起其他 CNS 神经元种类减少（Hoglinger et al. 2003）。这些发现对多巴胺能神经元的优先反应性的概念提出质疑，并提示鱼藤酮可能发挥更普遍的神经毒性。事实上，在注射鱼藤酮出现异常运动行为的大鼠中，观察到黑质多巴胺能神经元无损失或无显著损失，这一结果支持鱼藤酮超越黑质纹状体轴的作用范围（Lapointe et al. 2004），并提示鱼藤酮诱导的非 - 黑质神经元可能导致运动功能障碍。虽然啮齿类动物鱼藤酮模型概括了人 PD 的许多病理生理学特征，包括胃肠肌间神经元的丢失（Drolet et al. 2009），但鱼藤酮的使用导致相对低水平的多巴胺神经变性，在技术上比较困难而导致低重复性（Betarbet et al. 2000），并导致许多动物死于与 CNS 功能障碍截然不同的急性中毒。

34.2.2.5　环氧甲酮四肽蛋白酶体抑制剂

最近的一种啮齿类动物模型针对的是蛋白酶体

系统,目的是诱导神经元变性。全身施用蛋白酶体抑制剂 epoxomicin 后,大鼠表现出许多 PD 的关键特征,例如 SN 内的多巴胺能神经元变性,对 α-syn 和泛素具有免疫反应性的神经元内聚集体,以及纹状体中的多巴胺末端减少(McNaught et al. 2004)。相反,一项独立研究发现,全身施用 epoxomicin 对大鼠和猴子均无效(Kordower et al. 2006)。进一步的研究发现,立体定位注射蛋白酶体抑制剂可阻断已接受 MPP^+ 或鱼藤酮并在其神经元中产生 α-syn 包涵体的动物的多巴胺能神经元死亡(Sawada et al. 2004)。这些不一致的结果提示需要进一步探讨使用蛋白酶体抑制剂作为 PD 动物模型。

34.2.2.6 LPS

PD 大脑的死后分析以及一些流行病学研究表明,神经炎症在 PD 的发展中起着重要作用(McGeer et al. 1988;Liu 2006)。内毒素,如 LPS,已被证明可以驱动小胶质细胞免疫反应,导致广泛的炎症。由于神经元缺乏 TLR4(Lehnardt et al. 2003)的表达,这是导致信号转导的主要来源,LPS 对多巴胺能神经性神经变性没有明显的直接影响;因此,在动物模型中给予一定剂量的 LPS 产生的 PD 发病机制被认为是仅由炎症驱动的。为了直接研究炎症对诱导黑质纹状体多巴胺能神经变性的作用,已经创建了多种形式的 LPS 诱导模型。最早的体内 LPS 动物模型使用单次注射微克量级的 LPS 到大鼠的 SN 中,导致 SNpc 中多巴胺能神经元的明显损失(Lu et al. 2000)。注射这种内毒素引起神经元的急性但不可逆转的损失,而 SNpc 中非 DA 神经元的水平以及 VTA 中的多巴胺能神经元不受影响(Castano et al. 1998;Liu et al. 2000)。

为了产生更慢性的炎症,而能有更渐进的神经变性,使用微型泵将纳克量级的 LPS 递送给大鼠(Gao et al. 2002)。在 2 周的给药期间未观察到多巴胺神经元的损失,且在 4 周内仅检测到轻微的损失;然而,到 6 周,黑质多巴胺神经元的显著损失可以被检测到(McCoy et al. 2006)。这表明生命早期发生的短暂神经炎症可能导致在 SNpc 中延迟但渐进的多巴胺能神经变性。

最后,另一种 LPS 动物模型旨在了解内毒素的存在是否对黑质纹状体 DA 系统的胎儿发育有影响。这一概念源于一些妇女在怀孕期间患有宫颈细菌感染的发现,可能导致 LPS 和其他毒素对胎儿发育产生影响(Romero et al. 1989;Dammann and Leviton 1997)。在这个模型中,通过给予妊娠第 10.5 天的大鼠 LPS(Ling et al. 2002),出生后,这些幼崽的黑质多巴胺能神经元和多巴胺纹状体末梢数量显著减少。此外,在子宫内暴露 LPS 会增加幼崽对其他神经毒素如 6-OHDA 的敏感性(Ling et al. 2004)。总体而言,LPS PD 模型可能仍然是理解导致神经炎症并最终引起神经退行性变的潜在机制的重要系统。由于这种模式纯粹是由炎症驱动的,因此它在许多现有的动物 PD 模型中是独一无二的。

34.3 ALS 的动物模型

ALS 是一种成人期发病并迅速发展的神经退行性疾病,在运动皮质、脑干和脊髓中选择性缺失运动神经元,并导致瘫痪和最终死亡。大多数病例为散发性(sALS),没有任何明确的家族史。约 5%~10% 的 ALS 患者以常染色体显性遗传方式遗传了该家族性疾病(fALS)。fALS 和 sALS 患者都存在肌肉无力和萎缩,以及由于上运动神经元和下运动神经元的损失导致的痉挛状态。在瘫痪和呼吸肌功能丧失后,通常在初始临床症状后的 3~5 年内发展至死亡。由于 sALS 有许多可能的病因,目前的研究模型大多集中在遗传病因学上。尽管如此,大部分早期研究都是在人类和动物身上使用观察性或自发性 ALS 病例进行的,直到技术和知识允许使用更复杂的遗传操作模型(表 34.2)。

表 34.2 啮齿类动物 ALS 模型

动物模型	ALS 病理改变	ALS 症状	模型优点	模型缺点
环境因素的				
金属(铅,汞,铝,钙/镁)	前角运动神经元神经丝丢失	运动损伤	易于通过各种方式操作	结果间变异很大
毒素(IDPN,亚氨基二丙腈)	神经丝卷曲成球	轻微运动损伤	复制 ALS 中的球状物形成	仅有轻微运动损伤

续表

动物模型	ALS病理改变	ALS症状	模型优点	模型缺点
遗传学的				
Wobbler	神经元退化	摇晃步态;进展性运动减弱	进展性运动减弱;运动神经元丢失	大范围退行性变;没有ALS特征
Nmd/Pmn	进展性运动神经元丢失;肌肉萎缩	进行性麻痹;寿命缩短	在大鼠中出现ALS样特征	人类突变导致非ALS的不同疾病
SOD1	运动神经元丢失;神经原纤维形成	后肢乏力;瘫痪和死亡	特征明显,易于构建	治疗的结果不能用于人类疾病
FUS/TLS	无运动神经元丢失;进展性神经退行性变	早期死亡	果蝇中有肯定结果	非常早期的模型;仍无啮齿类动物模型
TDP-43	运动神经元丢失;包涵体形成	游泳样步态;体重减轻	在大鼠中表现出ALS样特征	结果来自过表达而不是突变体
VAPB	无运动丢失;TDP-43蛋白聚集	无运动表型;存活率正常	可能与TDP-43互相作用	无ALS特征
Dynactin	运动神经元丢失;包涵体形成	有运动表型	在大鼠表现出ALS样特征	早期模型;纯合子模型胚胎致死

来源:改编自 Terzioglu and Galter 2008。

34.3.1 早期的环境模型

早期的ALS模型是基于环境因素的,其中一些已知会导致人类疾病。在诸如铅、汞和铝等重金属或通过其他金属如钙和镁的缺乏而导致中毒后,动物可诱发类似ALS特征。铅中毒早就知道会引起人类ALS样综合征(Conradi et al. 1982)。这些患者表现出可以通过螯合剂改善的各种ALS特征。相反,没有铅暴露的经典ALS患者不能从这些药物中获益(Mitchell 1987)。Combault进行了一些关于动物铅中毒的研究,发现豚鼠末梢神经中髓磷脂普遍缺失(Combault 1880)。12年后,Nissl描述了铅中毒兔(Nissl 1892)中前角运动细胞的萎缩。而更多近期对大鼠和恒河猴的研究发现外周神经的脱髓鞘伴随着前角细胞出现如SN中一样的核内铅包涵体形成。

已有研究描述了一种模拟接触有机或无机汞的患者的ALS的综合征(Barber 1978;Adams et al. 1983),这推动了评估汞对运动神经元的影响的各种动物模型产生(Arvidson 1992;Pamphlett et al. 1998;Pamphlett and Kum-Jew 2001)。这些动物在背根神经节出现空泡形成,以及运动功能障碍,例如后腿乏力和后期轻微麻痹,但前角运动神经元没有损伤。铝也被用作神经纤维变性的模型。这种金属的使用导致大量的神经丝缠结、ALS样症状,以及腹侧角轴突中含神经纤维缠结球的形成(Troncoso et al. 1982)。西太平洋地区金属和微量元素的流行病学研究表明,运动神经元疾病的高发病率不仅表现出某些金属含量过高,而且表现出环境中钙和镁的缺乏(Garruto et al. 1984;Yase 1987)。被喂食低Ca/Mg饮食的大鼠表现出前角细胞变性以及令人联想到ALS的肌肉萎缩(Nakagawa et al. 1977),这表明环境缺乏导致这些金属从骨骼中迁移并最终导致运动神经元疾病。

除了在动物模型中使用金属诱导ALS样病变外,β,β1-亚氨基二丙腈(IDPN)等毒素给药会通过破坏正常的运动轴突运输而诱导类似的病理改变。接受IDPN的大鼠显示出近端轴突中的神经纤维堆积,导致球体(轴突肿胀)的形成和轴突远端部分的萎缩(Clark et al. 1980),这个模型中的球体形成类似于ALS患者的组织(Griffin and Price 1980)。尽管这些早期的基于环境因素的模型复制了ALS的一些特征,但它们已经基本上被替代更新为更相关的遗传模型,这些模型更加类似地概括了疾病特征。

34.3.2 遗传模型

正如研究人员发现ALS样症状与金属毒性的相关性一样,早期的许多遗传模型都是基于观察疾病进展和类似于ALS的病理学改变。20世纪60年代后期,摇摆性小鼠由爱丁堡动物遗传学研究所的自发突变产生。这些小鼠表现出进行性运动无力以及随着遗传背景而变化的“摇晃”步态和脑干及脊髓运动神经元的变性(Duchen et al. Strich 1968)。虽然最初被认为是一种好的 ALS 模型,但发现原发性神经变性比运动神经元更广泛(Rathke-Hartlieb et al. 1999),并证明其精子发生受到破坏(Heimann et al. 1991),并且功能未在人类 ALS 中出现。其他早期遗传模型包括“神经肌肉退化”(neuromuscular degeneration,Nmd)和“进行性运动神经元病变”(progressive motor neuronopathy,Pmn)小鼠模型,其显示由于自发突变引起的 ALS 样症状。Nmd 小鼠具有常染色体隐性突变,导致运动神经元丢失,最终导致肌肉萎缩(Cook et al. 1995)。这些小鼠逐渐瘫痪,并且存活不超过出生后 4 周。Pmn 小鼠在运动神经元轴突中显示出进行性神经变性,细胞体完好但早期死亡,很少存活超过 6~7 周(Schmalbruch et al. 1991)。尽管如此,人类中相同致病基因的基因突变引起的疾病和症状与 Nmd 和 Pmn 小鼠中所呈现的疾病和症状大不相同,表明这些模型并不是完全准确的 ALS 模型,但可能在其他疾病中有用。

在遗传学出现重大突破后,利用符合经典的孟德尔式 fALS 的患者基因组中发现的突变,一系列新的遗传模型被创造出来。事实上,这些突变已经在人类中引起 ALS,使得这些模型早于早期模型。随着 ALS 中更多的突变和相关基因被发现,研究人员引入相似模型或将可遗传的人类突变转移给动物。模型系统中使用的 ALS 风险相关的基因包括 *SOD1*、*FUS/TLS*、TAR、*TDP-43* DNA 结合蛋白、囊泡相关膜蛋白(*VAMP*)相关蛋白 B(*VAPB*)和 Dynactin(*DCNT1*);这些基因能部分重现 ALS 的病理改变和表型。

34.3.2.1 超氧化物歧化酶 1(*SOD1*)

在 fALS 中发现的第一个突变是 *SOD1* 基因中的 G93A 替换。研究人员通过在小鼠中过表达这种突变形式的人类 *SOD1*,创建了第一个转基因 ALS 模型(Gurney et al. 1994)。由此产生的表型包括导致瘫痪和最终死亡的进行性后肢无力,几乎完美的平行于人类疾病。相反,在过表达野生型 *SOD1* 的小鼠中没有观察到表型。在最初的 G93A 突变体之后,利用包括 G27R、G85R、G86R 和 D90A 在内的其他突变产生了许多其他的小鼠模型(Joyce et al. 2011);所有这些都显示出与 G93A 突变体的相似表型,表明有毒性“功能增益”。

正常的野生型 SOD1 酶使用铜将超氧化物转化为氧气和过氧化氢,而酶内的铜荷载则由特定的铜伴侣(CCS)完成。为了确定氧化功能的破坏是否是 SOD1 毒性产生的原因,研究人员将 G93A 突变体与缺乏 CCS 的基因敲除小鼠杂交(Subramaniam et al. 2002)。他们发现动物寿命没有变化,表明 *SOD1* 小鼠中毒性的起始因素不是氧化应激。此外,与铜结合的残基抑制 Cu^{2+} 复合物形成的位点特异性取代也未能减缓疾病进展,表明铜结合离子在毒性“功能获得”中不起重要作用。此外,在运动神经元或单独的神经胶质细胞中 *SOD1* 突变体形式的过表达不会导致运动表型(Gong et al. 2000;Pramatarova et al. 2001);表明细胞类型之间的相互作用是必需的。为了证明非神经元参与的必要性,一项研究使用了一种转基因小鼠,该小鼠中条件性敲入 G37R *SOD1* 基因,其组织特异性定位的 Cre 重组酶由胰岛素 -1 转录因子(Isl1)(一种在运动神经元和背根神经节及颅脑感觉神经节中表达的同源结构域转录因子)或 CD11b(在小胶质细胞表达)驱动(Boillee et al. 2006)。运动神经元表达 *SOD1* 导致早期疾病发作和疾病进展,而小胶质细胞 *SOD1* 的表达对早期疾病的影响不大,但显著影响晚期疾病进展。这些数据可通过定义不同类型细胞 *SOD1* 表达的情况来说明疾病的不同阶段,并且后者支持运动神经元变性的非细胞自主机制。最初的 G93A 突变小鼠一直是 ALS 研究的中流砥柱;然而,它最近受到了审查。一些研究人员提出,用这些小鼠观察到的表型是 SOD1 蛋白过表达(24 个拷贝的 *SOD1* 基因)而不是突变的影响(Shibata 2001)。在杰克逊实验室,当研究者使用 G93A 品系小鼠与同类小鼠杂交时,产生的 G93Ad1 或 G1del 品系发生了 G93A *SOD1* 拷贝数的自发丢失(Teuling et al. 2008),这些小鼠表现出运动神经元进行性丢失、星形胶质细胞增生和纤维变性,其仅携带 8~10 个人类 G93A 突变基因拷贝,并且在大约 30 周龄时才开始表现出延迟的进展表型(Alexander et al. 2004)。与最初在大约 90 天时出现早发症状的 G93A 突变体相比,其更类似于人 ALS 的表型。因此,这些小鼠可以更准确地模拟 ALS,或者至少在针对早期或临床前症状家族病例的治疗研究中证明是有利的。

新 ALS 治疗策略的评估几乎全部使用突变体 *SOD1* 模型。大鼠的转基因 G93A 和 H46R *SOD1* 突变因其较大的尺度,允许评估涉及脊髓的复杂实验过程,例如植入鞘内导管用于慢性治疗。然而,*SOD1* 突变模型可能不适合于评估治疗方式。在 3 个独立的研究中使用米诺环素,一种第三代四环素,来治疗

不同的突变体 *SOD1* 模型，显示其能抑制小胶质细胞激活，降低小胶质细胞活化水平，并增加存活率（Kriz et al. 2002；Van Den Bosch et al. 2002；Zhu et al. 2002）。然而，随后的临床研究显示其无效，实际上在 sALS 人类受试者中被认为是有害的（Gordon et al. 2007）。这对 *SOD1* 模型的有效性提出了质疑，然而，一些可能性或许是造成临床试验失败的原因。由于小鼠和人类的免疫系统和神经系统在很大程度上有所不同，因此小鼠的作用可能足够小，以致在相当大的和遗传异质性的人类队列中可能错过类似的作用，或者可能仅在家族病例中有效。另外，米诺环素治疗在小鼠发病之前开始，而临床试验使用于已经患有 ALS 的患者。总而言之，*SOD1* 小鼠一段时间可能仍然是 ALS 研究的中流砥柱，直到发现一种能更好地概括 ALS 的家族和散发形式，并能实现从啮齿类动物到人类的治疗药物的成功转化的模型。

34.3.2.2 *FUS/TLS* 基因

2009 年，两项独立研究报告 *FUS/TLS* 基因中的错义突变（R521C 和 H517Q）与 4%~5% 的 fALS 患者相关（Kwiatkowski et al. 2009；Vance et al. 2009）。在 293 个散发病例中没有发现 *FUS/TLS* 突变。FUS/TLS 蛋白被认为能调节转录和控制 RNA 代谢；因此基因敲除小鼠在出生后不久即死亡，并显示出异常的脊柱神经组织形态，但没有运动神经元的丢失（Hicks et al. 2000）。在写这篇文章的时候，虽然已经有初步的酵母突变和果蝇突变发现会导致进行性神经变性，但是没有可以过表达野生型或突变 *FUS/TLS* 的转基因啮齿类动物模型（Chen et al. 2011；Ju et al. 2011）。然而，这个模型是否完全在动物上复制了人类疾病尚未确定。

34.3.2.3 分子量为 43kD 的转录激活响应 DNA 结合蛋白（Transactivation Response DNA-Binding Protein with Molecular Weight 43kD，*TDP-43*）

最初，发现 *TDP-43* 是来自 sALS 患者组织内神经元包涵体的主要成分（Arai et al. 2006；Neumann et al. 2006）。最终，在 22 个无关家族以及 29 个散发病例中发现了 33 个不同的显性突变基因（Banks et al. 2008）。这些错义突变发生在蛋白质的 C 末端，存在于少于 5% 的家族病例中（Lagier-Tourenne and Cleveland 2009）。*TDP43* 的确切作用尚未完全了解，尽管它被认为在各种 RNA 相关过程中与 *FUS/TLS* 发生作用（Buratti and Baralle 2008）。在 mPrP 的控制下，A315T 突变型 *TDP-43* 在小鼠中的过表达会导致 3 个月后出现“游泳”步态和体重减轻（Wegorzewska et al. 2009），这是在脊髓背侧皮质和侧柱中蛋白质聚合物形成和随后的轴突退化的结果。

这些有害结果是否是由 *TDP-43* 的过表达或突变表达引起尚有争议，因为在 mPrP 控制下表达野生型 *TDP-43* 的小鼠尚未制备，但野生型基因在 Thy-1 启动子下的过表达会导致运动神经元丢失，并产生步态功能障碍以及核和胞质出现内含物（Wils et al. 2010）。这表明 *TDP-43* 的过表达，而不是突变，可能对神经毒性有足够的作用。尽管该模型的当前状态可能对 fALS 研究的用途有限，但是更复杂的方法（例如敲除 / 敲入模型）的未来发展可以解决该问题，并且创建更好的啮齿类动物模型以更好的概括 ALS 疾病特征。

34.3.2.4 囊泡相关的膜蛋白相关蛋白 B（Vesicle-Associated Membrane Protein-Associated Protein B）

在巴西的一个家庭中观察到一种缓慢的进展，晚发的非典型 ALS，该家族与 *VAPB* 基因中的错义突变有关（Nishimura et al. 2004）。在脑中过表达野生型或 P56S 突变体形式的 *VAPB* 的转基因小鼠既不表现运动障碍，也不改变存活率；然而，它们确实在运动神经元的细胞质中显示出 TDP-43 的累积（Tudor et al. 2010）。在果蝇中，人类 *VAPB* 基因（*DVAP*-33A）的同源突变的转基因表达会使其出现人类疾病的许多特征，包括神经元死亡和聚集体形成以及运动功能障碍（Chai et al. 2008）。这表明这些基因产物之间存在假定的相互作用，并且对这些效应的持续研究以及其他基因组合的影响可能证明其对 ALS 研究有所裨益。

34.3.2.5 Dynactin

欧洲家庭的成员患有常染色体显性迟发性运动神经元疾病，其被确定为与 *DCNT1* 的结合域中的 G59S 突变相关（Puls et al. 2003）。细胞培养实验中，这种“功能缺失”突变会导致 Dynactin 激活蛋白的功能阻断和最终聚集（Levy et al. 2006）。半合子 G59S Dynactin 小鼠在 10 个月龄后表现出类 ALS 样表型，在神经肌肉接头处大量积累蛋白质后丧失脊髓运动神经元（Lai et al. 2007）。然而，对这个系统的进一步研究对于评估它作为 ALS 模型的效用是必要的。

34.4 样品方案:急性 MPTP 中毒

在一个章节中详细介绍上述讨论的每一个动物模型所涉及的实验步骤是不可能的。因此,以更常用的 PD 动物模型之一——急性 MPTP 小鼠模型举例。实验分为两组,PBS 和 MPTP 处理。在注射后 7 天评估 MPTP 中毒对多巴胺能神经元的影响。尽管在此进行了简要讨论,但在开始使用这种神经毒剂前,应参考详细描述 MPTP 的方案和安全程序的参考文献(Przedborski et al. 2001;Jackson-Lewis and Przedborski 2007)。

注意:处理 MPTP 时应特别小心,因为它具有强神经毒性。由 MPTP 引起的高风险污染期是从最初注射直至 MPTP 及其代谢物不再在被处理的动物排泄物中发现的时间,通常是在 3 天后。然而,为预防起见,这个高风险期应该增加到 MPTP 注射后 5 天。暴露于 MPTP 的潜在风险是通过直接接触动物、动物笼的内表面、垫料和动物皮屑。实验应在仅指定用于 MPTP 的实验室内进行,包含化学通风橱和密封手套箱。在实验过程中,两名训练有素的研究者应始终在房间里。实验所需的个人防护装备包括:Tyvek® 套装、化学护目镜、双层手套、双层鞋套以及配有 HEPA 过滤器滤芯的化学呼吸器。MPTP 可以作为非挥发性盐酸盐缀合物从 Sigma Chemical Company(St.Louis,MO)购买。MPTP 在使用时应该溶解在溶剂中,并且按需配制,因为 MPTP 会在室温下氧化,且必须在配制 1 天后丢弃。MPTP 可以通过在水中使用 1% 漂白剂(次氯酸钠)溶液来中和。

34.5 一般程序

1. 在注射前至少 2 天将小鼠移入指定的 MPTP 实验室,允许动物适应并稳定可能受环境影响而改变的多巴胺能过程。在实验结束前每天进行动物健康检查。

2. MPTP 注射当天,记录每只小鼠的体重。每只小鼠的身份可以通过尾巴永久标记(例如,#3 小鼠作 3 个标记)。这些体重将用于计算所需 MPTP 溶液的量并确定每只小鼠的注射量。表 34.3 为使用于该示例的体重表范例。

表 34.3 MPTP 实验:小鼠体重

处理	笼号	小鼠编号	体重 /g	注射量 /μL
PBS	1	1	24.5	250
		2	19.8	200
		3	22.4	220
MPTP	2	1	21.8	220
		2	23.1	230
		3	20.6	210

3. 使用记录的小鼠重量,计算重量的 MPTP-HCl 的总量以及溶解盐所需的 PBS 的量。表 34.4 为用于步骤 2 中称重的 18mg MPTP/kg 小鼠体重(18mg/kg)小鼠剂量的样品计算电子表格。注意,MPTP 剂量基于来自 MPTP 的 MPTP 游离碱量 -HCl 盐;因此需要更多的 MPTP-HCl 来获得正确剂量的 MPTP 作为游离碱。例如,为了递送 18mg/kg 的 MPTP 游离碱,应该使用 21.12mg/kg 的 MPTP-HCl。

表 34.4 MPTP 实验:计算工作表

小鼠总数(MPTP+PBS)		MPTP 计算	
数量	6	MPTP 游离碱	18.0mg/kg
总重量	132g	MPTP-HCl	21.12mg/kg
平均重量	22.0g	理论上	5.53mg
		超过 10%	6.09mg
总 MPTP 处理小鼠		MPTP/PBS 浓度	2.11mg/mL
数量	3	溶解用 PBS 体积	2.9mL
总重量	66g	实际需要量	6.5mg
平均重量	21.8g	PBS 实际体积	3.1mL

4. 称出适量的 MPTP-HCl(注意游离碱与盐共轭物的计算结果)并溶解在适当体积的 PBS 中。所需 PBS 的体积应按 10mL/kg(10μL/g 体重)的 MPTP-HCl 的剂量计算。例如,为了递送 18mg/kg 剂量的 MPTP(21.12mg/kg 剂量的 MPTP-HCl),25g(0.025kg)小鼠应该接受 250μL 溶于 PBS 的 2.112mg/mL 的 MPTP-HCl 溶液。注射前溶液应无菌处理或通过 0.22μm 滤器。所有涉及 MPTP 粉末灭菌和过滤灭菌的操作应在戴手套的操作台内进行,并至少有一名受过培训的人员在场。MPTP 溶液准备好后,使用 1% 漂白剂对所有与粉末接触的物体进行去污染。

5. 对于急性 MPTP 中毒造模,在 8 小时内共给予 4 次注射。注射间隔时间 2 小时,腹膜内或皮下注射，同时交替注射部位（即在右腹部区域第一次注射，在左侧第二次注射）以降低注射部位的刺激。对照组小鼠用PBS以10mL/kg体重（10μL/g）的体积注射（参见注射体积，表34.3）。将接受MPTP注射的小鼠放到化学通风橱中，并预先配制好所需液体，进行MPTP注射。注射过程中，将老鼠放在笼子上或台面上铺吸收纸以吸收排泄物或任何滴落或溢出的MPTP溶液。注射完成后，使用1%漂白剂对所有与MPTP溶液接触的材料进行去污染，并作为生物危害物进行处理。

6. 除非经批准的IACUC协议另有规定，注射MPTP的动物应在注射后至少5天内保持在同一笼内。5天后，可将小鼠转移到新笼子中，并且旧笼子必须净化。净化旧笼可用1%漂白剂在笼子的内部和外部喷洒，并用适量1%漂白剂浸泡污染的敷料24小时，然后将敷料作为生物危害材料处理，并清洗笼子。

针对上述例子，MPTP和PBS处理过的小鼠在治疗后的第7天，使用200mg/kg的戊巴比妥钠进行腹腔内麻醉，并用PBS经心脏灌注，然后用4%多聚甲醛灌注。将脑取出并在4%多聚甲醛/PBS中固定24小时。将固定的脑在30%蔗糖/PBS中沉糖，冷冻保存48小时，包埋入OCT中，在切片前保持在-80℃。将OCT包埋的脑用"冷冻切片机"切取30μm厚的切片。收集切片，采取浮片法用兔IgG抗TH抗体处理组织，然后用生物素化的山羊IgG抗兔IgG和过氧化物酶结合的生物素-抗生物素蛋白复合物（ABC Kit # PK4000，Vector Laboratories）免疫染色。用3,3'-二氨基联苯胺（DAB）显现表达酪氨酸羟化酶的黑质神经元或纹状体末端。将免疫染色的切片用0.1%硫堇/醋酸盐缓冲液复染尼氏体，脱水，透明，干燥，并盖上盖玻片。通过体视学分析评估黑质TH^+ $Nissl^+$神经元的数量（参见第4章），并且通过数字图像分析来评估纹状体中TH^+神经元末端的密度。免疫组织化学结果显示，与PBS对照组相比（图34.2a）（见文末彩图），在MPTP中毒后7天，MPTP处理的小鼠纹状体中SNpc和TH^+末端的TH^+神经元数目明显耗尽。体视学分析证实SN中的观察结果显示，与PBS对照组小鼠相比，来自MPTP处理的小鼠的SN中TH^+ $Nissl^+$神经元的数量耗尽超过60%（图34.2b）。同样，光密度分析显示，与PBS对照相比，MPTP处理后纹状体中TH^+末端的密度丢失（图34.2c）。

34.6 结论

PD和ALS存在许多利用遗传或环境因素的动物模型，用于研究疾病的病理学过程或评估新的治疗策略。最初，动物模型是通过将环境毒素与疾病发病机制相关联的相关发现创建的。对于PD，基于早期毒素的模型（6-OHDA和MPTP）直接靶向DA系统，而最近的环境模型会导致更全面的毒性（百草枯、鱼藤酮或epoxomicin）或重演由炎症（LPS）驱动的多巴

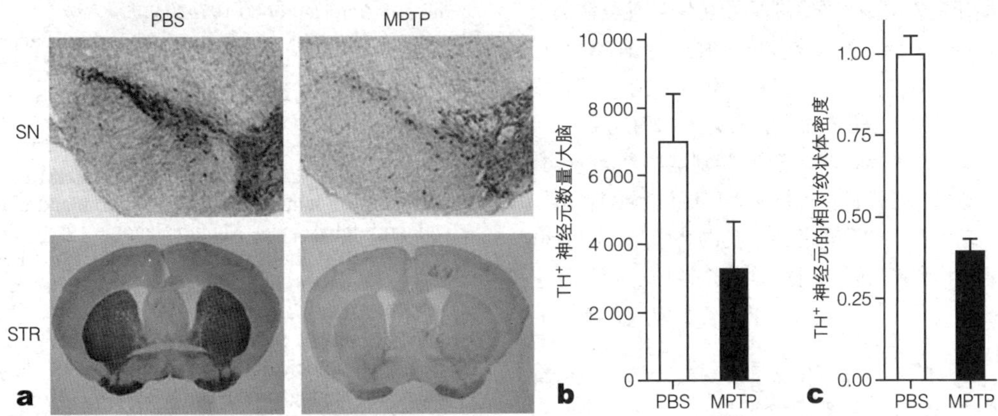

图34.2　MPTP中毒后的黑质和纹状体变性。（a）治疗后第7天获得的用PBS或MPTP处理的小鼠的黑质（SN）和纹状体（STR）的TH-免疫染色切片的显微照片。（b）用PBS或MPTP处理的小鼠的SNpc中存活的TH^+神经元的体视学量化。数值代表TH^+神经元的平均数±标准差。（c）纹状体内TH^+末端的密度测定分析。数值表示相对于PBS组纹状体密度的平均相对百分比±标准差。（LM Kosloski和HE Gendelman，内布拉斯加大学医学中心，未发表的数据，2013）

胺能神经变性。这些已被证明对研究特发性 PD 的黑质纹状体破坏非常有价值。ALS 以毒素为基础的模型对研究帮助不大,这些模型试图使用重金属(铅、汞或铝)或其他金属(钙和镁)缺乏产生中毒,目前已被放弃,以支持更新和更相关的基因模型以更准确地模拟疾病特征。

对于 PD 和 ALS,在患有家族性疾病的患者的基因组中发现的突变,已经推动了基因模型的建立,这些基因模型利用了各种疾病相关基因的过表达、敲低或突变。常染色体显性遗传基因(*SNCA* 或 *LRRK2*)的功能获得性突变和过表达或常染色体隐性基因(*PARKIN*,*PINK1* 或 *DJ-1*)的敲除和功能缺失突变导致 DA 能神经元丢失、LB 包涵体和轻度运动障碍;符合 PD 的病理特征。此外,使用 MitoPARK 模型的区域或神经元特异性基因修饰允许在特定区域(如 SNpc 或纹状体)直接靶向 DA 系统。为了概括 ALS 特征而创建的最早的遗传动物模型涉及 *SOD1* 的开发,然而,由于其在基础科学和转化 ALS 研究中的应用,现今仍然被广泛使用。更新的模型揭示了导致 fALS 病例中发现的最新基因靶点(*FUS/TLS*,*TDP-43*,*VAPB* 或 *DCNT1*)。这些模型是否能完全在动物身上重现人类疾病还有待确定。

过去 40 多年来,许多动物模型的发展对 PD 和 ALS 研究产生了深远的影响。尽管许多未能概括出人类疾病,但最近的几种模型能够再现一些运动和病理性改变。然而,目前的动物模型都没有完全模拟 PD 或 ALS 的发病或病因,进展和病理学;因此,从使用这些动物模型的研究结果中只能获得部分见解。进一步开发模型的工作仍然需要更密切地复制大多数(如果不是全部的话)该疾病的临床特征。理想的疾病动物模型应具有如下特征:相对便宜且维护简单、对研究人员无毒害、显示出良好的结构效度、并且具备人类疗法的良好转化前景;特别是如果全身给药后动物会出现慢性进行性疾病表型更佳。尽管如此,目前的动物模型仍作为相应人类的替代品,为 PD 和 ALS 的转化和基础科学研究提供了宝贵的工具。

(张金宁 黄河 译)

参考文献

Abeliovich A, Schmitz Y, Farinas I, Choi-Lundberg D, Ho WH, Castillo PE, Shinsky N, Verdugo JM, Armanini M, Ryan A, Hynes M, Phillips H, Sulzer D, Rosenthal A (2000) Mice lacking alpha-synuclein display functional deficits in the nigrostriatal dopamine system. Neuron 25:239–252

Adams CR, Ziegler DK, Lin JT (1983) Mercury intoxication simulating amyotrophic lateral sclerosis. JAMA 250:642–643

Alexander GM, Erwin KL, Byers N, Deitch JS, Augelli BJ, Blankenhorn EP, Heiman-Patterson TD (2004) Effect of transgene copy number on survival in the G93A SOD1 transgenic mouse model of ALS. Brain Res Mol Brain Res 130:7–15

Anderson G, Noorian AR, Taylor G, Anitha M, Bernhard D, Srinivasan S, Greene JG (2007) Loss of enteric dopaminergic neurons and associated changes in colon motility in an MPTP mouse model of Parkinson's disease. Exp Neurol 207:4–12

Andres-Mateos E, Perier C, Zhang L, Blanchard-Fillion B, Greco TM, Thomas B, Ko HS, Sasaki M, Ischiropoulos H, Przedborski S, Dawson TM, Dawson VL (2007) DJ-1 gene deletion reveals that DJ-1 is an atypical peroxiredoxin-like peroxidase. Proc Natl Acad Sci U S A 104:14807–14812

Andres-Mateos E, Mejias R, Sasaki M, Li X, Lin BM, Biskup S, Zhang L, Banerjee R, Thomas B, Yang L, Liu G, Beal MF, Huso DL, Dawson TM, Dawson VL (2009) Unexpected lack of hypersensitivity in LRRK2 knock-out mice to MPTP (1-methyl-4-phenyl-1,2,3,6-tetrahydropyridine). J Neurosci 29:15846–15850

Arai T, Hasegawa M, Akiyama H, Ikeda K, Nonaka T, Mori H, Mann D, Tsuchiya K, Yoshida M, Hashizume Y, Oda T (2006) TDP-43 is a component of ubiquitin-positive tau-negative inclusions in frontotemporal lobar degeneration and amyotrophic lateral sclerosis. Biochem Biophys Res Commun 351:602–611

Arvidson B (1992) Accumulation of inorganic mercury in lower motoneurons of mice. Neurotoxicology 13:277–280

Ascherio A, Chen H, Weisskopf MG, O'Reilly E, McCullough ML, Calle EE, Schwarzschild MA, Thun MJ (2006) Pesticide exposure and risk for Parkinson's disease. Ann Neurol 60:197–203

Backman CM, Malik N, Zhang Y, Shan L, Grinberg A, Hoffer BJ, Westphal H, Tomac AC (2006) Characterization of a mouse strain expressing Cre recombinase from the 3′ untranslated region of the dopamine transporter locus. Genesis 44:383–390

Banks GT, Kuta A, Isaacs AM, Fisher EM (2008) TDP-43 is a culprit in human neurodegeneration, and not just an innocent bystander. Mamm Genome 19:299–305

Barber TE (1978) Inorganic mercury intoxication reminiscent of amyotrophic lateral sclerosis. J Occup Med 20:667–669

Bartels T, Choi JG, Selkoe DJ (2011) Alpha-synuclein occurs physiologically as a helically folded tetramer that resists aggregation. Nature 477:107–110

Benner EJ, Mosley RL, Destache CJ, Lewis TB, Jackson-Lewis V, Gorantla S, Nemachek C, Green SR, Przedborski S, Gendelman HE (2004) Therapeutic immunization protects dopaminergic neurons in a mouse model of Parkinson's disease. Proc Natl Acad Sci U S A 101:9435–9440

Benner EJ, Banerjee R, Reynolds AD, Sherman S, Pisarev

VM, Tsiperson V, Nemachek C, Ciborowski P, Przedborski S, Mosley RL, Gendelman HE (2008) Nitrated alpha-synuclein immunity accelerates degeneration of nigral dopaminergic neurons. PLoS One 3:e1376

Berger K, Przedborski S, Cadet JL (1991) Retrograde degeneration of nigrostriatal neurons induced by intrastriatal 6-hydroxydopamine injection in rats. Brain Res Bull 26:301–307

Bergman H, Wichmann T, DeLong MR (1990) Reversal of experimental parkinsonism by lesions of the subthalamic nucleus. Science 249:1436–1438

Betarbet R, Sherer TB, MacKenzie G, Garcia-Osuna M, Panov AV, Greenamyre JT (2000) Chronic systemic pesticide exposure reproduces features of Parkinson's disease. Nat Neurosci 3:1301–1306

Biskup S, Moore DJ, Celsi F, Higashi S, West AB, Andrabi SA, Kurkinen K, Yu SW, Savitt JM, Waldvogel HJ, Faull RL, Emson PC, Torp R, Ottersen OP, Dawson TM, Dawson VL (2006) Localization of LRRK2 to membranous and vesicular structures in mammalian brain. Ann Neurol 60:557–569

Bjorklund LM, Sanchez-Pernaute R, Chung S, Andersson T, Chen IY, McNaught KS, Brownell AL, Jenkins BG, Wahlestedt C, Kim KS, Isacson O (2002) Embryonic stem cells develop into functional dopaminergic neurons after transplantation in a Parkinson rat model. Proc Natl Acad Sci U S A 99:2344–2349

Boillee S, Yamanaka K, Lobsiger CS, Copeland NG, Jenkins NA, Kassiotis G, Kollias G, Cleveland DW (2006) Onset and progression in inherited ALS determined by motor neurons and microglia. Science 312:1389–1392

Bonifati V, Rizzu P, van Baren MJ, Schaap O, Breedveld GJ, Krieger E, Dekker MC, Squitieri F, Ibanez P, Joosse M, van Dongen JW, Vanacore N, van Swieten JC, Brice A, Meco G, van Duijn CM, Oostra BA, Heutink P (2003) Mutations in the DJ-1 gene associated with autosomal recessive early-onset parkinsonism. Science 299:256–259

Bonifati V, Oostra BA, Heutink P (2004) Linking DJ-1 to neurodegeneration offers novel insights for understanding the pathogenesis of Parkinson's disease. J Mol Med (Berl) 82:163–174

Boska MD, Lewis TB, Destache CJ, Benner EJ, Nelson JA, Uberti M, Mosley RL, Gendelman HE (2005) Quantitative 1H magnetic resonance spectroscopic imaging determines therapeutic immunization efficacy in an animal model of Parkinson's disease. J Neurosci 25:1691–1700

Boska MD, Hasan KM, Kibuule D, Banerjee R, McIntyre E, Nelson JA, Hahn T, Gendelman HE, Mosley RL (2007) Quantitative diffusion tensor imaging detects dopaminergic neuronal degeneration in a murine model of Parkinson's disease. Neurobiol Dis 26: 590–596

Bove J, Prou D, Perier C, Przedborski S (2005) Toxin-induced models of Parkinson's disease. NeuroRx 2:484–494

Brochard V, Combadiere B, Prigent A, Laouar Y, Perrin A, Beray-Berthat V, Bonduelle O, Alvarez-Fischer D, Callebert J, Launay JM, Duyckaerts C, Flavell RA, Hirsch EC, Hunot S (2009) Infiltration of CD4+ lymphocytes into the brain contributes to neurodegeneration in a mouse model of Parkinson disease. J Clin Invest 119:182–192

Brooks AI, Chadwick CA, Gelbard HA, Cory-Slechta DA, Federoff HJ (1999) Paraquat elicited neurobehavioral syndrome caused by dopaminergic neuron loss. Brain Res 823:1–10

Buratti E, Baralle FE (2008) Multiple roles of TDP-43 in gene expression, splicing regulation, and human disease. Front Biosci 13:867–878

Castano A, Herrera AJ, Cano J, Machado A (1998) Lipopolysaccharide intranigral injection induces inflammatory reaction and damage in nigrostriatal dopaminergic system. J Neurochem 70:1584–1592

Chai A, Withers J, Koh YH, Parry K, Bao H, Zhang B, Budnik V, Pennetta G (2008) HVAPB, the causative gene of a heterogeneous group of motor neuron diseases in humans, is functionally interchangeable with its Drosophila homologue DVAP-33A at the neuromuscular junction. Hum Mol Genet 17:266–280

Chan P, DeLanney LE, Irwin I, Langston JW, Di Monte D (1991) Rapid ATP loss caused by 1-methyl-4-phenyl-1,2,3,6-tetrahydropyridine in mouse brain. J Neurochem 57:348–351

Chan P, Tanner CM, Jiang X, Langston JW (1998) Failure to find the alpha-synuclein gene missense mutation (G209A) in 100 patients with younger onset Parkinson's disease. Neurology 50:513–514

Chen Y, Yang M, Deng J, Chen X, Ye Y, Zhu L, Liu J, Ye H, Shen Y, Li Y, Rao EJ, Fushimi K, Zhou X, Bigio EH, Mesulam M, Xu Q, Wu JY (2011) Expression of human FUS protein in Drosophila leads to progressive neurodegeneration. Protein Cell 2:477–486

Choi J, Sullards MC, Olzmann JA, Rees HD, Weintraub ST, Bostwick DE, Gearing M, Levey AI, Chin LS, Li L (2006) Oxidative damage of DJ-1 is linked to sporadic Parkinson and Alzheimer diseases. J Biol Chem 281:10816–10824

Clark AW, Griffin JW, Price DL (1980) The axonal pathology in chronic IDPN intoxication. J Neuropathol Exp Neurol 39:42–55

Clark IE, Dodson MW, Jiang C, Cao JH, Huh JR, Seol JH, Yoo SJ, Hay BA, Guo M (2006) Drosophila pink1 is required for mitochondrial function and interacts genetically with parkin. Nature 441:1162–1166

Cohen G, Werner P (1994) Free radicals, oxidative stress, and neurodegeneration. In: Calne DB (ed) Neurodegenerative diseases. W.B. Saunders, Philadelphia, pp 139–161

Combault M (1880) Contribution a l'etude anatomique de la n'evite parenchymateuse subaigue et chronique: n'evite segmentaire p'eri-axile. Arch Neurol (Paris) 1:11–38

Conradi S, Ronnevi LO, Narris FH (1982) Motor neuron disease and toxic metals. In: Rowland LP (ed) Human motor neuron disease. Raven, New York, pp 201–231

Cook SA, Johnson KR, Bronson RT, Davisson MT (1995) Neuromuscular degeneration (nmd): a mutation on mouse chromosome 19 that causes motor neuron degeneration. Mamm Genome 6:187–191

Cookson MR (2005) The biochemistry of Parkinson's disease. Annu Rev Biochem 74:29–52

Dammann O, Leviton A (1997) Does prepregnancy bacterial vaginosis increase a mother's risk of having a preterm infant with cerebral palsy? Dev Med Child Neurol 39:836–840

Davis GC, Williams AC, Markey SP, Ebert MH, Caine ED, Reichert CM, Kopin IJ (1979) Chronic parkinsonism secondary to intravenous injection of meperidine analogues. Psychiatry Res 1:249–254

Day BJ, Patel M, Calavetta L, Chang LY, Stamler JS (1999) A mechanism of paraquat toxicity involving nitric oxide synthase. Proc Natl Acad Sci U S A 96:12760–12765

Di Monte D, Sandy MS, Ekstrom G, Smith MT (1986) Comparative studies on the mechanisms of paraquat and 1-methyl-4-phenylpyridine (MPP+) cytotoxicity. Biochem Biophys Res Commun 137:303–309

Drolet RE, Cannon JR, Montero L, Greenamyre JT (2009) Chronic rotenone exposure reproduces Parkinson's disease gastrointestinal neuropathology. Neurobiol Dis 36:96–102

Duchen LW, Strich SJ (1968) An hereditary motor neurone disease with progressive denervation of muscle in the mouse: the mutant 'wobbler'. J Neurol Neurosurg Psychiatry 31:535–542

Ekstrand MI, Galter D (2009) The MitoPark mouse—an animal model of Parkinson's disease with impaired respiratory chain function in dopamine neurons. Parkinsonism Relat Disord 15(suppl 3):S185–S188

Ekstrand MI, Terzioglu M, Galter D, Zhu S, Hofstetter C, Lindqvist E, Thams S, Bergstrand A, Hansson FS, Trifunovic A, Hoffer B, Cullheim S, Mohammed AH, Olson L, Larsson NG (2007) Progressive parkinsonism in mice with respiratory-chain-deficient dopamine neurons. Proc Natl Acad Sci U S A 104:1325–1330

Fabre E, Monserrat J, Herrero A, Barja G, Leret ML (1999) Effect of MPTP on brain mitochondrial H_2O_2 and ATP production and on dopamine and DOPAC in the striatum. J Physiol Biochem 55:325–331

Farrer M, Maraganore DM, Lockhart P, Singleton A, Lesnick TG, de Andrade M, West A, de Silva R, Hardy J, Hernandez D (2001) Alpha-synuclein gene haplotypes are associated with Parkinson's disease. Hum Mol Genet 10:1847–1851

Feany MB, Bender WW (2000) A Drosophila model of Parkinson's disease. Nature 404:394–398

Ferrante RJ, Schulz JB, Kowall NW, Beal MF (1997) Systemic administration of rotenone produces selective damage in the striatum and globus pallidus, but not in the substantia nigra. Brain Res 753:157–162

Ferraz HB, Bertolucci PH, Pereira JS, Lima JG, Andrade LA (1988) Chronic exposure to the fungicide maneb may produce symptoms and signs of CNS manganese intoxication. Neurology 38:550–553

Fleming SM, Fernagut PO, Chesselet MF (2005) Genetic mouse models of parkinsonism: strengths and limitations. NeuroRx 2:495–503

Fornai F, Schluter OM, Lenzi P, Gesi M, Ruffoli R, Ferrucci M, Lazzeri G, Busceti CL, Pontarelli F, Battaglia G, Pellegrini A, Nicoletti F, Ruggieri S, Paparelli A, Sudhof TC (2005) Parkinson-like syndrome induced by continuous MPTP infusion: convergent roles of the ubiquitin-proteasome system and alpha-synuclein. Proc Natl Acad Sci U S A 102:3413–3418

Forno LS, DeLanney LE, Irwin I, Langston JW (1993) Similarities and differences between MPTP-induced parkinsonism and Parkinson's disease. Neuropathologic considerations. Adv Neurol 60:600–608

Galter D, Westerlund M, Carmine A, Lindqvist E, Sydow O, Olson L (2006) LRRK2 expression linked to dopamine-innervated areas. Ann Neurol 59:714–719

Gandhi S, Muqit MM, Stanyer L, Healy DG, Abou-Sleiman PM, Hargreaves I, Heales S, Ganguly M, Parsons L, Lees AJ, Latchman DS, Holton JL, Wood NW, Revesz T (2006) PINK1 protein in normal human brain and Parkinson's disease. Brain 129:1720–1731

Gao HM, Jiang J, Wilson B, Zhang W, Hong JS, Liu B (2002) Microglial activation-mediated delayed and progressive degeneration of rat nigral dopaminergic neurons: relevance to Parkinson's disease. J Neurochem 81:1285–1297

Garruto R, Yanagihara R, Gajdusek D, Arion D (1984) Concentrations of trace and essential elements in garden soil and drinking water in the Western Pacific. National Taiwan University Press, Taipei

Gasser T (2009) Molecular pathogenesis of Parkinson disease: insights from genetic studies. Expert Rev Mol Med 11:e22

Gelman DM, Noain D, Avale ME, Otero V, Low MJ, Rubinstein M (2003) Transgenic mice engineered to target Cre/loxP-mediated DNA recombination into catecholaminergic neurons. Genesis 36:196–202

George JM, Jin H, Woods WS, Clayton DF (1995) Characterization of a novel protein regulated during the critical period for song learning in the zebra finch. Neuron 15:361–372

Gilks WP, Abou-Sleiman PM, Gandhi S, Jain S, Singleton A, Lees AJ, Shaw K, Bhatia KP, Bonifati V, Quinn NP, Lynch J, Healy DG, Holton JL, Revesz T, Wood NW (2005) A common LRRK2 mutation in idiopathic Parkinson's disease. Lancet 365:415–416

Giovanni A, Sonsalla PK, Heikkila RE (1994) Studies on species sensitivity to the dopaminergic neurotoxin 1-methyl-4-phenyl-1,2,3,6-tetrahydropyridine. Part 2: central administration of 1-methyl-4-phenylpyridinium. J Pharmacol Exp Ther 270:1008–1014

Gispert S et al (2009) Parkinson phenotype in aged PINK1-deficient mice is accompanied by progressive mitochondrial dysfunction in absence of neurodegeneration. PLoS One 4:e5777

Gloeckner CJ, Kinkl N, Schumacher A, Braun RJ, O'Neill E, Meitinger T, Kolch W, Prokisch H, Ueffing M (2006) The Parkinson disease causing LRRK2 mutation I2020T is associated with increased kinase activity. Hum Mol Genet 15:223–232

Goldberg MS, Fleming SM, Palacino JJ, Cepeda C, Lam HA, Bhatnagar A, Meloni EG, Wu N, Ackerson LC, Klapstein GJ, Gajendiran M, Roth BL, Chesselet MF, Maidment NT, Levine MS, Shen J (2003) Parkin-deficient mice exhibit nigrostriatal deficits but not loss of dopaminergic neurons. J Biol Chem

278:43628–43635

Goldberg MS, Pisani A, Haburcak M, Vortherms TA, Kitada T, Costa C, Tong Y, Martella G, Tscherter A, Martins A, Bernardi G, Roth BL, Pothos EN, Calabresi P, Shen J (2005) Nigrostriatal dopaminergic deficits and hypokinesia caused by inactivation of the familial parkinsonism-linked gene DJ-1. Neuron 45:489–496

Gong YH, Parsadanian AS, Andreeva A, Snider WD, Elliott JL (2000) Restricted expression of G86R Cu/Zn superoxide dismutase in astrocytes results in astrocytosis but does not cause motoneuron degeneration. J Neurosci 20:660–665

Gordon PH, Moore DH, Miller RG, Florence JM, Verheijde JL, Doorish C, Hilton JF, Spitalny GM, MacArthur RB, Mitsumoto H, Neville HE, Boylan K, Mozaffar T, Belsh JM, Ravits J, Bedlack RS, Graves MC, McCluskey LF, Barohn RJ, Tandan R (2007) Efficacy of minocycline in patients with amyotrophic lateral sclerosis: a phase III randomised trial. Lancet Neurol 6:1045–1053

Greene JC, Whitworth AJ, Kuo I, Andrews LA, Feany MB, Pallanck LJ (2003) Mitochondrial pathology and apoptotic muscle degeneration in Drosophila parkin mutants. Proc Natl Acad Sci U S A 100:4078–4083

Griffin J, Price D (1980) Proximal axonopathies induced by toxic chemicals. In: Spencer P, Schaumburg H (eds) Experimental and clinical neurotoxicology. Williams and Wilkins, Baltimore, pp 161–178

Gurney ME, Pu H, Chiu AY, Dal Canto MC, Polchow CY, Alexander DD, Caliendo J, Hentati A, Kwon YW, Deng HX et al (1994) Motor neuron degeneration in mice that express a human Cu, Zn superoxide dismutase mutation. Science 264:1772–1775

Hasegawa E, Takeshige K, Oishi T, Murai Y, Minakami S (1990) 1-Methyl-4-phenylpyridinium (MPP+) induces NADH-dependent superoxide formation and enhances NADH-dependent lipid peroxidation in bovine heart submitochondrial particles. Biochem Biophys Res Commun 170:1049–1055

Hasegawa E, Kang D, Sakamoto K, Mitsumoto A, Nagano T, Minakami S, Takeshige K (1997) A dual effect of 1-methyl-4-phenylpyridinium (MPP+)-analogs on the respiratory chain of bovine heart mitochondria. Arch Biochem Biophys 337:69–74

Hatano Y, Li Y, Sato K, Asakawa S, Yamamura Y, Tomiyama H, Yoshino H, Asahina M, Kobayashi S, Hassin-Baer S, Lu CS, Ng AR, Rosales RL, Shimizu N, Toda T, Mizuno Y, Hattori N (2004) Novel PINK1 mutations in early-onset parkinsonism. Ann Neurol 56:424–427

Healy DG et al (2008) Phenotype, genotype, and worldwide genetic penetrance of LRRK2-associated Parkinson's disease: a case-control study. Lancet Neurol 7:583–590

Heimann P, Laage S, Jockusch H (1991) Defect of sperm assembly in a neurological mutant of the mouse, wobbler (WR). Differentiation 47:77–83

Herrero MT, Hirsch EC, Kastner A, Ruberg M, Luquin MR, Laguna J, Javoy-Agid F, Obeso JA, Agid Y (1993) Does neuromelanin contribute to the vulnerability of catecholaminergic neurons in monkeys intoxicated with MPTP? Neuroscience 56:499–511

Hicks GG, Singh N, Nashabi A, Mai S, Bozek G, Klewes L, Arapovic D, White EK, Koury MJ, Oltz EM, Van Kaer L, Ruley HE (2000) Fus deficiency in mice results in defective B-lymphocyte development and activation, high levels of chromosomal instability and perinatal death. Nat Genet 24:175–179

Hoglinger GU, Feger J, Prigent A, Michel PP, Parain K, Champy P, Ruberg M, Oertel WH, Hirsch EC (2003) Chronic systemic complex I inhibition induces a hypokinetic multisystem degeneration in rats. J Neurochem 84:491–502

Hutter-Saunders JA, Mosley RL, Gendelman HE (2011) Pathways towards an effective immunotherapy for Parkinson's disease. Expert Rev Neurother 11:1703–1715

Imai Y, Gehrke S, Wang HQ, Takahashi R, Hasegawa K, Oota E, Lu B (2008) Phosphorylation of 4E-BP by LRRK2 affects the maintenance of dopaminergic neurons in Drosophila. EMBO J 27:2432–2443

Itier JM et al (2003) Parkin gene inactivation alters behaviour and dopamine neurotransmission in the mouse. Hum Mol Genet 12:2277–2291

Jackson-Lewis V, Przedborski S (2007) Protocol for the MPTP mouse model of Parkinson's disease. Nat Protoc 2:141–151

Javitch JA, D'Amato RJ, Strittmatter SM, Snyder SH (1985) Parkinsonism-inducing neurotoxin, N-methyl-4-phenyl-1,2,3,6-tetrahydropyridine: uptake of the metabolite N-methyl-4-phenylpyridine by dopamine neurons explains selective toxicity. Proc Natl Acad Sci U S A 82:2173–2177

Javoy F, Sotelo C, Herbet A, Agid Y (1976) Specificity of dopaminergic neuronal degeneration induced by intracerebral injection of 6-hydroxydopamine in the nigrostriatal dopamine system. Brain Res 102:201–215

Jensen PH, Nielsen MS, Jakes R, Dotti CG, Goedert M (1998) Binding of alpha-synuclein to brain vesicles is abolished by familial Parkinson's disease mutation. J Biol Chem 273:26292–26294

Jensen PH, Hager H, Nielsen MS, Hojrup P, Gliemann J, Jakes R (1999) Alpha-synuclein binds to Tau and stimulates the protein kinase A-catalyzed tau phosphorylation of serine residues 262 and 356. J Biol Chem 274:25481–25489

Jensen PH, Islam K, Kenney J, Nielsen MS, Power J, Gai WP (2000) Microtubule-associated protein 1B is a component of cortical Lewy bodies and binds alpha-synuclein filaments. J Biol Chem 275:21500–21507

Jeon BS, Jackson-Lewis V, Burke RE (1995) 6-Hydroxydopamine lesion of the rat substantia nigra: time course and morphology of cell death. Neurodegeneration 4:131–137

Jiang H, Jackson-Lewis V, Muthane U, Dollison A, Ferreira M, Espinosa A, Parsons B, Przedborski S (1993) Adenosine receptor antagonists potentiate dopamine receptor agonist-induced rotational behavior in 6-hydroxydopamine-lesioned rats. Brain Res 613:347–351

Jonsson G (1983) Chemical lesioning techniques: monoamine neurotoxins. In: Bjorklund A, Hokfelt T (eds)

Handbook of chemical neuroanatomy. Elsevier, Amsterdam, pp 463–507

Joyce PI, Fratta P, Fisher EM, Acevedo-Arozena A (2011) SOD1 and TDP-43 animal models of amyotrophic lateral sclerosis: recent advances in understanding disease toward the development of clinical treatments. Mamm Genome 22:420–448

Ju S, Tardiff DF, Han H, Divya K, Zhong Q, Maquat LE, Bosco DA, Hayward LJ, Brown RH Jr, Lindquist S, Ringe D, Petsko GA (2011) A yeast model of FUS/TLS-dependent cytotoxicity. PLoS Biol 9:e1001052

Kahle PJ, Haass C, Kretzschmar HA, Neumann M (2002) Structure/function of alpha-synuclein in health and disease: rational development of animal models for Parkinson's and related diseases. J Neurochem 82:449–457

Khan NL et al (2005) Mutations in the gene LRRK2 encoding dardarin (PARK8) cause familial Parkinson's disease: clinical, pathological, olfactory and functional imaging and genetic data. Brain 128:2786–2796

Kim RH, Smith PD, Aleyasin H, Hayley S, Mount MP, Pownall S, Wakeham A, You-Ten AJ, Kalia SK, Horne P, Westaway D, Lozano AM, Anisman H, Park DS, Mak TW (2005) Hypersensitivity of DJ-1-deficient mice to 1-methyl-4-phenyl-1,2,3,6-tetrahydropyrindine (MPTP) and oxidative stress. Proc Natl Acad Sci U S A 102:5215–5220

Kirik D, Rosenblad C, Burger C, Lundberg C, Johansen TE, Muzyczka N, Mandel RJ, Bjorklund A (2002) Parkinson-like neurodegeneration induced by targeted overexpression of alpha-synuclein in the nigrostriatal system. J Neurosci 22:2780–2791

Kitada T, Asakawa S, Hattori N, Matsumine H, Yamamura Y, Minoshima S, Yokochi M, Mizuno Y, Shimizu N (1998) Mutations in the parkin gene cause autosomal recessive juvenile parkinsonism. Nature 392:605–608

Klaidman LK, Adams JD Jr, Leung AC, Kim SS, Cadenas E (1993) Redox cycling of MPP+: evidence for a new mechanism involving hydride transfer with xanthine oxidase, aldehyde dehydrogenase, and lipoamide dehydrogenase. Free Radic Biol Med 15:169–179

Klein RL, King MA, Hamby ME, Meyer EM (2002) Dopaminergic cell loss induced by human A30P alpha-synuclein gene transfer to the rat substantia nigra. Hum Gene Ther 13:605–612

Kopin IJ, Markey SP (1988) MPTP toxicity: implications for research in Parkinson's disease. Annu Rev Neurosci 11:81–96

Kordower JH, Kanaan NM, Chu Y, Suresh Babu R, Stansell J III, Terpstra BT, Sortwell CE, Steece-Collier K, Collier TJ (2006) Failure of proteasome inhibitor administration to provide a model of Parkinson's disease in rats and monkeys. Ann Neurol 60:264–268

Kosloski LM, Ha DM, Hutter JA, Stone DK, Pichler MR, Reynolds AD, Gendelman HE, Mosley RL (2010) Adaptive immune regulation of glial homeostasis as an immunization strategy for neurodegenerative diseases. J Neurochem 114:1261–1276

Kriz J, Nguyen MD, Julien JP (2002) Minocycline slows disease progression in a mouse model of amyotrophic lateral sclerosis. Neurobiol Dis 10:268–278

Kruger R, Kuhn W, Muller T, Woitalla D, Graeber M, Kosel S, Przuntek H, Epplen JT, Schols L, Riess O (1998) Ala30Pro mutation in the gene encoding alpha-synuclein in Parkinson's disease. Nat Genet 18:106–108

Kurkowska-Jastrzebska I, Wronska A, Kohutnicka M, Czlonkowski A, Czlonkowska A (1999a) The inflammatory reaction following 1-methyl-4-phenyl-1,2,3,6-tetrahydropyridine intoxication in mouse. Exp Neurol 156:50–61

Kurkowska-Jastrzebska I, Wronska A, Kohutnicka M, Czlonkowski A, Czlonkowska A (1999b) MHC class II positive microglia and lymphocytic infiltration are present in the substantia nigra and striatum in mouse model of Parkinson's disease. Acta Neurobiol Exp (Wars) 59:1–8

Kuwahara T, Koyama A, Gengyo-Ando K, Masuda M, Kowa H, Tsunoda M, Mitani S, Iwatsubo T (2006) Familial Parkinson mutant alpha-synuclein causes dopamine neuron dysfunction in transgenic Caenorhabditis elegans. J Biol Chem 281:334–340

Kwiatkowski TJ Jr et al (2009) Mutations in the FUS/TLS gene on chromosome 16 cause familial amyotrophic lateral sclerosis. Science 323:1205–1208

Lagier-Tourenne C, Cleveland DW (2009) Rethinking ALS: the FUS about TDP-43. Cell 136:1001–1004

Lai C, Lin X, Chandran J, Shim H, Yang WJ, Cai H (2007) The G59S mutation in p150(glued) causes dysfunction of dynactin in mice. J Neurosci 27:13982–13990

Lakso M, Vartiainen S, Moilanen AM, Sirvio J, Thomas JH, Nass R, Blakely RD, Wong G (2003) Dopaminergic neuronal loss and motor deficits in Caenorhabditis elegans overexpressing human alpha-synuclein. J Neurochem 86:165–172

Langston JW, Irwin I (1986) MPTP: current concepts and controversies. Clin Neuropharmacol 9:485–507

Langston JW, Ballard P, Tetrud JW, Irwin I (1983) Chronic parkinsonism in humans due to a product of meperidine-analog synthesis. Science 219:979–980

Langston JW, Forno LS, Rebert CS, Irwin I (1984) Selective nigral toxicity after systemic administration of 1-methyl-4-phenyl-1,2,5,6-tetrahydropyrine (MPTP) in the squirrel monkey. Brain Res 292:390–394

Langston JW, Forno LS, Tetrud J, Reeves AG, Kaplan JA, Karluk D (1999) Evidence of active nerve cell degeneration in the substantia nigra of humans years after 1-methyl-4-phenyl-1,2,3,6-tetrahydropyridine exposure. Ann Neurol 46:598–605

Lapointe N, St-Hilaire M, Martinoli MG, Blanchet J, Gould P, Rouillard C, Cicchetti F (2004) Rotenone induces non-specific central nervous system and systemic toxicity. FASEB J 18:717–719

Laurie C, Reynolds A, Coskun O, Bowman E, Gendelman HE, Mosley RL (2007) CD4+ T cells from copolymer-1 immunized mice protect dopaminergic neurons in the 1-methyl-4-phenyl-1,2,3,6-tetrahydropyridine model of Parkinson's disease. J Neuroimmunol 183:60–68

Lauwers E, Debyser Z, Van Dorpe J, De Strooper B, Nuttin B, Baekelandt V (2003) Neuropathology and neurodegeneration in rodent brain induced by lentiviral vector-mediated overexpression of alpha-synuclein. Brain Pathol 13:364–372

LaVoie MJ, Ostaszewski BL, Weihofen A, Schlossmacher MG, Selkoe DJ (2005) Dopamine covalently modifies and functionally inactivates parkin. Nat Med 11:1214–1221

Lees AJ, Hardy J, Revesz T (2009) Parkinson's disease. Lancet 373:2055–2066

Lehnardt S, Massillon L, Follett P, Jensen FE, Ratan R, Rosenberg PA, Volpe JJ, Vartanian T (2003) Activation of innate immunity in the CNS triggers neurodegeneration through a Toll-like receptor 4-dependent pathway. Proc Natl Acad Sci U S A 100:8514–8519

Levy JR, Sumner CJ, Caviston JP, Tokito MK, Ranganathan S, Ligon LA, Wallace KE, LaMonte BH, Harmison GG, Puls I, Fischbeck KH, Holzbaur EL (2006) A motor neuron disease-associated mutation in p150Glued perturbs dynactin function and induces protein aggregation. J Cell Biol 172:733–745

Liberatore GT, Jackson-Lewis V, Vukosavic S, Mandir AS, Vila M, McAuliffe WG, Dawson VL, Dawson TM, Przedborski S (1999) Inducible nitric oxide synthase stimulates dopaminergic neurodegeneration in the MPTP model of Parkinson disease. Nat Med 5:1403–1409

Limousin P, Krack P, Pollak P, Benazzouz A, Ardouin C, Hoffmann D, Benabid AL (1998) Electrical stimulation of the subthalamic nucleus in advanced Parkinson's disease. N Engl J Med 339:1105–1111

Lin X, Parisiadou L, Gu XL, Wang L, Shim H, Sun L, Xie C, Long CX, Yang WJ, Ding J, Chen ZZ, Gallant PE, Tao-Cheng JH, Rudow G, Troncoso JC, Liu Z, Li Z, Cai H (2009) Leucine-rich repeat kinase 2 regulates the progression of neuropathology induced by Parkinson's-disease-related mutant alpha-synuclein. Neuron 64:807–827

Lindeberg J, Usoskin D, Bengtsson H, Gustafsson A, Kylberg A, Soderstrom S, Ebendal T (2004) Transgenic expression of Cre recombinase from the tyrosine hydroxylase locus. Genesis 40:67–73

Ling Z, Gayle DA, Ma SY, Lipton JW, Tong CW, Hong JS, Carvey PM (2002) In utero bacterial endotoxin exposure causes loss of tyrosine hydroxylase neurons in the postnatal rat midbrain. Mov Disord 17:116–124

Ling ZD, Chang Q, Lipton JW, Tong CW, Landers TM, Carvey PM (2004) Combined toxicity of prenatal bacterial endotoxin exposure and postnatal 6-hydroxydopamine in the adult rat midbrain. Neuroscience 124:619–628

Liu B (2006) Modulation of microglial pro-inflammatory and neurotoxic activity for the treatment of Parkinson's disease. AAPS J 8:E606–E621

Liu Y, Roghani A, Edwards RH (1992) Gene transfer of a reserpine-sensitive mechanism of resistance to N-methyl-4-phenylpyridinium. Proc Natl Acad Sci U S A 89:9074–9078

Liu B, Jiang JW, Wilson BC, Du L, Yang SN, Wang JY, Wu GC, Cao XD, Hong JS (2000) Systemic infusion of naloxone reduces degeneration of rat substantia nigral dopaminergic neurons induced by intranigral injection of lipopolysaccharide. J Pharmacol Exp Ther 295:125–132

Liu Z, Wang X, Yu Y, Li X, Wang T, Jiang H, Ren Q, Jiao Y, Sawa A, Moran T, Ross CA, Montell C, Smith WW (2008) A Drosophila model for LRRK2-linked parkinsonism. Proc Natl Acad Sci U S A 105:2693–2698

Lo Bianco C, Ridet JL, Schneider BL, Deglon N, Aebischer P (2002) Alpha-synucleinopathy and selective dopaminergic neuron loss in a rat lentiviral-based model of Parkinson's disease. Proc Natl Acad Sci U S A 99:10813–10818

Lu X, Bing G, Hagg T (2000) Naloxone prevents microglia-induced degeneration of dopaminergic substantia nigra neurons in adult rats. Neuroscience 97:285–291

Lu XH, Fleming SM, Meurers B, Ackerson LC, Mortazavi F, Lo V, Hernandez D, Sulzer D, Jackson GR, Maidment NT, Chesselet MF, Yang XW (2009) Bacterial artificial chromosome transgenic mice expressing a truncated mutant parkin exhibit age-dependent hypokinetic motor deficits, dopaminergic neuron degeneration, and accumulation of proteinase K-resistant alpha-synuclein. J Neurosci 29:1962–1976

Lucking CB, Durr A, Bonifati V, Vaughan J, De Michele G, Gasser T, Harhangi BS, Meco G, Denefle P, Wood NW, Agid Y, Brice A (2000) Association between early-onset Parkinson's disease and mutations in the parkin gene. N Engl J Med 342:1560–1567

Luthman J, Fredriksson A, Sundstrom E, Jonsson G, Archer T (1989) Selective lesion of central dopamine or noradrenaline neuron systems in the neonatal rat: motor behavior and monoamine alterations at adult stage. Behav Brain Res 33:267–277

Lynch T, Farrer M, Hutton M, Hardy J (1997) Genetics of Parkinson's disease. Science 278:1212–1213

Manning-Bog AB, McCormack AL, Li J, Uversky VN, Fink AL, Di Monte DA (2002) The herbicide paraquat causes up-regulation and aggregation of alpha-synuclein in mice: paraquat and alpha-synuclein. J Biol Chem 277:1641–1644

Markey SP, Johannessen JN, Chiueh CC, Burns RS, Herkenham MA (1984) Intraneuronal generation of a pyridinium metabolite may cause drug-induced parkinsonism. Nature 311:464–467

Maroteaux L, Campanelli JT, Scheller RH (1988) Synuclein: a neuron-specific protein localized to the nucleus and presynaptic nerve terminal. J Neurosci 8:2804–2815

Martin LJ, Pan Y, Price AC, Sterling W, Copeland NG, Jenkins NA, Price DL, Lee MK (2006) Parkinson's disease alpha-synuclein transgenic mice develop neuronal mitochondrial degeneration and cell death. J Neurosci 26:41–50

Masliah E, Rockenstein E, Veinbergs I, Mallory M, Hashimoto M, Takeda A, Sagara Y, Sisk A, Mucke L (2000) Dopaminergic loss and inclusion body formation in alpha-synuclein mice: implications for neurodegenerative disorders. Science 287:1265–1269

Mayer RA, Kindt MV, Heikkila RE (1986) Prevention

of the nigrostriatal toxicity of 1-methyl-4-phenyl-1,2,3,6-tetrahydropyridine by inhibitors of 3,4-dihydroxyphenylethylamine transport. J Neurochem 47:1073–1079

McCormack AL, Thiruchelvam M, Manning-Bog AB, Thiffault C, Langston JW, Cory-Slechta DA, Di Monte DA (2002) Environmental risk factors and Parkinson's disease: selective degeneration of nigral dopaminergic neurons caused by the herbicide paraquat. Neurobiol Dis 10:119–127

McCoy MK, Martinez TN, Ruhn KA, Szymkowski DE, Smith CG, Botterman BR, Tansey KE, Tansey MG (2006) Blocking soluble tumor necrosis factor signaling with dominant-negative tumor necrosis factor inhibitor attenuates loss of dopaminergic neurons in models of Parkinson's disease. J Neurosci 26: 9365–9375

McGeer PL, Itagaki S, Boyes BE, McGeer EG (1988) Reactive microglia are positive for HLA-DR in the substantia nigra of Parkinson's and Alzheimer's disease brains. Neurology 38:1285–1291

McNaught KS, Perl DP, Brownell AL, Olanow CW (2004) Systemic exposure to proteasome inhibitors causes a progressive model of Parkinson's disease. Ann Neurol 56:149–162

Melrose H, Lincoln S, Tyndall G, Dickson D, Farrer M (2006) Anatomical localization of leucine-rich repeat kinase 2 in mouse brain. Neuroscience 139:791–794

Menzies FM, Yenisetti SC, Min KT (2005) Roles of Drosophila DJ-1 in survival of dopaminergic neurons and oxidative stress. Curr Biol 15:1578–1582

Meulener M, Whitworth AJ, Armstrong-Gold CE, Rizzu P, Heutink P, Wes PD, Pallanck LJ, Bonini NM (2005) Drosophila DJ-1 mutants are selectively sensitive to environmental toxins associated with Parkinson's disease. Curr Biol 15:1572–1577

Mitchell JD (1987) Heavy metals and trace elements in amyotrophic lateral sclerosis. Neurol Clin 5:43–60

Mizuno Y, Hattori N, Mori H, Suzuki T, Tanaka K (2001) Parkin and Parkinson's disease. Curr Opin Neurol 14:477–482

Moratalla R, Quinn B, DeLanney LE, Irwin I, Langston JW, Graybiel AM (1992) Differential vulnerability of primate caudate-putamen and striosome-matrix dopamine systems to the neurotoxic effects of 1-methyl-4-phenyl-1,2,3,6-tetrahydropyridine. Proc Natl Acad Sci U S A 89:3859–3863

Nakagawa S, Yoshida S, Suematsu C, Shimizu E, Hirohata T, Kumamoto T, Yase Y, Kawai K, Iwata S (1977) The calcium-magnesium-deficient rat: a study on the distribution of calcium in the spinal cord using the electron probe microanalyser. Experientia 33: 1225–1226

Natale G, Kastsiushenka O, Fulceri F, Ruggieri S, Paparelli A, Fornai F (2010) MPTP-induced parkinsonism extends to a subclass of TH-positive neurons in the gut. Brain Res 1355:195–206

Neumann M, Sampathu DM, Kwong LK, Truax AC, Micsenyi MC, Chou TT, Bruce J, Schuck T, Grossman M, Clark CM, McCluskey LF, Miller BL, Masliah E, Mackenzie IR, Feldman H, Feiden W, Kretzschmar HA, Trojanowski JQ, Lee VM (2006) Ubiquitinated TDP-43 in frontotemporal lobar degeneration and amyotrophic lateral sclerosis. Science 314:130–133

Nicklas WJ, Vyas I, Heikkila RE (1985) Inhibition of NADH-linked oxidation in brain mitochondria by 1-methyl-4-phenyl-pyridine, a metabolite of the neurotoxin, 1-methyl-4-phenyl-1,2,5,6-tetrahydropyridine. Life Sci 36:2503–2508

Nishimura AL, Mitne-Neto M, Silva HC, Richieri-Costa A, Middleton S, Cascio D, Kok F, Oliveira JR, Gillingwater T, Webb J, Skehel P, Zatz M (2004) A mutation in the vesicle-trafficking protein VAPB causes late-onset spinal muscular atrophy and amyotrophic lateral sclerosis. Am J Hum Genet 75:822–831

Nissl F (1892) Uber die veraenderungen der ganglienzellen am facialiskern des kaninchens nach ausreissung der nerve. Allg Z Psychiatr 48:197–198

Paisan-Ruiz C et al (2004) Cloning of the gene containing mutations that cause PARK8-linked Parkinson's disease. Neuron 44:595–600

Pamphlett R, Kum-Jew S (2001) Mercury vapor uptake into the nervous system of developing mice. Neurotoxicol Teratol 23:191–196

Pamphlett R, Slater M, Thomas S (1998) Oxidative damage to nucleic acids in motor neurons containing mercury. J Neurol Sci 159:121–126

Park J, Lee SB, Lee S, Kim Y, Song S, Kim S, Bae E, Kim J, Shong M, Kim JM, Chung J (2006) Mitochondrial dysfunction in Drosophila PINK1 mutants is complemented by parkin. Nature 441:1157–1161

Pendleton RG, Parvez F, Sayed M, Hillman R (2002) Effects of pharmacological agents upon a transgenic model of Parkinson's disease in Drosophila melanogaster. J Pharmacol Exp Ther 300:91–96

Polymeropoulos MH, Lavedan C, Leroy E, Ide SE, Dehejia A, Dutra A, Pike B, Root H, Rubenstein J, Boyer R, Stenroos ES, Chandrasekharappa S, Athanassiadou A, Papapetropoulos T, Johnson WG, Lazzarini AM, Duvoisin RC, Di Iorio G, Golbe LI, Nussbaum RL (1997) Mutation in the alpha-synuclein gene identified in families with Parkinson's disease. Science 276:2045–2047

Pramatarova A, Laganiere J, Roussel J, Brisebois K, Rouleau GA (2001) Neuron-specific expression of mutant superoxide dismutase 1 in transgenic mice does not lead to motor impairment. J Neurosci 21: 3369–3374

Przedborski S, Levivier M, Jiang H, Ferreira M, Jackson-Lewis V, Donaldson D, Togasaki DM (1995) Dose-dependent lesions of the dopaminergic nigrostriatal pathway induced by intrastriatal injection of 6-hydroxydopamine. Neuroscience 67:631–647

Przedborski S, Jackson-Lewis V, Naini AB, Jakowec M, Petzinger G, Miller R, Akram M (2001) The parkinsoniantoxin 1-methyl-4-phenyl-1,2,3,6-tetrahydropyridine (MPTP): a technical review of its utility and safety. J Neurochem 76:1265–1274

Puls I, Jonnakuty C, LaMonte BH, Holzbaur EL, Tokito M, Mann E, Floeter MK, Bidus K, Drayna D, Oh SJ, Brown RH Jr, Ludlow CL, Fischbeck KH (2003)

Mutant dynactin in motor neuron disease. Nat Genet 33:455–456

Ramsay RR, Singer TP (1986) Energy-dependent uptake of N-methyl-4-phenylpyridinium, the neurotoxic metabolite of 1-methyl-4-phenyl-1,2,3,6-tetrahydropyridine, by mitochondria. J Biol Chem 261:7585–7587

Rathke-Hartlieb S, Schmidt VC, Jockusch H, Schmitt-John T, Bartsch JW (1999) Spatiotemporal progression of neurodegeneration and glia activation in the wobbler neuropathy of the mouse. Neuroreport 10:3411–3416

Reynolds AD, Banerjee R, Liu J, Gendelman HE, Mosley RL (2007) Neuroprotective activities of CD4+CD25+ regulatory T cells in an animal model of Parkinson's disease. J Leukoc Biol 82:1083–1094

Reynolds AD, Glanzer JG, Kadiu I, Ricardo-Dukelow M, Chaudhuri A, Ciborowski P, Cerny R, Gelman B, Thomas MP, Mosley RL, Gendelman HE (2008) Nitrated alpha-synuclein-activated microglial profiling for Parkinson's disease. J Neurochem 104:1504–1525

Reynolds AD, Stone DK, Mosley RL, Gendelman HE (2009a) Nitrated {alpha}-synuclein-induced alterations in microglial immunity are regulated by CD4+ T cell subsets. J Immunol 182:4137–4149

Reynolds AD, Stone DK, Mosley RL, Gendelman HE (2009b) Proteomic studies of nitrated alpha-synuclein microglia regulation by CD4+CD25+ T cells. J Proteome Res 8:3497–3511

Reynolds AD, Stone DK, Hutter JA, Benner EJ, Mosley RL, Gendelman HE (2010) Regulatory T cells attenuate Th17 cell-mediated nigrostriatal dopaminergic neurodegeneration in a model of Parkinson's disease. J Immunol 184:2261–2271

Richfield EK, Thiruchelvam MJ, Cory-Slechta DA, Wuertzer C, Gainetdinov RR, Caron MG, Di Monte DA, Federoff HJ (2002) Behavioral and neurochemical effects of wild-type and mutated human alpha-synuclein in transgenic mice. Exp Neurol 175: 35–48

Romero R, Manogue KR, Mitchell MD, Wu YK, Oyarzun E, Hobbins JC, Cerami A (1989) Infection and labor. IV. Cachectin-tumor necrosis factor in the amniotic fluid of women with intraamniotic infection and preterm labor. Am J Obstet Gynecol 161:336–341

Saha S, Guillily MD, Ferree A, Lanceta J, Chan D, Ghosh J, Hsu CH, Segal L, Raghavan K, Matsumoto K, Hisamoto N, Kuwahara T, Iwatsubo T, Moore L, Goldstein L, Cookson M, Wolozin B (2009) LRRK2 modulates vulnerability to mitochondrial dysfunction in Caenorhabditis elegans. J Neurosci 29:9210–9218

Sang TK, Chang HY, Lawless GM, Ratnaparkhi A, Mee L, Ackerson LC, Maidment NT, Krantz DE, Jackson GR (2007) A Drosophila model of mutant human parkin-induced toxicity demonstrates selective loss of dopaminergic neurons and dependence on cellular dopamine. J Neurosci 27:981–992

Sauer H, Oertel WH (1994) Progressive degeneration of nigrostriatal dopamine neurons following intrastriatal terminal lesions with 6-hydroxydopamine: a combined retrograde tracing and immunocytochemical study in the rat. Neuroscience 59:401–415

Sawada H, Kohno R, Kihara T, Izumi Y, Sakka N, Ibi M, Nakanishi M, Nakamizo T, Yamakawa K, Shibasaki H, Yamamoto N, Akaike A, Inden M, Kitamura Y, Taniguchi T, Shimohama S (2004) Proteasome mediates dopaminergic neuronal degeneration, and its inhibition causes alpha-synuclein inclusions. J Biol Chem 279:10710–10719

Schmalbruch H, Jensen HJ, Bjaerg M, Kamieniecka Z, Kurland L (1991) A new mouse mutant with progressive motor neuronopathy. J Neuropathol Exp Neurol 50:192–204

Schober A (2004) Classic toxin-induced animal models of Parkinson's disease: 6-OHDA and MPTP. Cell Tissue Res 318:215–224

Sherer TB, Kim JH, Betarbet R, Greenamyre JT (2003) Subcutaneous rotenone exposure causes highly selective dopaminergic degeneration and alpha-synuclein aggregation. Exp Neurol 179:9–16

Shibata N (2001) Transgenic mouse model for familial amyotrophic lateral sclerosis with superoxide dismutase-1 mutation. Neuropathology 21:82–92

Shimizu K, Ohtaki K, Matsubara K, Aoyama K, Uezono T, Saito O, Suno M, Ogawa K, Hayase N, Kimura K, Shiono H (2001) Carrier-mediated processes in blood–brain barrier penetration and neural uptake of paraquat. Brain Res 906:135–142

Shimura H, Hattori N, Kubo S, Mizuno Y, Asakawa S, Minoshima S, Shimizu N, Iwai K, Chiba T, Tanaka K, Suzuki T (2000) Familial Parkinson disease gene product, parkin, is a ubiquitin-protein ligase. Nat Genet 25:302–305

Silvestri L, Caputo V, Bellacchio E, Atorino L, Dallapiccola B, Valente EM, Casari G (2005) Mitochondrial import and enzymatic activity of PINK1 mutants associated to recessive parkinsonism. Hum Mol Genet 14:3477–3492

Spillantini MG, Schmidt ML, Lee VM, Trojanowski JQ, Jakes R, Goedert M (1997) Alpha-synuclein in Lewy bodies. Nature 388:839–840

Spillantini MG, Crowther RA, Jakes R, Hasegawa M, Goedert M (1998) Alpha-synuclein in filamentous inclusions of Lewy bodies from Parkinson's disease and dementia with Lewy bodies. Proc Natl Acad Sci U S A 95:6469–6473

Sriram SR, Li X, Ko HS, Chung KK, Wong E, Lim KL, Dawson VL, Dawson TM (2005) Familial-associated mutations differentially disrupt the solubility, localization, binding and ubiquitination properties of parkin. Hum Mol Genet 14:2571–2586

Subramaniam JR, Lyons WE, Liu J, Bartnikas TB, Rothstein J, Price DL, Cleveland DW, Gitlin JD, Wong PC (2002) Mutant SOD1 causes motor neuron disease independent of copper chaperone-mediated copper loading. Nat Neurosci 5:301–307

Takahashi K, Taira T, Niki T, Seino C, Iguchi-Ariga SM, Ariga H (2001) DJ-1 positively regulates the androgen receptor by impairing the binding of PIASx alpha to the receptor. J Biol Chem 276:37556–37563

Talpade DJ, Greene JG, Higgins DS Jr, Greenamyre JT (2000) In vivo labeling of mitochondrial complex I

(NADH:ubiquinone oxidoreductase) in rat brain using [(3)H]dihydrorotenone. J Neurochem 75:2611–2621

Terzioglu M, Galter D (2008) Parkinson's disease: genetic versus toxin-induced rodent models. FEBS J 275: 1384–1391

Teuling E, van Dis V, Wulf PS, Haasdijk ED, Akhmanova A, Hoogenraad CC, Jaarsma D (2008) A novel mouse model with impaired dynein/dynactin function develops amyotrophic lateral sclerosis (ALS)-like features in motor neurons and improves lifespan in SOD1-ALS mice. Hum Mol Genet 17:2849–2862

Theodore S, Cao S, McLean PJ, Standaert DG (2008) Targeted overexpression of human alpha-synuclein triggers microglial activation and an adaptive immune response in a mouse model of Parkinson disease. J Neuropathol Exp Neurol 67:1149–1158

Thiruchelvam M, Richfield EK, Baggs RB, Tank AW, Cory-Slechta DA (2000a) The nigrostriatal dopaminergic system as a preferential target of repeated exposures to combined paraquat and maneb: implications for Parkinson's disease. J Neurosci 20:9207–9214

Thiruchelvam M, Brockel BJ, Richfield EK, Baggs RB, Cory-Slechta DA (2000b) Potentiated and preferential effects of combined paraquat and maneb on nigrostriatal dopamine systems: environmental risk factors for Parkinson's disease? Brain Res 873:225–234

Thiruchelvam MJ, Powers JM, Cory-Slechta DA, Richfield EK (2004) Risk factors for dopaminergic neuron loss in human alpha-synuclein transgenic mice. Eur J Neurosci 19:845–854

Troncoso JC, Price DL, Griffin JW, Parhad IM (1982) Neurofibrillary axonal pathology in aluminum intoxication. Ann Neurol 12:278–283

Tudor EL, Galtrey CM, Perkinton MS, Lau KF, De Vos KJ, Mitchell JC, Ackerley S, Hortobagyi T, Vamos E, Leigh PN, Klasen C, McLoughlin DM, Shaw CE, Miller CC (2010) Amyotrophic lateral sclerosis mutant vesicle-associated membrane protein-associated protein-B transgenic mice develop TAR-DNA-binding protein-43 pathology. Neuroscience 167:774–785

Turiault M, Parnaudeau S, Milet A, Parlato R, Rouzeau JD, Lazar M, Tronche F (2007) Analysis of dopamine transporter gene expression pattern—generation of DAT-iCre transgenic mice. FEBS J 274:3568–3577

Ungerstedt U (1968) 6-Hydroxy-dopamine induced degeneration of central monoamine neurons. Eur J Pharmacol 5:107–110

Ungerstedt U (1971) Postsynaptic supersensitivity after 6-hydroxy-dopamine induced degeneration of the nigro-striatal dopamine system. Acta Physiol Scand Suppl 367:69–93

Ungerstedt U, Arbuthnott GW (1970) Quantitative recording of rotational behavior in rats after 6-hydroxy-dopamine lesions of the nigrostriatal dopamine system. Brain Res 24:485–493

Valente EM et al (2004) Hereditary early-onset Parkinson's disease caused by mutations in PINK1. Science 304:1158–1160

Van Den Bosch L, Tilkin P, Lemmens G, Robberecht W (2002) Minocycline delays disease onset and mortality in a transgenic model of ALS. Neuroreport 13: 1067–1070

Vance C et al (2009) Mutations in FUS, an RNA processing protein, cause familial amyotrophic lateral sclerosis type 6. Science 323:1208–1211

von Coelln R, Dawson VL, Dawson TM (2004) Parkin-associated Parkinson's disease. Cell Tissue Res 318:175–184

Wang C, Lu R, Ouyang X, Ho MW, Chia W, Yu F, Lim KL (2007) Drosophila overexpressing parkin R275W mutant exhibits dopaminergic neuron degeneration and mitochondrial abnormalities. J Neurosci 27:8563–8570

Wegorzewska I, Bell S, Cairns NJ, Miller TM, Baloh RH (2009) TDP-43 mutant transgenic mice develop features of ALS and frontotemporal lobar degeneration. Proc Natl Acad Sci U S A 106:18809–18814

West AB, Moore DJ, Biskup S, Bugayenko A, Smith WW, Ross CA, Dawson VL, Dawson TM (2005) Parkinson's disease-associated mutations in leucine-rich repeat kinase 2 augment kinase activity. Proc Natl Acad Sci U S A 102:16842–16847

Widdowson PS, Farnworth MJ, Simpson MG, Lock EA (1996a) Influence of age on the passage of paraquat through the blood-brain barrier in rats: a distribution and pathological examination. Hum Exp Toxicol 15: 231–236

Widdowson PS, Farnworth MJ, Upton R, Simpson MG (1996b) No changes in behaviour, nigro-striatal system neurochemistry or neuronal cell death following toxic multiple oral paraquat administration to rats. Hum Exp Toxicol 15:583–591

Wils H, Kleinberger G, Janssens J, Pereson S, Joris G, Cuijt I, Smits V, Ceuterick-de Groote C, Van Broeckhoven C, Kumar-Singh S (2010) TDP-43 transgenic mice develop spastic paralysis and neuronal inclusions characteristic of ALS and frontotemporal lobar degeneration. Proc Natl Acad Sci U S A 107: 3858–3863

Yase Y (1987) The pathogenetic role of metals in motor neuron disease—the participation of aluminum. In: Cosi V, Kato A, Parlette W, Pinelli P, Poloni M (eds) Amyotrophic lateral sclerosis: therapeutic, psychological and research aspects. Plenum, New York, pp 89–96

Zhang L, Shimoji M, Thomas B, Moore DJ, Yu SW, Marupudi NI, Torp R, Torgner IA, Ottersen OP, Dawson TM, Dawson VL (2005) Mitochondrial localization of the Parkinson's disease related protein DJ-1: implications for pathogenesis. Hum Mol Genet 14: 2063–2073

Zhou W, Zhu M, Wilson MA, Petsko GA, Fink AL (2006) The oxidation state of DJ-1 regulates its chaperone activity toward alpha-synuclein. J Mol Biol 356: 1036–1048

Zhu S, Stavrovskaya IG, Drozda M, Kim BY, Ona V, Li M, Sarang S, Liu AS, Hartley DM, Wu DC, Gullans S, Ferrante RJ, Przedborski S, Kristal BS, Friedlander RM (2002) Minocycline inhibits cytochrome c release and delays progression of amyotrophic lateral sclerosis in mice. Nature 417:74–78

Zhu X, Siedlak SL, Smith MA, Perry G, Chen SG (2006) LRRK2 protein is a component of Lewy bodies. Ann Neurol 60:617–618, author reply 618–619

Zhuang X, Masson J, Gingrich JA, Rayport S, Hen R (2005) Targeted gene expression in dopamine and serotonin neurons of the mouse brain. J Neurosci Methods 143:27–32

Zimprich A et al (2004) Mutations in LRRK2 cause autosomal-dominant parkinsonism with pleomorphic pathology. Neuron 44:601–607

第三十五章　阿尔茨海默病动物模型

35

Tomomi Kiyota

摘要

阿尔茨海默病(Alzheimer' disease,AD)是致死性神经退行性疾病的首要原因,是老年群体中最常见的一种痴呆类型,该病以认知及行为异常(如漫无目标游荡、易激惹、攻击性强等)为主要特征。AD的解剖学特征包括脑内神经元大量丢失和侧脑室扩张引起的脑萎缩。老年斑(senile plaques,SP)和神经原纤维缠结(neurofibrillary tangles,NFTs)为其神经病理学标志,前者由淀粉样蛋白沉积(β-amyloid,Aβ)构成,后者由微管相关蛋白tau高度磷酸化形成。Aβ和tau蛋白的错误折叠所产生的毒蛋白可引起神经炎症和神经退行性病变。正常情况下,Aβ是一种可溶性蛋白,当发生蛋白错误折叠后,Aβ可变成不可溶的寡聚体及纤维性Aβ形式,进而出现淀粉样沉积和淀粉样脑血管病(cerebral amyloid angiopathy,CAA)。异常磷酸化的tau蛋白在细胞内形成可溶的有毒寡聚物和不可溶的NFTs。自30多年前首个AD啮齿类动物模型被报道以来,多种家族性AD转基因动物模型陆续问世,为治疗和阻止AD病程进展提供了重要的基础研究和大量的治疗性创新。虽然目前大多数动物模型能模拟β淀粉样变性、NFTs、认知功能障碍或者突触丢失等AD病理机制,但仍不能完全模拟人类AD的疾病进程。本章节中,我们将介绍与AD相关的经典动物模型及其病理表现和行为特征。

关键词

阿尔茨海默病;转基因小鼠模型;Aβ前体蛋白;早老素;淀粉样β肽段;Tau

T. Kiyota(✉)博士
内布拉斯加大学医学中心　药理学与实验神经科学系
美国内布拉斯加州奥马哈
邮编68198-5930
邮箱:tkiyota@unmc.edu

35.1　阿尔茨海默病发病机制和动物模型概述

阿尔茨海默病(Alzheimer'disease,AD)是目前世界上最普遍的一种神经退行性疾病(Selkoe 1991),其病理学诊断标志包括由胞外淀粉样β肽段错误折叠(β-amyloid,Aβ)聚集形成的老年斑,以及血管内皮细胞内Aβ在血管周沉积形成的淀粉样脑血管病(cerebral amyloid angiopathy,CAA)。Aβ由胞内单跨膜蛋白淀粉样β前体蛋白(amyloid-β precursor protein,APP)依次经N端β位点APP剪切酶(β-site APP cleaving enzymes,BACE)(BACE-1和BACE-2)和C末端早老素(presenilin,PS1或PS2)、nicastrin、aph-1和pen-2γ分泌酶复合体裂解加工而成(Haass 2004),这种Aβ异常沉积的过程被称为β-淀粉样病变。此外,AD的另一种神经病理学标记是神经元内tau蛋白错误折叠形成的神经元纤维缠结(neurofibrillary tangles,NFTs)。Tau蛋白是一种微管相关蛋白,具有稳定微管结构、调节神经突起生长和轴突运输等多种功能(Drubin and Kirschner 1986;Drechsel et al. 1992),其形成与tau蛋白激酶,如糖原合成酶激酶-3(glycogen synthase kinase-3,GSK-3)和细胞周期蛋白依赖性激酶5(cyclin-dependent kinase 5,CDK5)过度磷酸化在胞内聚集有关(Mandelkow et al. 1993;Drewes 2004)。

目前,AD发病机制中影响最大的学说是淀粉样蛋白假说(Hardy and Selkoe 2002;Tanzi and Bertram 2005)。正常人脑内,APP经非淀粉样蛋白途径在细胞表面释放分泌型氨基酸末端片段(APPα),留下一较短的APP羧基末端(C83)。该途经由α-分泌酶介导,如去分解素disintegrin、金属蛋白酶(metalloprotease,ADAM)9、10或17以及肿瘤坏死因子α-转化酶(Mattson 2004)。AD人脑中,淀粉样蛋白途径是产生Aβ的主要途径。特别是最具致病形式的二聚体(dimers)、十二烷酮(dodecamers)等Aβ寡聚体聚集可引起反应性星形胶质细胞增生(Hou et al. 2011)、小胶质细胞活化(Maezawa et al. 2011)、tau蛋白高度磷酸化导致NFT形成(De Felice et al. 2008;Jin et al. 2011)、神经元毒性、海马长时程增强(long-term potentiation,LTP)受损,最后导致突触及神经元丢失(Walsh et al. 2002;Walsh and Selkoe 2004b;Lesne et al. 2006;Shankar et al. 2008)。这些神经元的丢失以及轴突病变是导致痴呆的最关键因素(DeKosky and Scheff 1990;Masliah 2001;Scheff and Price 2001;Raff et al. 2002)。此外,成年人大脑海马神经元新生受损也可导致学习和记忆障碍(Haughey et al. 2002b;Tatebayashi et al. 2003;Verret et al. 2007;Lazarov and Marr 2010)。

尽管AD患者中最常见类型(>95%)是老年人群的散发和迟发型AD,但占比低于5%的家族性AD(familial AD,FAD),其*APP*、*PS-1*、*PS-2*基因突变可引起早发型FAD(Rocchi et al. 2003)。大量研究支持关于FAD患者的淀粉样蛋白假说,如存在*APP*、*PS*基因突变的遗传性FAD显示与Aβ1-42(Aβ42)生成增加有关,而Aβ42是一种比Aβ1-40(Aβ40)更易聚集的形式(Yoshiike et al. 2003;Jan et al. 2008)。在过表达*APP*突变基因的AD转基因(transgenic,Tg)小鼠脑内,除有大量Aβ沉积外尚伴记忆障碍和海马神经元新生障碍(Haughey et al. 2002a,b;Morgan 2007)。主动或被动Aβ免疫或其他以清除Aβ为目的的治疗性预防措施,可有效改善实验小鼠的认知功能(Wilcock and Colton 2008;Town 2009;Morgan 2011)。AD时,胰岛素或Wnt通路受干扰,GSK-3活性增加,在GSK-3等激酶作用下Tau蛋白出现高度磷酸化等病理变化(Townsend et al. 2007;Magdesian et al. 2008)。在过表达APP突变基因和tau的Tg小鼠模型中,Aβ寡聚体的形成可促进和加速tau相关病理,使得Aβ和tau病变同时存在(Frautschy et al. 1991;Gotz et al. 2001;Lewis et al. 2001;Oddo et al. 2003b)。清除Aβ聚集物和tau病变均能改善认知功能障碍(Oddo et al. 2006;McKee et al. 2008)。这些结果提示,NFTs形成继发于Aβ聚集;因此,淀粉样蛋白级联假说被强而有力的支持可以很好解释AD病理机制。

大量神经元丢失和脑萎缩是AD的主要诊断学标志和病理特征。这些病理改变发生的机制尚未明确,Aβ寡聚体的毒性作用被认为可触发突触丢失、神经损伤和神经元死亡(Volles et al. 2001;Volles and Lansbury 2002;Walsh and Selkoe 2004a)。在系列体外实验模型中,培养细胞产生的Aβ二聚体、三聚体和其他更大的聚合体均能抑制LTP且损害树突棘(Klein et al. 2001;Walsh and Selkoe 2004a;Townsend et al. 2006;Selkoe 2008)。APP Tg小鼠脑中自然形成的Aβ十二烷酮可年龄依赖性促进记忆损伤(Lesne et al. 2006)。培养细胞产生的Aβ三聚体和十二烷酮均对突触具有毒性作用(Selkoe 2008)。此外,体内实验显示,来自人脑脊液中的Aβ二聚体能破坏突触可塑性并抑制海马 LTP（Klyubin et al. 2008）。这些研究提示 Aβ 寡聚体（2~12 个单体）的错误折叠形式可能在包括 tau 病理在内的 AD 发病机制中发挥主导作用（Lacor et al. 2007）。

35.2 阿尔茨海默病的实验动物模型

理想的 AD 动物模型有助于更好地揭示该疾病，这些动物模型应具备以下特点：①形成 Aβ 淀粉斑和 CAA；②以形成大量 Aβ42 为主；③促使 Aβ 寡聚体形成；④神经元内产生 Aβ 聚集；⑤诱导 tau 蛋白过度磷酸化和形成细胞内神经元缠结；⑥增强突触丢失、轴突损伤和神经发生缺陷等神经退行性变化；⑦表现出与神经退行性变相符的行为学（学习和记忆）及电生理（LTP，突触可塑性）损伤。虽然目前已开发出许多具有 AD 病理特征的 Tg 小鼠模型，但仍没有一个模型可以模拟 AD 所有的特性。目前模拟 AD 最好的模型是老年猴（Price et al. 1997），但其价格昂贵且研究周期长。因此，选择一种以研究疾病为目的，症状特点和疾病转归与 AD 相符的动物模型非常必要。

目前最受欢迎的 AD 动物模型是过量表达 *APP*、*PS-1* 和 / 或 *PS-2* 且具有单个或多个 FAD 连锁突变的 Tg 小鼠模型（Hutton and Hardy 1997；Cruts and Van Broeckhoven 1998；Rocchi et al. 2003；Bertoli-Avella et al. 2004；Pastor and Goate 2004）。APPTg 和 APP/PS 双重 Tg 小鼠可表现出 Aβ 高水平表达和沉积等 AD 主要病理征，但不产生 NFTs。因此，过量表达 tau 蛋白或能形成 NFTs 的 tau 突变小鼠模型可被用于研究 tau 蛋白功能异常和 NFTs 形成。虽然目前实验人员并未在目前任何小鼠动物模型中发现存在神经元的严重丢失，但在某些动物模型中可观察到神经元新生受损。

35.3 产生 Aβ 斑块沉积的转基因小鼠模型

大多数 AD 病例是与 FAD 突变无关的晚发型散发性 AD（>95%），然而在散发性 AD 病例中观察到的神经病理改变与早发型 FAD 病例大体一致。Aβ 可在人脑内聚集产生沉积，但在鼠脑内即便在过量表达 Aβ 的情况下也不会发生 Aβ 沉积（Jankowsky et al. 2007）。因此，高表达人类 *APP*（hAPP）基因且携带突变 FAD 的 Tg 小鼠由于其脑内可产生人 Aβ 而得到广泛应用。选择性剪接调控 hAPP 基因的表达可形成三种分别含有 770、751 或 695 个氨基酸的主要 APP 亚型，但从各亚型 APP 770∶751∶695 mRNA 比率为 1∶10∶20 中可以看出，大脑主要产生 APP 695 这种亚型（Tanaka et al. 1989）。这些 Tg 动物模型表现出 Aβ 过量产生，尤其是表达增加的 Aβ42 比 Aβ40 具有更高的聚集倾向（Walsh and Selkoe 2004b）。表 35.1 总结了具有代表性的 AD Tg 小鼠模型。

1995 年，研究人员首次成功建立了 Tg AD 小鼠模型。这种小鼠以血小板源性生长因子（platelet-derived growth factor-β，PDGF）为引物，因能过度表达一种含 Indiana 突变（V717F）的 *hAPP* 小基因而命名为 PDAPP 小鼠（109 系）（Games et al. 1995）。与内源性小鼠 APP 相比，该小鼠模型中转基因 APP 的表达可增长 10 倍。由于相比 Aβ40，Indiana 突变可增加 γ-分泌酶形成 Aβ42 的剪切过程，大量 Aβ 聚集和沉积并形成硫磺素 S 阳性 thioflavin-S-positive，TS+）的致密型淀粉斑。上述过程开始于 6 月到 9 月龄模型小鼠，且与失营养性神经突起、星形胶质细胞增生和小胶质细胞增生有关（Games et al. 1995）。在年轻和年老模型小鼠脑中均能观察到突触丢失、突触可塑性损伤和与年龄相关的学习功能损伤（Larson et al. 1999；Chen et al. 2000；Dodart et al. 2000）。且小鼠脑内也存在 tau 蛋白过度磷酸化，但没有形成 NFT（Masliah et al. 2001）。

Tg2576 系是目前被使用最广泛的 Tg 动物模型，能表现 AD 诸多病理特征。Tg2576 小鼠转入 Swedish 突变的 *APP* 基因（*APP* 695，K670N/M671L），在仓鼠朊病毒蛋白（prion protein，PrP）启动子的调控下，其过表达 *APP* 是内源性小鼠 *APP* 的 5 倍，因此 Tg2576 小鼠神经系统可广泛表达 *APP*（Hsiao et al. 1996）。*APP* 基因的 Swedish 突变通过增强 BACE-1 对 *APP* 裂解，加速生成 Aβ40 和 Aβ42（Citron et al. 1992）。Tg2576 小鼠在 5 月和 6 月龄时，其脑内 Aβ 水平开始增加，9 月到 12 月龄时动物脑内的 Aβ 沉积，TS+ 斑块致密核开始生成并发展（Hsiao et al. 1996；Lesne et al. 2006），老年 Tg2576 鼠脑中能观察到大量 CAAs 形成（Wilcock et al. 2006）。这种年龄依赖性的 β- 淀粉样变性与星形胶质细胞增生、小胶质细胞活化和细胞因子生成等氧化应激和炎症反应相关（Irizarry et al. 1997；Frautschy et al. 1998；Pappolla et al. 1998；Smith et al. 1998；Tan et al. 1999）。与 PDAPP 小鼠一样，Tg2576 小鼠脑内也出现 tau 蛋白过度磷酸化而不是

表 35.1 典型的转基因 AD 小鼠模型

品系	基因(突变)	启动子	淀粉样肽 Aβ 斑块形成	神经原纤维缠结	认知障碍	表型	参考文献
PDAPP	hAPP695,751,770(Ind:V717F)	PDGF-β	第 6~9 个月	仅高度磷酸化的 tau 蛋白(p-tau)	第 6 个月	突触损伤,星形胶质细胞增生 / 小胶质细胞增生	Games et al.(1995)
Tg2576	hAPP695(Swe:K670N/M671L)	hamPrP	第 9~12 个月	p-tau	第 6~9 个月	Aβ 的血管沉积,星形胶质细胞增生 / 小胶质细胞增生	Hsiao et al.(1996)
TgCRND8	hAPP695(Swe+Ind)	hamPrP	第 3~5 个月	p-tau	第 11 周	淀粉样肽 Aβ42 的快速聚集,胶质细胞增生,失营养性神经炎	Chishti et al.(2001)
J20	hAPP695,751,770(Swe+Ind)	PDGF-β	第 5~6 个月	p-tau	第 7 个月	突触损伤,星形胶质细胞增生 / 小胶质细胞增生,失营养性神经炎	Mucke et al.(2000)
APP23	hAPP751(Swe)	mThy-1	第 3 个月	p-tau	第 6 个月	星形胶质细胞增生 / 小胶质细胞增生,失营养性神经炎,神经元丢失(第 14 个月)	Sturchler-Pierrat et al.(1997)
mThy-1 hAPP751	hAPP751(Swe+Lon:V717I)	mThy-1	第 3~4 个月	p-tau	第 6~9 个月	突触丢失,神经元丢失	Rockenstein et al.(2001,2003)
ARC6, ARC48	hAPP695,751,770(Swe+Ind+Arc:E693G)	PDGF-β	第 2~3 个月	p-tau	第 3~4 个月(ARC48)	寡聚体增多,高度的原纤维形成性	Cheng et al.(2004,2007)
APPDutch	hAPP751(Dutch:E693Q)	mThy-1	第 22 个月(CAA)	—	—	实质斑块少见	Herzig et al.(2004)
PSAPP	hAPP695(Swe)× PS-1(M146L)	hamPrP PDGF-β	第 5~6 个月	p-tau	第 5~7 个月	快速形成淀粉样肽 Aβ,星形胶质细胞增生 / 小胶质细胞增生,神经发生障碍	Holcomb et al.(1998),Morgan et al.(2000)
APPswe/ PS-1 ΔE9	m/hAPP695(Swe) PS-1 ΔE9	mPrP mPrP	第 6~7 个月	p-tau	第 7 个月	快速形成淀粉样肽 Aβ,失营养性神经炎,神经发生障碍	Jankowsky et al.(2004)
5XFAD	hAPP695(swe)(Swe,Lon,Flo) PS-1(M146L,L286V)	mThy-1 mThy-1	第 2 个月	p-tau	第 4 个月	神经元内的淀粉样肽 Aβ,神经元丢失(第 9 个月),突触丢失,细胞周期蛋白依赖性激酶 5(Cdk5)激活剂 p35 的钙蛋白酶裂解产物 p25 增高	Oakley et al.(2006)

续表

品系	基因(突变)	启动子	淀粉样肽 Aβ 斑块形成	神经原纤维缠结	认知障碍	表型	参考文献
JNPL3	4R0N MAPT(P301L)	mPrP	—	第 9 个月	—	运动功能障碍,神经元丢失(第 6~7 个月)	Lewis et al.(2000)
Htau	hMAPT on mMapt KO	hTau	—	第 15 个月	第 12 个月	神经元丢失(第 15 个月)	Andorfer et al.(2003,2005)
TAPP	hAPP695(Swe)× 4R0N MAPT(P301L)	hamPrP mPrP	第 6~9 个月	第 9 个月	第 6~7 个月	脑内神经原纤维缠结增加	Lewis et al.(2001)
3xTg-AD	hAPP695(Swe) 4R0N MAPT(P301L) on PS-1(M146V) KI	mThy-1.2 mThy-1.2	第 6 个月	第 10~12 个月	第 6 个月	脑内神经原纤维缠结增加	Oddo et al.(2003a,b),Billings et al.(2005)

形成 NFT(Kawarabayashi et al. 2004)。该模型小鼠在各种行为学任务中都表现出与年龄相关的行为学异常。空间记忆损害多见于年龄偏老的 Tg2576 小鼠，但也能早在 6 月龄时就能观察到，这提示可溶性 Aβ 在其发生沉积前即可造成动物认知功能异常(Hsiao et al. 1996;Westerman et al. 2002;Lesne et al. 2006)。而分子量为 56 kDa 的可溶性 Aβ 十二烷酮与 Tg2576 小鼠的记忆损伤显著相关(Lesne et al. 2006)。

TgCRND8 系在 PrP 启动子的调控下也可以过表达 APP695 转基因，只是该基因同时包含 Swedish 和 Indiana 突变(Chishti et al. 2001)。由于两种突变可同时增强 BACE 和 γ- 分泌酶活性，动物早在 3 月龄时便可出现 β 淀粉样变性。该系小鼠死亡率高，断奶后能存活 5 个月的不足 50%，这提示迅速出现 β 淀粉样变性可通过提高自发癫痫的易感性而导致动物死亡。Aβ 沉积始于下托和前额叶皮质，并逐渐占据海马和皮质其余部位，最终在 8 月龄时蔓延至丘脑、纹状体、小脑和脑干。这种模型小鼠在 5 月龄时出现失营养性神经炎和胶质细胞增生，6 月龄时出现 CAA。Morris 水迷宫实验结果显示，3 月龄小鼠即出现认知功能损害。

J20 系是一种以 PDAPP 为基础的 Tg 小鼠模型，在 PDGF 启动子的调控下可过量表达含 Swedish 和 Indiana 突变的 *APP* 小基因(Mucke et al. 2000)。该模型小鼠脑内可生成比 PDAPP 和 Tg2576 小鼠水平更高的 *APP*，从而导致动物出现行为和突触传递的早发性损伤(Hsia et al. 1999;Poirier et al. 2006;Saganich et al. 2006;Venkitaramani et al. 2007)。J20 小鼠在 6 月龄时，脑内开始产生 Aβ 沉积，并伴有失营养性神经炎和星形胶质细胞 / 小胶质细胞增生。早在动物 2 月到 4 月龄就能观察到突触丢失和突触可塑性受损现象。值得注意的是，动物行为和突触异常可能与钙离子及突触活性相关蛋白，如钙结合蛋白、Arc 和 Fos(早期基因产物)及 α- 肌动蛋白 -2(dendritic spine actin-binding protein，树突棘肌动蛋白结合蛋白)等分子改变相关(Palop et al. 2005)。慢性脑电图记录显示高浓度 Aβ 诱发的异常兴奋性神经元活性可增加海马代偿性抑制机制，这与学习和记忆障碍相关(Palop et al. 2007;Palop and Mucke 2009)。

Sturchler-Pierrat 等报道了 APP23 品系小鼠，该小鼠由 Thy-1 启动子调控 Swedish 突变基因形成 APP751 亚型，其 Aβ 可过表达 7 倍(Sturchler-Pierrat et al. 1997)。该模型小鼠 6 月龄时可在海马和皮质出现 Aβ 沉积，且与失营养性神经炎、胶质细胞增生及年龄依赖性 tau 蛋白过度磷酸化(非 NFTs 形成)相关。斑块周围可以观察到失营养性神经炎及胆碱能神经纤维扭曲变形等神经退行性改变(Calhoun et al. 1998)。该作者还报道了另一种小鼠品系 APP22，这种小鼠同时含有 *APP* 基因的 Swedish 和 London (V717I)突变，但其 *APP* 表达量仅提高了 2 倍。因此，直到 8 月龄鼠脑内才能观察到 Aβ 沉积。

mThy-1 hAPP 751 系可过表达含 Swedish 和 London 突变的 APP751 亚型，由小鼠 Thy-1 启动子调控(Rockenstein et al. 2001)。该品系小鼠可产生高水平 Aβ42，早至 3 到 4 月龄小鼠前额叶皮质内即可形成成熟斑块。5 至 7 月龄小鼠脑内斑块可逐渐扩展到海马、丘脑和嗅脑区域，同时伴随失营养性神经炎、胶质细胞增生及突触前末梢数量减少。

35.4 增加 Aβ 寡聚体产生且形成脑淀粉样血管病变的转基因小鼠模型

虽然 Tg 小鼠模型过表达含 Aβ 氨基酸序列外突变的 *hAPP*，以 Aβ 大量生成并形成 Aβ 斑块为其主要特征，而 Aβ 序列内的突变显示出可以增加寡聚物形成和 CAA。关于哪一种 Aβ 形式负责引起 AD 退行性改变目前还存有争议，但近期研究表明小分子 Aβ 寡聚物(2~12 个单体)在其中发挥关键作用(Walsh and Selkoe 2004a;Glabe 2005;Glabe and Kayed 2006)。ARC6 和 ARC48 系小鼠脑内可显著性产生这些寡聚体(Cheng et al. 2004)。在 J20 APP 转基因中引入 Arctic 突变基因(Aβ 的 E693G，E22G)，从而继发三重突变(Swedish，Indiana 和 Arctic 突变)。与野生型 Aβ 相比，Arctic 突变产生的 Aβ 在体内高度纤维化，生成更多的寡聚物和原纤维。ARC48 小鼠脑内 Aβ 寡聚体、斑块沉积及认知障碍水平均非常高(Cheng et al. 2007)。其他位于 Aβ 氨基酸序列内的变异，如 Dutch (E693Q，E22Q)、Italian(E693K，E22K)和 Iowa(D694N，D23N)也能增加寡聚体和原纤维的形成(Demeester et al. 2001;Lashuel et al. 2003;Betts et al. 2008)。对寡聚物数量增加的一种合理解释是由于 Aβ 蛋白酶解抵抗所致(Tsubuki et al. 2003)。

大多数 AD 患者脑血管周围有淀粉斑沉积，这种导致血管脆性增加和出血的现象被称为 CAA(Pezzini et al. 2009)。约 20% 的 AD 患者在尸检时被发现有严重的 CAA 存在，约 33% 认知正常的老年人群有不同程度的CAA（Jellinger 2002；Zhang-Nunes et al. 2006）。一些转基因小鼠模型（如Tg2576和TgCRND8）能在脑实质内形成Aβ聚集和CAA。然而，Herzig等制备的APP Dutch突变小鼠，其脑内可形成显著CAA病变，但其脑实质仅生成弥散型Aβ（Herzig et al. 2004）。该突变系小鼠是一种遗传性CAA模型，在Thy1启动子的调控下可过表达含Dutch突变（E693Q，E22Q）的*hAPP* 751。这种突变引起的血管Aβ沉积在22月龄动物脑内便能被观察到，表现为出血率增加、平滑肌细胞变性、血管周围小胶质细胞增生和星形胶质细胞活化。这些发现与遗传性淀粉样变脑出血——荷兰人型（hemorrhage with amyloidosis-Dutch type，HCHWA-D）情况非常类似（Herzig et al. 2006）。该小鼠的AβDutch（E22Q突变型Aβ）40与AβDutch42的比值显著高于其他APPTg小鼠的Aβwt（野生型Aβ）40与Aβwt42的比值，故其脑内主要形成CAA病变，而并非Aβ聚集。

该研究团队将APP Dutch小鼠与APP23小鼠（见上文）进行杂交，从而获得另一种CAA模型（Herzig et al. 2009）。这种双重Tg小鼠能同时产生Aβwt和AβDutch，其脑内血管淀粉样沉积和出血量是APP23小鼠的2倍，且脑实质内Aβ沉积减轻，这提示AβDutch40可显著性增加血管内淀粉沉积并降低脑实质内的淀粉样变性。

35.5 早老素和APP突变的转基因小鼠模型

早老素（Presenilin；PS-1，PS-2）是γ-分泌酶复合物的催化核心，负责对包括APP在内的跨膜蛋白进行膜内切割。编码基因*PSEN1*突变被发现是引起早发型FAD的病因（Sherrington et al. 1995）。虽然相关基因*PSEN2*的突变也显示与FAD有关（Ertekin-Taner 2007），但*PSEN1*的突变更为常见，迄今为止已发现超过180多种。FAD携带*PSEN1*和*PSEN2*突变，一直表现出淀粉样蛋白Aβ42水平增加，该结果支持淀粉样蛋白假说（Lemere et al. 1996；Scheuner et al. 1996；Citron et al. 1997）。一些携带PS FAD突变的Tg转基因小鼠模型已和APP小鼠同步建立（Borchelt et al. 1996；Duff et al. 1996；Citron et al. 1997）。

1996年PS-1突变Tg小鼠首次被报道。这种小鼠在PDGF启动子的调控下，能过表达含Italian（M146L）或Finnish（M146V）突变的人PS-1转基因，可以增加脑内的内源性小鼠Aβ42的表达（Duff et al. 1996）。然而，单纯FAD转基因PS小鼠脑内并不能形成Aβ斑块。对于小鼠脑内不能形成斑块的可能解释是小鼠与人的Aβ可能存在结构差异。对小鼠和人的Aβ进行对比发现，三个氨基酸替换可以对这两种Aβ进行区分，这或许能解释它们在体内实验所显示的不同特性（Jankowsky et al. 2007）。因此，PS小鼠常被用于与hAPP种系小鼠进行杂交，证明了PS突变可以引起Aβ斑块加速形成。

目前研究人员已建立了几种PSAPP（PS×APP双重基因）小鼠模型。体内和体外实验显示双重转基因小鼠不仅能和单个PS突变小鼠一样增加脑内Aβ42的表达水平，尚能加速Aβ斑块形成。Tg2576小鼠与M146L PS-1突变小鼠的杂交子代在5~6月龄时表现出脑内Aβ42/Aβ40比率上升、Aβ沉积并伴随星形胶质细胞增生和小胶质细胞增生等，5~7月龄时动物可出现认知损害，15~17月龄时这种损伤更为严重（Holcomb et al. 1998；Morgan et al. 2000；Arendash et al. 2001）。TgCRND8小鼠与M146L/L286V PS-1突变小鼠杂交的子代鼠在1~1.5月龄时脑内即可快速形成Aβ沉积（Citron et al. 1997；Chishti et al. 2001）。

85品系是另一种表达hAPP Swedish和PS-1突变基因（APPswe/PS-1ΔE9：PS-1外显子9缺失变体）的Tg小鼠模型（Jankowsky et al. 2004）。该系小鼠同时注射了APPswe和PS-1ΔE9载体，由小鼠PrP启动子独立调控。其优点是两个转入基因与单基因一样可被同时整合和分离。

5XFAD小鼠脑内能快速形成AD脑内大部分严重的神经病理改变，包括淀粉样变性、胶质细胞增生和神经退行性变（Oakley et al. 2006）。该模型小鼠可在小鼠Thy-1启动子的独立调控下，过量表达含Swedish、London和Florida（I716V）突变的APP695基因和含M146L和L286V突变的PS-1基因。1.5~2月龄模型小鼠表现为脑内Aβ42生成增加、胞内Aβ聚集和Aβ沉积并伴随反应性胶质细胞增生、tau蛋白高度磷酸化（非NFTs形成）和神经元丢失。4~6月龄小鼠也能观察到记忆损害。

虽然研究人员已对PSAPP小鼠做了深入研究，但其亲本PS突变体系却因缺乏明显的AD样神经病理改变而未被重视。不过，该突变体系鼠的内嗅皮质存在大量神经元丢失（Lazarov et al. 2006）、蛋白质氧化及脂质过氧化增加（Mohmmad Abdul et al. 2004；Schuessel et al. 2006）、成年海马神经元新生受损（Wen et al. 2002，2004；Wang et al. 2004；Chevallier et al. 2005；Choi et al. 2008）、树突棘形态损害、海马锥体细胞 CA1 区存在突触可塑性损伤等（Auffret et al. 2009）。此外在 PS-1 转基因小鼠脑内还发现了与年龄相关的 NFT 样内含体（Tanemura et al. 2006）。

35.6　Tau 蛋白病理小鼠模型

NFTs 是由 tau 蛋白高度磷酸化形成的神经元内缠结，是 AD 的另一个神经病理特征。进行性发展的 NFTs 的分布区域与海马和皮质区等 AD 相关脑区联系密切（Ball 1977；Arnold et al. 1991；Gomez-Isla et al. 1996），提示 NFTs 与 AD 时的神经退行性改变及进展性记忆损伤明显相关（Ballatore et al. 2007）。经单个微管相关蛋白 tau（microtubule-associated protein tau，*MAPT*）基因可变剪接可产生 6 种 Tau 蛋白亚型（Ballatore et al. 2007）。这些亚型包含两个区域：3~4 个重复的微管结合结构域（3R 或 4R）和 0~2 个氨基末端插入（2N，1N，或 0N）。

若干报道显示某些 tau 突变与 17 号染色体相关的额颞叶痴呆（FTDP-17）合并帕金森有关（Lee et al. 2001；Roberson 2006）。与这些研究结果一致的是，表达含有 FTDP-17 突变基因的人 tau 蛋白的 Tg 小鼠模型主要表现为 NFTs、轴突运输破坏、神经元死亡和行为学异常（Gotz et al. 2000；Murakami et al. 2006；Leroy et al. 2007；Yoshiyama et al. 2007）。例如，JNPL3 是首个提示 tau 突变可导致神经元死亡和细胞丢失的一种 Tg 小鼠（Lewis et al. 2000）。该鼠可表达由 PrP 启动子调控的 4R0N MAPT 和 P301L 突变，这是与 FTDP-17 相关的最常见突变类型之一，动物表现为进行性行为学异常，特别是运动功能障碍，伴随脊髓、脑干和小脑内 NFTs 形成及神经元丢失，其脑内也能观察到缠结前形态。

然而，没有一种突变直接与整个 AD 的进程平行发展。综上所述，大多数 APP Tg 小鼠都在脑内表现出内源性 tau 蛋白高度磷酸化增加，但并不形成 NFTs。在 PDAPP 小鼠脑中，tau 抗原决定簇在失营养性神经突起内以 12~15nm 的原纤维聚集，但在老年鼠脑中并未观察到双股螺旋形细丝形成及损伤（Masliah et al. 2001）。NFT 聚集失败究竟是人与小鼠 tau 蛋白之间存在差异还是与小鼠寿命过短有关，目前仍不清楚。

为建立一种能形成 NFTs 更理想的 AD 模型，在小鼠 *Mapt* 基因敲除的背景下，人 tau（Htau）小鼠作为一种能表达人基因组 *MAPT* 的新模型而诞生，全部人 tau 蛋白的 6 种亚型都能产生（Andorfer et al. 2003）。与 AD 人脑中类似，高度磷酸化 Tau 蛋白及 NFTs 可被观察到在鼠脑皮质和海马区内出现，但几乎不在纹状体、小脑或脊髓中表达。该品系小鼠还表现出大量细胞死亡及年龄相关的认知损害（Polydoro et al. 2009）。

35.7　表达突变 APP 和 Tau 的小鼠模型

Tg JPNL3 小鼠和 Tg2576 小鼠的杂交子代是首个在脑内可以表达 NFTs 和 Aβ 斑块的小鼠模型（tau 和 APP：TAAP 小鼠）（Lewis et al. 2001）。TAAP 小鼠在 6 个月左右形成 Aβ 斑块，9 月龄时脑内已生成大量斑块。与在 Tg JNPL3 品系小鼠中显示的那样，TAAP 小鼠脊髓及脑干内也能观察到 NFTs；但与 JNPL3 相比，TAAP 小鼠在前额叶区域能产生更多 NFTs，提示 Aβ 在 NFT 生成中可能存在协同效应。

3xTg-AD 小鼠（三重 Tg 小鼠）是两个突变基因（APPswe 和 tau P301L）被共同注射到 PS-1（M146V）基因突变小鼠的受精卵内而形成。该品系小鼠脑内 Aβ40 和 Aβ42 表达水平增加，约 6 月龄时可形成 Aβ 斑块，10~12 月龄时可形成 NFT 样病变、神经元内 Aβ 聚集、与年龄相关的长时程突触可塑性损伤和空间记忆障碍（Oddo et al. 2003a，b）。

TAPP 和 3xTg-AD 这两种小鼠似乎都能完善模拟 AD，因为它们都表现出包括 β 淀粉样变性和 tau 病变在内的 AD 病理改变。然而这些动物模型仍然不够完美。Aβ 加速生成后形成 Aβ 斑块是与 FAD 相关的 APP 和 / 或 PS-1 基因突变引起，而 tau 病变由 tau 基因突变介导，与 AD 没有直接联系。因此，另外一些尚未报道的模型，如 APP 小鼠与 Htau 小鼠的杂交模型，被期待着能更准确与 AD 各方面病理特征相互匹配。

35.8　结论

模拟人类疾病的动物模型有助于我们检验药物的治疗潜力和研究疾病的进程，为提高人类生活质量做出了重要贡献。Tg 模型目前在 AD 治疗中最受欢迎。自 1995 年首次报道了 AD Tg 小鼠模型后，科研人员又建立了一些其他能表现该疾病许多重要特性的改进模型,但目前为止还没有一种动物模型能完全模拟AD的所有特性。这些动物模型使我们对AD的病理机制有了进一步了解,为新的治疗策略提供了大量成功的案例,可惜目前没有一种能成功转变为治疗人类AD的有效手段(Zahs and Ashe 2010)。所有Tg小鼠模型都基于在早发和相对数量较少的散发型AD患者脑中发现的FAD相关突变基因的表达。不过FAD患者的临床诊断和神经病理改变都与晚期散发型AD相似;在这些小鼠模型中转入FAD突变基因可能出现在散发型病例中观察不到的意外结果。目前并没有可以完美模拟人类AD进程的动物模型,因此为特定研究目的选取合适的模型非常重要。尤其随着科学技术的进步,AD动物模型在未来许多年都将继续在临床前实验中发挥关键作用。

(徐抒音 蔡艳 译)

参考文献

Andorfer C, Acker CM, Kress Y, Hof PR, Duff K, Davies P (2005) Cell-cycle reentry and cell death in transgenic mice expressing nonmutant human tau isoforms. J Neurosci 25:5446–5454

Andorfer C, Kress Y, Espinoza M, de Silva R, Tucker KL, Barde YA, Duff K, Davies P (2003) Hyperphosphorylation and aggregation of tau in mice expressing normal human tau isoforms. J Neurochem 86:582–590

Arendash GW, King DL, Gordon MN, Morgan D, Hatcher JM, Hope CE, Diamond DM (2001) Progressive, age-related behavioral impairments in transgenic mice carrying both mutant amyloid precursor protein and presenilin-1 transgenes. Brain Res 891:42–53

Arnold SE, Hyman BT, Flory J, Damasio AR, Van Hoesen GW (1991) The topographical and neuroanatomical distribution of neurofibrillary tangles and neuritic plaques in the cerebral cortex of patients with Alzheimer's disease. Cereb Cortex 1:103–116

Auffret A, Gautheron V, Repici M, Kraftsik R, Mount HT, Mariani J, Rovira C (2009) Age-dependent impairment of spine morphology and synaptic plasticity in hippocampal CA1 neurons of a presenilin 1 transgenic mouse model of Alzheimer's disease. J Neurosci 29:10144–10152

Ball MJ (1977) Neuronal loss, neurofibrillary tangles and granulovacuolar degeneration in the hippocampus with ageing and dementia. A quantitative study. Acta Neuropathol 37:111–118

Ballatore C, Lee VM, Trojanowski JQ (2007) Tau-mediated neurodegeneration in Alzheimer's disease and related disorders. Nat Rev Neurosci 8:663–672

Bertoli-Avella AM, Oostra BA, Heutink P (2004) Chasing genes in Alzheimer's and Parkinson's disease. Hum Genet 114:413–438

Betts V, Leissring MA, Dolios G, Wang R, Selkoe DJ, Walsh DM (2008) Aggregation and catabolism of disease-associated intra-Abeta mutations: reduced proteolysis of AbetaA21G by neprilysin. Neurobiol Dis 31:442–450

Billings LM, Oddo S, Green KN, McGaugh JL, LaFerla FM (2005) Intraneuronal abeta causes the onset of early Alzheimer's disease-related cognitive deficits in transgenic mice. Neuron 45:675–688

Borchelt DR, Thinakaran G, Eckman CB, Lee MK, Davenport F, Ratovitsky T, Prada CM, Kim G, Seekins S, Yager D, Slunt HH, Wang R, Seeger M, Levey AI, Gandy SE, Copeland NG, Jenkins NA, Price DL, Younkin SG, Sisodia SS (1996) Familial Alzheimer's disease-linked presenilin 1 variants elevate Abeta1-42/1-40 ratio in vitro and in vivo. Neuron 17:1005–1013

Calhoun ME, Wiederhold KH, Abramowski D, Phinney AL, Probst A, Sturchler-Pierrat C, Staufenbiel M, Sommer B, Jucker M (1998) Neuron loss in APP transgenic mice. Nature 395:755–756

Chen G, Chen KS, Knox J, Inglis J, Bernard A, Martin SJ, Justice A, McConlogue L, Games D, Freedman SB, Morris RG (2000) A learning deficit related to age and beta-amyloid plaques in a mouse model of Alzheimer's disease. Nature 408:975–979

Cheng IH, Palop JJ, Esposito LA, Bien-Ly N, Yan F, Mucke L (2004) Aggressive amyloidosis in mice expressing human amyloid peptides with the Arctic mutation. Nat Med 10:1190–1192

Cheng IH, Scearce-Levie K, Legleiter J, Palop JJ, Gerstein H, Bien-Ly N, Puolivali J, Lesne S, Ashe KH, Muchowski PJ, Mucke L (2007) Accelerating amyloid-beta fibrillization reduces oligomer levels and functional deficits in Alzheimer disease mouse models. J Biol Chem 282:23818–23828

Chevallier NL, Soriano S, Kang DE, Masliah E, Hu G, Koo EH (2005) Perturbed neurogenesis in the adult hippocampus associated with presenilin-1 A246E mutation. Am J Pathol 167:151–159

Chishti MA et al (2001) Early-onset amyloid deposition and cognitive deficits in transgenic mice expressing a double mutant form of amyloid precursor protein 695. J Biol Chem 276:21562–21570

Choi SH, Veeraraghavalu K, Lazarov O, Marler S, Ransohoff RM, Ramirez JM, Sisodia SS (2008) Non-cell-autonomous effects of presenilin 1 variants on enrichment-mediated hippocampal progenitor cell proliferation and differentiation. Neuron 59:568–580

Citron M, Oltersdorf T, Haass C, McConlogue L, Hung AY, Seubert P, Vigo-Pelfrey C, Lieberburg I, Selkoe DJ (1992) Mutation of the beta-amyloid precursor protein in familial Alzheimer's disease increases beta-protein production. Nature 360:672–674

Citron M et al (1997) Mutant presenilins of Alzheimer's disease increase production of 42-residue amyloid beta-protein in both transfected cells and transgenic mice. Nat Med 3:67–72

Cruts M, Van Broeckhoven C (1998) Molecular genetics of Alzheimer's disease. Ann Med 30:560–565

De Felice FG, Wu D, Lambert MP, Fernandez SJ, Velasco PT, Lacor PN, Bigio EH, Jerecic J, Acton PJ, Shughrue PJ, Chen-Dodson E, Kinney GG, Klein WL (2008) Alzheimer's disease-type neuronal tau hyperphosphorylation induced by A beta oligomers. Neurobiol Aging 29:1334–1347

DeKosky ST, Scheff SW (1990) Synapse loss in frontal cortex biopsies in Alzheimer's disease: correlation with cognitive severity. Ann Neurol 27:457–464

Demeester N, Mertens C, Caster H, Goethals M, Vandekerckhove J, Rosseneu M, Labeur C (2001) Comparison of the aggregation properties, secondary structure and apoptotic effects of wild-type, Flemish and Dutch N-terminally truncated amyloid beta peptides. Eur J Neurosci 13:2015–2024

Dodart JC, Mathis C, Saura J, Bales KR, Paul SM, Ungerer A (2000) Neuroanatomical abnormalities in behaviorally characterized APP(V717F) transgenic mice. Neurobiol Dis 7:71–85

Drechsel DN, Hyman AA, Cobb MH, Kirschner MW (1992) Modulation of the dynamic instability of tubulin assembly by the microtubule-associated protein tau. Mol Biol Cell 3:1141–1154

Drewes G (2004) MARKing tau for tangles and toxicity. Trends Biochem Sci 29:548–555

Drubin DG, Kirschner MW (1986) Tau protein function in living cells. J Cell Biol 103:2739–2746

Duff K, Eckman C, Zehr C, Yu X, Prada CM, Perez-tur J, Hutton M, Buee L, Harigaya Y, Yager D, Morgan D, Gordon MN, Holcomb L, Refolo L, Zenk B, Hardy J, Younkin S (1996) Increased amyloid-beta42(43) in brains of mice expressing mutant presenilin 1. Nature 383:710–713

Ertekin-Taner N (2007) Genetics of Alzheimer's disease: a centennial review. Neurol Clin 25:611–667, v

Frautschy SA, Baird A, Cole GM (1991) Effects of injected Alzheimer beta-amyloid cores in rat brain. Proc Natl Acad Sci U S A 88:8362–8366

Frautschy SA, Yang F, Irrizarry M, Hyman B, Saido TC, Hsiao K, Cole GM (1998) Microglial response to amyloid plaques in APPsw transgenic mice. Am J Pathol 152:307–317

Games D, Adams D, Alessandrini R, Barbour R, Berthelette P, Blackwell C, Carr T, Clemens J, Donaldson T, Gillespie F et al (1995) Alzheimer-type neuropathology in transgenic mice overexpressing V717F beta-amyloid precursor protein. Nature 373:523–527

Glabe CC (2005) Amyloid accumulation and pathogenesis of Alzheimer's disease: significance of monomeric, oligomeric and fibrillar Abeta. Subcell Biochem 38:167–177

Glabe CG, Kayed R (2006) Common structure and toxic function of amyloid oligomers implies a common mechanism of pathogenesis. Neurology 66:S74–S78

Gomez-Isla T, Price JL, McKeel DW Jr, Morris JC, Growdon JH, Hyman BT (1996) Profound loss of layer II entorhinal cortex neurons occurs in very mild Alzheimer's disease. J Neurosci 16:4491–4500

Gotz J, Barmettler R, Ferrari A, Goedert M, Probst A, Nitsch RM (2000) In vivo analysis of wild-type and FTDP-17 tau transgenic mice. Ann N Y Acad Sci 920:126–133

Gotz J, Chen F, van Dorpe J, Nitsch RM (2001) Formation of neurofibrillary tangles in P301l tau transgenic mice induced by Abeta 42 fibrils. Science 293:1491–1495

Haass C (2004) Take five–BACE and the gamma-secretase quartet conduct Alzheimer's amyloid beta-peptide generation. EMBO J 23:483–488

Hardy J, Selkoe DJ (2002) The amyloid hypothesis of Alzheimer's disease: progress and problems on the road to therapeutics. Science 297:353–356

Haughey NJ, Liu D, Nath A, Borchard AC, Mattson MP (2002a) Disruption of neurogenesis in the subventricular zone of adult mice, and in human cortical neuronal precursor cells in culture, by amyloid beta-peptide: implications for the pathogenesis of Alzheimer's disease. Neuromolecular Med 1:125–135

Haughey NJ, Nath A, Chan SL, Borchard AC, Rao MS, Mattson MP (2002b) Disruption of neurogenesis by amyloid beta-peptide, and perturbed neural progenitor cell homeostasis, in models of Alzheimer's disease. J Neurochem 83:1509–1524

Herzig MC, Winkler DT, Burgermeister P, Pfeifer M, Kohler E, Schmidt SD, Danner S, Abramowski D, Sturchler-Pierrat C, Burki K, van Duinen SG, Maat-Schieman ML, Staufenbiel M, Mathews PM, Jucker M (2004) Abeta is targeted to the vasculature in a mouse model of hereditary cerebral hemorrhage with amyloidosis. Nat Neurosci 7:954–960

Herzig MC, Van Nostrand WE, Jucker M (2006) Mechanism of cerebral beta-amyloid angiopathy: murine and cellular models. Brain Pathol 16:40–54

Herzig MC, Eisele YS, Staufenbiel M, Jucker M (2009) E22Q-mutant Abeta peptide (AbetaDutch) increases vascular but reduces parenchymal Abeta deposition. Am J Pathol 174:722–726

Holcomb L, Gordon MN, McGowan E, Yu X, Benkovic S, Jantzen P, Wright K, Saad I, Mueller R, Morgan D, Sanders S, Zehr C, O'Campo K, Hardy J, Prada CM, Eckman C, Younkin S, Hsiao K, Duff K (1998) Accelerated Alzheimer-type phenotype in transgenic mice carrying both mutant amyloid precursor protein and presenilin 1 transgenes. Nat Med 4:97–100

Hou L, Liu Y, Wang X, Ma H, He J, Zhang Y, Yu C, Guan W, Ma Y (2011) The effects of amyloid-beta(42) oligomer on the proliferation and activation of astrocytes in vitro. In Vitro Cell Dev Biol Anim 47:573–580

Hsia AY, Masliah E, McConlogue L, Yu GQ, Tatsuno G, Hu K, Kholodenko D, Malenka RC, Nicoll RA, Mucke L (1999) Plaque-independent disruption of neural circuits in Alzheimer's disease mouse models. Proc Natl Acad Sci U S A 96:3228–3233

Hsiao K, Chapman P, Nilsen S, Eckman C, Harigaya Y, Younkin S, Yang F, Cole G (1996) Correlative memory deficits, Abeta elevation, and amyloid plaques in transgenic mice. Science 274:99–102

Hutton M, Hardy J (1997) The presenilins and Alzheimer's

disease. Hum Mol Genet 6:1639–1646

Irizarry MC, McNamara M, Fedorchak K, Hsiao K, Hyman BT (1997) APPSw transgenic mice develop age-related A beta deposits and neuropil abnormalities, but no neuronal loss in CA1. J Neuropathol Exp Neurol 56:965–973

Jan A, Gokce O, Luthi-Carter R, Lashuel HA (2008) The ratio of monomeric to aggregated forms of Abeta40 and Abeta42 is an important determinant of amyloid-beta aggregation, fibrillogenesis, and toxicity. J Biol Chem 283:28176–28189

Jankowsky JL, Fadale DJ, Anderson J, Xu GM, Gonzales V, Jenkins NA, Copeland NG, Lee MK, Younkin LH, Wagner SL, Younkin SG, Borchelt DR (2004) Mutant presenilins specifically elevate the levels of the 42 residue beta-amyloid peptide in vivo: evidence for augmentation of a 42-specific gamma secretase. Hum Mol Genet 13:159–170

Jankowsky JL, Younkin LH, Gonzales V, Fadale DJ, Slunt HH, Lester HA, Younkin SG, Borchelt DR (2007) Rodent A beta modulates the solubility and distribution of amyloid deposits in transgenic mice. J Biol Chem 282:22707–22720

Jellinger KA (2002) Alzheimer disease and cerebrovascular pathology: an update. J Neural Transm 109:813–836

Jin M, Shepardson N, Yang T, Chen G, Walsh D, Selkoe DJ (2011) Soluble amyloid beta-protein dimers isolated from Alzheimer cortex directly induce Tau hyperphosphorylation and neuritic degeneration. Proc Natl Acad Sci U S A 108:5819–5824

Kawarabayashi T, Shoji M, Younkin LH, Wen-Lang L, Dickson DW, Murakami T, Matsubara E, Abe K, Ashe KH, Younkin SG (2004) Dimeric amyloid beta protein rapidly accumulates in lipid rafts followed by apolipoprotein E and phosphorylated tau accumulation in the Tg2576 mouse model of Alzheimer's disease. J Neurosci 24:3801–3809

Klein WL, Krafft GA, Finch CE (2001) Targeting small Abeta oligomers: the solution to an Alzheimer's disease conundrum? Trends Neurosci 24:219–224

Klyubin I, Betts V, Welzel AT, Blennow K, Zetterberg H, Wallin A, Lemere CA, Cullen WK, Peng Y, Wisniewski T, Selkoe DJ, Anwyl R, Walsh DM, Rowan MJ (2008) Amyloid beta protein dimer-containing human CSF disrupts synaptic plasticity: prevention by systemic passive immunization. J Neurosci 28:4231–4237

Lacor PN, Buniel MC, Furlow PW, Clemente AS, Velasco PT, Wood M, Viola KL, Klein WL (2007) Abeta oligomer-induced aberrations in synapse composition, shape, and density provide a molecular basis for loss of connectivity in Alzheimer's disease. J Neurosci 27:796–807

Larson J, Lynch G, Games D, Seubert P (1999) Alterations in synaptic transmission and long-term potentiation in hippocampal slices from young and aged PDAPP mice. Brain Res 840:23–35

Lashuel HA, Hartley DM, Petre BM, Wall JS, Simon MN, Walz T, Lansbury PT Jr (2003) Mixtures of wild-type and a pathogenic (E22G) form of Abeta40 in vitro accumulate protofibrils, including amyloid pores. J Mol Biol 332:795–808

Lazarov O, Marr RA (2010) Neurogenesis and Alzheimer's disease: at the crossroads. Exp Neurol 223:267–281

Lazarov O, Peterson LD, Peterson DA, Sisodia SS (2006) Expression of a familial Alzheimer's disease-linked presenilin-1 variant enhances perforant pathway lesion-induced neuronal loss in the entorhinal cortex. J Neurosci 26:429–434

Lee VM, Goedert M, Trojanowski JQ (2001) Neurodegenerative tauopathies. Annu Rev Neurosci 24:1121–1159

Lemere CA, Lopera F, Kosik KS, Lendon CL, Ossa J, Saido TC, Yamaguchi H, Ruiz A, Martinez A, Madrigal L, Hincapie L, Arango JC, Anthony DC, Koo EH, Goate AM, Selkoe DJ (1996) The E280A presenilin 1 Alzheimer mutation produces increased A beta 42 deposition and severe cerebellar pathology. Nat Med 2:1146–1150

Leroy K, Bretteville A, Schindowski K, Gilissen E, Authelet M, De Decker R, Yilmaz Z, Buee L, Brion JP (2007) Early axonopathy preceding neurofibrillary tangles in mutant tau transgenic mice. Am J Pathol 171:976–992

Lesne S, Koh MT, Kotilinek L, Kayed R, Glabe CG, Yang A, Gallagher M, Ashe KH (2006) A specific amyloid-beta protein assembly in the brain impairs memory. Nature 440:352–357

Lewis J, McGowan E, Rockwood J, Melrose H, Nacharaju P, Van Slegtenhorst M, Gwinn-Hardy K, Paul Murphy M, Baker M, Yu X, Duff K, Hardy J, Corral A, Lin WL, Yen SH, Dickson DW, Davies P, Hutton M (2000) Neurofibrillary tangles, amyotrophy and progressive motor disturbance in mice expressing mutant (P301L) tau protein. Nat Genet 25:402–405

Lewis J, Dickson DW, Lin WL, Chisholm L, Corral A, Jones G, Yen SH, Sahara N, Skipper L, Yager D, Eckman C, Hardy J, Hutton M, McGowan E (2001) Enhanced neurofibrillary degeneration in transgenic mice expressing mutant tau and APP. Science 293:1487–1491

Maezawa I, Zimin PI, Wulff H, Jin LW (2011) Amyloid-beta protein oligomer at low nanomolar concentrations activates microglia and induces microglial neurotoxicity. J Biol Chem 286:3693–3706

Magdesian MH, Carvalho MM, Mendes FA, Saraiva LM, Juliano MA, Juliano L, Garcia-Abreu J, Ferreira ST (2008) Amyloid-beta binds to the extracellular cysteine-rich domain of Frizzled and inhibits Wnt/beta-catenin signaling. J Biol Chem 283:9359–9368

Mandelkow EM, Biernat J, Drewes G, Steiner B, Lichtenberg-Kraag B, Wille H, Gustke N, Mandelkow E (1993) Microtubule-associated protein tau, paired helical filaments, and phosphorylation. Ann N Y Acad Sci 695:209–216

Masliah E (2001) Recent advances in the understanding of the role of synaptic proteins in Alzheimer's disease and other neurodegenerative disorders. J Alzheimers Dis 3:121–129

Masliah E, Sisk A, Mallory M, Games D (2001) Neurofibrillary pathology in transgenic mice overexpressing V717F beta-amyloid precursor protein.

J Neuropathol Exp Neurol 60:357–368
Mattson MP (2004) Pathways towards and away from Alzheimer's disease. Nature 430:631–639
McKee AC, Carreras I, Hossain L, Ryu H, Klein WL, Oddo S, LaFerla FM, Jenkins BG, Kowall NW, Dedeoglu A (2008) Ibuprofen reduces Abeta, hyperphosphorylated tau and memory deficits in Alzheimer mice. Brain Res 1207:225–236
Mohmmad Abdul H, Wenk GL, Gramling M, Hauss-Wegrzyniak B, Butterfield DA (2004) APP and PS-1 mutations induce brain oxidative stress independent of dietary cholesterol: implications for Alzheimer's disease. Neurosci Lett 368:148–150
Morgan D (2007) Amyloid, memory and neurogenesis. Exp Neurol 205:330–335
Morgan D (2011) Immunotherapy for Alzheimer's disease. J Intern Med 269:54–63
Morgan D, Diamond DM, Gottschall PE, Ugen KE, Dickey C, Hardy J, Duff K, Jantzen P, DiCarlo G, Wilcock D, Connor K, Hatcher J, Hope C, Gordon M, Arendash GW (2000) A beta peptide vaccination prevents memory loss in an animal model of Alzheimer's disease. Nature 408:982–985
Mucke L, Masliah E, Yu GQ, Mallory M, Rockenstein EM, Tatsuno G, Hu K, Kholodenko D, Johnson-Wood K, McConlogue L (2000) High-level neuronal expression of Abeta 1–42 in wild-type human amyloid protein precursor transgenic mice: synaptotoxicity without plaque formation. J Neurosci 20:4050–4058
Murakami T et al (2006) Cortical neuronal and glial pathology in TgTauP301L transgenic mice: neuronal degeneration, memory disturbance, and phenotypic variation. Am J Pathol 169:1365–1375
Oakley H, Cole SL, Logan S, Maus E, Shao P, Craft J, Guillozet-Bongaarts A, Ohno M, Disterhoft J, Van Eldik L, Berry R, Vassar R (2006) Intraneuronal beta-amyloid aggregates, neurodegeneration, and neuron loss in transgenic mice with five familial Alzheimer's disease mutations: potential factors in amyloid plaque formation. J Neurosci 26:10129–10140
Oddo S, Caccamo A, Kitazawa M, Tseng BP, LaFerla FM (2003a) Amyloid deposition precedes tangle formation in a triple transgenic model of Alzheimer's disease. Neurobiol Aging 24:1063–1070
Oddo S, Caccamo A, Shepherd JD, Murphy MP, Golde TE, Kayed R, Metherate R, Mattson MP, Akbari Y, LaFerla FM (2003b) Triple-transgenic model of Alzheimer's disease with plaques and tangles: intracellular Abeta and synaptic dysfunction. Neuron 39:409–421
Oddo S, Caccamo A, Tran L, Lambert MP, Glabe CG, Klein WL, LaFerla FM (2006) Temporal profile of amyloid-beta (Abeta) oligomerization in an in vivo model of Alzheimer disease. A link between Abeta and tau pathology. J Biol Chem 281:1599–1604
Palop JJ, Mucke L (2009) Epilepsy and cognitive impairments in Alzheimer disease. Arch Neurol 66:435–440
Palop JJ, Chin J, Bien-Ly N, Massaro C, Yeung BZ, Yu GQ, Mucke L (2005) Vulnerability of dentate granule cells to disruption of arc expression in human amyloid precursor protein transgenic mice. J Neurosci 25:9686–9693
Palop JJ, Chin J, Roberson ED, Wang J, Thwin MT, Bien-Ly N, Yoo J, Ho KO, Yu GQ, Kreitzer A, Finkbeiner S, Noebels JL, Mucke L (2007) Aberrant excitatory neuronal activity and compensatory remodeling of inhibitory hippocampal circuits in mouse models of Alzheimer's disease. Neuron 55:697–711
Pappolla MA, Chyan YJ, Omar RA, Hsiao K, Perry G, Smith MA, Bozner P (1998) Evidence of oxidative stress and in vivo neurotoxicity of beta-amyloid in a transgenic mouse model of Alzheimer's disease: a chronic oxidative paradigm for testing antioxidant therapies in vivo. Am J Pathol 152:871–877
Pastor P, Goate AM (2004) Molecular genetics of Alzheimer's disease. Curr Psychiatry Rep 6:125–133
Pezzini A, Del Zotto E, Volonghi I, Giossi A, Costa P, Padovani A (2009) Cerebral amyloid angiopathy: a common cause of cerebral hemorrhage. Curr Med Chem 16:2498–2513
Poirier R, Wolfer DP, Welzl H, Tracy J, Galsworthy MJ, Nitsch RM, Mohajeri MH (2006) Neuronal neprilysin overexpression is associated with attenuation of Abeta-related spatial memory deficit. Neurobiol Dis 24:475–483
Polydoro M, Acker CM, Duff K, Castillo PE, Davies P (2009) Age-dependent impairment of cognitive and synaptic function in the htau mouse model of tau pathology. J Neurosci 29:10741–10749
Price DL, Wong PC, Borchelt DR, Pardo CA, Thinakaran G, Doan AP, Lee MK, Martin LJ, Sisodia SS (1997) Amyotrophic lateral sclerosis and Alzheimer disease. Lessons from model systems. Rev Neurol (Paris) 153:484–495
Raff MC, Whitmore AV, Finn JT (2002) Axonal self-destruction and neurodegeneration. Science 296:868–871
Roberson ED (2006) Frontotemporal dementia. Curr Neurol Neurosci Rep 6:481–489
Rocchi A, Pellegrini S, Siciliano G, Murri L (2003) Causative and susceptibility genes for Alzheimer's disease: a review. Brain Res Bull 61:1–24
Rockenstein E, Mallory M, Mante M, Sisk A, Masliaha E (2001) Early formation of mature amyloid-beta protein deposits in a mutant APP transgenic model depends on levels of Abeta(1–42). J Neurosci Res 66:573–582
Rockenstein E, Adame A, Mante M, Moessler H, Windisch M, Masliah E (2003) The neuroprotective effects of cerebrolysin in a transgenic model of Alzheimer's disease are associated with improved behavioral performance. J Neural Transm 110:1313–1327
Saganich MJ, Schroeder BE, Galvan V, Bredesen DE, Koo EH, Heinemann SF (2006) Deficits in synaptic transmission and learning in amyloid precursor protein (APP) transgenic mice require C-terminal cleavage of APP. J Neurosci 26:13428–13436
Scheff SW, Price DA (2001) Alzheimer's disease-related synapse loss in the cingulate cortex. J Alzheimers Dis 3:495–505
Scheuner D et al (1996) Secreted amyloid beta-protein similar to that in the senile plaques of Alzheimer's dis-

ease is increased in vivo by the presenilin 1 and 2 and APP mutations linked to familial Alzheimer's disease. Nat Med 2:864–870

Schuessel K, Frey C, Jourdan C, Keil U, Weber CC, Muller-Spahn F, Muller WE, Eckert A (2006) Aging sensitizes toward ROS formation and lipid peroxidation in PS1M146L transgenic mice. Free Radic Biol Med 40:850–862

Selkoe DJ (1991) Alzheimer's disease. In the beginning. Nature 354:432–433

Selkoe DJ (2008) Soluble oligomers of the amyloid beta-protein impair synaptic plasticity and behavior. Behav Brain Res 192:106–113

Shankar GM, Li S, Mehta TH, Garcia-Munoz A, Shepardson NE, Smith I, Brett FM, Farrell MA, Rowan MJ, Lemere CA, Regan CM, Walsh DM, Sabatini BL, Selkoe DJ (2008) Amyloid-beta protein dimers isolated directly from Alzheimer's brains impair synaptic plasticity and memory. Nat Med 14:837–842

Sherrington R et al (1995) Cloning of a gene bearing missense mutations in early-onset familial Alzheimer's disease. Nature 375:754–760

Smith MA, Hirai K, Hsiao K, Pappolla MA, Harris PL, Siedlak SL, Tabaton M, Perry G (1998) Amyloid-beta deposition in Alzheimer transgenic mice is associated with oxidative stress. J Neurochem 70:2212–2215

Sturchler-Pierrat C, Abramowski D, Duke M, Wiederhold KH, Mistl C, Rothacher S, Ledermann B, Burki K, Frey P, Paganetti PA, Waridel C, Calhoun ME, Jucker M, Probst A, Staufenbiel M, Sommer B (1997) Two amyloid precursor protein transgenic mouse models with Alzheimer disease-like pathology. Proc Natl Acad Sci U S A 94:13287–13292

Tan J, Town T, Paris D, Mori T, Suo Z, Crawford F, Mattson MP, Flavell RA, Mullan M (1999) Microglial activation resulting from CD40-CD40L interaction after beta-amyloid stimulation. Science 286:2352–2355

Tanaka S, Shiojiri S, Takahashi Y, Kitaguchi N, Ito H, Kameyama M, Kimura J, Nakamura S, Ueda K (1989) Tissue-specific expression of three types of beta-protein precursor mRNA: enhancement of protease inhibitor-harboring types in Alzheimer's disease brain. Biochem Biophys Res Commun 165:1406–1414

Tanemura K, Chui DH, Fukuda T, Murayama M, Park JM, Akagi T, Tatebayashi Y, Miyasaka T, Kimura T, Hashikawa T, Nakano Y, Kudo T, Takeda M, Takashima A (2006) Formation of tau inclusions in knock-in mice with familial Alzheimer disease (FAD) mutation of presenilin 1 (PS1). J Biol Chem 281:5037–5041

Tanzi RE, Bertram L (2005) Twenty years of the Alzheimer's disease amyloid hypothesis: a genetic perspective. Cell 120:545–555

Tatebayashi Y, Lee MH, Li L, Iqbal K, Grundke-Iqbal I (2003) The dentate gyrus neurogenesis: a therapeutic target for Alzheimer's disease. Acta Neuropathol 105:225–232

Town T (2009) Alternative Abeta immunotherapy approaches for Alzheimer's disease. CNS Neurol Disord Drug Targets 8:114–127

Townsend M, Shankar GM, Mehta T, Walsh DM, Selkoe DJ (2006) Effects of secreted oligomers of amyloid beta-protein on hippocampal synaptic plasticity: a potent role for trimers. J Physiol 572:477–492

Townsend M, Mehta T, Selkoe DJ (2007) Soluble Abeta inhibits specific signal transduction cascades common to the insulin receptor pathway. J Biol Chem 282:33305–33312

Tsubuki S, Takaki Y, Saido TC (2003) Dutch, Flemish, Italian, and Arctic mutations of APP and resistance of Abeta to physiologically relevant proteolytic degradation. Lancet 361:1957–1958

Venkitaramani DV, Chin J, Netzer WJ, Gouras GK, Lesne S, Malinow R, Lombroso PJ (2007) Beta-amyloid modulation of synaptic transmission and plasticity. J Neurosci 27:11832–11837

Verret L, Jankowsky JL, Xu GM, Borchelt DR, Rampon C (2007) Alzheimer's-type amyloidosis in transgenic mice impairs survival of newborn neurons derived from adult hippocampal neurogenesis. J Neurosci 27:6771–6780

Volles MJ, Lansbury PT Jr (2002) Vesicle permeabilization by protofibrillar alpha-synuclein is sensitive to Parkinson's disease-linked mutations and occurs by a pore-like mechanism. Biochemistry 41: 4595–4602

Volles MJ, Lee SJ, Rochet JC, Shtilerman MD, Ding TT, Kessler JC, Lansbury PT Jr (2001) Vesicle permeabilization by protofibrillar alpha-synuclein: implications for the pathogenesis and treatment of Parkinson's disease. Biochemistry 40:7812–7819

Walsh DM, Selkoe DJ (2004a) Oligomers on the brain: the emerging role of soluble protein aggregates in neurodegeneration. Protein Pept Lett 11:213–228

Walsh DM, Selkoe DJ (2004b) Deciphering the molecular basis of memory failure in Alzheimer's disease. Neuron 44:181–193

Walsh DM, Klyubin I, Fadeeva JV, Cullen WK, Anwyl R, Wolfe MS, Rowan MJ, Selkoe DJ (2002) Naturally secreted oligomers of amyloid beta protein potently inhibit hippocampal long-term potentiation in vivo. Nature 416:535–539

Wang R, Dineley KT, Sweatt JD, Zheng H (2004) Presenilin 1 familial Alzheimer's disease mutation leads to defective associative learning and impaired adult neurogenesis. Neuroscience 126:305–312

Wen PH, Shao X, Shao Z, Hof PR, Wisniewski T, Kelley K, Friedrich VL Jr, Ho L, Pasinetti GM, Shioi J, Robakis NK, Elder GA (2002) Overexpression of wild type but not an FAD mutant presenilin-1 promotes neurogenesis in the hippocampus of adult mice. Neurobiol Dis 10:8–19

Wen PH, Hof PR, Chen X, Gluck K, Austin G, Younkin SG, Younkin LH, DeGasperi R, Gama Sosa MA, Robakis NK, Haroutunian V, Elder GA (2004) The presenilin-1 familial Alzheimer disease mutant P117L impairs neurogenesis in the hippocampus of adult mice. Exp Neurol 188:224–237

Westerman MA, Cooper-Blacketer D, Mariash A, Kotilinek L, Kawarabayashi T, Younkin LH, Carlson GA,

Younkin SG, Ashe KH (2002) The relationship between Abeta and memory in the Tg2576 mouse model of Alzheimer's disease. J Neurosci 22:1858–1867

Wilcock DM, Colton CA (2008) Anti-amyloid-beta immunotherapy in Alzheimer's disease: relevance of transgenic mouse studies to clinical trials. J Alzheimers Dis 15:555–569

Wilcock DM, Alamed J, Gottschall PE, Grimm J, Rosenthal A, Pons J, Ronan V, Symmonds K, Gordon MN, Morgan D (2006) Deglycosylated anti-amyloid-beta antibodies eliminate cognitive deficits and reduce parenchymal amyloid with minimal vascular consequences in aged amyloid precursor protein transgenic mice. J Neurosci 26:5340–5346

Yoshiike Y, Chui DH, Akagi T, Tanaka N, Takashima A (2003) Specific compositions of amyloid-beta peptides as the determinant of toxic beta-aggregation. J Biol Chem 278:23648–23655

Yoshiyama Y, Higuchi M, Zhang B, Huang SM, Iwata N, Saido TC, Maeda J, Suhara T, Trojanowski JQ, Lee VM (2007) Synapse loss and microglial activation precede tangles in a P301S tauopathy mouse model. Neuron 53:337–351

Zahs KR, Ashe KH (2010) 'Too much good news'—are Alzheimer mouse models trying to tell us how to prevent, not cure, Alzheimer's disease? Trends Neurosci 33:381–389

Zhang-Nunes SX, Maat-Schieman ML, van Duinen SG, Roos RA, Frosch MP, Greenberg SM (2006) The cerebral beta-amyloid angiopathies: hereditary and sporadic. Brain Pathol 16:30–39

第三十六章 动物模型：行为学及病理学——HIV-1相关神经认知障碍的临床前评估

36

Landhing M. Moran，Rosemarie M. Booze，Charles F. Mactutus

摘要

HIV-1 相关性痴呆经联合抗逆转录病毒治疗(combination antiretroviral therapy，CART)后其发病率有所下降，尽管如此，有近一半的 HIV-1 阳性个体在经过 CART 后存在轻至重度 HIV-1 相关神经认知障碍(HIV-1-associated neurocognitive disorders，HAND)。对认知功能的整体状况进行临床前期研究，并从中推断出其可能的加工过程，有助于我们更深入了解 HAND 的病程发展并进而开发潜在的治疗方法。本章我们将提出一系列临床前期的行为学任务，这些任务开启了执行功能的不同成分，其中认知成分在 HAND 的疾病进程中下降最为显著。前额叶 - 纹状体环路和多巴胺能系统对执行功能必不可少，它们在 HIV-1 感染时也特别容易受损。本章所列任务在测试这些系统的功能改变时敏感性高，且与 HAND 时典型认知功能缺陷相关。此外，每一种任务均可对应模拟人类某种特定明确的行为。例如在听觉惊恐反应中，前脉冲抑制(prepulse inhibition，PPI)可以评估前注意加工和感觉门控。多选择连续反应时间任务可评估包括持续注意、选择性注意和定势转移等不同类型的注意加工。Morris 水迷宫可评估参考记忆和工作记忆。每一种行为学测量都有很多变量，通过对这些变量进行调控可以获取执行功能各成分的相关信息，从而实现对 HAND 特异性认知缺陷的模拟。

关键词

感觉运动门控；选择性注意；持续注意；转移注意；参考记忆；工作记忆

L. M. Moran·R. M. Booze·C. F. Mactutus(✉)

南卡罗来纳大学　心理学系行为神经科学组

美国南卡罗来纳州　哥伦比亚市 Pendleton 街 1512 号

邮编 29208

邮箱：mactutus@mailbox.sc.edu

36.1　前言

36.1.1　HAND 简介

截至 2009 年底，世界范围内 HIV-1 患病人数达到 3 300 万左右（UNAIDS/WHO 2010）。约 30% 无症状 HIV-1 感染个体和 50% 获得性免疫缺陷病毒（Acquired immunodeficiency virus，AIDS）感染患者在未给予联合抗逆转录病毒治疗（combination antiretroviral therapy，CART）前均存有 HIV-1 相关神经心理障碍（Heaton et al. 1995）。当 HIV 治疗进入 CART 时代后，患者 HIV-1 病毒血症得以控制，免疫功能获得改善，其严重的神经心理障碍和痴呆发病率均有所降低（Sacktor et al. 2002）。CART 问世前，约 16% 的 AIDS 病例存在痴呆症状（McArthur et al. 1993），而给予 CART 治疗后该数值现已降至 5% 以下（Heaton et al. 2010）。但约 50% 的患者在 CART 治疗后仍存在轻至重度认知及运动缺损，他们的日常活动功能受到严重影响，患者早期病死风险明显增加（Mayeux et al. 1993；Ellis et al. 1997；Heaton et al. 2011）。

HIV-1 相关神经认知障碍（HIV-1-associated neurocognitive disorders，HAND）属于 HIV-1 患者的一种表征，这可以从病人诸多认知域的表现得到确定。一些研究报道称，具有 HAND 表现的 HIV 患者存在典型认知功能障碍的同时，其神经解剖结构及信号途径可能也发生了变化。但目前聚焦于动物的行为及认知表现如何与 HAND 相关的临床前期研究非常少，而且特别需要阐明特定任务如何选择性测量 HAND 时各认知域的表现。目前在 HAND 认知缺陷的研究中，所用啮齿类动物包括 HIV-1 转基因（Tg）大鼠、HIV-1 膜蛋白（gp120 和 Tat）注射的大鼠及小鼠、免疫缺陷小鼠等，这些研究主要局限于对动物运动功能（Hill et al. 1993；June et al. 2009）、空间记忆（Zink et al. 2002；Griffin et al. 2004；Vigorito et al. 2007；Lashomb et al. 2009；Tang et al. 2009）和恐惧记忆条件化进行评估（Pugh et al. 2000）。我们提出了系列可以反映认知功能整体状况的行为学任务，这些任务与前额叶（prefrontal cortex，PFC）及其皮质下区域介导的执行功能更广泛相关（Cummings 1993；Bonelli and Cummings 2007）。执行功能，连同运动功能及信息加工速度一起，在 HIV 疾病演化过程中，相对于其他认知域表现为最大幅度的降低（Reger et al. 2002）。即使 HIV 感染进入了 CART 治疗时代，HIV-1 患者认知损伤程度有所减轻，但其包括完整注意力、记忆力和学习能力在内的执行功能仍然受损严重（Cysique et al. 2004；Garvey et al. 2009；Heaton et al. 2011）。

36.1.2　HAND 的多巴胺能假说

多方面证据提示多巴胺系统（dopamine，DA）在慢性 HIV-1 感染时容易被累及（图 36.1）。最早关于 HIV-1 感染扰乱 DA 系统的证据包括：患者出现帕金森症状、对 DA 受体拮抗剂敏感，来自放射学、代谢吸收实验以及尸检结果显示患者大脑基底神经节存在结构和功能异常（Berger and Nath 1997；Koutsilieri et al. 2002）。这些由影像学及死后尸检观察到的 DA 系统及相关脑区的系列变化已被证实与患者神经认知功能障碍有关（Chang et al. 2004，2008；Kumar et al. 2011；Meade et al. 2011）。特别是，HIV-1 患者脑内多巴胺转运体（dopamine transporter，DAT）数量减少，尤其是那些同时存在认知与运动功能障碍的患者脑内 DAT 数量减少地更为明显（Wang et al. 2004）。已有大量研究证实 DAT 可通过调节 DA 的稳态平衡、维持突触处 DA 浓度稳定、调控疾病及大脑活动加工，从而在认知功能方面发挥重要作用（Nieoullon 2002；Chudasama and Robbins 2006）。来自本课题组的实验结果显示，DAT 可以与 Tat 和 gp120 这两种 HIV-1 膜蛋白靶向结合，通过蛋白与蛋白的相互作用（Zhu et al. 2009），实现 Tat 蛋白对 DAT 的变构调节（Zhu et al. 2011），进而损害转运体（Aksenov et al. 2008；Zhu et al. 2009，2011；Ferris et al. 2010）。此外，DA 依赖的信号途径被证实是 HIV-1 蛋白神经毒性机制之一（Aksenova et al. 2006；Wallace et al. 2006；Silvers et al. 2007）。这部分工作显著支持 Tat 对 DAT 具有变构效应。DA 系统作为一种慢性 HIV-1 感染时的临床相关靶点，其功能异常被认为是导致患者发生神经认知损伤的潜在性神经化学机制。明确其神经生物学机制是基于转化数据进行治疗的基础。尽管 HIV-1 感染可能还涉及其他类型神经元系统，但 HIV-1 感染引发 DA 系统功能失常无疑最受大家关注。

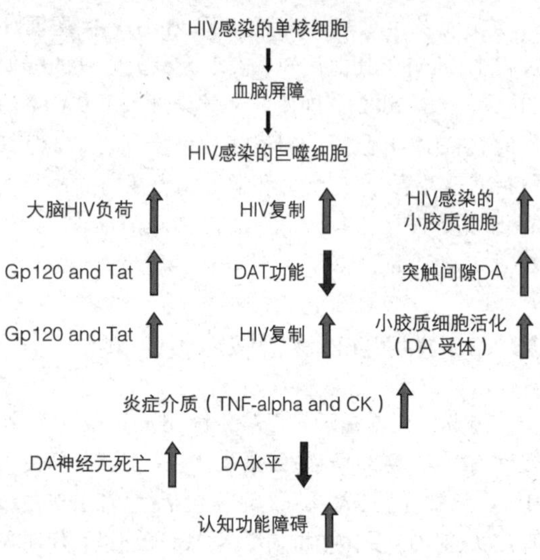

图 36.1 多巴胺(DA)在 HIV-1 诱导的认知障碍发展中的作用(改编自(Purohit et al. 2011))。HIV 感染的单核细胞穿过血 - 脑屏障(BBB)后在脑中广泛分布成为巨噬细胞，进一步感染小胶质细胞。因此，脑内 HIV 病毒负载量增大，HIV-1 蛋白质 gp120 和 Tat 被释放，与 DAT 结合并损伤 DAT 功能。这种损害导致突触间隙 DA 浓度增加，DA 与相邻小胶质细胞上的 DA 受体结合，促进 HIV-1 进一步复制并释放 gp120 和 Tat，并产生细胞因子(TNF-α)和趋化因子等炎症介质。炎症介质和 HIV-1 蛋白均能诱导 DA 神经元凋亡，导致 DA 系统发生显著性功能损害并继发认知障碍。这些蛋白可以与 DAT 结合并损害其功能，导致多巴胺能突触内 DA 浓度升高，多巴胺弥散并通过 DA 受体与邻近小胶质细胞结合，活化的小胶质细胞促进 HIV-1 进一步复制并刺激产生炎症介质，如细胞因子(TNF-alpha)和趋化因子。HIV-1 复制增加可进一步增加脑内病毒负载量及 gp120 和 Tat 释放，这些蛋白可引起 DA 神经元死亡。炎症介质也可以诱导 DA 神经元发生凋亡。这些神经元死亡数目的增加可引起 DA 系统发生显著性功能障碍并损害认知功能

36.2 目的

本章的一个主要目标是阐明严谨与巧妙性地设计行为学分析、精确调控环境变量以及缜密设计相关对照组如何对认知加工过程形成有效推理。对任何旨在评估认知加工任务中的行为改变进行解释时，都需注意由 Tolman 提出的习得性表现差异(Tolman's learning-performance distinction)和 Spear 提出的记忆保留差异(Spear's memory-retention distinction)(Tolman and Honzik 1930；Spear 1978；Spear and Riccio 1994)。即，在习得性表现(acquisition performance)或保留测试(retention test)过程中观察到的行为并不是动物学习或记忆存储的表现。也就是说，认识到因变量(dependent variable)可以间接测量心理建构体(psychological construct)这一点非常重要。本章所讨论的每个行为学范式，其实验设计都需固定地运用一种心理学的剂量 - 反应关系(psychological dose-response)。因此，例如，预脉冲抑制(pre-pulse inhibition，PPI)中的刺激间隔(interstimulus interval，ISI)，选择性注意中的刺激持续时间以及工作记忆中的保留间隔，这些都为认知加工对相关建构体进行功能评估提供了可变的负载。此外，本章所提及的每个范式都需要对多种感觉系统进行分析，以常伴有感觉系统损伤的转基因动物为实验对象尤其具有优势。另外值得注意的是本文提及的每种任务都明确对应模拟人类的某种状况。

本章的第二个目标是对已建立完善且可以用于 HAND 临床前期研究的整套认知功能评估任务进行描述。本章将主要聚焦于啮齿类动物的相关研究，鉴于大型动物物种(如某些非人类灵长类等)在科学研究中的受限越来越严格，本文在此将不予描述；本章所述的每一个任务开启了与 HAND 研究相关的认知域，且每一种任务的表面效度(一种实验似乎可以测量它需要测量的东西)、结构效度(一种实验似乎可以测量它想测量的东西)和预测效度(一个实验可以预测未来结果的程度)都有很多令人信服的证据。此外，如前所述，DA 系统在 HIV-1 感染中发挥着重要作用，我们将重点对 DA 系统与接下来的行为学任务中的表现之间的关系进行阐述。

36.3 步骤 / 研究方法

36.3.1 听觉惊恐反应的前脉冲抑制

在 HIV-1 感染的疾病进程中，最早被发现的神经生理变化之一是脑干诱发电位受损，表现为听觉和视觉诱发电位振幅下降、反应时间延长(Ollo et al. 1991；Gil et al. 1992；Pagano et al. 1992；Fein et al. 1995；Goodwin et al. 1996；Schroeder et al. 1996；Castello et al. 1998；Vigliano et al. 2000)。任何一种高级认知功能受损被发现前均可表现出上述电位变化。研究发

现,临床患者中脑和脑桥听觉通路有明显损伤,这为评估 HAND 患者认知域的听觉惊恐反应(auditory startle response,ASR)和 ASR 的 PPI 提供了一定研究基础。PPI 是感觉门控的前注意加工中被广泛使用的一种操作测量,也可以说 PPI 是一种具有滤过多余感觉刺激的能力。Ison 及其团队在一些最初利用大鼠进行反射矫正(reflex modification)的实验中就包括了对 PPI 现象的研究(Ison et al. 1973;Hoffman and Ison 1980;Ison and Hoffman 1983)。当刺激诱发惊恐反射之前给予一个较弱的前脉冲刺激即会发生 PPI。基于前脉冲刺激与惊恐刺激之间的 ISI、刺激的感觉模式和刺激强度等特性不同,较弱的前脉冲刺激可以不同程度的抑制惊恐反应的发生。将 ASR 和 ASR 的 PPI 分别作为感觉运动整合和门控的指标,优点如下:第一,作为突发性强刺激的结果,ASR 测量相对简单且清晰;惊恐刺激前 30~200 毫秒给予一个弱刺激,所诱导产生的惊恐反应出现可定量的减弱,同时也能清楚观察到PPI的发生(Hoffman and Ison 1980);第二,几乎所有哺乳动物都能观察到 ASR 和 PPI,这样可对不同物种进行比较研究,有利于完成跨物种推断这样的困难任务;第三,即使 ASR 和 PPI 的发展受限于动物听觉系统的成熟度,在动物的任何一个生命阶段都可以进行 ASR 和 PPI 的研究;第四,对调节性和控制性神经环路的普遍观点有助于判定不同药物或毒素对 ASR 和 PPI 产生怎样的影响(Koch 1999;Fendt et al. 2001);第五,这是一种反射,故动物不需要去学习怎样做出反应,也就不存在对训练时间的需求;最后,PPI 是一种测量感觉运动门控的操作方法:一种能够保护感觉和认知信息整合的前注意机制。

36.3.1.1 材料 / 设备

尽管前脉冲模式、强度及 ISI 等各种参数操作揭示了大鼠(和小鼠)在 PPI 中存在品系差异,但跨物种普遍存在的 PPI 提示这样的品系差异完全没有必要考虑。鉴于动物的感觉能力在不同年龄处于不同的发育阶段,因此需要对动物年龄进行限制。

市面上有许多可用于测量惊恐反射的系统装置(如 Columbus Instruments,Hamilton-Kinder;San Diego Instruments),这种惊恐平台应放置于一个消音环境。我们用 10cm 厚的双层板制成 81cm × 81cm × 116cm 的隔离箱(外形尺寸),该箱体能最小化回音并且相比外界环境至少消音 30 分贝(A- 加权分贝),而在无任何刺激存在的环境下箱体内环境声压水平约 22 分贝(A)。惊恐系统中用于传递听觉刺激(频率范围为 5~16kHz)的高频扬声器则安装在箱内有机玻璃动物测试筒上方 30cm 处。扬声器声源的最大强度为 120 分贝(A)(测试筒内为 100 分贝(A))。对成年大鼠,可选择适合它们尺寸的测试筒(如内径为 8.75cm)。测试筒对应放置在 2.5cm × 20cm 的有机玻璃台上,并固定于测试箱中央。动物对声音刺激做出反应,测试筒发生偏转,位于筒底部的压电加速度计将之转化为模拟信号。反应信号经数字化(12 位 A 至 D)处理后被储存至硬盘。最好在测量筒内安装自带麦克风的声级计,以测量和校准声压等级。

36.3.1.2 听觉惊恐反应的适应性训练

为适应惊恐刺激并熟悉实验流程,动物需暴露于一个含有 36 次实验的训练阶段以降低它们在随后的 PPI 实验中出现反应差异性。所有的白噪声刺激是以类似于号角扬声器发出的 5~16kHz 的宽带信号传递,大鼠对这种频率范围的宽带刺激敏感。例如,Sprague-Dawley(SD)大鼠的听力范围是 250Hz 到 80kHz,而 8kHz 的白噪声对它们最敏感(Kelly and Masterton 1977)。每一个训练阶段开始前大鼠有 5 分钟的适应期,期间播放 70 分贝(A)的背景白噪声,随后的 36 次实验中,给予 120 分贝(A)白噪声,每次时长 20 毫秒,实验间间隔(intertrial interval,ITI)10 秒。如需逐步提高动物适应率,可相应延长 ITI。所有的实验阶段都需在黑暗中进行,研究人员需极力避免任何可以增加动物应激敏感度的行为,如不小心将动物尾巴夹到测试筒的门缝等。若动物不慎被置身于类似意外中,研究人员需谨慎评估实验数据的有效性。

36.3.1.3 PPI 实验

完成 1 或 2 个日常 ASR 适应性训练阶段后,动物还需进行约 20 分钟的 PPI 实验程序。动物在黑暗环境中适应 70 分贝(A)白噪声约 5 分钟,后给予 6 次 ASR 实验,每次 ITI 为 10 秒。接下来进行 36 次 PPI 实验,给予动物单脉冲刺激或根据拉丁方设计在前脉冲刺激与惊恐刺激之间给予 8、40、80、120 和 4 000 毫秒 ISIs。系列给予 ISIs 是因为 PPI 是在特定时间内介于前脉冲刺激与惊恐刺激的一种短暂门控现象。评估动物在 ISIs 内的反应,可以为 HIV-1 感染或其他治疗时可能发生的短期敏感性变化提供了一种方法。对照组中给予单脉冲刺激和 4 000 毫秒 ISIs 即可计算出 PPI 实验的抑制百分比。使用 4 000 毫秒 ISIs 是为了给前脉冲刺激和惊恐刺激提供对照。在具有重大影响的 PPI 研究中,ISIs 作为其中一个要素,为避免出现像短 ISIs 一样对惊恐反应产生抑制作用,实验通常采用范围为 800~4 000 毫秒的长 ISIs(Ison and Hammond 1971;Hoffman and Ison1980)。ISI 常被定义为前脉冲刺激开始到惊恐刺激开始的这段时间(注:若 ISIs 短于前脉冲时长,软件将不会严格遵循该约定)。惊恐刺激强度通常与扬声器水平相当,约为 ~120 分贝(A)。我们使用的听觉前脉冲强度为 75 和 85 分贝(A);这种高于背景噪音 3~15 分贝(A)的前脉冲刺激可以抑制惊恐反应。San Diego 仪器公司的设备通过使用 20 毫秒的宽带白噪声刺激,可提供 2 毫秒的脉冲前刺激上升 / 下降时间。虽然听觉信号从出现开始 12 毫秒内达到 90 分贝(A)时可诱发动物产生一种可测量的惊恐反应(Fleshier 1965),有意义的是,短至 0.1 毫秒量级的上升 / 下降时间的这种脉冲是可以得到的。视觉前脉冲(短暂闪光)或者触觉前脉冲(对动物背部吹气)也同样可以抑制 ASR。PPI 实验时采用的 ITI 大约在 20 秒左右(15~25 秒范围)。惊恐刺激开始后 100 毫秒的时间窗内,研究人员需注意记录振幅峰值、潜伏期和惊恐刺激开始到峰值反应的时间以便用于后续分析。从振幅数据可以推导得出更多如 PPI 百分比和短期敏感指数等数据。每只动物 PPI 百分比的计算方法如下:100×{[(对照组振幅)-(前脉冲 + 脉冲组振幅)]/ 对照组振幅}。对照组振幅取单脉冲和 4 000 毫秒 ISI 实验的平均值。短暂敏感指数(The temporal sensitivity)计算方法如下:取所有动物在某种特定治疗(如药物)时所有前脉冲 ISIs(8~120 毫秒)的平均振幅,以每个动物的单个振幅减去该平均数,最后计算得到其绝对值的平均值(Moran et al. 2009)。这种测量值可随前脉冲强度、模式以及各种药物治疗的不同而发生变化(图 36.2)。

36.3.1.4　典型结果

诸多证据表明,脑干诱发电位的变化是 HIV-1 早期进程中最容易被量化的指标(Ollo et al. 1991;Gil et al. 1992;Pagano et al. 1992;Fein et al. 1995;Goodwin et al. 1996;Schroeder et al. 1996;Castello et al. 1998;Vigliano et al. 2000),我们团队对前注意加工的关注已经取得了丰硕的成果。我们近期的临床前期研究结果显示,HIV-1 转基因(transgenic,Tg)大鼠在感觉运动门控的前注意加工的改变(Moran et al. 2013)与暴露于病毒蛋白 gp120 和 Tat 的大鼠有着惊人相似的表现。具体来说,对 24 日龄大鼠海马内注射 gp120,其 PPI 实验中的 ASR 峰值潜伏期可发生改变(Fitting

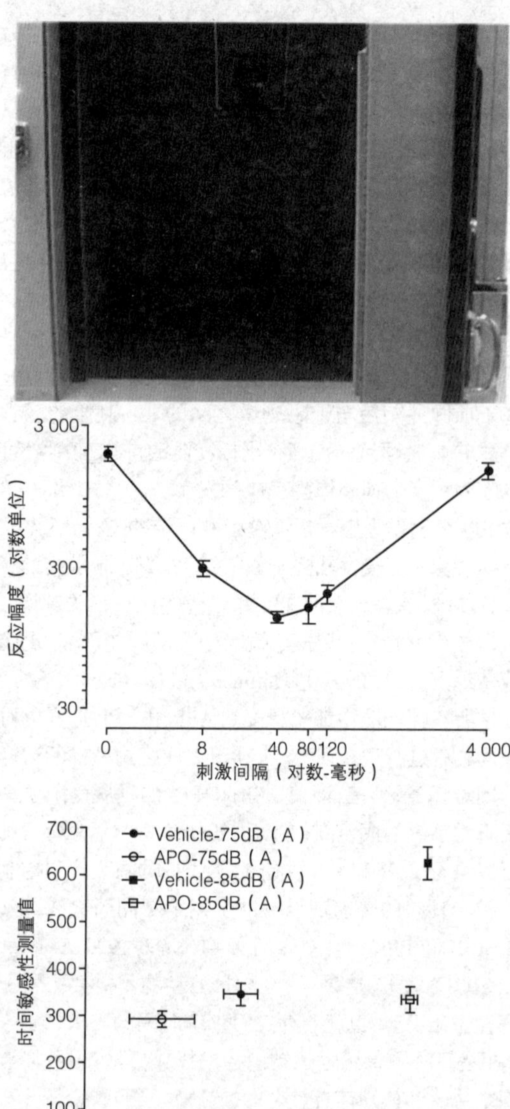

图 36.2　(上图)听觉惊恐反应的预脉冲抑制在 10cm 厚双层板制成的体积为 81cm×81cm×116cm 的隔离箱(外部尺寸)中进行测试。该装置可以最小化反射声音,在室周无杂音、声压级约 22 dB(A)(A- 加权分贝)的环境下,能比周围环境降低至少 30dB(A)。配套的高频扬声器安置于箱子中央有机玻璃动物测试筒上方 30cm 处,播放的声音刺激频率范围为 5~16kHz。(中图)正常 Sprague-Dawley 大鼠的平均反应幅度(单位:$\log_{10}$)在刺激间隔(ISI)内遵循二次曲线趋势,惊恐反应的抑制峰值位于 ISI 40 毫秒处。(下图)D1/D2 受体拮抗剂阿扑吗啡(APO)对 PPI 百分比和时间敏感性指数的差异性改变取决于前脉冲强度。当使用高强度前脉冲(85dB(A))时,APO 处理可降低时间敏感性测量值,表现为 ISI 对 APO 的函数曲线平坦化,但低强度前脉冲(75dB(A))则不会出现这种改变。使用低强度而不是高强度前脉冲时,APO 处理可降低 PPI 百分比

et al. 2007)，而成年大鼠海马内注射 Tat，能通过 ISI 的移位最大程度抑制 ASR（Fitting et al. 2006a）。我们的研究显示多巴胺能成分在 HIV-1 感染中作用明显，将新生大鼠暴露于 gp120，施以 D1/D2 受体激动剂阿扑吗啡（apomorphine，APO）可恢复其正常抑制，而在成年大鼠仅降低其 PPI（Fitting et al. 2006c，2007，2008b）。最近研究显示，HIV-1Tg 大鼠在甲基苯丙胺（methamphetamine）剂量增加时可出现 PPI 的线性剂量依赖性衰减，与对照组相比差异具有显著性（Moran et al. 2012）。因此，如同我们在新生期给予病毒蛋白注射所检测到的那样，慢病毒蛋白暴露似乎可以引起感觉运动门控过程发生 DA 介导的相关改变（Fitting et al. 2006a，b，c，2007，2008b）。这种范式在一些神经精神疾病（如精神分裂症和亨廷顿疾病）中进行了临床应用（Castellanos et al. 1996；Braff et al. 2001），进一步提示其在认知加工中 HIV-1 的改变具有潜在用途。

36.3.1.5　神经化学底物

药理学处理是评估 PPI 改变和潜在机制的基础。多巴胺能系统尤其被公认为是感觉运动门控的调节底物之一（Davis 1980）。注射 APO 以干扰 PPI 常被用于精神分裂症的临床前研究（Braff and Geyer 1990）。一般认为，无论惊恐基线有无改变，0.03~1.0mg/kg 的 APO 可剂量依赖性地降低不同前脉冲刺激下的 PPI（Peng et al. 1990；Schwarzkopf et al. 1993；Varty and Higgins 1994；Lipska et al. 1995；Jones and Shannon 2000）。特别是 D2 受体与 PPI 受损相关，这与 D2 受体拮抗剂可逆转其损害的结果一样（Mansbach et al. 1988；Rigdon and Viik1991；Hoffman and Donovan 1994）。

由于 APO 干扰 PPI 现象是在较低信噪比而非较高信噪比下被发现，所以这种干扰现象一般可用前脉冲的可检测性降低来解释。然而，这也可能是使用 ISI 为 100 毫秒这样数值单一的结果。我们在对 PPI 进行研究时，通过实施一系列不同的 ISI，发现 APO 在高强度前脉冲[85 分贝（A）]条件下确实可以干扰 PPI，这可以通过 ISI 对 APO 的函数曲线较为平坦表现出来（图 36.2）。

36.3.1.6　问题 / 误区和解决方案

如前所述，PPI 研究中测量到的惊恐反应对实验程序外的各种因素十分敏感，这些因素可能引起动物的应激反应。因此，实验前必须对动物进行充分仔细地检查，且在没有被测试前也要将动物与惊恐刺激分隔开。双层隔音箱的使用可以防止箱外动物听见箱内的刺激声响或受检动物释放出的超声波发声。此外，尽管箱内实验动物的运动需受测试筒的限制，但研究人员仍要为动物选择合适尺寸的测量筒以减轻它们的不适感。塑料测量筒可以满足上述要求，但需要把动物固定在与扬声器大体相同的位置，以迫使它们更好的受到钢丝网限制，但在完成每一个动物的训练阶段前对钢丝网进行清洗的难度很大。加速度计作为一种响应传感器，能对基于力或加速度产生的惊恐反应进行测试，由于它是一种运用测压元件的系统，所以作为混杂变量的动物体重不需要进行考虑。常规应对传感器的刺激传导和反应灵敏度进行校准，以防测量结果因为实验人员的无心之过而发生改变。

36.3.2　注意力：多选序列反应时间任务

多选序列反应时间任务（Multi-choice Serial Reaction Time Task，MCSRTT）通过开启前额叶 - 纹状体环路来募集注意和抑制控制在内的执行过程（Robbins 2002；Pezze et al. 2007；Bushnell and Strupp 2009；Besson et al. 2010）。关于神经心理学效应，人们普遍认为 HIV 感染与“执行功能异常”相关，后者包含几乎所有能被观察到的认知障碍的各组成部分（Ances and Ellis 2007；Dawes et al. 2008）。完整的执行力主要依赖前额叶、基底神经节及后顶叶（Stuss and Levine 2002）。在 MCSRTT 中，早期错误（premature errors）、持续错误（perseverative errors）、遗漏错误（omission errors）和委托错误（errors of commission）等多组数据的测量可以对注意力的不同方面（如持续性注意、选择性注意和注意转移）进行评估。由于转基因动物常表现出一些感觉系统损伤，可以在多种感觉模式（视觉、听觉和 / 或嗅觉）中选择一种来进行刺激表征。

MCSRTT 的优点包括得到一个不同的表现测量范围，且可以通过改变多个刺激参数来对这些测量进行调控。PFC、纹状体和多巴胺能系统的功能在该任务中都有涉及，因此它是研究 HAND 的有效工具（Robbins 2002）。目前 MCSRTT 最常用的是五选择任务版本（five-choice version），不过也可以用三选择设计（three-choice design）作为替代，当任务中的各端口与大鼠的距离发生变化时，后者能最小化可能出现的反应时间差异（Bayer et al. 2000；Morgan et al.

2002；Gendle et al. 2004b)。三选择设计与五选择版本的第二个差别是前者不需要大鼠在箱体后壁折返来获得食物奖励，而是这些奖励被送到中央反应端口下即可。

36.3.2.1　材料/设备

实验在有消音木盒围绕的有机玻璃隔间进行(图 36.3)。该隔间有一方形等候区(26.5cm × 25cm × 30cm)，一道薄的金属门将其与相邻的测试区域分隔开，测试区域上有 3 个漏斗形端口。每个端口上方配有一个发光二极管(light-emitting diode，LED)。左右两个端口分别与中央端口呈 45°，相距 8cm。位于两个隔室之间的金属门上升提示实验开始。有红外线光电池对测试区入口与各端口进行监测。只要动物鼻子探入端口 1 秒即提示为一次反应。为提供嗅觉干扰选项，每个端口分别连接一个瓶子，瓶中装有含气味的液体(即市面上有售的食品调味品或香料，如肉桂、黑核桃、菠萝、甜豆、黄油、椰子、小茴香、柠檬和薄荷等)，用电磁阀控制压缩气流从一种特殊气味瓶和端口中流出(气流 1.0L/min))。安装在盒体之外的小型离心风扇以每分钟 4 次完全交换的频率与盒体内空气进行交换。

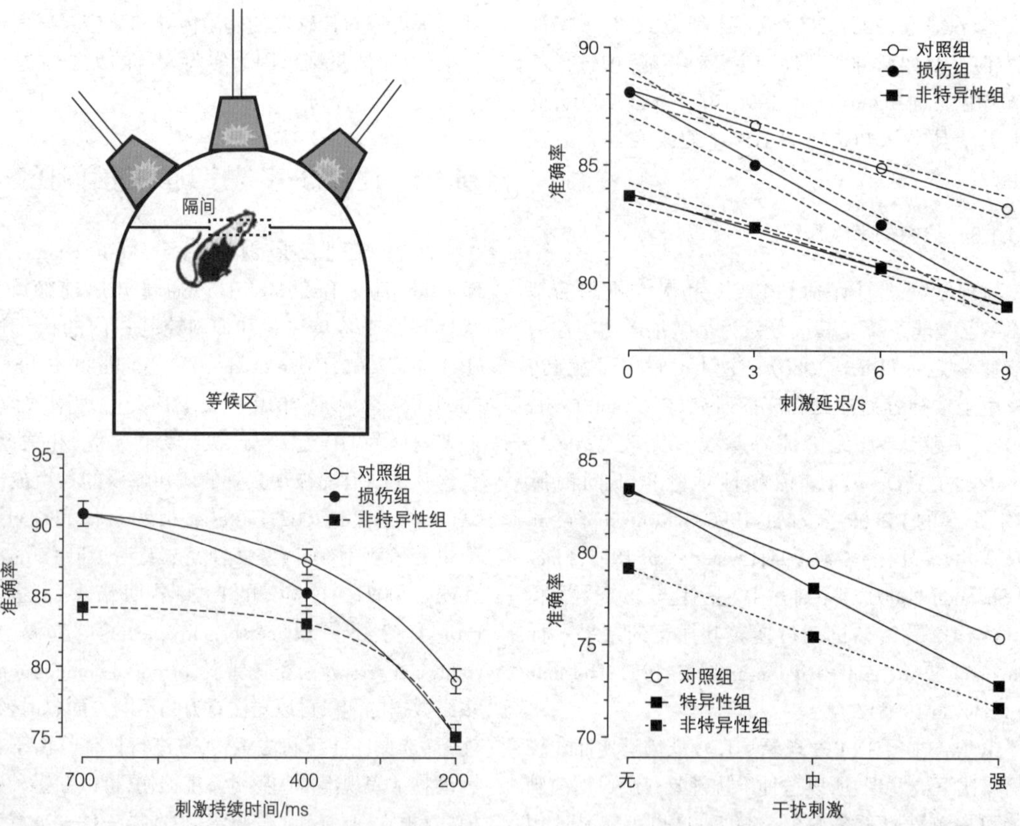

图 36.3　(左上)多选择连续反应时间任务在具有隔音效果的有机玻璃隔间进行。该隔间有一方形等候区(26.5cm × 25cm × 30cm)，中间有一薄的金属门将其与相邻有 3 个漏斗形端口的测试区域分开。每个端口上方都配有 LED 灯。为干扰大鼠的嗅觉，每个端口通过管道各连接一个装有特殊气味液体的瓶子，有专门的阀门控制气体流通(气体流速 1.0L/min)，隔间定期换气(4 次 /min)。(右上)对成年未处理组 Long-Evans 大鼠，准确率百分比与刺激延迟呈函数关系(均值 ±95% 置信区间)。在 0 秒延迟(理想数据)条件下，特异性注意力损伤也是准确率的发散函数。相比之下，非特异性效应(理想数据)的总体表现也下降 5%。(左下)对成年未处理组 Long-Evans 大鼠，准确率百分比与刺激持续时间呈函数关系(单相衰减拟合因子 r^2>0.99)。在 700 毫秒(理想数据)条件下，特异性注意力损伤与刺激持续时间呈发散函数关系。相比之下，非特异性效应(理想数据)总体表现也下降 5%。(右下)对成年未处理组 Long-Evans 大鼠，准确率百分比与干扰刺激呈发散函数关系。在无干扰(理想数据)条件下，特异性注意力损伤与度干扰刺激的反应呈发散函数关系。相比之下，非特异性效应(理想数据)总体表现也下降 5%。利用函数完全可以对认知加工的完整性进行有效推论

36.3.2.2　训练

动物首先训练做出鼻子探入端口 1 秒的反应以获得一次食物奖励，再训练动物将这种探入动作与特殊信号建立联系，如打开端口上方的 LED 或者从一个端口释放一种气味等。实验开始时，位于等待区和测试区之间的金属门上升。当动物遮挡住位于测试区入口处的红外线，提示正确端口的刺激出现，直至大鼠鼻子探测任意一个端口达 1 秒或者时间超过 60 秒。鼻子探入端口至少 1 秒即视为对刺激做出正确反应。45 毫克食物可作为动物做出正确反应的奖励，通过分配器传送到中央端口下方的入口。刺激位置遵循半随机序列原则，这样任意一个给定的位置不会连续发生错误超过 4 次。当动物在一个训练阶段最多 250 次实验中的正确率达 80% 的标准时，训练可以结束。

36.3.2.3　持续性注意任务

训练完成后可执行一个持续性注意任务，实验开始与线索提示出现之间的时间间隔（预刺激延迟；0~9 秒）以及刺激的持续时间可进行改变。完成这个任务需要经历 3 个阶段：前两个阶段分别有一段固定的刺激时长（如第一个是 700 毫秒，第二个是 400 毫秒），最后一个阶段的刺激时长从 200 到 700 毫秒不等。按照这样的方式，根据影响行为表现的刺激持续时间是否短暂或者是否具有不可预测性，可对持续性注意中的特异性损伤进行观察。每个训练阶段动物至少要实验 200 次，直至达到预设习得标准为止。刺激位点、预刺激延迟以及最后一个阶段的刺激持续时长都需符合半随机原则，以平衡所有的变量水平。

36.3.2.4　选择性注意任务

选择性注意可以通过测量动物在显著性非预测性线索提示期间对刺激线索的反应能力来进行评估。干扰选项的表征和持续时间，如嗅觉线索、刺激位点、预刺激延时和预测性线索的持续时长等可以发生变化。在每一个训练阶段 1/3 的实验中，干扰线索可出现在 3 个端口的任意一个，线索开始前 1 或 2 秒出现，每次持续 1 秒。剩余的 2/3 实验中不包含干扰选项。对每次实验的延时、持续时间、线索位置和干扰条件都应该进行伪随机选择并在每个训练阶段进行平衡。

36.3.2.5　注意转移

注意转移，或注意定势转移，可以通过内维度转换阶段（intradimensional shift，IDS）和外维度转换阶段（extra-dimensional shift，EDS）来评估。IDS 要求动物学会对同一模式的不同线索产生反应，而 EDS 则要求动物学会对完全不同的模式的线索都给予反应。动物在学会对单线索做出反应的基础上，才能开始 IDS 任务。这一任务最初可包含同种模式的两种不同刺激线索，如两种不同的气味，以伪随机方式通过不同端口释放，保证同一端口释放同一气味不会连续超过 4 次。另外，还需对每一个线索随机出现在左右侧进行平衡，随机选择两个线索中的一个作为某轮特定训练阶段中的正确选择，这样当动物的鼻子探入与该线索有关的端口超过 1 秒，将得到一次食物奖励。大鼠离开测试区后，金属门关闭，此次实验结束。10 秒后门再次打开，一次新的实验开始。当完成 250 次实验或者 150 分钟过去后，无论哪个条件先达到，一个训练阶段结束；动物需完成日常训练直至达到预设习得标准为止。这时，将正确和错误线索对调，进行训练直至再次达到预设习得目标，此后可以再做两次这样的调换。一旦动物学会对 IDSs 的两条线索做出反应，在新的一组训练阶段中可启用测试区中的所有 3 个端口以达到对同一模式的 3 个线索进行应用，其实验过程的细节与两条线索的 IDS 任务相同。

对于 EDS 任务，刺激线索模式从一轮训练转入下一轮时可进行切换。如果开始用的是气味刺激模式，每次随机选定的端口出现特定气味即代表动物反应正确。一旦动物行为达到习得标准，模式将会切换到随机选择的空间位置，选中的正确端口随机释放 3 种不同气味，动物的鼻子只有探入对应端口才能获得食物奖励。接下来需额外执行两次 EDSs 任务，因此就分别有两次从气味到空间位置的切换（第一次是从 IDS 任务到 EDS 任务的转换）以及从空间位置到气味的转换。

36.3.2.6　反应类型

对于所有的任务类型，在刺激线索开始之前动物鼻子探入任意一个端口超过 1 秒（过早反应），在线索给予后动物鼻子探入不正确端口（错误反应）或 15 秒内未做出反应（遗漏错误），这次实验结束，不予强化。如果动物在门打开后 30 秒内没有进入测试区，门关闭后记为无效实验。金属门关闭后，标记一次实验结束，间隔 5 秒后门再次打开。需记录下动物的正确反应百分比（正确反应数除以大鼠在等待光线索出现前的反应以及光线索出现 15 秒内做出反应的总和）以及前面提及的（过早反应、错误反应、遗漏错误和无效实验)错误百分比以用于后续分析。过早反应被认为可以反映动物的冲动或抑制控制力,错误反应和遗漏反应与注意力缺失相关。无效实验可能反映动物的动机水平。正确实验过程中的反应潜伏期需被记录下来以用于测量动物的信息加工速度。此外,动物在错误选择后的表现也值得关注,可用于评估由错误和困难刺激参数引起的情绪调节和应激反应。

对于 IDS 和 EDS 任务,动物行为达到习得标准前所犯错误需要被记录和分析。当实验对象对任务连续做出正确反应达到一定数量后,以此将实验分为两组,比较不同组间差异。这样可以获取一些动物在适应新反应规则比率的差异信息。IDS 任务也要测试持续性反应。如果动物此前有过选择后给予增强的经验,那么它在一次反应选择中就会表现出一定程度的持续性,但也常能观察到动物逐渐学会了新的反应规律。基于动物在成对错误反应中的比率可制定出一种标准方法来测定这种反应变化。在一组 30 次实验的测试中,连续反应错误的次数平均值与接下来的系列实验中连续反应错误的次数平均值进行比较。也就是说,实验 1~30 得到的连续反应错误次数的平均数可以与实验 2~31 得到的对应平均数进行比较,以此类推。当动物连续错误反应率降到 50% 以下,持续性阶段结束的那次实验标记为第 15 次实验。持续性反应程度呈现出与 IDSs 经验相关的下降趋势,反之亦然。持续性阶段后,正确反应率的改变可被分为偶发型(chance category)和两到三组非偶发型(post-chance categories),由划分方式界定[例如 23%~43% 正确为偶发型,43%~66% 为一类非偶发型(the first post-chance category),66%~88% 为二类非偶发型(the second post-chance category),88% 作为习得标准]。在三选择任务中,对提前出现的正确线索或者既非提前又非当前实验中的第三种线索予以反应,可能发生一种错误。前者反映了抑制功能缺陷(优势线索错误,prepotent cue error),后者显示联合性学习障碍(中性错误,neutral error)。正常大鼠中前者比后者更常见。

36.3.2.7 典型结果

动物经过 20 个实验阶段(每个阶段 200 次实验)的训练后,注意力任务期间动物的行为表现趋向于大幅度改善,正确反应率接近 100%。错误类型(过早反应、错误反应和遗漏错误)比例随刺激延迟增加和刺激持续时间下降而增加。遗漏错误和错误反应可以反映持续注意力,过早反应揭示抑制调控(inhibitory control)程度。实验中错误反应后的正确百分比倾向于比正确反应后的正确率更低。一次错误反应后,过早反应、遗漏错误、无效实验以及动物延迟进入测试区或反应的发生概率都有上升趋势。实验开始时立即给予刺激以及刺激持续时间最长时,平均正确反应时间延长(Morgan et al. 2002)。实验过程中存在干扰选项时,有干扰线索出现的错误反应(Bayer et al. 2000)和在错误反应之后的过早反应将更大(Gendle et al. 2004b)。图 36.3 阐明了在 MCSRTT 中观察到的典型参数函数的理想数据。

36.3.2.8 神经化学机制

在其他神经递质系统中,多巴胺能系统被发现对 MCSRTT 时的行为表现必不可少。以神经毒素 6-羟基多巴胺(6-hydroxydopamine,6-OHDA)消耗腹侧纹状体内的多巴胺后,与测量到的遗漏错误和反应延迟一致,动物的一般反应强度降低。当多巴胺消耗的靶区是内侧 PFC 且 ITIs 时间短而可变时,反应的准确性将受损(Robbins 2002)。相反,在内侧 PFC 注射 D1 受体激动剂能显著提高反应正确率。PFC 神经元的细胞内记录结果显示,神经元活动可随 D1 受体激动剂的剂量增加呈倒 U 形函数,反映出动物在注意力任务中的表现,适量浓度的 D1 受体刺激可提高动物注意力,但过高浓度时则降低动物对相关和不相干刺激的注意力(Vijayraghavan et al. 2007)。全身给予 D1 受体激动剂 SKF81297 与动物过早反应减少及反应时间延长和反应偏差相关(如前述实验那样可对相同端口做出反应)(Bayer et al. 2000)。

其他包括产前暴露于可卡因的药理学研究结果也表明多巴胺能系统可改变动物注意力。在母体孕期体重增长、妊娠周期、幼崽出生体重或产仔数不变的情况下,产前暴露于可卡因可导致动物行为表现出明显的差异。当实验开始时立即施以 200 毫秒(最短)线索,与对照组相比,产前暴露于可卡因的大鼠的正确百分比显著降低(Morgan et al. 2002)。当线索持续时间不变而线索开始的时间和位置不可预知时,产前暴露于可卡因的大鼠表现与对照组一样好。然而,在选择性注意实验期间,它们确实趋向于一个更大的过早反应百分比在某些情况下,与对照组相比,实验组动物之前犯的错误对遗漏错误率产生的影响较小(Morgan et al. 2002),但另外的研究发现无论有无干扰信息,产前注射过可卡因的雄性大鼠在一次错误反应后的遗漏错误率较高(Gendle et al. 2004b)。这些动物的选择性注意预测线索和过滤干扰线索的能力受损。这些研究中治疗组之间的行为表现差异可能与动物在实验前接受训练的时间长短不同有关;同时,研究者还观察了产前注射可卡因和后期给予 D1 受体激动剂 SKF81297 治疗之间的相互作用;给予 SKF81297 药物处理后,产前注射可卡因的大鼠与未注射大鼠相比具有更高的遗漏错误率,表明产前注射可卡因可通过中脑皮质多巴胺能系统(mesocortical dopaminergic systems)引起其持续性注意力发生持久性变化(Bayer et al. 2000)。

36.3.2.9 问题 / 缺陷和解决方案

MCSRTT 相对耗时,要求动物在达到预设习得标准前进行大量训练。同时,需仔细对反应数据进行分析以排除动物存在感觉或动机障碍。如前所述,转基因大鼠可能存在一些感觉损伤,需以此来指导选择和使用视觉、听觉和 / 或嗅觉线索。

36.3.3 依赖海马和皮质的认知过程:Morris 水迷宫

Morris 水迷宫(The Morris water maze,MWM)任务为评估空间导航能力提供了完整的流程,它最早于 1979 年被提出,随后不久便被正式公开报道(Morris 1981)。相对于远处空间视觉(即固定的,迷宫外的)线索,大鼠能学习直接从一个新的起始位置导航至一个固定但被隐藏的目的地,这一事实被推测可反映出动物具有灵活应用空间定位的能力(Tolman 1948)。正常大鼠将游泳并持续搜寻目标位置。任务的变量能为使用工作记忆和参考记忆提供信息,以便让大鼠充分利用空间线索成功找到隐藏平台。Morris 水迷宫的空间导航部分对海马病变非常敏感(Morris et al. 1982),这提示空间学习是一种内侧颞叶介导的“代表性记忆(representational memory)”类型(O'Keefe and Nadel1978)。然而,内侧前额叶损伤也能导致大鼠出现严重的空间映射能力(spatial mapping ability)损伤,提示这两个结构形成了一种对学习和使用环境空间表征的功能整合系统(Sutherland et al. 1982)。

MWM 的优点如下:正常大鼠能相对较快习得任务,时间不超过两三天,无需预先训练,利用大鼠逃离水域的本能作为驱动力,无需额外提供动力以完成任务。在参考记忆、工作记忆以及虚拟人类类似物任务(the virtual human analogues task)(例 如,Hamilton et al. 2002;Skelton et al. 2006;Antonova et al. 2011)这些对海马和皮质敏感的记忆加工研究中,大量关于表面效度、结构效度和预测效度的证据为跨物种转化的相关性提供了令人信服的理由(Brandeis et al. 1989;McNamara and Skelton 1993;D'Hooge and De Deyn 2001)。

36.3.3.1 材料 / 设备

大鼠严格按照联邦政府管理流程获取。不同种系之间观察到的空间导航缺陷差异可能与白化病和近亲繁殖有关,与驯化无关(Tonkiss et al. 1992;Harker and Whishaw 2002)。本任务用于研究的动物年龄跨度大,可以从未断奶幼鼠到老年鼠,即便它们属于年龄层的两端,只要动物的反射弧和视觉系统功能完整均可(O' Steen et al. 1995;Spencer et al. 1995;Carman and Mactutus 2001,2002;Carman et al. 2002,2003)。

首先,实验室需购买或定制一个圆柱形的大水池,不锈钢、铝或者玻璃纤维等材质都非常合适;但池壁必须无缝隙或是用玻璃纤维制作,这对防止提供给动物一种近端线索(proximal cue)从而引导它们在迷宫中的游泳行为非常必要。水池内壁采用可与所选大鼠种系颜色形成对比的非反射涂料;这两个因素对动物准确的对照物追踪十分关键。尽管文献中报道采用的水池尺寸大小不一,对于大多数成年动物而言,水箱的直径一般为 1.2~2.1m,水池高度一般为 0.40~0.60m,水平面保持在水池高度约 2/3 处,距离池底 0.25~0.40m。水位高度也是另外一种关键参数,水位太低可能掩盖来自水池重要区域中的一些环境线索,而水位太高则很可能导致动物产生逃跑企图;另外,水温的变化也需认真考虑,通常设定为 26℃ ± 1℃。冷水水温更有可能代表了一种混杂因素,特别是对一些年老体弱、受药物影响或者其他一些体温调节功能受损的动物而言更是如此(Panakhova et al. 1984;Rauch et al. 1989)。任务的驱动力来自动物逃离水域的本能;不需要给予额外的热刺激,以免对所观察到的动物行为缺陷解释时形成干扰。已有大量研究报道了不同大小的逃生平台,这些平台从边长 2.5cm 的正方形到 27.3cm × 25.7cm 的长方形不等(Lindner and Schallert 1988;Carman and Mactutus 2001),直径一般为 10~12cm。平台尺寸最好根据所选水池大小确定,其大小可影响大鼠空间策略范围的确定(Mactutus and Booze 1994)。平台与水池的表面积比从 1 : 42 到 1 : 565 不等(Sutherland et al. 1982;Morris 1984),1 : 100~1 : 300 的表面积比有利于大鼠进行空间学习。隐藏逃生平台的方法有两种。第一,将平台隐于水下,一般多选择在水面下1.0~2.5cm;第二,加入牛奶、白色粉末或者无毒颜料使水变浑浊。由于每天都要换水,因此水池必须配有重力排水管道或者水泵。如果有人忘记将使用过的牛奶例行排空,来自第二天其他实验人员的抗议不会让这样的情况再次发生!

水迷宫应放置于一个房间内,这样可以利用来自周围环境的视觉线索。这些视觉线索可以是实验室本身的结构(如正门、窗户和天花板),或实验室日常物品(如档案柜、水槽、书架),或为本实验专门添置的物品(如窗帘、海报和/或悬挂在天花板的物品)。使用可拆卸的视觉线索将有利于进行特定的控制程序,而且可以找到最合适的实验条件。如果在水池周围安装窗帘以阻断视觉线索,动物的行为将降低为随机水平(Morris 1984);让动物不受约束地探索水池中的所有区域是使它们脑中形成认知地图的必备条件(Sutherland et al. 1987)。最后,实验中要运用合适的光照强度;我们发现在水面测量为10~25流明的光照效果最好。

对于未断奶的幼鼠,水池尺寸需要调整为直径0.4m、高0.25m,水位0.20m,平台选用边长2.5cm的正方形,隐于水面下1.0cm。需要注意的是,平台与水池的表面积比保持约1∶200,这为幼鼠提供了一个区域、难度与成年大鼠相当的搜索任务。

视频追踪软件被引入到Morris水迷宫已不止20年,市面上有许多软件系统(如Columbus Instruments, HVS Image, Noldus, San Diego Instruments)可供选择。据我们所知,这些系统都需依赖边缘对比(edge contrast),因此,最需要考虑的是最大化获取可靠的目标(动物)追踪。制造商会提供详细的追踪系统安装细节,间接照明最需要关注。

36.3.3.2 参考记忆

水迷宫常用的实验流程或步骤可对参考记忆进行评估,其基本方法是几天时间内训练动物游向同一个隐藏平台。这样,相对于水迷宫外可视的远处空间视觉线索,它对平台位置可形成长期或参考记忆。假定视频追踪软件的基本设备功能一直处于可以使用和工作的状态,该实验步骤相对简单。在电动玩具船的船头装一盏灯可以辅助电脑软件测量水池周长。有机玻璃底座呈交叉状,四臂设有凹槽,这样的设计方便安放和稳固逃生平台。玻璃底座摆在水池底部正中央,并以铅块增重固定,这样有助于实验组间的平台位置的平衡。

36.3.3.3 习得性训练

1. 水池中注满温水,加入添加剂使水变浑,测试电脑系统的追踪效果,必要时调节灯光强度,新建实验动物文档并完成其他常规的实验前步骤。如果需要,可对动物采取一些处理。尽管大鼠擅长游泳,仍建议实验人员熟悉其泳姿(Schapiro et al. 1970)。

2. 通常情况下,采用多日间隔的训练方式。如Morris描述那样(Morris 1981),我们一般在3天内完成20次(8、8和4次)习得性实验,然后再进行探索实验(probe test)。在选择训练实验方案时,通常需考虑集中实验(massed trial)与间隔实验(spaced trial)的注意事项。

3. 可以发现动物4个一组的训练效果较好(假定实验分为4个不同处理组),任一动物的连续实验之间ITI约为5分钟。好的实验设计强调在不同的实验分组中平台位置的平衡;也即每个实验组1/4的动物应被训练分别游向东、南、西、北四个不同方位的平台(图36.4)。每组动物在测试全天/整个测试中要使用同一的位置。使用不止一个起始部位非常重要,这可防止动物学会通过一个简单的转向偏好或定向路径就能到达平台。拥有2、3、4甚至8个不同起始位点的实验在文献都有报道(另见探索实验说明)。正如Morris描述的那样(Morris 1981),用两个相互平衡的起始位点足以破坏这种非空间策略;例如,两个相互呈对角线的起始位点,位置可以是东北、西南、西南、东北、东北、西南、西南、东北。队列中的每只动物都要使用同样的位置顺序;不过,各组之间应通过拉丁方阵确定起始位置。将大鼠在指定的起始位点面朝池壁放入池中。切记,开始实验时,是在较低的位置把大鼠面向池壁轻轻放入水中,而不是扔进池里。

4. 基于实验设计的完整性,需要考虑一个重要对照,就是设置一组动物进行位置不固定隐藏平台的训练,每次平台位置都要变化。一般依据拉丁方阵来改变其位置的摆放。平台位置随机组是针对动物可能通过爬上平台后学会逃生而设置,这样可以确保它们不会从隐藏平台及其周围环境获得近端空间视觉线索(local cues),从而干扰其搜索行为。

5. 实验人员为避免自己成为一种实验线索,动物游泳时应离开水池。喷涂古龙水或香水、戴耳塞听音乐或者做其他任何可能刺激动物感官的事情,这些都可能成为动物在实验过程中的线索,上述行为应该被明确禁止。

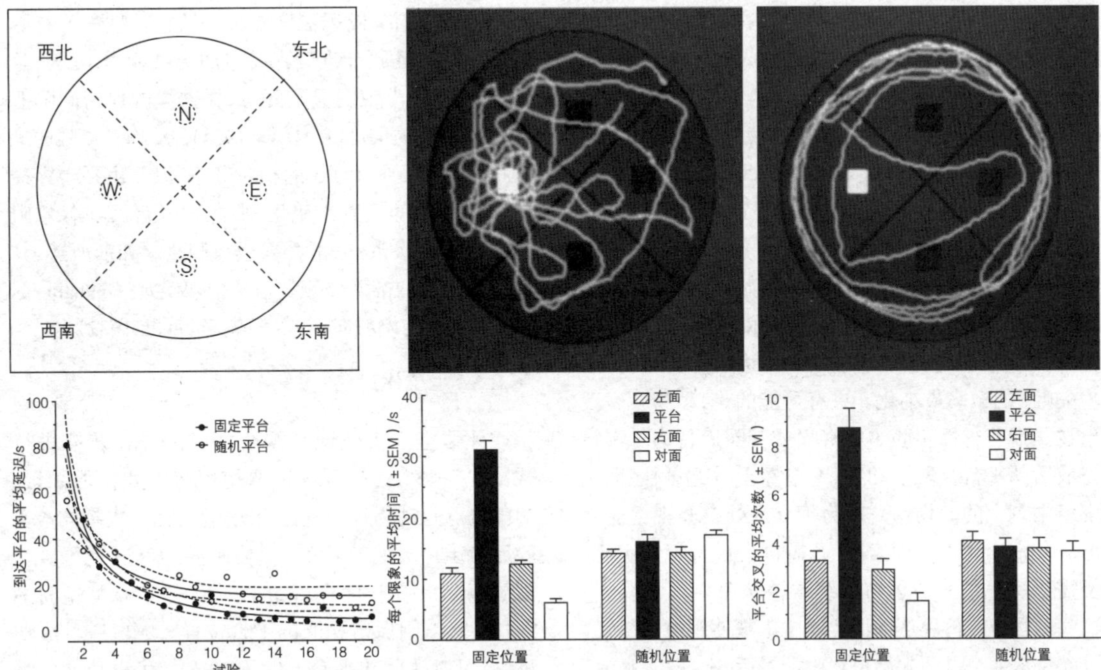

图 36.4 (左上)水迷宫俯视图。隐藏平台位于其中一个象限(北、南、西或东)。将动物沿其中一条虚线(东北、西南、西北或东南)面朝池壁放入水中。(中上)成年 Long-Evans 大鼠在探索试验(60 秒)中的搜索路线,从东北位置开始,显示在实验过程中对平台所在位置的准确且持续的搜索过程。(右上)训练前注射东莨菪碱(0.7mg/kg)的成年 Long-Evans 大鼠在探索试验(60 秒)中的搜索路线,这种行为障碍十分明显,在没有额外对照的条件下无法解释这种现象(详见文章关于对照程序的讨论部分)。(左下)对动物搜索固定平台和随机平台表现得比较可以凸显动物在导航中使用空间线索的能力。成年 Long-Evans 大鼠在探索固定平台实验中的平均反应潜伏期(±95% 置信区间)以双相形式(r^2>0.99)下降,而平台位置随机时,以单速率形式(r^2>0.99)下降。该结果与动物训练模式相匹配,前者不但学习了"规则"还知道平台的位置,而后者只习得"规则"。终端习得探索实验(60 秒)结果显示,平台位置是固定或是随机也会使动物在每个象限(中下)和平台(环)交叉(右下)花费的时间发生变化。相对于固定平台条件下优先精确搜索初始训练区域的目标,随机平台条件下的动物在四个平台位置都表现出优先和准确的搜索(搜索路径未展示)。固定和随机平台组的平台交叉总数为 16 : 15。无论是优先搜索一个位置还是随机搜索四个可能的位置,两种条件下的动物都训练有素,随机条件下更能激发动物运用非空间策略来解决问题

6. 训练过程中,动物发现并爬上水下平台的潜伏期和路程长度(游泳距离)至少要被记录下来。尽管文献不常报道,与动物游泳速度无关的测量准确度也应被考虑在内。例如,需要考虑动物游完大约一个体长距离(12~14cm 或其他可选标准(Sutherland et al. 1982))后的初始航向误差(the initial heading error)以及搜索误差(search error)。也就是说,按 10 次 /s 的速度计算(校正从不同起始位置到目标的直接路径差异)(Gallagher et al. 1993),动物游到平台的累计距离。

7. 如果动物在 60~120 秒内没有找到平台(取决于平台大小),实验人员可以手动引导大鼠到平台。注意,不要直接把动物从水中提起放到平台上;这种行为很可能会阻碍和干扰习得任务的完成,因为你强化了动物不去寻找平台的消极行为。

8. 允许大鼠爬上平台后自由活动 30 秒,在此期间可观察到动物多次直立或转圈,特别是刚开始实验时,这样的行为在实验中将会逐渐得到适应。有大量证据表明平台时间间隔是大鼠获得远处空间视觉线索(distal cue)信息的关键时期(Sutherland and Linggard 1982;Sutherland and Dyck 1984),不过也有充分的证据支持这一线索是大鼠在游向平台的过程中获得(Sutherland et al. 1987;Devan et al. 1992)。

9. 从平台上取下动物,用毛巾擦干,按次序再取下一只动物进行实验,直到组中所有动物都经过 8 次(或 4 次)实验。所有其他小组的实验步骤与之相同。

36.3.3.4 终端习得性探索实验

第三天完成第 4 次实验后,动物终端习得性水平需要得到评估。在评估空间记忆前,确定动物的终端习得性表现十分重要。最典型的步骤是探索实验,取

出水池中的平台,记录动物60秒内的行为表现。在此重申,实验过程中要把你自己看成是一个实验线索远离水池。探索实验进行过程中有3个重要的注意事项需要强调。第一,动物的入水点要在此前训练中未被使用过,即全新的起始位置。如果要对动物灵活运用所学信息进行有效推论,比如动物脑内的"认知地图",做到这一点显得非常必要;第二,在60秒的最后阶段,将平台重新插回池中的初始位置,以方便动物逃离水域。认识到探索实验实际上是一种消退实验(extinction trial),重新将动物放回逃生平台能使"逃生失败"的概率最小化。更有可能的是,动物会表现出在早期习得性实验中的直立或转圈等行为。实验完成后从平台上取下动物,毛巾擦干后,按顺序训练小组中剩下的动物;第三,为确立远处空间视觉线索可以负责动物目标搜索行为,需再次进行探索实验,但需以颜色统一的窗帘围绕水池来遮盖环境线索。这些动物应该再次从前面实验中未被使用过的位置,也就是从四个可用起始位置中的最后一个放入水池。同样,将平台重新插回水池中的初始位置让动物逃离水域。

36.3.3.5 "对位"习得性训练

一种替代探索实验的方法是使用一种被称为"对位"训练的转换实验(transfer test),当这些动物被要求重新获取任务,唯一不同的是,逃生平台被设置在原来训练位置的对角线象限。由于动物已经掌握了逃生"窍门",即游出并找到平台,它们现在仅需根据远处空间视觉线索编码新的位置。正常动物一般经过4次实验后即可快速掌握这种对位训练。某种程度上,动物熟悉了最初的平台位置,这种对初始位置的记忆保留会干扰它们在对位训练中的学习。如果动物在对位训练的过程中,初始学习对其没有形成阻碍,表明动物的保留过程受损。初始习得训练的流程同样适用于对位训练。此外,在重新放置平台的第一次实验中,动物在之前正确象限内的游泳距离占比也已有报道(Sutherland et al. 1982)。有时需要进行多次对位训练,空间偏差与保留间隔的函数关系对消退效应(extinction effects)相对不敏感(Morris 1984)。

36.3.3.6 空间记忆的探索实验

在确定初始空间学习程度的基础上,可以接着进行空间记忆的评估。不同组别动物经过不同时间间隔测试后可得到保留函数(retention function);某种程度上,函数斜率随实验处理方式不同而改变,可以对空间记忆和/或记忆恢复过程的完整性进行有效推论。如果动物能准确保持空间导航能力14天,且90天内不会出现明显下降,选择这样的保留间隔非常有利(Sutherland and Dyck 1984)。动物对象限的偏好(每个象限游泳时长的相对分布)以及由平台穿梭次数反映出的搜索准确度(概念中平台所在各象限的穿梭来回次数)一般都要进行测量。如前所述,其他值得分析的准确度测量包括搜索误差(Gallagher et al. 1993)和初始航向误差(Suerland et al. 1982)。

36.3.3.7 工作记忆

评估空间工作记忆需按"配对采样"步骤进行(Morris 1983),此过程中需要使用迷宫外视觉线索。实验要点是动物每天进行两次实验,在一次新样本实验后给予一次配对训练。具体而言,实验一的平台隐藏于四个象限中的一个(北、东、南或西,保持组间平衡),实验二则保留相同的平台位置。大鼠一旦成功逃脱,可以让其在平台上停留30秒。可以从大鼠将实验一所学到新位置信息运用到实验二的程度推断其工作记忆的完整性(Morris 1983)。通过在样本和配对实验之间插入一个延时,可以推断出对空间工作记忆的保留函数。大鼠必须运用"成功-停留(win-stay)"策略成功完成任务。另外,该程序需要结合选择准确度,也就是运用双平台程序(见下文)。

36.3.3.8 可视平台、非空间、对照任务

隐藏平台任务的性能损害与动物运动能力、视觉系统完整性、动机性等发生改变有关,而不是由于空间学习的认知加工发生的任何障碍所致。可视平台任务不是一种海马依赖性任务。在可视平台任务中,逃生平台高于水面,因此可对非认知障碍产生的影响提供实验对照。也就是,如果动物隐藏平台和可视平台任务均有异常,就不能简单认为动物存在特异性的空间学习损害。实验的常规程序包括可视平台的训练,每一次实验中平台需要被转移到一个新位置(北,东,南或西)。可通过在平台上面加块海绵垫让平台高于水面从而更容易被看到,使用海绵垫可以让升高的平台与隐藏平台任务一样拥有潮湿的表面。再者,与隐藏平台程序原理相同,也需设定不止一个起始位置。用窗帘遮挡迷宫外的环境线索非常关键,这样它们才不能被动物利用。动物的目标很简单,只需利用来自升高平台提供的单一近距离视觉线索指引其逃生行为。需要注意的是,虽然该对照任务经常被使用,但是动物视觉系统能使用近的迷宫内线索并

不真正等同于该系统能使用多个远的迷宫外线索。

36.3.3.9 附加任务

平台分辨程序(platform discrimination procedure)是另一种检测空间记忆的实验,实验水池内设置两个平台,只有一个可以稳定到足以让大鼠爬上去。同样,大鼠需运用池壁上的空间线索导航找到正确的平台。如果平台可见,非空间学习也同样可以被评估,远处空间视觉线索可以通过水池周围的窗帘进行遮挡(Stewart and Morris 1993)。动物必须利用平台的某些可供识别的特征,如被涂成黑色或有条纹等来记住稳定平台的位置。为明确实验动物已经学会通过外观来区分稳定和浮动平台,每次实验的平台位置都需变化。一般需记录动物的逃逸潜伏期,但实验中最需关注的是动物特定选择游向稳定平台还是浮动平台。一些创伤性研究对空间和非空间记忆的不同进行了深入报道,结果显示为尾状核病变可损害动物的视觉分辨力而非空间导航能力,而穹隆损伤正好得到相反的结果(Packard and McGaugh 1992)。

36.3.3.10 典型结果

随着训练次数的增加,到达隐藏平台的潜伏期呈曲线形式缩短,这表明动物具有学习寻找和爬上平台的学习能力(图 36.4)。无论平台是被保持在一个固定位置还是在多个位置中被伪随机地移动,潜伏期都会缩短。探索实验中动物对象限的偏好以及平台穿梭次数更能精确评估其空间记忆力和利用空间线索找到平台的能力。对于探索实验,动物花费在平台所在目标象限的时间一般远多于其他象限。在训练期间平台曾被放置的象限来回穿梭的次数也明显多于其他象限。值得注意的是,那些经过平台随机训练的大鼠不会在寻找平台中失利;它们采取一种成功率很高的环形游动路线以便搜寻到全部四个象限。如果动物在平台随机的情况下仍有特定的行为偏好,最简单的解释是水迷宫内很有可能存在近端空间视觉线索,如水池的接缝等。在系列关于空间学习的研究中,我们发现比较动物对目标象限与相对象限的分辨度、对目标象限与邻近象限的偏好度以及对相对象限与邻近象限的回避度十分有用(Carman and Mactutus 2001,2002;Carman et al. 2002,2003)。

神经化学药物

药理学研究可对各种药物作用于空间导航产生的效应进行揭示(McNamara and Skelton 1993;D'Hooge and De Deyn2001)。前脑胆碱能系统的功能正常对动物在水迷宫的成功表现必不可少(Morris et al. 1982;Cassel et al. 1998;Sloan et al. 2006),图 36.4 显示动物给予 0.7mg/kg 的东莨菪碱(scopolamine)后游泳路径改变十分明显。D1 受体突变小鼠实验已证明多巴胺能系统在空间学习和记忆中的作用,但与执行同样任务的 D3 受体突变小鼠和野生型对照小鼠相比表现欠佳,即在探索实验中到达平台的潜伏期更长且缺乏对目标象限的偏好(Xing et al. 2010)。但 D3 受体突变小鼠却表现正常。PFC 的 DA 神经传递被显示出在调节执行功能如工作记忆、行动灵活性和决策中扮演重要角色(Seamans and Yang 2004;Floresco and Magyar 2006)。

问题和解决方法

隐藏平台任务中评估参考记忆的基本前提是动物要学习将水下平台位置与迷宫外远处空间视觉线索进行联系。听觉、嗅觉、味觉和视觉线索一般推测与此无关。如果后者的说法被证明属实,那么得出该过程由海马和 / 或皮质介导加工这样的推论最具说服力。具体来说,确定动物是否在使用空间线索来解决这个任务非常重要。包含有迷宫外线索出现及缺乏的探索实验可以为此提供例证。

产生实验误差的另一个来源是一般在实验流程部分不被经常提及的照明,需要考虑的主要有两个方面。不能因为视频追踪仪器具有稳定的测量配备就想当然地认为其追踪结果可信。标准的视频追踪软件通常利用边缘对比以确定动物在黑 / 白背景中的位置,因此,对实验对象是白色动物时要选用黑色迷宫,而实验对象为有色动物时则需要用白色迷宫。但事情没那么简单,使用位置不合适以及缺乏适当漫射的头顶照明,可因水面反射而产生"热点(hot spots)",从而误导摄像头跟踪或从动物跳转到"波纹"上,坏的照明设备可以轻易毁掉你的实验。

视觉系统损伤可能让人产生混乱;通过可视平台实验排除明显的视觉障碍。多个听觉线索,而不是视觉线索能支持空间导航(Sutherland and Dyck 1984)。

虽然目前普遍被接收的观点认为大鼠主要借助室内的远处空间视觉线索,如通过"认知地图"逃生,但很显然,动物会使用其他策略达此目的。其他的可能性策略包括:学习水池距离与方位间的关系,对以水池中的平台或者其他可辨别区域观察到的周围线索进行联合学习(Stewart and Morris 1993)。在很多情况下,各策略之间并不相互排斥,其中一些可以被动物补充或交替使用。Sutherland 和 Hamilton(Sutherland

and Hamilton 2004)认为,利用空间记忆任务如水迷宫来研究动物的导航过程时,需要检测参照系、运动控制和信息这3个方面。鉴于啮齿类动物空间导航方法越来越受到大家的青睐,选择合适的对照组应该更受大家关注。

36.4 讨论/总结

关于神经心理效应,人们普遍认为HAND与"执行功能异常"有关,这几乎涵盖了所有观察到的认知损伤(Ances and Ellis 2007;Dawes et al. 2008)。完整的执行力主要依赖于前额叶、基底神经节和后顶叶皮质(Stuss and Levine 2002)。因此,在任何一种HIV-1/药物滥用引起的认知损伤实验模型中,可对执行力和注意力进行评估的经验性任务显得至关重要。我们在本章节中罗列了几种具有测量认知功能的行为学任务。

多项研究表明,脑干诱发电位变化是HIV-1进程中最早易被量化的一种变化指征(Ollo et al. 1991;Gil et al. 1992;Pagano et al. 1992;Fein et al. 1995;Goodwin et al. 1996;Schroeder et al. 1996;Castello et al. 1998;Vigliano et al. 2000),专注于注意前加工的研究也可能非常富有成效。在我们近期对暴露于病毒蛋白gp120和Tat的临床前研究中,实验所记录到的SG的注意前加工模式改变与之极为相似,所涉及的脑区几乎完全一致(Fitting et al. 2006a,b,c,2007,2008b)。众所周知,多巴胺环路是SG的调节底物之一(Davis 1980;Braff et al. 2001),且该范式与临床上多种神经精神障碍有关,如精神分裂症、亨廷顿舞蹈症(Braff and Geyer 1990;Castellanos et al. 1996),提示它在HIV-1 HAND中具有潜在作用。

利用复杂的行为学范式,在特定的功能区能发现持久的认知功能障碍。MCSRTT开启前额叶-纹状体环路并募集注意力和抑制控制这两种执行过程(Robbins 2002;Pezze et al. 2007;Bushnell and Strupp 2009;Besson et al. 2010)。我们已经使用这些技术来评估认知情况和注意力缺陷,如采用可卡因治疗(Mactutus 1999;Bayer et al. 2000,2002;Garavan et al. 2000;Morgan et al. 2002;Gendle et al. 2003,2004a,b;Foltz et al. 2004),因此,该任务对评估HAND的认知功能受损可能特别有用。

Morris水迷宫常被用来检测啮齿类动物的空间记忆和认知地图形成,海马或内侧额叶损伤可严重破坏动物的空间映射能力。改变Morris迷宫任务还被用于研究啮齿类动物的工作记忆和参考记忆。HAND患者的执行功能受损,该功能离不开完整的学习与记忆能力,因此水迷宫特别适合研究这些损伤的神经基础(Fitting et al. 2008a,b)。

有趣的是,越来越多的人体影像学研究(Chang et al. 2008;Meade et al. 2011)、神经认知研究(Kumar et al. 2011;Meade et al. 2011)和DA系统的尸检结果(Kumar et al. 2009;Silvers et al. 2007)都支持DA系统是HAND相关靶点的论断。特别是DAT对DA内稳态十分重要,对维持稳定的突触DA浓度起关键作用,可调控疾病(执行/前额叶(Nieoullon 2002;Chudasama and Robbins 2006))和大脑(奖赏/纹状体(Sulzer 2011))加工。本文提及的行为学任务对多巴胺能药物或脑内DA系统完整性丧失引起的损害都很敏感。的确,人体的执行系统功能对DA波动敏感,这也是上述任务能被用来探测DA功能的原因。尽管本文所述各项任务的表面效度、结构效度和预测效度都有令人信服的证据,但必须承认的是,没有一种行为学测量能完全取代认知加工或认知功能。只有对我们实施的测量措施经过严格的批判性分析,这样才能如我们所愿得到有效的推论。

(徐抒音 蔡艳 译)

参考文献

Aksenov MY, Aksenova MV, Silvers JM, Mactutus CF, Booze RM (2008) Different effects of selective dopamine uptake inhibitors, GBR 12909 and WIN 35428, on HIV-1 Tat toxicity in rat fetal midbrain neurons. Neurotoxicology 29:971–977

Aksenova MV, Silvers JM, Aksenov MY, Nath A, Ray PD, Mactutus CF, Booze RM (2006) HIV-1 Tat neurotoxicity in primary cultures of rat midbrain fetal neurons: changes in dopamine transporter binding and immunoreactivity. Neurosci Lett 395:235–239

Ances BM, Ellis RJ (2007) Dementia and neurocognitive disorders due to HIV-1 infection. Semin Neurol 27:86–92

Antonova E, Parslow D, Brammer M, Simmons A, Williams S, Dawson GR, Morris RG (2011) Scopolamine disrupts hippocampal activity during allocentric spatial memory in humans: an fMRI study using a virtual reality analogue of the Morris water maze. J Psychopharmacol 25:1256–1265

Bayer LE, Brown A, Mactutus CF, Booze RM, Strupp BJ (2000) Prenatal cocaine exposure increases sensitivity to the attentional effects of the dopamine D1 agonist SKF81297. J Neurosci 20:8902–8908

Bayer LE, Kakumanu S, Mactutus CF, Booze RM, Strupp BJ (2002) Prenatal cocaine exposure alters sensitivity to the effects of idazoxan in a distraction task. Behav Brain Res 133:185–196

Berger JR, Nath A (1997) HIV dementia and the basal ganglia. Intervirology 40:122–131

Besson M, Belin D, McNamara R, Theobald DE, Castel A, Beckett VL, Crittenden BM, Newman AH, Everitt BJ, Robbins TW, Dalley JW (2010) Dissociable control of impulsivity in rats by dopamine d2/3 receptors in the core and shell subregions of the nucleus accumbens. Neuropsychopharmacology 35:560–569

Bonelli RM, Cummings JL (2007) Frontal-subcortical circuitry and behavior. Dialogues Clin Neurosci 9:141–151

Braff DL, Geyer MA (1990) Sensorimotor gating and schizophrenia. Human and animal model studies. Arch Gen Psychiatry 47:181–188

Braff DL, Geyer MA, Swerdlow NR (2001) Human studies of prepulse inhibition of startle: normal subjects, patient groups, and pharmacological studies. Psychopharmacology (Berl) 156:234–258

Brandeis R, Brandys Y, Yehuda S (1989) The use of the Morris water maze in the study of memory and learning. Int J Neurosci 48:29–69

Bushnell PJ, Strupp BJ (2009) Assessing attention in rodents. In: Buccafusco J (ed) Methods of behavior analysis in neuroscience, 2nd edn. CRC, Boca Raton, FL, pp 119–143

Carman HM, Mactutus CF (2001) Ontogeny of spatial navigation in rats: a role for response requirements? Behav Neurosci 115:870–879

Carman HM, Mactutus CF (2002) Proximal versus distal cue utilization in spatial navigation: the role of visual acuity? Neurobiol Learn Mem 78:332–346

Carman HM, Booze RM, Mactutus CF (2002) Long-term retention of spatial navigation by preweanling rats. Dev Psychobiol 40:68–77

Carman HM, Booze RM, Snow DM, Mactutus CF (2003) Proximal versus distal cue utilization in preweanling spatial localization: the influence of cue number and location. Physiol Behav 79:157–165

Cassel JC, Cassel S, Galani R, Kelche C, Will B, Jarrard L (1998) Fimbria-fornix vs selective hippocampal lesions in rats: effects on locomotor activity and spatial learning and memory. Neurobiol Learn Mem 69:22–45

Castellanos FX, Fine EJ, Kaysen D, Marsh WL, Rapoport JL, Hallett M (1996) Sensorimotor gating in boys with Tourette's syndrome and ADHD: preliminary results. Biol Psychiatry 39:33–41

Castello E, Baroni N, Pallestrini E (1998) Neurotological auditory brain stem response findings in human immunodeficiency virus-positive patients without neurologic manifestations. Ann Otol Rhinol Laryngol 107:1054–1060

Chang L, Lee PL, Yiannoutsos CT, Ernst T, Marra CM, Richards T, Kolson D, Schifitto G, Jarvik JG, Miller EN, Lenkinski R, Gonzalez G, Navia BA (2004) HIV MRS consortium. A multicenter in vivo proton-MRS study of HIV-associated dementia and its relationship to age. Neuroimage 23:1336–1347

Chang L, Wang GJ, Volkow ND, Ernst T, Telang F, Logan J, Fowler JS (2008) Decreased brain dopamine transporters are related to cognitive deficits in HIV patients with or without cocaine abuse. Neuroimage 42:869–878

Chudasama Y, Robbins TW (2006) Functions of frontostriatal systems in cognition: comparative neuropsychopharmacological studies in rats, monkeys and humans. Biol Psychol 73:19–38

Cummings JL (1993) Frontal-subcortical circuits and human behavior. Arch Neurol 50:873–880

Cysique LA, Maruff P, Brew BJ (2004) Prevalence and pattern of neuropsychological impairment in human immunodeficiency virus-infected/acquired immunodeficiency syndrome (HIV/AIDS) patients across pre- and post-highly active antiretroviral therapy eras: a combined study of two cohorts. J Neurovirol 10:350–357

D'Hooge R, De Deyn PP (2001) Applications of the Morris water maze in the study of learning and memory. Brain Res Brain Res Rev 36:60–90

Davis M (1980) Neurochemical modulation of sensory-motor reactivity: acoustic and tactile startle reflexes. Neurosci Biobehav Rev 4:241–263

Dawes S, Suarez P, Casey CY, Cherner M, Marcotte TD, Letendre S, Grant I, Heaton RK (2008) HNRC group. Variable patterns of neuropsychological performance in HIV-1 infection. J Clin Exp Neuropsychol 30:613–626

Devan BD, Blank GS, Petri HL (1992) Place navigation in the Morris water task: effects of reduced platform interval lighting and pseudorandom platform positioning. Psychobiology 20:120–126

Ellis RJ, Deutsch R, Heaton RK, Marcotte TD, McCutchan JA, Nelson JA, Abramson I, Thal LJ, Atkinson JH, Wallace MR, Grant I, Kelly M, Chandler JL, Spector SA, Jernigan T, Masliah E, Dupont R (1997) Neurocognitive impairment is an independent risk factor for death in HIV infection. Arch Neurol 54: 416–424

Fein G, Biggins CA, MacKay S (1995) Delayed latency of the event-related brain potential P3A component in HIV disease. Progressive effects with increasing cognitive impairment. Arch Neurol 52:1109–1118

Fendt M, Li L, Yeomans JS (2001) Brain stem circuits mediating prepulse inhibition of the startle reflex. Psychopharmacology (Berl) 156:216–224

Ferris MJ, Frederick-Duus DF, Fadel J, Mactutus CF, Booze RM (2010) Hyperdopaminergic tone in HIV-1 protein treated rats and cocaine sensitization. J Neurochem 115:885–896

Fitting S, Booze RM, Hasselrot U, Mactutus CF (2006a) Intrahippocampal injections of Tat: effects on prepulse inhibition of the auditory startle response in adult male rats. Pharmacol Biochem Behav 84:189–196

Fitting S, Booze RM, Mactutus CF (2006b) Neonatal hippocampal Tat injections: developmental effects on prepulse inhibition (PPI) of the auditory startle response. Int J Dev Neurosci 24:275–283

Fitting S, Booze RM, Mactutus CF (2006c) Neonatal intrahippocampal glycoprotein 120 injection: the role of dopaminergic alterations in prepulse inhibition in adult rats. J Pharmacol Exp Ther 318:1352–1358

Fitting S, Booze RM, Mactutus CF (2007) Neonatal intrahippocampal gp120 injection: an examination early in development. Neurotoxicology 28:101–107

Fitting S, Booze RM, Gilbert CA, Mactutus CF (2008a) Effects of chronic adult dietary restriction on spatial learning in the aged F344 x BN hybrid F1 rat. Physiol Behav 93:560–569

Fitting S, Booze RM, Mactutus CF (2008b) Neonatal intrahippocampal injection of the HIV-1 proteins gp120 and Tat: differential effects on behavior and the relationship to stereological hippocampal measures. Brain Res 1232:139–154

Fleshier M (1965) Adequate acoustic stimulus for startle reaction in the rat. J Comp Physiol Psychol 60:200–207

Floresco SB, Magyar O (2006) Mesocortical dopamine modulation of executive functions: beyond working memory. Psychopharmacology (Berl) 188:567–585

Foltz TL, Snow DM, Strupp BJ, Booze RM, Mactutus CF (2004) Prenatal intravenous cocaine and the heart rate-orienting response: a dose-response study. Int J Dev Neurosci 22:285–296

Gallagher M, Burwell R, Burchinal M (1993) Severity of spatial learning impairment in aging: development of a learning index for performance in the Morris water maze. Behav Neurosci 107:618–626

Garavan H, Morgan RE, Mactutus CF, Levitsky DA, Booze RM, Strupp BJ (2000) Prenatal cocaine exposure impairs selective attention: evidence from serial reversal and extradimensional shift tasks. Behav Neurosci 114:725–738

Garvey LJ, Yerrakalva D, Winston A (2009) Correlations between computerized battery testing and a memory questionnaire for identification of neurocognitive impairment in HIV type 1-infected subjects on stable antiretroviral therapy. AIDS Res Hum Retroviruses 25:765–769

Gendle MH, Strawderman MS, Mactutus CF, Booze RM, Levitsky DA, Strupp BJ (2003) Impaired sustained attention and altered reactivity to errors in an animal model of prenatal cocaine exposure. Brain Res Dev Brain Res 147:85–96

Gendle MH, Strawderman MS, Mactutus CF, Booze RM, Levitsky DA, Strupp BJ (2004a) Prenatal cocaine exposure does not alter working memory in adult rats. Neurotoxicol Teratol 26:319–329

Gendle MH, White TL, Strawderman M, Mactutus CF, Booze RM, Levitsky DA, Strupp BJ (2004b) Enduring effects of prenatal cocaine exposure on selective attention and reactivity to errors: evidence from an animal model. Behav Neurosci 118:290–297

Gil R, Breux JP, Neau JP, Becq-Giraudon B (1992) Cognitive evoked potentials and HIV infection. Neurophysiol Clin 22:385–391 (French)

Goodwin GM, Pretsell DO, Chiswick A, Egan V, Brettle RP (1996) The Edinburgh cohort of HIV-positive injecting drug users at 10 years after infection: a case-control study of the evolution of dementia. AIDS 10:431–440

Griffin WC, Middaugh LD, Cook JE, Tyor WR (2004) The severe combined immunodeficient (SCID) mouse model of human immunodeficiency virus encephalitis: deficits in cognitive function. J Neurovirol 10:109–115

Hamilton DA, Driscoll I, Sutherland RJ (2002) Human place learning in a virtual Morris water task: some important constraints on the flexibility of place navigation. Behav Brain Res 129:159–170

Harker KT, Whishaw IQ (2002) Place and matching-to-place spatial learning affected by rat inbreeding (Dark-Agouti, Fischer 344) and albinism (Wistar, Sprague-Dawley) but not domestication (wild rat vs. Long-Evans, Fischer-Norway). Behav Brain Res 134:467–477

Heaton RK et al (1995) The HNRC 500—neuropsychology of HIV infection at different disease stages. HIV Neurobehavioral Research Center. J Int Neuropsychol Soc 1:231–251

Heaton RK et al (2010) HIV-associated neurocognitive disorders persist in the era of potent antiretroviral therapy: CHARTER Study. Neurology 75:2087–2096

Heaton RK et al (2011) HIV-associated neurocognitive disorders before and during the era of combination antiretroviral therapy: differences in rates, nature, and predictors. J Neurovirol 17:3–16

Hill JM, Mervis RF, Avidor R, Moody TW, Brenneman DE (1993) HIV envelope protein-induced neuronal damage and retardation of behavioral development in rat neonates. Brain Res 603:222–233

Hoffman DC, Donovan H (1994) D-1 and D-2 dopamine-receptor antagonists reverse prepulse inhibition deficits in an animal model of schizophrenia. Psychopharmacology (Berl) 115:447–453

Hoffman HS, Ison JR (1980) Reflex modification in the domain of startle: I. Some empirical findings and their implications for how the nervous system processes sensory input. Psychol Rev 87:175–189

Ison JR, Hammond GR (1971) Modification of the startle reflex in the rat by changes in the auditory and visual environments. J Comp Physiol Psychol 75:435–452

Ison JR, Hoffman HS (1983) Reflex modification in the domain of startle: II. The anomalous history of a robust and ubiquitous phenomenon. Psychol Bull 94:3–17

Ison JR, McAdam DW, Hammond GR (1973) Latency and amplitude changes in the acoustic startle reflex of the rat produced by variation in auditory prestimulation. Physiol Behav 10:1035–1039

Jones CK, Shannon HE (2000) Effects of scopolamine in comparison with apomorphine and phencyclidine on prepulse inhibition in rats. Eur J Pharmacol 391:105–112

June HL, Tzeng Yang AR, Bryant JL, Jones O, Royal W 3rd (2009) Vitamin A deficiency and behavioral and motor deficits in the human immunodeficiency virus type 1 transgenic rat. J Neurovirol 15:380–389

Kelly JB, Masterton B (1977) Auditory sensitivity of the albino rat. J Comp Physiol Psychol 91:930–936

Koch M (1999) The neurobiology of startle. Prog Neurobiol 59:107–128

Koutsilieri E, Sopper S, Scheller C, ter Meulen V, Riederer P (2002) Parkinsonism in HIV dementia. J Neural

Transm 109:767–775

Kumar AM, Fernandez JB, Singer EJ, Commins D, Waldrop-Valverde D, Ownby RL, Kumar M (2009) Human immunodeficiency virus type 1 in the central nervous system leads to decreased dopamine in different regions of postmortem human brains. J Neurovirol 15:257–274

Kumar AM, Ownby RL, Waldrop-Valverde D, Fernandez B, Kumar M (2011) Human immunodeficiency virus infection in the CNS and decreased dopamine availability: relationship with neuropsychological performance. J Neurovirol 17:26–40

LaShomb AL, Vigorito M, Chang SL (2009) Further characterization of the spatial learning deficit in the human immunodeficiency virus-1 transgenic rat. J Neurovirol 15:14–24

Lindner MD, Schallert T (1988) Aging and atropine effects on spatial navigation in the Morris water task. Behav Neurosci 102:621–634

Lipska BK, Swerdlow NR, Geyer MA, Jaskiw GE, Braff DL, Weinberger DR (1995) Neonatal excitotoxic hippocampal damage in rats causes post pubertal changes in prepulse inhibition of startle and its disruption by apomorphine. Psychopharmacology (Berl) 122:35–43

Mactutus CF (1999) Prenatal intravenous cocaine adversely affects attentional processing in preweanling rats. Neurotoxicol Teratol 21:539–550

Mactutus CF, Booze RM (1994) Accuracy of spatial navigation: the role of platform and tank size. Soc Neurosci Abstr 20:1014

Mansbach RS, Geyer MA, Braff DL (1988) Dopaminergic stimulation disrupts sensorimotor gating in the rat. Psychopharmacology (Berl) 94:507–514

Mayeux R, Stern Y, Tang MX, Todak G, Marder K, Sano M, Richards M, Stein Z, Ehrhardt AA, Gorman JM (1993) Mortality risks in gay men with human-immunodeficiency-virus infection and cognitive impairment. Neurology 43:176–182

McArthur JC, Hoover DR, Bacellar H, Miller EN, Cohen BA, Becker JT, Graham NMH, McArthur JH, Selnes OA, Jacobson LP, Visscher BR, Concha M, Saah A (1993) Dementia in AIDS patients: incidence and risk-factors. Neurology 43:2245–2252

McNamara RK, Skelton RW (1993) The neuropharmacological and neurochemical basis of place learning in the Morris water maze. Brain Res Brain Res Rev 18:33–49

Meade CS, Lowen SB, Maclean RR, Key MD, Lukas SE (2011) FMRI brain activation during a delay discounting task in HIV-positive adults with and without cocaine dependence. Psychiatry Res 192:167–175

Moran LM, Mactutus CF, Booze RM (2009) Generality of disruption of prepulse inhibition by the dopamine agonist apomorphine [abstract]. In: College on Problems of Drug Dependence 71st annual meeting abstract book (Abstract #422), Reno/Sparks, NV, 20–24 June 2009, p 106

Moran LM, Aksenov MY, Booze RM, Webb KM, Mactutus CF (2012) Adolescent HIV-1 transgenic rats: evidence for dopaminergic alterations in behavior and neurochemistry revealed by methamphetamine challenge. Curr HIV Res 10:415–424

Moran LM, Booze RM, Webb KM, Mactutus CF (2013) Neurobehavioral alterations in HIV-1 transgenic rats: evidence for dopaminergic dysfunction. Exp Neurol 239:139–147

Morgan RE, Garavan HP, Mactutus CF, Levitsky DA, Booze RM, Strupp BJ (2002) Enduring effects of prenatal cocaine exposure on attention and reaction to errors. Behav Neurosci 116:624–633

Morris RGM (1981) Spatial localisation does not depend on the presence of local cues. Learn Motiv 12:239–260

Morris RGM (1983) An attempt to dissociate ‘spatial mapping’ and ‘working-memory’ theories of hippocampal function. In: Seifert W (ed) Molecular, cellular and behavioural neurobiology of the hippocampus. Academic, London

Morris R (1984) Developments of a water-maze procedure for studying spatial learning in the rat. J Neurosci Methods 11:47–60

Morris RG, Garrud P, Rawlins JN, O’Keefe J (1982) Place navigation impaired in rats with hippocampal lesions. Nature 297:681–683

Nieoullon A (2002) Dopamine and the regulation of cognition and attention. Prog Neurobiol 67:53–83

O’Keefe J, Nadel L (1978) The Hippocampus as a cognitive map. Oxford University Press, New York, NY

O’Steen WK, Spencer RL, Bare DJ, McEwen BS (1995) Analysis of severe photoreceptor loss and Morris water-maze performance in aged rats. Behav Brain Res 68:151–158

Ollo C, Johnson R Jr, Grafman J (1991) Signs of cognitive change in HIV disease: an event-related brain potential study. Neurology 41:209–215

Packard MG, McGaugh JL (1992) Double dissociation of fornix and caudate nucleus lesions on acquisition of two water maze tasks: further evidence for multiple memory systems. Behav Neurosci 106:439–446

Pagano MA, Cahn PE, Garau ML, Mangone CA, Figini HA, Yorio AA, Dellepiane MC, Amores MG, Perez HM, Casiró AD (1992) Brain-stem auditory evoked potentials in human immunodeficiency virus-seropositive patients with and without acquired immunodeficiency syndrome. Arch Neurol 49:166–169

Panakhova E, Buresova O, Bures J (1984) The effect of hypothermia on the rat’s spatial memory in the water tank task. Behav Neural Biol 42:191–196

Peng RY, Mansbach RS, Braff DL, Geyer MA (1990) A D2 dopamine receptor agonist disrupts sensorimotor gating in rats: implications for dopaminergic abnormalities in schizophrenia. Neuropsychopharmacology 3:211–218

Pezze MA, Dalley JW, Robbins TW (2007) Differential roles of dopamine D1 and D2 receptors in the nucleus accumbens in attentional performance on the five-choice serial reaction time task. Neuropsychopharmacology 32:273–283

Pugh CR, Johnson JD, Martin D, Rudy JW, Maier SF, Watkins LR (2000) Human immunodeficiency virus-1 coat protein gp120 impairs contextual fear conditioning: a potential role in AIDS related learning and memory impairments. Brain Res 861:8–15

Purohit V, Rapaka RS, Schnur P, Shurtleff D (2011) Potential impact of drugs of abuse on mother-to-child transmission (MTCT) of HIV in the era of highly active antiretroviral therapy (HAART). Life Sci 88:909–916

Rauch TM, Welch DI, Gallego L (1989) Hypothermia impairs performance in the Morris water maze. Physiol Behav 46:315–320

Reger M, Welsh R, Razani J, Martin DJ, Boone KB (2002) A meta-analysis of the neuropsychological sequelae of HIV infection. J Int Neuropsychol Soc 8:410–424

Rigdon GC, Viik K (1991) Prepulse inhibition as a screening test for potential antipsychotics. Drug Dev Res 23:91–99

Robbins TW (2002) The 5-choice serial reaction time task: behavioural pharmacology and functional neurochemistry. Psychopharmacology (Berl) 163:362–380

Sacktor N, McDermott MP, Marder K, Schifitto G, Selnes OA, McArthur JC, Stern Y, Albert S, Palumbo D, Kieburtz K, De Marcaida JA, Cohen B, Epstein L (2002) HIV-associated cognitive impairment before and after the advent of combination therapy. J Neurovirol 8:136–142

Schapiro S, Salas M, Vukovich K (1970) Hormonal effects on ontogeny of swimming ability in the rat: assessment of central nervous system development. Science 168:147–150

Schroeder MM, Handelsman L, Torres L, Jacobson J, Ritter W (1996) Consistency of repeated event-related potentials in clinically stable HIV-1-infected drug users. J Neuropsychiatry Clin Neurosci 8:305–310

Schwarzkopf SB, Bruno JP, Mitra T (1993) Effects of haloperidol and SCH 23390 on acoustic startle and prepulse inhibition under basal and stimulated conditions. Prog Neuropsychopharmacol Biol Psychiatry 17: 1023–1036

Seamans JK, Yang CR (2004) The principal features and mechanisms of dopamine modulation in the prefrontal cortex. Prog Neurobiol 74:1–58

Silvers JM, Aksenova MV, Aksenov MY, Mactutus CF, Booze RM (2007) Neurotoxicity of HIV-1 Tat protein: involvement of D1 dopamine receptor. Neurotoxicology 28:1184–1190

Skelton RW, Ross SP, Nerad L, Livingstone SA (2006) Human spatial navigation deficits after traumatic brain injury shown in the arena maze, a virtual Morris water maze. Brain Inj 20:189–203

Sloan HL, Good M, Dunnett SB (2006) Double dissociation between hippocampal and prefrontal lesions on an operant delayed matching task and a water maze reference memory task. Behav Brain Res 171:116–126

Spear NE (1978) The processing of memories: forgetting and retention. Lawrence Erlbaum Associates, Hillsdale, NJ

Spear NE, Riccio DC (1994) Memory: phenomena and principles. Allyn & Bacon, Needham Heights, MA

Spencer RL, O'Steen WK, McEwen BS (1995) Water maze performance of aged Sprague-Dawley rats in relation to retinal morphologic measures. Behav Brain Res 68:139–150

Stewart CA, Morris RGM (1993) The watermaze. In: Sahgal A (ed) Behavioural neuroscience, vol I, a practical approach. Oxford University Press, Oxford, pp 107–122

Stuss DT, Levine B (2002) Adult clinical neuropsychology: lessons from studies of the frontal lobes. Annu Rev Psychol 53:401–433

Sulzer D (2011) How addictive drugs disrupt presynaptic dopamine neurotransmission. Neuron 69:628–649

Sutherland RJ, Dyck RH (1984) Place navigation by rats in a swimming pool. Can J Psychol 38:322–347

Sutherland RJ, Hamilton DA (2004) Rodent spatial navigation: at the crossroads of cognition and movement. Neurosci Biobehav Rev 28:687–697

Sutherland RJ, Linggard R (1982) Being there: a novel demonstration of latent spatial learning in the rat. Behav Neural Biol 36:103–107

Sutherland RJ, Kolb B, Whishaw IQ (1982) Spatial mapping: definitive disruption by hippocampal or medial frontal cortical damage in the rat. Neurosci Lett 31:271–276

Sutherland RJ, Chew GL, Baker JC, Linggard RC (1987) Some limitations on the use of distal cues in place navigation by rats. Psychobiology 15:48–57

Tang H, Lu D, Pan R, Qin X, Xiong H, Dong J (2009) Curcumin improves spatial memory impairment induced by human immunodeficiency virus type 1 glycoprotein 120 V3 loop peptide in rats. Life Sci 85:1–10

Tolman EC (1948) Cognitive maps in rats and men. Psychol Rev 55:189–208

Tolman EC, Honzik CH (1930) Introduction and removal of reward, and maze performance in rats. University of California publications in psychology, vol 4. University of California Press, Berkeley, CA, pp 257–275

Tonkiss J, Shultz P, Galler JR (1992) Long-Evans and Sprague-Dawley rats differ in their spatial navigation performance during ontogeny and at maturity. Dev Psychobiol 25:567–579

UNAIDS/WHO (2010) Report on the global AIDS epidemic 2010. UNAIDS/WHO, Geneva, ISBN 9789291738717

Varty GB, Higgins GA (1994) Differences between 3 rat strains in sensitivity to prepulse inhibition of an acoustic startle response: influence of apomorphine and phencyclidine pretreatment. J Psychopharmacol 8:148–156

Vigliano P, Boffi P, Bonassi E, Gandione M, Marotta C, Rainò E, Russo R, Rigardetto R (2000) Neurophysiologic exploration: a reliable tool in HIV-1 encephalopathy diagnosis in children. Panminerva Med 42:267–272

Vigorito M, LaShomb AL, Chang SL (2007) Spatial learning and memory in HIV-1 transgenic rats. J Neuroimmune Pharmacol 2:319–328

Vijayraghavan S, Wang M, Birnbaum SG, Williams GV, Arnsten AF (2007) Inverted-U dopamine D1 receptor actions on prefrontal neurons engaged in working memory. Nat Neurosci 10:376–384

Wallace DR, Dodson S, Nath A, Booze RM (2006)

Estrogen attenuates gp120- and tat1-72-induced oxidative stress and prevents loss of dopamine transporter function. Synapse 59:51–60

Wang GJ, Chang L, Volkow ND, Telang F, Logan J, Ernst T, Fowler JS (2004) Decreased brain dopaminergic transporters in HIV-associated dementia patients. Brain 127:2452–2458

Xing B, Kong H, Meng X, Wei SG, Xu M, Li SB (2010) Dopamine D1 but not D3 receptor is critical for spatial learning and related signaling in the hippocampus. Neuroscience 169:1511–1519

Zhu J, Mactutus CF, Wallace DR, Booze RM (2009) HIV-1 Tat protein-induced rapid and reversible decrease in [3H]dopamine uptake: dissociation of [3H]dopamine uptake and [3H]2beta-carbomethoxy-3-beta-(4-fluorophenyl)tropane (WIN 35,428) binding in rat striatal synaptosomes. J Pharmacol Exp Ther 329:1071–1083

Zhu J, Ananthan S, Mactutus CF, Booze RM (2011) Recombinant human immunodeficiency virus-1 transactivator of transcription(1-86) allosterically modulates dopamine transporter activity. Synapse 65:1251–1254

Zink WE, Anderson E, Boyle J, Hock L, Rodriguez-Sierra J, Xiong HG, Gendelman HE, Persidsky Y (2002) Impaired spatial cognition and synaptic potentiation in a murine model of human immunodeficiency virus type 1 encephalitis. J Neurosci 22:2096–2105

索引

K

L

M

N

T

W

X

Y

Z

a b c 主动脉

d 主动脉 右心耳

e 右心耳

图 1.4

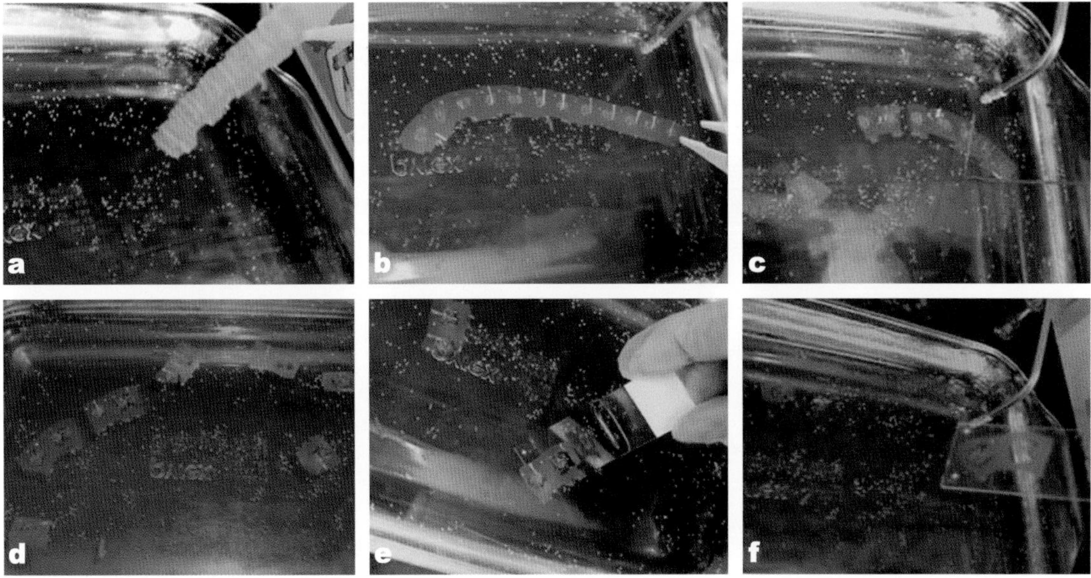

图 1.9

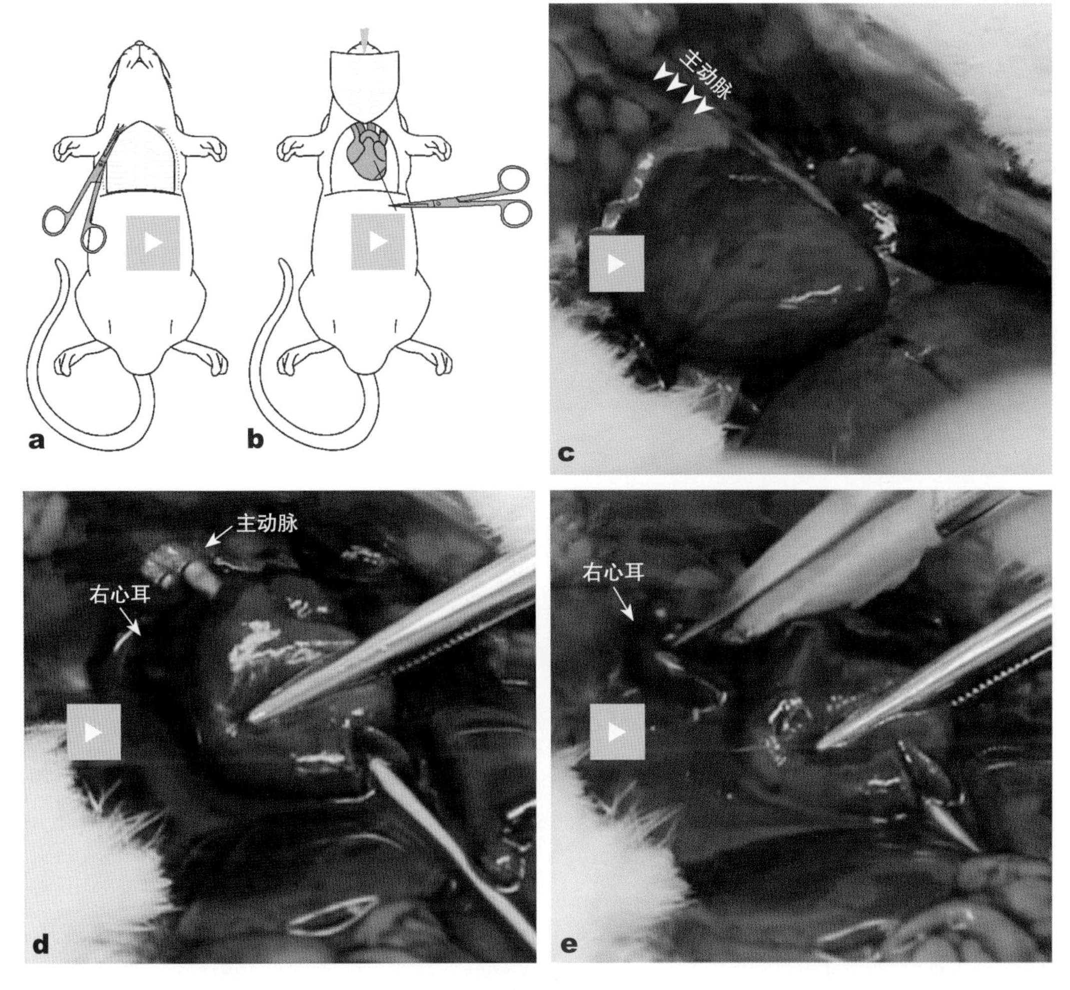

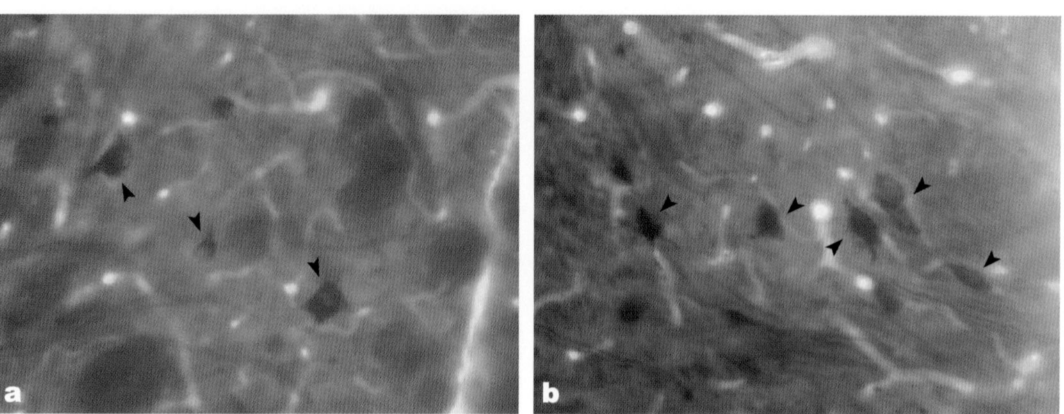

图 1.12

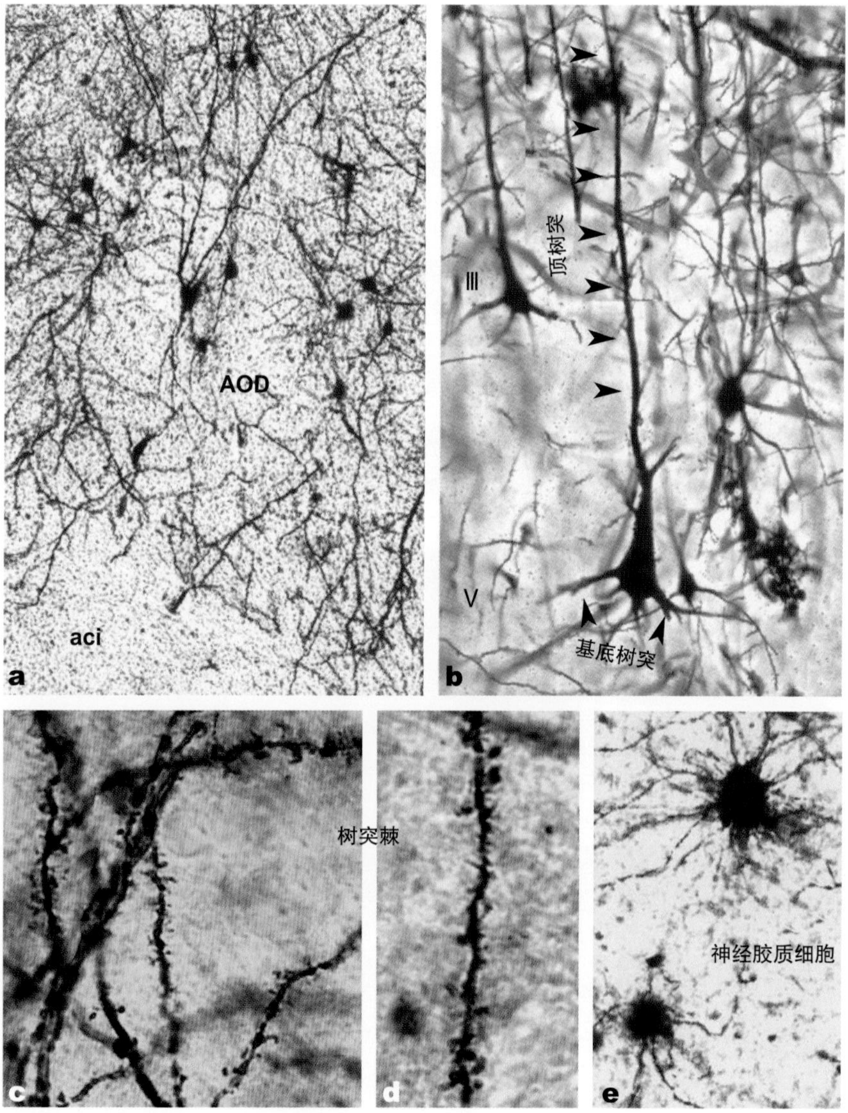

图 1.14

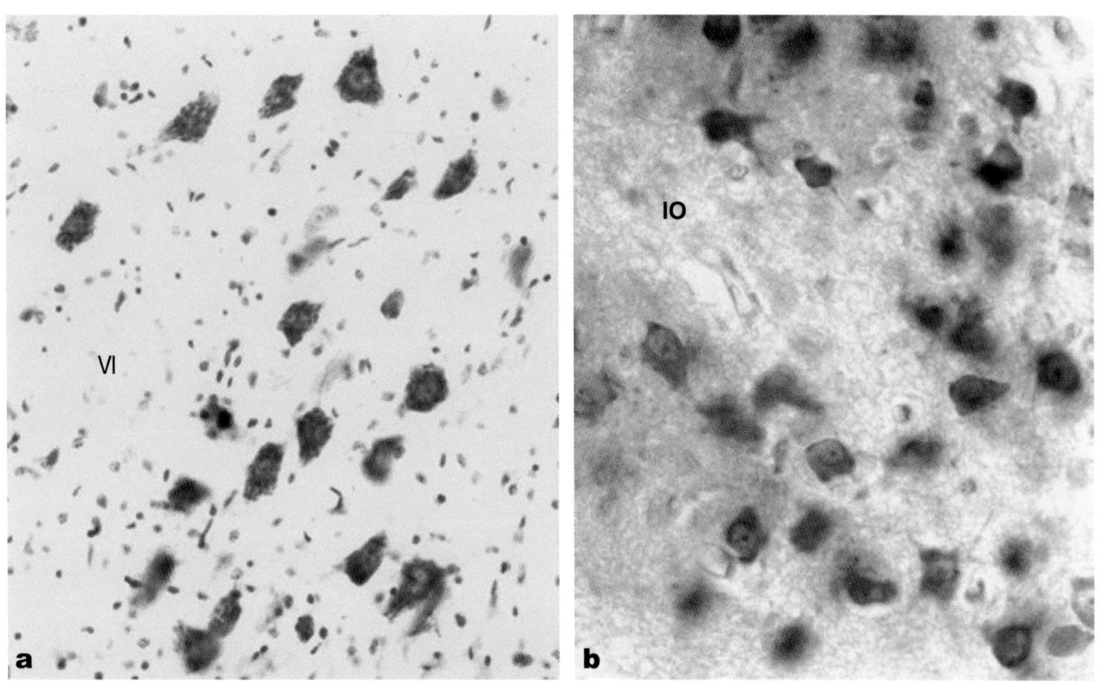

图 1.16

图 1.17

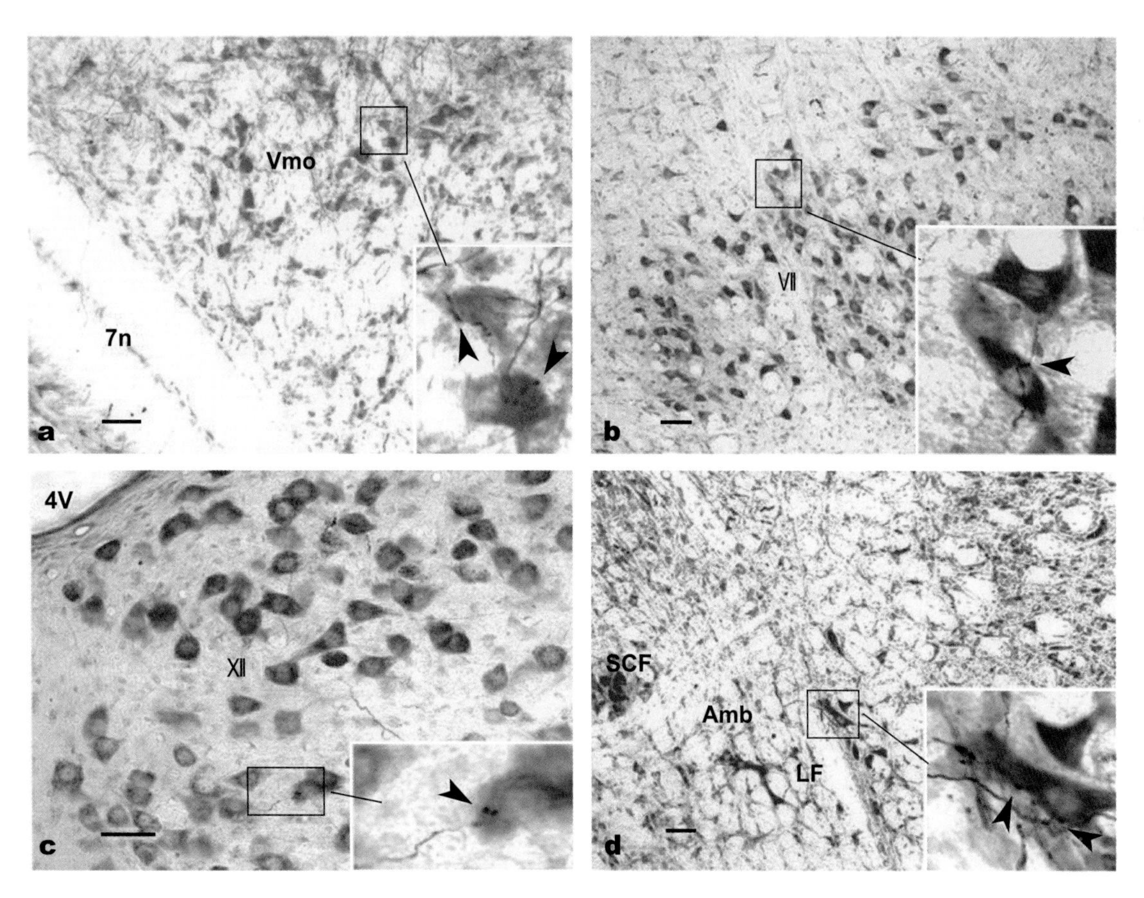

图 1.18

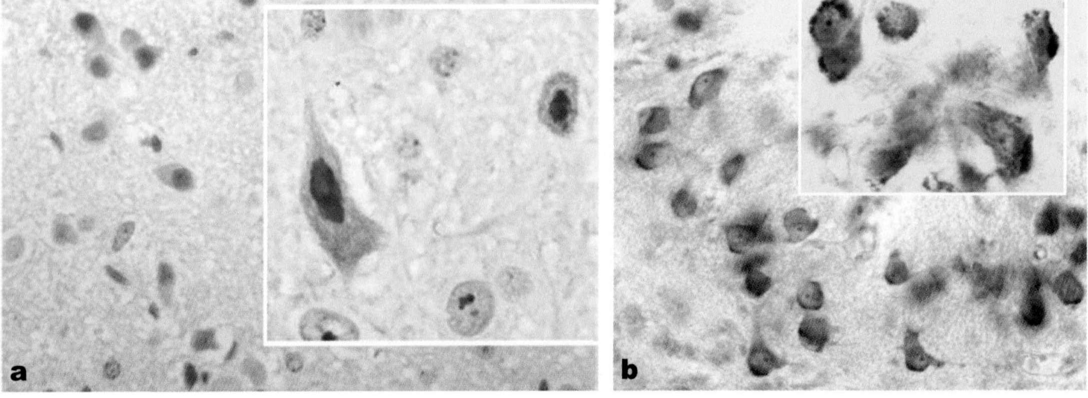

图 1.19

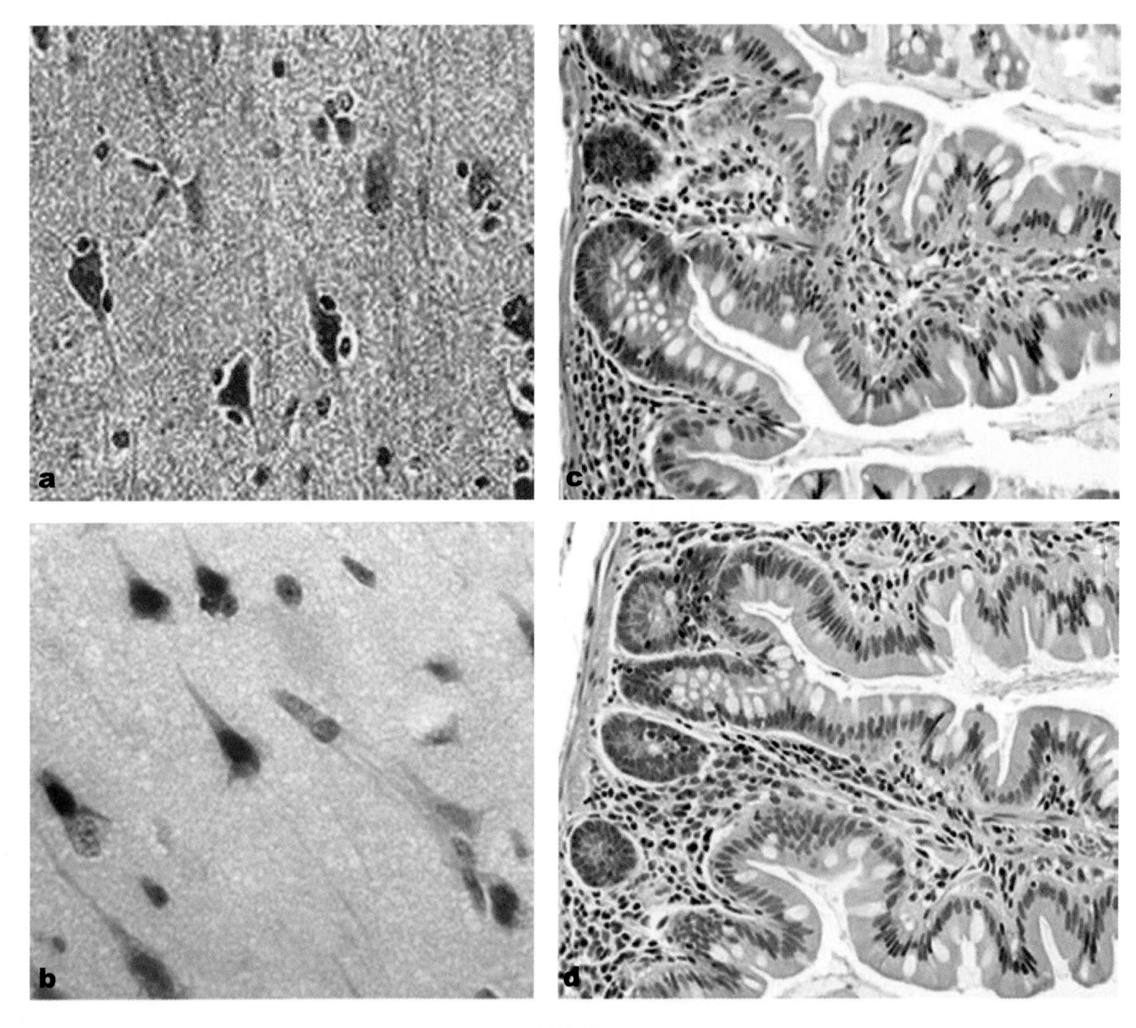

胼胝体

前联合

图 1.20

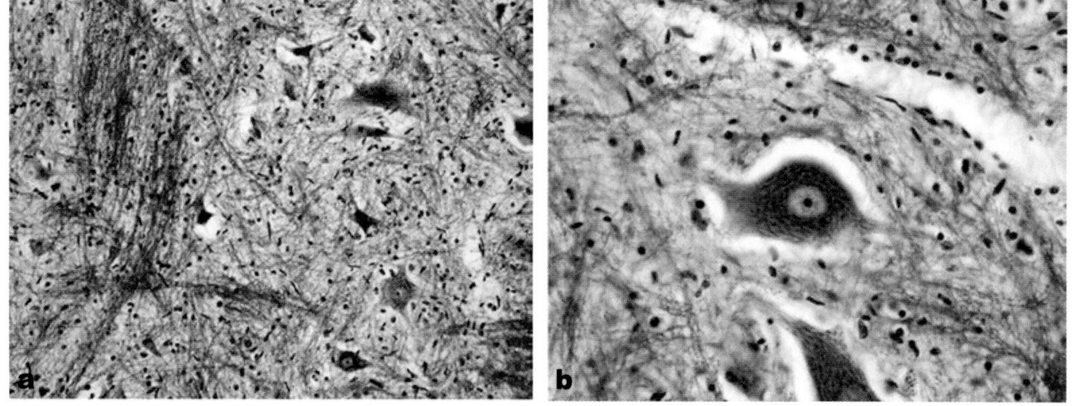

图 1.21

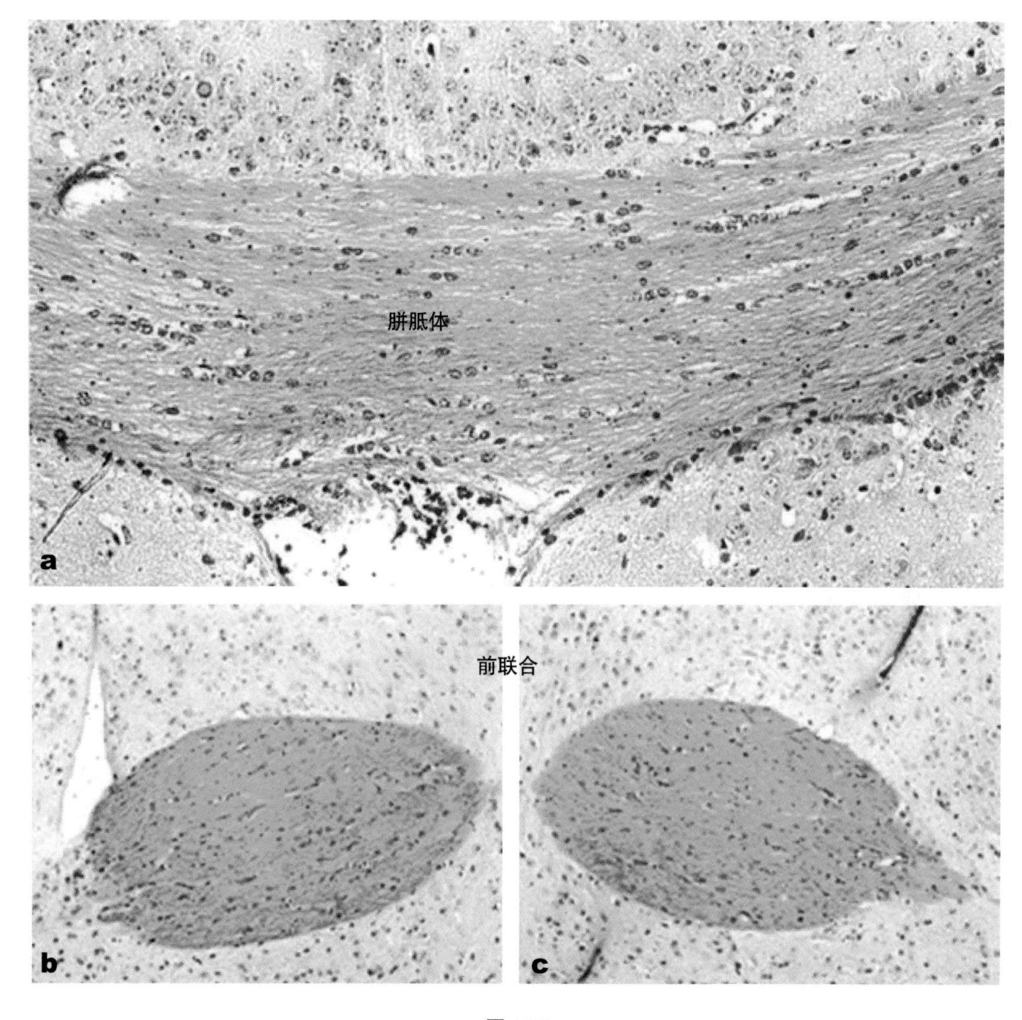

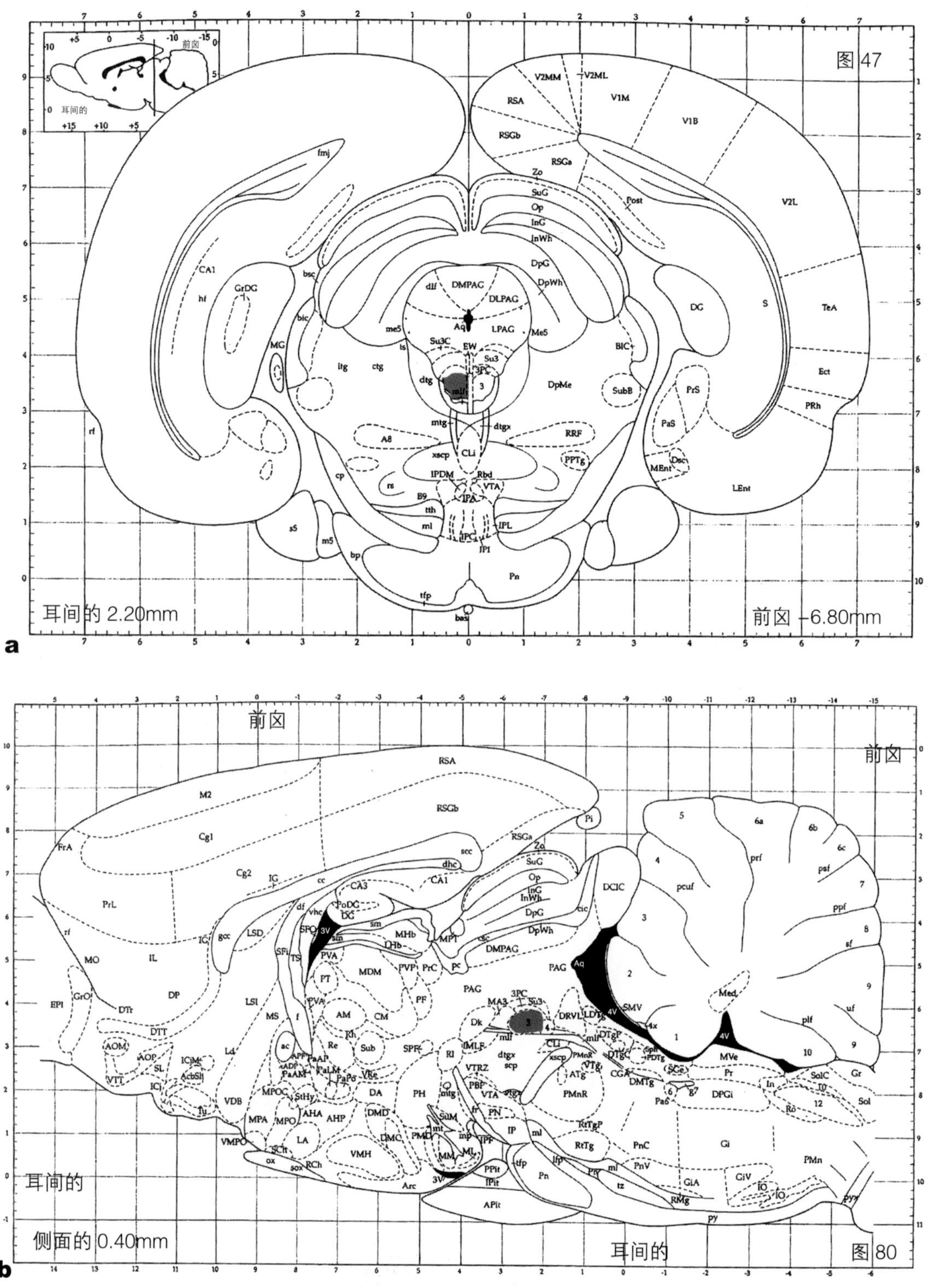
图 47
耳间的 2.20mm
前囟 -6.80mm
a
前囟
耳间的
侧面的 0.40mm
图 80
b

图 2.5

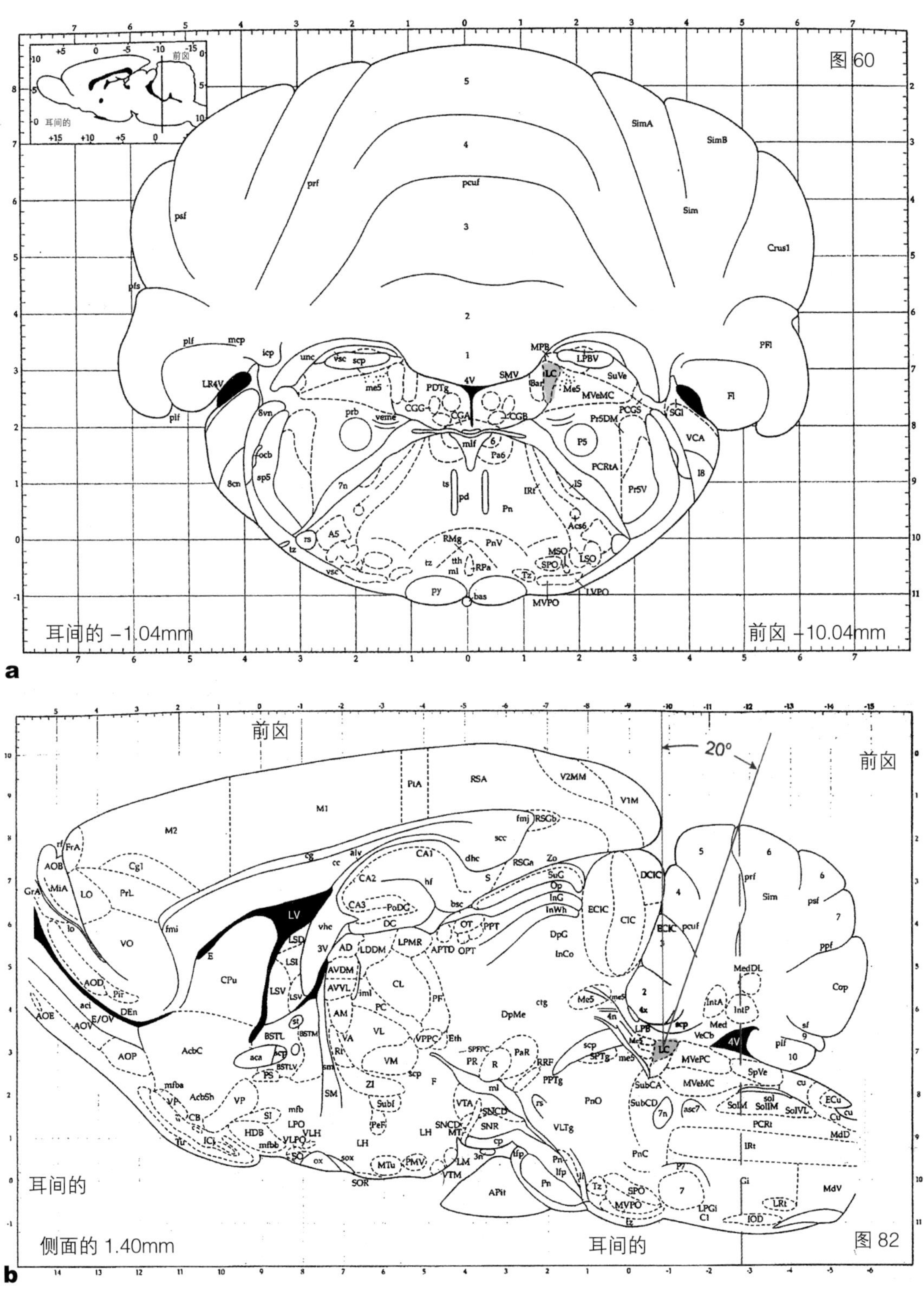

图 2.6

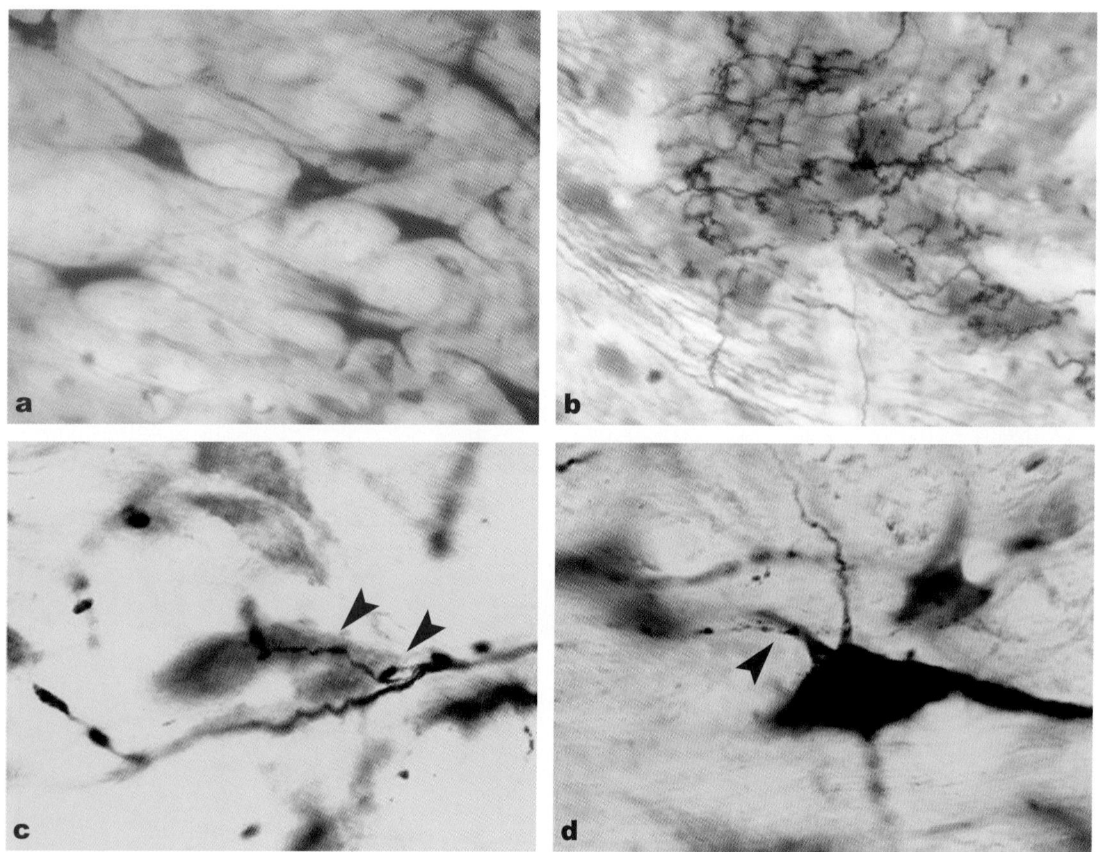

图 3.4

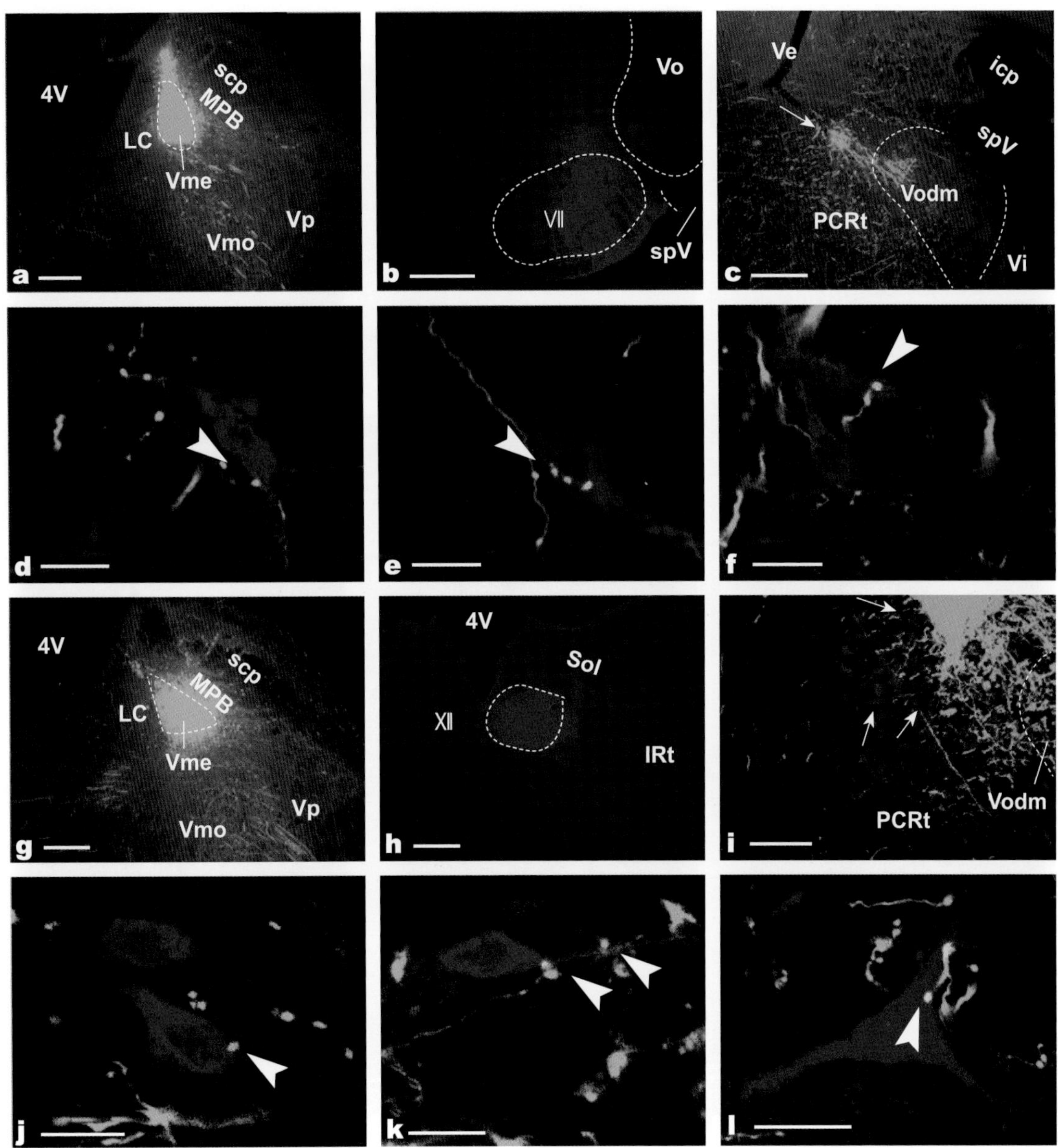
4V
scp
MPB
LC
Vme
Vp
Vmo
a
Vo
Ⅶ
spV
b
Ve
icp
spV
Vodm
PCRt
Vi
c
d
e
f
4V
scp
MPB
LC
Vme
Vp
Vmo
g
4V
Sol
Ⅻ
IRt
h
Vodm
PCRt
i
j
k
l

图 3.7

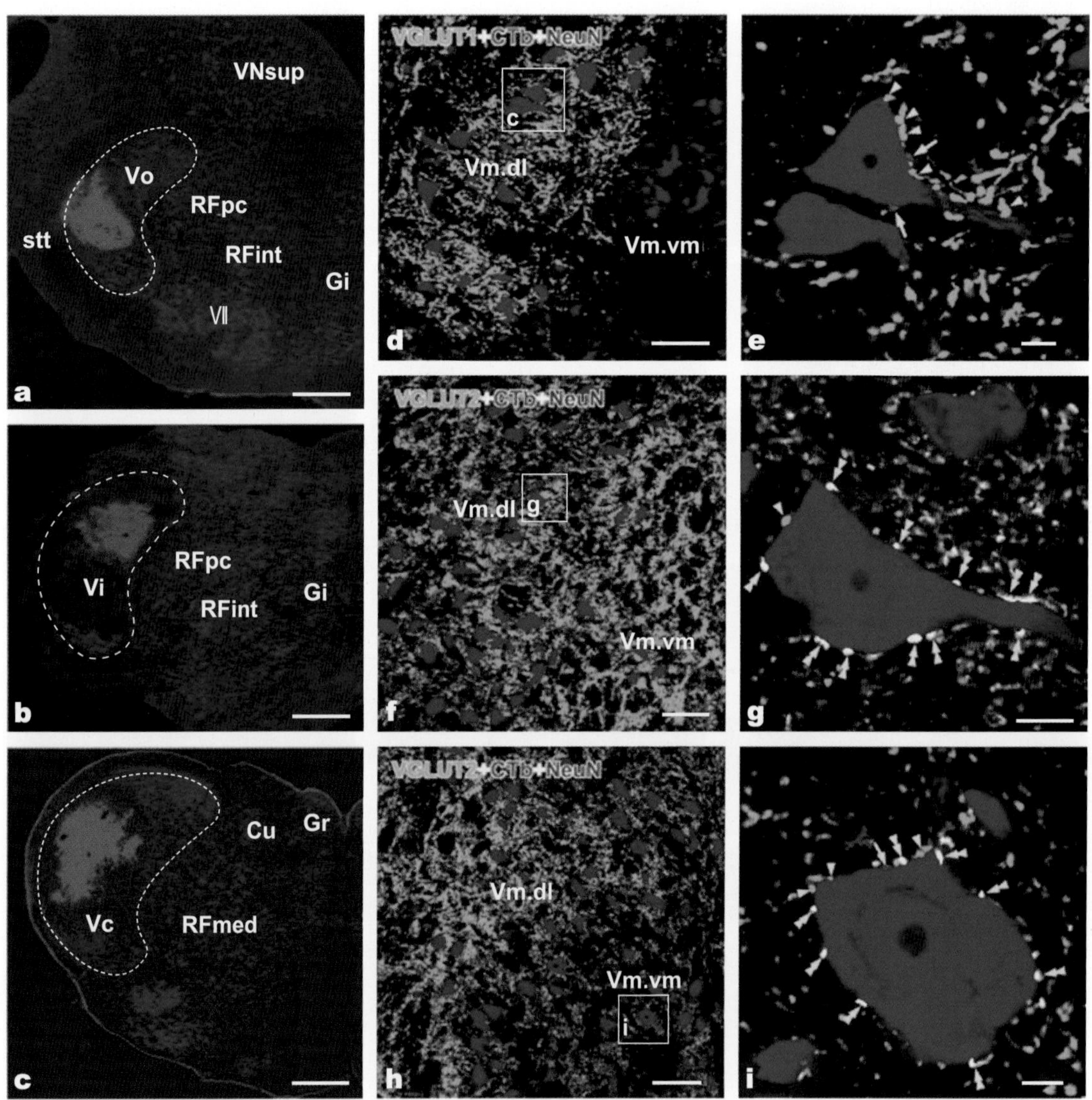
VNsup
Vo
RFpc
stt
RFint
Gi
Ⅶ
a
Vi
RFpc
RFint
Gi
b
Cu
Gr
Vc
RFmed
c
VGLUT1+CTb+NeuN
c
Vm.dl
Vm.vm
d
e
VGLUT2+CTb+NeuN
Vm.dl
g
Vm.vm
f
g
VGLUT2+CTb+NeuN
Vm.dl
Vm.vm
i
h
i

图 3.8

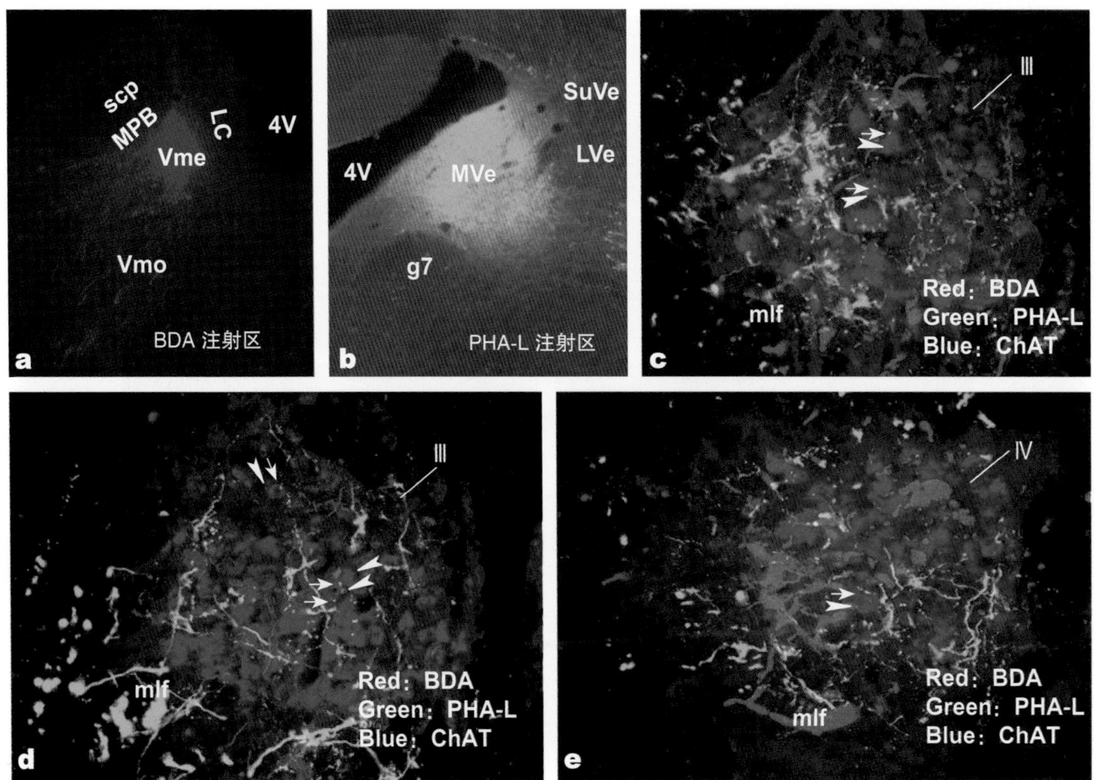
scp
MPB
LC
4V
Vme
Vmo
BDA 注射区
a
SuVe
LVe
4V
MVe
g7
PHA-L 注射区
b
Ⅲ
mlf
Red：BDA
Green：PHA-L
Blue：ChAT
c
Ⅲ
mlf
Red：BDA
Green：PHA-L
Blue：ChAT
d
Ⅳ
mlf
Red：BDA
Green：PHA-L
Blue：ChAT
e

图 3.10

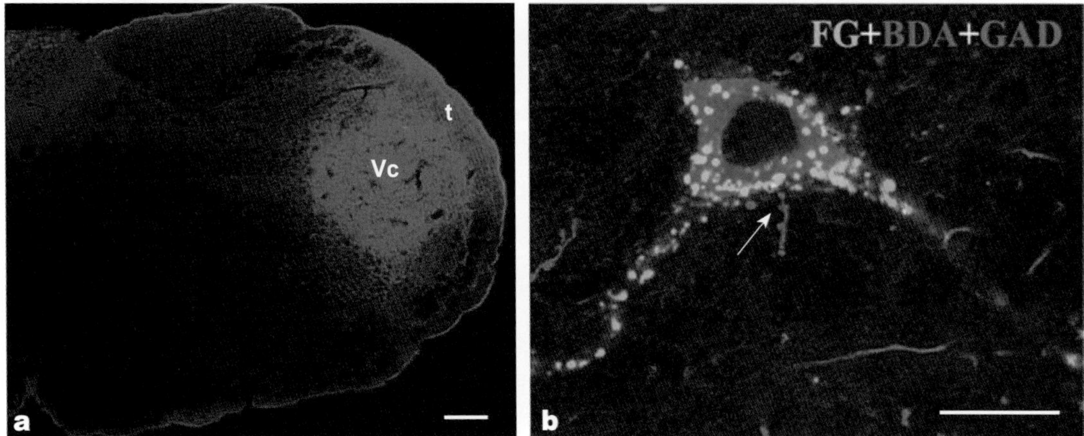
t
Vc
a
FG+BDA+GAD
b

图 3.11

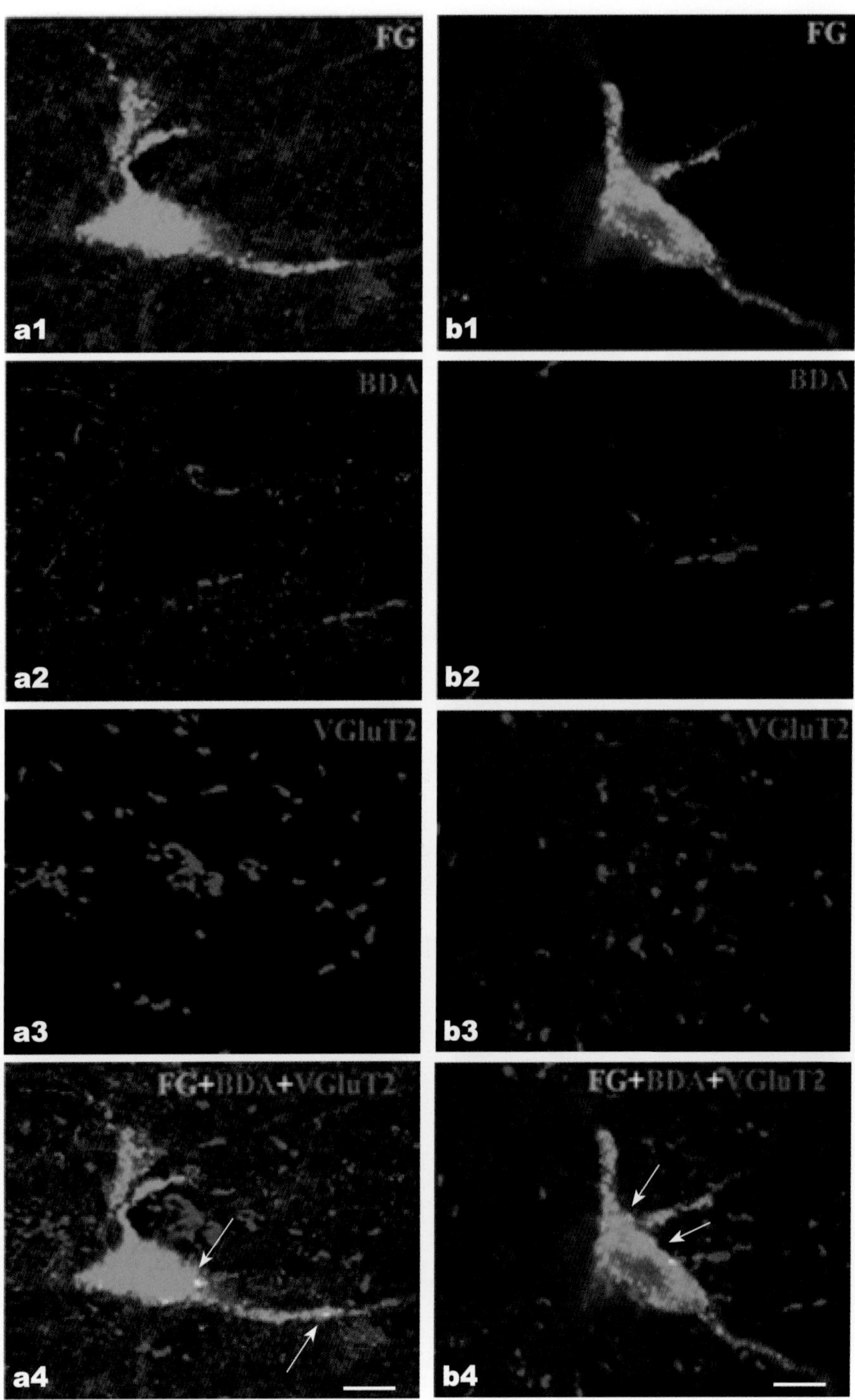
FG
a1
FG
b1
BDA
a2
BDA
b2
VGluT2
a3
VGluT2
b3
FG+BDA+VGluT2
a4
FG+BDA+VGluT2
b4

图 3.12

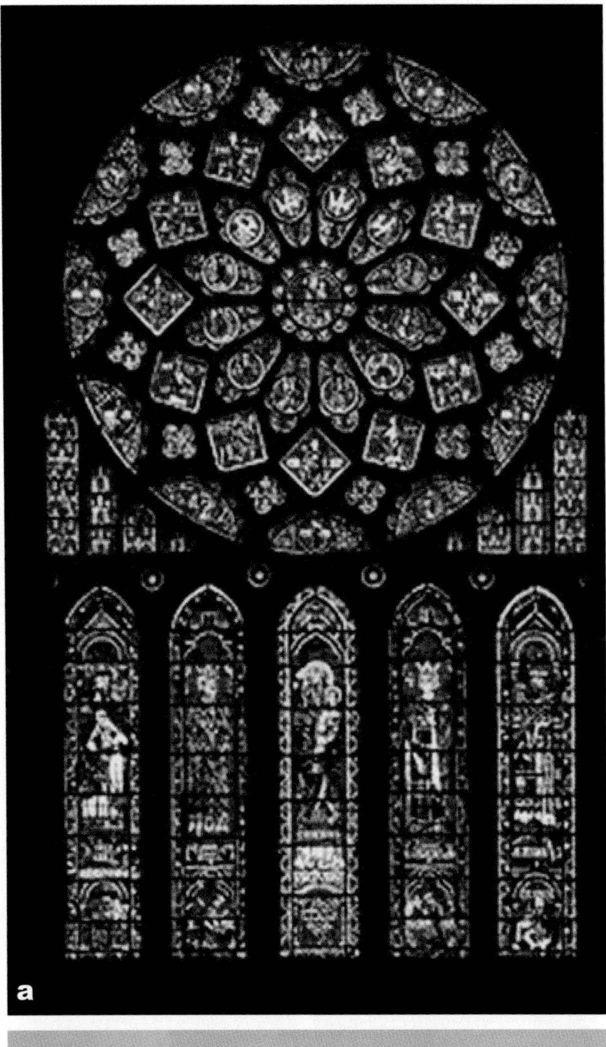

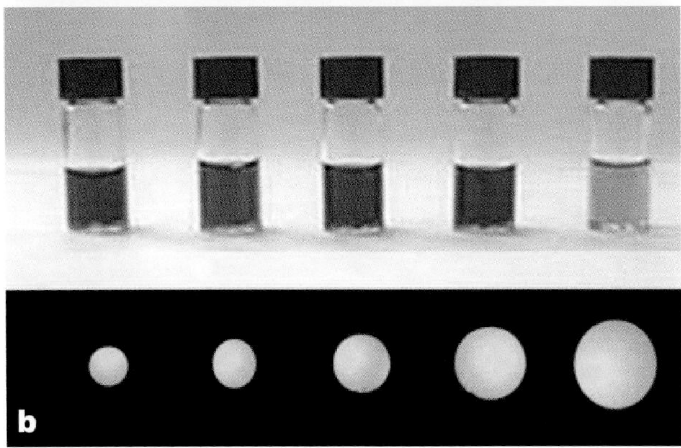

图 3.13

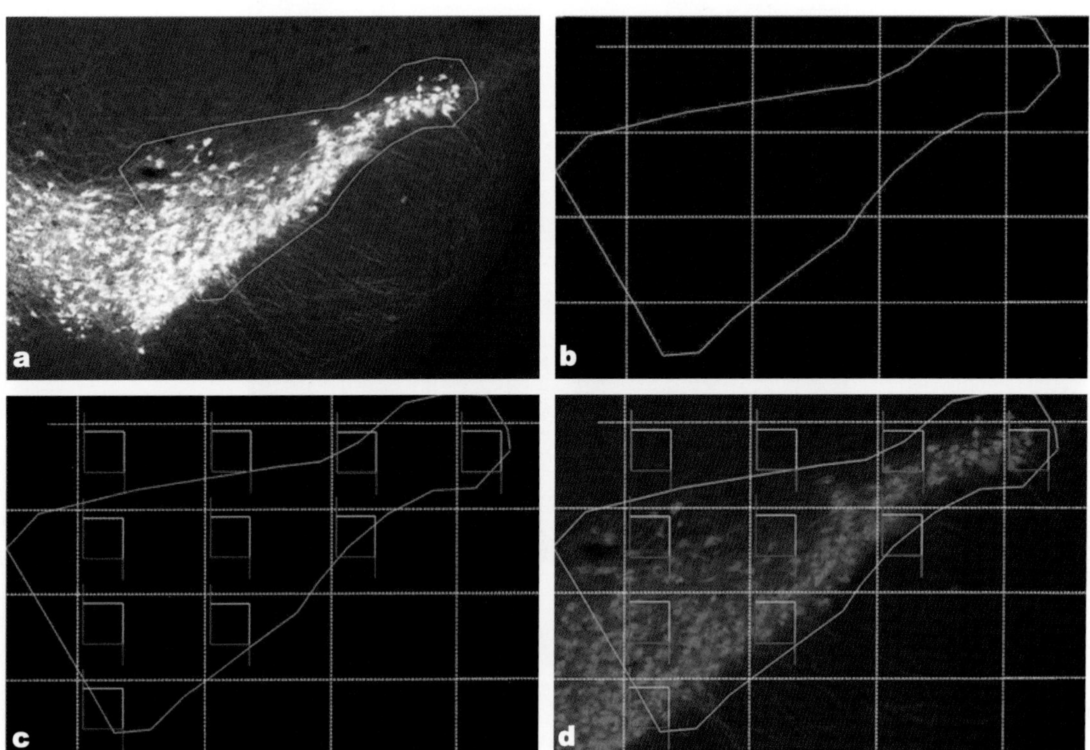

图 4.1

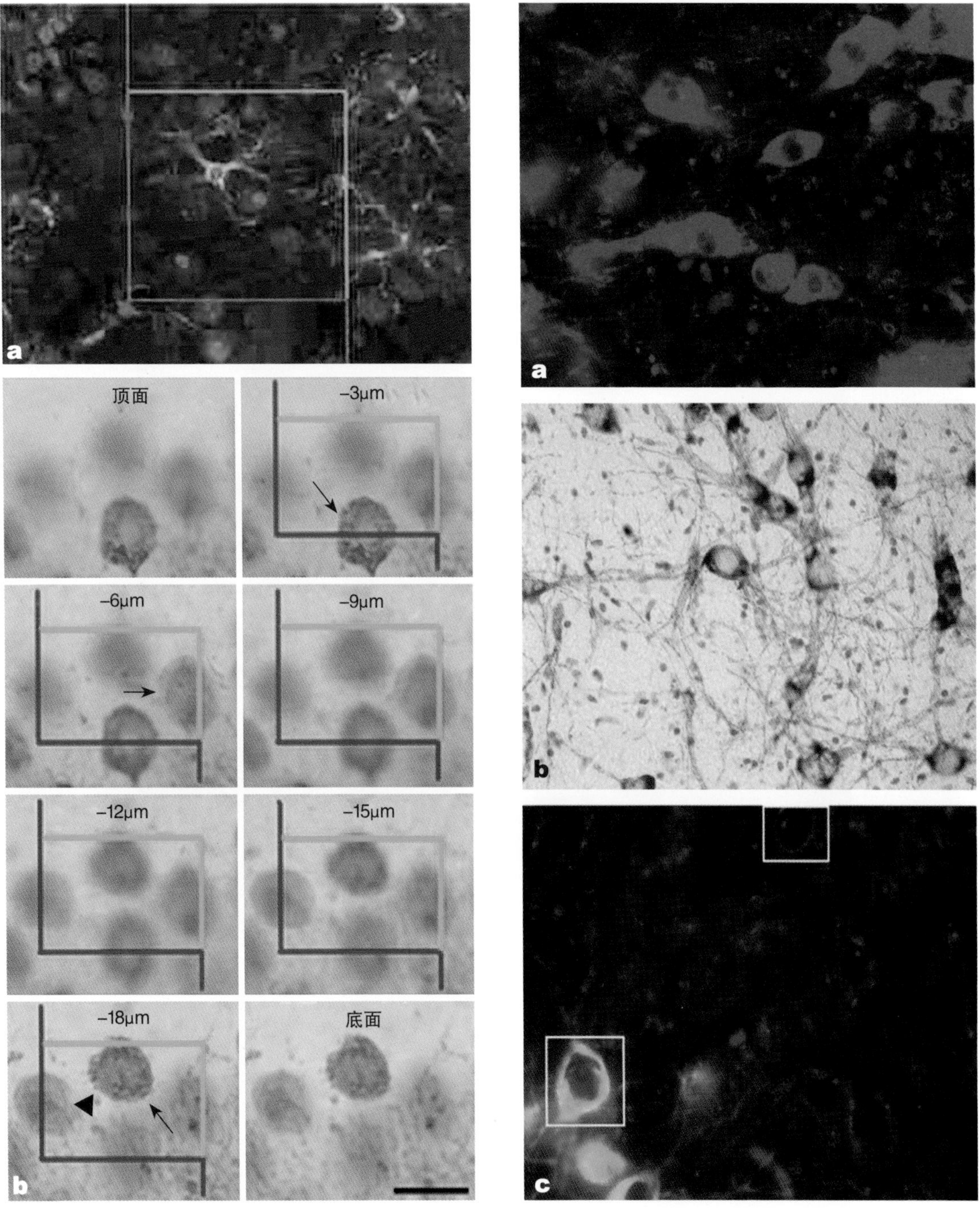

图 4.2

图 4.3

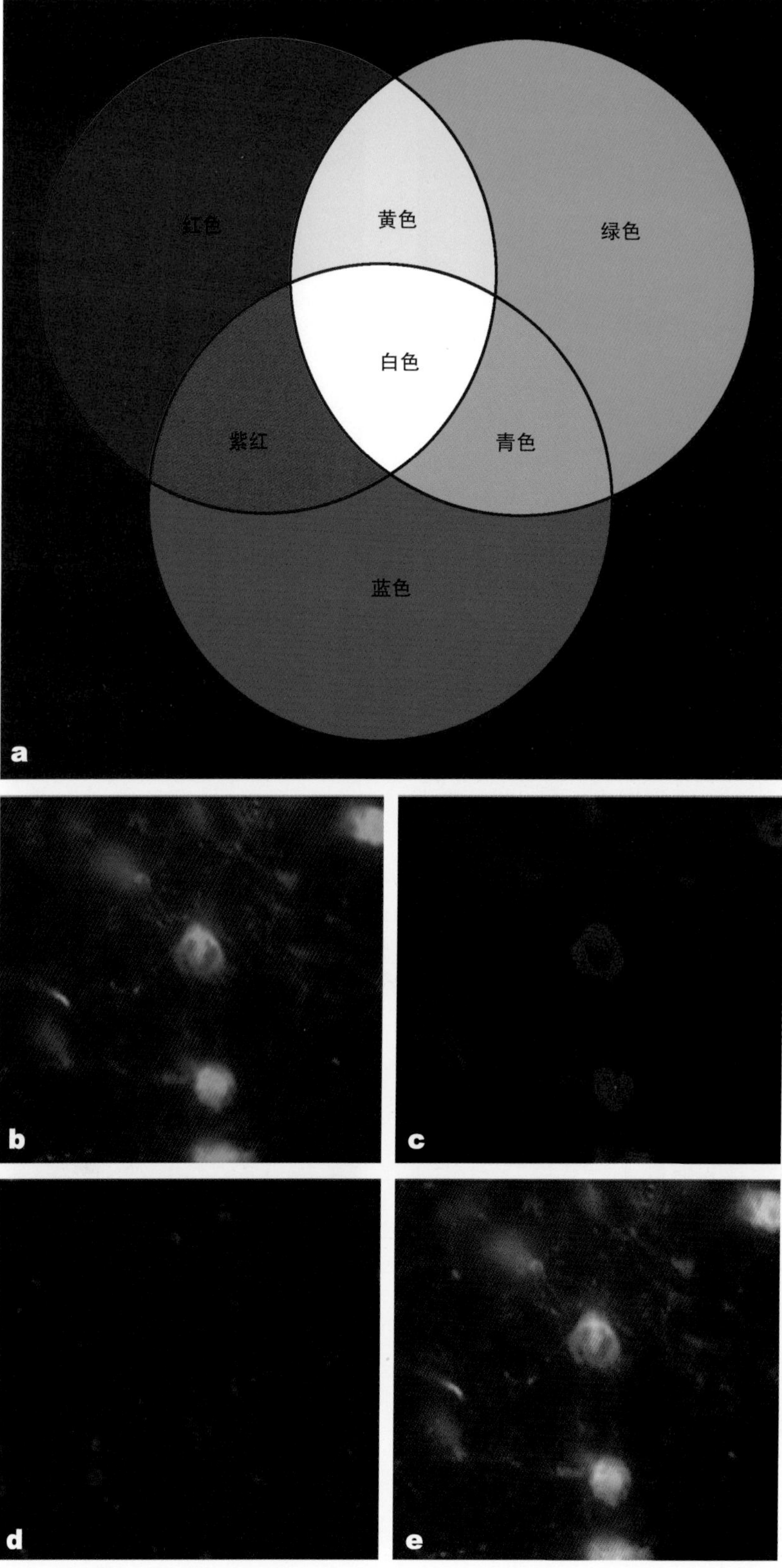

图 4.4

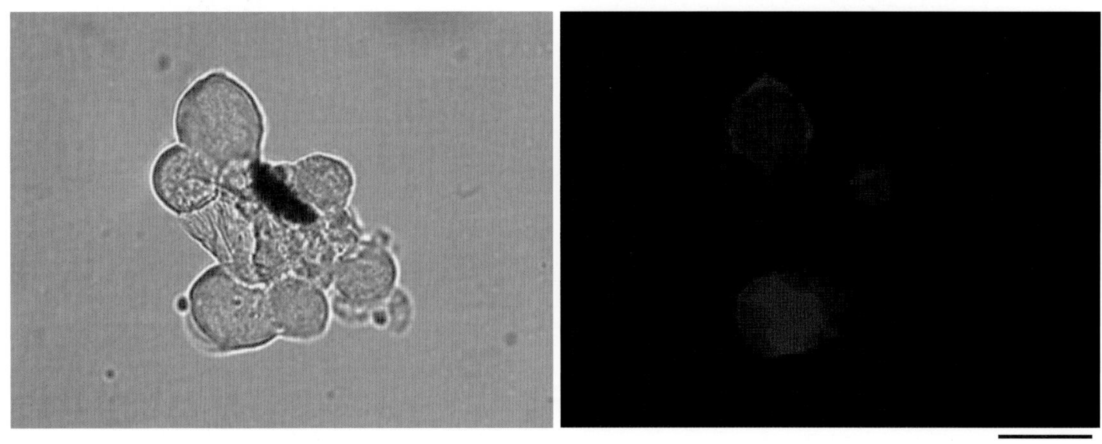

图 6.4

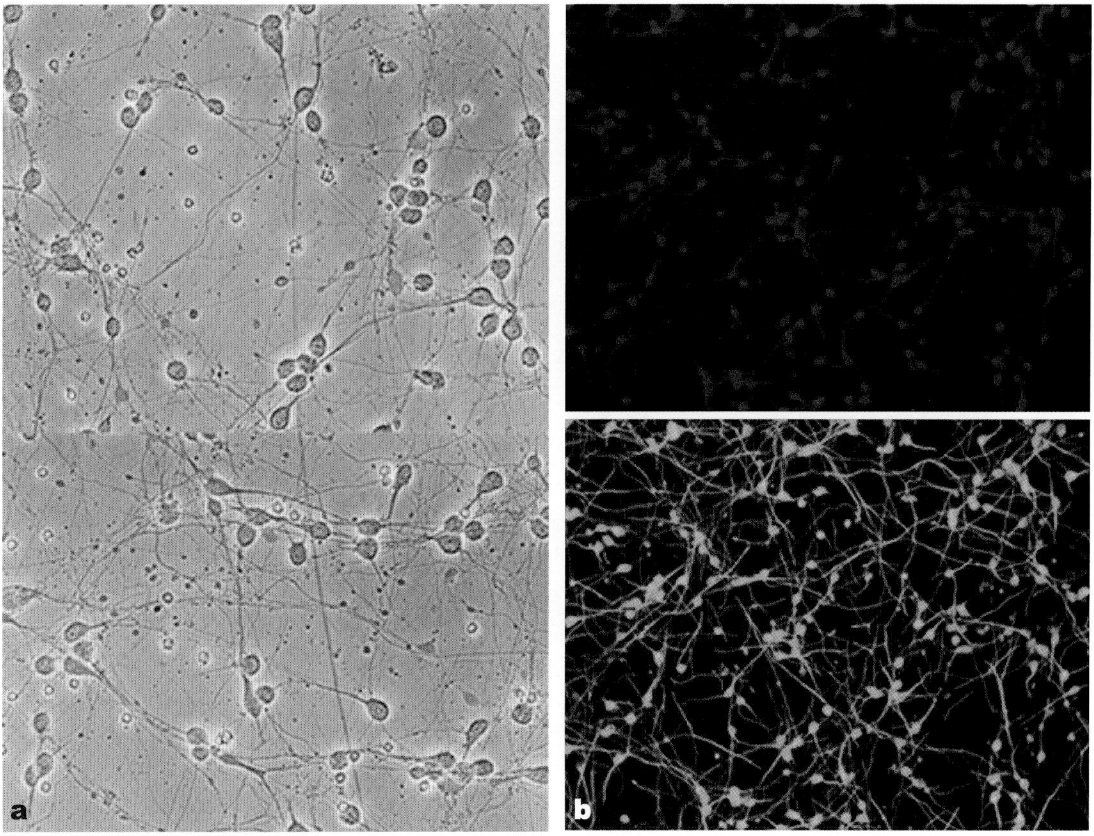

a
b

图 7.1

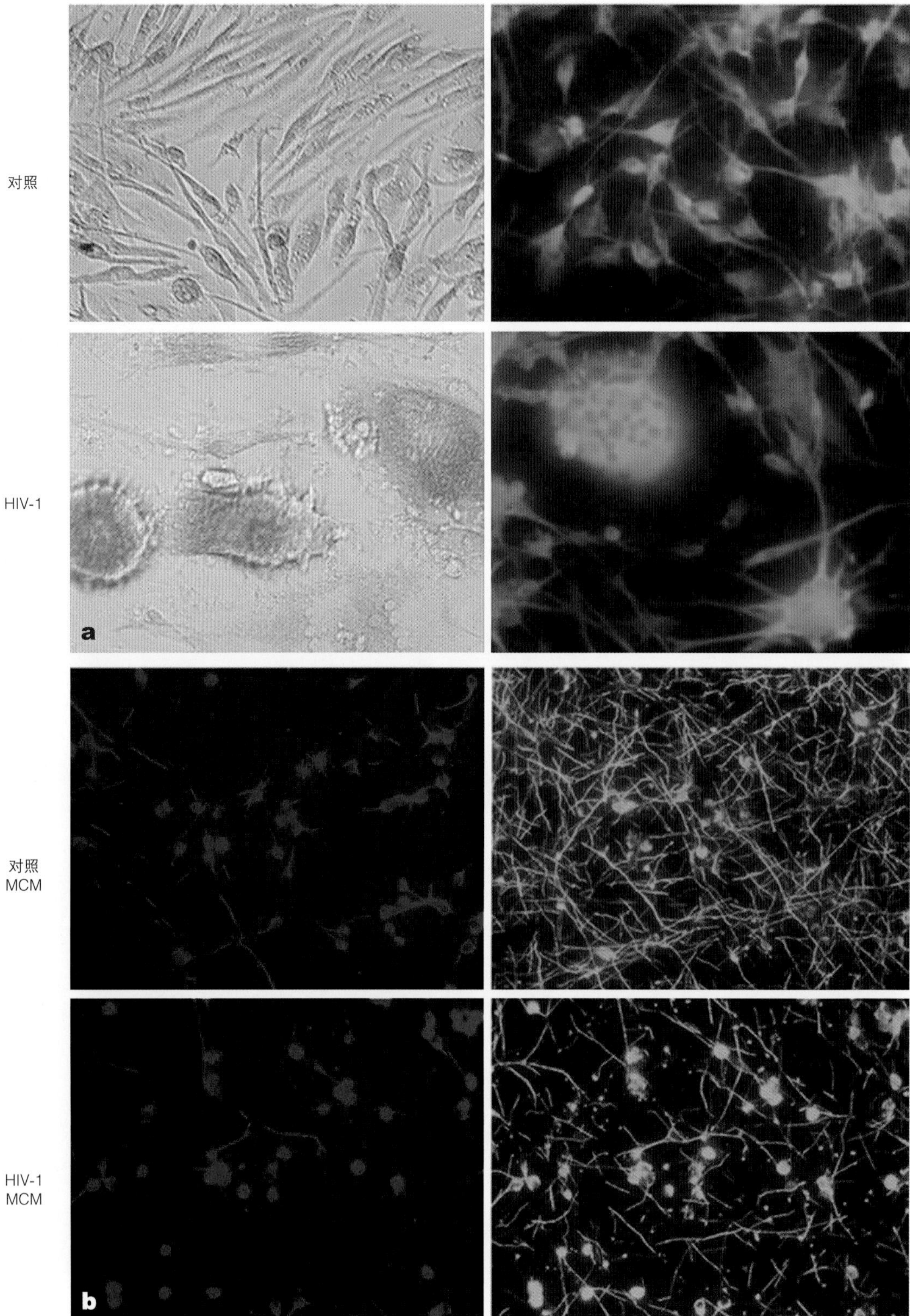

图 7.2

图 7.3

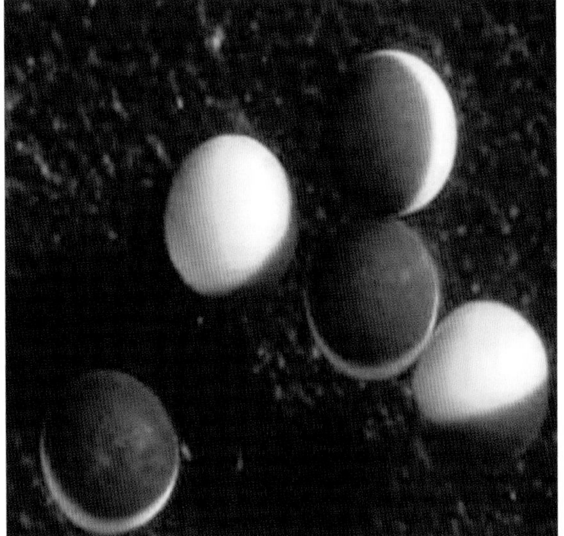

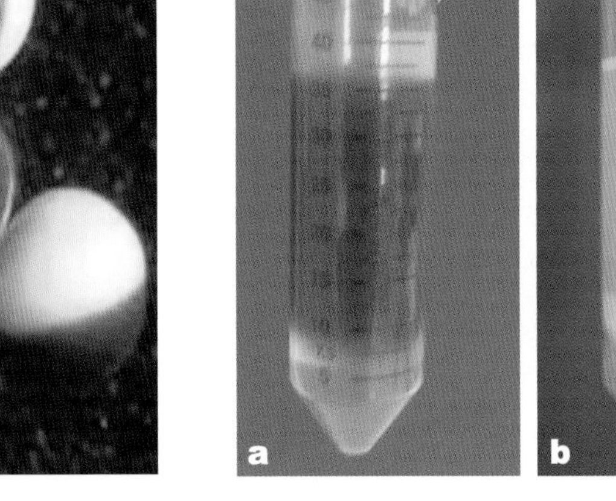

图 11.2

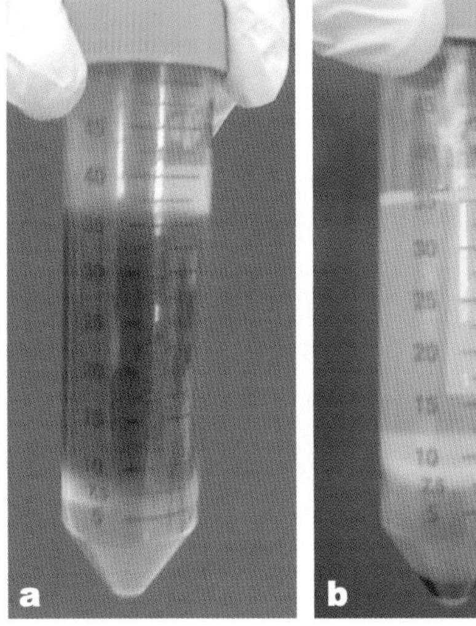

图 12.1

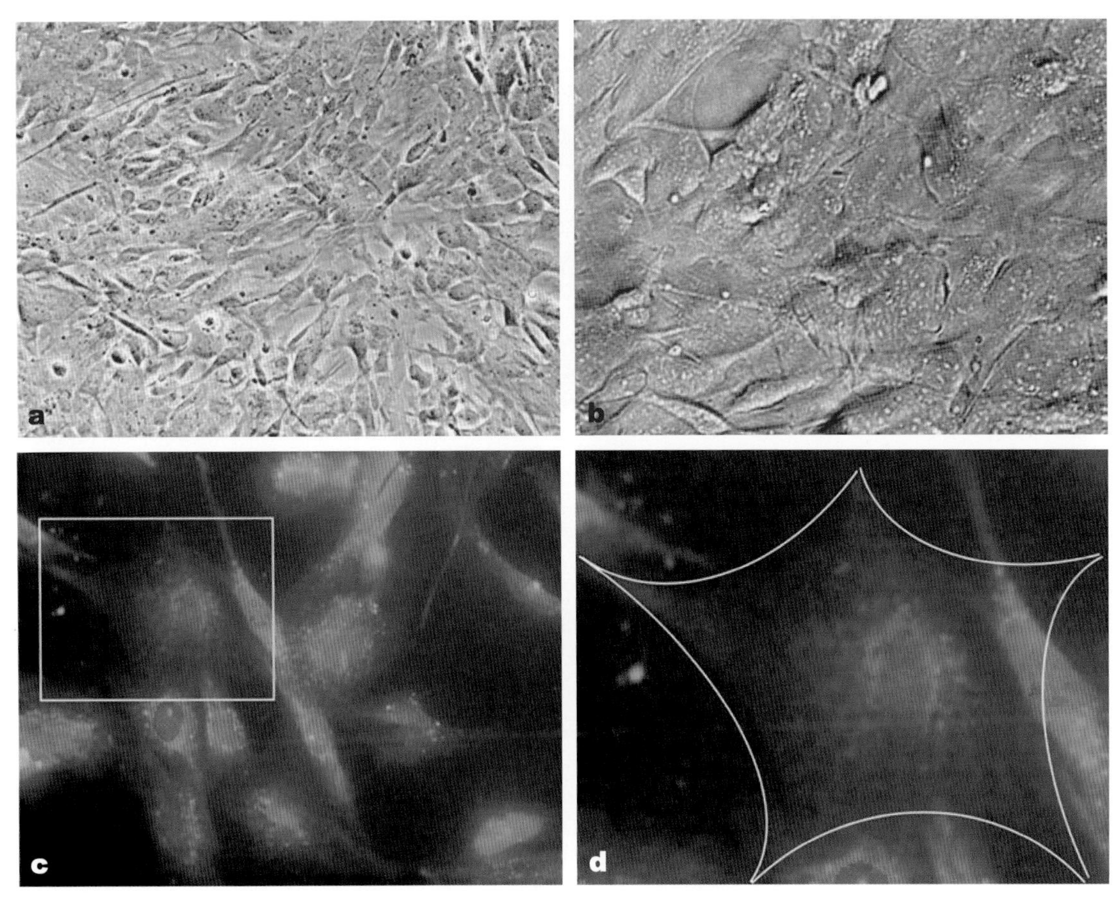

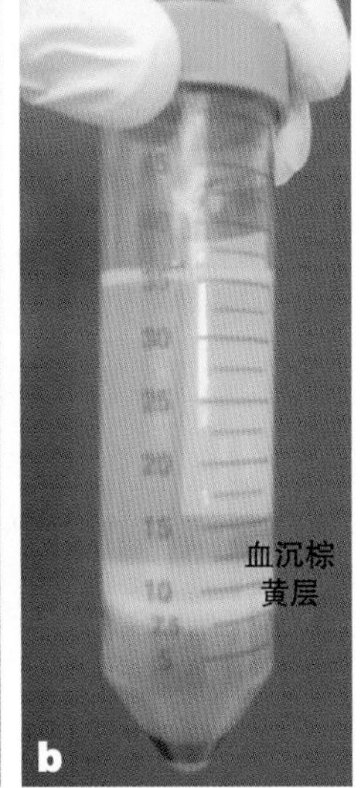

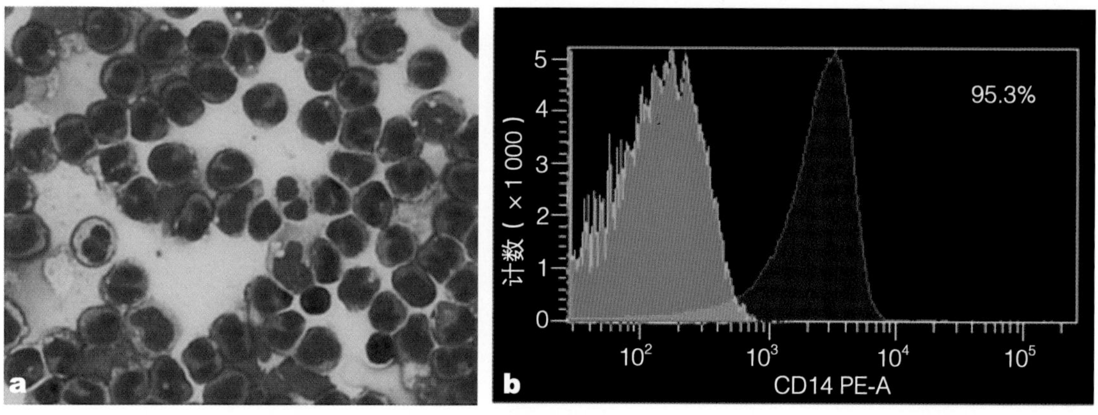

图 12.3

孔：309-2

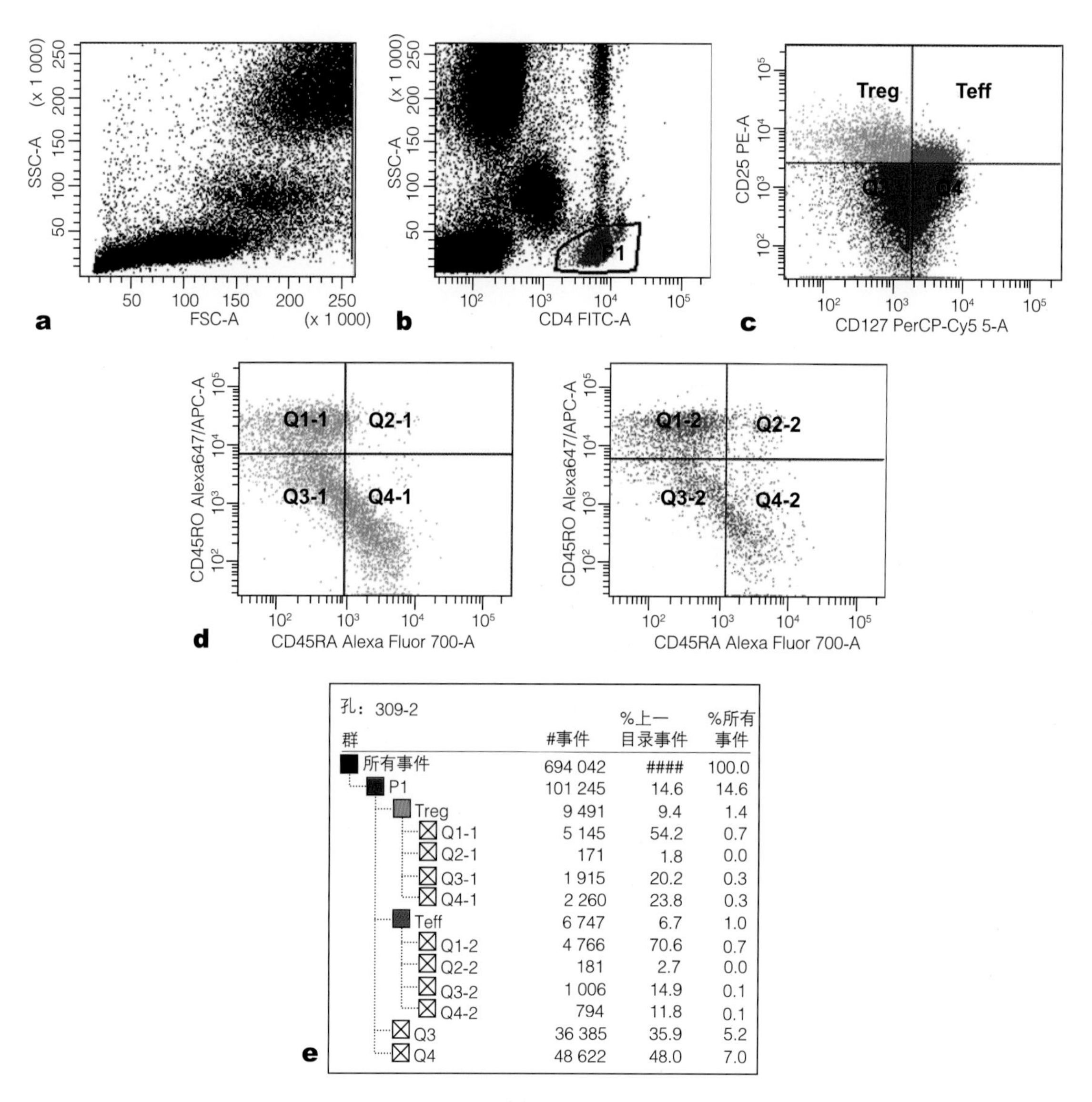

群	#事件	%上一目录事件	%所有事件
所有事件	694 042	####	100.0
P1	101 245	14.6	14.6
Treg	9 491	9.4	1.4
Q1-1	5 145	54.2	0.7
Q2-1	171	1.8	0.0
Q3-1	1 915	20.2	0.3
Q4-1	2 260	23.8	0.3
Teff	6 747	6.7	1.0
Q1-2	4 766	70.6	0.7
Q2-2	181	2.7	0.0
Q3-2	1 006	14.9	0.1
Q4-2	794	11.8	0.1
Q3	36 385	35.9	5.2
Q4	48 622	48.0	7.0

图 13.1

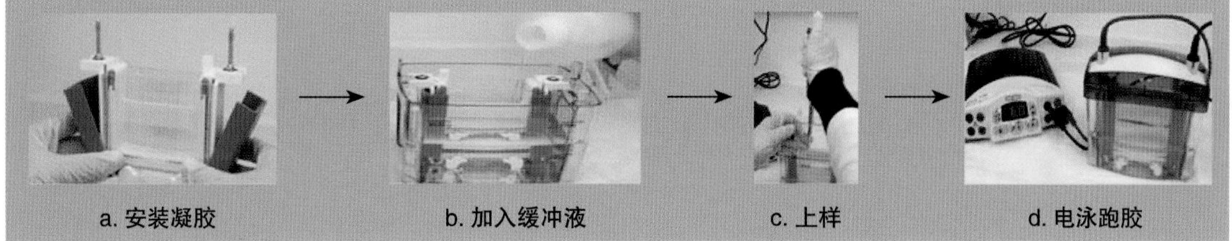

图 14.1

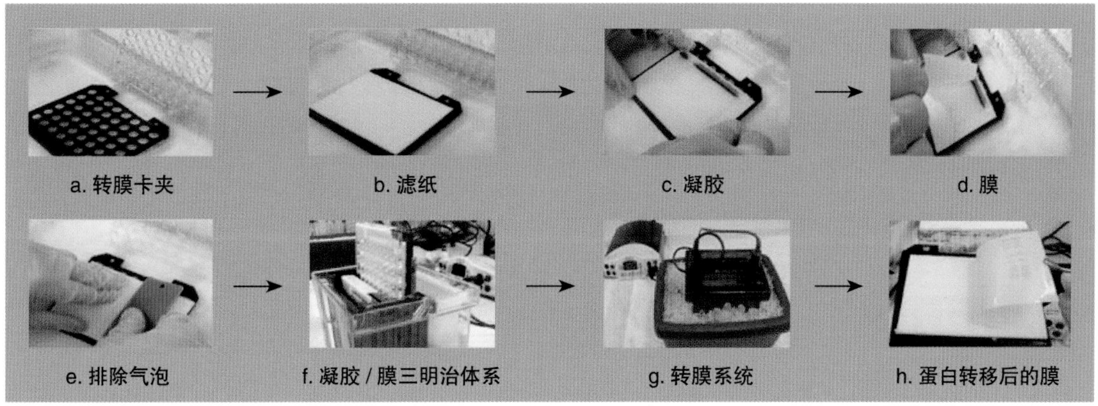

图 14.2

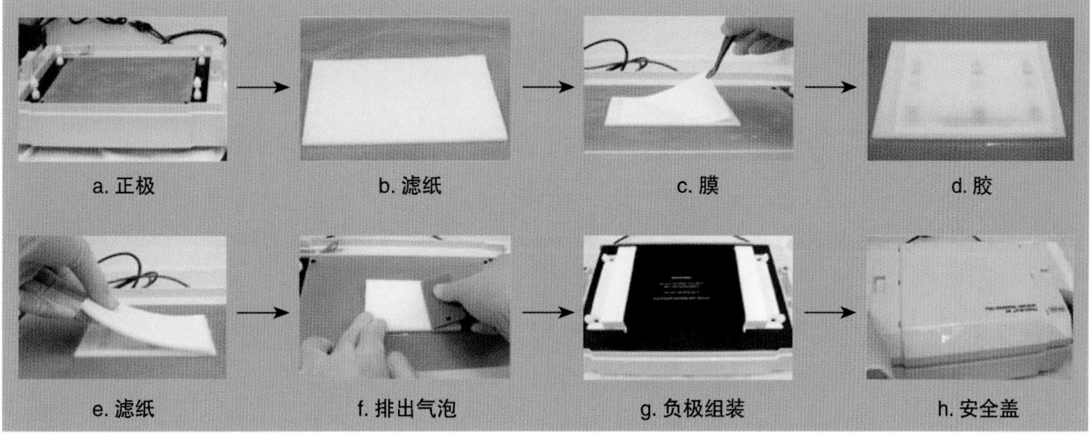

图 14.3

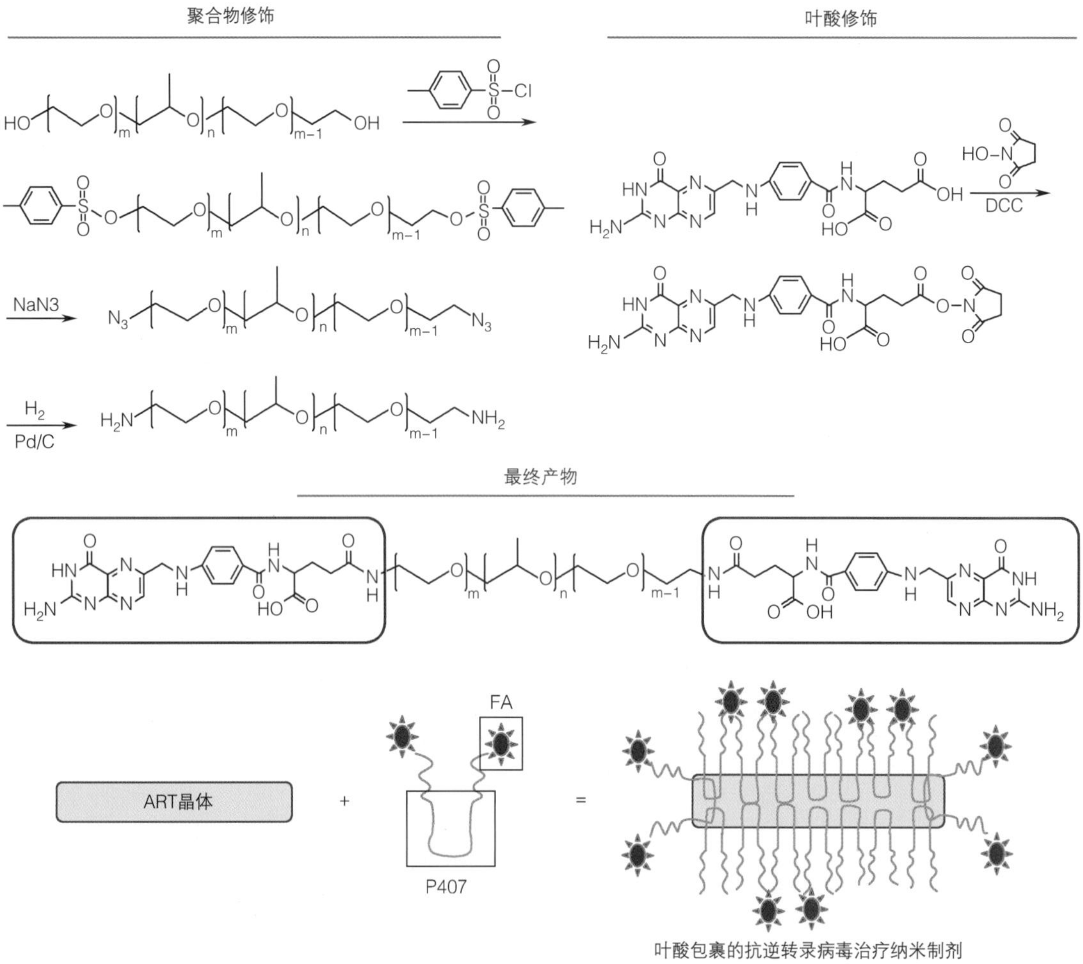

聚合物修饰
叶酸修饰
NaN3
H2
Pd/C
DCC
最终产物
FA
ART晶体
P407
叶酸包裹的抗逆转录病毒治疗纳米制剂

图 17.1

抗逆转录病毒治疗
制造、生产
表征
摄取
滞留
抗逆转录病毒活性
0h
4h
细胞内的
细胞
释放
介质
ATV/(μg/10^6细胞)
ATV/(μg/ml)
天数
HIV+
ATV-M3001
等级评分

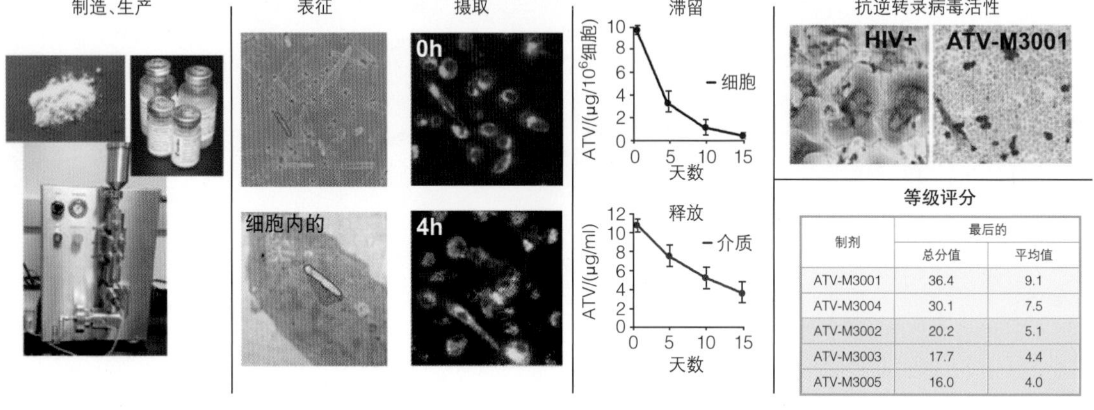

制剂	最后的	
	总分值	平均值
ATV-M3001	36.4	9.1
ATV-M3004	30.1	7.5
ATV-M3002	20.2	5.1
ATV-M3003	17.7	4.4
ATV-M3005	16.0	4.0

图 17.2

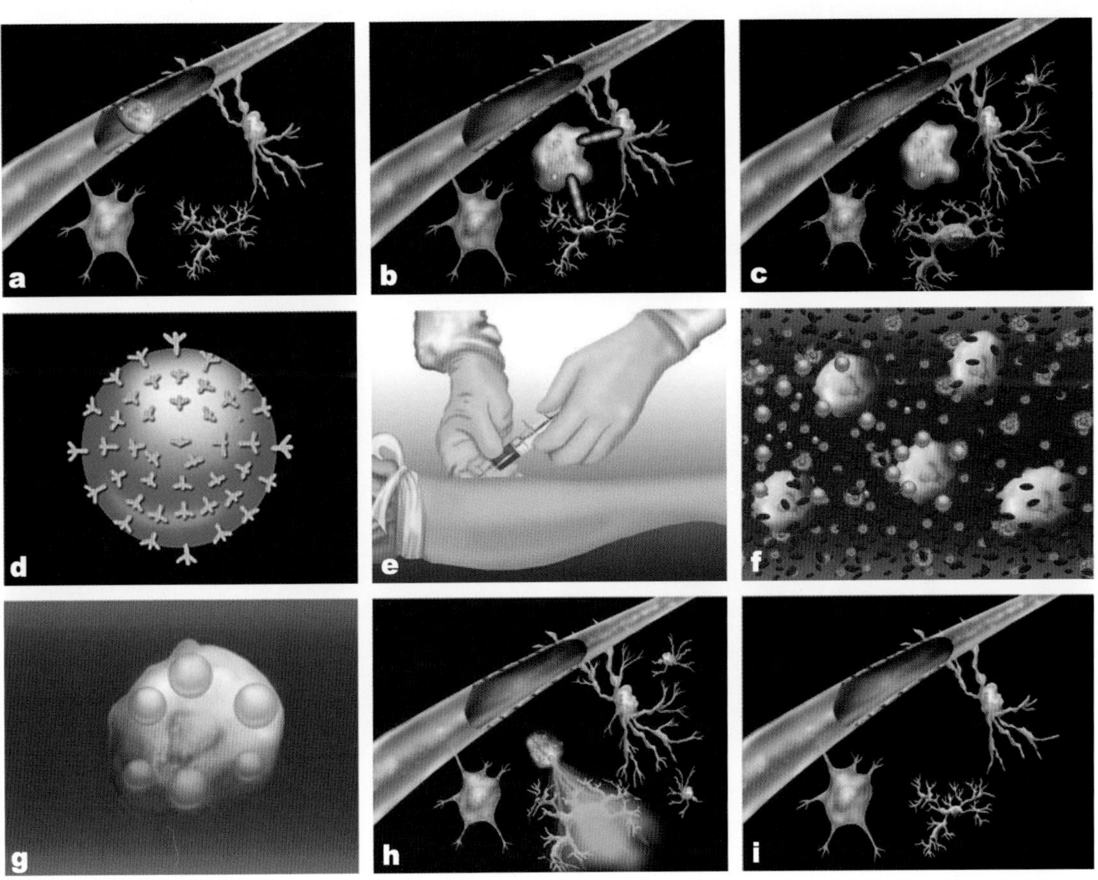

图 17.3

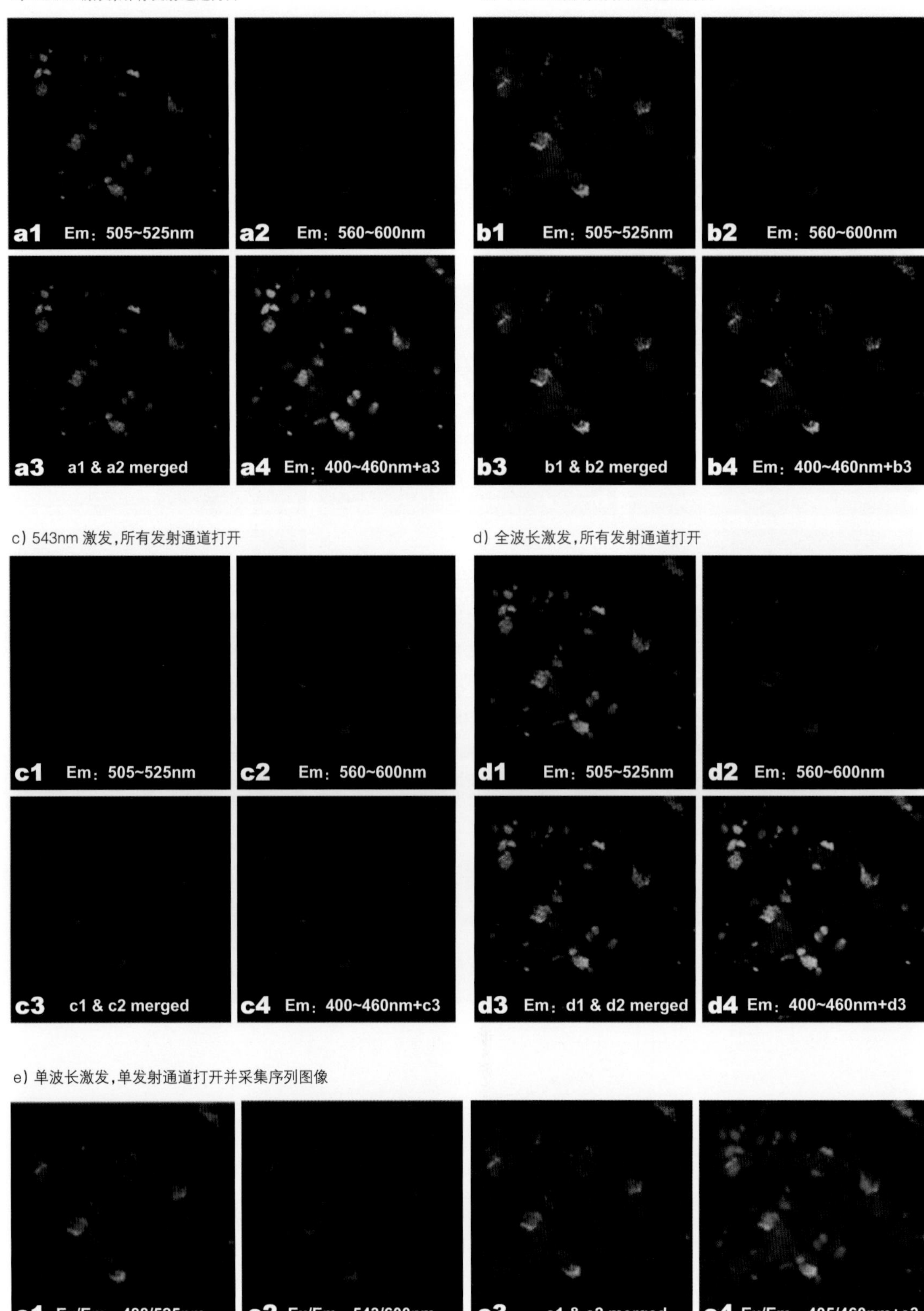
a) 405nm 激发，所有发射通道打开
a1 Em：505~525nm
a2 Em：560~600nm
a3 a1 & a2 merged
a4 Em：400~460nm+a3
b) 488nm 激发，所有发射通道打开
b1 Em：505~525nm
b2 Em：560~600nm
b3 b1 & b2 merged
b4 Em：400~460nm+b3
c) 543nm 激发，所有发射通道打开
c1 Em：505~525nm
c2 Em：560~600nm
c3 c1 & c2 merged
c4 Em：400~460nm+c3
d) 全波长激发，所有发射通道打开
d1 Em：505~525nm
d2 Em：560~600nm
d3 Em：d1 & d2 merged
d4 Em：400~460nm+d3
e) 单波长激发，单发射通道打开并采集序列图像
e1 Ex/Em：488/525nm
e2 Ex/Em：543/600nm
e3 e1 & e2 merged
e4 Ex/Em：405/460nm+e3

图 18.1

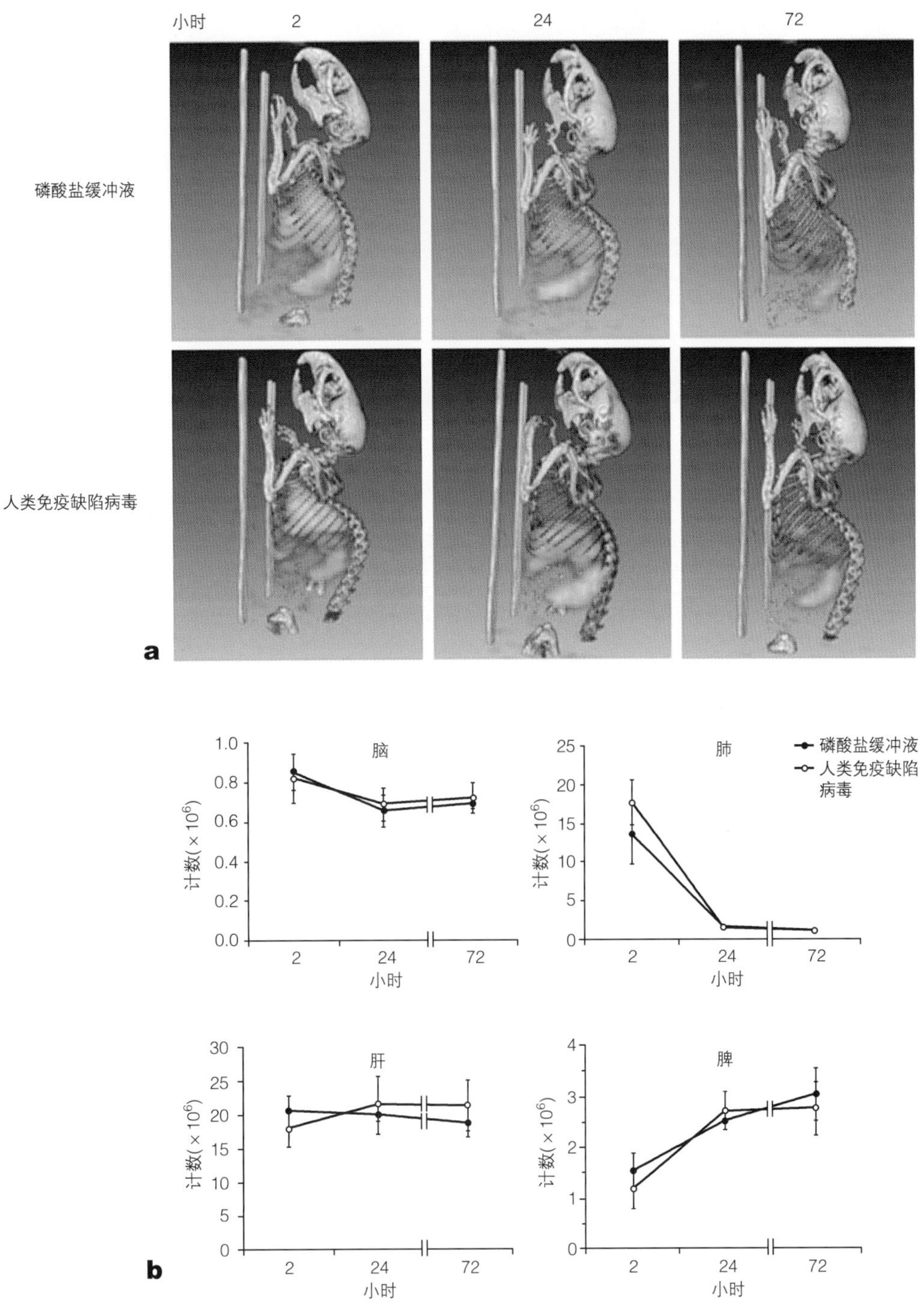

图 20.10

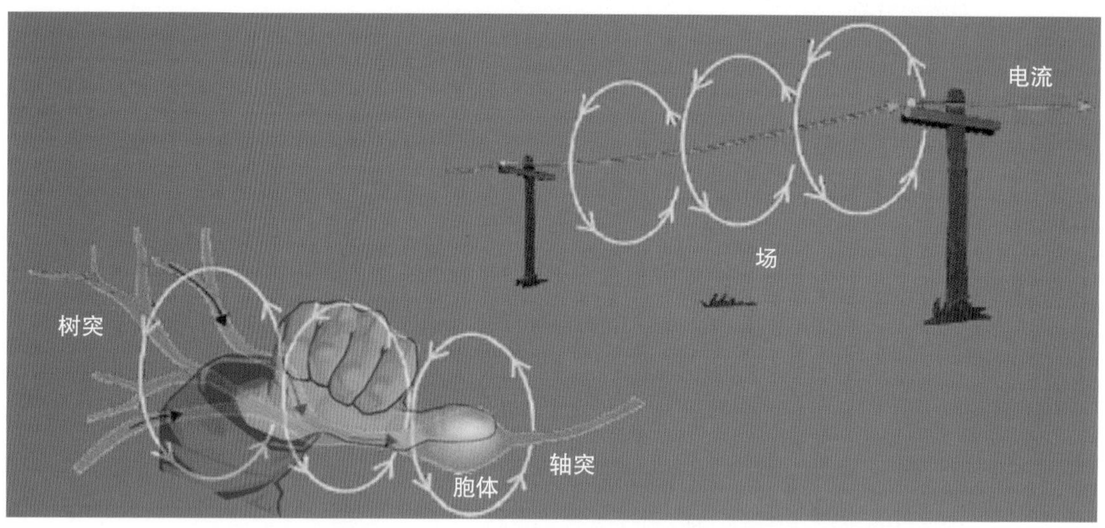

图 21.3

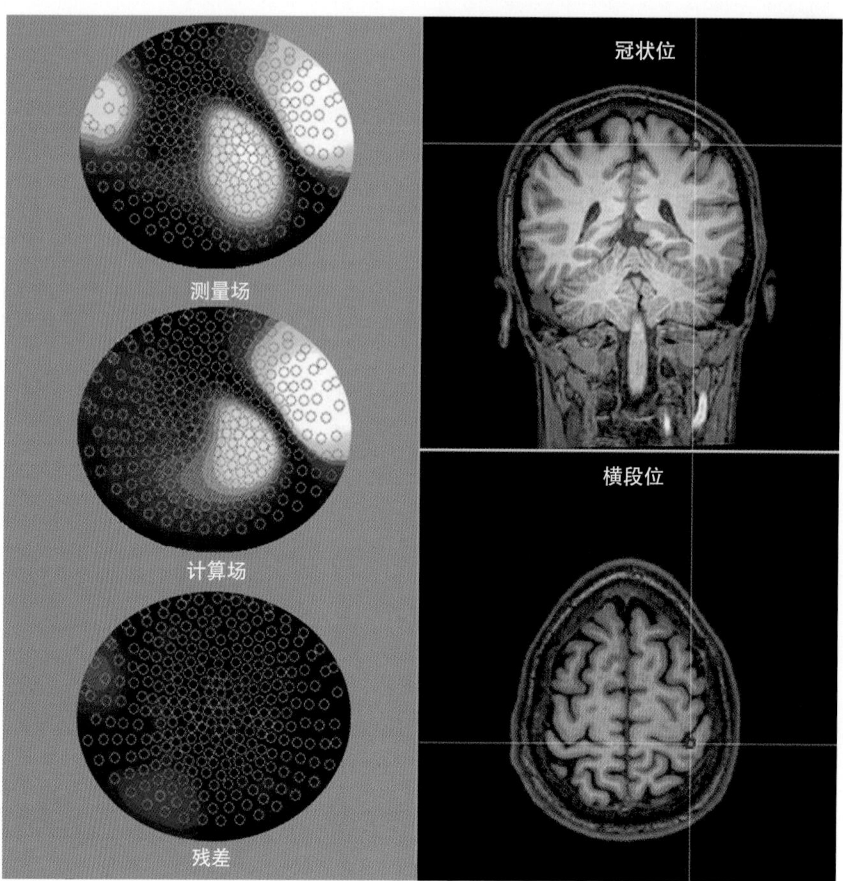

图 21.4

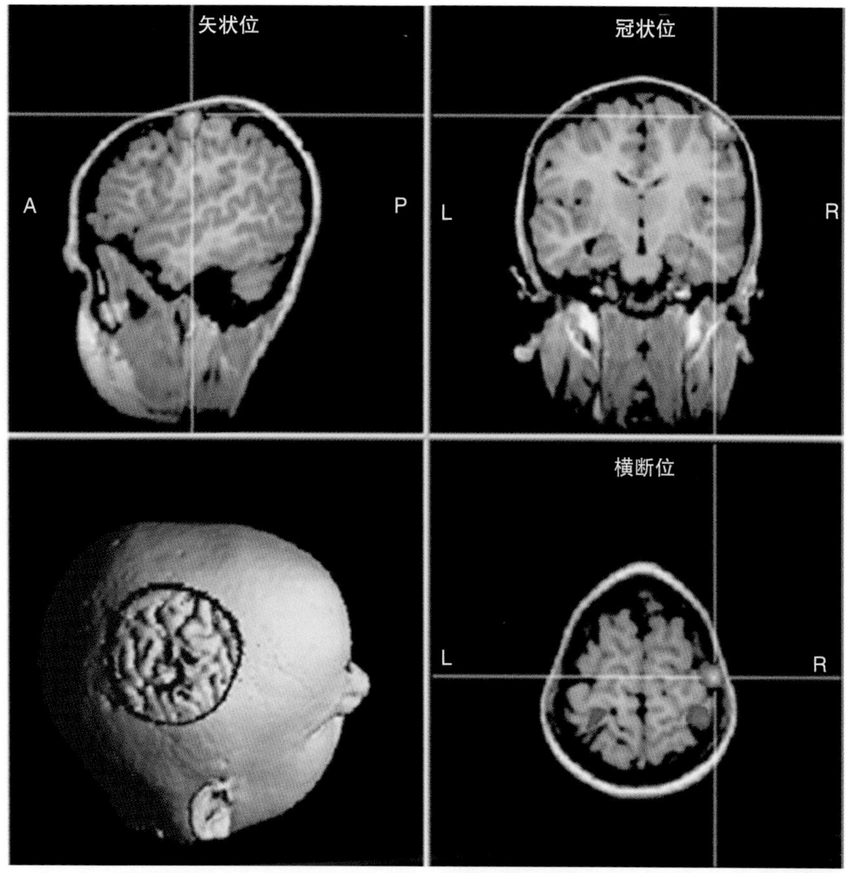

图 21.5

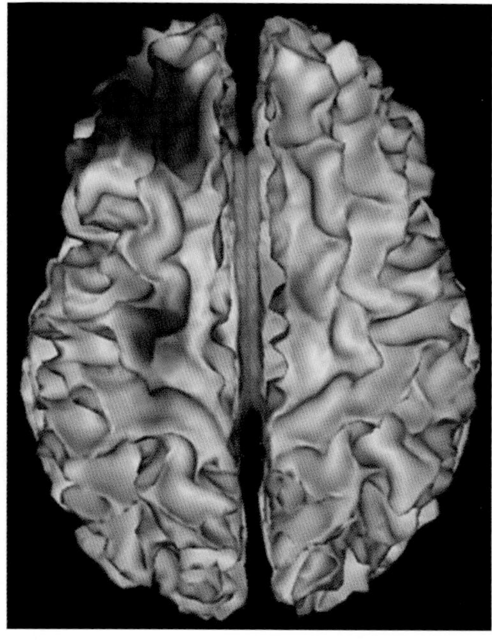

图 21.6

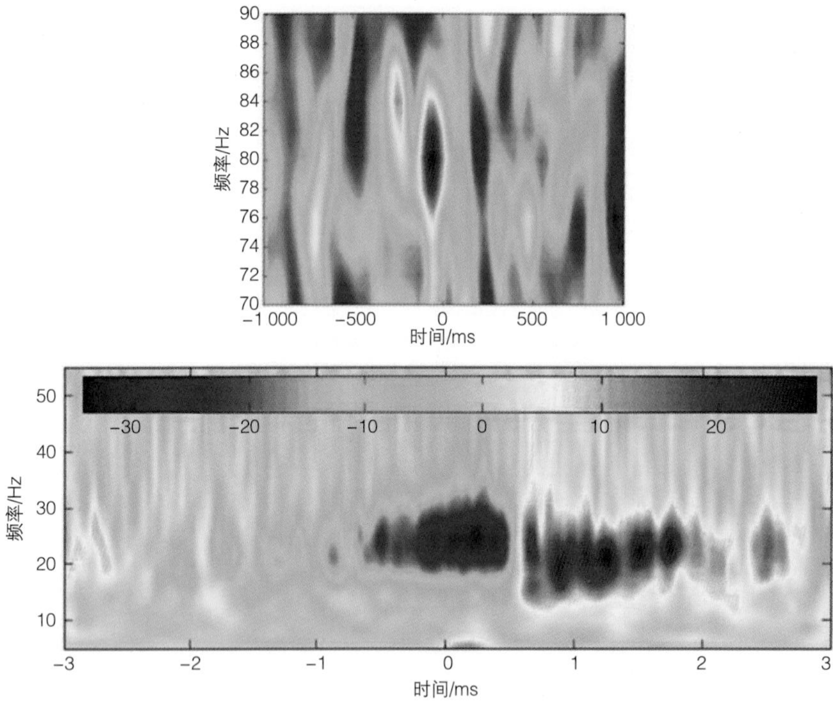

图 21.7

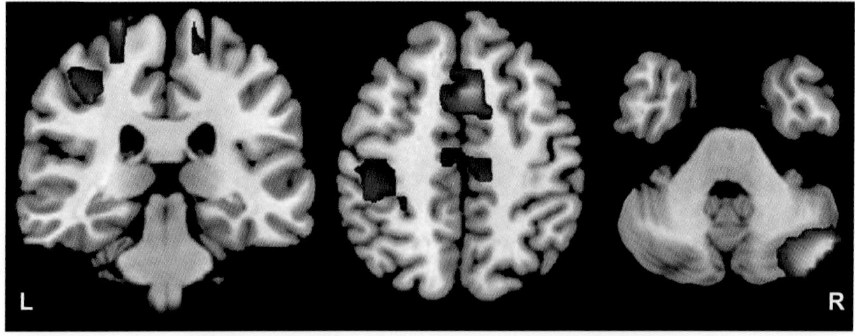

图 21.8

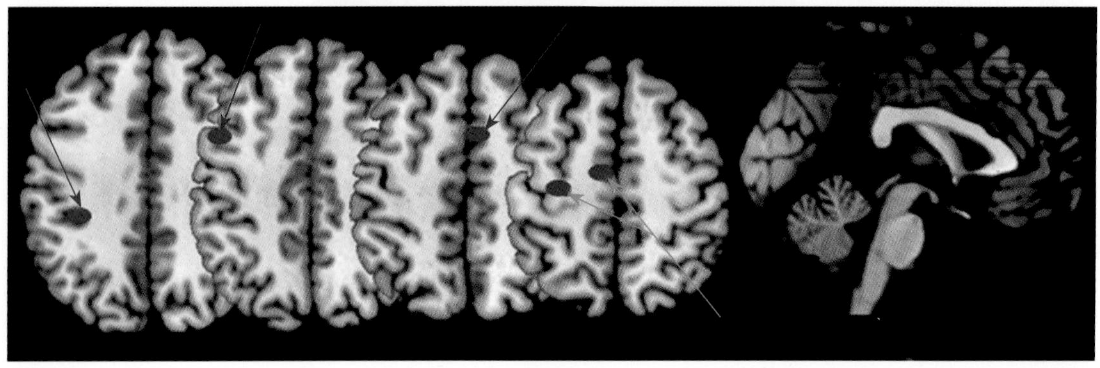

图 21.9

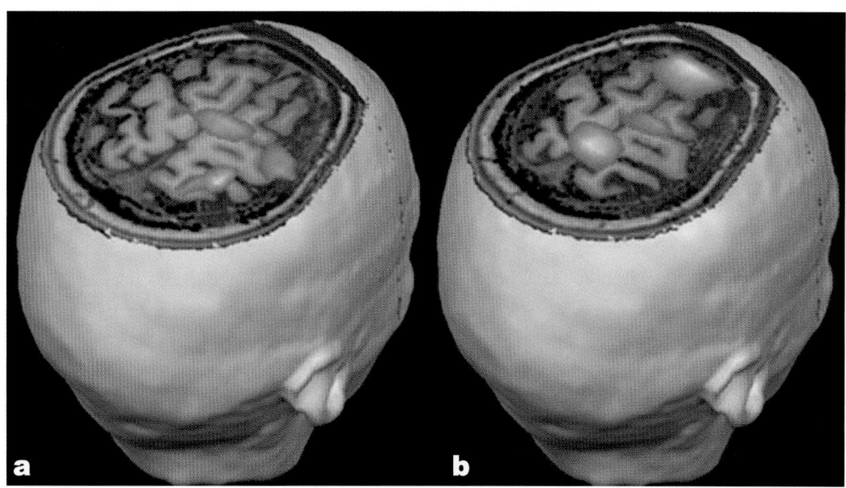

图 21.10

a
b
第 1 天
c
第 2 天
第 3 天
第 4 天
第 7 天
d
e
f
小胶质细胞 / 单核细胞
LCMV

图 22.3

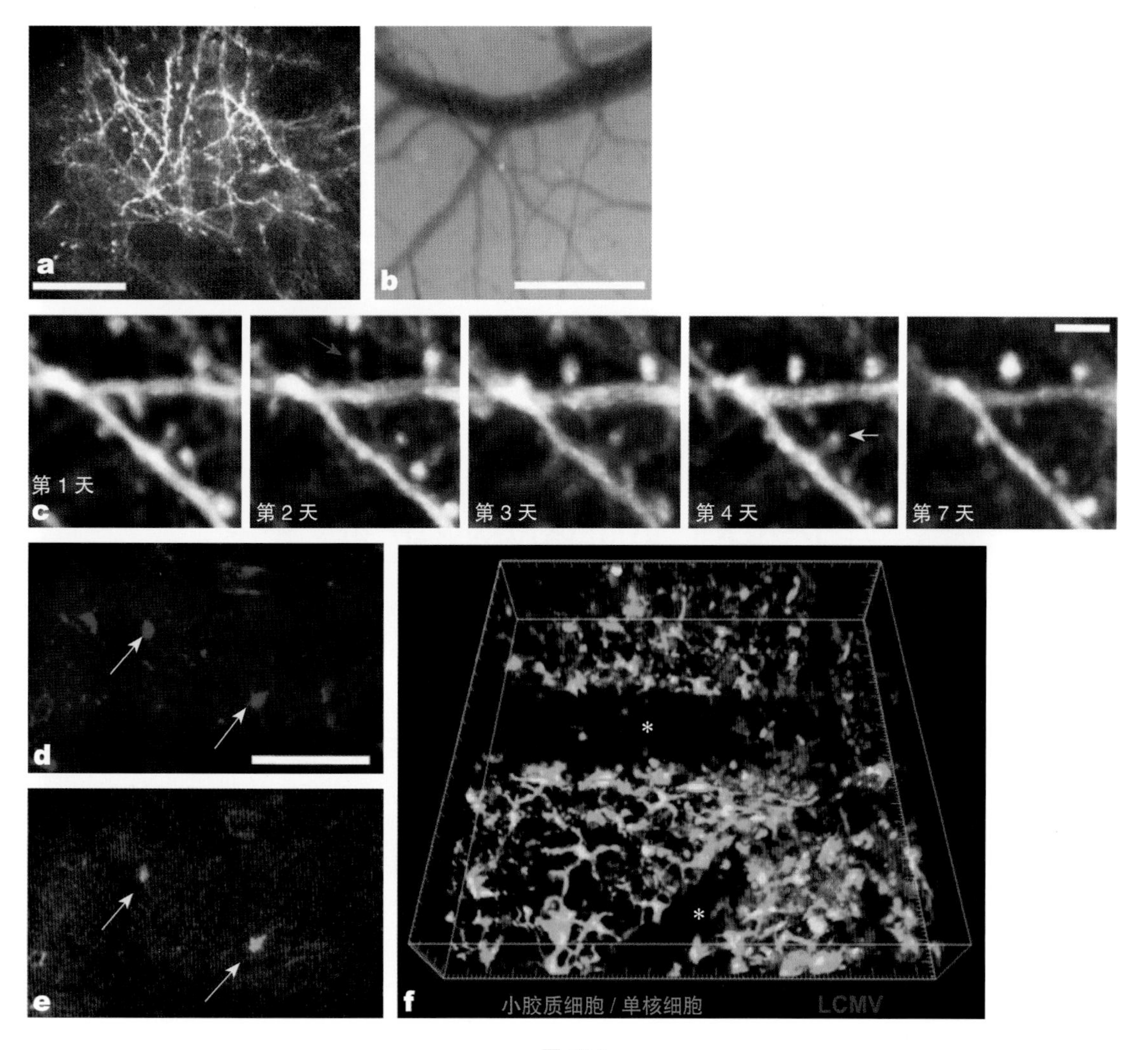

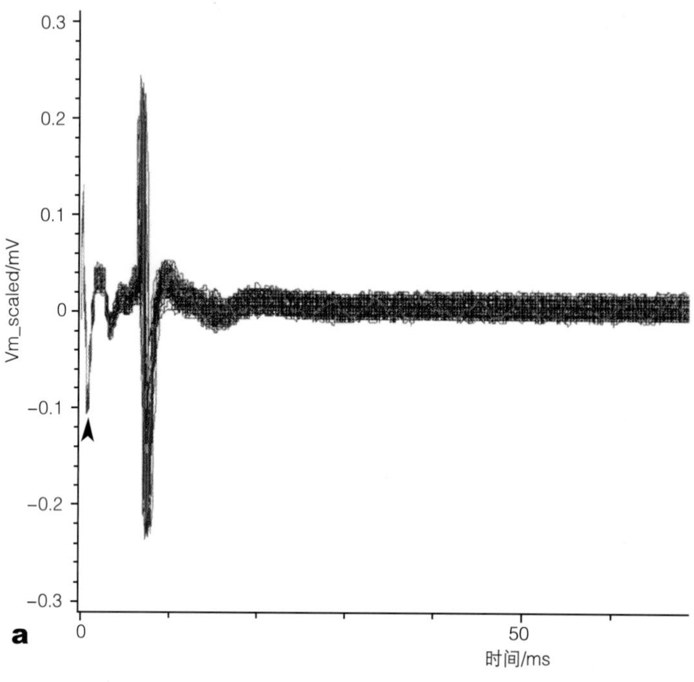
0.3
0.2
0.1
0
−0.1
−0.2
−0.3
Vm_scaled/mV
0
50
时间/ms
a

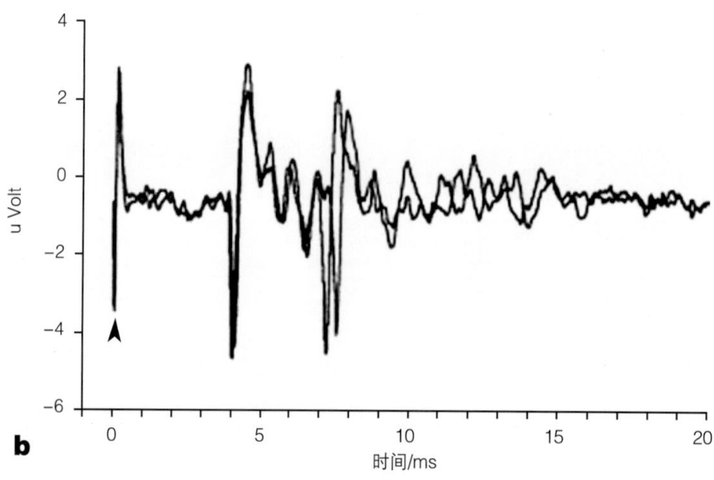
4
2
0
-2
-4
−6
u Volt
0
5
10
15
20
时间/ms
b

图 23.1

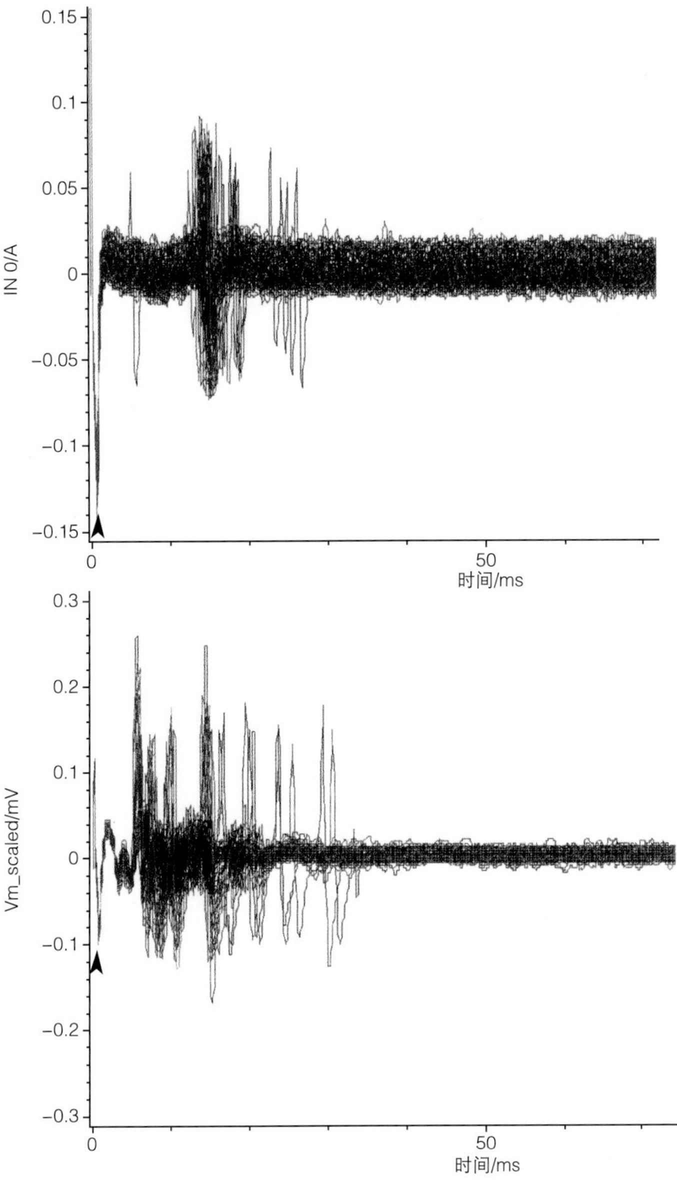
0.15
0.1
0.05
IN 0/A
0
−0.05
−0.1
−0.15
0
50
时间/ms
0.3
0.2
0.1
Vm_scaled/mV
0
−0.1
−0.2
−0.3
0
50
时间/ms

图 23.7

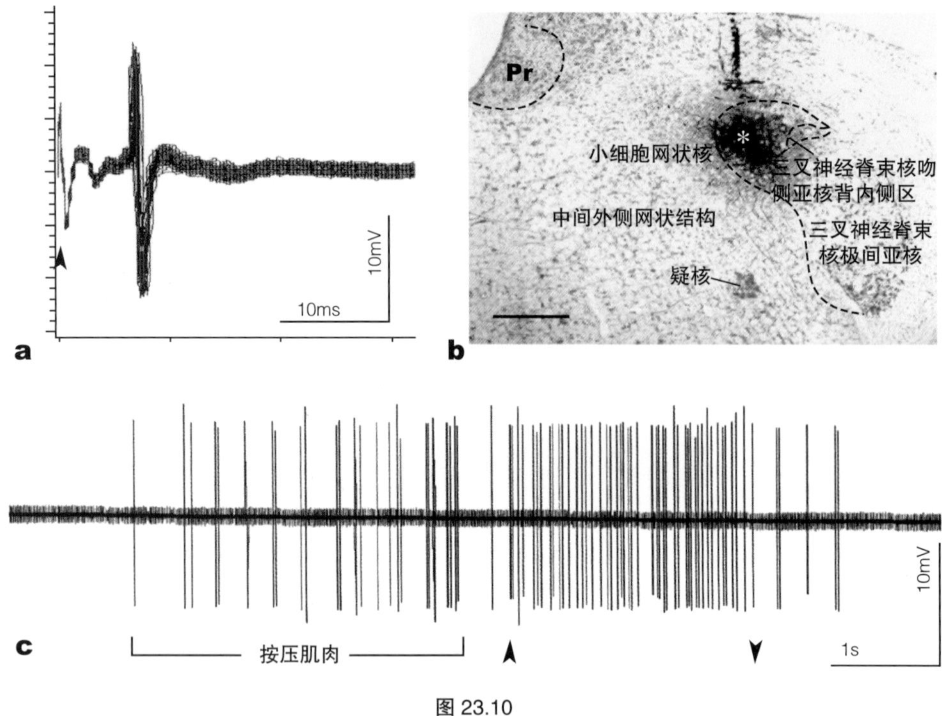
10mV
10ms
Pr
小细胞网状核
三叉神经脊束核吻侧亚核背内侧区
中间外侧网状结构
三叉神经脊束核极间亚核
疑核
按压肌肉
1s

图 23.10

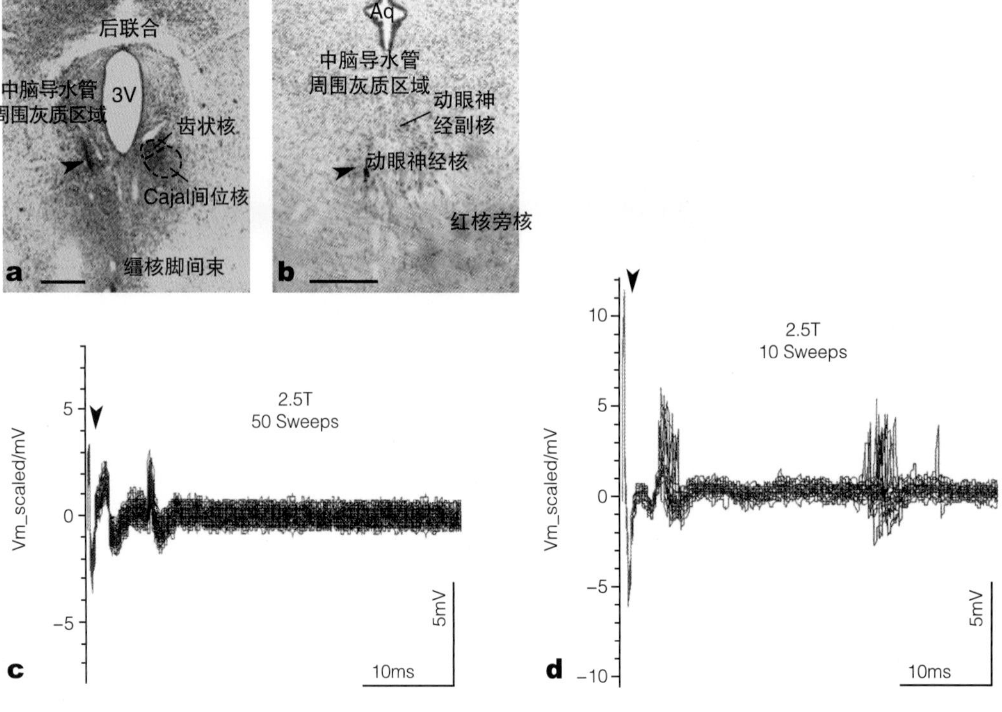
后联合
3V
中脑导水管周围灰质区域
齿状核
Cajal间位核
缰核脚间束
Aq
动眼神经副核
动眼神经核
红核旁核
2.5T
50 Sweeps
Vm_scaled/mV
5mV
10ms
2.5T
10 Sweeps

图 23.12

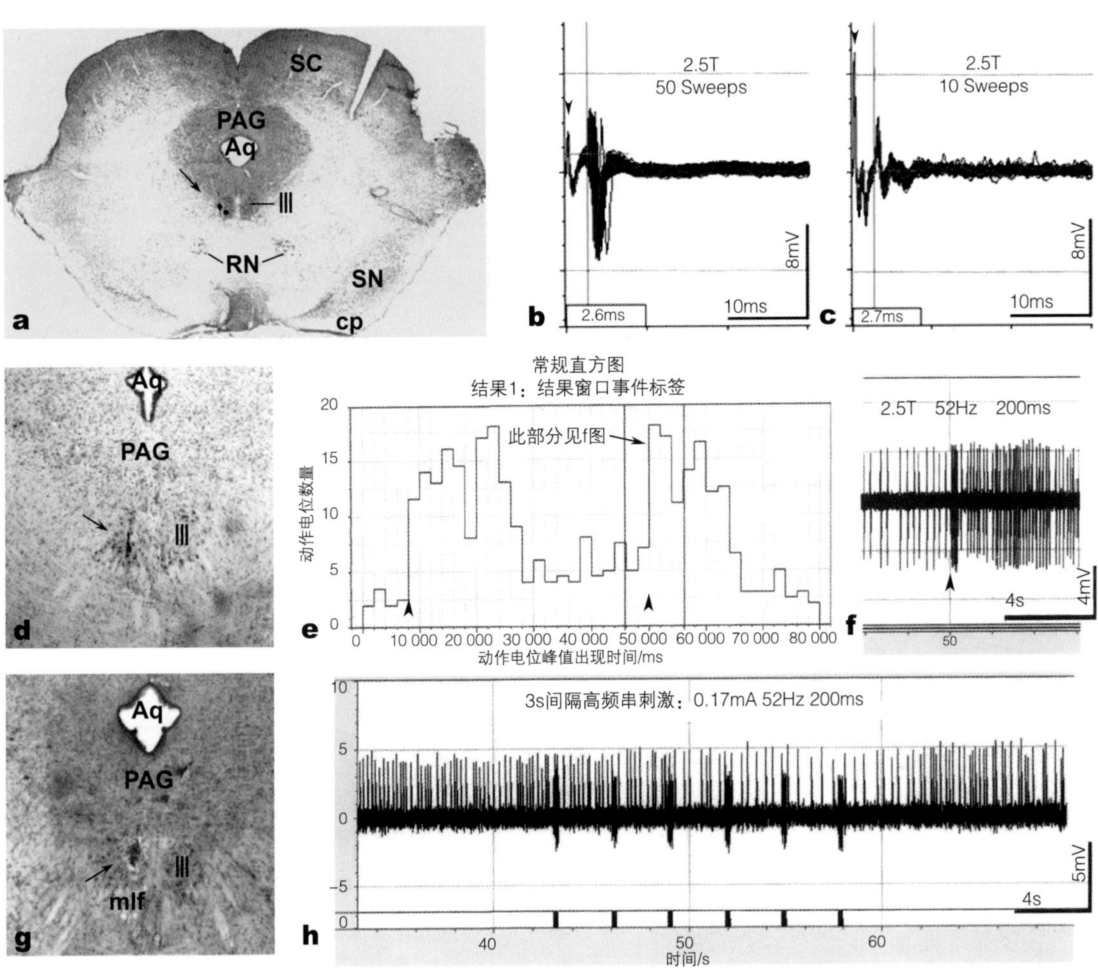
SC
PAG
Aq
Ⅲ
RN
SN
cp
a
2.5T
50 Sweeps
8mV
2.6ms
10ms
b
2.5T
10 Sweeps
8mV
2.7ms
10ms
c
Aq
PAG
Ⅲ
d
常规直方图
结果1：结果窗口事件标签
此部分见f图
动作电位数量
动作电位峰值出现时间/ms
e
2.5T 52Hz 200ms
4s
4mV
f
Aq
PAG
Ⅲ
mlf
g
3s间隔高频串刺激：0.17mA 52Hz 200ms
5mV
4s
时间/s
h

图 23.13

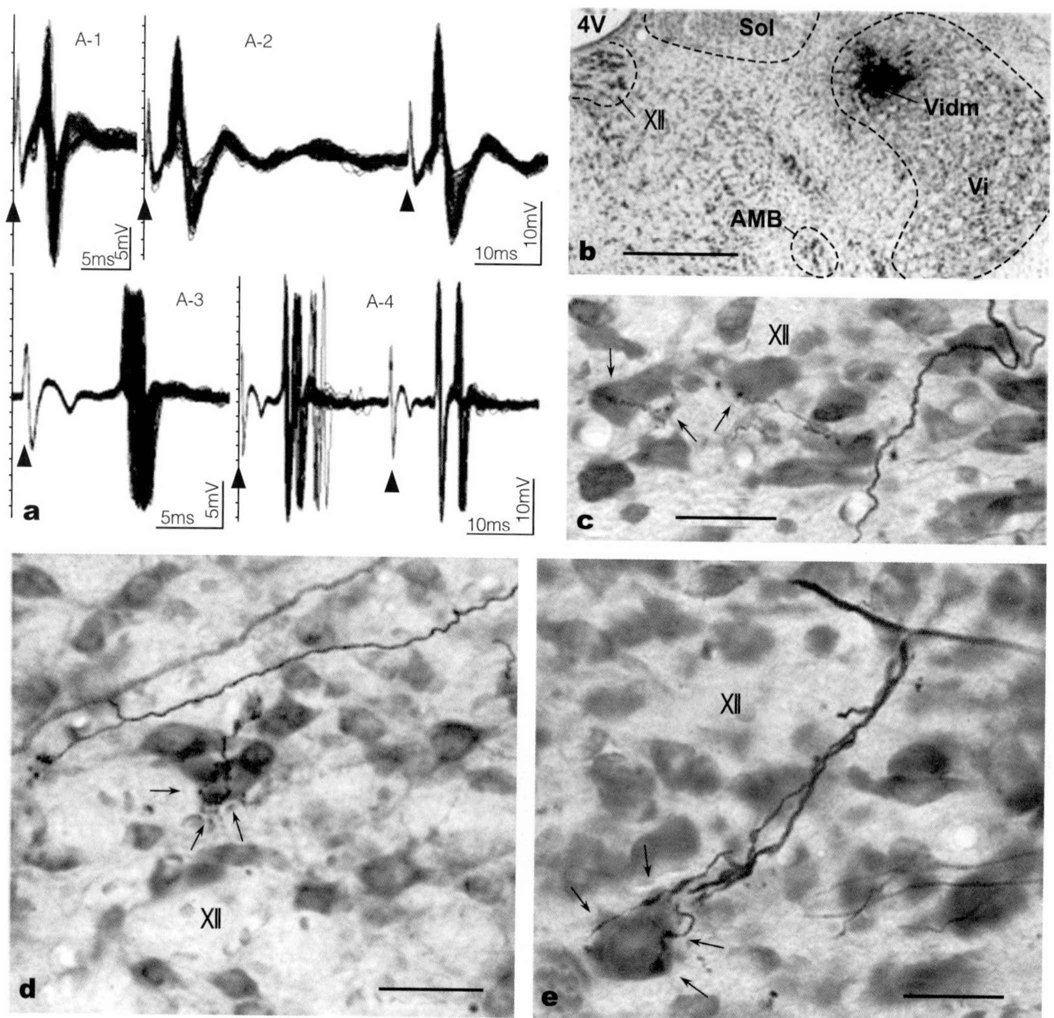
A-1
A-2
5ms
5mV
10ms
10mV
A-3
A-4
5ms
5mV
10ms
10mV
a
4V
Sol
Ⅻ
Vidm
Vi
AMB
b
Ⅻ
c
Ⅻ
d
Ⅻ
e

图 23.14

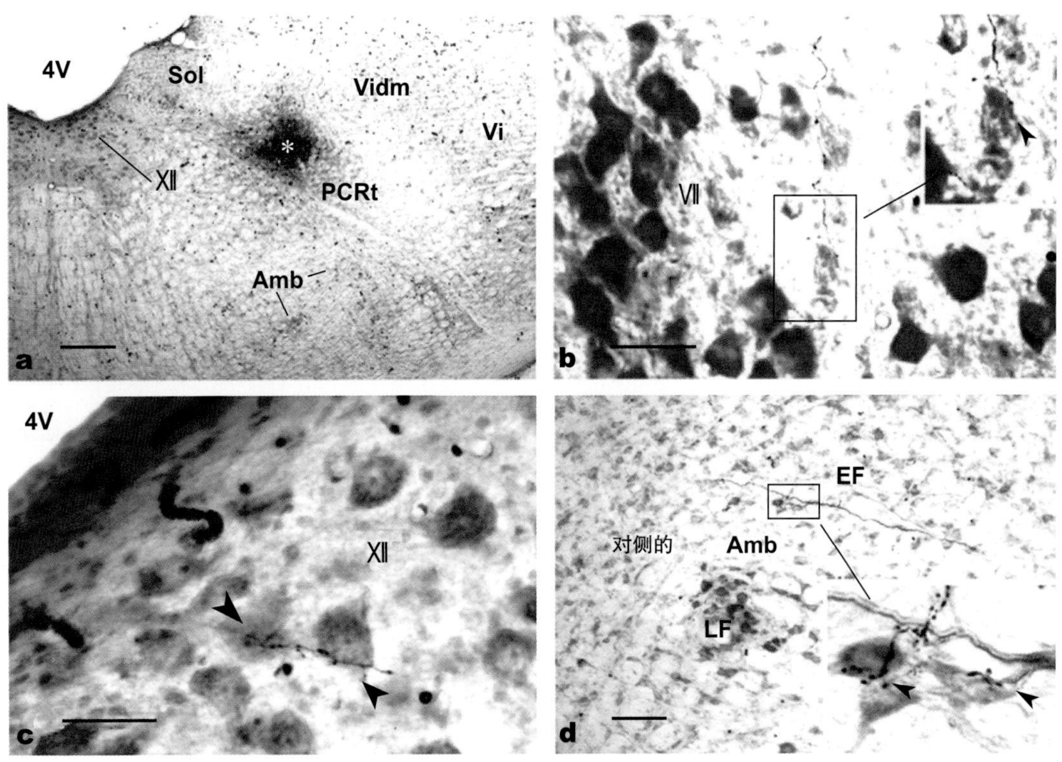
4V
Sol
Vidm
Vi
XII
PCRt
Amb
a
VII
b
4V
XII
c
EF
对侧的
Amb
LF
d

图 23.15

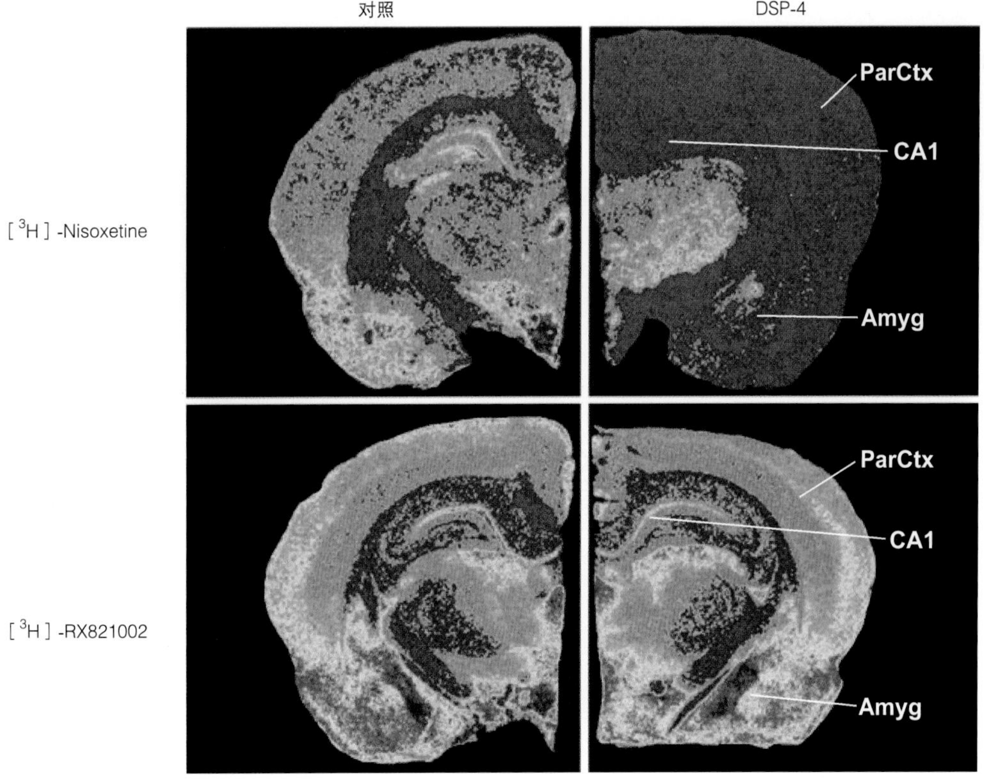
对照
DSP-4
[^{3}H] -Nisoxetine
[^{3}H] -RX821002
ParCtx
CA1
Amyg
ParCtx
CA1
Amyg

图 26.4

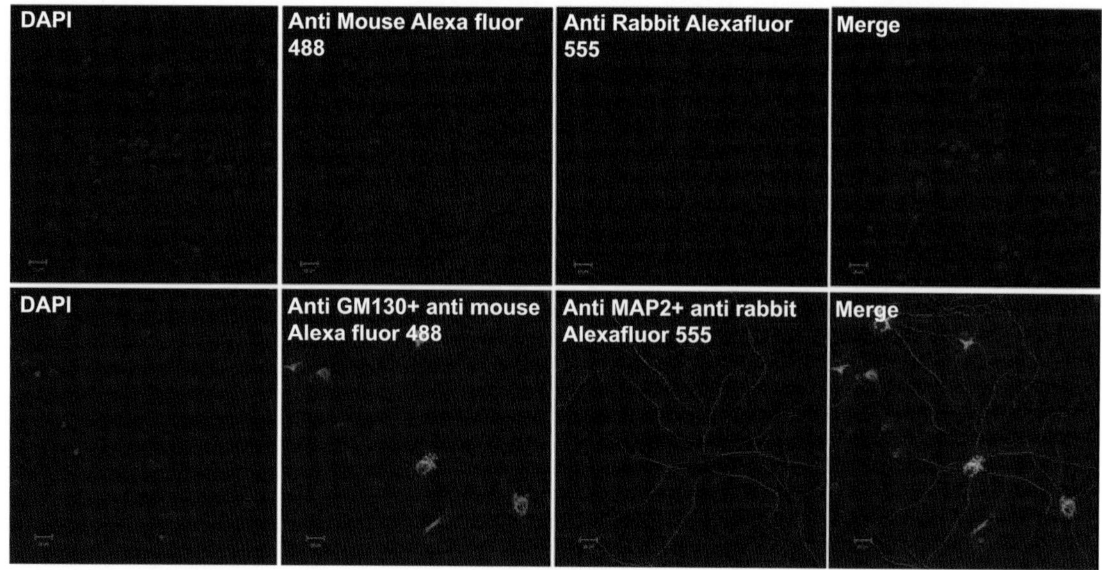

图 27.5

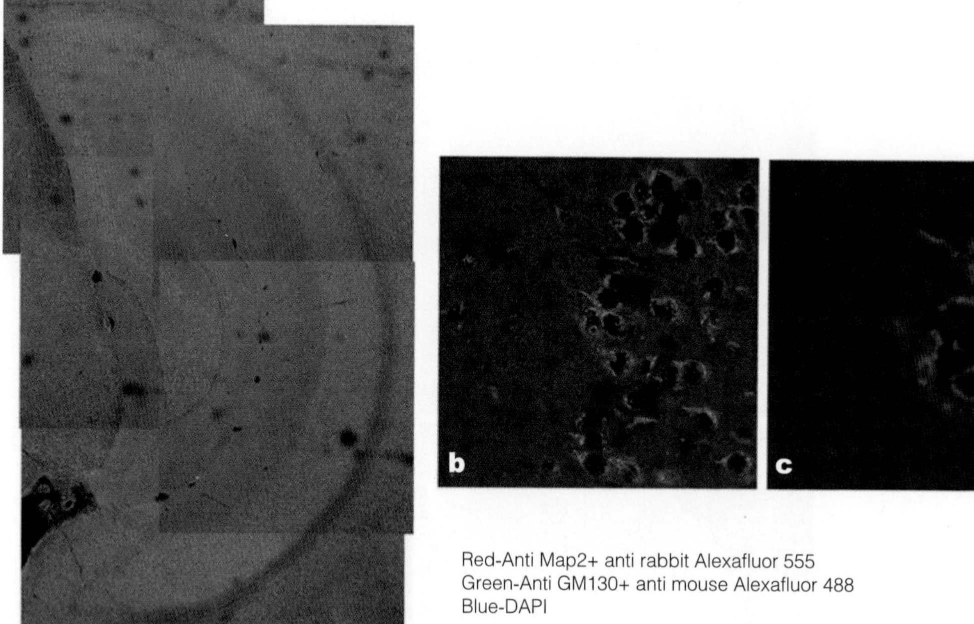

Red-Anti Map2+ anti rabbit Alexafluor 555
Green-Anti GM130+ anti mouse Alexafluor 488
Blue-DAPI

图 27.6

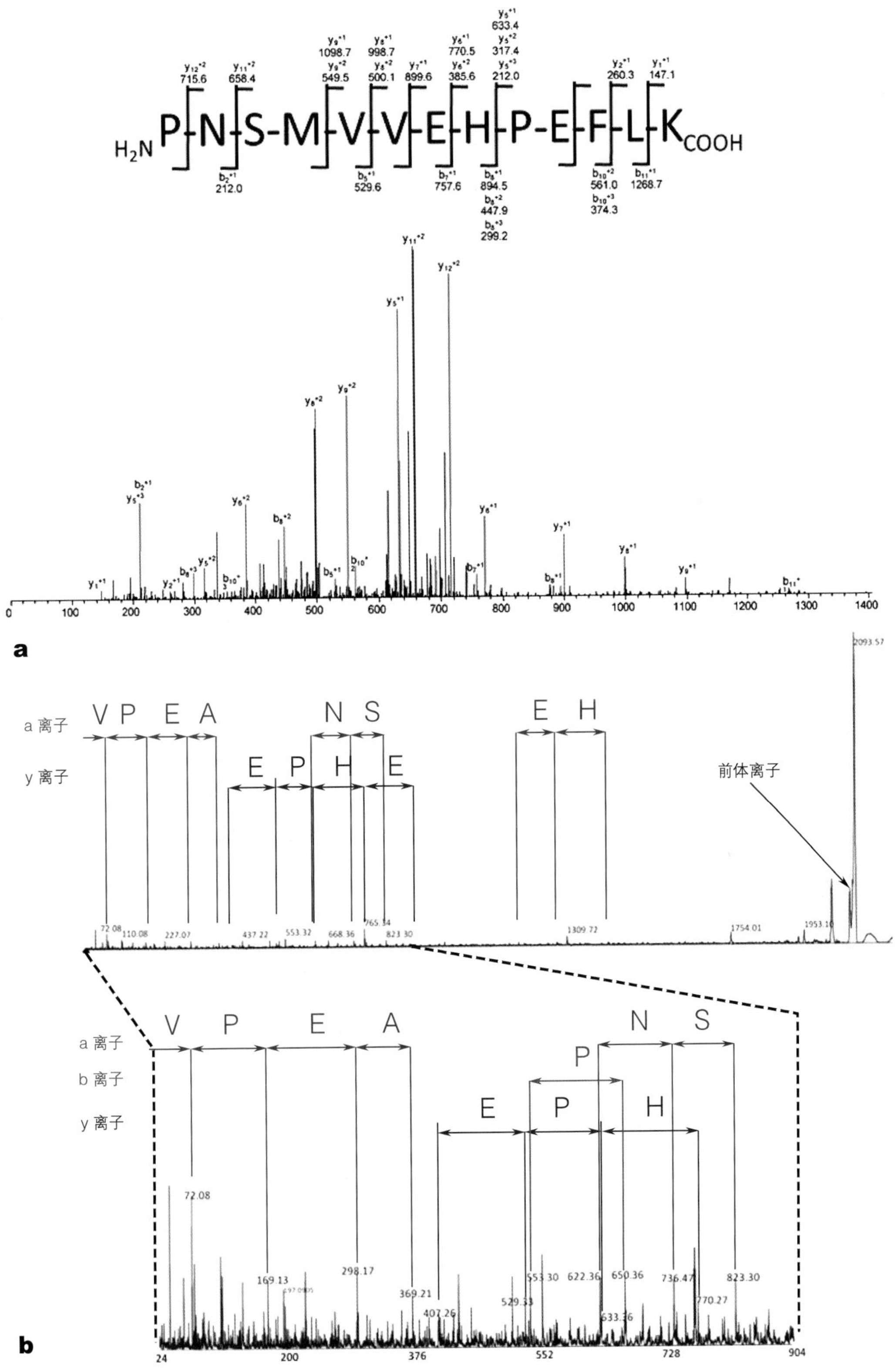

图 28.3

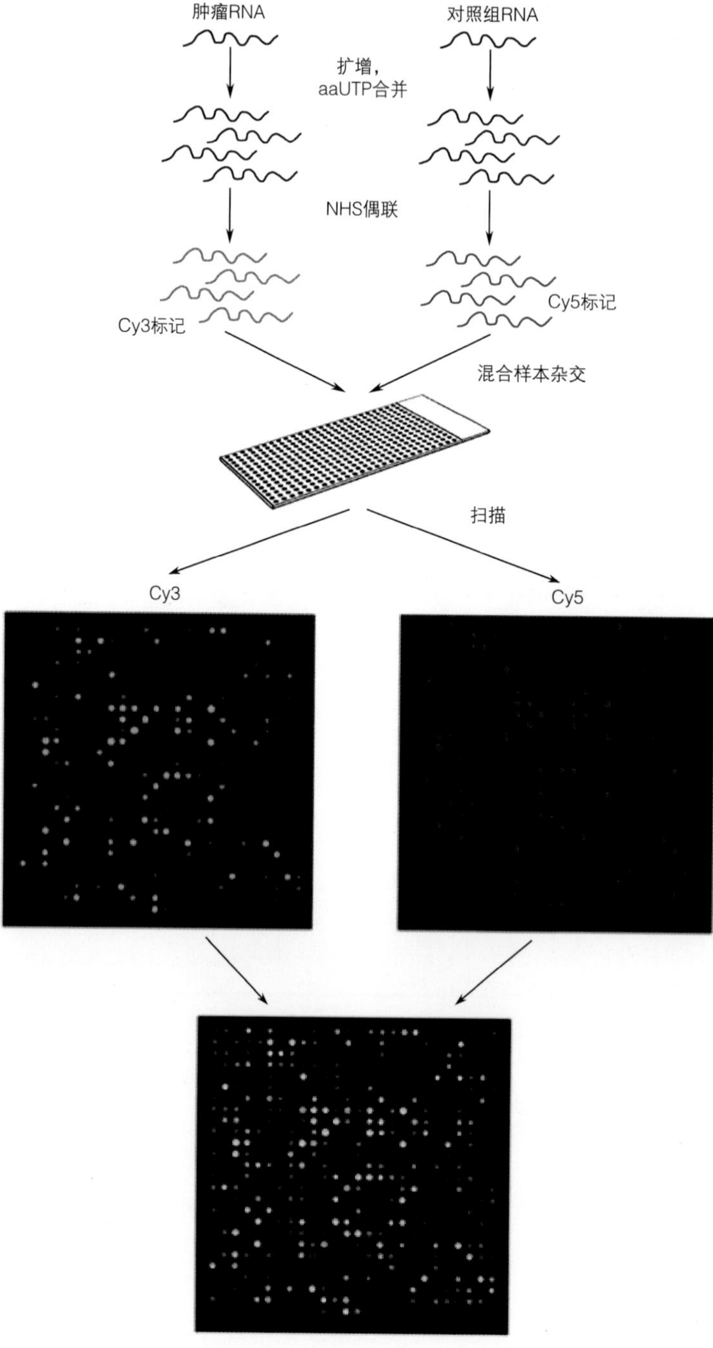

图 29.1

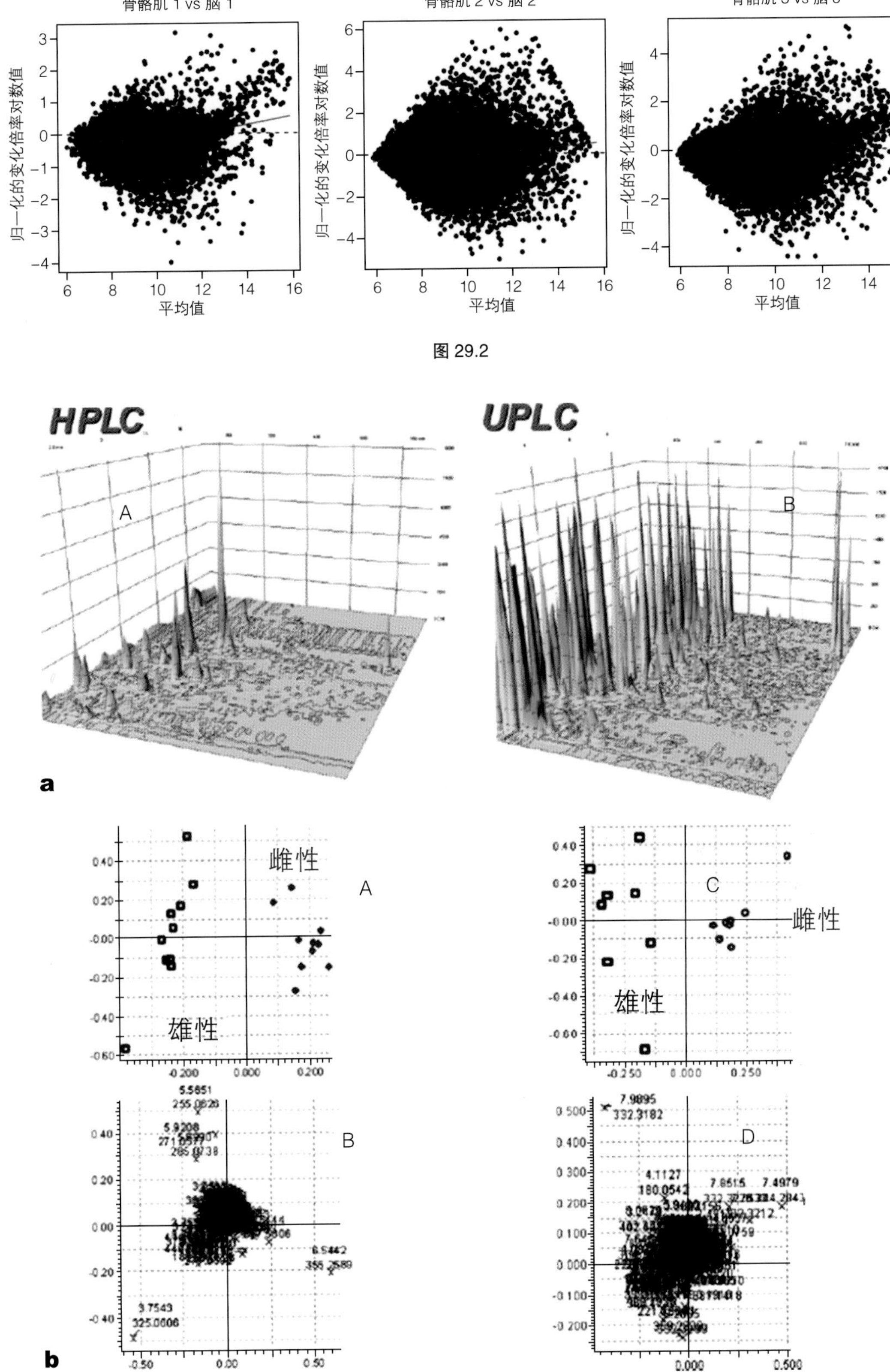
骨骼肌 1 vs 脑 1
骨骼肌 2 vs 脑 2
骨骼肌 3 vs 脑 3
归一化的变化倍率对数值
平均值
HPLC
UPLC
A
B
a
雌性
雄性
C
D
b

图 29.2

图 30.1

```
>P89927_9CAUD/239-284
FLGYEARINFTGLGDGLVSIETSHQVGAELDKLTAWLDERGWAYYY
>Q81CE8_BACCR/228-273
KLGYTSKIISRGDNQGLVYFETDYRQGNELDKATAWLDTKGIKYFY
>Q736Q2_BACC1/228-273
ALGYESRIISYGDKQGLVRFETAYRQGNELDRATAWLDAKGLKYFY
>A7GPG5_BACCN/224-268
ERNIKASIIFEGKNGNPYVLTEKMSNPEMDKFTAWLDERGWYYEY
>A9VS47_BACWK/222-266
EHGTKGKVVSDPLTGLAYLQTEILPNGELDKITAWMDERNWWYEY
>A9VPQ0_BACWK/206-253
ERGTKGKVVVNPLTGLAYIQTEVLPNSELDKITWWMDTRPGGKWWYEY
```

a

```
CLUSTAL 2.1 multiple sequence alignment

Q81CE8_BACCR/228-273      KLGYTSKIISRGDNQGLVYFETDYRQGNELDKATAWLDTK---GIKYFY 46
Q736Q2_BACC1/228-273      ALGYESRIISYGDKQGLVRFETAYRQGNELDRATAWLDAK---GLKYFY 46
P89927_9CAUD/239-284      FLGYEARINFTGLGDGLVSIETSHQVGAELDKLTAWLDER---GWAYYY 46
A9VS47_BACWK/222-266      EHGTKGKVVSDPL-TGLAYLQTEILPNGELDKITAWMDER---NWWYEY 45
A9VPQ0_BACWK/206-253      ERGTKGKVVVNPL-TGLAYIQTEVLPNSELDKITWWMDTRPGGKWWYEY 48
A7GPG5_BACCN/224-268      ERNIKASIIFEGK-NGNPYVLTEKMSNPEMDKFTAWLDER---GWYYEY 45
                           .  . :        *    . *     . *:*: * *:* :      * *
```

b

图 31.1

```
>sp|Q9UBS5|GABR1_HUMAN Gamma-aminobutyric acid type B receptor subunit 1
MLLLLLLAPLFLRPPGAGGAQTPNATSEGCQIIHPPWEGGIRYRGLTRDQVKAINFLPVD
YEIEYVCRGEREVVGPKVRKCLANGSWTDMDTPSRCVRICSKSYLTLENGKVFLTGGDLP
ALDGARVDFRCDPDFHLVGSSRSICSQGQWSTPKPHCQVNRTPHSERRAVYIGALFPMSG
GWPGGQACQPAVEMALEDVNSRRDILPDYELKLIHHDSKCDPGQATKYLYELLYNDPIKI
ILMPGCSSVSTLVAEAARMWNLIVLSYGSSSPALSNRQRFPTFFRTHPSATLHNPTRVKL
FEKWGWKKIATIQQTTEVFTSTLDDLEERVKEAGIEITFRQSFFSDPAVPVKNLKRQDAR
IIVGLFYETEARKVFCEVYKERLFGKKYVWFLIGWYADNWFKIYDPSINCTVDEMTEAVE
GHITTEIVMLNPANTRSISNMTSQEFVEKLTKRLKRHPEETGGFQEAPLAYDAIWALALA
LNKTSGGGGRSGVRLEDFNYNNQTITDQIYRAMNSSSFEGVSGHVVFDASGSRMAWTLIE
QLQGGSYKKIGYYDSTKDDLSWSKTDKWIGGSPPADQTLVIKTFRFLSQKLFISVSVLSS
LGIVLAVVCLSFNIYNSHVRYIQNSQPNLNNLTAVGCSLALAAVFPLGLDGYHIGRNQFP
FVCQARLWLLGLGFSLGYGSMFTKIWWVHTVFTKKEEKKEWRKTLEPWKLYATVGLLVGM
DVLTLAIWQIVDPLHRTIETFAKEEPKEDIDVSILPQLEHCSSRKMNTWLGIFYGYKGLL
LLLGIFLAYETKSVSTEKINDHRAVGMAIYNVAVLCLITAPVTMILSSQQDAAFAFASLA
IVFSSYITLVVLFVPKMRRLITRGEWQSEAQDTMKTGSSTNNNEEEKSRLLEKENRELEK
IIAEKEERVSELRHQLQSRQQLRSRRHPPTPPEPSGGLPRGPPEPPDRLSCDGSRVHLLY
K
```

a

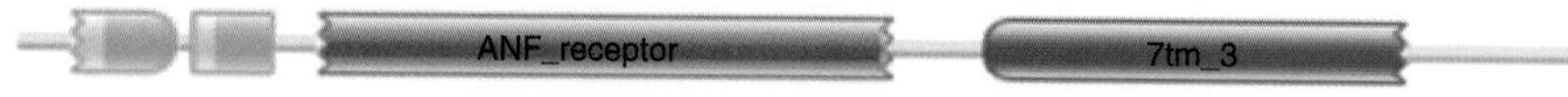

b

Family	Description	Entry type	Clan	Envelope		Alignment		HMM		Bit score	E-value
				Start	End	Start	End	From	To		
Sushi	Sushi domain (SCR repeat)	Domain	n/a	34	96	55	96	**17**	56	18.9	0.0012
Sushi	Sushi domain (SCR repeat)	Domain	n/a	109	157	123	157	**21**	56	30.5	3e-07
ANF_receptor	Receptor family ligand binding region	Family	CL0144	187	543	188	536	**2**	**340**	221.3	1.4e-65
7tm_3	7 transmembrane sweet-taste receptor of 3 GCPR	Family	n/a	601	860	601	858	1	**236**	163.9	3.4e-48

c

图 31.2

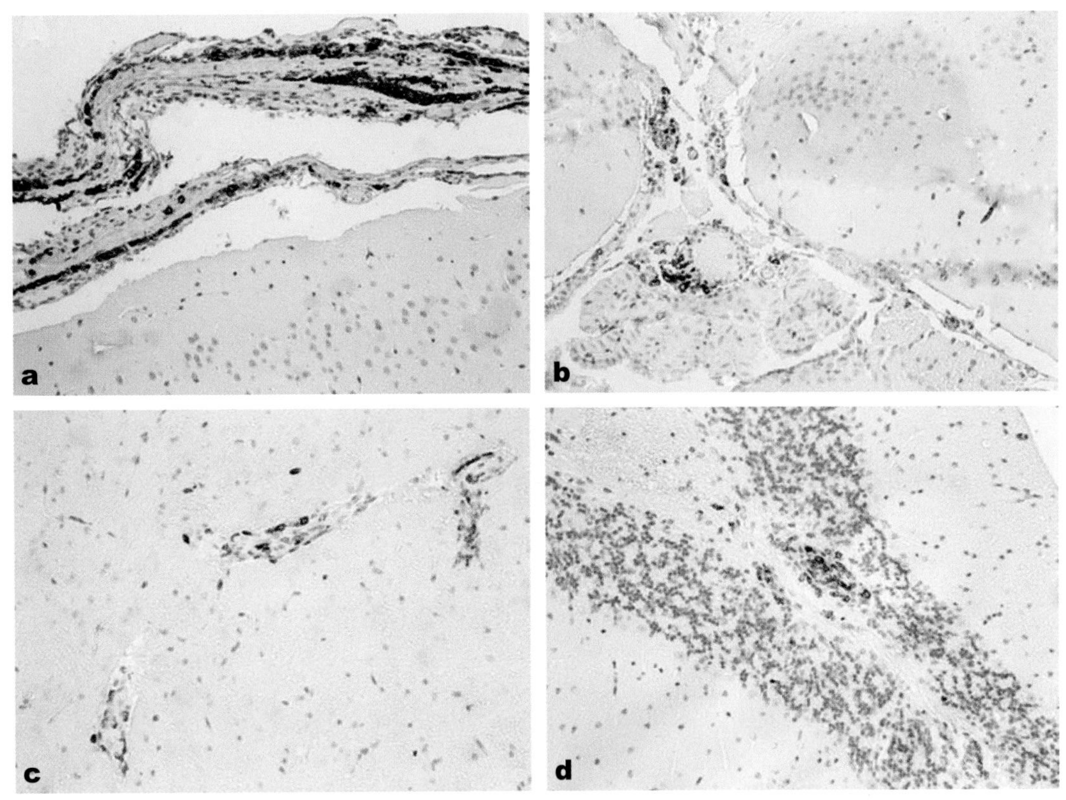

图 33.2

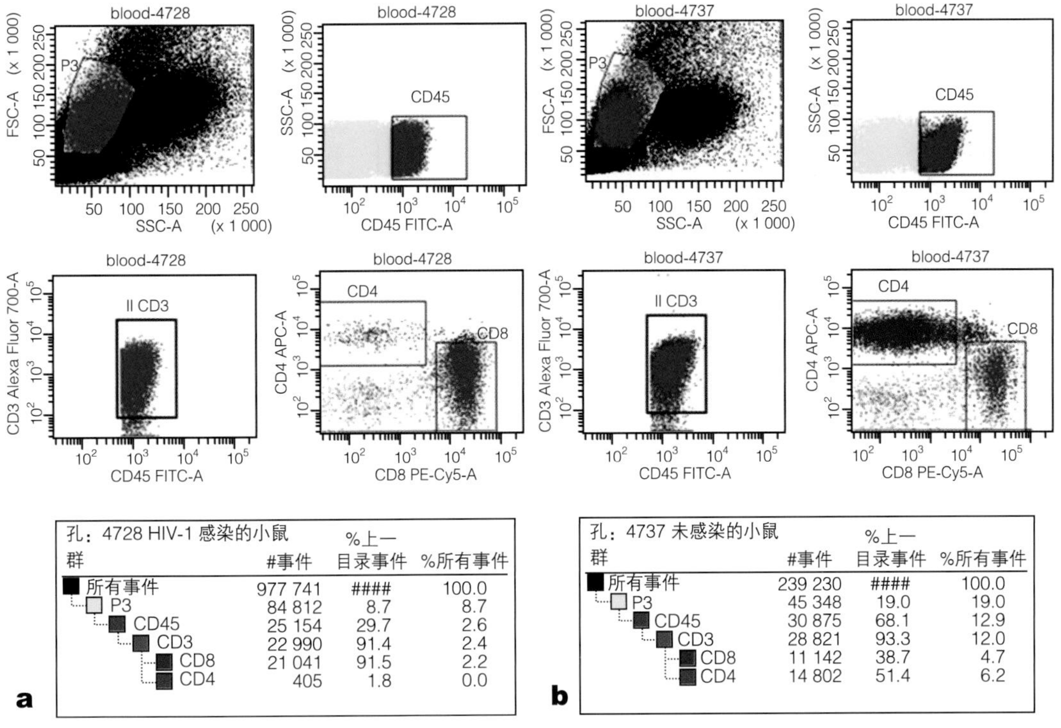

孔：4728 HIV-1 感染的小鼠

群	#事件	%上一目录事件	%所有事件
所有事件	977 741	####	100.0
P3	84 812	8.7	8.7
CD45	25 154	29.7	2.6
CD3	22 990	91.4	2.4
CD8	21 041	91.5	2.2
CD4	405	1.8	0.0

孔：4737 未感染的小鼠

群	#事件	%上一目录事件	%所有事件
所有事件	239 230	####	100.0
P3	45 348	19.0	19.0
CD45	30 875	68.1	12.9
CD3	28 821	93.3	12.0
CD8	11 142	38.7	4.7
CD4	14 802	51.4	6.2

图 33.3

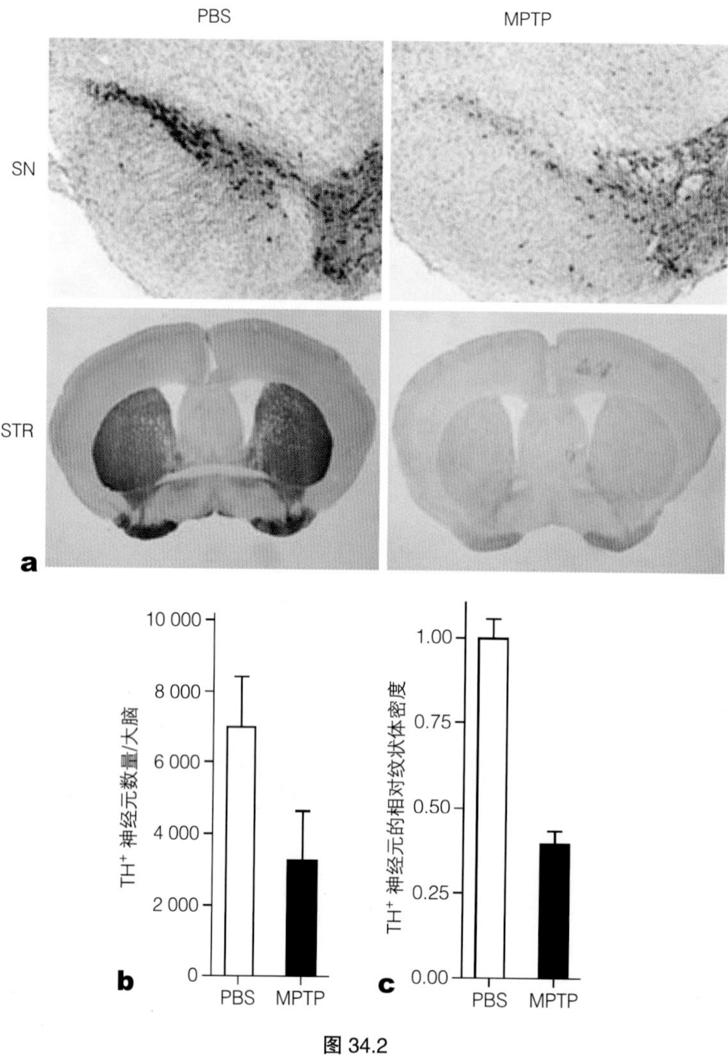
PBS
MPTP
SN
STR
a
10 000
8 000
6 000
4 000
2 000
0
TH⁺ 神经元数量/大脑
b
PBS
MPTP
1.00
0.75
0.50
0.25
0.00
TH⁺ 神经元的相对纹状体密度
c
PBS
MPTP

图 34.2